扶阳理论与临床实践

主编 吴生元

人民卫生出版社

图书在版编目（CIP）数据

扶阳理论与临床实践/吴生元主编. —北京：人
民卫生出版社，2016
ISBN 978-7-117-23599-0

Ⅰ.①扶…　Ⅱ.①吴…　Ⅲ.①中国医药学—医学院校
—教材　Ⅳ.①R2

中国版本图书馆 CIP 数据核字（2016）第 253604 号

| 人卫智网 | www. ipmph. com | 医学教育、学术、考试、健康，购书智慧智能综合服务平台 |
| 人卫官网 | www. pmph. com | 人卫官方资讯发布平台 |

扶阳理论与临床实践

主　　编：吴生元
出版发行：人民卫生出版社（中继线 010-59780011）
地　　址：北京市朝阳区潘家园南里 19 号
邮　　编：100021
E - mail：pmph @ pmph.com
购书热线：010-59787592　010-59787584　010-65264830
印　　刷：北京铭成印刷有限公司
经　　销：新华书店
开　　本：787×1092　1/16　　印张：33　　插页：4
字　　数：803 千字
版　　次：2016 年 12 月第 1 版　2024 年 2 月第 1 版第 3 次印刷
标准书号：ISBN 978-7-117-23599-0/R·23600
定　　价：99.00 元

打击盗版举报电话：010-59787491　E-mail：WQ @ pmph.com
（凡属印装质量问题请与本社市场营销中心联系退换）

《扶阳理论与临床实践》

编委会

主　编　吴生元

副主编　彭江云　汤小虎　李兆福　王　寅　张晓琳

编　委　（按姓氏笔画排序）

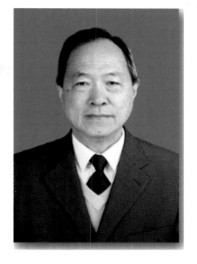

　　吴生元，教授、主任医师，云南中医学院附属医院（云南省中医医院）原院长，云南省名中医，全国第二批、第五批及云南省第一批名老中医药专家学术经验继承工作指导老师，国务院授予有突出贡献专业技术人员奖，享受国务院特殊津贴，中华中医药学会首届中医药传承特别贡献奖获得者。吴生元工作室2009年被中华中医药学会评为全国首届先进名医工作室。2011年入选国家中医药管理局全国名老中医专家工作室，2013年入选国家中医药管理局首批中医学术流派传承工作室建设项目。

　　吴生元教授祖籍四川会理县，1937年出生于云南省昆明市中医世家，家学氛围甚浓，自幼随父亲——著名中医学家吴佩衡学习中医，耳濡目染，深受熏陶，打下了深厚的中医学基础。1960年医学院校毕业后，被选派为吴佩衡的学术继承人，跟师临床诊疗并研习吴氏中医学术，随后又在云南中医学院系统进修中医3年，认真研读四大经典及历代各时期著名医家典籍。迄今从事医学教育与临床56年，学术上继承了吴佩衡的学术专长及临证经验。注重医学经典的研究，秉承家学，重视温扶阳气，对保存"元气"的重要意义有深刻体会，对吴氏临床应用附子的胆识一脉相承，治疗阳虚阴寒证，主张抓住先天心肾阳气这一环节，临床擅用仲景"四逆辈"，扶阳抑阴，回阳救逆，圆通运用，诊治疑难杂症有其独到之处。擅长诊治外感病、风湿痹病、脾胃病及高血压病。历年来整理编印了吴佩衡许多学术文稿，协助编撰了《伤寒论新注》《医药简述》，整理出版了《麻疹发微》《吴佩衡医案》，参编、主编出版学术论著10余部，主持研发了蠲痹颗粒、痛风消颗粒及痛风清洗剂等新型中药制剂，"温阳通络法治疗类风湿关节炎的研发及临床应用"获云南省科技进步奖一等奖，系统传承了吴氏学术经验，使吴佩衡的学术思想及经验得以流芳后世。

路 序

《易》："大哉乾元，万物资始，乃统天。"《素问·生气通天论》："阳气者，若天与日，失其所则折寿而不彰……"《春秋繁露·阳尊阴卑》："阳始出，物亦始出；阳方盛，物亦方盛；阳初衰，物亦初衰；物随阳而出入，数随阳而终始……"《医法圆通》："人活一口气，气即阳也，火也，人非此火不生……阳行一寸，阴即行一寸，阳停一刻，阴即停一刻……阳者阴之主也，阳气流通，阴气无滞，阳气不足，稍有阻滞，百病丛生。"阳气是一身之气中具有温热、兴奋特性的部分，是人体内具有温煦、推动、兴奋、升腾、发散等作用和趋向的极细微物质和能量。阳气能增强脏腑组织器官功能活动，促进机体新陈代谢，化生人体所必需的阴精物质，有抑制体内阴寒之气，防御外邪侵袭以及祛邪外出等作用。人体一旦阳气不足，则内脏机能衰减，代谢低下，抗病及抵御致病因素能力减弱，对外界环境适应性降低，神经系统活动受抑制，甚则致机体功能失调，百病丛生。

"扶阳"从广义来说，是对维护人体阳气功能具有普遍指导意义的原则和理念；从狭义角度来讲，"扶阳"是特指以运用温热药物为主，或以其他各种手段和方法达到扶助阳气作用的治法。中医"扶阳学术"可追溯到先秦两汉以前，尤以方书之祖仲景之《伤寒杂病论》为代表，后经历代医家，如王叔和、韩祗和、许叔微、成无己、张介宾、张璐、柯琴、徐大椿、尤怡、郑钦安、吴佩衡、祝味菊、刘民叔、范中林、唐步祺等医家的发挥，在近现代逐渐形成"一源多流、流派纷呈"的格局，如"伤寒派"、"温阳派"、"火神派"、"扶阳派"等。其学术宗旨多以附子、干姜、肉桂等辛热之药为主组方，达到温扶阳气，祛病强身的作用。云南吴佩衡先生是其中杰出的代表，擅用大剂附子治疗阳虚阴寒等证，屡起沉疴，世誉"吴附子"，其扶阳学术思想受到海内外学者的推崇，广泛用于内、外、妇、儿等常见病及疑难危重病的诊治，疗效、特色优势明显，历经四代传承，逐步形成了云南独特的扶阳学术流派。

当今社会，生活节奏快，社会压力大，亚健康人群普遍增多，各种疾病多发，多因机体元阳不足所致。阳化气，阴成形，无阳则阴无以生，阴阳失调，必致机体多种疾病发生。故通过"温扶阳气、协和阴阳"，调节机体功能，增强体质，防病治病，已得到人们的普遍共识，但是如何调治以祛病延年，则需要通过广大医护人员来宣教和实施。有鉴于此，云南吴佩衡扶阳学术流派第二代、第三代传人吴生元教授、彭江云教授将精心策划、撰写多年的《扶阳理论与临床实践》一书，奉献给广大医务工作者。该书从扶阳理论的渊源、历代医家对扶阳理论的论述、扶阳法在现代临床疾病中的运用，以及扶阳养生调摄等方面，用纵横比较的方法，系统而全面地阐述了中医扶阳治疗疾病的思想，且突出理论与临床的有机结合，具有较好的实用性和可读性，必将为广大中医药工作者及中医爱好者所喜爱。

　　该书理论阐发深刻明了、临床实践具体适用，优势特色鲜明，是一本极具临床指导价值的实用专著，余深表敬佩，乐为之序。

广州留学 路志正
2016年4月于北京恰养斋

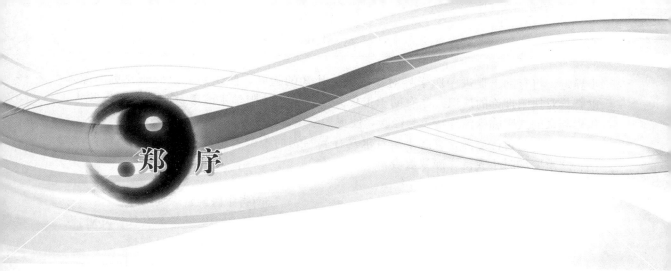

郑 序

　　扶阳学术肇端于先秦，发扬于汉代张仲景，光大于金元明清易水、温补诸家，至晚清郑钦安先生，蔚为大观，以鲜明的扶阳风骨名于当世。近年来，扶阳学术思想及临床实践广受中医学者推崇及百姓们的关注，"扶阳论坛"历次举办均在国内国际备受重视，扶阳学派人才辈出。于今而言，传承和发展扶阳学术，创新扶阳学术理论与实践具有重要的现实意义及社会实用价值。

　　当代云南四大名医之首、著名中医学家、云南中医学院首任院长吴佩衡先生推崇医圣张仲景辨证论治，尤其重视仲景扶阳学术思想和观点，汲取郑钦安等扶阳名家的学术精华，擅用附子挽救了众多阳虚阴寒证或亡阳虚脱的危重患者，弘扬扶阳学术于滇南大地，而自成"吴氏扶阳学术流派"。佩衡先生传人吴生元教授，于 20 世纪 70 年代整理《吴佩衡医案》，付梓之后，洛阳纸贵，成为当代颇具影响力的中医医案，其影响广泛而深远。由吴氏扶阳学术流派第三代传人彭江云教授主持的云南吴佩衡扶阳学术流派工作室建设项目于 2013 年获国家中医药管理局立项，其学术团队以"温阳通络法治疗类风湿关节炎的研究及临床应用"项目，获 2014 年度云南省科学技术进步奖一等奖殊荣。

　　为使扶阳学术有一个更为坚实的发展基础，吴生元教授、彭江云教授率云南中医学院及第一附属医院一批中青年专家学者，历时三年撰写《扶阳理论与临床实践》一书，旨在清晰梳理扶阳学术流派的传承脉络，明确本流派学术渊源，深入挖掘扶阳学派理论与临床精华，总结提炼扶阳流派学术思想与经验，推广独具特色的诊疗技术，促进流派学术传承创新和中医学术的发展。

　　该论著从近年来中医学术热点——扶阳理论与实践着手，理清了扶阳学术思想的起源及发展传承脉络；阐明了阳气的广义和狭义概念及其对生命和健康维护所起到的重要作用；总结了扶阳理论的特点；深入研究了张仲景、王冰、李中梓、郑钦安、吴佩衡等历代著名医家对扶阳理论与实践所作出的贡献；并从导致阳虚的病因病机、阳虚阴寒证辨证治则、常用的扶阳方药等方面进行了细致的归纳；介绍了丰富多样的扶阳外治手段和方法；将扶阳理论在养生、调摄以及风湿病、胃肠病、心肺病、老年病、男科病、妇科病等各科的多种常见多发疾病诊治的具体应用作了详尽的论述，并附相关案例，体现了扶阳理论及其诊疗技术在临床实践中的指导价值和实际意义。该论著还就目前国内对扶阳的理论、临床以及实验研究进展作了较为全面的概述，亦反映了当今我国扶阳学术理论与实践研究发展状况及水平。

　　该论著堪称当今中医学术传承与发展典范之作，对扶阳广义和狭义概念的梳理与初步界定，将有助于促进中医学界对扶阳理论认知的趋同，使扶阳学说的研究更加深入，以完善对扶阳理论的认识；亦有助于推广并弘扬云南扶阳学术流派及其他学者近些年来积累起来的扶阳临床治疗特色与经验，使更多黎民百姓受惠，造福人类健康。

　　在该论著付梓之际，有感于编者求真存异与锲而不舍之精神，有感于中医药传承与创新之重要和时不我待，谨致数语。

云南省中医药管理局局长

云南省中医药学会会长　**郑进**

博士研究生导师、教授

2016 年 5 月 28 日于昆明

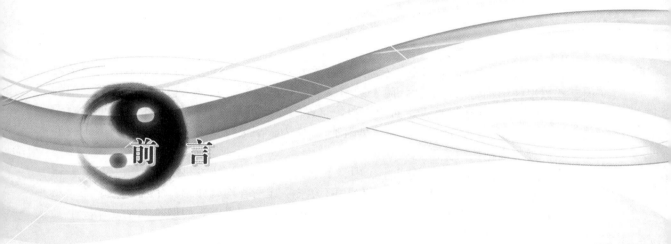

前　言

　　中医学的形成和发展深受中国古代哲学的影响，中国古代哲学中对物质的解释是"气论"。气是中国古人对宇宙、生命的感知和认识，中医学引入古代哲学的概念，并结合医学的内容加以发展，使之成为中医理论体系的核心范畴"。《庄子·知北游》云："人之生也，气之聚也，聚则为生，散而为死。"《管子·枢言》："有气则生，无气则死，生则以其气。"古代医家引用"气论"到医学中用于解释生命的起源，解释机体的生理病理、疾病的诊断治疗及转归预后，解释养生保健，以此形成以"气论"为核心的中医学理论体系。《黄帝内经》即是中医气论的理论专著，《伤寒论》则是中医气论的实践手册。

　　《黄帝内经》几乎每一篇都涉及气及气论思想，将哲学气论应用于医学之中，建立起了中医学的气论体系，同时也丰富了古代哲学的气论体系。《素问·刺法论》说到"正气存内，邪不可干"，《素问·评热病论》说到"邪之所凑，其气必虚"，是对人体正气的认识，认为人体正气具有抵御外邪的作用。而《黄帝内经》对人体气化概念的提出及阐述，则是扶阳思想的根基，《内经》认为生命的繁衍，万物的生化聚散，无不本乎于气，无不是气的运动变化的结果，人体是一个不断发生着升降出入气化作用的整体，人体内气的升降出入运动变化，推动和调控着脏腑功能活动和气、血、津、液、精等生命物质的变化，如果人体的气化功能失常，机体就会出现病变，"出入废则神机化灭，升降息则气立孤危，故非出入，则无以生长壮老已，非升降，则无以生长化收藏，是以升降出入，无器不有，故器者生化之宇，器散则分之，生化息矣，故无不出入，无不升降"（《素问·六微旨大论》）。

　　升降出入的运动变化过程，即气化，所需要的动力是元气，元气乃肾中所藏的先天之精化生的无形而运动不息的极精微物质，是推动人体生长发育与生殖的动力之源，是一身之气的重要组成部分。"精也者，气之精者也"（《管子·内业》），由精化生为气需要阳气的温煦和推动作用，"阳化气"的过程既是气化的过程，也是元气生成的过程，体现了精气同源、相互为用、相互依存的关系，精能化气，气能生精，是故扶阳可以化气，存津可以生气。

　　把气化理论运用于临床指导辨证施治处方用药的则是《伤寒论》，《伤寒论》之六经辨证，实际就是一部气化理论的应用专著，是现代扶阳派的始祖，在《伤寒论》治则治法中，始终贯穿着"扶阳气"和"存津液"的基本精神，体现了阳气是生命之本，与摄生延年、防病治病关系密切。经过历代医家的不断完善，至近代形成了以擅用大剂量姜桂附著称的"扶阳派""火神派"。云南最具代表性的医家吴佩衡先生，认为阳气是生命之本，阳气是生命之动力，阳气又为抗邪的活力，人体机能衰退之时，也是阳气不足之时，当以温扶阳气为治疗大法，附子则是温扶阳气的要药，吴佩衡在《医药简述》说到"附子温暖水寒，补命门真火，回阳生津，驱逐阴寒，回阳救逆"，以长于应用重剂附子屡起沉疴、力挽狂澜，被世人誉为"吴附子"。作为云南吴氏扶阳流派的嫡系传人，我们义不容辞地应当把扶阳流派学术传承和发扬光大。

《扶阳理论与临床实践》分为上、中、下三篇。上篇从历史发展的轨迹出发，一一梳理了扶阳理论的形成及其渊源，对历代扶阳大家及其论著均有介绍。中篇为本书的重点部分，把具有中医扶阳特色的病证、治法、方药、养生、调摄等均做了归纳总结。下篇主要介绍扶阳学说的现代研究进展。

本书由长期从事中医基础理论的教师和在临床一线工作的医生们通力合作而成，大家都花费了许多精力和时间查资料、集案例，归纳总结前人的扶阳理论和观点，以及在临床使用扶阳疗法的心得体会，前后历时三年余，反复修改，数易其稿，最终得以付梓。在此对各位编委不辞辛苦认真负责的工作态度深表敬意；对所引用文献的作者，由衷感激；对长期以来支持帮助过我们的各级领导、同事和人民卫生出版社致以真诚的感谢！

吴生元

2016 年 6 月 12 日

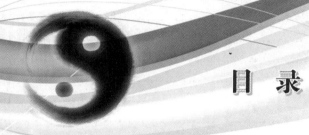

目 录

上篇 扶阳理论基础

中篇 扶阳理论临床

目 录

下篇　扶阳理论研究进展

上篇　扶阳理论基础

第一章　扶阳概念及其理论特点

　　中国古代先民在生活及生产过程中，从太阳升降昼夜变化对万物的温养生长调节作用，充分认识到太阳的重要性，由此孕育出中国传统文化中"尊天"以及古代哲学"重阳"的思想。正是在这些观念的影响和启发下，联系到阳气对人体的温煦扶养作用，进而认识到阳气对于生命的重要性，并逐渐形成了中医的扶阳学说。这一学说的形成、发展、成熟，是在中华民族"天人相应"思想理念指导下的中医理论成果，是对自然和人体生命活动的重要认识，也是自然、社会和哲学等多个学科对中医学理论交融和渗透的结果。

　　扶阳学说是从生活实践中总结凝练出来的中医理论，对临床具有较强的指导作用，扶阳理论也由此受到历代医家的认可、推崇和效法。近些年来，在对前人扶阳观点不断挖掘的基础上，学术界也不断掀起关注"扶阳"的学术热潮，使得由来已久的扶阳学派更加丰满起来。在辨证论治思想指导下，扶阳学派所倡奉的扶阳理论在临床中具体有效地运用，体现人体生命以阳气为本的核心思想，是中医指导治疗疾病的有机组成部分和有效法则。扶阳属于中医扶正治则的范畴，是中医治疗法则中不可缺少的组成部分。考之中国医学史，认为扶阳学派的率先倡导者和代表人物当为医圣张仲景，他将扶阳思想贯穿于外感疾病及内伤杂病治疗的始终，尤其是以四逆汤为代表的温阳诸方为扶阳理论的确立奠定了坚实的基础，成为扶阳思想具体运用的光辉典范。后人在仲景扶阳思想指导下，运用附子、干姜等大辛大热药物，挽救亡阳虚脱危急重证，消除阴寒沉疴痼疾，纠正因过用寒凉药物造成的阳气损伤，病邪内陷之阳虚阴寒厥逆证，取得了显著的临床疗效。扶阳之说受到仲景之后的历代众多医家推崇，他们积极致力于对扶阳理论的阐释和临证运用，并积累了丰富的治疗经验。其中张景岳、李中梓、郑钦安、吴佩衡、祝味菊、范中林等医家均对丰富扶阳理论认识及其临床运用作出了重要的贡献。扶阳理论因此得到不断丰富和完善，成为中医治病的一大特色，近些年来成为中医领域关注和学术探讨的热点。扶阳属于中医扶正治则的范畴之下，中医的扶正主要体现在扶阳气和养阴液，或阴阳双补等方面。

　　目前，在中医领域中对扶阳理论的认识仍然存在涵义和界限不清晰、不统一等问题。因此，有必要对扶阳广义和狭义的概念作相应的梳理并加以界定，以促进中医学界对扶阳理论的认识更加趋于统一，使扶阳思想对临证运用更具指导作用，同时也使扶阳学说的研究能够进一步深入。在中医辨证论治理念的正确引领之下，把握中医学术的特质，对狭义的扶阳法则的适应证及运用范围加以明确界定，完善对扶阳理论的认识，以期能够在扶阳理论指导下，使其对所适应病证的防治发挥应有的作用和价值。当然，也要避免陷入所有病证唯以温热药论治的片面认识和极性思维的误区，真正能够达到在中医辨证论治原则指导下提高中医诊治水平及临床疗效的目的，具有重要的理论及实际意义。

一、阳气的概念及其对生命重要性

中医对阳气的认识是受到早期人类的自身生存、对自然的认识、中国传统文化中"尊天"以及中国古代哲学中"重阳"思想观念的多重影响和启发而产生的。远古时代，早期人类在不断进化的漫长过程中，感受到太阳在人类生存中所发挥的重要作用；他们经历了从首先对天火这一自然现象的恐惧，然而当火熄灭之后，又意外地品尝到由天火烧熟动物肉食的美味，开始逐渐认识火，发展到钻木取火，学会了主动对火的获取和使用，改变了进食生冷的主要饮食方式。而熟食不仅改善了对饮食物营养的吸收，同时还减少了胃肠疾病的发生，以致早期人类形成了对太阳及火的崇拜和依赖。在《易经》中以乾卦为第一卦，即以纯阳代表天象。《易乾卦象》云："大哉乾元，万物资始，乃统天。"《易经》认为乾元是自然界万物资始的原动力，影响着事物的发生、发展与变化。庄子有言："人之生，气之聚也。聚则为生，散则为死。"他将生命的状态归结为气的聚散运动变化。汉代董仲舒在《春秋繁露·阳尊阴卑》一文中解释说："阳始出，物亦始出；阳方盛，物亦方盛；阳初衰，物亦初衰；物随阳而出入，数随阳而终始；三王之正，随阳而更起；以此见之，贵阳而贱阴也……阳，天之德，阴，天之刑也，阳气暖而阴气寒，阳气予而阴气夺，阳气仁而阴气戾，阳气宽而阴气急，阳气爱而阴气恶，阳气生而阴气杀。"该论述反映出古代圣贤强烈感受到温暖的阳气对于人体的宝贵作用，阴气对人体产生的不利影响，对阳气和阴气进行了鲜明的对比以及客观的评价，表明了阳气代表着无限生机，阴气则暗藏杀机的观点和认识。

《素问·生气通天论》对人体阳气的认识同样来自于天上的太阳给世间万物生灵带来的光明和温暖，"阳气者，若天与日，失其所则折寿而不彰，故天运当以日光明。是故阳因而上，卫外者也。"中医理论认为，阳气是一身之气中具有温热、兴奋特性的部分，是人体内具有温煦、推动、兴奋、升腾、发散等作用和趋向的极细微物质和能量。阳气具体表现在能增强脏腑组织器官的功能活动，促进机体新陈代谢作用，不断化生人体所必需的阴精物质等方面，有抑制体内阴寒之气，防御外邪侵袭以及祛邪外出等多种作用。《素问·阴阳应象大论》云："阳化气，阴成形。"张景岳注解为"阳动而散，故化气，阴静而凝，故成形。"揭示了阴阳的不同特性。《内经》认识到人的生命来自于先天父精母血共同作用而形成，阳气产生于下焦，补充于中焦，分布于全身各处，人的生长壮老已之生命过程同时伴随着阳气由胎儿、婴儿、幼年、少年逐渐充盛至青壮年的强盛，又由青壮年的强盛再到老年的逐渐衰减，最后死亡，阳气也由此破散灭亡的演变规律。张景岳在《景岳全书·大宝论》中从形与气、寒与热、水与火等方面说明阳气的重要性。他指出："凡阳气不充，则生意不广，故阳唯畏其衰，阴唯畏其盛，非阴能自盛也，阳衰则阴盛矣。凡万物之生由乎阳，万物之死亦由乎阳，非阳能死物，阳来则生，阳去则死。"李中梓在《内经知要》中对阳气在人体中的重要作用有了更加明确的阐释。他说："火者阳气也，天非此火不能发育万物，人非此火不能生养命根，是以物生必本于阳，但阳和之火则生物，亢烈之火则害物，故火太过则气反衰，火和平则气乃壮……阳气者，一身温暖之气。此气绝，则身冷而毙矣。"阳气是生命的动力和根本，阳气居于人体的上下内外，无处不在。阳气正常当为和平状态，阳气不能亢旺，也不可亏虚。阳气亢旺则耗气伤津；阳气亏虚则生命力减弱；阳气绝则身亡。张仲景认为人体阳气的盛衰除了决定发病与否，还是审定阳虚阴寒证预后转归的主要依据。由此后人总结出"存得一分阳气，便有一分生机""有阳则生，无阳则死"的基本规律，体现了张仲景以温扶阳气为治伤寒阳虚阴寒证的思想原则。他以四逆汤为代表的温阳诸方至今仍广泛应用于临床，甚至在急救方面还发挥着一定的作用。明代医家周慎斋明确提出"人身以阳气为主，用药以扶阳为先"的观点，对后世医家诊治疾病时重视顾护人体的阳气起到了普遍的指导和警示作用。

天地造化万物，不离阴阳。然对于阴阳之间谁为主导的认识，《内经》倡导"凡阴阳之要，阳密乃固"的观点。明代医家李中梓以四季之象和不同朝向的植物特点举例，说明阳气在阴阳生化及阴阳平衡中的重要性。他说："譬如春夏生而秋冬杀，向日之草木易荣，潜阴之花卉善萎也。故气血俱要，而以补气在补血之先；阴阳并需，而养阳在滋阴之上。是非昂火而抑水，不如是不得其平也。"对于气血互生，阴阳互化及平衡关系中，李中梓同样也认为阳气占主导地位。

总而言之，阳气无论是对于人体，还是在自然界阴阳生化及阴阳平衡过程中，均占重要和主导作用。

二、扶阳的概念

扶，在《说文解字》的注释是："左也。从手夫声。"左，即辅佐、帮助之意。清代阮元《经籍籑诂》中"扶"的相关含义主要有三种，一为"助也"，帮助之意；二为"护也"，保护、顾护之意，三为"治也"，治理、调理之意。扶阳的概念是集扶助阳气、顾护阳气、调理阳气于一身的高度概括。扶阳是对维护人体阳气功能具有普遍指导意义的医学原则和理念，其概念有广义与狭义之分。

广义扶阳，是指在防治疾病时，均应时刻注意保护人体阳气的一种医学思想。这是基于阳气对于人体的重要性而提出来的，对维护人体阳气功能具有普遍指导意义。通过扶阳医学理论的倡导，强调医者在防治疾病时，均应时刻注意保护人体阳气。即使在诊治热性病证时，同样也存在正确理解、合理运用扶阳医学理论的问题，对顾护机体阳气以及脾胃之气也会起到积极的影响作用。

狭义扶阳，即扶助阳气，是指以运用温热药物为主，或是其他同效应的手段和方法达到扶助阳气作用的治法。根据张仲景以及后世医家对临床阳虚阴寒证的治疗经验，以温热性质的方药，扶助人体阳气，纠正各种原因导致阳气虚弱或阴寒内盛、甚至亡阳所致病证的理念和治法，是最常用的而且也是最能体现扶阳思想原则的代表性治法。温阳、助阳、壮阳、固阳、回阳、救阳以及潜阳等具体治法均属于狭义扶阳统领的范畴。王冰所言"益火之源，以消阴翳"即是扶阳抑阴治法思想的体现。狭义扶阳在治法上主要可具体细化为温阳祛寒、回阳救逆、急救回阳、温阳利水、温阳解表、温阳化饮、温经散寒、温通经脉、温阳固摄、引火归原、甘温扶阳等等。方如四逆汤、四逆加人参汤、通脉四逆汤、白通汤、附子汤、真武汤、理中汤、当归四逆加吴茱萸生姜汤、麻黄细辛附子汤、桂枝附子汤、大建中汤、小建中汤、大回阳饮、潜阳丹、小青龙汤等，药物常以附子、干姜、肉桂、吴茱萸、蜀椒等温里药为核心，可扶助阳气，温化寒湿，恢复阳气的正常生理功能。在实际病证治疗中，温里药常与补气药、补阳药、辛温解表药、理气药、收涩药、化痰除湿药、活血化瘀药配伍，属于以扶阳治疗为主兼顾其他证候的变通形式，均应纳入本研究范围。如单纯使用辛温解表，散寒祛风的桂枝汤、麻黄汤，是运用辛温药以祛除体表的风寒之邪，可以消除表邪入里的隐患，同样也是达到保护机体阳气的目的，也当属于狭义扶阳思想的研究范畴。

在对阳虚阴寒体质或气虚、痰湿、瘀血体质无热象者的调理、食疗、保健和养生防病中，以及在对所有阳虚阴寒病证治疗和康复过程中，运用扶阳思想原则指导下的温热方药的内外治法、针灸推拿及理疗等多种方法，发挥消除阴寒，恢复阳气的正常功能，保护机体阳气的手段与方法，都应属于本研究的范畴。

我们的研究主要围绕狭义扶阳概念涉及的范畴来展开，至于治疗处方主体用药非温热方药，如五苓散通阳化气利水、四逆散疏达郁阳、白虎汤治疗热郁气厥等则属于调理阳气的治法。运用大承气汤强调中病即止的适度原则等，虽也可归于广义扶阳之列，因篇幅有限，暂不列入本研究的范围之中。

三、扶阳理论的特点

（一）扶阳理论的来源及发展

中医扶阳理论是受中国古代先人在求生存、对自然的认识及在农业和畜牧业生产中充分体现出对太阳的崇拜和依赖，同时受中国传统文化中"尊天"以及古代哲学"重阳"思想观念综合作用的影响和启发下产生的。原始人类在不断进化、繁衍生息的过程中，尤其在物质匮乏及寒冷潮湿的恶劣环境下，生冷饮食、寒湿外邪侵袭往往是主要的致病原因，甚至导致死亡。同时早期人类也体验到太阳的光明和温暖是万物生长的根本动力和源泉，因而产生了对太阳及火的崇拜。人们以沐浴阳光，或以动物皮毛和树叶制作衣物、居住山洞或建造房屋取暖，直至学会主动取火并使用火，改变了进食生冷的主要饮食方式，既增强了人对营养物质的消化与吸收，同时也减少了胃肠疾病的发生。他们还会以火驱逐野兽，这些都是人类在与恶劣的自然环境做抗争中总结出来的生活经验。其中最重要的一条主线即是人类总是在努力地与寒冷作抗争，御寒取暖，保全性命。早期人类在生活中学会利用火取暖御寒，加工食物，以至后来将火引入到治病当中，形成艾灸法、温熨法，其目的在于保护机体的阳气，免除寒湿等病邪的侵犯。这也是原始医疗中最早的扶阳思想，对之后医学的形成和发展产生了重要的影响。同样，古人对天崇拜的思想直接影响到了后世扶阳理论的发展，《易经》认为乾卦是世界万物阳气之源。《周易》对阳气的重视多有体现，阳性主动，象征生机活力，万物的生长变化都是阳气生生不息的结果。在"尊天"思想的指导下，董仲舒提出"天为阳""地为阴""天尊地卑""阳尊阴卑""阳主阴从"等观点。此哲学思想同样也被引入到中医学领域之中，成为阴阳学说的重要组成部分，对中医扶阳思想的理论和实践发挥了重要的指导作用。扶阳理论是中医理论的核心，在中国医学史上一脉相传，并不断发扬光大。在中国医学发展历史上，对扶阳理论作出突出贡献的主要有张仲景、张景岳、李中梓、郑钦安、吴佩衡等诸多医家。

（二）阳气为人身立命之根本，扶阳以固根本

阴阳之要，阳气为本，阳主阴从。阳气是人体生命的根本，"阳存则生，阳亡则死"，保护了阳气，就能保全性命。未病之前就应有重点保护阳气的意识，在衣、食、住、行等各个环节都应加以重视。外邪之中，主要是寒、湿等阴邪容易损伤机体的阳气。因此，衣着的保暖防寒可有效防御外邪侵袭，从而减少疾病的发生。过度进食生冷饮食也会损伤机体的阳气，致使机体脏腑功能不足，其中以消化系统病证为基本和常见证候，进一步伤及其他脏腑，从而导致各种疾病的发生。居住或工作处于阴冷潮湿的环境同样也会耗伤人体的阳气，容易产生因寒湿阻滞机体各部位，多表现为肢体关节疼痛、沉重等病症。各种不良的生活习惯和行为，如工作疲劳、好静少动、过食生冷饮食等均会导致机体阳气虚衰，故古人有"动则生阳，静则生阴"观点，与现代人倡导的"生命在于运动"理念相通。因为阳气对于人体的重要性，扶阳理论和思想能够起到提醒医者治疗所有病证，均应时刻注意保护人体阳气的作用。另外，扶阳思想也会对医者在使用苦寒药治疗热证起到适可而止，以免损伤脾胃的警示作用。

（三）扶阳法则以温热药为主药

温热药有温经解表、温里祛寒、温通经脉等功效，对于表里内外因寒邪凝滞的经脉不通，由于药物的归经不同而可以在不同部位发挥通阳的作用，可以应对表寒证、里寒证、实寒证及虚寒证。

寒证当以温热药为主，并且还应重用。温热药既能扶助全身阳气，又能祛除寒湿、水饮等阴邪，还能通经活络，扶正祛邪兼顾。以张仲景的经方为例，温经解表的代表方主要有麻黄汤、桂枝汤、葛根汤、麻黄细辛附子汤，主要用于表寒证及实寒证。温里祛寒主要针对阳虚阴寒证，具体有温散五脏阴寒，温化痰湿水饮等功用。就脏腑之里寒证或虚寒证来说，温通心阳的桂枝甘草汤治疗心阳虚之心悸；温肺复气的甘草干姜汤治疗虚寒肺痿；温肝暖胃散寒的吴茱萸汤治疗肝胃虚寒证；温中散寒的理中汤治疗中焦脾胃虚寒证；温阳散寒的大建中汤治疗中虚寒盛证；回阳救逆的四逆汤治疗心肾阳虚证；养血通脉、温经散寒的当归四逆汤治疗血虚寒凝证。

对阳虚阴寒的危重证，或亡阳虚脱证，须重用温阳药才能达到起死回生的目的。针对外来之寒，治疗体现温必兼散的特点；而对于内生之寒，治疗又以温必兼补的方法。以多味温热药合用属于相须配伍，具有增效作用，如附子与干姜配伍的四逆汤、通脉四逆汤、白通汤；附子与干姜、肉桂配伍的回阳饮；附子与干姜、吴茱萸配伍的吴萸四逆汤等。通过研究，发现多数温里药既入脾经，同时也入肾经，当属于脾肾先后天兼顾的治疗，如附子、干姜、肉桂、吴茱萸、小茴香、公丁香、花椒等药，此等用药能够发挥补火生土，脾肾同温，同时又有强心、温肺及暖肝温胃等综合治疗作用。附子与辛温解表之桂枝、麻黄、细辛等药配伍则能温散表寒，扶助阳气祛除里寒，针对既有表寒证，又有里阳虚之证，发挥扶正祛邪，表里兼顾的效用。

（四）扶阳理论原则指导下的治法丰富多样

扶阳理论原则指导治疗除了可以主用及重用温热药内服进行调整外，也可运用温针、按摩、艾灸及温熨、熏蒸、熏洗等外治理疗的方法与手段加以实施。

针灸、按摩、刮痧、熏蒸等外治法是建立在经络学说作为理论指导的治疗方法，也是中医防治疾病常用的方法。针法可以采用"烧山火"的温补手法达到温阳散寒除湿的作用。灸法具有温补中气、回阳救逆、温经通络、行气活血、祛湿逐寒、消肿散结及预防疾病、强身保健的作用。针灸常用的大椎、关元、气海、足三里等穴位，具有鼓舞正气，增强机体调节及抗病能力，而有防病养生保健作用。如隔姜灸有解表散寒、温中止呕的作用，用于外感表寒证之呕吐、腹痛、泄泻等；附子饼灸能温肾壮阳，可用于命门火衰而致的遗精、阳痿、早泄等；隔盐灸能温中散寒、扶阳固脱，可用于寒证之呕吐、泄泻、腹痛及虚脱、产后血晕等。现代运用的温灸法是用温热罐底放在体表的腧穴或疼痛部位进行温熨，是对传统艾灸法的改进和完善，与传统艾灸相比具有无烟熏、无灼伤皮肤等优势，且在任何部位均可使用，操作简便易行。温灸结合了热能、磁疗、远红外线的共同作用，通过经络的传导，以温通经脉，调和气血，协调阴阳，扶正祛邪，散寒除湿，温补阳气，起到显著的治疗效果。

刮痧是中国传统的自然疗法之一，称为绿色疗法。它是以中医皮部理论为基础，用器具在皮肤相关部位刮拭，以达到疏通经络，活血化瘀之目的。刮痧可以扩张毛细血管，增加汗腺分泌，促进血液循环，对高血压、中风、肌肉酸疼属风寒痹症者有立竿见影之效。传统刮痧法中有温刮一法，但在中医扶阳理论原则指导下的温刮法对传统刮痧法有所改进，在温刮过程中有热能、磁疗、远红外线三种物理能量共同作用。温刮能疏通经络，散寒除湿，加快机体新陈代谢，调节脏腑平衡，在排出体内寒湿邪气的同时，温补人体的阳气，使人体阳气运转正常，达到温阳和通阳的目的。

温推是指用温热的罐在人体上按经络、穴位，结合推、揉、振、擦、拨、点按等手法进行治疗，同时将热能、磁疗、远红外线三种物理能量作用在人体经络、穴位、病患部位，属于一种非药物的自然疗法。温推法具有温补阳气、温通经络、推行气血、消瘀散结、松弛肌肉、调和阴阳、提高机体免疫力等疗效。扶阳温推法与传统的推拿法比较有自身的优势，具有温阳和通阳的作用。

熏蒸疗法，使皮肤在热效应的刺激下，疏通腠理，舒经活络，放松肌肉，消除疲劳；使毛细血管扩张，行气活血，促进血液循环和淋巴循环，改善周围组织的营养状况，同时能够排毒，使得机体气血畅通，代谢平衡，改善亚健康；热效应温通解凝，能促进血瘀和水肿的消散；热能有效消除体内的风、寒、湿等病邪，对因风、寒、湿邪引起的病症，热疗能起到非常明显的效果。人体肾所居的腰部，女性的卵巢、子宫等部位，具有喜温恶寒的特点，在热效应作用下，这些部位的气血流通，能够调节并促进这些器官功能的正常发挥。以温热药性的药物，如桂枝、干姜、蜀椒、川芎、红花等煎药熏洗四肢关节或相关部位，具有活血通经、祛风除湿、散寒止痛等功效。

另外，将炒热的盐或药物，如吴茱萸、蜀椒、补骨脂、干姜等温热药装入布袋温熨脘腹或腰背或关节等部位，或以热水袋热敷，或用神灯烘烤局部，均属于物理疗法，同样也是扶阳治则指导下采取的具体方法和手段。

（五）养护阳气的思想应贯穿在人们的日常生活之中

《素问·四气调神大论》云："春夏养阳，秋冬养阴"，指出阳气与阴津的调养应结合季节特点的原则。扶阳思想理应贯穿在人们的四季养生之中，具体体现于体质、衣着、饮食、居住环境、运动和行为等方面。阳虚体质畏寒怕冷之人喜春夏而恶秋冬，秋冬季节应注意着厚衣保暖，尤其要对前胸、后背、腰腹部以及下肢等部位进行重点保护，多食温热性食物，如狗肉、牛肉、羊肉以及生姜、大葱等食物。夏季因暑热多汗易使阳气外泄，应避免高强度持续劳作，以防大汗伤阳。夏季的生冷寒凉饮食也应适度，不可只图一时的感觉爽快。夏季空调温度设置不可过低，贪凉也是导致阳气损伤的原因之一。经常操劳过度，熬夜加班，缺乏休息同样也会损伤机体的阳气。由此可见，动静结合，劳逸适度，使动而不过劳，静养而不过逸是养生之中养阳的有效方法。在无风之时，四季都应经常沐浴清晨的阳光，并进行适当的户外运动，冬季则应增加沐浴阳光的时间，还应注意避免长时间居住或工作在阴冷潮湿的环境之中。温泉沐浴不仅可以清洁肌肤，又能温运阳气，温经通脉，舒筋活血，放松身心，消除疲劳。运动锻炼也是扶阳的有效措施和手段，《易经》就有"动则生阳，静则生阴"的观点，现代也有"生命在于运动"的认识。运动锻炼的方式多种多样，具体应用可以根据不同的人群进行选择，如太极拳、导引养生功、各种球类运动、跳舞。运动锻炼可以改善气血流通状态，增强机体的活力，能够消除紧张的情绪，保持积极乐观的心态。但运动锻炼也要讲求适度，不可过量，否则也会耗伤阳气，适度休息，减少人体阳气的消耗，同样也有保护阳气的作用。总之，保持科学的生活方式和行为，能够有效地防止阴阳失衡，是拥有身心健康的前提和条件，具有"治未病"的作用。

（张晓琳　王　寅）

第二章　扶阳理论源流

第一节　先秦两汉时期

一、上古时期

据考古研究认为，中国是有古人类活动较早的地区。早在距今一百七十万年前，我国云南省元谋县境内便有原始人类生存活动，其后又有四五十万年前的北京猿人，到一两万年前的山顶洞人进入了新石器时代。原始社会的人类，对自然界的依赖性很大，当时的生产活动只能是四处寻找搜集现成的食物，过着狩猎与采集的生活。早期的原始人茹毛饮血，居处山洞，生活条件十分恶劣，在还没有学会使用火的时候，只能以生水、生肉、野果为食，这样很容易感染寒湿而罹患疾病。人类为了保护自己免遭风雨和野兽的侵袭，选择栖身山洞或者构木为巢。在严冬季节，人们能躲避寒冷的方法也只有依靠太阳和一些原始的草制或皮制的衣具。原始人观察到太阳能带来光明和温暖，祛除严寒，自然万物有了阳光的照射才有了生命。因此，原始人对太阳的崇拜是不言而喻的。人们对太阳的崇拜实际是对光明和温暖的依赖，渴望改善寒冷侵袭的恶劣环境。

诸多学者认为从一百万年前的元谋猿人，到四五十万年前的北京猿人时期，相关考古证明他们都有用火的遗迹，但尚未表明能人工取火，或许只是在原始森林着火或火山爆发时发现火，并将火引进山洞。直到传说中"钻燧取火以化腥臊"的燧人氏时期，距今约二十万年前到几万年前，人们在制作工具的过程中，从加工石块每有火花溅出和钻木、锯木、刮木时木头会发热，甚至发生烟火等情况，获得了有益的启示，并在此基础上，经过长期的经验积累，终于学会了钻木取火等人工取火方法。人工取火的出现，极大地改变了原始人类的生活环境，饮食从生食到熟食转变，在居处生火，亦可躲避严寒，防御了寒湿对人体健康的伤害。尤其是人类由生食转变为熟食，大大缩短了人体消化食物的过程，减少了肠胃疾病的发生。如《韩非子·五蠹》载："上古之世……民食果蓏蚌蛤腥臊恶臭，而伤害腹胃，民多疾病。"有了火，就可"炮生为熟，令人无腹疾"。因此，上古先民十分崇拜火，如传说中发明钻木取火的燧人氏便被人们尊为上古圣人之一。

不管是对太阳的崇拜、制作衣物、居住山洞或建造房屋，还是学会用火，都是原始人在与恶劣的自然环境抗争中总结出来的生活经验。其中最重要的是与寒冷作抗争，御寒取暖，保全性命。因此，早在原始社会时期，寒冷就被当作为黑暗、疾病的象征，原始人大多数疾病的病因都与外界的寒冷以及食物的生冷分不开，故寒湿作为致病因素很早便受到了重视。原始人在学会使用火之后，发现一些疾病可以通过对身体某一部位进行固定的温热刺激进行治疗，早期如接受日光的照射，后来逐渐出现了采取火灸的办法。《素问·异法方宜论》说："故灸焫者，亦从北方来。"这说明灸焫之产生与人们处在寒冷环境中的生活状况有着密切关系。原始人在烤火取暖的过程中，发现身体某些病痛能得到减轻或者缓解，逐渐地又用兽皮或树皮包上烧热的石块或砂土，贴附在身体的某一部位，用作局部取暖，且能保持较长时间的温热感，其解除某些病痛的作用也就更大，以此方法缓解受凉引起的腹痛及寒湿造成的关节痛等，这就形成了原始的热熨法。后经过不断改进，而形成了艾灸法。

综上而言，上古时期由于物质的匮乏，生活居处条件与环境的恶劣，生冷饮食、寒湿外邪侵袭往往是主要的致病原因，为了保护身体不受寒湿的侵害，原始人类在漫长的求生存过程中，学会了火的使用，以至到后来形成艾灸法，这都是在与恶劣的自然环境作斗争中产生的，其目的在于保护机体的阳气，免除寒湿等病邪的侵犯。这也是原始医疗中最早的扶阳理念，对后来医学的形成和发展影响巨大。

二、夏商周时期

夏商周时期，随着社会经济的发展，医药知识不断地积累和提高。据各种史书所载，尧舜禹时期，洪水泛滥，水灾为患，尧舜禹三代都为治理水患付出过巨大的努力，因此留下了大禹治水之故事。进入夏商周，洪水也是常见的灾害，商朝就因水灾等原因多次迁都。地处西南的古蜀国也因水患多次迁徙，杜宇、开明等几代古蜀帝王也致力于治水，以致后来都江堰的修建，都与水患有关。其余长江中下游地区、淮河流域的水患在夏商周时期也更为多见。因此古人一谈到巨大的灾难和危害，首先想到的便是"洪水猛兽"。水患成灾，寒湿性疾病、脾胃疾病自然多见。据《左传·昭公元年》记载，公元前541年（周景王四年）秦国名医医和在为晋侯诊病时，用"六气致病说"来解释各种疾病的病因——"天有六气，降生五味，发为五色，征为五声，淫生六疾。六气曰：阴、阳、风、雨、晦、明也。分为四时，序为五节，过则为菑。阴淫寒疾，阳淫热疾，风淫末疾，雨淫腹疾，晦淫心疾。"其中，阴、风、雨、晦等几种致病因素都容易伤及人体阳气，导致寒湿性疾病。

先秦时代，一些药剂的使用也能体现温扶阳气的思想。如酒，至迟在夏代业已发明，除日常饮用外，常被用作祛寒、温通经络之剂。商代，还创制了中药的汤剂。商代以前，人们习用单味生药，且用重剂。到了商代，由于药物品种的增多和对疾病认识的加深，出现了复方。据史载汤液的创制者为商王成汤重臣伊尹。《史记·殷本纪》有"伊尹以滋味说汤"的记载，《资治通鉴》称伊尹"作汤液本草，明寒热温凉之性，酸苦辛甘咸淡之味，轻清浊重阴阳升降走十二经络表里之宜。"《甲乙经·序》亦谓："伊尹以亚圣之才，撰用神农本草，以为汤液。"《吕氏春秋·本味》提到伊尹在与商汤王的对话中，曾以医为喻："用其新，弃其陈，腠理遂通，精气日新，邪气尽去，及其天年。"相传伊尹初为商汤之厨师，因才智出众，富有创见而被起用为右相。伊尹既精烹饪，又兼通医学，在加工食物烹调的过程中了解到一些药食两用药材的药性配伍，其中尤其以姜、桂为突出。伊尹说："杨朴之姜，招摇之桂。"调味之品多为辛香之品，如姜、桂既是调味品，也是辛温发散的药物，多可祛除寒邪、湿邪，温通肢体、经络、脏腑，对于寒湿类疾病、肠胃疾病有良好的治疗作用。因此，伊尹所创制的汤液中，辛温之品应该占有不小的比例。

除伊尹外，先秦还有一些名医擅长温扶阳气之法，如扁鹊。据《史记》记载，扁鹊过虢国，遇虢国太子尸厥假死，扁鹊指派弟子子阳研磨针石，用针刺取体表三阳五会穴以回阳救逆。不久，太子苏醒，扁鹊又让弟子子豹为太子行让温暖之气入五分的药熨，并用"八减之剂"混合煎煮，以之交替熨贴胁下，太子即能起身。再予调和阴阳，服药二十天而愈。扁鹊还曾说："疾之居腠理也，汤熨之所及也；在血脉，针石之所及也；其在肠胃，酒醪之所及也……"可见扁鹊善于应用药熨、酒醪、针刺回阳救逆等扶阳之法。

夏商周时期，人们的宗教思想和自然观也发生了很大的变化。早先对自然和祖先的崇拜，已为宇宙间一个至高无上的神"天"所取代。"天"是世间万物的主宰，帝王则"受命于天"统治人间。人们对"天"十分崇拜，这在中国传统文化元典《周易》中便有明显的体现。据《周礼》《山海经》等记载，上古伏羲画卦之后，夏商周三代传有"三易"，分别为夏之《连山易》、商之《归藏易》、周之《周易》，《归藏》首坤而《周易》首乾。因《连山》《归藏》早已亡佚，故后人称《易》一般都是指《周易》。《周易》由经文部分的《易经》与传文部分的《易传》两部分组成，《易经》约成书于西周前期，《易传》约成书于战国时期，相传《易传》为孔子及其弟子门人所作。

《易经》经文由卦爻象的符号系统和卦辞的文字系统共同构成，符号体系最基本的组成单位是爻，分为阴爻与阳爻。爻的图像是仿效天下万物运动变化而产生的。爻又组成卦，分为乾、兑、离、震、巽、坎、艮、坤八卦以及由八卦两两相配组成的六十四卦。六十四卦以乾卦为首，体现了古人对天的崇拜。乾卦为六个阳爻组成，象征天为至高至阳的，并用龙来比喻阳气。《易》曰："大哉乾元，万物资始，乃统天，云行雨施，品物流形，大明终始，六位时成，时乘六龙以御天。乾道变化，各正性命，保合太和，乃利贞。"又说："天行健，君子以自强不息。潜龙勿用，阳在下也……"孔子解释说："潜龙勿用，阳气潜藏……乾元者，始而亨者也。"《周易·系辞传》又说："天尊地卑，乾坤定矣；卑高以陈，贵贱位矣；动静有常，刚柔断矣；方以类聚，物以群分，吉凶生矣；在天成象，在地成形，变化见矣。是故刚柔相摩，八卦相荡。鼓之以雷霆，润之以风雨，日月运行，一寒一暑。乾道成男，坤道成女。乾知大始，坤作成物。"天为至高至阳，因此可见古人对天的崇拜。这一思想直接影响到了后世扶阳理论的发展，至清郑钦安先生，认为人体真阳根源于天，受天之中正之气而生，乾卦是世界万物阳气之源。

《周易》对阳气的重视多有体现。阳性主动，象征生机活力，万物的生长变化都是阳气生生不息的结果。《周易·系辞传》说："日新之谓盛德，生生之谓易，成象之谓乾，效法之谓坤……""是故阖户谓之坤，辟户谓之乾，一阖一辟谓之变，往来不穷谓之通。""天地之大德曰生。"可见《周易》重视万事万物生生不息、生长变化的阳性变动，乃是一种恒动观的思想。六十四卦又有十二消息卦，表示阴气渐消之卦，称为消卦，如姤、遯、否、观、剥、坤等卦；表示阳气渐盛之卦，称为息卦，如复、临、泰、大壮、夬、乾等，以说明阴阳的升降往复，其中复卦一阳生于下，象征一阳来复，《易·复卦》说："七日来复，天行也。"由此可见，《周易》对阳气的生长运动是十分重视的，阳气代表了生机，阳气运动是天行其道，这对后世重阳思想有很深远的影响。

此外，先秦诸子著作中重阳思想也多有见。如《管子·四时》中以春、夏为育、长，秋、冬为收、藏，阳为德，阴为刑，德始于春、长于夏，刑始于秋、流于冬。

三、秦汉时期

秦汉时期，是中医学的理论与临床日趋成熟的时期。这一时期，既有《黄帝内经》《神农本草经》《伤寒杂病论》《难经》等经典成编，又有公乘阳庆、仓公（淳于意）、涪翁、程高、郭玉、张仲景、华佗等名医辈出。另一方面，儒家、道家、阴阳家等哲学对中医学的影响日益突出，西汉董仲舒儒学的兴起，曾对中医理论的发展有一定影响。

秦之后，中国历史上第二个"大一统"的封建王朝汉王朝继之而兴，为了政权的稳固，统治者迫切需要一种新的思想以帮助其维持在意识形态上的统治地位。汉初"黄老学说"的休养生息虽然促进了当时生产力的恢复，但是其"无为而治"的主张却不利于封建专制制度的巩固。在此背景之下，董仲舒儒学应运而生。董仲舒是汉武帝时期著名的儒家学者，其"罢黜百家，独尊儒术""天人合一""法天尊君"等以"大一统"为特征的儒学思想，由于有利于封建政权的巩固，得到了统治者的大力推崇，以其巨大的影响力，自上而下地渗透到封建社会的方方面面，成为汉代社会政治、文化等诸方面的主导思想。

董仲舒儒学主要包括天人合一、尊君、尊天法天等几个内容，在记载董仲舒儒学思想的著作《春秋繁露》中多有体现。而"天人合一""尊君思想"之根本又来源于"尊天思想"，即对天的崇拜。中国古代对"天"的崇拜，起源很早，早在儒学经典《周易》中便已十分明显，而到了董仲舒时代，"尊天"思想愈演愈烈，"天"成为了万物发生的起源，自然万物、社会人事无不是"天"所发生的结果。在《春秋繁露》中，董仲舒首先指出了"天"至高无上的神圣地位，由此来发挥"天人合一"的论调，《春秋繁露·顺命》中说"天者，万物之祖，万物非天不生"。其次，董仲舒还进一步对"天"的特性作出了阐释，《春秋繁露·天地之行离合根》认为："天高其位而下其施，藏其形而见其光……高其位所以为尊也，下其施所以为仁也，藏其形所以为神也，见其光所以为明也。"天的特性是高其位、下其施、藏其形、见其光。再有，因为天的至高无上，所以人世间从社会到人身都要"法天""象天""参天"，一切都要遵照"天"的原理而进行，《春秋繁露·王道通三》中说："人生于天，而取化于天。"

在"尊天"思想的指导下，董仲舒儒学表现出了"重阳"倾向的特点，他认为天为阳、天尊地卑、阳尊阴卑、阳主阴从，《春秋繁露·阳尊阴卑》说："阳常居于实位而行于盛，阴常居于空位而行于末。"同样的思想在《内经》中亦有体现，如《素问·生气通天论》篇中反复强调阳气的重要性。这一影响从《内经》开始，一直延续下来，影响到后世中医学"重阳"的学术流派，成为这些学术流派的理论依据。董仲舒"重阳"思想根源于《周易》，虽然目的只是为了确立社会生活中君臣父子之间的尊卑伦常关系，但这一思潮对社会造成了很大的影响，并辐射、渗透到了医学领域中来。

成书于秦汉时期的中医理论奠基之作《黄帝内经》中也有"重阳"理论的体现。书中绝大部分篇章都运用了阴阳学说。《素问·阴阳应象大论》说："阴阳者，天地之道也，万物之纲纪，变化之父母，生杀之本始，神明之府也，治病必求于本。"又说："四时阴阳者，万物之根本也。""夫自古通天者，生之本，本于阴阳。"可以说阴阳就是从自然界中抽象出来的规律，并以对立统一或相反相成的属性存在于一切事物之中，而生命的根本就在于阴阳二气的协调统一。此外,《黄帝内经》的其他篇章对"阳"也甚为强调,如《素问·生气通天论》等篇。

《素问·生气通天论》指出:"阳气者,若天与日,失其所则折寿而不彰。故天运当以日光明。是故阳因而上,卫外者也。"阳气在人体中的作用如同太阳在天体中的作用那样,不可或缺。天体中必赖太阳有规律地运行不息,才能光明爽朗、万物生化。人体中也有赖于阳气运行畅通,才能保持健康长寿。无论形体的强健、精神的聪慧,都以阳气充沛、不失其常为前提。本篇还对阳气受伤为病的因素进行了很多阐述,指出外邪对阳气的损伤,以及阳气不足容易招致外邪为病。同时也重视阳气过亢为病的情况,篇中说道:"阳气者,烦劳则张,精绝,辟积于夏,使人煎厥。目盲不可以视,耳闭不可以听,溃溃乎若坏都,汩汩乎不可止。阳气者,大怒则形气绝,而血菀于上,使人薄厥。"人动则阳气相对亢盛,但若过于"烦劳",则使阳气过亢,阳亢伤阴,久而不解则阴精衰竭,再逢夏季盛阳之气,使阴阳脱离而为"煎厥"。其病危笃,以致目盲、耳闭、汗出不止,病呈水堤溃坝不可遏止之势。

汉代的另一部中医经典著作,即张仲景的《伤寒杂病论》则从临床的方面强调了阳气的重要性,同时奠定了"扶阳法"的治则、治法及方药基础。仲景生活在东汉末年,其时战火纷飞,疾病流行,仲景《伤寒杂病论·序》中说他的家族原有两百多人,自汉献帝建安元年以来,不到十年的时间,就有三分之二因染疾病去世,其中死于伤寒病的占到十分之七。仲景因此勤求古训、博采众方,参阅《素问》《九卷》《八十一难》《阴阳大论》《胎胪药录》等古医籍,结合自己长期积累的临证经验,撰著了《伤寒杂病论》这一不朽名著。由于战乱,原著不久即散失,经后人整理为《伤寒论》与《金匮要略》两部。《伤寒论》《金匮要略》不仅确立了辨证论治的原则,还成为后世"扶阳"理论的重要源头,许多仲景方都为郑钦安等扶阳医家所习用,被后世尊为"经方",甚或"圣方"。

现流传的《伤寒论》按辨太阳病脉证并治、辨阳明病脉证并治、辨少阳病脉证并治、辨太阴病脉证并治、辨少阴病脉证并治、辨厥阴病脉证并治等编次,全书三百九十八条、一百一十三方,以三阴三阳六经辨证统摄,辛温药物如桂枝、附子、干姜在全书医方中的运用相当广泛。据统计,《伤寒论》实载方112首,扶阳方占37首;《金匮要略》实载方258首,扶阳方有58首。

太阳病篇,以桂枝汤、麻黄汤为首,又有各种兼证及误治变证的治疗,其中充分体现了对人体阳气的重视。如太阳病发汗太过致阳虚汗漏并表证不解,其人恶风、小便难、四肢微急、难以屈伸,以桂枝加附子汤扶阳解表。太阳病误下,致表证不解兼损阳气而胸满、微寒,以桂枝去芍药加附子汤解肌祛风、温经复阳。若脾阳虚兼水气证,则以茯苓桂枝甘草大枣汤、茯苓桂枝白术甘草汤等温阳化气行水。若脾气虚寒则以小建中汤、桂枝人参汤等建中、温中。若肾阳虚烦躁、水饮上泛头眩心悸等,则以干姜附子汤、茯苓四逆汤、真武汤等附子剂回阳、温阳、扶阳。若太阳蓄水则以五苓散化气行水等。

阳明病篇,虽以白虎汤、承气汤类为主,但亦有阳明中寒,中焦阳虚,浊阴上逆,食谷欲呕,以吴茱萸汤温胃散寒、降逆止呕。

少阳病篇,小柴胡汤为其主方。小柴胡汤为和解少阳立法,能疏解少阳郁滞之邪,方中柴胡、黄芩一升一降,柴胡轻清透表主升,黄芩苦寒泻热主降;半夏燥湿化痰,降中又能辛散,生姜辛温散寒,散中又能和降;人参、大枣、炙甘草甘温扶脾胃之气,转运中焦之枢机，亦体现了《伤寒论》重视中气的学术思想。若少阳病兼水饮内结，则以柴胡桂枝干姜汤方和解少阳、温化水饮。

太阴病篇，多为太阴脾虚寒证，或因中阳不足、寒邪外犯、内伤生冷，或因太阳病误下、阳明病清下太过、邪陷中焦所致，其治疗原则为"当温之"。故太阴病多用温扶中阳之法，以四逆汤、理中汤之类治之。

少阴病篇，有少阴热化证、少阴寒化证之别。少阴寒化证为伤寒六经病变发展过程中的危重阶段，此时多正气虚衰、阳气不足、脾肾阳虚，故其提纲证为"脉微细，但欲寐"，皆为一派阳气衰微之象。治疗方面，少阴病脉沉者，则以四逆汤"急温之"，回阳救逆；阴盛格阳者，则以通脉四逆汤破阴回阳；阴盛戴阳下利者，则以白通汤通阳回阳；阴盛格阳严重者，则以白通加猪胆汁汤方破阴回阳、引阳入阴；少阴病阳虚水泛，腹痛，下利，小便不利，四肢沉重疼痛者，则以真武汤温肾利水；少阴病阳虚寒湿，身体及关节疼痛者，则以附子汤散寒除湿温经；少阴病吐利，手足逆冷，烦躁欲死者，则以吴茱萸汤温肾降浊。少阴病下利、便脓血、脾肾不固者，则以桃花汤温阳固涩；少阴病兼表，反发热，脉沉者，则以麻黄细辛附子汤温经解表，轻者以麻黄附子甘草汤；少阴病客寒咽痛则以半夏散及汤方散寒通阳、涤痰开结。

厥阴病篇，包含有寒热错杂、上寒下热、阴阳逆乱等证情，主治方药乌梅丸、干姜黄芩黄连人参汤、麻黄升麻汤寒热并用，组方亦能体现温阳理论，四逆汤、当归四逆汤、当归四逆加吴茱萸生姜汤、吴茱萸汤则直接体现了扶阳一法。

除《伤寒论》外，《金匮要略》中对扶阳法的运用也是非常丰富的，《金匮要略》中记载了四十多个杂病的辨证治疗的内容，其中对温阳、通阳、回阳、散寒、祛阴等扶阳法的运用亦十分广泛。仲景对扶阳法的灵活运用堪称历代医家扶阳理论的圭臬，对千余年后的郑钦安影响也颇大，郑钦安《医理真传》《医法圆通》两书的扶阳法多用仲景经方或参合仲景法度配伍的自拟方。故仲景《伤寒杂病论》实为扶阳一派方药之滥觞，后世扶阳一脉的理法方药多从《伤寒杂病论》中扶阳诸方、诸条变化而来。

东汉末年的另一著名医家华佗，未留下医著。今有《中藏经》（又名《华氏中藏经》或《华佗中藏经》）为后世晋唐时人托名华佗之作。《中藏经》虽为托名，但在一定程度上也能反映华佗的医学学术思想。《中藏经》亦有较为明显的温阳倾向。如《中藏经·阴阳大要调神论第二》说："天者，阳之宗；地者，阴之属。阳者，生之本；阴者，死之基。天地之间，阴阳辅佐者，人也。得其阳者生，得其阴者死。"强调了阳气对于人体的重要性。

（汪　剑）

第二节　魏晋隋唐时期

魏晋隋唐时期扶阳理论与这一阶段中医学的整体发展状况是密不可分的，同时还与社会政治经济的发展有着极大的联系。若根据社会状况对这一阶段做进一步的区分，则可以隋之一统为界限，前期以战乱频繁为主要社会特征的魏晋南北朝，和后期以社会一统为主要特点的隋唐形成了鲜明的对比。

东汉延康元年（公元220年），曹丕袭魏王位，废献帝自立，定国号为魏，建元黄初。

公元 221 年，刘备于成都称帝，国号汉，史称"蜀汉"。公元 222 年，孙权于建业称吴王，八年后称帝。自此三国鼎立局面形成。公元 263 年魏灭蜀，公元 265 年司马炎代魏立晋，史称"西晋"，并于 280 年灭吴，华夏归于一统。公元 316 年，匈奴政权亡西晋，自此北方陷入"五朝十六国"的战乱时期，前后出现 20 个割据政权。百余年后鲜卑政权北魏统一了北方，方获百年相对稳定，后又分为东魏、西魏，不久即被北齐与北周所代。公元 581 年，隋代北周。另一方面，在中国南方，公元 317 年司马睿在建康称帝，史称"东晋"，百年后为宋所代，历经宋、齐、梁、陈四朝更替，于公元 589 年为隋文帝所灭，中国复归一统。

这段时期虽然是中国社会战乱频繁的时期，但也是各民族大融和时期，是一个孕育了辉煌科技成就的时期。此间，被认为化学之始的道家炼丹术将炼丹药引入医疗，丰富了中药学的内容。这一时期随着佛教的兴起和道教的流行，"独尊儒术"的局面明显发生改变，儒、释、道三家逐渐形成并列局面，这时的医家，大多为儒、释、道之名流，故其医学理论也自然受到儒、释、道的影响。

虽然这也是一个名医辈出的时代，但因为众多医籍的亡佚，使得我们对这一时期的了解一度有限。随着近年对魏晋南北朝医籍辑录工作的开展，对这一时期医学发展的认识有了新的进展。据《隋书·经籍志》记载：这一时期医书约三百余种，而医方有一百六七十种，其中就包括了著名的《肘后方》《小品方》等。

隋朝建立后，中央集权加强，促进了经济、文化的发展与各民族的融合，然历时未久又陷入动荡。公元 618 年，李渊攻占长安，建国号"唐"，并于 624 年统一全国，自此中国社会进入封建制度的鼎盛时期，社会的安定、经济的繁荣，以及科技的进步都为医学的发展创造了良好条件，统治者亦重视图书的收集，且重视正规的医学教育，政府开设了医学专门学校。在这种环境下，魏晋南北朝的医疗实践得到了很好的整理与继承，并在此基础上继往开来，出现了许多大型的医书。如《诸病源候论》《备急千金要方》《外台秘要》《新修本草》等，这些著作的出现，与当时繁荣的社会政治经济文化环境密切相关。

一、《伤寒论》的流传与王叔和

魏晋南北朝是社会动荡、战争连绵的时期，这种状况一方面使得医家们有更多的机会进行大量医治伤病疾苦的实践机会，一方面却又对医籍的流传产生极大的负面影响。许多古医籍及当时医家的著作，因战火而散佚，以致今天我们对魏晋南北朝医药发展的认识十分有限。

在那个时期，对后世中医学发展与扶阳理论发展影响最大的当首推王叔和。王叔和名熙，汉末至西晋期间高平人，后魏高湛《养生方》称王氏"专好经方，洞识养生之道"，唐甘伯宗《名医录》谓其"性度沉静，通经史，穷研方脉，精意诊切，洞识摄养之道，深晓疗病之说"，清余嘉锡《四库提要辨证》言为张仲景之亲授弟子。

王氏著述《脉经》厥功甚伟，而最重要的还是他收集和整理张仲景的《伤寒杂病论》，重阳气是医圣张仲景的重要思想，其著作中有大量运用姜、桂、附的内容，是后世扶阳学派发展的重要基础。然而由于战乱的原因，《伤寒杂病论》成书后很快便遗失于战火之中，幸亏得到西晋太医令王叔和的精心收集和整理，《伤寒论》才得以重新流传于世。对于王氏编次《伤寒论》，虽然后代医家对其毁誉不一，但其保存仲景之学却功不可没。

这一时期对伤寒的认识也在逐渐发生着变化。与秦汉时期将温病、时行完全隶属于伤寒不同，当代的医家们已经开始对三者进行区别，如《肘后备急方》认为三者病因不同，《小品方》则提出不仅病因异气，而且"解宜不同，方说宜辨"。这种认识不仅对后世温病学的发展有积极意义，也对扶阳法的适用范围更加明确，对扶阳学派的发展也有重要的意义。

二、《内经》的传承与皇甫谧、王冰

皇甫谧名静，字士安，自号玄晏先生，安定朝那（今甘肃平凉，一作灵台）人，后随其叔父移居至河南新安（今河南渑池附近）。其幼时不好读书，二十岁后才发愤读书，竟至废寝忘食，终成为当时著名文人。晋武帝曾征召他入朝为官，他婉言辞绝。由于他身体素弱，加之长年劳累，又受当时社会上服食之风的影响，后竟罹患风痹，十分痛苦，几至自杀。自此立志学医，终有成就，尤其精通医学理论与针灸。

皇甫谧将《灵枢》《素问》《明堂孔穴针灸治要》三书全文重新分类整理，写成了《针灸甲乙经》，《素问》《灵枢》的主要内容都被该书所概括，因此可以说是《黄帝内经》的最古传本，对于《黄帝内经》中重阳思想的传承起到了重要的作用。而在内经理论的传承中，南朝齐梁时期医家全元起亦有重要贡献，其所著《内经训解》是已有《黄帝内经》的最早校注本，虽已亡佚，但在林亿校订的《重广补注黄帝内经素问》中，尚可见到其编排的卷目次第和少量注文。

王冰，号启玄子。约生于唐景云元年（公元710年），卒于贞元二十年（公元805年），唐宝应中（762-763年）为太仆令，故称为王太仆。王氏究心于医学，尤嗜《黄帝内经》，自天宝九年（750年）至宝应元年（762年），历时十二年之久，注成《素问》24卷，合81篇，王氏对运气学说很有研究，其理论见解记述于补入的七篇大论的注释中，为后世运气学说之本。对辨证论治理论也有所发挥，如治疗元阳之虚，主张"益火之源，以消阴翳"，成为迄今临床治则的名言之一。其所注的《素问》对于内经重阳思想的传承具有重要意义。

三、外治法与扶阳

皇甫氏精于针灸之法，而灸法更是扶阳的一类重要外治方法。《针灸甲乙经》中灸法有详细论述，如其论施灸壮数，每次3～5壮，其中头、面、颈、肩、背等处，多为灸3壮；脑、腋、腹部，多为灸5壮；最少者为井穴，只灸1壮；最多者为大椎穴，可灸9壮；个别穴位如环跳者，灸50壮。除《针灸甲乙经》中论述针灸之法外，尚有魏晋曹翕所著《曹氏灸经》专论灸法，是书虽佚，其佚文尚可见于六朝陈延之的《小品方》中，隋唐医家杨上善的《太素》、孙思邈的著作中亦有引内容。如孙氏论灸法壮数时，称"曹氏灸法，有百余壮者，有五十壮者，《小品方》诸方亦皆有此，仍须准病轻重以行之，不可胶柱株守"，尤其葛洪《肘后备急方》更强调灸以补阳的理念，以一壮、三壮、五壮、七壮为基数，然后以七为倍数加壮、为二七壮、三七壮、四七壮等，其先阳后阴，从阴到阳，以阳治阴等治疗原则，体现了其扶阳的学术思想。

　　南北朝时期有《秦承祖明堂》《岐伯灸经》等，对灸法所论颇精，很受唐宋医家重视。今虽已佚，可于《外台秘要》《太平圣惠方》中见其端倪。如《太平圣惠方》引《岐伯灸法》之论灸治中风的问对："黄帝问岐伯曰：凡人中风，半身不遂，如何灸之？岐伯答曰：凡人未中风时，一两月前，或三五个月前，非时，足胫上忽发痠重顽痹，良久方解，此乃将中风之候也，便须急灸三里穴与绝骨穴，四处各三壮，后用葱、薄荷、桃、柳叶四味煎汤，淋洗灸疮，令驱逐风气，于疮口内出也……常令两脚上有灸疮为妙。凡人不信此法，或饮食不节，酒色过度，忽中此风，言语謇涩，半身不遂，宜于七处一齐下火，灸三壮，如风在左灸右，风在右灸左。一百会穴，二耳前发际，三肩井穴，四风市穴，五三里穴，六绝骨穴，七曲池穴，右件七穴，神效极多，不能具录。依法灸之，无不获愈。"

　　此外，南朝龚庆宣的《刘涓子鬼遗方》尚记载有烧烙法、火针方治疗脓深难见的深部脓肿，属外治法中的扶阳法。陶弘景《养生性延命录》所述按摩养生法也具有扶阳的性质，如"平旦以两手掌相摩令热、熨眼三过，次又以指搔目四眦，令人目明""摩手令热雷摩身体，从上至下，名曰干浴，令人胜风寒时气热，热头痛，百病皆除""摩手令解以摩面，从上至下，去邪气，令人面上有光彩"。

　　南朝梁许胤宗曾以药物熏蒸法为陈国柳太后治疗，以黄芪防风汤置于床下，熏蒸令药气如烟雾，入病人腠理而奏效。

　　唐时官方重视外治法，在太医署医学教育分科中，将角法（即拔火罐疗法）纳入到了外治法的独立学科中。《外台秘要》中记载了两种新的针角法，即水蒸气拔罐法和针刺拔罐法。

　　唐户部尚书崔知悌亦擅长针灸，审病制方颇多新意，其著述以《骨蒸病灸方》最为著名，被收入《外台秘要》名为"灸骨蒸法图"。

四、对附子的认识及《雷公炮炙论》

　　晋唐时期的医家对附子、乌头、天雄等的区分比较讲究，而后世医家中明确强调使用者却不多，而对附子的这些认识对扶阳理论的形成与发展有重要的作用，这种区分以《雷公炮炙论》论述最为详细。

　　《雷公炮炙论》为南朝刘宋时期雷敩所著，为我国最早的中药炮制学专著。书中雷氏对于附子类药物区分比较详细，称附子有"乌头、乌喙、天雄、侧子"等差别，其形态、用法有所不同。"乌头少有茎苗，长身乌黑，少有旁尖；乌喙皮上苍，有大豆许者孕八、九个，周围底陷，黑如乌铁。宜于武火中炮令皱坼，即劈破用。天雄身全矮，无尖，周匝四面有附孕十一个，皮苍色，即是天雄。宜炮皱坼后，去皮尖底用。不然，阴制用并得。侧子，只是附子旁有小颗附子如枣核者是，宜生用，治风疹神妙。木鳖子，只是诸喙、附、雄、乌、侧中毗槵者，号曰木鳖子，不入药中用，若服，令人丧目。若附子，底平、有九角、如铁色，一个个重一两，即是气全，堪用"，孙思邈《备急千金要方》也强调："此物大毒，难循旧制……凡用乌头，皆去皮熬令黑，乃堪用，不然至毒人。特宜慎之。"

五、葛洪与急救医学和岭南医学

葛洪字稚川,自号抱朴子,为东晋丹阳句容(今江苏省句容县)人,为这一时期代表性的医药学家之一,其著有《肘后备急方》。所谓备急,即于急难之时有奇效,因此这本书记载了许多急救方法,其中有许多扶阳之法的运用。如治疗自溢死可"以热血沥口中、并以竹筒吹其下部,极则易人,气能下即活";以雄黄、麝香、干姜等分捣碎,治疗蜂螫或蛇咬伤,其效"神良";以及烧灼止血等。

葛洪虽为句容人,后却客居岭南,其著作在当时的岭南医学有一定代表性,有学者对晋唐时期的岭南医案进行收集整理,其中大多以葛洪医案为主。晋唐时期岭南医案中,姜桂附三药合用者,姜附合用稍多,桂枝与其他二药合用者无。治疗病种有瘴疠、风痰厥、虚冷吐泻、喉痛。常用方有生姜附子汤、三建汤、独乌汤、附香汤。

六、孙思邈与《备急千金要方》

孙思邈,世称孙真人,后世尊其为药王,唐京兆华原(今陕西耀县)孙家塬人,约生于隋开皇元年(公元581年),卒于唐高宗永淳元年(公元682年)。他历经隋唐两代,知识渊博、医术精湛,对民间医疗经验极为重视,常不辞辛劳,跋山涉水,为得一方一法而不惜千金。他不仅精于内科,且擅长外科、妇科、小儿科、五官科、眼科,并对摄生、食疗、针灸、炼丹等都有研究,其著有《备急千金要方》和《千金翼方》。

晋唐炼丹服石之风,也影响了孙思邈,《备急千金要方》等著作中即杂有石药的影响。钟乳石、白石英、硫黄、赤石脂等被广泛地组合入各类补虚益损的方剂中,引为强身延年要药。但其中也不乏对扶阳方法的探索,例如使用钟乳石、紫石英、白石英、硫黄等矿石类药物配合桂枝、附子、干姜等药,作为接补真气、元阳之用。

孙思邈温阳补虚的治法用方经验主要集中在《备急千金要方》卷11至卷20。如内补当归建中汤、内补芎劳汤、大补中当归汤等均以小建中汤为基础;羊肉当归汤、羊肉杜仲汤、羊肉生地黄汤等,均以仲景之当归生姜羊肉汤为基础。他还将桂枝、附子、人参等温阳益气药,配伍干地黄、山萸肉、玄参、麦冬、芍药等滋阴之品,制成无比薯蓣丸、肾沥汤、鹿角丸等。

(王慧峰)

第三节 宋金元时期

东汉张仲景深刻领悟到扶助阳气在伤寒和杂病治疗中的重要作用,特别善于用辛温辛热之品温扶阳气。晋唐以降数百年间,由于《伤寒杂病论》未能广泛传播和流行,故对《伤寒杂病论》的研究不够深入,也就影响到扶阳思想和理论的进一步研究。同时,晋唐时期盛行炼丹服石之风,从上层社会帝王士大夫到民间,甚至不少医家竞相效仿,服石成风,不少人深受其害,一定程度上也影响和淡化了扶阳方法的深入探究。

相对于晋唐医学对扶阳方法研究的迟缓与不足,宋金元时期则伴随着整个中医药学术的繁荣,随着一些中医学思想和思辨方法的创新以及临床医学的全面发展,扶阳理论及其临床运用亦承前启后,尤具特色,不但更加重视阴证的危害,而且对阴证的病因、辨识及其治疗方法都有极大的丰富和发展。

一、重视阴证的危害

宋金元时期充分认识到阴证危害甚大而较阳证尤为难治，特别重视对伤寒阴证的研究。王好古认为"伤寒，人之大疾也，其候最急，而阴证毒为尤惨，阳则易辨而易治，阴则难辨而难治。"根据感受阴邪的轻重和阳气受损的程度，一些医家讨论了"阴毒"学说，认为阴毒是指阴气独盛，阳气暴绝的一类病证。《阴证略例·活人阴证例》云："大抵阴毒本因肾气虚寒，或因冷物伤脾，外伤风寒，内既伏阴，外又感寒，或先外寒而内伏阴，内外皆阴，则阳气不守。"由此可见，阴毒的内涵包括两个方面：一者病邪性质上属于阴，且阴邪盛极而成毒，同时阴邪盛极，严重损伤阳气；二则肾气虚寒是导致阴毒证候形成的关键因素，内已伏阴，外又感寒，或先外寒而内伏阴，内外皆阴，则阳气不守。可见三阴病由于阳气的虚损较重，易见死候。

二、对阴证病因的创见

《伤寒论》中的三阴证，多以外邪传变和直中立论。金元时期，已经明确阴证的产生是内外因相合所致，而更强调内因在阴证发病中的重要性。本气先虚，内已伏阴是形成阴证的主要关键，外感寒邪，内伤冷物，都只是外在条件，本气虚实才是发病的内在依据。而在阴证形成的外因中，王好古独具创见地阐述雾露雨湿不仅可袭人之肌表而致病，而且可以口鼻为侵入途径，形成内感阴证，补充了除风寒侵袭肌表而导致的阴证之外的阴寒病证，扩大了阴证的范围。

三、重视阴证的辨识

阴证病情复杂，假象变证众多，临证较难辨别，应于细微处加以审辨。宋代朱肱提出了阴阳证辨识的一些症状要点，对于阴阳证候的鉴别诊断具有指导意义。其谓："阳候多语，阴证无声，阳病则旦静，阴病则夜宁，阳虚则暮乱，阴虚则夜争。阴阳消息，症状各异。然而物极则反，寒暑之变，重阳必阴，重阴必阳，阴证似阳，阳证似阴，阴盛格阳，似是而非，若同而异，明当消息，以法治之。"王好古论述阴证的证候特点为："身静，重语无声，气难布息，目睛不了了，鼻中呼不出吸不入，往来口与鼻中气冷，水浆不入，二便失禁，面上恶寒，有如刀刮。"许叔微对于真阴假阳之征，特立《阴证似阳歌》辨识阴证似阳之证，认为外证为阳属假象，脉象能体现疾病的本质所在，虽见"烦躁面赤身微热"，但如果脉为沉微，应视为阴证似阳的戴阳证。朱肱云："假令身体微热，烦躁，面赤，其脉沉而微者，皆阴证也。身微热者，里寒故也；烦躁者，阴虚故也；面戴阳者，下虚故也。"

四、丰富扶阳的治法

（一）扶阳散寒当三因制宜

朱肱认为中医治病，一定要三因制宜，所用方药要因人、因地、因时而异。秋时气凉，当将息以温。冬时严寒，当食以热，君子扶阳气以养阴之时也，不能认为阳气在内，而妄用凉药伐本逆根。太阳证，治疗须用汗法。朱氏认为"桂枝汤自西北二方居人，四时行之，无不应验。自江淮间，唯冬及春初可行"，又谓："江淮间，惟冬及春可行之，自春末及夏至已前，桂枝证可加黄芩一分，为之阳旦汤。夏至后有桂枝证，可加知母半两，石膏一两，或加升麻一分。"且认为"伤寒发表，须当发汗，亦自不同。春不可大发汗，以阳气尚弱，不可亟夺，使阴气胜于时。冬不可汗者，以阳气伏藏，不可妄扰。不问伤寒、中风，并数与桂枝麻黄各半汤，或得少汗而解，或无汗自解。夏月天气大热，玄府开，脉洪大，宜正发汗，但不可用麻黄桂枝热性药，须是桂枝麻黄汤加黄芩、石膏、知母、升麻也。"可以看出，朱氏认为当随地域和四时气候变化注意汗法的轻重，用桂枝汤、麻黄汤应加减，以免误汗伤阳。朱肱对汗法的运用，不仅没有违背仲景理法方药之旨，而且是对经方运用的发展和创新。

（二）创立新的扶阳方药

北宋医家韩祗和有感于仲景对三阴病证治的不足，他根据自己的临床经验，创立了多首温中方剂，丰富了伤寒三阴病的证治。如病人两手脉沉迟或缓或紧皆是胃中寒也，用温中汤、七物理中丸治疗，以羊肉汤（羊肉、当归、牡蛎、龙骨、桂枝、黑附子、葱白）治疗下焦虚寒之证等。南宋严用和著《济生方》一书，立论精要，制方切合，善于创新，后世称其方论有"微言精要，信为司命绳墨"之谓。方论中以附子命方名达20首之多，制方有继承有发挥，关键在其灵活变通。如把仲师之肾气丸和真武汤变通，不减附子，创制济生肾气丸和实脾饮而流传后世。

（三）重视扶助脾肾之阳

南宋名医许叔微精研伤寒，善于以阴阳为纲辨识疾病。在扶阳方法运用上重视脾肾关系，在培补脾肾阳气方面，较之前人有新的认识，常常使用脾肾双补，先后天并温，补火生土的治法。他把肾气真火与脾胃比喻为"薪"与"釜"的关系。许氏在《普济本事方·心小肠脾胃病·二神圆》云："有人全不进食，服补脾药皆不验……此病不可全作脾虚。盖因肾气怯弱，真元衰劣，自是不能消化饮食，譬如鼎釜之中，置诸米谷，下无火力，虽终日米不熟，其何能化？"因此，凡遇到脾元久虚，泄泻不止或消渴的病症，每责之肾火式微，真元虚惫，而用附子、肉桂、补骨脂、肉豆蔻等暖补肾气，补火生土，这对后世命门学说的发展有着一定的影响。如治脾元虚所致的浮肿，创制"实脾散"，既用草果、干姜温运脾阳，又以附子为君药温壮肾阳。

严用和在强调重视脾肾的基础上，提出了补脾不若补肾的学术观点。在重视脾胃功能的同时，更强调肾中命门真火的作用。他说："凡不进饮食，以脾胃之药多不效者，亦有谓焉。人之有生，不善摄养，房劳过度，真阳衰虚，坎火不温，不能上蒸脾土，冲和失常，中州不运，是致饮食不进，胸膈痞塞，或不食而胀满，或已食而不消，大便溏泄。此皆真火虚衰，不能蒸蕴脾土而然。古人云，补肾不如补脾，余谓补脾不如补肾。肾气若壮，丹田火经上蒸脾土，脾土温和，中焦自治，膈能开矣。"对于这类病证多采用温补的方法治疗，方可选八味丸等。自此以后，明代温补学家在论述脾肾和命门的时候大多推崇严氏之说。

窦材认为人体的阳气与脾肾二脏关系最为密切，他说："肾为一身之根，脾为五脏之母"；许叔微"脾肾乃一身之根蒂。"因此，在临证施治上重要的是温补脾肾之阳。从《扁鹊心书·附窦材灸法》所列五十余种病证的辨证来看，其中三十余种病证为脾肾阳虚；再从书中所载四十余则医案分析，也有一半以上是用温补脾肾之法，可见其对脾肾二脏的重视程度。

　　阳气主升、主动，阳气宜于升发，反则为病。脾胃是人身气机的升降枢纽。脾主升，胃主降，两者一升一降，使人之气机生生不息。升与降，两者并不是平行并列的，但起主导作用的是升，脾阳不升，是许多疾病发生的主要原因。升阳是指用升提阳气的药物以解除人身中清阳不升或下陷等功能障碍。值得指出的是，补脾、升阳是辩证统一的关系，补脾的关键在于升阳，补脾胃而不升阳即是呆补；补脾则是升阳的根本，升阳而不补脾胃则是无根之升，即只能升散而不能升阳。如《临证指南》指出，"东垣大升阳气，其治在脾。"这就说明，阳气升发的关键在于脾。

　　金元时期补土派的宗师李东垣尤重于脾胃的虚损和阳气的升发，其论述脾胃总与元气和阳气升发联系起来，治疗上并非仅着眼于补脾，而是从培补升发元气的角度立方用药，创立"脾胃论"，自成一家。李东垣身处金元时代医学界"新学肇新"之际，他在张元素脏腑辨治革新思想启示下，结合当时的社会环境，其时正是中原战乱时期，人民辗转于颠沛流离的苦难生活之中，认为劳役过度、饮食不节、精神的恐惧和紧张乃是形成内伤病的重要原因，严重损害脾胃之气，进而损伤元气。李氏精研《内经》《难经》，他发挥了《内经》"有胃气则生，无胃气则死"之论。在生理上，认为"脾胃为元气之本"，脾胃为人体精气"升降的枢纽"，只有脾气升发，水谷之气上升，元气才能充沛，生机才能活跃，阴火才能降藏；在病理上，认为内伤的发病机理是元气不足，阴火亢盛，脾胃气虚，升降失常，所谓"内伤脾胃，百病由生"，因而从脾胃立论，强调补土，并创立了一系列的理脾方剂，以"补土派"砥立医林；在治疗上，李东垣重视调补脾胃，主温补，即以理中、建中之旨运用，主张"益气升阳""甘温除热"等法，喜用升、柴等升阳之药，以助脾胃升发之性。《医宗必读·四大家论》中说："东垣以扶脾补气为主，气为阳，主上升，虚者多下陷，故补气药中加升麻、柴胡，升而举之，以象春夏之升。"清代张璐《诊宗三昧》中说："培土以发育万物，故常从事乎升阳。"李氏的脾胃学说，无论对养生学、预防医学、临床治疗等都开拓了广阔的研究领域，充实和发展了中医学。

　　王好古师承张元素、李东垣之学，而有所发展，他的学术成就，主要是对阴证的深入研究和发挥。其所著《阴证略例》一书，撷取前贤有关阴证论述之精要，集为大成，并参以己见，进行了新的阐发。在阴证病因学上，不囿于伤寒外感之说，而重视内因在发病学上的作用，使阴证的认识从伤寒外感阴证发展到内伤杂病阴证。他把伤寒学说与脾胃内伤学说有机地结合起来，内伤与外感兼论。在发病学上，强调内因的作用，认为无论内伤与外感的发病，都在于人体正气先有虚损。对阴证的辨证，着重在厥阴、少阴、太阴三阴阳虚病证，治疗偏重温补，分三阴用药，更主张温养脾肾，以附子等为主药。王氏的阴证学说，扩展了仲景《伤寒论》治内伤杂病的范畴，对明清的温补学派起着承前启后的作用。

　　元代医家罗谦甫居李东垣门下凡十数年，故诊病制方多采摭东垣精义而随机应变。在许多验案中，罗氏不但将东垣益气升阳、调补脾胃的学术精华阐发无遗，更为突出的是罗氏善用辛热温药扶补阳气。如以四逆汤温救四肢逆冷、口鼻气冷、时发昏愦之重证伤寒，以黄芪建中汤加附子、芍药温阳健脾治疗刘仲美脾胃虚寒腹痛案，以托里温经汤治"寒覆皮毛，郁遏经络，热不得升聚而赤肿"之外疡重症，其卓著的临床疗效，均反映罗氏在东垣用方的基础上温扶阳气，善用热药的证治特色。

（四）强调扶阳方药刚柔相济

魏晋时期服金石之风至宋尚存，加之宋代《太平惠民和剂局方》中偏于辛香燥烈之药较多，这些必使人体阴液耗劫而邪火内盛以致各种杂病。许叔微根据自己的临床所得指出，服食补剂当要分辨肾阴和肾阳。补肾阳尚可温燥，但也需刚柔相济。补肾阴则必须滋润，慎用刚剂。如其所述："脾恶湿，肾恶燥，如硫黄、附子、钟乳、炼丹之类，皆刚剂，用之人以助阳补接真气则可，若云补肾，则正肾所恶也。"许氏此言，为众多性猛、剽悍、燥烈之散石方药，明确了临床应用范围，并警示误用、久用的危害。他的补肾方剂，大多避刚燥而主以温润之法。许氏所指补肾，包括补益肾精和暖补肾气。除配合健脾之品以外，补精每以地黄、鹿茸、肉苁蓉之品；暖补肾气则以附子、肉桂之属。此后严用和在《济生方》中对扶阳方剂的配伍原则，明确提出"必使刚柔相济，佐使合宜，既欲用一刚剂专而易效，须当用一柔剂制其刚"，这种深刻的认识，孕育了后世扶阳兼以滋阴之药的配方思路。其虽主以补肾以温润滋养，但若见肾阳虚寒者，也并非弃温热之品，如用椒附丸温补肾气治"肾气上攻，项背不能转侧"，金锁丹治"遗精梦漏，关锁不固"，用硫黄、附子等为主药温中回阳，如以黑锡丸治疗"元藏虚冷，真阳不固，三焦不和"。对少阴病重症，许氏常以金液丹、来复丹、破阴丹治疗，以硫黄等燥热之性，来挽救垂危之真阳，三方皆为成药，以备不时之需。

（五）常用灸药结合以扶阳

灸法具有温补中气、回阳救逆、温经通络、行气活血、祛湿逐寒、消肿散结的作用。其防病治病、强身保健和益寿延年的作用已为大量的临床实践所证明，其适应证较广，尤其适用于阳虚、阴寒之邪为患及经药物、针刺等治疗效果不佳的病证。因此，灸法是体现"扶阳抑阴"思想的重要载体和手段。晋唐时期重视灸法的趋势一直延续至宋代，而宋代针灸经络理论的进步，为艾灸疗法在宋金元时代的发展繁荣奠定了基础。

宋代许叔微师法仲景，主张阴毒、阴证、阳微之证最宜灸。主张以灸药并重。除临床用药之外，还在"灸可温补"原则的指导下，采用灸法治疗肾元不足诸证，在具体取穴上，擅用关元、气海以及肾俞三穴。其灸法运用的理论思想和具体方法为宋金元时期其他医家提供了重要的借鉴。罗谦甫重视灸药并用以温扶阳气，散寒除湿止痛，如治"赵运使夫人，年近六十，病脐腹冷痛，相引胁下，痛不可忍，反复闷乱，不得安卧，乃先施灸法，取中庭穴（任脉穴），艾灸五壮，任脉气所发，后以当归四逆汤温经散寒通脉止痛"，水煎温服，数服而愈。某七旬翁，病自利完谷不化，脐腹冷痛，足胫寒，证属寒湿合病，"法当急退寒湿之邪，峻补其阳，非灸病不已"，乃先以大艾壮，于气海灸百壮，"补下焦阳虚"，次灸足三里各三七壮，"治胫寒而逆，且接引阳气，下又灸三阴交，散足受寒湿之邪"，遂以辛热之附子、干姜、肉桂温经散寒，人参、草豆蔻、甘草温中益气，白术、半夏辛温燥湿，并作大剂服之，不数服，泻止痛减，十日平复。

而在运用灸法治疗阴证，扶助人体阳气方面卓有建树者则首推南宋医家窦材。窦材积大半生之心血，晚年撰成《扁鹊心书》，以擅用灸法为特点，其理论指导原则为"保扶阳气"。在《扁鹊心书》上卷《顺识扶阳》中云："为医者，要知保扶阳气为本。"窦氏非常强调阳气在人体生命活动中的重要性。认为真元为一身之主宰，为天气之所生，为阳热所激发，故养生治病"须识扶阳"，且"热病属阳，阳邪易散易治，不死。冷病属阴，阴邪易伏，故令人不觉，久则变为虚寒，侵蚀脏腑而死。"因此，扶阳抑阴乃养生治病的大法。他继承了《内经》的有关思想，认为阳气的盛衰是人体生长衰老的标志，阳气的有无则是人生死存亡的关键。他说："阳精若壮千年寿，阴气加强必毙伤"，"阴气未消终是死，阳精若在必长生。"强调指出，人至晚年阳气渐衰，故手足不暖，下元虚惫，动作艰难。《须识扶阳》中云："盖人有一息气在则不死。气者，阳所生也。故阳气尽必死。"将死亡的根本原因归结为阳气的耗竭。由于窦材在生理、病理上重视人体的阳气，因此，在疾病的防治上就特别注重保扶人体阳气。在临床治疗上，窦氏主张"保扶阳气为本"，忌用转下，禁戒寒凉。他认为："寒苦转下之药，动人脏腑，泄人元气"，"溺于滋阴苦寒之剂，殊不知邪之中人，元气盛则能当之，乃以凉药冰脱，反泄元气，是助贼害主也。"转下、寒凉之药皆能损伤阳气，故窦氏特列条目，以诫医者。如何温扶阳气，窦氏提出三个重要的方法，提倡"灼艾第一，丹药第二，附子第三"，把用灸法摆在头等重要的位置，主要通过艾灸来达到温扶阳气的目的。从《扁鹊心书》的记载来看，虽包括近百个"神方"，每种病症治疗中也不单独仅用针灸，但实以灸法内容为主，可谓是一部灸法专书。从该书内容上分析，以灸法温扶阳气主要体现在预防和治疗方面。如《扁鹊心书·须识扶阳》中说："人于无病时，常灸关元，气海，命关（即食窦穴），中脘，再服保元丹……虽未得长生，亦可保百余年寿矣"，强调了灸法对人体养生的作用。窦氏在治疗疾病中，施灸穴位有29穴，其中用得最多的是关元、气海、命关（即食窦穴）、中脘四穴。其谓关元穴能使"肾气复长"，食窦穴"能接脾脏真气"，并强调"脾肾为一身之根蒂"。对临床各科疾病的治疗都以上述四穴灸治为主。窦氏施灸一般一次一穴，多则2～3穴，每穴少则20壮，多则300壮，一般则在50～200壮，灸治特点为取穴少而壮数多。如《扁鹊心书·大病宜灸》中说："世俗用灸，不过三五十壮，殊不知去小疾则愈，驻命根则难。"此外，在强调用灸的同时，又指出有些病证需先用灸后用药。如其治一伤寒病，先用烈火施灸，待患者开眼思饮食，再进姜附汤而愈。窦氏关于灸法的论述，对后世影响较大。

王执中《针灸资生经》对于灸疗方法的叙述非常丰富，集宋以前艾灸治疗之大成，对我国灸疗法的发展作出了较大的贡献。王执中提倡养生保健灸，《针灸资生经》中记载了一部分保健灸的经验。重视元阳对养生保健的作用，常灸气海、神阙等穴，认为气海是元气所生的地方，"人以元气为本，元气不伤，虽疾不害；一伤元气，无疾而死矣。宜频灸此穴，以壮元阳"，第三卷《溏泄》："予尝患痹疼，既愈而溏利者久之，因灸脐中，遂不登溷，连三日灸之，三夕不登溷，若灸溏泄，脐中第一，三阴交等乃其次也"，脐中为胎儿吸收母体营养的通道，为先天生命之源，若神阙以艾灸之，火气可鼓舞肠胃功能，对溏泻、久痢、命门火衰，虚损而脉沉弱者灸之，无不痊愈。王执中主张灸药并重，不可偏废一方。《针灸资生经》灸药并用的论述随处可见，如"若心腹痛而后泄，此寒气客于肠间云云。灸关元百壮，服当归缩砂汤。"

（六）其他扶阳方法的运用

由于宋代统治者高度重视医学和养生学，大量吸收有文化素养的儒生学医，因此儒而知医成为一种时尚，文人热衷于养生的风气达到了空前的兴盛，形成了宋儒养生流派，为后人留下了丰富的养生类作品和宝贵的养生思想以及一系列行之有效的养生方法，这些养生方法中有不少包含着注重保养人体阳气的养生思想，如静坐、炼气、间接服食丹药等。朱熹在注释《周易》时说："安静以养微阳也。"微阳即《内经》所云之"少火"。

在朱熹看来，静可使人气理平和，从而达到涵养阳气的目的，静坐养阳的思想是非常符合《内经》中"恬淡虚无，真气从之"，"阳气烦劳则张"的理论的。陆游《好事近》云："心如潭水静无风，一坐数千息。"静坐可心息，心息则神安，神安则气足，气足则血旺，血气流畅，则有病可去，未病可防，从而达到益寿延年之目的。宋儒们提出了"气上成性""气便是命""养气即是养心的主张"。因此，炼气养生在宋代文人士大夫中颇为盛行，他们大都热爱呼吸、导引、炼气等。苏轼在《寄子由三法·胎息法》中说："养生之方，以胎息为本。"他还在《养生诀上张安道》中论述了意念与运气、按摩相结合的一种练功法，其效果为：且试行二十日，精神便自不同，觉脐下实热，腰脚轻快，面目有光。脐下有暖热的感觉，其实也就是阳气充足的反应。道教在宋代仍受到统治者的重视，道教主张服食丹药以长生成仙。宋代文人鉴于唐代以前的养生者服食丹药的危害，采用了间接服食法，如陈直《养老奉亲书·食治老人诸疾方》中记载有："食治老人养老，以药水饮牛，取乳服食方"，先以钟乳石等药喂牛，再取牛乳服食，有效防止了服食中毒现象的发生。

承上启下是宋金元时期扶阳法历史沿革的特征。在阐释运用扶阳理论时，在阴阳证的辨识方面做了大量细致的阐述和总结，为临床辨识阴证，运用扶阳理论和方药提供了重要依据。注重阳气的温扶、宣通、升发、收纳等方面，重视脾肾两脏在阳虚病症中的重要性，提倡脾肾同治。在具体扶阳方法上除了药物应用外，还强调灸药并用，配合静坐、炼气、间接服食丹药等防病治病养生，并结合三因制宜思想运用扶阳方药。部分医家探讨了阴阳之间互根互用的关系，强调阴精对阳气的涵养、收纳作用，为后世温补学派的进一步发展奠定了基础。这一时期，还有不少扶阳思想和方法出于医家个人经验，虽在理论上阐述不够深刻，但也丰富了扶阳理论和方法。

（吴施国）

第四节　明清时期

扶阳理论肇始于《内经》，奠基于仲景《伤寒杂病论》，经晋唐至宋金元的嬗变与探索，明清时期医家的临床实践和理论阐发，以及温病领域的应用，有了进一步的创新与发展。清末以降，扶阳理论的临床应用，总体上趋于整合，承继则显示出个性多元化特征。

一、纠偏正弊产生新说

宋元两代，民族间的征战不断，北人南迁、饥饿劳役、疫病流行，医学家们面对越来越多的临床新问题，古方不能医今病的感受日益强烈，各自积极地创造新的治疗方法，发展新的医学观点，总结新的医学理论，从而开创了中医学继战国之后的又一次学术争鸣新局面。

自元末以下，丹溪之学风行于世，医人偏执滋阴降火之说而滥用寒凉，袭以成弊。这便是明代温补学派产生的背景，薛己等人为了纠正时弊，维护阳气，力主温补，重视命门的研究。其承东垣脾胃之学，而由脾及肾，深究阴阳理论与肾命病机，注重保护人体阳气，丰富了对脏腑虚损病证的辨证与治疗，成为易水学派发展过程中，以温养补虚为临床特色的又一流派。

继河间刘完素创立火热论之后，有河北易州张元素探索脏腑辨证，在总结前人学术成就的基础上，创立了较为系统的脏腑寒热虚实辨证体系。经其弟子及后世私淑者的不断发挥，在脏腑病机和辨证治疗方面取得了巨大成就，汇成了著名的易水学派，在医学发展中起到了承前启后的作用。李杲从学于张元素，尽得其传，其创脾胃内伤学说，立足脾胃元阳之气不足致病，而强调升发脾胃阳气，在治疗疾病时，主张调整阴阳以温阳为先，补养气血又以益气为先。以甘温补中升阳法调治众多疾病，为扶阳理论注入新的内容。李氏的亲传弟子有王好古、罗天益等，王好古阐发"内感阴证"，创调中汤、黄芪汤扶助中焦脾胃阳气，强调"药当从温，不可遽热"，若病在少阴，则可加附子等药。在治法用药上又不同于东垣升阳益气的范畴。其"温阳生气""补火生土"的扶阳观对明代的温补学派影响深远，故而有温补学派为易水学派遗绪之说，对明代医学的发展有很大影响。易水学派的脏腑病机研究在明代又有了新的发展，一些医家在继承东垣脾胃学说的基础上，进而探讨肾和命门病机，从阴阳水火不足的角度探讨脏腑虚损的病机与辨证治疗，建立了以温养补虚为临床特色的辨治虚损病证的系列方法，理论上发展成为以先天阴阳水火为核心的肾命理论。虽被后人习惯上称之为温补学派，实则为易水学派学术思想的延续，代表医家有薛己、孙一奎、赵献可、张介宾、李中梓等。

中医正是经过一个个纠偏正弊过程，在曲折中向前发展，产生新说的，扶阳学派的产生也不例外。清代温病学说逐渐兴起并发展至鼎盛，《清史稿》载："大江南北言医者，辄以桂为宗，百余年来，私淑者众。"而叶、薛、吴、王等温病学家，在用药上多喜寒凉轻灵，除治疗温病，在杂病辨治上也有同样的用药规律，这样又形成用药阴柔，处方平稳的新流弊。清代郑钦安就是在这样的背景下，推重阳气，反对寒凉，反对平淡，多用姜桂附等温热之药，而且著书立说，《医理真传》和《医法圆通》相继问世，力倡其扶阳重阳的学术主张，目的希冀"为医林之一助"。此学派产生，曾兴极一时，其入室弟子卢铸之，于成都开办"养正医馆"，后又设"扶阳讲坛"，远近闻风，所从者众。

二、理学与炼丹术盛行的影响

（一）理学兴起的影响

佛教传入中土，盛行于隋唐，大有取代中华本土儒学、道学之势，宋代士子为了振兴式微的儒道思想，积极从古代典籍中为儒学寻找新的生命活力源头，古代哲学中的太极概念因而成为学术论坛的焦点。宋儒周敦颐（1017—1073 年）的《太极图说》言简意赅的说明宇宙起源原则，此种由无极而太极而阴阳五行而生万物，实为老子"天地万物生于有，有生于无"和"道生一，一生二，二生三，三生万物"的思想模式。而周濂溪将此观念推衍到人类万物之化生，人与人、人与社会、人与宇宙之间的关系论述，这些现象不仅赋予儒家思想新的生命，更在新病种层出不穷，新治疗方法不当使用带来相似特质病变的时代，让医者不得不重新思考身体结构和功能上的相互关系，企图理清过去医学经典中的模糊地带。理学的崛起为医学的研究提供了丰富的辩证思维基础，经过 300 多年的深化而趋于完整，成为明季中医命门学说蓬勃发展的根本。

（二）炼丹术盛行的影响

中医命门学说历经魏晋隋唐的沉寂、宋金元的复苏及明季的蓬勃发展而得以定型，在讨论促成其复苏及蓬勃发展的因素时，不能忽视来自道家内丹术的力量。因应长生不老的期望，在寻求成仙不死药的过程中，逐渐发现服用外丹药不仅不能长生，反而中毒的事实。在此惨痛教训下，人们开始怀疑外丹的效力，把注意力转移到内丹方面，宋代兴起的内丹热潮到了明清两代日趋通俗化。江幼李通过系统研究指出：晋唐时期盛行的炼丹术加强了阴阳水火的概念，佐以道教炼丹以养命的目的，当人们开始思考养命的大药就在自身之中时，就形成了内丹的概念。

成书于晋代的《黄庭经》分为外景与内景两部分，为道教炼养之经典著作，率先提出"三丹田"和"三黄庭"的概念。《黄庭外景经》记载"上有黄庭下关元，后有幽阙前命门"，《黄庭内景经》则详细论述了人体各主要器官的生理机能，提到"百病千灾急当存，两部水王对生门"，这些陈述被强调内炼养生的道教流派引用，认为以泥宫（脑神精根）为上鼎、下丹田又称为正丹田为下炉，位于脐下，人的元气发源于命门，藏于此，透过各种修炼法门得以求健康长寿。由于内炼之术的目的与医学为民众谋求健康的目的相符，孙一奎、张介宾、李时珍、薛己、赵献可等人皆纵身投入阐述发挥命门之列，命门甚至被提升到了先后天生化之源与立命之门的地位。

（三）道教内丹水火思想与命门学说的创立

明周慎斋（大约于明正德 1505—1521 年间出生）把内丹术中有关心肾水火完全转化为医学内涵心肾。《慎斋遗书》里写道："心肾相交，全凭升降，而心气之降由于肾气之升，肾气之升又因心气之降……升降者水火，其所以使之升降者，水火中之真阴真阳也。真阴真阳者，心肾中之真气也。故肾之后天，心之先天也；心之后天，肾之先天也。"这里心肾代表水火，真阴真阳乃是心肾中真气的表现形式。将心和肾同等看待，心肾为一体；认为二者的升降运动是相互的，缺一不可。

明代以薛己（1488—1558 年）为代表的温补学派，强调脾胃和肾中命门阳气对生命的主宰作用，在辨证论治方面，立足于先后天，或侧重脾，或侧重肾，而善用甘温之味，突出了脾胃和肾命门的主要作用，尤其在后者。

孙一奎、赵献可、张景岳等医家为代表逐步充实了命门学说的概念、位置、功能等理论形式的具体内容及其临床运用。明清之际医家冯兆张与陈士铎则发展了命门水火理论临床上的具体运用，使医家水火论完全成熟。

孙一奎（1522—1619 年）引道教命门观点入医，以命门为两肾间动气，三焦为元气之别使。认为"动气"为生生不息之根，相火有裨助生生不息之功。赵献可（1573—1644 年）阐发温补名家薛己的观点，立意于先天水火而尤重于命门之火，在治疗上反对滥用苦寒克伐。他认为先天之火乃人生立命之本，养身、治病莫不以此理"一以贯之"。在"五行论"中，他以颠倒五行论来说明先后天之火之区别，"今世人皆曰，水克火；而余独曰水养火……水克火者，后天有形之水火也；水养火者，先天无形之水也"。这一观点是道教命门真阴真阳说的具体化，《道枢·会真篇》中说"己之水火（肾中），火中有水，水中有火；火上负阴，恍恍惚惚其物为真一之水，水上抱阳，杳杳冥冥其精为正阳之气"，这里"真一"即真阴为水，"正阳之气"即真阳为火。赵氏"水养火"论与"水上抱阳"的含义完全是一致的。

张景岳（约 1563—1640 年）的医学观点与赵氏一致并也有其独特的创见，对水、火最为重视，认为在五行之中，水火"为造化之初……若以物理论之亦必水火为先"，其理由是"水为造化之源，万物之生，其初皆水""火为阳生之本……凡属气化之物，非火不足以生"，说明了五行之中，水火有关乎万物的生化。他认为人身的水火，即阴阳、精气。谓："水火之气……其在人身是即元阴、元阳"，又云："精为阴，人之水也；气为阳，人之火也"，其中"水火之气"其实就是指先天真气。从而把人体的阴阳、精气与水火有机联系起来。张氏继承了孙一奎道教医学命门观点，和赵献可命门相近并有所发展。在《景岳全书·命门余义》中，认为"命门为元气之根，为水火之宅。五脏之阴气非此不能滋，五脏之阳气非此不能发"，从而将先天阴阳水火集于命门。对于命门病变的各种见证，他以元阴亏损而生虚热、元阳式微而致阴寒说明其病理，并创制左、右归丸及左、右归饮对应补水补火，于阴中求阳、阳中求阴，体现命门阴阳、水火互根互济的义理。强调命门真阴及其补养，这是张景岳对命门学说的进一步完善。

李中梓（1588—1655 年）说："相火易上，身中所苦，泻水所以降气，补水所以制火，气即火，火即气，同物而异名也。故知"气有余便是火"者，愈知"乙癸同源"之说久矣"（《医宗必读》卷一）。此气火观点其实就是对丹经气与火转化思想的直接移用。在《医宗必读·水火阴阳论》中他还对水火相交理论做了发挥，其谓："天地造化之机，水火而已矣，宜乎不宜偏，宜交不宜分。"水火相交为既济之象，则"物将善滋"，水火不交为未济之象，火偏盛则"太旱物不生"，水偏盛则"太涝物亦不生"，人体水火表现为阴阳气血，也务求相交。

自宋以还，脾肾二脏日益为医家重视。李氏集众家之说明确提出脾肾先后天根本论，谓："先天之本在肾，肾应北方之水，水为天一之源，后天之本在脾，脾为中宫之土，土为万物之母……水生木而后肝成，木成火而后心成，火生土而后脾成，土成金而后肺成，五脏既成，六腑随之，四肢乃具，百骸乃全""故肾为脏腑之本，十二脉之根，呼吸之本，三焦之源，而人资之以为始者也。"又谓："一有此身，必资谷气，谷入于胃，洒陈于六腑而气至，和调于五脏而血生，而人资以为生者也，故曰后天之本在脾。"（《医宗必读·肾为先天本脾为后天本论》）可见，脾肾两脏安和则一身皆治。

由此而知，道教内丹水火思想对明清医学水火学说的成熟，与温补学派及命门学说的创立具有极其深刻的理论依据，对促进中医扶阳理论与实践具有积极的影响。心肾相交理论和命门学说理论，从它的出现到内涵逐渐丰富和完善，并完全转化为中医学理论体系中重要组成部分，从而卓有成效地指导中医临床实践，体现了道教内丹学思想的特殊贡献。

三、扶阳与温补学派

在道教内丹水火思想及儒学气论"阳尊阴卑""阳主阴从"尚阳观点的影响下，明代逐渐形成了温补一大学术流派。

（一）温补阳气

针对当时医家动辄使用寒凉、克伐阳气的弊端，薛己非常重视甘温以生发脾胃之阳气，临证重视脾与肾和命门火之辨证，治疗用药以温补著称。赵献可对薛己的温补学说十分推崇，尤其发挥命门之说，强调"命门之火"的重要，其用意即是以保养"命门之火"的论点贯穿于养生与治疗等一切问题之中。还有李中梓对于阴阳二气，他偏重于阳气一方，认为"万物无不伏阴而生于阳，譬如春夏生而秋冬杀也，又如向日之草木易荣，潜阴之花卉善萎。"在治疗上提出："气血俱要，而补气在补血之先；阴阳并需，而养阳在滋阴之上。"在用药方面对医家"汲汲于滋阴,战战于温补"提出异议,坚持自己以阳气为主导的阴阳观。张介宾在《景岳全书·传忠录》中明确指出:"难得而易失者惟此阳气,既失而难复者亦惟此阳气",所以在《大宝论》中说:"天之大宝只此一丸红日,人之大宝只此一息真阳。"(《类经附翼·卷三·求正录》)强调了阳气在生命活动中的主导作用和温补阳气的重要意义。

（二）扶阳不忘补阴

扶阳方法的较大创获,当归属于明代医家张介宾"扶阳不忘补阴"的学术经验。张氏认为命门藏先天之水火,为元阴元阳所居之所。故"命门之水火为十二脏之化源,五脏之阴气非此不能滋,五脏之阳气非此不能发"。五脏之功能必赖命门始能发挥正常。若命门之元阴元阳亏损,则必变生脏腑阴阳虚损之病,所谓"火衰其本则阳虚之证迭出,水亏其源则阴虚之病迭出"。创制左归、右归作为治疗命门先天水火不足的主方,其命门之治实际上反映了张氏以阴阳互根理论为指导的辨证思路。他大力倡导"阴阳相济"治法,完善了阴阳虚损治法。其阴阳理论的另一个重要观点是阳重于阴,反对朱丹溪的"阳常有余",针对性地提出"阳非有余论",为其温补学说奠定了理论基础。

（三）临床实践

赵献可称"火不可以水灭,药不可以寒攻",提倡温补,扩大六味、八味治病范围,将命火与肾水紧密联系在一起的。张介宾把气虚、阳虚、火衰归为互相关联的同类疾病,补气、温阳、益火都属扶阳的范畴。阴的概念则包括真阴、精血和脏腑阴液等形质,而补精血、益真阴、养阴补营等均属补阴的范畴。张氏从理论的深度和临床的广度上发展和扩充前人的扶阳法。根据人体真阳为主,真阴为基,"阴阳之气,本同一体"的理论认识,提出了充满辩证思想的阴阳调治法则:"善补阳者,必于阴中求阳,则阳得阴助而生化无穷。"

在具体临证治疗中,张氏广泛汲取了先辈医家的经验,采撷了金匮肾气丸、千金肾沥汤等方扶阳益阴、相间配用、刚柔相济的优点,针对临床大量虚寒证型创设了众多新方,形成独具特色的"扶阳不忘补阴"的扶阳方法。例如治元气大虚证,一般以人参、黄芪大补元气,而景岳创用大补元煎重培精血之基;治命门火衰证,则创右归丸,既益命门之火,更用熟地、当归、萸肉等填补真阴;阳气虚脱之治,历来较多纯以温热回阳为法,景岳则独创六味回阳饮,重用当归、地黄补阴以助回阳。此外,治肾虚兼寒之水肿,用参附理阴煎,化精为气以行水消痞;治肺脾虚寒之痰嗽,创奇方金水六君煎温肾化痰等等,不胜枚举。诚然,前人扶阳亦不乏兼以补阴为法的,但像张介宾这样广泛应用者却是前无古人的。张氏注重真阴精血的扶阳方法又深刻地影响了后世临床医学的发展,明末清初诸多名医如吕东庄、高鼓峰、杨乘六、薛生白等,治阳虚厥脱等危重证,往往采用既重温阳又不离填补真阴精血;王九峰、叶天士、傅青主、马培之、张锡纯等,在治疗诸如泄泻、喘促或其他阳虚病证时也往往在扶阳方药中结合补阴之品,均有确凿的疗效。

四、扶阳与肾命学说

肾命学说肇始于《内经》,发展于金元,成熟于明清,该学说是中医理论的一个重要组成部分,在中医学术发展中起到至关重要的作用。扶阳理论实际上也属于肾命学说的范畴，不但如此，其"阳主阴从"的学术主张亦为肾命学说注入了新鲜血液，使本学说从理论到实践获得了更深层次的发展，亦使本学说的应用进入了一个更广阔的空间。

（一）肾命学说的源流

肾命学说作为一个理论体系，探讨的是肾与命门的关系，肾与命门对人体生命的重要意义，以及如何将本理论应用于医疗实践。肾命学说是一个理法方药俱备，有很强的实践性，对临证有深刻指导意义的学说性理论，两千多年来，经过多个流派，多位医家的探讨与发明，本学说日趋系统与完善，在临证治疗中发挥了重要作用。

然而，肾命学说真正走向成熟当在明清时期。受周敦颐《太极图说》的影响，明清医家纷纷从太极八卦的角度探讨本学说。如孙一奎"命门为肾间动气，属坎中之阳"的观点，赵献可命门为君主说，无不以命门为人生立命之本源。至张介宾则将本学说发挥到了极致，认为"命门与肾本同一气"，"命门总主乎两肾，而两肾皆属于命门"，"治水治火，皆从肾气，此正重在命门"。将肾与命门严密结合在一起。明末清初的陈士铎集诸家之说，认为"命门属火，先天之火也。十二经得命门之火，始能生化。"阐述了命门主导作用和对脏腑的滋生功能。

张介宾对命门所藏元阴元阳，或称真阴真阳，极重视后者，专门提出了"阳非有余"的学术观点论述之。其在《类经附翼·大宝论》中说："天之大宝只此一丸红日，人之大宝只此一息真阳。"张氏重视真阳只在阳用的一面，根据阴阳互根的思想，把真阴作为阳之体，即阳气的根本。"无水无火，皆在命门，总曰真阴之病"，认为无论是肾阴虚还是肾阳虚，其实质均为真阴不足，治疗上着眼于阳气，着手于阴精，以善用熟地补阴精为一大治疗特色。其后清代叶天士又在肾阴虚和肾阳虚的治疗上提出了新主张，认为宜用血肉有情之品填精益髓，补肾中阴精，以柔剂阳药补肾中之阳，并少用桂附等刚愎雄烈之品，以防劫阴。自此肾命学说渐趋成熟。

（二）扶阳理论对肾命学说的发展

张介宾虽详述了其重阳的思想，但在《大宝论》之外又撰述了《真阴论》，从阴阳互根的角度提出"此一阴字，正阳气之根也"，以阴为体，以阳为用，将阴虚证与阳虚证俱归结为真阴之病，立左右归二方，一治真阴不足，一治元阳不足。二方均以熟地、山药、枸杞、山萸肉、甘草为基础配伍，反映了其填补精血的治疗思想。

扶阳理论在阴阳的关系上虽然也重视阴阳平衡，阴阳互根，但亦认为，在正常生理状态下，人体生命始终存在着阳主阴从的关系，阴平阳秘的状态是以阳为主导的阴阳动态平衡。病变的实质是阳为主导地位的阴阳二者的关系遭到了破坏，阴虚的本质是阳的不足，是阳气化生阴精的功能受到了影响。

（三）扶阳与温阳

扶阳方法与温阳补虚虽然俱重视阳气，但二者的指导思想迥然有别，究其实质，还是讨论问题的层次不同。

温阳补虚重在阴阳互根，着眼于"一"，着手于"二"，故提出了著名的"阴阳相济"法，即："善补阳者，必于阴中求阳，则阳得阴助而生化无穷；善补阴者，必于阳中求阴，则阴得阳升而泉源不竭"，"善治精者，能使精中生气；善治气者，能使气中生精"。

扶阳方法重在阳主阴从，着眼于"一"，亦着手于"一"，故提出了"人身立命，在于以火立极；治病立法，在于以火消阴"的指导思想，"病在阳者，用阳化阴；病在阴者，扶阳抑阴"。以四逆汤为扶阳第一要方，并扩展为四逆之法，为四逆汤的临床应用开辟了广阔的空间。附子为扶阳第一要药，暖命门而破阴凝，推翻了叶天士桂附刚愎雄烈劫阴之说，颠覆了世人对附子的看法，还其本来面目。

综上所述，扶阳理论实属肾命学说的范畴，在温补学派的基础上又有了长足的发展，使肾命学说的理论内涵更加丰富，为肾命学说增添了一笔浓墨重彩。

五、扶阳与温病学派

扶阳方法用于温病领域是明清医家的一大贡献。主要表现为三方面：其一，扶阳益气，补虚托邪，如叶桂《临证指南医案·温热门》治曹某劳倦复感温邪之用桂枝汤去生姜加人参、黄芪、牡蛎；治温毒内陷，用人参、肉桂、丁香之甘温托邪；吴鞠通治太阳中暍之用东垣清暑益气汤；喻嘉言治"金鉴春月病温"壮热不退，身蜷足冷症，用麻黄附子细辛汤等；其二，扶阳救阴用于温病后期。吴鞠通明言"热病未有不耗阴者，其耗之未尽则生，尽则阳无留恋必脱而死"；戴天章则强调温疫伤阴也伤阳，"补阴补阳又当酌其轻重，不可偏废"；华岫云指明"回阳中必佐阴药，滋阴之内兼顾阳气，务使阳潜阴固"。当时温病临床习用的景岳六味回阳饮，就是一张典型的回阳益阴方；其三，回阳救逆。温病伤阴虽为主要病理，但也有寒化趋势，一旦见有虚寒之本质，如叶桂所云："黑苔而滑者，水来克火，为阴证当温之"，及时用回阳之剂，如仲景参附龙牡汤等。

清初医案名著《寓意草》载述喻嘉言危重急症的论治经验，不论外感急病或内伤危笃重症，喻氏颇善用温阳法取效。其重视阳虚辨证、善用仲景方的丰富经验也从一个点上反映明清医家对前世医家扶阳方法的继承和发展。

（一）阳宜通阴宜守

通阳思想在温病学派中也占据了重要的地位。温病学派认为，"温病最善伤阴"，治疗上"本论始终以救阴精为主"。因此，温病学派在治疗疾病过程中十分重视阴津的保护，正所谓"存得一分津液，便有一分生机"。然而在重视"温病伤人之阴"的同时，也没有忽视阳气的盛衰在温病过程中的重要作用，吴鞠通《温病条辨·下焦篇》言："大凡体质素虚之人，驱邪及半，必兼护养元气"，叶天士亦强调"热病救阴犹易，通阳最难"，认为"阳宜通，阴宜守"，"阴贵乎摄，阳贵乎通"。"通阳"的通，是畅通、流通之意，"阳"是指郁滞不行的阳气。如温病若挟秽湿、痰浊、暑湿等邪毒壅塞脏腑气机升降，郁遏脏腑或全身阳气，而出现神志朦胧或昏迷、四肢不温或厥冷、苔腻浊、脉伏或濡涩等症，此时急需通阳，阳气流通则使壅塞的邪毒出路通畅，郁邪一去则阴津自复，否则邪郁盛而致厥脱之证。

（二）通阳的方法

温病学派认为，一般情况下，人体阳气尚未虚衰时，只需驱除病邪，阳气则自通；或由于阳虚而导致阳不运行，此时需扶助虚弱的阳气以助通阳。通阳思想具体应用主要体现在通阳法上，通阳法有直接和间接之别。

1. 直接通阳法是指通过辛散温热直接扶助阳气、流通阳气，主要包括温肾通阳、温脾通阳、暖胃通阳、暖肝通阳和宣痹通阳。伏暑邪伏少阴，暑毒秽湿久伏，损伤肾阳，肾主一身之阳气，肾阳衰微，症见四肢不温，身凉息微，大便溏泄，脉微细等，需急用"辛热以通肾阳"，"阳之动始于温"（《名医方论》），药用附子、干姜、炙甘草、胡芦巴、花椒之类，以温肾通阳。脾阳虚则运化失职，症见食少便溏，消瘦倦怠，舌淡脉虚等。"太阴湿土，宜升则健，得阳始运"，因此，叶天士才认为"守中之补，姑缓为宜"，主张"理中汤减甘草之守，仍加姜、附以通阳，并入草果以醒脾"以达到温脾通阳。脾阳虚而导致痰饮内生，痰饮属阴邪，非阳不化，叶天士在张仲景"病痰饮者，当以温药和之"的基础上提出"通阳治饮"。又由于饮源于脾，上溢下趋，故叶天士认为治饮"以理脾为先"，温脾通阳是其主要治法。

胃阳虚馁，寒湿内生，浊阴上逆，失其和降，为呕为呃，此等阳伤只需通补，不宜守补，正如叶天士所言"从来治腑以通补，与治脏补法迥异"，常用苍术、厚朴、半夏、干姜、沉香等暖胃通阳。

阴寒侵入厥阴之络，阳气伤遏导致少腹阴囊冷痛坠胀、畏寒肢冷、苔白、脉沉等，若厥阴寒浊上冲，见干呕胁痛烦渴，治宜散阴寒而通阳气，药用吴茱萸、小茴香、乌头、肉桂、高良姜、干姜、花椒之类"辛香以温通厥阴之络"，起暖肝通阳作用。

寒湿阴邪从外而入，阳郁不伸，久则伤阳，阳气运化无力导致血瘀不行，郁阻脉络，此时应当祛寒湿、化瘀浊，温阳药配伍祛风湿活血化瘀药，如草薢、防己、蚕砂、桃仁、红花、桂枝、附子之类"通阳宣行，以通脉络"，以达到宣痹通阳的作用。

2. 间接通阳法是指通过淡渗、祛湿、泄浊等其他非辛温法而达到间接畅通阳气的作用，主要包括淡渗通阳、柔剂通阳和泄浊通阳。

淡渗通阳即用甘淡之品通过渗泄水湿以使阳气疏通，因湿为阴邪，其势流下，用甘淡渗湿之品可使湿邪从小便排出，湿去则三焦气机宣展，阳气通畅。不用温热之品通阳，而用甘淡渗泄通阳，是叶氏对"通阳法"的独特见解。

肾病阴阳两亏或温病后期阴损及阳，阴阳并损，若一味用滋腻之品填补，则易导致寒凉伤阳，滋腻碍脾，若只顾补阳，选用大辛大热之品，则易助阳生燥，使阴虚更盛，因此以温柔之品如肉苁蓉、熟地黄、鹿角霜、枸杞子、沙苑子等微通其阳，避免"阴药呆钝，桂附劫液"，起到柔剂通阳的作用。

清阳宜升，浊阴宜降，阳伤必浊阴盘踞，浊阴阻遏气机损伤清阳，出现上逆、中满、下闭等证，所以"欲驱阴浊，急急通阳"，药用半夏、茯苓、吴茱萸、姜汁、厚朴、枳实、泽泻、大黄等祛湿泄浊药导秽浊下行以达到泄浊通阳的作用。

（三）通阳法的应用

通阳法的应用，最早见于《伤寒论》。通常认为"不温无以通阳"，能对通阳法赋予新义的，有叶天士的"通阳不在温，而在利小便"之说。其实，叶氏对通阳法的发挥，并非仅限于此。

叶氏在"阴贵乎摄，阳贵乎通"的思想指导之下，很重视恢复阳气的通行。阳虚不行者直接扶助阳气，阳复则行；阳郁不行者祛除遏阳之邪，邪去阳自行；阳虚与阳郁并见者视其侧重而两顾之。通阳法有直接和间接的分别，归根结底是通过药物来体现的。像鹿角、附子、肉桂、干姜、益智仁、苁蓉等温热药，都有直接扶助阳气、流通阳气的作用；而像茯苓、滑石、半夏、厚朴、桃仁、延胡等驱除湿痰瘀等阴邪的药物，并非直接扶助阳气，而是间接地起到通畅阳气的作用。

（四）扶阳与通阳

温病学派主张"通阳"，扶阳学派主张"扶阳"。"通阳"和"扶阳"从表面上看是两种不同的治疗途径，但其目的都是在于维护阳气正常的生理功能，使机体达到"阴平阳秘"的状态。

温病学派认为，一般情况下，人体阳气尚未虚衰时，只需驱除病邪，阳气则自通；或由于阳虚而导致阳不运行，此时需扶助虚弱的阳气以助通阳。"扶阳"的含义是指"扶持帮助受损的真阳。""扶，挽扶"（《说文解字》）；"扶，助也"（《说文新附》）。"扶阳"的"阳"是指人体虚弱的真阳。扶阳法，是扶助补益人体阳气，治疗因体内阳气虚弱或阴寒所致病症的大法。在临证上，郑钦安广用、重用、善用附子等辛热药物来达到"扶阳"的目的，"推崇热不过附子"，"非附子不能挽欲绝之真阳"，"补坎阳之药，以附子为主"。（《医理真传·卷二》）

六、扶阳的学术流派

在清末同治、光绪年间，以郑钦安为首的"扶阳学派"，曾风靡一时，他们重视阳气，善用附子、干姜起大证、重证，堪称"传统国医中最年轻的一个流派"。

（一）论阐发

清末著名伤寒学家郑钦安，他认为"万病皆损于阳气"，"有阳则生，无阳则死。夫人之所以奉生而不死者，惟赖此先天一点真气耳。真气在一日，人即活一日，真气立刻亡，人亦立刻亡，故曰人活一口气，气即阳也，火也，人非此火不生"。故在论治时即强调"治之但扶真阳，内外两邪皆能灭，是不治邪而实治邪也"。并认为："阳者阴之根也，阳气充足，则阴气全消，百病不作。"在辨认阳虚病时说："阳虚病，其人必面色唇口青白无神，目瞑倦卧，声低息短，少气懒言，身重畏寒，口吐清水，饮食无味，舌青滑，或黑润青白色，浅黄润滑色，满口津液，不思水饮，即饮亦喜热汤，二便自利，脉浮空，细微无力，自汗肢冷，爪甲青，腹痛囊缩，种种病形皆是阳虚的真面目，用药即当扶阳抑阴。"

从郑氏对阳虚病的诊断标准看出，扶阳治疗的范围是非常广泛的。他善用大辛、大热的姜、桂、附之类药物，如理中汤、四逆汤治疗阳虚虚损证，并说："四逆汤力能扶先天之真阳，并非是为少阴立法，而上、中、下三部之法俱备"，还说"此方功用颇多，得其要者，一方可治数百种病，因病加减，其功用更为无穷，余用此方救好多人，人咸目余为姜附先生"。由于他奇特的辨证思想及扶阳为主的理论依据，而且屡用大剂量治愈许多群医束手的大症重症病人，因此被尊称为"郑火神"。以他为代表的扶阳学派逐渐兴起，其代表人物有卢铸之、吴佩衡、祝味菊、范中林以及现代名医卢崇汉等。其著《医理真传》《医法圆通》对发挥扶阳理论和临床应用做出了较大贡献，并从易理角度阐发了温阳理论。

（二）临床应用

郑钦安在理论上推崇阳气，临床上强调温扶阳气，以擅用附子、姜、桂等辛热药物著称。扶阳学派最主要的学术思想就是重视阳气，认为阳统乎阴，阳主阴从。提出"人之所以立命者，在活一口气乎。气者，阳也，阳行一寸，阴行一寸，阳停一刻，阴即停一刻，可知阳者阴之主也"，"医学一途，不难于用药，而难于识症；亦不难于识症，而难于识阴阳"，郑钦安最独到之处，在于运用易理深刻揭示了虚阳上越的机理，他认为肾为水宅，肾阴肾阳共居其中，肾阳沉潜为顺，上浮为逆，若阴盛阳衰，阴盛格阳，则虚阳上浮，从而出现口干舌燥，牙痛龈肿，口腔溃疡，齿血喉痛，二便不利，治当潜阳抑阴，且不可滋阴降火，雪上加霜。并且自治潜阳丹一方，用治虚阳上浮诸症。药物组成：砂仁、附子、龟甲、甘草。郑氏解曰："潜阳丹一方，乃纳气归肾之法也，夫西砂辛温，能宣中宫一切阴邪，又能纳气归肾；附子辛热，能补坎中真阳，真阳为君火之种，补真火即是壮君火也；况龟甲一物坚硬，得水之精气而生，有通阴助阳之力，世人以利水滋阴目之，悖其功也；佐以甘草补中，有伏火互根之妙，故曰潜阳。"临床应用时，常和古方封髓丹合用，称潜阳封髓丹，封髓丹由黄柏、砂仁、甘草组成。

近年来，郑氏的代表著作《医理真传》《医法圆通》《伤寒恒论》等书被多次再版发行，另外一些力倡重阳扶阳的医书，如《吴佩衡医案》《扶阳讲记》《扶阳论坛》《姜附桂临床应用》《危症重病倚附子》等，还有《中医火神派探讨》《中医火神派医案全解》等相继出版、再版，扶阳理论也因此得到极大的重视并向纵深拓展。

七、扶阳的整合与承继

清末民初以降，扶阳法在临床应用层面从总体上趋于整合，而承继则显现其个性化和多元化特征。诸多名家分别在各自不同的临床实践中反复磨合，在辨证方法、方剂选用和药物的配伍、炮制、剂量控制和适应证把握等方面，形成自己的风格和专长。

扶阳学派传人或医家在继承郑氏学术思想的基础上有所创新，如卢铸之、卢永定先生强调"人身立命在于以火立极，治病立法在于以火消阴"，"病在阴者扶阳抑阴，病在阳者用阳化阴"（《扶阳讲记》）；祝味菊先生在郑钦安及其传人卢铸之的影响下，对扶阳学说推崇备至，力主"阳为生之本"的理念，极端重视阳气在人体生理、病理、治疗及预后中之作用，认为人体免疫力、抵抗力和修复能力等皆与阳气密切相关，称"抗力之消长，阳气实主持之。阳气者，抗力之枢纽也""克奏平乱祛邪之功者，阳气之力也。夫邪正消长之机，一以阳气盛衰为转归"（《伤寒质难》），提出"阳常不足，阴常有余"之划时代论断，临证常用、广用温法，并发前人所未发，大胆创新，创立了温散、温潜、温滋、温清、温化和温润等温阳方法；吴佩衡先生大力倡导经方学理，极为尊崇仲景、钦安学术，强调阴阳学说为中医理论精髓，善用附子和四逆辈，而且在剂量及应用范围等方面均有所突破，对阳虚阴寒证的治疗研究造诣颇深；徐小圃先生服膺祝味菊扶阳之论，认为"阳为体，阴为用，阳气在生理状态下是全身动力，在病理情况下是抗病主力"（《徐小圃医案医论集》）；唐步祺先生尊奉郑氏之学，毕生研究钦安医学思想，著《郑钦安医书阐释》，忠实传播扶阳思想；李可先生崇尚仲景学说，重视阳气，且尤重肾阳，云："'阳气者，若天与日，失其所则折寿而不彰'，下焦一点命门真火发动，十二经循行不息，五脏六腑气化周行，生命欣欣向荣。此火一衰，诸病丛生；此火一灭，生命终结。先天之本肾，生命之本原，所凭者，此火。后天之本脾胃，气血生化之源，所凭者，此火。养生若损此火则折寿，治病若损此火则殒命"（《李可老中医急危重症疑难病经验专辑》），倡导"难症痼疾，师法仲景"，擅长以附子、乌头等峻药重剂救治急危重症，活人无数；卢崇汉先生推重"阳主阴从"，认为"人体生命的活动始终存在着阳主阴从关系"，阳气"是一切的主导"，"在治病立法时，以扶阳为核心"，肯定附子为"扶阳第一要药"（《扶阳讲记》）。

上述种种，从不同角度展示各路名家临证用扶阳的经验绝活，精纯娴熟，圆机活法，匠心别具。经过长期的临床实践，多种行之有效的扶阳方法又形成一种总体的整合趋势。诸如助阳解表（桂枝加附子汤）、温阳固表（芪附汤）、补中益气（补中益气汤）、温振心阳（桂枝甘草汤）、温中祛寒（理中丸）、温补脾阳（附子理中丸）、温壮肾阳（附桂八味丸）、通阳行气（瓜蒌薤白桂枝汤）、温经散寒（当归四逆汤）、温阳通下（大黄附子汤）、回阳救逆（六味回阳饮）等众多以温扶阳气为根本宗旨的治病方法及相关方药，均能在内外妇儿临床各科的有关病症治疗中显示其实际的应用价值，也同样被中医教科书列为基本治法规范。

总之，扶阳学派在理论和实践上均推重阳气，擅长使用附子等温阳药物，而且风格经验独特，张存悌先生将其理论核心通俗地归纳为"万物生长靠太阳，百药之长数附子"（《扶阳论坛·第二届论文集》）深得要旨矣。

（杨卫东）

第五节　近现代扶阳理论的发展

一、近现代扶阳理论发展脉络

近代以来，扶阳学术思想得到了较大的发展与传播。清末四川名医郑钦安有感于当时温病学派盛行，温病学说成为中医发展的主流，用药以苦寒轻灵治病为主，扶阳补益也多以和缓的阴中求阳之法为主，真正应用温热之药迅速回阳救逆者甚少的情形，本于《易经》《内经》《伤寒论》等经典论著及"所览医书七十余种"，将历代医家扶阳的思想发扬光大。郑氏法《内经》在"洞明阴阳之理"，宗仲景则"功夫全在阴阳上打算"，其最重视"神"，凡是"起居、动静、言语、脉息、面色、一切无神"，即是阳气虚衰的阴证。因善用姜、附等扶阳药物，人称"姜附先生"。

郑钦安的医学思想随着其三部代表性著作《医理真传》《医法圆通》《伤寒恒论》的出版得以广泛传播，跟随或私淑郑氏的有卢铸之、吴佩衡、祝味菊、唐步祺、范中林等医家，这些医家又将扶阳的思想传播于全国各地。如卢铸之于1911年在成都开设"扶阳医坛"，讲授传播扶阳学术思想，对后世影响极大。祝味菊于1926年由川入沪，亦将扶阳学术思想带入上海，并影响了一批人跟随其学习，如徐小圃等，对上海中医界影响甚大。吴佩衡于新中国成立后任云南中医学院首任院长，桃李满园，人称"吴附子"。

新中国成立后，尤其是进入二十一世纪以来，国家大力支持中医药事业的发展，截至2013年，由中华中医药学会主办的"扶阳论坛"已经开办了五届，既促进了扶阳学术思想的传播，又活跃了中医学术氛围。随着互联网的普及，网络上各种关于扶阳学术思想的中医药论坛的建立，使中医学者及中医爱好者突破了时空等条件的限制，可以方便的讨论、交流和学习，加速了扶阳学术思想的传播。近代民国时期的一些名医的著作陆续出版，更是对扶阳学术思想的传播起到了积极的促进作用。近现代以来出版的扶阳学术思想的代表性著作有郑钦安的《医理真传》《医法圆通》《伤寒恒论》、祝味菊的《伤寒质难》等、吴佩衡的《麻疹发微》《吴佩衡医案》等、范中林的《范中林六经辨证医案选》、唐步祺的《郑钦安医书阐释》《咳嗽的辨证论治》等。此外还有大量中医学者关于扶阳学术思想的各种研究课题、研究论文及著作的出版，都极大地丰富了扶阳学术思想的文献。

二、流派思想特色鲜明

自清末郑钦安以下，扶阳学术思想迎来一个大的发展，出现了一大批名医及著作，形成了鲜明的扶阳流派学术特色。扶阳学派推崇阳气，善用扶阳方法治病，投以大剂量的附子、干姜、肉桂等药物，是建立在阳虚阴盛证型精确辨证的基础上的治疗措施。这些实际操作也在一定程度上纠正了时医喜补畏攻、恣用寒凉的流弊，在中医学界产生了重大影响。郑钦安在药物应用上重用附子、干姜、肉桂、桂枝、吴茱萸等，在方剂的应用上擅用四逆汤、白通汤、真武汤、甘草干姜汤、理中汤、建中汤等扶阳方剂。吴佩衡、范中林、祝味菊、唐步祺等医家都传承了郑氏学术思想，将扶阳学术思想推向全国各地。如吴佩衡由川入滇，被誉为云南四大名医之一，以"推重阳气、擅用附子，崇尚经方、善用峻药"的学术思想而独步医林，为后世学习扶阳学术思想留下了宝贵的学术经验。吴氏擅用附子，胆识过人，对失治、误治的疑难重证病例，每以大剂附子力挽沉疴，处方每剂附子辄用60g，重则每剂250～500g，剂量之大，世所罕见，名闻天下，人称"吴附子"。范中林亦深受郑钦安学术思想的影响，擅用大剂量附子，而有"范火神"的称号。祝味菊由川入沪，将扶阳思想带入上海中医界，而成沪上名医，其重视阳气，擅用附子，人誉"祝附子"，祝氏具有鲜明特色的学术思想在上海独树一帜，而有"祝派"之称。四川名医补晓岚人称"火神菩萨"，其认为人体"阳胜于阴"，主张治病重在扶阳，固守正气，立方用药以温补脾肾为主，即姜、桂、附子等温热之药。受祝味菊影响，后成为沪上名医的徐小圃，将扶阳思想的应用发挥到儿科甚多，里证重用姜、附，外证广用麻、桂，尤其擅用麻黄宣肺平喘，时人有"徐麻黄"之称，并称"儿科扶正以阳气为主"。目前，随着扶阳思想的弘扬光大，学派梯队也正在不断发展壮大。

三、扶阳思想仍属于辨证论治方法论指导下的产物

辨证论治是中医学理论的核心特征之一，任何学术流派的发展都不能抛开这一特征而另辟蹊径，扶阳流派的发展同样如此。随着扶阳学派受到越来越多的关注和讨论，人们往往会错误地认为扶阳学派只会用附子、干姜等热药，且是大剂量的应用。其实真正的扶阳学派仍然是在辨证论治的指导原则下处方用药，只是在某些特殊情况下善于突破常规与创新应用，而为人们所熟知。

郑钦安在《医理真传》中有"辨一切阳虚证法"与"辨一切阴虚证法"，也运用了黄连阿胶汤、大承气汤、导赤散等方药，在郑氏的著作《医法圆通》《伤寒恒论》中无不体现着对张仲景学术思想的继承与发挥。又如名医吴佩衡也是精研经方的医家，其在中年以后集中精力研究仲景学说，认为"盖凡一种学问，非寝馈其中数十年，断难知其精义之所在"，大力倡导经方学理，强调阴阳学说为中医理论的精髓，辨证论治是临证诊疗的准则。而沪上名医祝味菊对于扶阳药物，如附子、川乌，一般用15g左右，且会配伍龙骨、牡蛎等潜阳药物，以监制辛燥升浮之弊。所以扶阳学派的医家并非只会使用辛热药物，也并非只会大量使用扶阳药物，这就要求学者以正确客观的态度看待，精确地把握扶阳学术思想。

纵观扶阳学术思想的发展，我们应该可以说，扶阳学术思想是中医学史上众多学术

思想中一个比较有特色的。因为这样一种学术观点承袭了中医阴阳学说的思想，契合了中医所认识到的某些疾病发展变化过程的规律，应用这样的观点或方法确实能够在临床上解除许多疾病带来的病痛。所以，一个时期以来，许多的中医人士热衷于钻研扶阳学术思想，并在临床实践中反复验证了这样的观点，渐渐形成了一个令世人瞩目的扶阳学派。这个扶阳学派又再一次丰富了中医药的理论及临床体系。扶阳学派历史悠久，临床效果显著，我们可以预见，随着中医事业的进一步复兴，扶阳学派必将绽放出更为耀眼的光芒！

（李　宁）

第三章　历代医家对扶阳理论的贡献

扶阳理论是中医理论的重要部分，它是在中医辨证论治精神指导下的具体运用，贯穿于中国医药学发展历史的长河中，融汇在历代著名医家的医学著作当中，需要我们进行梳理、挖掘、整理，才能对扶阳理论思想的源流、传承、发展的脉络有更加清晰、明了的认识。因此从历代名家的著作及论述着手，分析他们对扶阳理论所作的贡献，对他们在扶阳治则指导下的遣方用药经验和规律加以总结，以更好地指导临床治疗，提高疗效，具有重要的实际价值和现实意义，同时也为中医事业的发展产生积极的促进作用。我们选取历代具有代表性的十五位医家，即张仲景、王冰、窦材、王好古、韩懋、孙一奎、薛己、李中梓、张介宾、赵献可、叶桂、郑钦安、祝味菊、吴佩衡、范中林等名家的扶阳理论思想加以探讨。

第一节　张　仲　景

一、生平简介

张仲景，又名张机，东汉南郡涅阳（今河南邓县）人，约生活于公元 150—219 年。少时即有才名，曾受业于同郡名医张伯祖，后经过多年刻苦钻研和临床实践，其学识与成就均超越了老师，而名声大振，并最终成为中国医学史上一位杰出的医学大家，被后人尊为"医圣"。据唐《名医录》记载："南阳人，名机，仲景乃其字也。举孝廉，官至长沙太守，始受术于同郡张伯祖，时人言，识用精微过其师。所著论，其言精而奥，其法简而详，非浅闻寡见所能及。"张仲景生活的年代战乱与疫病很多，在其所著《伤寒杂病论》一书原序中说："余宗族素多，向余二百，建安纪年（公元 196 年）以来，犹未十稔，其死亡者，三分有二，伤寒十居其七。"同时期的曹植的《说疫气》亦道："疠气流行，家家有僵尸之痛，室室有嚎泣之哀，或阖门而殪，或覆族而丧。"针对那时的医界，张仲景曾愤慨地斥责："怪当今居世之士，曾不留神医药，精究方术，上以疗君亲之疾，下以救贫贱之厄，中以保身长全，以养其生。但竞逐荣势，企踵权豪，孜孜汲汲，唯名利是务。"同时感伤由于疫病流行，给人民带来的巨大灾难，限于当时的医药技术水平无法解决面临的实际困难，于是仲景"感往昔之沦丧，伤横夭之莫救"，遂发愤研究医学，"勤求古训，博采众方"，于东汉末年（公元 200—219 年）成书《伤寒杂病论》，合 16 卷，他也因此书而流芳千古。该书总结了东汉以前的医学成就，将中医学的基本理论与临床实践密切结合起来，创立了六经辨证论治外感病，而对杂病则以病为纲，病证结合的辨证论治理论体系，融理法方药为一体，为中医临床的发展奠定了坚实的基础。《伤寒杂病论》在理论和临床实践上都具有很高的指导意义和实用价值，从某种意义上来说，是后世中医临床医学发展的基石。

二、著作介绍

由于魏晋时期兵火战乱的洗劫，张仲景所著《伤寒杂病论》原书散佚不全，后经西晋王叔和将原书伤寒部分搜集整理成册，定名为《伤寒论》，使此书得以幸存。北宋年间，高保衡、孙奇、林亿等人奉朝廷之命校正《伤寒论》，成为后世流行的宋本《伤寒论》十卷，二十二篇，三百九十七法，一百一十二方。主要包括《辨太阳病脉证并治》（上、中、下）三篇、《辨阳明病脉证并治》篇、《辨少阳病脉证并治》篇、《辨太阴病脉证并治》篇、《辨少阴病脉证并治》篇、《辨厥阴病脉证并治》篇、《辨霍乱病脉证并治》篇及《辨阴阳易瘥后劳复病脉证并治》篇的详细内容。

《金匮要略》共二十五篇，首篇《脏腑经络先后病》为总论，以举例形式对疾病的病因、病机、诊断、治疗、预防等以示原则，对于全书来说具有提纲性意义；第二篇至第十七篇论述内科疾病的证治；第十八篇论述部分外科病的证治；第十九篇论述跌蹶等五种不便归类疾病的证治；第二十篇至二十二篇专论妇科病的证治；第二十三篇至二十五篇论述杂疗方和食物禁忌。《金匮要略》论及包括痉、湿、暍、百合、狐惑、阴阳毒、疟、中风、历节、血痹、虚劳、肺痿、肺痈、咳嗽上气、胸痹、心痛、腹满、寒疝、宿食、痰饮、消渴、小便不利、淋、水气、黄疸等四十多种疾病。多为内科疾病，也涉及外科疾病、妇科妊娠、产后及杂病等内容。制定了诸如治病求本、扶正祛邪、调理阴阳等若干基本法则；前22篇载方205首，功效卓著，被后世誉为"方书之祖，医方之经"。

张仲景在上述两书中，对外感及内伤杂病的辨证论治均体现出重视扶阳的学术思想，并擅长运用温热药，以辛温解表散寒、温里祛寒、回阳救逆等方法，治疗多种表寒证、阳虚里寒证，尤其是虚阳欲脱的危重证。

三、扶阳的学术思想

张仲景的学术思想渊源于《内经》《难经》《神农本草经》《胎胪药录》及《阴阳大论》等多部医学著作，并结合自身的临证实践，融理法方药为一体，创立了六经辨证理论体系及杂病诊疗体系。其中，张仲景认为寒邪伤人阳气而致病的病理尤为突出，从《伤寒杂病论》书名中的"伤寒"就可以看出他强调感受的病邪是以寒邪为主，并且人体阳气有易损难复的特点。纵观《伤寒杂病论》，无论是在疾病治疗方面，还是在预后方面，仲景无一不强调正气，特别注重阳气对人体的重要作用，总以恢复人体阳气，驱邪外出为宗旨。虽然论中未有明确提及"扶阳"字眼，但从其辨证原则、处方用药等方面皆不离以扶阳立法，其"扶阳"理念贯穿外感疾病及杂病治疗的各个方面，使扶阳法成为中医治疗体系中最具特色的治疗方法之一。

（一）病因注重六淫之寒邪及误治损伤人体阳气

作为六淫之一的寒邪，既可伤于体表，也可中于内脏，中于内脏者，主要与其内脏虚寒密切相关。风寒之邪侵犯太阳之太阳中风证和太阳伤寒证；寒邪侵犯阳明之阳明中寒证；影响少阳枢机之少阳兼表寒证和寒饮内结证；太阴证外感寒邪之太阴虚寒证；太阴寒湿发黄证，提出"于寒湿中求之"的治疗；素体阴寒偏盛，寒邪直中而发之少阴病等。此类疾病皆以外感风寒之邪为主，而寒邪侵袭人体，又易损伤阳气，阳气亏虚根据部位、轻重、缓急之不同，常表现为表阳虚、心阳虚、脾胃阳虚、肾阳虚等不同证型，同时也存在肺寒证、肝寒证，治疗均以温热药温散寒邪。

张仲景认识到误治也是导致阳虚寒证的重要原因。在《伤寒论》中，常见因失治误治而导致的阳虚证候。误治主要有两种情况，一是过用苦寒药物可损伤机体阳气，二是祛邪太过也会损伤阳气。如过汗不仅伤阴，同时也伤阳，有时甚至以伤阳为主。如太阳病发汗太过损伤卫阳而见阳虚汗漏不止；桂枝甘草汤证即是发汗过多导致心阳虚心悸证；或因发汗而汗出不解形成肾阳虚证、阳虚水泛证以及阴阳两虚证；太阳病误下而见表不解兼损伤胸阳证，或误用火法而致心阳虚证，或误用下法后复发汗而致肾阳虚证，以及误治成寒实结胸证；少阳病水饮内结，汗不得法而致寒湿发黄证，失治误治均可致太阴虚寒证，它经误治导致少阴虚证等。

除了阴寒之邪及误治伤阳等病因可导致阳虚证外，还与患者的虚寒体质有关，若素体阳气不足，导致阴寒内生。如平素胃阳不足，中阳虚衰，寒从内生，可致阳明中寒证；平素脾阳虚弱，寒湿内盛，可致太阴虚寒证；素体阴寒偏盛，内生寒邪，可致少阴阳虚阴寒证；厥阴病也可因体质不同而出现上热下寒证、血虚寒凝证及肝胃虚寒证等。由于素体虚寒者形成的阳虚阴寒多易导致三阴病的发生，同时也反映病情比较深重。

（二）寒证之症状表现多样

人体受寒有表寒证、里寒证及表里俱寒证之分。寒邪犯表而致表寒证，症见发热，恶寒，头身疼痛，脉浮。中风表虚证并见汗出，脉浮缓；伤寒表实证并见无汗而喘，脉浮紧。太阳病日久可见表郁轻证的三种类型。中风、伤寒证又有多种兼症，如项背强几几、喘、汗出、胸闷、身疼痛、脉沉迟、烦躁、咳喘等症。误治可导致多种阳虚里寒证，按表里五脏六腑经脉等方面划分，涉及表阳虚、心阳虚、脾阳虚、肾阳虚、阳明胃寒、中阳虚衰、肝胃虚寒、血虚寒凝等证。表阳虚证可见汗出，恶风寒，而无其他表证；心阳虚证可见其人叉手自冒心，心下悸，烦躁，惊狂；脾阳虚证可见腹满，时腹痛，下利不渴，呕吐，食不下，脉沉紧；肾阳虚证或虚阳欲脱证可见脉沉而微细，但欲寐，手足逆冷，恶寒蜷卧，下利清谷，小便色白，汗出，呕吐，烦躁；肾阳虚证情严重者脉微欲绝，还可见身反不恶寒、面赤、咽痛、口渴、烦躁等假热证；阳明胃寒证可见食谷欲呕，胃脘冷痛；肝胃虚寒证可见干呕，吐涎沫，巅顶痛；血虚寒凝证可见手足厥寒，脉细欲绝；表里俱寒证可见发热、恶风寒之表寒证，又见脉沉、精神不振之里寒证。

（三）治则以扶阳为本，治法以热治寒，以温热方药为主

针对寒湿病邪所致的病证及阳虚阴寒诸证，张仲景宗《内经》"寒者热之"的治则，提出"自利不渴者，属太阴，以其脏有寒故也。当温之，宜服四逆辈"；寒湿发黄证，"于寒湿中求之"；"少阴病，脉沉者，急温之，宜四逆汤"；"病痰饮者，当以温药和之"；"虚寒从下上也，当以温药服之"；"腹满时减，复如故，此为寒，当与温药"等多个条文均明确提出治疗的用药方向。他在《伤寒论》及《金匮要略》中常用的附子、桂枝、干姜、生姜、细辛、吴茱萸、麻黄等温热药。温热药具有温散寒邪的作用，根据温热药的性质以及作用部位的不同可有温散表寒和温里祛寒两大类，如麻黄、桂枝、生姜主要用于表寒证，而附子、干姜、吴茱萸主要用于阳虚里寒证，针对表寒证及里阳虚二者兼有者，治疗则表里兼顾，温散表寒和温里祛寒配伍合用。

（四）治疗以温法为主，兼顾其他治法，疗效更加全面

由于阳气具有温煦、推动、防御、蒸腾气化及固摄等多方面的功能和作用，一旦阳气亏虚，则会兼见痰湿水饮及瘀血等病理变化。针对阳虚阴寒证，可兼夹其他多种病机，仲景常以温阳法与益气、解表通经、固涩、潜阳、化饮、除湿、利水、清热、攻下、滋阴等其他多种治法配合使用，疗效才能更好地发挥。其基本的温阳药主要有附子、桂枝、干姜、生姜、清酒等；益气药主要有人参、白术、炙甘草；解表通经药主要有麻黄、细辛；固涩药主要有赤石脂、灶心土；潜阳药主要有龙骨、牡蛎；除湿化饮药主要有白术、半夏；利水药主要有茯苓、泽泻；清热药主要有黄芩、黄连；攻下药主要是大黄；滋阴药主要有芍药、生地。

（五）扶阳思想贯穿于六经病证及杂病辨治之始终

仲景扶阳主要体现在两个方面：一方面注意祛除风寒之外邪，从而保护阳气；另一方面对阳气虚损者以大力温助，即温阳之法。仲景以六经辨证，对三阳病注重祛邪以扶阳；对三阴病注重温助阳气以祛邪。对于杂病同样注重在扶阳思想指导下的运用。

1. 三阳病重祛邪以扶阳，邪去则正安。外邪犯表，寒邪伤体表阳气，郁遏肌表，故太阳表寒证主以温散表寒以免表寒损伤卫阳。如太阳病之寒伤卫阳，腠理郁闭，以麻黄汤辛温发汗散寒，祛邪解表。太阳中风证以桂枝汤解肌祛风，调和营卫，同时啜热粥以资汗源，又有顾护脾胃的作用。少阳病中虽施以和解之法，主以小柴胡汤和解少阳，兼以半夏、生姜、人参、大枣、甘草温胃散寒，顾护脾胃之气，既可防邪内传，又可达邪外出。阳明邪热亢盛，伤津耗气，治疗以白虎加人参汤辛寒清热，益气生津。方后注提出白虎加人参汤在秋冬季节不可服用，其用意也在于保护阳气。在运用大黄、芒硝、芍药等寒凉药时强调中病即止，或告诫医者慎用寒凉药，以免损伤脾胃之气。对于脾胃虚弱，气血不足复感风寒者，治疗则以小建中汤温中补虚，调和气血，后人提出"实人伤寒发其汗，虚人伤寒建其中"的观点，实际上是对张仲景从虚实体质角度应对伤寒病的两种截然不同治法的总结。

2. 三阴病重温阳以祛寒，阳充盛则阴寒消。三阴病主要体现阳气受损，多为虚寒证性质，故治疗施以温扶为主，尤重温阳。温阳法使用涉及诸多方证，条文比比皆是。如现代临床常用的理中汤证、甘草干姜汤证、桂枝甘草汤证、苓桂术甘汤证、四逆汤证、白通汤证、真武汤证、附子汤证、茯苓四逆汤证、干姜附子汤证等。温阳之药多用附子、干姜、桂枝、吴茱萸等。单是《伤寒论》运用附子就涉及条文 30 余条，有方证 20 个之多，治疗各种虚寒病证。附子有生用、炮用之分，生用可走，重在回阳救逆，炮用能守，功在补火助阳，散寒止痛，但温阳之性则同。仲景或以附子为主药，如四逆汤、白通汤、通脉四逆汤、附子汤、四逆加人参汤等；或以之为辅药，如桂枝加附子汤、小青龙汤加减法等，但均为温阳之用。具体运用时，治法用方随证变，变化无穷。

仲景辨治六经病证重视扶阳之法，在扶阳过程中，又会随复杂病证变化而灵活变通。或以温助阳气为主，寓通阳于温阳之中，或以通阳为主，寓温阳于通阳之中，或温通兼施，强调祛邪不伤正。病在三阳时，虽以祛邪为主，但也强调中病即止。强调汗、吐、下过用也可使阳气耗伤，导致多种阳虚证。如心阳虚、脾阳虚、肾阳虚以及阴阳两虚等证。治疗则有温通心阳、温运脾阳、温助肾阳、先扶阳后补阴或阴阳双补的不同。当阴阳两虚时，治疗常以扶阳为先，符合中医理论"有形之阴液不能速生，无形之阳气所当急固"及"阳生阴长"的原理。总之，其扶阳法是针对受损的阳气进行温助虚阳、温通经脉、温散寒湿、温阳固摄、辛温散寒、温化水饮等，以达邪去正安，阴平阳秘。

3. 以病因病机为依据，活用扶阳治法。仲景根据不同的病因病机，灵活运用扶阳治法，主要有：

(1) 散寒解表：仲景在《伤寒论》中涉及的外感病，多为外感风寒所致的阴寒病证。若寒邪在表，根据表虚证或表实证而选用桂枝汤、麻黄汤辛温解表散寒。针对个体之兼证不同，太阳中风表虚证有桂枝加葛根汤证、桂枝加厚朴杏子汤证、桂枝加附子汤证、桂枝去芍药汤证、桂枝去芍药加附子汤证、桂枝加芍药生姜各一两人参三两新加汤证等系列兼证；太阳伤寒证有葛根汤证、大青龙汤证、小青龙汤证等系列兼证；桂枝麻黄各半汤证、桂枝二麻黄一汤证、桂枝二越婢一汤证也属于辛温散寒解表范畴，体现灵活变通的思想，对多种复杂表寒证提供了合理有效的治疗方药。

(2) 温阳固表：外感风寒，治疗若发汗太过，导致表寒未除，表阳虚而不固，出现汗漏不止，治疗以桂枝加附子汤辛温解表散寒，温固表阳以摄阴止汗的功效，寓存阴于扶阳之中，同时通过阳生而使阴长，致使阴阳恢复平衡状态。因胃热气滞，卫阳不固而致热痞兼表阳虚证，以附子泻心汤泻热消痞，扶阳固表。

(3) 温振胸阳：太阳表证误用攻下，表邪未解，邪陷胸中，胸阳不振，症见脉促，胸满者，治疗以桂枝去芍药汤解肌祛风，温振胸阳。若表证误用攻下，损伤胸阳较重，症见脉微，恶寒者，则以桂枝去芍药加附子汤解肌祛风，温经复阳。

(4) 温脏腑之阳：寒冷的气候，寒冷的饮食以及误用寒凉的药物或过用解表药物都可损伤人体五脏六腑之阳气，如发汗过多导致心阳虚，治疗以桂枝甘草汤温通心阳。心阳虚，下焦阴寒上冲之奔豚证，治疗以桂枝加桂汤温通心阳，平冲降逆。心阳虚欲作奔豚，治疗以苓桂草枣汤温通心阳，化气利水。

误用吐、下法，使脾阳虚水停，水气上冲，治疗以苓桂术甘汤温阳健脾，利水降冲。发汗太过损伤中阳，导致脾虚气滞腹胀满，治疗以厚朴生姜半夏甘草人参汤温运脾阳，消胀除满。脾阳虚，寒湿内盛，症见腹满而吐，食不下，下利，时腹痛者，当温之，宜服四逆辈。四逆辈提示根据病情需要运用理中汤或四逆汤温运脾阳，散寒除湿。中焦阳气轻度不足者，治疗以甘草干姜汤温中复阳。兼表寒证者，治疗以桂枝人参汤温中解表。若中焦虚寒，气血不足，复被外邪侵扰，治疗以小建中汤甘温建中，调补气血。

寒邪入侵，既可犯表，也可伤肺，或过食生冷，脾阳受损，虚寒及肺，亦可出现肺阳虚证，出现寒咳、喘逆等症。治疗必以温药祛之，故有"治肺不远温"之说。如小青龙汤用麻黄、桂枝、干姜、细辛、半夏治疗"伤寒表不解，心下有水气，干呕，发热而咳，或渴，或利，或噎，或小便不利、少腹满，或喘者"的表寒里饮证。

表证误用攻下，损伤脾肾之阳导致下利清谷不止，虽表证未解，治疗应以四逆汤（生附子、干姜、炙甘草）温助脾肾之阳为先，待里阳恢复再以桂枝汤解表散寒。

阳明胃寒，少阴肾阳虚衰，寒邪上逆犯胃及厥阴肝寒犯胃，浊阴上逆而导致呕吐清涎，或呕吐兼下利，或干呕，吐涎沫，伴见头痛者，皆可用吴茱萸汤，或温胃散寒，或温中暖肾，或暖肝温胃，散寒降浊。此一方可用于多个脏腑的虚寒证，体现了异病同证同治的思想。

（5）回阳救逆：三阴病之虚寒证，尤其是少阴阳虚阴盛之证，症见脉微细，但欲寐，手足逆冷，恶寒蜷卧，自利而渴，小便清长，汗出，呕吐，腹痛，舌淡苔白者，治疗以四逆汤温肾祛寒，回阳救逆。《伤寒论》有13个条文用到四逆汤。阴寒内盛，格阳于外者，症见下利清谷，手足厥逆，脉微欲绝，身反不恶寒，其人面色赤，或腹痛，或干呕，或利止脉不出者，以通脉四逆汤（生附子重用、干姜重用、炙甘草）破阴回阳，通达内外。阴寒内盛，格阳于上者，症见下利，脉微，面赤如妆者，治疗以白通汤（葱白、干姜、生附子）破阴回阳，宣通上下。若阳亡阴竭，寒热格拒，症见下利不止，厥逆无脉，干呕烦者，治疗以白通加猪胆汁汤破阴回阳，宣通上下，兼咸苦反佐，引阳药入阴。发汗、攻下后，阴阳两虚证，症见四肢厥逆，恶寒，烦躁，脉微细者，治疗以茯苓四逆汤（茯苓、人参、生附子、炙甘草、干姜）回阳益阴，宁心安神。若霍乱亡阳脱液者，症见恶寒，下利止，脉微，治疗以四逆加人参汤（生附子、干姜、炙甘草、人参）回阳救逆，益气生津。若霍乱阳亡阴竭者，症见呕吐下利停止，汗出，厥逆，四肢拘急，脉微欲绝，治疗以通脉加猪胆汁汤回阳救逆，益阴和阳。

（6）温阳散寒，除湿止痛：少阴阳虚，肌体失于温煦，寒湿内盛，经脉不通，寒湿凝滞于肌肉、经脉、骨节，则见身体痛、骨节痛，背恶寒、手足寒等阳虚寒湿证的表现，脉沉、口中和也是里阳虚证之脉症。治疗以附子汤（炮附子、茯苓、人参、白术、芍药）内服温阳散寒，除湿止痛；辅以灸法温通经脉外治，内外结合，增强疗效。

（7）温化水饮：少阴阳虚，温煦及气化无力，则致水气内停，水饮泛滥于全身，水饮或上逆，或凌心，或犯肺，或内渍胃肠，或外浸淫肢体，症见腹痛，小便不利，四肢沉重疼痛，下利，心下悸，头眩，身瞤动，振振欲擗地，咳嗽，呕吐等。因水邪为患，变动不居，内而脏腑，外而四肢，上中下三焦，为害甚广，症状多样，病机统以肾阳虚，水饮泛滥概括，治疗以温阳化气利水，方用真武汤（炮附子、茯苓、白术、生姜、芍药），并随证加减。对于外感风寒，内停水饮之咳喘证，治疗以小青龙汤外散风寒，兼温化水饮。因误治损伤脾阳，导致脾阳虚，水停中焦，治疗以茯苓桂枝白术甘草汤温运脾阳，利水降冲。邪犯少阳，胆热内郁，三焦决渎失职，气化不利，水道不通，水饮内停，治疗以柴胡桂枝干姜汤在和解少阳的基础上，以桂枝、干姜通阳散寒，温化水饮。胃阳不足，水停中焦，治疗以茯苓甘草汤温胃阳，散水饮。

（8）温涩固脱：因脾肾阳虚，失于固摄而致大肠滑脱，症见下利不止，便脓血，腹痛绵绵，喜温喜按，小便不利，治疗以桃花汤（赤石脂、干姜、粳米）温涩固脱。

（9）温阳解表：少阴阳虚复感寒邪而致少阴阳虚兼太阳表寒证，症见发热，恶寒，恶寒，身痛，脉沉而微细，精神不振，且无下利清谷，四肢厥逆等症，说明里阳虚不甚，治疗以温阳解表，表里同治，方用麻黄细辛附子汤。若少阴阳虚兼表寒证，证情轻缓者，治疗则以麻黄附子甘草汤，温里阳微汗解表。

（10）温通经脉：因感受寒邪，或误用苦寒攻下，或过用发汗祛邪，皆可损伤阳气，导致寒凝经脉，经脉不通，若以邪实为主，病位在表，治疗以桂枝汤、桂枝加葛根汤、麻黄汤、葛根汤辛温解表，散寒通经；若心阴阳两虚，气血不足，症见脉结代，心动悸者，治疗以炙甘草汤通阳复脉，滋阴养血，阴阳双补；若太阳病误下，邪陷太阴而致脾伤气滞络瘀，症见腹满时痛者，治疗以桂枝加芍药汤，通阳益脾，活络止痛；若腹痛较重,伴见大便不通,则以桂枝加大黄汤通阳益脾,活络止痛,化瘀导滞;若阳虚寒湿留着于肌肉、筋脉、骨节,症见身体痛,骨节痛者,治疗以附子汤温阳散寒,除湿止痛;若血虚寒凝,血行不畅,症见手足厥寒,脉细欲绝,治疗以当归四逆汤(当归、桂枝、芍药、细辛、炙甘草、通草、大枣)养血通脉,温经散寒;若血虚寒凝,肝胃沉寒,病程长,证情严重者,治疗以当归四逆加吴茱萸生姜汤养血温经,暖肝温胃。

清代吴鞠通对《伤寒论》的评价是"伤寒一书,始终以救阳气为主",体现寒邪、误治及阳虚体质均可导致六经病证之多种种寒证,或虚寒证,或寒热错杂证,或虚实夹杂证,强调祛邪不可太过,过汗既可伤阴,也可伤阳,寒凉药既会损伤脾胃功能,也会损伤人体阳气。

4. 辨内伤杂病诸寒证,巧用扶阳治法。仲景在《金匮要略》中论述的内伤杂病,范围较宽,涉及以温扶阳气治疗的疾病主要有湿病、痰饮病、胸痹心痛、腹满寒疝等,提到"温"之条文达 40 余条,用方 30 余首。后人根据治疗虚劳病证的规律总结了仲景著名的甘温扶阳法治则,为后世树立了虚劳病证治疗的典范。由于机体阳气不足,温煦、推动、蒸腾、气化等功能减弱,则会产生寒、湿、水、饮等最常见的病理产物,它们又可作为致病因素,阻遏阳气,损伤阳气,加重病情,成为本虚标实证。《金匮要略》痰饮病篇对其治疗明确提出"病痰饮者,当以温药和之"的治则。其运用温法的原则主要是协调阴阳,恢复人身五脏之阳气,促使气血调和,元真通畅,使机体阳气振奋,表里上下气血周流以及祛除寒邪、水湿、痰饮、瘀血等。杂病诸证中,只要是阴寒阳气偏盛,仲景每以祛逐阴寒病邪为先,用药不避辛温刚燥或峻猛,力图迅速通阳、护阳,令阳气畅达,恢复其功能;对于阳气虚弱为主,阴寒病邪微轻的病证,仲景则以温养阳气为主,用药多滋润刚燥互济,意在缓缓助益脾肾之阳。使用之时,又根据病邪侵犯的部位和受累的脏腑不同,其调治方法有所不同,具体有温散寒湿止痛、温通经络、甘温扶阳补虚、温阳散寒、益气健脾、散寒止痛,养血补虚、温中降逆止呕、温化痰饮、温阳固摄、温下寒积、温肾助阳化气等不同。

(1)温散寒湿止痛:在湿病肌肉关节疼痛治疗中,针对寒湿在表之证,症见发热,恶寒,无汗,头身疼痛,治疗以麻黄加术汤发汗解表,散寒除湿。本方麻黄桂枝合用以辛温散寒,麻黄白术并用能消除表里之湿。而对风湿在表,兼表阳虚者,身体疼烦,不能自转侧,脉浮虚而涩,根据风邪为主,或湿邪为主,而有桂枝附子汤温经助阳,祛风除湿;或以白术附子汤温阳除湿。如为风湿并重,兼表里阳虚者,骨节疼烦,掣痛不得屈伸,近之则痛剧,汗出短气,小便不利,恶风不欲去衣,或身微肿,则以桂枝附子汤温经扶阳,散寒祛风除湿。对于表里阳虚的风湿历节,症见诸肢节疼痛,身体魁羸,脚肿如脱,头眩短气,温温欲吐,治疗以桂枝芍药知母汤祛风除湿,温经散寒,佐以滋阴清热。对于寒湿历节,疼痛剧烈,固定不移,不可屈伸,治疗以乌头汤温经祛寒,除湿止痛。"心痛彻背,背痛彻心,乌头赤石脂丸主之","寒疝绕脐痛,若发则白汗出,手足厥冷,其脉沉紧,大乌头煎主之",方中均用乌头、附子大辛大热之品,以破除沉冷,回阳散寒,温通止痛。

(2)温通经络:对于气血虚弱,风寒之邪侵袭头面,脉络凝滞不通,症见头风痛,或兼口眼㖞斜,治疗以头风摩散(附子、盐)外治以温散风寒,温通血脉。血痹病以卫阳不足为内因,外感风邪,导致血行不畅而成。血痹病重证,阴阳俱微,寸口关上微,尺中小紧，外证身体不仁，如风痹状，治疗以黄芪桂枝五物汤益气通阳，和营行痹。本方用药虽仅用黄芪、芍药、桂枝、生姜、大枣五味药，却集温、补、通、调的综合作用于一方之中。妇人杂病篇之冲任虚寒，瘀血内阻，虚中夹实者，症见月经淋漓不断，崩漏下血，日久不止，腹部有瘀血，治疗以温经汤温经化瘀，活血止痛。

（3）甘温扶阳补虚：《金匮要略》甘温扶阳补虚主要用于虚劳病证，虚劳失精，症见少腹弦急，阴头寒，目眩，发落，脉极虚芤迟，下利清谷，亡血，男子失精，女子梦交，证属肾之阴阳两虚，治疗以桂枝加龙牡汤调和阴阳，潜阳固涩。虚劳里急腹痛属于脾之阴阳两虚者，治疗以小建中汤建中缓急，调和阴阳。虚劳里急，诸不足，偏气虚，自汗，身重乏力，脉虚大，治疗以黄芪建中汤温中补虚，缓急止痛。

（4）温阳固摄：虚劳病男子失精，女子梦交，属于阳虚证者，治疗以天雄散温阳摄精。方中天雄壮命门之阳以补先天之本，为君药，桂枝助天雄壮阳补虚，白术健脾以培精气之源，龙骨潜阳，固摄阴精。如中焦虚寒，血不归经而吐血不止，用柏叶汤温中止血；脾气虚弱统无权而致的先便后血的远血病变，治宜黄土汤温脾摄血。

（5）温阳散寒，益气健脾：胸痹病心中痞满，倦怠少气，甚则四肢厥冷，治疗以人参汤温阳散寒，益气健脾。方中人参、甘草益气以助阳气运行，白术健脾除湿化痰，干姜温阳散结消痞满。如寒湿痹着于腰部，出现腰部沉重疼痛的肾着病证，治疗以甘草干姜茯苓白术汤温中散寒，健脾除湿。

（6）散寒止痛，养血补虚：寒疝因血虚内寒腹痛者，"寒疝腹中痛，及胁痛里急者"，及"产后腹中痛"，两者均为血虚有寒，腹痛者，遵循《内经》"形不足者温之以气，精不足者补之以味"的旨意，故均用当归生姜羊肉汤散寒止痛，养血补虚。

（7）温中降逆止呕：脾胃阳虚，运化无力，则水湿停滞上泛，可见头目昏眩、心悸、呕吐等症。常用小半夏汤、小半夏加茯苓汤等温化水饮，降逆止呕。又如妊娠恶阻，呕吐不止者，证属胃虚寒饮，治疗以干姜人参半夏丸温中和胃，降逆止呕。

（8）温化痰饮：水饮停聚于体内局部而为痰饮，泛滥全身肌肤则为水肿。究其原因，一则由于脾阳虚，不能温运水湿；二则由于肾阳（命门）火衰，不能化气行水而致。故仲景提出"病痰饮者，当以温药和之"，以温药能够振奋阳气，开发腠理，通行水道的作用。若中阳不运而致水停，其本在脾，故以苓桂术甘汤健脾利水化饮；若寒饮停肺，以致肺气不宣而出现上逆咳喘，痰鸣如水鸡声等，以散寒宣肺，化痰降逆之射干麻黄汤主之。

（9）温下寒积：大便秘结不通有寒热虚实之分。因寒实内结，阳气郁滞，营卫失调而致胁腹疼痛，大便不通，"其脉弦紧，此寒也，以温药下之，宜大黄附子汤"，本证属寒结内实，根据《素问·至真要大论》"寒者热之""结者散之""留者攻之"的原则，故以大黄泻下通便，附子、细辛辛热温阳散寒止痛，全方具有温阳通下之功用，以治寒实内结便秘之证，并为后世温下剂之祖方。

（10）温肾助阳化气：《金匮要略》之肾气丸可治疗脚气病、虚劳腰痛、痰饮、消渴及妇人转胞等五种病证，病机皆为肾气不足，气化不利所致，症见少腹拘急，小便不利，腰酸痛，消渴，小便反多，饮一斗，小便一斗，或小便不通，治疗均以肾气丸温肾助阳，化气行水。本方以地黄、山药、山茱萸滋阴补肾，泽泻、茯苓、丹皮利水渗湿，以少量桂枝、附子温肾助阳，通过微微生火以生肾气。

仲景"扶阳"思想首先表现在重视保护人体阳气，并使虚弱的阳气恢复旺盛，体现"上工治未病"的思想。他极为注意消除各种伤阳因素，如寒湿、水饮之邪伤阳，以辛温散寒除湿之桂枝汤、麻黄汤、麻黄加术汤、小青龙汤等祛邪方药达到邪去正安之目的；或祛邪扶正助阳相兼顾，如桂枝加附子汤、桂枝附子汤、白术附子汤等；针对阳虚阴寒证以温助阳气为主，治法有太阴虚寒证"当温之"、少阴心肾阳气虚弱者"急温之"；而对阳气本虚又兼寒湿水饮等标实证，则以扶正助阳为主，兼顾祛除寒湿、水饮之邪，如苓桂术甘汤温中健脾利水、真武汤温阳化气利水、附子汤温阳散寒，除湿止痛。另外，仲景还记录了许多失治、误治的条文，涉及误汗、过汗、火疗伤阳，甚至亡阳之证；用苦寒攻下药强调中病即止，告诫医生要重视阳气，慎用寒凉药物，以免损伤脾胃阳气、心肾阳气。对于阳气虚衰之预后，仲景多处提到亡阳、"脏结无阳证，难治"，体现其重阳思想。即使对于阳热病兼有气虚或阳虚者的治疗，拟方白虎加人参汤、附子泻心汤，其目的也在于祛邪的同时要重视及时保护阳气。

四、治疗经验

1. 善用药物配伍规律，灵活运用扶阳药物　仲景"扶阳"思想时时体现在其临证用药上。我们以附子、桂枝、干姜为主药，总结《伤寒论》与《金匮要略》的温热药与其他各类药物的配合运用，可以看出张仲景扶阳用药灵活变通，内容丰富，具有多样性的特点，对后世医家治病用药起到了重要的启发作用。

（1）相须配伍：以性味、功效相同或相似之药物相互配伍，药物之间互相激发，取得协同作用，达到"累积药力"的目的，以增强药效。如四逆汤中的附子与干姜配伍，附子大辛大热，能温补脾肾，其特点是"走而不守"，该药疗效快捷，但不持久；干姜辛热，能温脾散寒，其特点是"守而不走"，该药起效较慢，但药效持久；两药配伍后，"既走且守"，既能增强温里散寒、回阳救逆之功效，又使药效强劲而持久。附子与干姜配伍既可温壮肾阳和心阳，同时又能温暖中阳，健脾和胃。附子与桂枝配伍温暖下焦元阳，还可以温助胸阳；对于寒邪之胸痹心痛重症，可以用附子与乌头、吴茱萸等大辛大热之品散寒止痛，峻逐阴邪。附子还可以与桂枝汤相配伍，用于卫阳虚弱的各种病证。

（2）相反配伍：性味或功效相反的药物相配，以相互制约其偏性，或相互激发而产生"相成"作用。具体又有：①散收相伍：以具发散作用的药物与具收敛作用的药物配伍，发散以祛除在表之外邪，收敛以固护人体的正气和津液，使祛邪而不伤正，扶正而不留邪。如苓甘五味姜辛汤中的干姜、细辛配五味子；乌梅丸中的乌梅配蜀椒、细辛。②寒温并用：以药性寒凉的药物与药性温热的药物合用，寒药以清热，热药以祛寒，用以针对寒热错杂的病证；或者寒热药相配能起"制性存用"或"相反相成"的作用。如桃核承气汤中大黄配桂枝，大黄苦寒泻下逐瘀，桂枝辛温发散，能温经通脉，两药性味虽相反，但均有活血的作用。因此，大黄得桂枝之辛温发散则不致直泻肠胃，而重在攻热逐瘀；桂枝得大黄之苦寒下行则不在于发汗解表，而是专于温通血脉，两药相互沟通、相互激发，使攻逐瘀血之力增强。黄连汤中黄连配干姜，黄连苦寒泻火，以清胸膈及胃脘部之热邪；干姜辛热散寒，以祛除脾和肠中寒凝之气；两者相配，以治上热下寒之腹痛呕吐证。半夏泻心汤中以干姜温中散寒，黄连、黄芩苦寒泄热，寒热药并用，以平调寒热、消痞散结，用治寒热互结之心下痞满、呕逆下痢证。还有附子与苦寒的黄芩、黄连配伍，如附子泻心汤；附子与苦寒的大黄配伍，以附子温散寒邪，大黄攻下里实，如大黄附子汤；附子与甘寒的薏苡仁配伍，如薏苡附子散；薏苡附子败酱散用治肠痈病属于热证者，以小量附子，取其振奋阳气，辛热散结之功，重用薏苡仁排脓消肿，配伍败酱草解毒排脓，三药合用排脓解毒，散结消肿，此时用热药治疗热证，经与寒凉药配伍后则去性存用而获效。附子与辛寒的石膏配伍，如越婢汤。乌梅丸中既用附子、干姜、细辛、蜀椒、桂枝等温热药，气辛以伏蛔，温阳以祛下寒，同时又用苦寒之黄连、黄柏清上热，共治寒热错杂之蛔厥证。

关于附子与半夏的配伍，因二者均有毒性，故在北齐徐之才的中药十八反中被视为临床上用药配伍上的禁忌范畴，但是张仲景却认可二者的配伍，如《金匮要略》之附子粳米汤即用附子配伍半夏治疗中焦虚寒兼水饮的腹满腹痛证。

（3）攻补兼施：张仲景在方剂中善用攻邪药与补益药配伍，攻以祛邪、补以扶正，以治正虚邪实之证。如半夏泻心汤中用半夏、干姜、黄连、黄芩以平调寒热，消痞止逆；又以人参、大枣、炙甘草补中益气，以促运化而助消痞。

（4）表里同治：以治表之药与治里之药同用，以达表里同治之目的。如小青龙汤中麻黄、桂枝辛温散寒解表，干姜、细辛、五味子以温肺化饮，共治外感风寒、内有水饮之喘咳证。

（5）脏腑相关：仲景"见肝之病，知肝传脾，当先实脾"的治疗原则，体现了这一理论，并以之作为制方的依据。如真武汤中附子配白术，术附同用，一者健脾以制水，一者温肾以主水，诸药合用以治虚阳水湿内停证，也寓脏腑相关之意。

（6）阴阳互根：因"孤阴不生，独阳不长，阳以阴为体，阴以阳为用"。故常配滋阴之药以助壮阳，以期"阴中求阳"；或配温阳之药以助滋阴补血药之力。如治脉结代、心悸动的炙甘草汤，用炙甘草益心气以复脉定悸，合大枣、生姜养胃气以资营血之源，补以生地、阿胶、麦冬、麻仁滋阴养血，又用人参、桂枝补益阳气，清酒通利经脉、宣达诸药之力，寓阴阳互根之理。

2. 温阳药灵活配伍他药，阐发温阳九法

（1）温阳药配补气药——温阳益气法：常用组合有附子配人参；附子配甘草；附子配白术；干姜配人参、白术；桂枝配饴糖、黄芪等。

张仲景常将附子、干姜、桂枝等温里药与补气药炙甘草、人参、大枣、饴糖、蜂蜜、白术、黄芪等配伍使用，体现其重视温补阳气、温阳益气的思想。补气药具有补益脏气的作用，可以纠正人体脏气虚衰。与温里药配合使用，多具有温补脾肾，温壮元阳，益气和中，先天后天并调的功效，既能增强药物的综合作用，又可缓和附子的燥烈之性，使之更加安全可靠。

如附子配伍人参，不仅加强了附子回阳救逆之功，且能益气固脱，取其补益之功，是以人参可为附子提供能量发挥振奋阳气的作用，用治阳微欲脱，阴竭脉不出，亡阳脱液之危证。最典型的方剂是四逆加人参汤（生附子、干姜、人参、炙甘草），其所治的"利止，亡血"和"利止脉不出"均属于危重病证，病机是阴阳俱竭，所以参附并用。其他如通脉四逆汤加人参汤、茯苓四逆汤、四逆加人参汤也有二者的配伍。可以说后世所创的参附汤源出于此，即以参附两药相伍，主治阳气暴脱，堪称一首大温大补回阳救脱之名方。

甘草味甘而缓，与附子配伍，可以缓和附子的温热辛散之性，从而使之和缓长久的发挥作用，故两者配伍的方剂较为多见，如四逆汤一类的方剂。

附子与白术配伍，温阳健脾以摄血，如主治虚寒便血之黄土汤；附子与白术合用还可以燥湿健脾，常用于祛逐寒湿之邪，治中焦水湿，如桂枝附子去桂加白术汤（炮附子、白术、生姜、炙甘草、大枣）、附子汤（炮附子、白术、茯苓、人参、芍药）、甘草附子汤（炮附子、白术、桂枝、炙甘草）等。

干姜与甘草、白术配伍使用也是极为常见，张仲景治疗脾胃虚寒，证见食不消化，呕吐清水，大便清稀，舌淡苔白，脉沉细，常用理中丸（人参、干姜、炙甘草、白术）、附子理中丸，方中人参、甘草健脾益气，干姜温中散寒，白术健脾燥湿。脾阳健运，寒湿得化，中焦升降气机协调，则吐利自止。

桂枝配饴糖可温中补虚，在这方面最具代表性的是治疗中焦阴阳俱不足的小建中汤。方中虽重用饴糖，但若没有桂枝配合的温中补虚之效，不可能单靠饴糖治疗虚损性疾病。更加黄芪，则为黄芪建中汤，健脾补虚，扶助阳气，以治脾气虚弱的虚劳里急证。

（2）温阳药配辛温解表药——温经散寒法：常用组合有附子配麻黄；附子配桂枝；桂枝配麻黄等。

张仲景常将附子配伍桂枝、生姜、细辛、麻黄等解表药，既能扶助阳气，又可祛除在表之风寒湿邪，以发挥其温经散寒之功。方如桂枝附子汤、白术附子汤、甘草附子汤、麻黄细辛附子汤等。

如寒邪凝滞经脉，证见肢体关节疼痛，痛有定处，日轻夜重，行走不便等，常用附子、麻黄、桂枝、细辛等药治疗。寒凝四肢经脉则产生痛痹，关节疼痛不可屈伸，当温经祛寒，除湿解痛，方用乌头汤（川乌、麻黄、芍药、黄芪、炙甘草）。若阳气不足，外感风寒之太少两感证，证见发热、恶寒、头痛、无汗、手足逆冷，舌淡苔白，脉沉无力，方用麻黄细辛附子汤（麻黄、炮附子、细辛）。方中麻黄解表邪，附子温肾阳，细辛气味辛温雄烈，佐附子以温经，佐麻黄以解表。三药合用，于温阳中促进解表，于解表中不伤阳气。张仲景常将附子与麻黄配伍，以发越水气。他认为麻黄可"发阳"，即利用麻黄之苦温来鼓动阳气，发越水湿；麻黄"发汗出表"的功效，就是其温助阳、苦涌泄作用的具体体现。如《金匮要略·痰饮咳嗽病脉证并治》曰："水去呕止，其人形肿者，加杏仁主之。其证应纳麻黄，以其人遂痹故不纳之。若逆而纳之者必厥，所以然者，以其人血虚，麻黄发其阳故也。"附子与麻黄相配，温阳之力更大，尤其适用于寒胜而阴津不亏者。依据麻黄用量之不同，分为发汗和利水两种作用。主治水气为病的麻黄附子汤（麻黄、炮附子、炙甘草）用麻黄三两，而用于微发汗的麻黄附子甘草汤（麻黄、炮附子、炙甘草）用麻黄二两。两方均是附子、麻黄、甘草三药相配伍，药味相同而药量各异，主治也不同。辛温的附子配伍苦温的麻黄，用附子鼓舞阳气，以助麻黄温阳发散水湿之邪。麻黄附子甘草汤是以汗法驱除寒邪，所以轻用麻黄，使寒从汗解；麻黄附子汤是以汗法排除水邪，所以重用麻黄，使水从汗泄。

风湿之邪，郁于肌表，伤于营卫，而致身体烦痛、不能转动、骨节痛烦等证，仲景每以附子、桂枝配伍，用以散风祛湿、通阳行痹，如桂枝附子汤（桂枝、炮附子、生姜、大枣、炙甘草）、甘草附子汤（炮附子、白术、桂枝、炙甘草）或桂枝去芍药加附子汤（桂枝、炙甘草、生姜、大枣、炮附子）等。

麻黄常与桂枝相配，以增强其温经散寒发汗之功。如外感所致的发热恶寒、无汗、头身疼痛、苔白、脉浮之证，即"太阳病，头痛，发热，身疼，腰痛，骨节疼痛，恶风，无汗而喘者，麻黄汤（麻黄、桂枝、杏仁、炙甘草）主之"。伤寒轻证或汗后余邪未尽者应微发其汗，故减轻麻黄用量，如桂枝麻黄各半汤或桂枝二麻黄一汤。太阳与阳明合病，下利者用葛根汤（葛根、麻黄、桂枝、生姜、芍药、炙甘草、大枣）。

（3）温阳药合用——回阳救逆及温里祛寒法：常用组合有附子配干姜；附子配桂枝；桂枝配细辛；桂枝配吴茱萸；干姜配细辛、干姜配桂枝等。

仲景常用附子、干姜等温里药物组方，如四逆汤治疗阳气虚衰，少阴寒邪肆虐的危重证候。

附子配干姜为常用组合。若回阳救逆，必用附子配伍干姜，且必用生附子大辛大热，急救先后天脾肾之阳。如阴寒内盛，阳气衰微，证见四肢厥逆，恶寒蜷卧，冷汗出，神衰欲寐，脉微欲绝，或太阳病误汗亡阳，方用四逆汤，附子与辛温的干姜相须配伍，寓火于土，共奏回阳救逆，后人"附子无干姜不热"的观点即是对姜附配伍增效作用的肯定。阴盛格阳，面赤足冷之虚阳欲脱之象，急宜回阳救逆，引火归原，方用通脉四逆汤。阴寒内盛，格阳于上者，症见下利，脉微，面赤如妆者，治疗以白通汤（葱白、干姜、生附子）破阴回阳，宣通上下。发汗、攻下后，阴阳两虚证，症见四肢厥逆，恶寒，烦躁，脉微细者，治疗以茯苓四逆汤（茯苓、人参、生附子、炙甘草、干姜）回阳益阴，宁心安神。若霍乱亡阳脱液者，症见恶寒，下利止，脉微，治疗以四逆加人参汤（生附子、干姜、炙甘草、人参）回阳救逆，益气生津。若霍乱阳亡阴竭者，症见呕吐下利停止，汗出，厥逆，四肢拘急，脉微欲绝，治疗以通脉加猪胆汁汤回阳救逆，益阴和阳。

附子与辛温的桂枝配伍不仅可以扶阳解表，如桂枝加附子汤，而且还可以通阳散寒，温经止痛，方如桂枝附子汤、甘草附子汤；还能温暖下焦元阳或温助胸阳，对于寒邪偏重胸痹心痛重症，可用附子与乌头、吴茱萸等大辛大热之品散寒止痛，峻逐阴邪，如赤石脂丸治心痛彻背，背痛彻心，取其峻逐阴邪，驱寒止痛之功。

若血虚寒凝，血行不畅，症见手足厥寒，脉细欲绝，治疗以桂枝配细辛的当归四逆汤养血通脉，温经散寒；若血虚寒凝，肝胃陈寒，病程长，证情严重者，治疗以当归四逆加吴茱萸生姜汤养血温经，暖肝温胃，即集桂枝、细辛、吴茱萸、生姜等辛热之品于一方。

干姜配细辛温肺散寒、燥化痰饮，方如小青龙汤、苓甘五味姜辛汤等。

干姜配桂枝运用广泛，可辛温解表，温化水饮，方如小青龙汤，用治太阳伤寒表实证兼水饮内停，表里同病，表邪未解，内伏水饮。方中干姜大热，专入太阴，肺为手太阴经，故散寒温肺，化痰涤饮之力强，而桂枝辛散走表，姜桂相伍，增强通阳宣散之力，使水饮从外而透。干姜桂枝相配还可温中解表，用治脾虚寒湿兼表邪不解之证，方用桂枝人参汤。方中干姜温中散寒止利之功，桂枝解太阳之表邪，并能助理中汤温中散寒，共成表里双解之剂。姜桂相配，还可温下制上，宣通阴阳，如"伤寒胸中有热，胃中有邪气，腹中痛，欲呕吐者，黄连汤主之"，在柴胡桂枝干姜汤中，两者相配则温通三焦宣化水饮。

（4）温阳药配收涩药——温阳固涩法：常用组合有干姜配赤石脂；附子配灶心黄土。

张仲景常用赤石脂与干姜相配，用以治疗脾肾阳虚的久泻久痢，滑脱不禁，方如桃花汤。赤石脂为温涩固脱之药，配伍干姜温中散寒，收敛作用更强，从而达到温中涩肠，固脱止利之功效。

若脾阳不足，脾不统血，症见大便下血或吐血衄血，妇人崩漏，血色暗淡，四肢不温，面色萎黄，舌淡苔白，脉沉细无力，仲景常用附子配灶心黄土温阳健脾，养血止血，代表方黄土汤。方中灶心黄土温中止血为君，配以白术、附子温脾阳而补中气，助君药恢复统摄之权，以达温阳固涩之效。

（5）温阳药配重镇潜阳药——温阳潜镇法：常用组合有桂枝配龙骨、牡蛎。

仲景用辛温通阳之桂枝与重镇潜阳之龙骨、牡蛎相配，治因"火逆"心阳虚损及心神浮越之证，方如桂枝甘草龙骨牡蛎汤、桂枝去芍药加蜀漆牡蛎龙骨救逆汤。方中桂枝、甘草辛甘化阳以复心阳之气，龙骨、牡蛎重镇潜敛以安烦乱之神，以达补益心阳，潜镇安神之功。又如桂枝加龙骨牡蛎汤治疗虚劳失精梦交证，其中桂枝汤调和阴阳，龙骨、牡蛎潜镇安神，固涩阴精。

（6）温阳药配除湿利水药——温阳除湿利水法：常用组合有附子配茯苓；附子配白术；附子配薏苡仁；桂枝配泽泻；桂枝配茯苓；干姜配茯苓等。

仲景以大辛大热、温肾助阳之附子配伍甘淡利水之茯苓，一温一利，达温阳除湿利水之功。方如真武汤，用治阳虚水泛之证。盖水之所制在脾，水之所主在肾，方中以附子为君药，温肾助阳，兼暖脾土，以温运制水，配以茯苓、白术健脾渗湿以利水，同附子相配有温阳利水之妙；佐以辛温而散之生姜，既助附子温阳祛寒，又助茯苓以散水气。

附子与白术相配，驱寒除湿，治疗内伤寒湿，方如《近效方》术附子汤（炮附子、白术、炙甘草、生姜、大枣）。《金匮要略·中风历节病脉证并治》曰："《近效方》术附子汤，治风虚头重眩，苦极，不知食味"，其病机是脾虚痰浊不化，上蒙清窍，以致头眩。脾受湿则失其健运之常，食不能消。白术为脾之正药，功在除湿。以白术为君，健脾燥湿，附子为臣，以其温热之力助白术祛湿之功。白术附子配伍还用于治疗寒湿外感。外感寒湿之邪，多半侵袭人体筋骨关节，病机更侧重于湿邪为患。方如白术附子汤，仲景用白术、附子以治水湿之邪。附子辛温，白术苦温，辛能通，苦能泄，辛温苦温合用，功能温阳祛湿。在此基础上，再配伍茯苓、芍药等利水药可以消除寒水。附子配伍白术与附子配伍麻黄都是针对寒湿而设。所不同的是，白术是脾经要药，燥湿以健脾为主，治在中焦；麻黄是肺经专药，发表出汗，利水以宣肺为主，治在上焦。

若上焦阳虚，寒湿阻痹，症见胸痹心痛急性发作，胸背痛势急剧，甚者口唇发紫，手足不温，汗自出等，以附子与薏苡仁相配，温阳除湿。方如薏苡附子散。方中重用炮附子温里祛寒，通阳止痛，薏苡仁除湿宣痹，更能缓解"筋急拘挛"。两者合用，使寒湿去，阳气通，痹痛自解。另外，治疗肠痈病属于热证者，用薏苡附子败酱散排脓解毒，散结消肿，重用薏苡仁排脓消肿，稍加附子，取其振奋阳气，辛热散结之功。

若饮停下焦，膀胱气化失职者，常以利水见长之泽泻配伍少量通阳之桂枝。泽泻甘淡，利水作用较茯苓强，且其性下行，直达下焦，利水渗湿。泽泻配桂枝，温通之中偏于利水，使饮从小便而去，少佐桂枝通阳以化气，方如五苓散。

仲景以甘淡化饮之茯苓配伍辛温通阳之桂枝来温脾化饮。茯苓"淡能利窍，甘以助阳，除湿之圣药也"，可"益脾逐水，生津导气"；桂枝可温运脾阳助其运化水湿。苓桂相配，一温一利，乃"温药和之"之最佳配伍，能温阳降逆，化饮利水。方如苓桂术甘汤，重用茯苓为君，主治阳虚水饮。

（7）温阳药配化痰饮药——温阳化饮法：常用组合有干姜、细辛配半夏；附子配生姜。

仲景常以辛热之干姜、辛散之细辛配伍温燥之半夏以温肺散饮。干姜辛热，为"脏寒之要药也"，细辛辛温，其性走窜开滞而散，半夏温燥，能"消痰下肺气"。此三药合用，一温一散一燥，温肺化饮功著，为治疗寒饮停肺之常用配伍。方如小青龙汤、苓甘五味姜辛汤。

附子与生姜相配，助阳祛湿，散寒止痛，又可避免过于温燥之弊，用治风寒湿邪阻滞肌肉、筋骨、关节之周身骨节酸痛之症，方如桂枝附子汤、白术附子汤。

（8）温阳药配攻下药——温阳攻下法：常用组合有附子配大黄；干姜配大黄；桂枝配大黄。

对于寒实内结，阳气郁滞，营卫失调而致腹痛，大便不通，仲景常用附子与大黄相配，以温散寒凝开闭结，通下大便除积滞。方中大黄苦寒，走而不守，得附子、细辛之大热，则寒性散而走泄之性存，以治寒实便秘。

太阳病误下，邪陷太阴，致脾络郁滞，腑气不畅，症见腹痛拒按，大便秘结或下利不爽，或便脓血而后重者，以桂枝加大黄汤治之，方中以大黄配桂枝。

三物备急丸中以干姜配大黄、巴豆，以攻逐寒积，开通壅塞，临危救急。

（9）温阳药配滋阴养血药——温阳滋阴（养血）法：常用组合有炙甘草汤；附子配地黄；附子配芍药；桂枝配芍药、知母；桂枝配芍药、当归；吴茱萸配芍药。

"孤阳不生，独阴不长，阳以阴为体，阴以阳为用。"故仲景常配滋阴之药以助壮阳，以期"阴中求阳"；或配温阳之药以助滋阴补血药之力。如治脉结代、心悸动的炙甘草汤，用炙甘草益心气以复脉定悸，合大枣、生姜养胃气以资营血之源，补以生地、阿胶、麦冬、麻仁滋阴养血，又用人参、桂枝补益阳气，清酒通利经脉、宣达诸药之力，寓阴阳互根之理。

地黄滋阴补血，附子温阳补肾，附子配地黄，于阴中求阳，使阳得阴助，生化无穷。如治肾气虚弱，气不化水之肾气丸；治中气虚寒不能摄血之黄土汤，均以附子配地黄调理阴阳。

仲景方附子与芍药配伍者有6方，如真武汤、附子汤、芍药甘草附子汤、桂枝加附子汤、通脉四逆汤及四逆散加减。芍药敛阴缓急，附子与芍药相配，一温一凉；一辛散一酸收；一行一敛，刚柔相济，发挥其开痹止痛之功。其中，白芍入血分有补虚和营之功，而少通行之力，有缓急之长而少畅达之性；附子善入气分，有通行十二经之功，亦有劫夺营阴之弊，有斩关夺将之气，而少缓和之性。附子与芍药相配，刚柔相济，功可互补，利于调气血，调气机，调寒温，调虚实。附子与芍药相配还可加强温阳利水的作用，用治肾阳不足，下焦虚寒，不能利水之证，以温阳利水为急，方如真武汤。

桂枝与芍药相配为常用组合。仲景常用其解肌发表，调和营卫，以治中风，如桂枝汤，方中桂枝辛温、解肌发表以散肌表之风寒而调卫；芍药酸寒，益阴敛营以固在里之营阴而和营。桂芍相伍，一以解肌祛邪而调卫；一以固阴护正而和营。用其温经散寒，养血通脉，以治厥证，如当归四逆汤，方中桂枝辛温，温经通脉以祛经脉间客留之寒邪，又能宣通阳气，鼓舞血行以畅血脉；芍药酸寒，养血和营。桂芍相伍，温经散寒，养血通脉。更有养血活血之当归与桂枝相伍辛甘化阳，使阳气旺盛而血脉通畅，客寒祛尽；与芍药相伍酸甘化阴，以加强补益阴血之功。用其调补阴阳，缓急止痛，以治虚劳，如小建中汤，方中辛酸甘合用，妙在辛甘化阳，酸甘益阴，且善缓急止痛。用其化瘀散结，调和气血，以治癥瘕，方如桂枝茯苓丸，方中桂枝温通阳气，和营而通血脉；芍药除血痹，养营血，既可补漏下所致阴血亏损，又可使祛瘀不伤阴血。桂芍相伍，则又有调和气血之功。用其温经通阳，和营敛阴，以止遗精，方如桂枝加龙骨牡蛎汤，方中桂枝辛温，温经通阳；芍药酸寒，和营敛阴。两者相伍通阳固阴，用其温经通脉，养血益阴，以止崩漏，方如温经汤。方中桂枝配吴茱萸以温经散寒，通利血脉；芍药配阿胶、麦冬、当归以养血益阴。用其祛风除湿，通阳益阴，以治历节，如桂枝芍药知母汤，方中桂枝与芍药、知母相配，表里兼顾，阴阳并调，有温散而不伤阴，养阴而不碍阳之妙。用其温阳益阴，通行血脉以调经，方如土瓜根散，桂芍合用，温阳益阴，通行血脉而和营卫。用其温阳和络，缓急止痛，以治腹痛，方如桂枝加芍药汤。用其调补阴阳，平冲降逆，以治奔豚，方如桂枝加桂汤，方中重用桂枝既可平冲降逆，温散寒水以治标，又可合甘草、生姜、大枣辛甘化阳，温通心阳以治本；芍药与甘草合用酸甘益阴。诸药合用，使阴阳调和，冲逆平降，则奔豚可愈。

3. 温阳通络以治历节　张仲景充分认识到"历节多从虚得之也"。针对肝肾不足，筋骨失健，寒湿外袭所致之历节，运用温阳通络之法，设桂枝芍药知母汤、乌头汤二方以治之。在《金匮要略·中风历节病脉证并治》中共有5条条文论述历节病的病因病机。其中第4条"寸口脉沉而弱"，提出肝肾不足，筋骨失健，是导致历节的内因；"汗出入水中"，寒湿外袭，是导致历节的外因。第9条云味过酸咸，伤筋枯髓，再次强调肝肾精血受损为历节病之本，血不足气亦虚，营不足卫亦滞，三焦气化失司，湿注关节为其标。由此可见，历节病的根本原因是多种因素而致的肝肾不足，气血虚弱，正气先虚的情况下，又饮食不当，过食酸咸，饮酒汗出，则以风邪为主的邪气乘虚侵入人体，风血相搏，致关节不可屈伸，疼痛如掣。故第8条提出"诸肢节疼痛，身体魁羸，脚肿如脱，头眩短气，温温欲吐，桂枝芍药知母汤主之"，桂枝芍药知母汤针对历节属风寒湿痹阻日久，渐次化热伤阴者。该证以身体消瘦，关节疼痛、肿大或变形为辨证要点。方中用桂枝、麻黄祛风通阳宣痹，附子温经散寒止痛，配白术、防风加强祛风除湿之功，知母、芍药养阴，生姜、甘草和胃调中，全方具有祛风除湿、温经散寒、滋阴清热之功。方中寒热并用，以温为主，疏经通络，阳气行则痹自通。第10条论述寒湿历节的证治，"病历节不可屈伸，疼痛，乌头汤主之。"乌头汤针对历节属寒湿痹阻者，以关节疼痛剧烈，痛不可触，关节不可屈伸为辨证要点。重用乌头温经散寒，除湿止痛，麻黄宣散透表、祛寒湿，黄芪益气固卫，防麻黄过于发散，芍药、炙甘草柔筋止痛，白蜜甘缓解乌头毒，全方具有温经散寒、除湿宣痹之功效。温阳通络法具有温阳、扶正、祛风、散寒、除湿、通络等功效，使闭阻之阳气得以宣通，历节病得以缓解或治愈。温阳通络法为治历节病的根本方法和指导思想。

4. 温通心阳以宣胸痹　张仲景对胸痹病的因证脉治论述颇多，擅用温阳法治疗此病。其将胸痹病机概括为"阳微阴弦"，着重强调上焦阳气不足，下焦阴寒乘之，乃本虚标实之证。《金匮要略·胸痹心痛短气病脉证治》第一条："师曰：夫脉当取太过不及，阳微阴弦，即胸痹而痛，所以然者，责其极虚也。今阳虚知在上焦，所以胸痹、心痛者，以其阴弦故也。"第三条论述胸阳不振，阴邪阻滞所致之胸痹："胸痹之病，喘息咳唾，胸背痛，短气，寸口脉沉而迟，关上小紧数，栝蒌薤白白酒汤主之。"治以栝蒌薤白白酒汤宣痹通阳，豁痰利气。方中栝蒌开胸结，散结气；薤白宣心阳，通阳宣痹以行气机，白酒散痹通阳。第四条："胸痹不得卧，心痛彻背者，栝蒌薤白半夏汤主之。"以栝蒌薤白半夏汤降逆逐饮，豁痰通阳，治疗痰涎壅盛，痹阻胸阳，胸背阳气不通畅出现心痛彻背。第五条："胸痹心中痞，留气结在胸，胸满，胁下逆抢心，枳实薤白桂枝汤主之。"治疗阴寒邪气偏盛，停痰蓄饮为患之胸痹证。方用枳实薤白桂枝汤宣痹通阳，泄满降逆。方中枳实消痞除满，厚朴宽胸下气，二者破其阴气；栝蒌开胸中痰结，薤白、桂枝通阳化气，平冲降逆。第七条："胸痹缓急者，薏苡附子散主之。"阳气者，精则养神，柔则养筋。阳痹不用，则筋失养而或缓或急，所谓大筋软短，小筋弛长者是也，故以薏苡仁舒筋脉，附子通阳痹。《伤寒论》第21条论述误下挫伤胸阳，导致胸阳郁遏不宣出现"胸满"："太阳病，下之后，脉促胸满者，桂枝去芍药汤主之"，胸阳不振，表邪未解，治以解肌祛风，宣通阳气。去苦寒有碍温通阳气之芍药，余桂枝、生姜、大枣、甘草四药，均为温性，温补阳气。桂枝合甘草辛甘化阳，为温通心阳之佳品；且桂枝配生姜，味辛升散，温中有通，对胸阳郁遏者尤为适宜。《伤寒论》第22条："若微寒者，桂枝去芍药加附子汤主之。"表邪不解，胸阳被遏，阳气不足，治以辛甘通阳，温经复阳，加附子主要意在温经复阳。

5. "当以温药和之"，以治痰饮　张仲景在《金匮要略·痰饮咳嗽病脉证并治》系统论述了痰饮的脉、因、证、治。提出"病痰饮者，当以温药和之"，是临证指导各种痰饮病的治疗总则。

仲景首篇根据饮停部位，将痰饮分为四类，即"有痰饮，有悬饮，有溢饮，有支饮"，指出"其人素盛今瘦，水走肠间，沥沥有声，谓之痰饮。饮后水流在胁下，咳唾引痛，谓之悬饮。饮水流行，归于四肢，当汗出而不汗出，身体疼重，谓之溢饮。咳逆倚息，短气不得卧，其形如肿，谓之支饮"。其后又根据饮留时间长短、部位深浅、水饮侵扰脏腑之不同，有留饮、伏饮、水在五脏之名。其实根据饮停部位，它们都可归入四饮。痰饮病总属阳虚阴盛，故而张仲景提出"当以温药和之"的治饮大法。在表在上者，温而兼汗，在里在下者，温利小便，深痼难化者，温而逐水，外饮治脾，内饮治肾，要旨皆主以温药。如针对痰饮脾肾阳虚证，"心下有痰饮，胸胁支满，目眩，苓桂术甘汤主之""夫短气有微饮，当从小便去之，苓桂术甘汤主之，肾气丸亦主之"，其中苓桂术甘汤温脾阳以行气化湿，肾气丸温肾纳气以化阴邪，待中阳健运，气化得司，则水湿之饮邪就能化津四布，从小便而去。实为"温药和之"之代表方剂。对于下焦水饮郁结，膀胱气化不行，饮邪上逆，见"脐下悸，吐涎沫而癫眩"，治以五苓散通阳化气，使饮邪从表里分消。溢饮之外寒里饮证，"当发其汗"，以小青龙汤发汗宣肺，温化寒饮。体虚寒饮蕴肺，见咳嗽、胸满、痰液清稀，治以苓甘五味姜辛汤温肺散寒，化饮止咳。若兼呕冒，则选苓甘五味姜辛半夏汤；兼形肿，则选苓甘五味姜辛半杏汤；兼胃热，则以苓甘五味姜辛半杏大黄汤治之。

五、结语

纵观《伤寒论》和《金匮要略》二书，无论是在疾病预防、治疗方面，还是在预后方面；无论是三阳之证，三阴之证，以及汗、吐、下、火疗等误治所导致的变证，在其论治时，仲景无一不强调正气、阳气对人体的重要作用，治疗总以恢复人体正气、阳气，驱邪外出为宗旨。虽然论中未明确提及"扶阳"字眼，但从其辨证原则、处方用药等方面皆不离以扶阳立法，无论是外感病，还是内伤杂病的证治，无不彰显其重阳之旨，其"扶阳"学术思想贯穿始终，为后世扶阳理论不断地发展奠定了坚实的基础，"扶阳法"也成为中医治法体系中最具特色的方法之一。张仲景可谓是扶阳大法的开山鼻祖和一代宗师。

（孙艳红　张晓琳）

第二节　王　　冰

一、生平简介

王冰，唐代中期医学家，具体生卒年月不详。根据北宋林亿等人的"新校正"指出："按唐《人物志》，冰，仕唐为太仆令，年八十余，以寿终。"可知王冰享年 80 岁，曾官至太仆令。从《素问》次注的王冰自序中可知其自号"启玄子"。王冰年轻时笃好养生之术，留心医学，潜心研究《素问》达 12 年之久，并于唐宝应元年（公元 762 年）完成对《素问》的次注，经过分门别类、迁移补缺、阐明奥义、删繁存要以及前后调整篇卷等整理研究工作，著成《补注黄帝内经素问》24 卷 81 篇，是现存最早、内容最系统和最完善的《素问》传本，也是最早的注本之一，为整理保存古医籍作出了突出的贡献。后人的《素问》研究多是在王冰研究的基础上进行。

二、著作介绍

王冰的主要著作是《补注黄帝内经素问》，是王冰重新整理编次并注释《黄帝内经素问》而成。《素问》原书九卷，81 篇。自汉至唐，屡经增改、传抄，至唐代已"篇目重叠，前后不伦，文义悬隔，施行不易，披会易难"。王冰遂以南朝全元起本《内经训解》为依据，对《素问》进行编次注释，故曰次注；将其师旧藏之卷的七篇大论补入，并对其中简脱文断、义不相接之处搜求经论，迁移补之；篇目坠缺指事不明者，量其旨趣，加以阐明。历时十二年，于唐宝应元年（762 年）完成此一巨著。王冰在增改经文时，态度严谨，"凡所加字，皆朱书其文，使今古必分，字不亲揉"。在注释方面，广泛引证多种古籍，对原文详细注释。北宋校正医书局林亿等人于嘉祐二年（1057 年）对该书进行校勘。此后各种刊本虽经或分或合的演变，然均以此本为依据。王冰对运气学说很有研究，其理论见解记述于补入的《天元纪大论》《五运行大论》《五常政大论》《六微旨大论》《六元正纪大论》《气交变大论》《至真要大论》等七篇大论的注释中，比较客观地反映了运气学说，为后世运气学说之本。此外他还在病机治则、五味归经、脏腑形态等方面都有所发挥和突破，从而为中医学的发展打下了坚实的基础。

世传王冰的著作还有《玄珠密语》《昭明隐旨》《天元玉册》《元和纪用经》等著作，据考多为后人托名之作。

三、扶阳的学术思想

王冰深受道家思想的影响，自称"弱龄慕道，夙好养生"，更自号启玄子。在注释《素问》中大量引用老子、庄子、河上公、广成子等著述，大力宣扬道家"清静无为""清心寡欲""奉养天真""道法自然"等思想，形成了系统的养生理论。王冰对阴阳理论的阐释，体现在他对《阴阳应象大论》《四气调神大论》《阴阳离合论》《阴阳别论》《生气通天论》及《至真要大论》等篇章的注解中。王冰注释《四气调神大论》"圣人春夏养阳，秋冬养阴，以从其根"句曰："阳气根于阴，阴气根于阳，无阴则阳无以生，无阳则阴无以化。全阴则阳气不极，全阳则阴气不穷。"他这是从阴阳互根的角度强调养生。因为人体本身就是一个阴阳的对立统一体，《金匮真言论》曰"言人之阴阳，则外为阳，内为阴。言人身之阴阳，则背为阳，腹为阴。言人身藏腑中阴阳，则藏者为阴，腑者为阳""阴中有阳，阳中有阴，平旦至日中，天之阳，阳中之阳也；日中至黄昏，天之阳，阳中之阴也；合夜至鸡鸣，天之阴，阴中之阴也；鸡鸣至平旦，天之阴，阴中之阳也"。阴阳要保持一种平衡状态，"阴平阳秘，精神乃治，阴阳离决，精神乃绝"，而如果阴阳不能平衡，就会出现"阴胜则阳病，阳胜则阴病，阳胜则热，阴胜则寒"。

王冰对阴阳对立制约关系的理解体现在对《至真要大论》"诸寒之而热者取之阴，热之而寒者取之阳，所谓求其属也"句的注释："言益火之源，以消阴翳；壮水之主，以制阳光，故曰求其属也"，即"大寒而甚，热之不热，是无火也"，无火者不必去水，宜"益火之源，以消阴翳"；无水者不必去火，宜"壮水之主以制阳光"，对阴虚、阳虚而至阴阳偏胜之证，不攻其强，而采用扶弱以制强，此句话称为后世阴阳水火理论用于指导临床的至理名言。此外在阴阳的关系中，王冰特别重视阳气的主导作用，在注释《生气通天论》"阳气者若天与日，失其所则折寿而不彰，故天运当以日光明"中指出："谕人之有阳，若天之有日，天失其所，则日不明；人失其所，则阳不固。日不明则天境暝昧，阳不固则人寿夭折。"王冰强调要平衡阴阳，首先要重视阳气，使阳气能够致密，起到护卫机体的作用，如果阳气不足，则会"折寿而不彰"，不能正常维系生命的正常运行。这都表明在阴阳关系中，阳处于主要方面，而阴则处于从属地位。"然阳气者，内化精微，养于神气；外为柔软，以固于筋。动静失宜，则生诸疾""阳自强而不能闭密，则阴泄泻而精气竭绝矣""人之生，故宜借其阳气也"。这些都反复强调了阳气的重要性，并进一步指导养生及中医临床。

四、结语

王冰对《黄帝内经》的整理工作，对中医的贡献居功至伟，使后人得以完整学习到《内经》的思想，尤其是《内经》中的扶阳思想，让人们认识到阳气在人体的生命活动中起主导作用，扶助阳气可以帮助人们调摄养生、预防及治疗疾病，《内经》中的扶阳思想理论系统，内容深刻，具有很强的临床指导意义，为后代医家的发挥提供良好的基础，值得我们深入研究。

（李　宁）

第三节 窦 材

一、生平简介

窦材，宋代河朔真定（今河北省正定县）人，具体生卒年月不详，曾任开州巡检、武翼郎等官职。窦材出生于一个四世业医之家，后学医于一位"关中老医"，其受道家思想的影响，将其先师所历之法结合自己四十余年所积经验，于南宋绍兴十六年（1146 年）著成《扁鹊心书》3 卷，附"神方"1 卷。窦材的学术思想也集中地反映在其著的《扁鹊心书》一书中。

二、著作介绍

《扁鹊心书》为窦材托名扁鹊所写，全书共分为三卷，上卷共有论述 10 篇，灸法 3 篇，包括黄帝灸法、扁鹊灸法及窦材灸法，中、下卷主要讲述各病症的治疗，其中中卷 64 篇，载病 64 种；下卷 54 篇，载病 53 种，及《周身各穴》一篇。卷末附有神方共 94 首，附有《金线重楼治证》《服金液丹各种引药》《神治诸般风气灵膏》《汗斑神效方》各一篇。书后附方多用丹药及附、桂等热药，内载"睡圣散"，于灸前服用，使昏睡而不知痛，这属于中药麻醉的方法。书中重视灸法及扶阳，反对妄用寒凉攻下，其学术思想具有重要的理论价值和临床指导意义。

三、扶阳的学术思想

（一）学尊《内经》，重视扶阳

窦材在学术上尊《内经》，重视扶阳，反对妄用寒凉攻下，如在《扁鹊心书》中说："《素问》云：年四十，阳气衰，而起居乏；五十体重，耳目不聪明矣；六十阳气大衰，阴痿，九窍不利，上实下虚，涕泣皆出矣"。他认为人体阳气乃人身之主宰，人的生长壮老已过程，就是阳气由强到弱的过程。由此而推论出："夫人之真元乃一身之主宰，真气壮则人强，真气虚则人病，真气脱则人死"，"阳精若壮千年寿，阴气如强必毙伤"，"阴气未消终是死，阳精若在必长生"。道家认为，纯阳为仙，纯阴为鬼，人居阴阳之间，故人鬼参半。故此，"道家以消尽阴翳，炼就纯阳，方得转凡成圣，霞举飞升"。所以窦材也是受到当时道家思想的影响，重视人体阳气的修炼。而为医者，窦材认为："为医者，要知保护阳气为本，人至晚年阳气衰，故手足不暖，下元虚惫，动作艰难"。这些都是人体阳气不足，年老肾元亏损，无法长寿的重要原因。因此，他认为："盖人有一息气在而不死，气者阳所生也，故阳气尽必死"。正如《素问·生气通天论》云："阳气者，若天与日，失其所则折寿而不彰，故天运当以日光明"，"凡阴阳之要，阳密乃固"。窦氏"保扶阳气为本"的学术思想，充分发挥和实践了《内经》的阴阳学说，他悟出了《内经》重视阳气的学术思想，并对这一重视扶阳的思路，进行总结与归纳，对于防病治病、延年益寿都具有重要作用与临床意义。

其受道家思想的影响，认为"消尽阴翳，炼就纯阳，方得转凡成圣"，"阳精若壮千年寿，阴气如强必毙伤"，所以"为医者，要知保扶阳气为本"。他非常强调阳气在人体生理、病理中的重要作用，认为阳气的盛衰是人体生长衰老的根本，阳气的有无是人体生死存亡的关键。其主张扶阳以"灼艾第一，丹药第二，附子第三"，常从肾脾着手，注重灸法，并创制"睡圣散"以减轻艾灸时的痛苦。其强调"人于无病时，常灸关元、气海、命关、中脘，更服保元丹、保命延寿丹，虽未得长生，亦可保百余年寿矣"。

（二）反对妄用寒凉攻下

窦材用药主张"忌用转下""禁戒寒凉"，其认为"寒苦之药，动人藏府，泄人元气也""溺于滋阴苦寒之剂，殊不知邪之中人，元气盛则能当之，乃以凉药冰脱，反泄元气，是助贼害主也，夫凉药不知害了多少人"，故《内经》只有"陈寒痼冷之论，未有积热纯阳之说。纵然积热为病，一服转下便可解救。若阴寒为病，则四肢逆冷，死在须臾"，并指出"今之庸医不问虚实，动辄便行转下，以泄六腑各气，转生他证。重则脾胃渐衰，不进饮食，肌肉消瘦而死"，对使用寒凉药物的禁戒，认为"冷病属阴，阴邪易伏，故令人不觉，久则变为虚寒，侵蚀藏府而死"，"若元气稍虚者，无不被凉药冰败而死，脾胃有伤，焉望其生"。这些都给临床医生敲响了警钟。

（三）重视脾肾之阳

窦材重视扶阳，尤其注重扶脾肾二脏之阳。他认为："脾为五脏之母，肾为一身之根"。因此，在临证施治上重要的是温补脾肾之阳。《扁鹊心书》中所附的窦材灸法中记载50余种病证，其中约有30余种病证为脾肾阳虚，在《扁鹊心书》中所载的40余则医案，有一半以上是用温补脾肾之法，可见其对脾肾二脏的重视程度。对于温补脾肾阳气的方法，窦材提出"灼艾第一，丹药第二，附子第三"，以此三法作为保命的真诀，充分体现了他注重扶阳的思想。

窦材在《扁鹊心书》中多重视脏腑辨证，而在脏腑辨证中又尤其重视脾肾，在记载的病例中多辨证为脾肾阳（气）虚。如脾泄注下辨为脾肾气损，汗后发噫辨证为脾肾阳虚，肺伤寒辨证为肾气虚，喉痹为肺肾气虚，虚劳乃脾肾损伤，水肿、膨胀脾（胃）气虚，暴注为脾气受损，休息痢乃脾胃损伤，暑月伤食泄泻则考虑"凡暑月饮食生冷太过，伤人六腑。伤胃则注下暴泄，伤脾则滑泄"，痢疾则为湿热伤其脾胃，呕吐、反胃、痞闷为脾胃受伤，以及中风、消渴、着恼病、气脱、腰痛、中风人气虚中满、老人两胁痛、疝气、吞酸、脾疟、胃疟、邪祟、怔忡、脚气、足痿病、黄疸、黑疸、肾厥、眼病、骨缩病等病皆着眼于脾（胃）肾阳（气）虚。以消渴病为例，窦材论述消渴病"由心肺气虚，多食生冷，冰脱肺气，或色欲过度，重伤于肾，致津不得上荣而成消渴。盖肾脉贯咽喉，系舌本，若肾水枯涸，不能上荣于口，令人多饮而小便反少，方书作热治之，损其肾元，误人甚多。"治疗"若服降火药，临时有效，日久肺气渐损，肾气渐衰，变成虚劳而死矣。此证大忌酒色，生冷硬物"，由此可见窦材对脾肾的重视程度。

（四）重视艾灸扶阳

灸法是窦材主要的治病方法，几乎无病不灸，充分体现了"灼艾第一，丹药第二，附子第三"的学术思想。窦氏认为医之治病用灸，如做饭需薪，艾灸也最能体现扶阳的思想，所以窦材提出"大病宜灸"的主张，并设专论："今人不能治大病，良由不知针艾故也。世有百余种大病，不用灸艾、丹药，如何救得性命，劫得病回？如伤寒、疽疮、劳瘵、中风、肿胀、泄泻、久痢、喉痹、小儿急慢惊风、痘疹黑陷等证。若灸迟，真气已脱，虽灸亦无用矣；若能早灸，自然阳气不绝，性命坚牢"，这体现了他对灸法的重视。灸法主要作用在于温通气血，扶正祛邪。在具体使用中，窦材尤重视命关、关元二穴，命关补脾，关元温补肾阳，体现了其重视温补脾肾阳气的思想。

四、治疗经验

在扶阳理念的指导下，窦材运用艾灸及扶阳药物对涉及内、外、妇、儿各科的117个病种进行了详细论述，并记载了五十余则案例，给后世留下了宝贵资料。

（一）用药经验

窦材的扶阳思想及重视脾肾阳气的思想，通过药物运用在临床治疗中得以体现。在窦材记载的98首方剂中，有81首由辛热性温药物组成，可见窦材不仅提倡扶阳理念，且临证用药也是以辛温药物为最多。其中含附子的方剂有26首，占全部的26.5％，其他如干姜、肉桂、吴茱萸、花椒等辛热之品，也占方剂的大部分。以金液丹为例，金液丹又名保元丹、壮阳丹，是由硫黄炮制成药，硫黄的主要功用在于补火助阳。《扁鹊心书》共计使用金液丹约60处，《太平惠民和剂局方》载："金液丹固真气，暖丹田，坚筋骨，壮阳道，除久寒痼冷，补劳伤虚损。治男子腰肾久冷，心腹积聚，胁下冷癖，腹中诸虫，失精遗溺，形羸力劣，脚膝疼弱，冷风顽痹，上气咽血，咳逆寒热，霍乱转筋，虚滑不利。又治痔湿生疮，下血不止。及妇人血结寒热，阴蚀疳痔。"窦材认为金液丹可以"治二十种阴疽，三十种风疾，一切虚劳，水肿，脾泄，注下，休息痢，消渴，肺胀，大小便闭，吐衄，尿血，霍乱，吐泻，目中内障，尸厥，气厥，骨蒸潮热，阴证，阴毒，心腹疼痛，心下作痞，小腹两胁急痛，胃寒，水谷不化，日久膀胱疝气膨膈，女人子宫虚寒，久无子息，赤白带下，脐腹作痛，小儿急慢惊风，一切疑难大病，治之无不效验"。

在窦材运用的方药中，其中含附子的方剂约26首，有全真丹、来复丹、草神丹、姜附丹、救生汤、霹雳汤、渗湿汤、附子半夏汤、术附汤、八仙丸、建中汤、还睛丹、菟丝子丸、五膈散、撮气丸等。以姜附汤为例，《扁鹊心书》中使用近50处，该剂仅干姜、附子二味，附子源于《神农本草经》"主风寒咳逆邪气，温中，金疮，破坚积聚血瘕，寒湿痿，拘挛膝痛，不能行步"。《本草汇言》曰："附子，回阳气，散阴寒，逐冷痰，通关节之猛药也。诸病真阳不足，虚火上升，咽喉不利，饮食不入，服寒药愈甚者，附子乃命门主药，能入窟穴而招之，引火归原，则浮游之火自熄矣。凡属阳虚阴极之候，肺肾无热证者，服之有起死之殊功"。干姜，《本经》曰："主胸闷咳逆上气，温中，止血，出汗，逐风湿痹，肠癖下利，生者尤良"。《本草求真》曰："干姜大热无毒，守而不走，凡胃中虚冷，元阳欲绝，合以附子同投，则能回阳立效，故书有附子无姜不热之句"。二药合用，可收温里壮阳、逐寒救逆之功。姜附汤也经常同其他方药一起用，如治疗膏肓病，"先服金液丹，除其寒气，再用姜附汤十日可愈"。

窦材的扶阳方药中多是丹剂，方药多取名金液丹、保命延寿丹、大丹、中丹等丹药，用药大多离不开硫黄、雄黄、朱砂等纯阳之品，这应是受当时追求长生、仙丹的社会风气的影响，现代学习应用其方药时应加以拣择，有些可能不适合现代临床的实际了，但他的这种扶阳的思想应该得到继承和发扬。

（二）艾灸经验

窦氏用灸，自谓遵《铜人针灸图经》之法，凡大病宜灸脐下五百壮，《扁鹊心书》曰："又世俗用灸，不过三五十壮，殊不知去小疾则愈，驻命根则难。故《铜人针灸图经》云：凡大病宜灸脐下五百壮。补接真气，即此法也。若去风邪四肢小疾，不过三、五、七壮而已。"认为临证时若只灸三五十壮，是不能补接真气的。他列"黄帝灸法""扁鹊灸法""窦材灸法"专篇，其中总结归纳了"黄帝灸法"25种，"扁鹊灸法"10种，最后附了自己的"窦材灸法"50条，详细论述了针对各种疑难杂症的灸疗方法。此外，在强调用灸的同时，又指出有些病证需先用灸后用药。从预防保健到临床治疗，窦氏都主张用灸法，提出常灸关元、气海、命门等穴，可防病保健，延年益寿。

窦材运用艾灸时，取穴少而精，一般每次一到两个穴位，《扁鹊心书》记载的全部穴位只有二十多个，其中灸关元、命关的频率最多，从对此二穴的应用也体现了窦材重视脾肾阳气的思想。一般温补脾阳用命关，他说："此穴属脾，又名食窦穴，能接脾脏真气，治三十六种脾病。凡诸病困重，尚有一毫真气，灸此穴二三百壮，能保固不死。一切大病属脾者并皆治之。盖脾为五脏之母，后天之本，属土，生长万物者也。若脾气在，虽病甚不至死，此法试之极验"。温补肾阳用关元，此穴位能培肾固本、补益精血，为人体一大强壮穴，在《扁鹊心书》中推荐使用近百次。可见他对能够温补脾肾穴位的重视程度。

窦材用灸法多采用重灸法，如治疗"水肿膨胀、小便不通，气喘不卧，此乃脾气大损也，急灸命关二百壮，以救脾气，再灸关元三百壮，以扶肾水，自运消矣"，治疗脾泄注下，认为属脾肾气损，"亦灸命关、关元各二百壮"。如窦材治疗暴注病，主张"若危笃者，灸命关二百壮可保，若灸迟则肠开洞泄而死"。其治疗病例："一人患暴注，因忧思伤脾也，服金液丹、霹雳汤不效，盖伤之深耳。灸命关二百壮，大便始长，服草神丹而愈。"对于很多疾病，窦材都主张艾灸与方药同用，互相配合，增强疗效，而且艾灸也多是百壮以上。

但艾灸百壮以上，会给病人带来痛楚，患者也不易接受，所以窦材创睡圣散（由山茄花与火麻花二味组成），并先自用以验其功效，然后用于病人，使病人临灸服之，就类似于麻醉，使病人感觉不到痛苦。

五、结语

窦材尊崇《内经》，认为《内经》乃医家正道。秉承扶阳学说，将其精义发挥得淋漓尽致，思想独到，主张"须识扶阳""温补脾肾""灼艾第一"。临证注重理论对实践的指导，重视扶阳与灸法的运用，窦材将灸法作为扶阳气、起沉疴、救危急的重要手段。现代需要认真研究总结窦材的经验及治疗要领，融会贯通，取长补短，以指导我们的临床。

（李　宁）

第四节　王　好　古

一、生平简介

王好古，字进之，又字信之，号汝庄，晚年退居草堂，号海藏老人，金代赵州（一作古赵，今河北赵县）人，执业于晋州（今山西太原）。约生于金承安五年（1200年），卒于南宋景定五年（1264年），享年64岁。好古性明敏，博通经史，尤好经方，以进士官本州教授，兼提举管内医学，后自金入元。早年与李东垣同受业于张元素，但少于李东垣20岁，又师事之，尽传其学，故《四库全书提要》曰："好古，李杲之高弟也"。又"精研极思轩岐以来诸家书，驰骋上下数千载间，如掌诸指"（见《阴证略例》序），常"出新意于法度之中，注奇辞于理趣之外"（《郑堂读书记》）。王好古师承张、李，仰慕仲景，精研《内经》《难经》，在医学理论和实践中均有建树，步入了金元名医之列，堪称易水学派之佼佼者。

二、著作介绍

王好古一生勤于著述，著有《阴证略例》一卷，《医垒元戎》十卷（现残存一册，不分卷），《此事难知》二卷，《汤液本草》三卷，《癍论萃英》一卷。据熊均的《医学源流》和李时珍的《本草纲目》等记载，王氏尚有《仲景详辨》《活人节要歌括》《三备集》《光明论》《标本论》《小儿吊论》《伤寒辨惑论》《辨守真论》《十二经药图解》《解仲景一集》《疗痈疽耳眼本草要钞》《海藏治验录》《本草实录残卷》《伊尹汤液仲景广为大法》《钱氏补遗》等书，但均已散佚。

《阴证略例》是论治阴证的专著，成书于公元1232年，不管外感或内伤，伤寒或杂病，凡辨之属阴证者，本书实有其临床参考价值。全书总为一卷，计30余条，两万余言。所论阴证，首列岐伯、洁古、仲景之论，次举叔和、活人、许学士、韩祗和之说，并参以王好古的评述，书末再附上其验案。全书有证有方，有论有辨，审证用药，甚为严谨。《医垒元戎》十二卷，初撰于金正大八年（1231年），后原稿佚失，经追忆"十得七八"，重撰于蒙古太宗九年（1237年），是书以十二经为纲，首述伤寒，附以杂证，选方则多采用《和剂局方》，并附有自订的验方。《此事难知》二卷，刊于元至大元年（1308年），是书分上下两卷，载医论一百多篇。书名前冠以"东垣先生"字样，可能系王氏收集李东垣之议论而成书的。《汤液本草》三卷，刊于元至元二十六年（1286年），是书专论药物，卷上为药性总论部分，卷中、下分论药物，共收238种药物，主要阐述药物治病机理、用药要点及炮制等内容。并对张元素、李东垣的药学理论进行了阐发，反映了金元时期药物学理论发展成就。

三、扶阳的学术思想

王好古掇取前贤有关阴证论述之精要，并参以己见，附以验案，从理论和临床对阴证进行了新的阐发，对后世扶阳学说产生了深远影响。

（一）阴证学说的学术渊源

王好古的学术思想，渊源于《内经》《伤寒论》等经典，复受历代医家的影响，特别是在张元素脏腑辨证学说和李东垣脾胃内伤理论的启发下，注重脏腑虚损和伤寒三阴虚证。认为张元素既有三阴可下之法，必有三阴可补之法，奠定了其阴证学说的基础。

彼时研究《伤寒论》者，大都详于外感而略于内伤，详于实证而略于虚证，详于三阳病而略于三阴病。张元素分析脏腑寒热虚实病机亦未突出虚寒病机，李杲论述脾胃内伤重点阐述了"饮食不节""劳役过度""情志刺激"所造成的"阴火炽盛"的热中病变，对内伤冷物遂成"阴证"则论述过简。王好古在临床实践的基础上，认识到阴证危害甚大而较阳证尤为难治，故特别重视对伤寒阴证的研究。他认为"伤寒，人之大疾也，其候最急，而阴证毒为尤惨，阳则易辨而易治，阴则难辨而难治"。更何况临证时单纯之阴证、阳证并不多见。为使医者临证"阴阳寒热如辨黑白"，使人民"免横夭以无辜，皆康宁而得寿"，他采掇前贤有关阴证论述之精要，并参以己见，就阴证而立论，著成《阴证略例》一书。以仲景温里扶阳诸方证及后世诸家有关阴证、阴脉的论述为其立论的依据，对阴证的病因、病机、诊断、治疗等做了详细的分析和阐述，世人评价甚高，影响深远。

（二）阴证的病因

王好古把阴证形成的病因归纳为内因和外因。外因为触冒霜露雾露、久雨清湿之气、山岚瘴气等清邪和内伤饮冷、误服凉药等；内因为人的本气先虚，内已伏阴。阴证的产生是内外因相合所致，而其更强调内因在阴证发病中的重要性。本气先虚，内已伏阴是形成阴证的关键，外感寒邪、内伤冷物都是外在条件，本气虚实才是发病的内在依据。若人本气实，则虽感寒饮冷，均不足以使人致病；人本气虚，虽感寒饮冷不甚，或既未感寒，又未饮冷，但因"内已伏阴"，则亦可以发为阴证。根据人的本气虚实程度，决定阴证是否发生及阴证的轻重程度。

在王好古论述阴证形成的病因中，其对感受雾露雨湿的认识别有新见。他认为雾露雨湿的性质同于生冷，皆可致寸口脉小，侵入途径也可从口鼻而入，可直接损伤脾胃而致阴证。王氏独具创见地认为如果人体本气先虚，内阴已伏，或空腹晨行，或语言太过，口鼻气消，肺胃之气不足，则雾露雨湿又可以口鼻为侵入途径，引起内感阴证的发生。这补充了除风寒侵袭肌表而导致的阴证之外的阴寒病证，扩大了阴证的范围。这些论述既是对《伤寒论》阴邪致病病因论述的补充，也是王氏提出的新观点。根据《伤寒论》的论述，外感阴证如果失治误治或阳气虚损，外寒可传经而入内或直中三阴，形成内伤三阴证；而内感阴证则是雾露雨湿从口鼻入腹，或冷物凉药直接入胃，病位不在表，而在脾胃，脾胃居于内，而雾露雨湿、冷物凉药性寒属阴，故称之为内感阴证，他认为内感阴证发自脾胃。根据"大抵阴证者，由冷物伤脾胃，阴经受之也"，"但内伤冷物，或损动胃气，遂成阴证"以及《证治准绳》引黄仲理论三阴证说"三阴有传经之邪，有内感之邪。传经者，自太阳传入者也；内感者，直中三阴，非自阳经次第流传而来，由形寒饮冷而得，损动胃气之所致也"诸说，王氏强调饮冷内伤，先损胃而及三阴各经，伤在何经，又视脉证而辨析之。

而导致人体"本气先虚，内已伏阴"的原因，一是饮冷内伤，损伤了阳气所致，首先损及中阳，再及于三阴各经。王氏认为张洁古之阴证仅阐述了针对三阴实证的三阴可下之法，而对三阴虚寒证有所忽略，既有三阴可下之法，必有三阴可补之法。因此，王氏在张元素脏腑辨证的启发下，独重脏腑虚损，补充了三阴可补之法以羽翼师说。王氏认为导致人体"本气先虚，内已伏阴"的另一重要原因在于调摄养生不当，损伤了人体的阳气，尤其是肾阳所致。王好古云："阳气出则出，阳气藏则藏。晚阳气衰，内行阴分，故宜收敛以拒虚邪。动筋骨则逆阳精耗，见雾露则寒湿交侵，顺此三时，乃天真久远。"王好古在《此事难知·伤寒之源》中又说："盖因房室劳伤与辛苦之人，腠理开泄，少阴不藏，肾水枯竭而得之。故君子周密于冬，少阴得藏于内，腠理以闭拒之，虽有大风苛毒，莫之能害矣……此伤寒之源，非天之伤人，乃人自伤也。"

王好古根据感受阴邪的轻重和阳气受损的程度，讨论了"阴毒"学说，认为阴毒是指阴气独盛，阳气暴绝的一类病证。其内涵包括两个方面：一者病邪性质上属于阴，且阴邪盛极而成毒，并严重损伤阳气；二是肾气虚寒是导致阴毒证候形成的关键因素，导致内已伏阴，外又感寒，或先外寒而内伏阴，内外皆阴，则阳气不守而暴绝。

（三）阴证的病机

关于阴证形成的病机，《伤寒论》中的三阴证多以外邪传变和直中立论，王氏秉承张元素的脏腑辨证论和李东垣的脾胃内伤学说，指出阴证的本质在于"本气虚"，打破了以往外感、内伤截然分开之认识。王氏尽管强调脾胃为受病之源，但并不忽视肾主元阳之理，"冷物固能伤脾，阴寒伤肾尤甚"。腠理的开合与人体的机能状态，特别是卫外之气有密切的关系，而卫气虽开发于上焦，却根源于下焦。所以肾气盛衰与否，与阴证发生密切相关。从"内感阴证"的邪入途径自口鼻入腹，又可以看出肺胃气虚是阴证形成的一个重要条件。脾胃为脏腑气血生化之源，东垣谓"脾胃一虚，肺气先绝"，是知阴证与脾胃的关系也尤为密切。人之本气在脾肾，本气虚实指脾肾阳虚，因此脾肾阳虚乃是形成阴证的关键因素。阴证由脾肾阳虚（特别是肾阳虚）的内因起主导作用。若人本气实，则虽感寒饮冷，均不足以使人致病。先后天之本均有虚损，外邪自然易入，而且感寒饮冷又常易损伤或加重脾肾之阳气虚损。由此看出，阴证学说是脏腑辨证的深入和发展。阴证形成后，王氏认为阳气的变化为"元阳中脱"，而元阳中脱有内外两途，即"阳从内消"和"阳从外走"。人失于调摄养生，在内外因的作用下，可损伤人体的阳气，导致阳从内消，而阴气内盛，既可消阳于内，又可使阳气失于固秘，逼阳于外，形成阴证似阳或阴盛格阳等种种复杂的临床表现。

王氏阐发阴证，着意于论述伤寒内感阴证，兼论外感，强调人体正气之说，重视脾肾阳气的虚损，成为其阴证学说的核心思想，这对后世医家临床辨治阴证有重要的指导意义。

（四）阴证的辨识与证候表现

阴阳证的鉴别诊断，是阴证诊治中的重要环节。《素问·阴阳应象大论》云："善诊者，察色按脉，先别阴阳"，阴证病情复杂，假象变证众多。王氏认为阴证既难辨别，又难治疗。阴证之所以难辨，王氏责之于"阴证始终形状杂""阴证假证多"，所以在辨证时辨"阴阳寒热如辨黑白"是最基本的原则，特别是对"虚实互见、寒热交分、气运加临、脉候不应、形候相若，似是而非"的证候，更应于细微处加以审辨。辨识阴证时，王氏遵循经旨，重视前代医家辨识阴证的理论经验，对阴证的辨证进一步作了发挥，重视四诊合参，尤其突出了色脉诊。全面地介绍了阴证的具体症状，如身冷、肢厥、嗜睡、脉象沉细等，分析了阴证的变证或假象，如阴证似阳、阴盛格阳、外阳内阴等，并阐明其病机，使医者在临证时有所遵循。

王好古在《此事难知·辨阴阳二证》中，论述了阴证的证候特点：身静，重语无声，气难布息，目睛不了了，鼻中呼不出吸不入，往来口与鼻中气冷，水浆不入，大小便不禁，面上恶寒，有如刀刮。身静，声低息短懒言，不思水饮，畏寒，口鼻气冷，二便不禁等临床表现，这些正是阳气虚弱失于温养、温摄、温化，身体机能低下，抗病能力不足的形象描述。这些论述切中了阴证的主要证候特点，但仍然不够完备，故其又在《阴证略例》中进一步具体列举了前代诸多医家对阴证症状和舌脉特点的论述，极大地丰富了阴证证候特点和辨识阴证的内容。

王氏在张仲景伤寒三阴证治的基础上，论述了"内伤三阴"。他认为"若饮冷内伤，虽先损胃"，但其病变则有病在厥阴肝经、少阴肾经、太阴脾经的三阴证不同的症状表现。在辨阴证时从色脉判断各在何经，阐述肝、脾、肾三脏的阳虚证，并将三阴虚证分为肝阳虚损、肾阳虚损、脾阳虚损。若面青或黑，或青黑，俱见脉浮沉不一，弦而弱，伤在厥阴肝之经，并可见四肢厥逆，爪甲青，或自汗不止等证；若面红或赤，或红赤俱见，脉浮沉不一，细而微者，伤在少阴肾之经，并可见腹中痛、利止脉不出、呕、咽痛等证；若面黄或洁，或黄洁俱见，脉浮沉不一，缓而迟者，则为伤在太阴脾之经，并可见手足自温，自利不渴等证。

王氏认为"元阳中脱"有内外两途，即"阳从内消"和"阳从外走"。"阳气内消"表现为身体凉，四肢厥冷，嗜睡欲卧，默默不欲言，脉象沉细；"阳气外越"表现为身表热，四肢温，头重不欲举，神志躁扰，谵语妄言，脉象浮弦，按之全无力。从王氏的论述来看阳气内消的辨识较易，而阳气外越的辨识则相对困难些，且易被误认为阳热实证的证候特点，但其指出了阳气外越辨识的关键要点在于脉象虽显浮弦，但按之全无力，与阳热实证的洪数有力大相径庭，只要把握住这一关键要点，则阴阳虚实立判。他还运用腹诊鉴别证候，当阳气外越，可见四肢尽热，谵语妄言者，易与阳证相混，若按其胸腹久不热者为阴证，若灼热者为阳证；当阳气内消，可见四肢厥冷，语言错乱者，易与阳郁似阴证相混，若按其胸腹久不热者为阴证，反之为阳证。此均系临床宝贵经验之谈。

王好古认为阴毒是指阴气独盛，阳气暴绝的一类病证。结合临床来看，阴毒的临床表现特征应当是复杂的，常以四肢逆冷，脐腹筑痛，身如被杖，脉沉疾，冷汗不止，脉细欲绝或一息八至以上，或不可数等阴寒极盛、阴盛格阳、阳气暴损、脏腑功能衰败的主要临床表现。而一旦诊断为阴毒，因邪盛易致阳气暴绝，当急救之，治疗的方法为灸药结合，令阳气复大汗出则解也。

王好古对阴证的鉴别极为精审，他深入分析了阴证在某些情况下所表现的变证及假象，并阐明其病机。在《阴证略例·活人阴脉例》中论述阴证似阳证的证候特点为：身微热，烦躁，面赤，脉沉而微者。其病理机制为：身微热者，里寒故也；烦躁者，阴盛故也；面戴阳者，下虚故也。阴发躁，热发厥，则属物极则反。阴发躁，热发厥，在临床确属少见之症，大多数临床医家不易辨识，导致虚实寒热辨识混淆。根据这一临床实际，仍然用脉象作为阴证似阳鉴别诊断的主要依据，即数为热，迟为寒，指明了要从阴证出现的"身热面赤"等假象中，认识"脉沉而微"的本质。这是"舍证从脉"的示例。这种方法在临床应用于辨识阴证似阳证最为经验之谈，后世医家可以依此法而行。如治者不看脉，以虚阳烦躁，误以为实热，反与凉药，则气消成大病矣！阴盛格阳的证候特点是：身冷，脉细沉疾，烦躁而不饮水者，若欲引饮者，非也。可见鉴别阴盛格阳的要点在于不欲引饮。

对阴阳证之疑似证，王氏采用比较方法进行鉴别，判断分析疑似证的本质。《阴证略例》一书30余条论辨中，对阴阳之证候、脉象、病机、诊断、鉴别、方药、预后等进行了前后互参的论述。列举了发热、谵言妄语、吐下血、自汗、四肢振摇、发厥、发渴、咳逆、腹痛、大便秘、小便赤、小便不通等证候，对这些证候的阴阳属性均作了鉴别论述，文字凝炼，旨意深刻，切于临床，对阴证的证候辨识尤为必要。

（五）阴证的预后转归

对于阴证的预后转归，王好古也有详细的论述。内感阴证首先多发于太阴，但其病变情况并不会固定在三阴的某一经，其病机转归与伤寒外感相似，有不传经、顺经传、逆经传等区别。如果用药后，病情得以恢复，则可不传经而愈；如由三阴转向三阳，则为顺传，预后良好；反之，如果有太阴向少阴、厥阴发展，则为逆传，病情严重，甚至发生死亡。至于阴证好转的趋势，也有不同的临床表现。如果壮年津液尚全，或温之早而得治，或传不逆而顺经，所以俱汗而解也，同时，王氏还指出病见出汗而欲解时当是"微汗而解"，大汗出则病必不解；如果老年血气俱衰，或温之迟而失治，或素无养而亏本，所以俱无汗而解也。王氏还指出：有汗而解者，间有所遗；无汗而解者，邪不能尽，而邪不能尽的表现在于神痴而弱，不能复旧，须待饮食渐增，因食微润，然后定其中外，各守其乡。还有的病人服温热药或者热熨后，"得下气"而解，可得下利一两行，小便一两次，王氏认为这是浊阴沉降，阴气排除的表现，是阴气出而下泄，是病欲解的征象。同时，王好古还善于根据治疗后的反应判断预后。如始病躁，服药后不躁，若脉沉取实大，手足温者生；脉沉取损小，手足厥逆者死。治疗后预后的好坏，其关键都在于阳气是否能恢复。

四、治疗经验

王好古对前代医家治疗阴证的方法，进行了整理和总结。《阴证略例》共列治阴证方58首，其中采仲景方15首，朱肱方11首，许叔微方7首，韩祗和方7首，张洁古方5首，自制13方，既有继承，又有创新。他分析仲景治疗三阴证的方剂，认为若饮冷内伤，根据辨证制定出治疗方案：伤在厥阴，是属于肝经病，应用当归四逆汤；如病人内有久寒者，则用当归四逆加吴茱萸生姜汤；若属于急性的，应用阴毒甘草汤、白术散、正阳散、肉桂散、回阳丹、附子散、返阴丹等；至于阴盛格阳，就以霹雳散、火焰散等，随证选用。伤在少阴，是属于肾经病，应用通脉四逆汤主治。伤在太阴，是属于脾经病，大便结者，用理中丸；如大便软者，宜理中汤。

王好古创造性的采用"三焦寒三焦热用药大例"的体例，对三焦证治进行专门阐述，从而形成了三焦分证的独立体系。如其论"三焦寒用药大例"，首先指出上、中、下三焦寒证的治方：上焦寒，用桂附丸、铁刷汤、胡椒理中丸；中焦寒，用二气丸、附子理中丸、大建中汤；下焦寒，用还少丹、八味丸、大真丹。之后，提出气、血分有寒的治疗。气分寒，用桂枝加附子汤、桂枝加芍药、人参新加汤；血分寒，用巴戟丸、神珠丹；最后列出通治大寒，用大己寒丸、四逆汤。

王氏汲取了仲景等医家的理法方药，既传承洁古、东垣温补脾胃的思想，又结合临床实践提出阴证是脾肾阳气内伤的主张。对阴证的治疗重温养脾肾，而且特别重视中气的斡旋作用。阴证用阳药，虚寒以温补，这是治疗阴证的基本大法。但王氏认为施用温药与热药又有程度轻重的不同，必须根据病情的轻重缓急据证用药。对病证较轻的，强调"药当从温，不可遽热"，而当病情危重时，又当采用回阳救逆之法。如治疗伤寒内感拘急，三焦气虚自汗，及手足自汗等，宜先缓而后急，缓宜黄芪汤（人参、黄芪、白茯苓、白术、白芍药，甘草），病重急治者宜黄芪汤内加干姜，与仲景理中汤同义。王好古对内感阴证重在温扶中焦脾胃阳气而首用"温中一法"，主张病在少阴可用附子。他认为附子辛热，"行诸经而不止"，在《阴证略例·用附子法》中说："古人用附子，不得已也。皆为身凉脉沉细而用之。若里寒身表大热者不宜用。若身与四肢俱热，不至于凉或厥逆，不宜用附子，若身热便用附子，切恐转生他证，昏冒不止，可慎可慎。"

值得指出的是王好古治阴证，虽主张温养偏于辛热，施用时却很谨慎。观其书所列治阴毒的方如阴毒甘草汤、白术散、附子散、返阴丹、回阳丹、肉桂散、正阳散、正元散、元阳丹、退阴散、玉女散、返阳散、破阴丹、霹雳散和火焰散等，虽也用附子、乌头、天雄、硫黄等热药，但多在散、丸、丹剂型中使用，取其缓也。

除了运用温热方药治疗阴证外，王好古还论述了灸、熏蒸、葱熨、汤沐等法，丰富了阴证的治疗手段。他根据前代医家的论述，认为少阴、厥阴、阴毒三证则宜灸，或用葱熨等法，皆为身表凉故也。若阴气在内，阳气在外，身表壮热，手足大温或热不等，则不宜灸之。若遇前三证，用热醋炒麸注布袋中，脐下熏蒸熨极妙。阴证，诸药不效，并汤水不下，身冷脉绝，气息短，不知人，用葱熨法。若阴毒已深，疾势困重，六脉附骨，取之方有，按之即无，一息八至以上，或不可数，至此则药饵难为功矣！但于脐中用葱熨法，或灼艾三五百壮，手足不温者，不可治也。如手足得温，更服热药以助之。

王氏在临床施用温热之剂时，十分讲究药物的服用方法、加减法和剂型。其一是强调服药时间的安排。他认为应该随自然阴阳之变化而变，夜半为阴中之阴，阴证之病得天之阴助而加重，此时服温热助阳药，有助于减轻阴证，维持昼服药的疗效，加速病愈，易于收功。王氏还在用药时，注意因时制宜，结合气候变化，灵活变通。如神术汤是治疗内伤饮冷、外感寒邪无汗之名方，方下注明："太阳寒水司天加桂枝、羌活，阳明燥金司天加白芷、升麻，少阳相火司天，加黄芩、生地黄，太阴湿土司天加白术、藁本，少阴君火司天加细辛、独活，厥阴风木司天加川芎、防风。"但又强调此虽据运气而设，但还应根据季节和临床见证加以变通为是，不可拘泥。其二是在应用温热之剂时，其服法上也多以姜、酒、艾汤等热服频饮，或盖覆衣被以助药力。其三是服温热药时加寒凉反佐之品。王好古认同"阴证之中多有伏阳"之说，治疗时颇为棘手，用热药则阴邪隔绝，反生客热，用寒药则阳气销铄，愈益毒气。必须用散阴导火之剂，使火出水平，上下升降，大汗而解。列举孙兆霹雳散用蜜水或冷服，活人霹雳散、火焰散用腊茶，返阴丹用硝石，许学士正元散用大黄，认为此数法与白通汤、通脉四逆汤用猪胆汁、人溺同义，皆可以破阴导阳，去格拒之寒。又指出，若明见阴证，别无伏阳，若脉已虚，按之全无力，或病人素无所养，不宜用寒凉反佐之品或热药冷服，不然阴气必不能酝酿回阳，且利害非轻。其四是王好古重视引经药的运用，将麻黄、升麻、前胡分别作为太阳、阳明、少阳引经药。其五是王好古重视根据病情选用不同的剂型。如用理中丸治疗太阴病，如果大便结者，宜丸；大便软者，宜汤。其理在于无阳阴强大便硬者，不可下，下之则清谷腹满。而宜用丸药，以丸蜜润也。

此外，王氏还对阴证服药后的反应进行了讨论，提醒人们不要被表面现象所迷惑。阴毒伤寒，其脉沉细而弦疾，易被误认为阳证而误服凉药，而见渴转甚，躁转急，此时须急服辛热之药，一日或二日便安。从"寒者热之""劳者温之"的原理出发，王氏认为阴证固不宜使用凉药，但使用了热药后出现烦躁，也要审查是否因"阳气乍复"所致，"若阳气乍复，烦躁甚者，慎不可投凉药，再与返阴丹即定"，并一再叮嘱"常须识此，勿令误也。"病患若因服下药太过，两手脉沉细数，肢体逆冷，烦躁而渴者，此是阳气下陷入丹田，阴气厥逆满上二焦，故令人躁，此名下阴躁也。若医者见病患烦躁，不询其端由，亦不详其脉理，便用凉药治之，则病势愈甚，至于困极不救者多矣！阴证本属阳气虚惫，服热药后，阳气初复，与邪交争，往往出现烦躁口渴的现象，这是阳气升达，将要出汗的表现，不要认为是热药所误。只需继续服药，则烦躁少宁，反不欲饮，而口中和也。对于以上服药反应，只有密切观察，正确认识，才可能进行正确的治疗，否则将会带来不良后果。

五、结语

综观王氏审察阴证之主旨，虽上溯岐伯、伊尹，但主体仍是仲景法则，所引王叔和、许叔微、朱肱、韩祗和、成无己等，俱为历史上研究《伤寒论》的名家，张元素虽倡脏腑辨证论，但其论述也不悖仲景法则。王好古广泛吸取了仲景以下诸多医家有关阴证的论述和方药，融合张元素、李东垣脏腑辨证、脾胃内伤学说，在自己实践体会的基础上，提出了三阴证以脾肾内伤为主导的思想，融通外感、内伤，补充了有关扶阳的方剂，还论述了灸、熏蒸、葱熨、汤沐等法，丰富了阴证的治疗手段，并灵活变通应用。讲究扶阳方药的服用方法、加减法和剂型。重视阴证服用温热药后的反应，并提出了具体的应对方法。并有了三焦分型论治的创新思想。这些治疗阴证的扶阳理论和经验既是对前人学说的继承，又是完善和创新，对后世医家影响深远。

（吴施国）

第五节　韩　懋

一、生平简介

韩懋（约公元 1441—1522 年，），字天爵，明代著名医家，四川泸州人。本为将门之子，因考科举不中，遂弃儒学医。韩懋幼而聪敏，善能诗文，但禀赋不足，自诉："予在胎，为女医误，生来略具人形，无病不历，无日不药"。据《韩氏医通》载，弘治戊午年，因其父病剧，始留心医学，师从其表舅荣昌华氏恒岍，及峨眉山陈斗南、金华王山人，又得武夷黄鹤老人启示，学业大进。勤勉颖悟，遂精易理、通岐黄，技施亲友应手而效，治愈其父之脚气疾患、其兄之消渴重症、其嫂之亡阳危证。复悬壶遍游大江南北，在北溯期间，变名为白自虚，号称飞霞子，白飞霞亦由此而来。

韩懋曾在北方遇夏秋久雨，人多患咳嗽头痛之疾，取法古方益元散、姜葱汤调治，日施药数十斤，众多患者服之立效。又曾游楚（今湖北），时值春瘟大作，人不识症，乃率童子以"五瘟丹"分施病家，日起数百人。如是者不可胜数，故享有"名满天下"之誉。正德年间，韩懋游至京师，大学士杨文忠以重礼相待。武宗闻之召见，与语大悦，赐号"抱一守正真人"，诏筑白云观居之。后还归峨眉寓，与嘉州（今乐山）"四谏"（即彭汝实、程启充、徐文华、安磐，皆进士及第）等名士交谊甚厚，晚年居成都。

二、著作介绍

韩氏于1522年撰成《韩氏医通》，包含了医论、医话、医案以及诊法、方药等方面的内容。书分上下二卷，共计九章，上卷包括绪论、六法兼施、脉诀、处方、家庭医案，下卷有悬壶医案、药性裁成、方诀无隐、同类勿药。载方22首，医案20例。该书虽然短小，但饱含作者多年心血，对后世影响很大，时人誉之为"从医之指南，自卫之夏屋"，孙一奎称之"韩飞霞为亲习医，而余泽遍物，阅其集方楷当，而修制合宜，其投剂多奇中，有以哉"。此外，韩氏还有《方外奇书》《杨梅疮论治方》《滇壶简易方》等著，今未见。

三、扶阳的学术思想

（一）审天人，重气化，因势而扶阳

韩氏重视人与自然的关系，"首填某地某时，审风土时令也"。韩氏指出，我国幅员辽阔，地域有南北之分，气候有寒温之异，因此疾病的发生、演变与地区、时令有着密切关系。如"且如溯漠之人，有《惠民局方》，多辛热脑、麝之剂，北人本气自寒，食专腥膻，与之宜也。丹溪僻处东南，辨论不置"。"以运气、风土、禀赋为之权衡"，同时又指出："阅古方，必如亲见其人禀赋与当时运气风土，始可以德作者之意"，故韩懋用药，时刻不忘地域环境、季节气候、生活习惯对疾病的影响，乃治病审察内外、重视人与自然的典范。

韩氏以气为首要，在《韩氏医通》开篇作提出："天地万物，气成形也，不位不育，病之时也"，"是故人之禀赋，三天两地，一气流行而已。气失其平之谓疾，疾甚之谓病"，"人在气交中，如鱼在水，气能令人病不病，如水能令鱼嘉与馁也"，强调气是成就自然界万事万物的最基本物质，也是维持人体生命活动的最基本物质。而一旦正气虚衰，气机运化失常，就会导致疾病。

韩氏行医多在河北、关中一带，此地与江南、岭南土地燥湿不同，肌肤坚脆各异，因此指出"凡用药皆随地所宜"。书中举例：一东南人居住北京，在冬寒凛冽时仍服芩连以治痰，遂至昏眩而呕，经用附子、姜汁加砒少许以催吐，又服温热药一剂始愈。因为长江东南气候炎热，易于灼伤阴液，故在一般情况下多宜使用寒凉柔润之方药，东南人居住北京，地域既不同，而不变更治法，所以发生问题。

（二）详病案，重四诊，明辨阴证

韩氏认为：诊病如同诊案，病志好像供词，有了详细的病志，方能得出正确的诊断。其主张每病填医案一宗，以备考核，并借以总结经验教训，上承淳于意之"诊籍"，下启喻嘉言之"议病式"。特别提出病案应包括"六法兼施"的内容：即分为望形色、闻声音、问情状、切脉理、论病源、治方术六大部分。具体有三十余项目，每次诊病必须如此填写，开创制定了病历的先例。提倡"凡治一病，用此式一纸为案"，不能因其繁琐而"为谋弗忠"。韩氏六法兼施的医案格式对后世影响极深，清代喻昌在《寓意草》篇首冠以"与门人定议病式"显然曾受到韩氏启发。

韩氏强调四诊在诊断疾病上的重要性，指出："望之、闻之、不惜详问之，察其外也；然后切脉、论断、处方，得其真也。"只有望、闻、问、切结合起来，才能做到去伪存真，用药百发百中。临证中有真脉假症、假脉真症之别，"世俗又讳疾试医，医复讳情妄臆，而豪贵妇女往往不得望、闻，岂不大错"，"欲愈吾之病尔，何必考其术"，患者应与医生配合，"先告以病状，然后使脉以合之"，四诊合参，方能诊断无误。韩懋在当时夸大脉诊、舌诊的情况下，强调四诊合参的重要性，是难能可贵的。

韩氏这种对四诊与病案的重视，体现了其辨证之严谨，显示其处方用药虽擅用扶阳，

却非草率孟浪，必辨证准确后方才施药。

（三）用药简洁，勿药有喜

韩氏主张，处方不必药物繁多，务在简净，君臣佐使之外，再加引经药，就可见速效。须要注意："病如棋，方如釜，万釜一棋，反为棋害矣。"即杂方乱投反增其病。韩氏能融各家之长，且由博返约，独出机杼，曾以"悬壶轻赍"概括自己临证用药善于以少胜多。观《韩氏医通》中所载方剂，大多不超过六味，灵活变通，如其交泰丸即深得阴阳、动静之妙。

尤其对于八岁以下小儿，更主张"勿药有喜"，但以所宜药为细末，调香油，令人热蘸，按摩患处，或水调成膏贴之，或煎汤用绢绵染拭，任意活法，但使药气由毛孔穴络熏蒸透达，未尝不愈其疾也。

四、治疗经验

（一）合调阴阳，始创交泰

交泰丸出自《韩氏医通》，书中未出方名，其名见于清代的《四科简效方》。由黄连、肉桂组成，一寒一热，一阴一阳，书中言到"黄连……为君，佐官桂少许，煎百沸，入蜜，空心服，能使心肾交于顷刻"。方中黄连大寒大苦清泄心火，清降心火以下交肾水，肉桂辛甘大热，温升肾水以上济心火。两者配伍，合调阴阳，使心肾水火阴阳二气相交。阴主夜息，阳主昼作。阳入于阴则夜瞑而息，阴入于阳则昼精而作。故本方治疗因心肾水火阴阳不交而致的昼不精、夜不瞑的失眠不寐，使心肾相交，如同天地阴阳气相交的泰卦，故名交泰丸。其阳药与阴药的配伍建立在对人体心肾阴阳深刻认识的基础上，诚为后世典范，也是对扶阳理论与实践的重要发挥。

（二）精于炮制，善用姜汁

韩懋用半夏，必造而为曲，以生姜自然汁、生白矾汤等分，与半夏粉共和造曲，褚叶包裹，风干；并根据痰的性质将半夏配以各种药制成药曲，如"风痰，以猪牙皂角煮汁去渣，炼膏如饧，入姜汁；火痰黑色，老痰如胶，以竹沥或荆沥入姜汁；湿痰白色寒痰清，以老姜煎浓汤，加煅白矾三分之一（如半夏三两，煅矾一两），俱造曲如前法。予又以霞天胶加白芥子三分之二，姜汁、矾汤、竹沥造曲，治痰积沉痼者"，半夏制曲，以消除和缓和半夏的毒性，同时更赋与其新的药性。

韩氏炮制喜以姜汁，如当归主血分之病"凡用本病酒制，而痰独以姜汁浸透"；香附主气分之病，"治本病略炒，兼血以酒煮、痰以姜汁，虚以童便浸，实以盐水煮，积以醋浸水煮"；"半夏……可佐以南星治风痰，以姜汁酒浸炒芩、连及瓜蒌治火痰"，"以姜汁浸蒸大黄、海粉之类治老痰"。

对于阴性滋腻药物，如"固本丸"中生地、熟地、天冬，往往泥膈满中、影响食欲。故以辛温之酒、姜黄汁等浸过，磨细加水沉淀，取药粉晒干，再加入人参细末为蜜丸，酒下。如此则变寒凉为甘温，对后世修制方药有很大的启发。

临证中亦常配以姜汁而获良效。如治夏秋久雨，天行咳嗽头痛，以益元散用姜葱汤调服，应争取效；又治春瘟大疫，人不相吊，用五瘟丹投泉水，日起数百人。又如以黑附子加砒，春入姜汁，剧毒药劫吐寒痰。

（三）洞识滋阴之弊，善用温性有情

韩氏论病和药比较尊崇朱丹溪，曾经说到"朱彦修乃集名医之大成，尊《素》《难》如六经，以诸子为羽翼，医之为技，庶乎其显著矣"。然而又并非完全拘泥于其中。例如当时有王纶制补阴丸，片面传播丹溪滋阴之弊端，韩氏即反其道而行之，以辛热壮阳之剂去其滞余，燥其重阴。如其治士人，患者形体肥胖，服王纶之补阴丸数年，胖至短气，韩氏先用霞天膏加辛热药吐去实滞，再以辛燥之剂治之而安。

韩氏言霞天膏为西域传来之倒仓法，以温性有情之品治痰。以黄牡牛一具，选纯黄肥泽无病，才一二岁者。洗净，取四腿项脊，取筋膜，将精肉切成块子如栗大，秤三十斤或四五十斤。于静室以大铜锅，无则新铁锅。加长流水煮之，不时搅动；另以一新锅煮沸汤，旋加，常使水淹肉五六寸，掠去浮沫，直煮至肉烂如泥，漉去渣，却将肉汁以细布漉小铜锅，用一色桑柴，文武火候，不住手搅，不加熟水，只以汁渐如稀汤，滴水不散，色如琥珀，其膏成矣。此节火候，最要小心，不然坏矣。大段每肉十二斤，可烂膏一斤为度，瓷器盛之，是名霞天膏也。用调煎剂，初少渐多，沸热自然溶化。若用和丸剂，则每三分掺白面一分，同煮成糊，或同炼蜜调匀。寒天久收，若生霉，用重汤煮过，热天冷水窖之，可留三日。投入所宜煎剂，汗吐下攻去污败浊物，治一切有形之病，无不成功。

韩氏临证重扶正，又善用温性异类有情之品。如鹿峻丸、斑龙宴、内鹿髓丸、外鹿髓丸、异类有情丸等。

（四）明辨寒热，善用回阳

《韩氏医通》曾记载一案，韩氏之嫂年三十余岁，怀孕十八次，九次早产，八次婴孩早夭，因惊忧过度，而致昏昏不省人事，口唇生疮，或至封喉，下部虚脱，白带如注，四十余日，或有少醒。医者投凉剂解其上，则带下更甚，投热剂温其下，则热晕欲绝。韩氏断其为"亡阳"证，用盐煮大附子九钱为君，制以防风、薄荷，佐以姜、桂、芍、归之属，水煎入井，冰冷与之，未尽剂，鼾声熟睡通宵，醒后即能识人。

此处韩氏明辨寒热真假，而以热药冷服之法治之，与《伤寒论》中白通加猪胆汁汤有异曲同工之妙，可谓得仲景温阳之精髓。

五、结语

纵观韩氏思想，虽非纯论扶阳之属，但其对阴阳认识深刻，临证中能够明辨阴阳，对于后世扶阳学派的发展不无贡献，尤其对于临证中如果明辨阴证，用药中如何防止滋阴之弊，以及诸多的姜汁炮制法，皆对后世扶阳理论与方法的发展有着重要的推动作用，在扶阳学说的发展史上占有重要的一席之地。

（王慧峰）

第六节　孙　一　奎

一、生平简介

孙一奎（公元 1522—1619 年），字文垣，号东宿，别号生生子，安徽休宁海阳人氏。

早年遵父嘱与堂兄一同经商，后弃商从医。他勤奋好学，曾学医于汪机的弟子黄古潭，且为寻师访友，游学于湘、赣、江浙等地。孙氏专志学医，博采众长，因具备广博的医学知识和丰富的临床经验而名噪当时。

其时"理学"盛行，医学也受到明显影响。孙氏所生活的新安地区是宋代大理学家朱熹的故乡，受"理学"影响尤深。"理学"是以儒学为主杂以道学的结合体，以《周易》为最高经典。孙氏受到《周易》中阳贵阴贱、阳为阴主的哲学思想影响，加之师承和临证体会，对扶阳抑阴温补思想有较深入研究，并引进太极的观点对命门、三焦等问题进行阐发。

二、著作介绍

孙氏著有《赤水玄珠》三十卷、《医旨绪余》二卷及《医案》五卷。孙氏在《医旨绪余》卷首即提出："天地间非气不运，非理不宰，理气相合而不相离者何也？阴阳气也，一气屈伸而为阴阳"，"人之与天地万物同者，同此理气也"。他强调气的运动是人体生生不息的根本，扶助体内不断运动的阳气能促进生命的延续。在《赤水玄珠》中对于人体之命门元气，孙氏认识到"赖此动气为生生不息之根，有是动则生，无是动则呼吸绝而物化矣"。在该书中孙氏注重温补中、下二焦之阳气并运用壮元汤等进行治疗，突出体现了对扶助人体阳气的重视。

三、扶阳的学术思想

在扶阳方面，孙氏学术思想对命门、三焦论述颇有独到之处，下面就从这几个方面对其扶阳思想进行研讨。

（一）对命门动气的认识

孙氏对命门的认识根源于《难经》中"肾有两者，非皆肾也，其左者为肾，右者为命门。命门者，诸精神之所舍，原气之所系也，故男子以藏精，女子以系胞"，"命门者……其气与肾通"等论述，并受到《易经》中论述万物产生是太极和阴阳二气动、静变化的结果这类思想的影响。孙氏提出"盖人以气化而成形者，即阴阳而言之。夫二五之精，妙合而凝，男女未判，而先生二肾，如豆子果实，出土时两瓣分开，而中间所生之根蒂，内含一点真气，以为生生不息之机。命曰动气，又曰原气。禀于有生之初，从无而有。此原气者，即太极之本体也。名动气者，盖动则生，亦阳之动也，此太极之用所以行也。两肾，静物也，静则化，亦阴之静也，此太极之体所以立也。动静无间，阳变阴合，而生水、火、木、金、土也，其斯命门之谓欤"，即孙氏认为人能生长发育，靠的是阴阳。原气属阳，阳动则生，是人体生长的原始动力；两肾属阴，阴静则化，从而生化成其他脏腑。两肾虽属"静物"，其间却为原气之所系，造化之枢纽，阴阳之根蒂，生命之门户。孙氏强调命门动气为人身之根本。"五行异质，四时异气，皆不能外乎阴阳；阴阳异位，动静异时，皆不能离乎太极。人在大气中，亦万物中一物尔，故尔也具此太极之理"，即五行、四时的异端均来源于阴阳，而阴阳动静及变化都来源于太极。人是万事万物的中心，所以应该具备太极的特点。根据此点，他提出肾中原气是人体太极之基础，而动气为太极之用。至于命门的位置，孙氏认为"志心"即心包络而非命门。并且《内经》有"伏鼓不浮，上空志心"之说，王冰解释为"心气不足"，足资证明。故孙氏认为《铜人图》绘命门穴在两肾俞中间才是合理的。

孙氏认为"人以气化而成形"，命门原气对于人身至关重要，故对命门较为重视。人能维持正常的生命活动，"赖此动气为生生不息之根，有是动则生，无是动则呼吸绝而物化矣"，强调了动气对于呼吸是不可或缺的，离开了动气则人即无法呼吸而生存。孙氏指出，肾间动气为先天之气，是呼吸的根本，占主导作用，而《内经》中所论由水谷精微化生而行呼吸的宗气属于"后天谷气"。他引用人出生前后的呼吸来进行分析，出生之前的胎儿"藏母腹，系于命门"，靠"真息"；出生以后，虽然没有进食却能呼吸，说明呼吸与水谷没有直接关系，靠的是命门原气。即"呼吸者，即先天太极之动静，人之一身之原气也。有生之初，就有此气默运于中，流运不息，然后脏腑所司而行焉"。将人体呼吸的原动力归属于原气，所以孙氏说"呼吸者根于原气"，"呼吸资宗气以行"。而原气若要维持正常功能必须要靠宗气的滋养，否则呼吸就会受到影响，故他提出"原气若无宗气积而养之，则日馁而瘁，呼吸何赖而行"，"原气言体，谷气言用"。

（二）论三焦相火

自《难经·三十八难》对三焦谓其"有名而无形"起，引起了后世医家对三焦形质的长期争论。孙氏认为"所谓三焦者，乃上焦、中焦、下焦三处地位合而名之也……此三焦，外有经而内无形，故曰外腑，明非五脏六腑之有合应也。又曰孤腑。"三焦作用虽能普及上中下三部脏腑膏膜之间，实无具体形质存在于五脏六腑之外。对于医家曾有命门属相火的说法，孙氏则认为《难经》仅言"藏精系胞，舍精神，系原气"，并未言命门属火。而命门就如"坎"卦，一阳陷入二阴之中，是"坎中之阳"，是生命之本始。"两肾中间动气，五脏六腑之本，十二经脉之根，谓之阳则可，谓之火则不可，故谓坎中之阳，亦非火也。二阴，即二肾也，肾既皆阴，则作一水一火并看者一，亦非也"，即肾间之动气是人体五脏六腑、十二经脉的根本，可以称为坎中之阳，而并不能称之为火。"命门不得为相火，三焦不与命门配"，指出当以"三焦、包络为相火"为是。正是他认为三焦和命门相配不合适，故将三焦和心包相配属相火。三焦相火为表，为气父；包络相火为里，为血母。二者协同作用，维持人体的正常生理功能，故孙氏说："胞络有护持之功，三焦有承宣节制之效，何以见？盖营卫出于三焦，而所以营于中，卫于外，大气博于胸中以行呼吸，使脏腑各司其职，而四肢百骸奠定者，孰非相火斡旋之功哉？"

（三）论君火相火

孙氏认为君火、相火之所以有裨助生生不息之功，是因为皆有其定位的缘故，火"必先有定位而后可以言变化"。无论在天在人，都不可一日或缺。

从节气变化而言，君火少阴主二之气，自春分至小满，为热；相火少阳主三之气，自小满至大暑，为暑。暑，热太过，人感为病，是为外火。即"君火之化热，主春末夏初，行暄淑之令，而不行炎暑，应君之德也；相火之化暑，主于夏，夏之为言大也，与午同义，炎暑乃行"。从人自身而言，心为君火，包络、三焦为相火。"人有十二经，十二经中心为君火，包络、三焦为相火，是君相皆可以人火称也"，"触之于心之经、心之络、心之脏，曰君火也"，"包络乃护心之脂膜，不离于心，膻中、气海、三焦之所布，皆在隔上，与心相近，故称曰相火，以其为君火之相也"，"肝肾虽皆有火，乃五志之淫火，而非五行之正火"。君相二火，多因五脏之火引发。孙氏提出：六气之火为天火、外火；七情所感为人火、内火。心包、三焦相火为正火；肝肾阴火为贼火。无论在天在人，凡属邪火，都是有害元气的贼邪；无论外来内生，凡属正火，均可看做是主生化之正气。

用于指导治疗，孙氏还提出，由于医者不参节气变化而滥用寒凉之剂，或不明人体君相之火，误以命门阳气为相火，而以施以滋阴降火之品，则引起严重后果。其论君火相火是为了纠正滥用寒凉而损伤命门阳气的偏弊。

（四）理气合一

受"理学"影响，孙氏在《医旨绪余》卷首提出："天地间非气不运，非理不宰，理气相合而不相离者何也？阴阳气也，一气屈伸而为阴阳"，"人之与天地万物同者，同此理气也"。他从"气"与"动"两方面来认识生理、病理，认为人体"非气不运"，因"气"之"动"才能生物；还指出生命的延续在于"气"之"恒动"，"人与天地生生不息者，皆一气之流行尔"。强调气的运动是人体生生不息的根本，扶助体内不断运动的阳气能促进生命的延续。

四、治疗经验

在治疗时，孙氏强调："盖医难以认证，不难于用药。凡证不拘大小轻重，俱有寒、热、虚、实、表、里、气、血八字。苟能于此八字认及真切，岂必无古方可循，即于十二经药性中，表里寒热温凉间，摘出治之，自然权变合宜，不失胜算。故古谓审证如审敌，知己知彼，百战百胜矣"，即治疗时必须首先明证，使用八纲辨证之后论治之时自然得心应手。

（一）重视命门、三焦元气

孙氏与其命门、三焦理论相印证，十分重视三焦元气的保护与治疗。

由于对命门元气的重视，孙氏提出了时医滥用苦寒，畏投甘温的弊端，"守滋阴降火之说纵至脾胃泄泻、痞胀、浮肿、痰喘气逆、恶心、声哑，虽死无恨。予目击如斯而死者何下数十百人"，在针砭时弊的同时提出固守滋阴降火，即使出现一派阳虚不足之象亦不醒悟是时医之误。另外，薛氏亦指出过用辛热，疏导及渗利之剂的危害。"若用辛香散气，燥热伤气，真气耗散，浊气上腾"，认为过用辛香燥热之品可耗伤正气，使得浊气上行。"夫治气之法，惟在适中。气积于中，固宜疏顺、疏导，过剂则又反耗元气，元气走泄，则下虚，中满之证生矣。故曰疏启于中，峻补于下，中满既除，下虚斯实，此之谓也"，即治气应注意适中，若过用疏导之品则耗伤元气，导致下焦亏虚，中焦胀满。孙氏临床善用人参、黄芪以益气，他提出："仲景治亡血脉虚以人参补之，取其阴生于阳，甘能生血，故血虚气弱以人参不惟补气，亦能补血。况药之为用，又无定体，以补血佐之则补血，以补气佐之则补气"，即人参不止能补气，亦可以补血，强调阴阳的互根互用，用之验于临证，孙氏往往以人参补气，黄芪助运。

由于三焦为元气的别使，又为"相火之用"，故命门元气不足，或相火衰弱，均可出现三焦阳气不足之候。表现为气不上纳、水谷不化、清浊不分等证候。

（二）对下焦元气的认识

孙氏对下焦虚寒比较重视，他认为下焦虚寒可以引发气虚中满、癃闭、遗溺、小便失禁、肾泄诸证。对于癃闭、遗溺等证，除湿热等因所致者外，或以壮元汤温补下焦元气，或以补中益气汤"提补上中二焦元气"。用刺灸之法，取三焦穴而不取膀胱穴。壮元汤和补中益气汤两方，是孙氏治疗三焦元气不足的主方，每在临诊时"体察病源"而用于诸证。壮元汤由人参、白术、茯苓、补骨脂、桂心、大附子、干姜、砂仁、陈皮组成，其中人参、白术份量独重，该方可使阳气上腾，浊阴自降，意使谷食化、小便利而肿胀可消。对于下消和肾不纳气等证，则又注意精气同治。因真元在命门，命门属阳，阳动则生生不息，为生命之根本动力，所以其培补元气偏重于使用温补法。在处理阴阳失调的具体手段上，强调"扶阳抑阴"，即使是阴阳两虚的病证，也倡温阳补气为先，"阳生阴长"。

孙氏认为下焦元气不足，清阳不升，浊阴不降则"中满肿胀，小水不利，上气喘急，阴囊两腿皆肿，或面有浮气"，治胀满则应"温补下元，使火气盛，湿气蒸发，胃中温暖，谷食易化则满可宽"。治小便不利时强调"下元罢惫，而气馁弱不能施化"提出"历考三书，可见小便之不利，由下焦元气虚寒，以致湿气壅遏于肤里膜外之间，不得发越，势必肿满，是肿满之疾，起于下焦虚寒也，若非温补下元，则小便何能独利？且夫人之胃如釜甑，然釜底火旺，则热气熏蒸，甑炊易熟，若徒有水而无火，则无气上升，物何由熟"，即下焦元气不足，温煦不行，湿浊内阻可导致小便不利，故治用"壮元汤"以温补阳气，泻下浊阴，则肿胀可消，实为脾肾同治之法。对于疏导、淡渗之品，孙氏用时十分慎重，"今之治淋者，动手辄用五苓、八正之类，皆淡渗利窍之剂，于病未尝远也，而底绩不树何耶？殊不知淡渗皆在天之阳也，但能利肺气，是气降而水利矣，非治有形之阴病也。肾乃肺之子也，淡渗过剂，肾气夺矣，阴血日亏，郁火日炽。《经》曰：'无阳则阴无以化，无阴则阳无以生。'淡渗皆泄气而损血者，血损则窍愈涩，涩则病剧"，治淋之时，往往使用五苓散及八正散这类淡渗的方剂，淡渗之品易泻体内之气而导致阴血亏虚，血不足而其窍越涩，病情反而加重。

对于三消病中的下消，孙氏从命门原气根于两肾阴精，精不足则气失资化的角度出发，认为病属下元不足，气化不行，精气下泄则口渴而多饮多尿，指出："若腰肾既虚冷，则不能蒸化，谷气尽下为小便，故味甘不变，其色清冷，则肌肤枯槁也。消渴者，下泄皆为小便，皆精气不实于内，则小便频数也"，治疗上主张补益下焦，阳气充足则气化正常，口中不干，其病可愈。孙氏提出："大补元气，使阳气充盛，熏蒸于上，口自不干。譬之釜盖，釜虽有水，若釜底无火，则水气不得上升，釜盖干而不润。必釜底有火则釜中水气升腾，熏蒸于上，盖才湿润不干"。在温补之时重视补精以化气。然而对于"肾虚气不归元"之证，在治疗用药上也有所谓气血之分。气虚则用补骨脂、杜仲、菟丝子之类，如安肾丸等方；血虚则以山药、山萸、熟地之类，如六味地黄丸等方，凡此皆为"纳气归元"的治法。

至于脾虚所致的"三焦湿胀"，则治以通气生姜丸；"中气虚，心中痞"又用补中益气汤治疗都是温补阳气的方法。

孙氏用药慎用寒凉，遇非用寒凉不可之症，则在炮制、制剂上注意，如用黄连、黄芩，"必要酒炒"。也可以看出孙氏对阳气的重视。

五、结语

纵观孙氏学说，他从命门、三焦、动气、相火等角度出发，对《内经》《难经》等经典著作中有关阳气的理论总结、分析，对扶阳理论及其临床运用的进一步深入研究做出了一定贡献。临床用药常有人参、黄芪、补骨脂、杜仲、菟丝子等益气温阳药，选方则可见壮元汤和补中益气汤之类，反对使用淡渗之品，充分体现出孙氏重视扶助阳气的思想。

（盖沂超）

第七节　薛　己

一、生平简介

薛己（约公元1486—1558年），字新甫，号立斋，明代吴郡（江苏苏州）人。薛氏深得其父薛铠之传，早年以外科闻名，后薛氏在学术上旁通各家，对临床各科均有深入研究。薛氏曾于明正德年间被选为御医，擢太医院判。至嘉靖初，为太医院使，中年因事告归。

正德、嘉靖时期之医多秉承金元学术思想，喜用寒凉，重视降火。针对时弊，薛氏在《内科摘要》中指出："世以脾虚误为肾虚，辄用黄柏、知母之类，反伤胃中生气，害人多矣。"薛氏治疗用药以温补著称，喜用甘温之品以生发脾胃之阳气，重视脾与肾、命门之辨证，对扶阳理论多有影响。

二、著作介绍

薛氏生平医学著作较多，有《内科摘要》二卷、《外科发挥》八卷、《外科枢要》四卷、《外科心法》七卷、《外科经验方》一卷、《疠疡机要》三卷、《口齿类要》一卷、《女科撮要》二卷、《保婴粹要》一卷、《正体类要》二卷，以及《过秦新录》《本草约言》等。评注医书则有其父薛铠的《保婴撮要》、钱乙的《小儿药证直诀》、王纶的《明医杂著》、陈文中的《小儿痘疹方论》、朱丹溪的《平治荟萃》、倪维德的《原机启微》，后人将其著作及评注之书，汇编成《薛氏医案》。薛氏《内科摘要》中，凡二百零二病案，属于元气亏损二十九案，命门火衰八案，肾虚火动七案，脾肺亏损二十案，脾肺肾亏损三十九案，饮食劳倦十三案，脾胃亏损二十九案，肝肾亏损四案，肝脾肾亏损十四案，用方以补中益气汤、八味肾气丸、六君子汤、十全大补汤等为主。《正体类要》中薛氏所列的损伤内症，亦以虚证居多。其收治的八十二条医案中，用补者二十七条，攻补兼施十条，专用攻法者十二条，皆因症而治。还提出治伤当"预补脾胃"，温补肾命以疗外伤的思想。并于伤后阳气暴脱之人用"大剂参附汤"回阳固脱。校注《明医杂著》中，薛氏多次提到温阳益气，重视扶阳，尤其是脾肾之阳。《外科枢要》中薛氏提出疮疡"色黯微痛而不作脓者，气血虚也，补托之；漫肿不痛，或不作脓，或脓成而不溃者，气血虚甚也，峻补之；色黯而微肿痛，或脓成不出，或腐肉不溃者，阳气虚寒也，温补之"。这些薛氏的重要著作均体现出其对扶助阳气的重视。

三、扶阳的学术思想

（一）重视中焦阳气

薛氏治疗重视求本，包括两个方面：一是指调治脾肾为治病之关键。其中更为重视补益脾胃之阳；二是指辨证施治的原则，无论对外感、内伤之证，薛氏都强调必须掌握疾病发生之本源。

薛氏对于人体先后天之本均较为重视。薛氏在评注《明医杂著》时提到"若脾胃一虚，则其它四脏俱无生气"，"人之胃气受伤则虚证蜂起"，即体现出其对脾胃的重视。治疗脾胃气血不足证时尤其注重扶阳，胃为气血之本，脾主统血，对于这一生理机制，薛氏指出："血生于脾，故云脾统血，凡血病当用苦甘之剂，以助阳气而生阴血"。脾胃为人身之本，气血之生化又以中焦脾胃为源，生血必以苦甘之品调补脾胃阳气为先。从气血生化之根本诊治疾病，避免过用寒凉之品损伤人体之阳气。他认识到无论是阳虚或阴虚均可以引起发热，除阳虚发热需用扶阳法之外，对于阴虚发热者亦应注意扶助脾胃阳气，而慎用寒凉之品以免耗伤阳气。又如在论治头面部疾患时，薛氏指出："脾胃发生元气不能上升，邪害空窍，故不利而不闻香臭者，宜养脾胃，使阳气上行，则鼻通矣。"即鼻塞不通，不闻香臭同样是由于脾胃之阳气不能上升而致，所以治疗之时亦需调理脾胃之元气。另外，薛氏认为膜胀也可因胃脘之阳气不能升举，气陷中焦而致。这些都体现出薛氏对于扶助脾胃阳气的重视。

（二）注重命门之火

除了脾胃阳气之外，薛氏对肾及命门亦十分注重。薛氏对命火的观点尊崇《难经》中左肾、右命门之说。他指出"两尺各有阴阳，水火互相生化，当于二脏中分各阴阳虚实，求其属而平之。若左尺脉虚弱而细数者，是左肾之真阴不足也，用六味丸；右尺脉迟轻或沉细而数欲绝者，是命门之相火不足也"，从左右手尺脉的论述即可看出，薛氏认为左尺脉属肾，右尺脉属命门，肾主真阴，命门主相火。若右尺脉呈现沉细弱等不足的脉象时，是提示命门相火不足。薛氏对劳瘵、咳嗽、咯血、吐血的治疗也从肾着手，评注《明医杂著》中他指出"设若肾阴精不足，阳无所化，虚火妄动所致前证者……若肾经阳气燥热，阴无以生，虚火内动而致前证……使阳旺则阴生"，此处所提到的"前证"即指劳瘵、咳嗽、咯血、吐血等，"阳旺则阴生"可以体现出薛氏在治疗虚火内动时依然注重阳气而不是一味滋养。

（三）辨证施治先后天之阳虚

若先后天之本具不足，脾肾两虚者，需扶助脾肾之阳。薛氏注重辨证施治，如以土虚为主，则主张"补肾不如补脾"，强调补益脾阳。但当肾虚为重时则又补益其肾，以补火生土。薛氏不仅宗东垣脾胃病阴火上乘的内伤热中论，还对脾胃虚弱而致的寒中症作了颇多的阐发，对火衰土弱之虚寒证不仅强调生发脾胃之阳，还进而指出了补火生土，强调了命门之火对脾胃的温煦作用，使治疗脾胃虚损之法渐趋完备。

（四）内外科论治均重视阳气

薛氏行医早期擅长外科，之后内外皆通。但是不论内科、外科，治疗时薛氏均注重培补阳气。在薛氏的《内科摘要》中，凡二百零二病案，属于元气亏损二十九案，命门火衰八案，肾虚火动七案、脾肺亏损二十案，脾肺肾亏损三十九案，饮食劳倦十三案，脾胃亏损二十九案，肝肾亏损四案，肝脾肾亏损十四案；《正体类要》中薛氏所列的损伤内症，亦以虚证居多。其收治的八十二条医案中，用补者二十七条，攻补兼施十条，专用攻法者十二条，皆因症而治。通过对这两部薛氏的重要临床著作里医案的分类数据统计分析，我们对其扶阳学术观点可见一斑。

对于伤科，薛氏依然注重补益气血，扶助正气。在治疗上为使"瘀血不致凝滞，肌肉不致遍溃",主张"宜先清肝养肝血","次壮脾健胃",达到治伤"瘀血易溃,新肉易生"的目的。"若行克伐,则虚者益虚,滞者益滞,祸不旋踵矣",在损伤证中后期,肾气不足,病情复杂,往往有本虚标实的表现,要透过现象看本质。

四、治疗经验

薛氏在临床中施治的基本原则是"以调补为守备之完策,以解利为攻击之权宜",即注重调补,将其称之为守护人体的完备策略,而解利仅是为攻击邪气而用的权宜之计。在调补之中薛氏尤其强调温补阳气的扶阳思想,这在其他内、外各科的诊治中均有不同的体现。从其选方而言,薛氏临证时常用者不过十余方,如金匮肾气丸、补中益气汤、归脾汤、六君子汤、十全大补汤、人参养营汤等。

(一) 温养中焦

薛氏论治中焦疾病时,除用补中益气汤、六君之类补土扶阳外,还在治疗阴虚或阳虚而引起的两种不同类型的发热病症时指出:"阳虚发热者,宜补中益气汤以升补阳气;阴虚发热者,宜用六味地黄丸以培补阴血。总论二症,虽有阴阳气血之分,实则皆因脾胃阳气不足所致,其发热属形病俱虚,余故禁服黄柏、知母,恐复伤阳气耳",即无论阳虚发热或阴虚发热,虽然有阴阳气血的区别,但是都因脾胃阳气不足而生成,都是虚证,所以均不用黄柏、知母类的寒凉药物,以免损伤阳气。

另外,薛氏认为膜胀也可因胃脘之阳气不能升举,气陷中焦而致,治当补益中气,浊气得降而愈。

(二) 补益下焦

对于下焦命火,薛氏亦极为重视。在治疗上指出"若左尺脉虚弱而细数者,是左肾之真阴不足也,用六味丸;右尺脉迟轻或沉细而数欲绝者,是命门之相火不足也,用八味丸……"薛氏认为左尺脉属肾,真阴不足用六味丸,而右尺脉属命门,若右尺脉呈现沉细弱等不足的脉象时,提示命门相火不足,应使用八味丸治疗。

薛氏对劳瘵、咳嗽、咯血、吐血的治疗也从肾着手,"设若肾阴精不足,阳无所化,虚火妄动所致前证者,用六味地黄丸补之;若肾经阳气燥热,阴无以生,虚火内动而致前证,宜用八味地黄丸补之,使阳旺则阴生",可见对于虚火内动之证,薛氏治用八味地黄丸以扶阳益阴。

薛氏重视下焦命火,常用八味丸温补命门。例如,薛氏提到:对于发热夜重,热从脚起,而口干舌燥,小便频数,淋漓作痛,恶寒喜热者,辨为无根虚火,急用八味丸引火归原,以固根本;误用寒凉泻火之剂,复伤脾胃,胸腹虚痞,小便不利,脘腹膨胀,手足逆冷者,辨为三阴亏损之虚寒证,急用八味丸补命门火,温补虚寒;五更泄泻,服四神丸不效,反复发作者,辨为火不生土,急用八味丸补命门火,以生脾土;如脉微细,或手足冷,或兼喘促者,辨为命门火衰,肾不纳气,急用八味丸补肾纳气;发热而形体恶寒,喜热饮食者,辨为阳气虚寒,急用八味丸温补散寒。

(三) 先后天俱不足的论治

薛氏针对先后天不足者有较为灵活的论治方法,若脾肾虚寒,宜用四神丸;若脾肾虚脱,用六君加姜、桂,如果效果不佳,则急用八味丸补命门。另外薛氏往往于一日之内既服补脾胃之剂,以培后天,又服补肾命之方,以滋化源。薛氏医案中,对于气虚而又阴虚之体，不少是朝服补中益气汤、十全大补汤以培补元气，夕进六味丸、八味丸或四神丸以调治肾中水火。此思想来源于《素问》中所提到的："阳气者，一日而主外，平旦人气生，日中而阳气隆，日西而阳气已虚，气门乃闭。"即以阳气从早至暮的生长变化规律为其论治依据，故薛氏于《疬疡机要》提出有些病"若朝宽暮急，属阴虚；暮宽朝急，属阳虚。朝暮皆急，阴阳俱虚也"，即早晨不重，傍晚加重属阴虚；傍晚缓解，早上加重属阳虚；白天傍晚均重，属阴阳俱虚。薛氏针对这种规律提出"阳虚者，朝用六君子汤，夕用加减肾气丸。阴虚者，朝用四物汤加参、术，夕用加减肾气丸。真阳虚者，朝用八味地黄丸，夕用补中益气汤"，体现薛氏因阳气在不同时间发生变化而选用不同方药的灵活变通的扶阳思想。

（四）阴阳互化尤重扶阳

薛氏不独对脾肾阳虚证善用温补，除了甘温除热法外，即使是阴虚水亏火旺，须养阴者，也以温化为主，并反复指出对苦寒之品如知母之类须慎用，以免损伤阳气，对滋腻的养阴之品如麦门冬之类使用时也反复斟酌，防止有碍脾胃阳气的升发。故薛氏提出，"内伤发热者，因饮食过时，劳伤过度而损耗元气，阴火得以乘其土位，故翕翕然而发热，宜用补中益气汤以升其阳。若因劳力辛苦，入房不节，亏损精血，虚火妄动而发热者，宜用六味地黄丸以补其阴，不可以认作有余之火而用黄柏、知母之类也"，"设使概服黄柏、知母滋阴泻火之药。势必反戕脾胃，多致不起"。对于血虚的治疗薛氏同样擅长以温补取效，"大凡血虚之证，或气虚血弱，或阳气脱陷，或大失血以致发热、烦渴等证，必用四君、归、芪或独参甘温之剂，使阳旺则阴生，其病自愈，若用寒凉降火，乃速其危也"。对于阳气虚弱而不能生阴血者，薛氏选用六君子汤，阳气虚寒者加炮姜；若胃土燥热而不能生阴血者，宜用四物汤；若脾胃虚寒而不能生阴血者，宜用八味丸。由此可见，薛氏论治血虚，也采用了扶阳益气的方法，使阳旺则阴生，而不用寒凉之品，以免损伤人体之阳气使病情更加危重。

薛氏对虚证的辨证十分精细。他认为虚损之证，在一定条件下会出现假象，在治疗时一定要辨别仔细。如"若气高而喘，身热而烦，或扬手掷足，口中痰甚者，属中气虚弱而变症也，宜用补中益气汤"，指出此类"身热而烦"是"脾胃虚弱之假证也，设认为热症则误矣"，表面上看起来这些症状是属于实热，但其实是中气虚弱的辨证，所以治疗时应该使用补中益气汤，如果按实热证治疗则会耽误病情甚至加重疾患。这在临证治疗上很有指导意义。

（五）外科论治仍重扶阳

在外科治疗上，薛氏同样注意扶助阳气。《外科枢要》中薛氏提出"疮疡之作，由胃气不调"，故强调治疗外科疾患依然重视温补脾胃。疮疡"色黯微痛而不作脓者，气血虚也，补托之；漫肿不痛，或不作脓，或脓成而不溃者，气血虚甚也，峻补之；色黯而微肿痛，或脓成不出，或腐肉不溃者，阳气虚寒也，温补之"。即疮疡生成颜色不红，疼痛不显，或无脓，或脓成不溃均宜用温补之法。薛氏指出："杖疮愈后"，证见"头目不清"，"眩晕"，"肚腹疼痛，杖痕肿痒，发热作渴，饮食不思"。表面看似"杖疮余毒复发"，实质是"肾经不足，不能摄气归源"，故治疗用八珍加补肾之品。对于伤科重症，出现昏愦的时候，气血大伤，应急补气血，但薛氏仍以扶阳为其主导。薛己提出"昏愦出汗"，"急用大剂参附汤"以回阳救逆；大出血之"血脱"，宜用独参汤固本；"重伤昏慢，急灌以独参汤"，"杖疮及劳伤气血而变者，当补气血；未应，用独参汤；手足冷加桂、附，缓则不应"，疮伤和气血不足的病变需补益气血，但未有效果时须用独参汤补阳，若手足不温则加桂、附大补元阳。对于外科气虚者薛氏喜用独参汤补气。疮疡发热汗不止，气虚也，急用独参汤。凡失血过多，见发热作渴等症，勿论其脉，急用独参汤以补气。当疮疡患者伴泄泻不止，饮热汤而不知热，手足俱冷，为阳气虚寒，急用四君子汤加桂、附，或异功散加姜、桂、附，以温阳祛寒。阳虚有瘀者，内服参芪归术，外以桑木火灸。

五、结语

薛氏为明代名医，无论诊治内科、外科疾病时均重视人体之阳气，因而扶助阳气是其主要治疗方法，虽然薛氏治疗选方不过十余首，略为局限，但他在临床治疗时根据阳气变化的不同时间而使用相应的温阳之品，体现出其灵活变通的诊治思路。薛氏重视脾胃阳气、重视肾命的思想为扶阳法的发展做出了重要的贡献，为丰富充实扶阳理论提供了必不可少的宝贵资料。

（盖沂超）

第八节 李 中 梓

一、生平简介

李中梓（公元1588—1655年），字士材，号念莪，又号尽凡居士，明末华亭（今江苏松江）人，为清顺治年间著名医家。初习儒，后因两亲以药误，其本人又常患病，遂自学医术。在医学上深有造诣，《江南通志》谓其："少年学博，习岐黄术，凡奇证遇无不立愈。"李氏治学，博采众长且对扶阳思想极为重视。

二、著作介绍

李中梓平生著作很多，如《内经知要》《医宗必读》《伤寒括要》《士材三书》《颐生微论》《诊家正眼》《病机沙篆》《本草通玄》《伤寒括要》《雷公炮制药性解》等。

李氏所编撰的《内经知要》和《医宗必读》两书，受到后世医家高度重视，往往被作为中医授徒的启蒙读本。《内经知要》是《内经》的节注本，共二卷。书中概括了中医学的基础理论，将《内经》中的重要内容分成道生、阴阳、色诊、脉诊、脏象、经络、治则、病态八篇。李氏在《内经知要》中提到"火者阳气也，天非此火不能发育万物，人非此火不能生养命根，是以物生必本于阳，但阳和之火则生物，亢烈之火则害物，故火太过则气反衰，火和平则气乃壮……阳气者，一身温暖之气。此气绝，则身冷而毙矣"，即阳气是人之根本，平和之阳气可使人健康茁壮，其对阳气的重视可见一斑。《医宗必读》则属综合性医书，共十卷。阐述了李氏对某些医学问题的看法，主要讲述多种疾病的症、因、脉、治等。

三、扶阳的学术思想

李中梓对扶阳思想极为推崇,从理论上到临床实践中均体现出对阳气的重视。

(一)阴阳之中偏重于阳

阴阳互根互用,阴平阳秘则人体健康而无病。李氏对于人之阴阳多偏重于阳气,从自然界生长衰亡的角度进行分析,他提出:"物不生于阴,而生于阳,譬如春夏生而秋冬杀也,又如向日之草木易荣,潜阴之花卉善萎也",即万物的化生,不是因为阴,而是因为阳,强调阴阳之中阳占主导地位。他用季节变化对生物的影响作为佐证,提到春夏季节阳盛则万物生长发育,而到了秋冬季节阳衰而生物就会凋零死亡。又比如:向着阳光生长的草木容易繁盛,而背阴的花卉容易枯萎。对于人体而言,阳气亦占有主导地位,李氏提出"在于人者,亦惟此阳气为要。苟无阳气,孰分清浊,孰布三焦,孰为呼吸,孰为运行,血何由生,食何由化,与天之无日等矣。欲保天年,其可得乎",即对于人而言,也是阳气最为紧要。如果没有了阳气,体内之清和浊不能分别,三焦无法输布,呼吸没有了主导,人体的功能活动失去了动力,怎么能生成血、怎么能运化食物?人体失去了阳气就相当于天上没有了太阳。人如果想要颐养天年,离开了阳气怎么能做得到呢?从此可以看出李氏对人之阳气极为重视。

水火阴阳的升降平衡是天地万物衍生变化的根本规律之一。李氏认为,"人身之水火,即阴阳也,即气血也。无阳则阴无以生,无阴则阳无以化。"即人体的水火就是指气血阴阳,水火既济,阴阳调和,则人体健康而无病。"盖水之所以上升,实有赖于火气的蒸腾",水能够上升全有赖于火气的蒸腾作用,即阴水上行要依赖体内阳气的升发。

在阴阳气血的化生关系中,李氏指出:"阳气生旺,则阴血赖以长养;阳气衰杀,则阴血无由和调,此阴从阳之至理。"即阳气旺盛而阴血的生长就有所依赖,阳气衰弱,阴血就无法调和,这就是他提出的人体内以阳气为主导,阴血为依从的思想,进而李氏认为即使益阴仍需从扶阳着手。"气血俱要,而补气在补血之先;阴阳并需,而养阳在滋阴之上",即气血都极为重要,而补气应该放在补血的前面;阴阳都是人体的必需之物,而温养阳气比滋养阴津更为紧要。体现出李氏对于阴阳之内偏重于阳,气血之中偏于气的思想。

(二)先后天根本

李氏对人体先后天之根本极为重视,他认为治病时如果能抓住根本则事半功倍。故李氏云:"善为医者,必责根本"。人体以肾为先天之本,以脾为后天之本,故临床诊治尤重脾肾。对于肾命,李氏提出"肾水者,先天之根本也,而一点元阳则寓于两肾之间,是为命门……人非有此火,无以运行三焦,腐熟水谷",可以看出李氏认为肾是先天之根本,命门是蕴藏在两肾之间的元阳。失去肾命中的元阳则人体内之运化将会受到影响,进而有碍于人体气血的生成和运行。在先后天的根本中李氏又对于命火更为强调。

四、治疗经验

李氏在辨证治疗方面积累了丰富的临床经验和心得体会。在重视阳气的思想指导下,李氏尤为重视温阳益气一法。

（一）注重温补元阳

温补肾中元阳是李氏重要的临床治法之一。"夫元气不足者，须以甘温之剂补之，如阳春一至，生机勃勃也。元气不足而于过极者，所谓大虚必夹寒，须以辛热之剂补之。"李氏重视元阳，在临床治疗时要根据具体的情况来用药，元气不足的需要用甘温的药物补益，就像是自然界中春天一到，一派生机勃勃的景象。如果元阳不足的程度比较重，体虚较甚而又兼夹有寒邪，仅靠甘温之品有所不足，则需要用辛热的药物来大补元气。"春夏之温可以发育，秋冬之寒不能生长，虚者必补以人参之甘温，阳生阴长之理也"。他认为春夏温暖，促进人之生长发育，秋冬寒冷，生长就受到抑制，体质虚弱的人需要用甘温的人参进行补益，人参能补益阳气，而且补阳亦能促进体内之阴生长。

（二）重视先后天根本

李氏重视先后天之根本，并将脾肾为先后天根本这一思想贯穿于临床诊治中，他认为："治先天根本，则有水火之分……火不足者，用八味丸益火之主以消阴翳。治后天根本，则有饮食劳倦之分，饮食伤者，枳壳丸主之；劳倦伤者，补中益气主之"。对先天之本"火不足"的患者，应使用八味丸来补益元阳而消除阴寒邪气。对后天之本，劳倦内伤者，用补中益气来补益中气。李氏治疗时注意虚则补其母，益火补土，补肾而健脾也是其临床常用的治法。

（三）提倡温补反对过用滋阴

李氏对当时医家偏于滋阴而畏于温阳的思想提出了异议。他在《内经知要》中对阳气在人体中的重要作用有了更加明确的阐释。他说："火者阳气也，天非此火不能发育万物，人非此火不能生养命根，是以物生必本于阳，但阳和之火则生物，亢烈之火则害物，故火太过则气反衰，火和平则气乃壮……阳气者，一身温暖之气。此气绝，则身冷而毙矣。"这段话的意思是指火为阳气，自然界没有火就不能孕育万物，人没有火就不能生成养护生命的根源。从而可以看出万物的产生必定根源于阳气。但是，只有温和的火能生成万物，过于猛烈的火就会损伤万物。所以过于亢盛的火会导致气被消耗，温和的火可以使气更加充实。阳气是人体内具有温暖性质之气。如果这个气断绝了，那么身体就会变得寒冷而导致死亡。由此强调阳气对于人体生命活动的重要性。

以上这些方面均体现出李氏对扶助阳气的重视，为扶阳理论的衍化提供了坚实的基础。正是因为基于对阳气的重视，李氏在治疗时喜用温补之法。在其著名的治泄泻九法和治癃闭七法中均有具体的反映。

1. 泄泻　在治疗泄泻的九种方法中，李氏提出了扶助脾阳，燥湿健脾法。他指出"泻皆成于土湿，湿皆本于脾虚"，也就是脾胃虚弱，运化失司，可以引发水谷不化而泄泻，故使用燥湿培土之方如补中益气汤、参苓白术散等治疗。其中，脾气不足者治以四君汤、六君汤、参苓白术散等；湿胜困脾则以平胃散为主；湿胜阳微则理中汤合平胃散。均体现了李氏对中焦阳气不足引发泄泻的正确认识与合理的治疗方药。同时李氏在治疗泄泻时也不忘温肾，他指出"积虚者必挟寒，脾虚者必补母"，即虚必定夹寒，脾虚者必需温补肾阳。"肾为封藏之本，内寄命火真阳。火为土母，命火衰微，犹如柴薪之熄，中宫之釜何以腐熟五谷，水谷精气又何以运行三焦。久泻常属下元无火，故以四神丸、八味丸、金匮肾气丸治之，扶阳以止泻"，体现久泻治本之又一要法。肾中命火不足就像是柴火熄灭，失去了能量的源头，中焦的锅也就是指脾胃，就不能腐熟水谷，进而水谷精微就不能在三焦输布。久泻多因为下焦之火不足，所以用四神丸、八味丸、金匮肾气丸来扶助下焦阳气以止泄泻，寓有"虚则补其母"，"寒者热之"之义。

2. 癃闭　在治疗癃闭时，李氏认为癃闭之小便难出与膀胱有关，膀胱为州都之官，水液所藏，赖气化则能出。但癃闭一证，虽属太阳膀胱，可由多种原因所致。其发病亦可由于水邪内侵，伤及脾土而甚至影响命火而成，故在治疗时须温肾扶土。在治疗上，李氏提出若肾阳不足者可用金匮肾气丸或八味丸；脾弱气陷者可用补中益气汤，气虚用独参汤，即通过补益人体之阳气而治疗癃闭。

3. 积聚　李氏认为"积之成也，正气不足，而后邪气距之"，"洁古云：壮盛人无积，虚人则有之，故当养正则邪自除"，从中可以看出，积聚的形成包括内因和外因，李氏强调内因——正气不足是发病的主要因素。根据病程长短、邪正盛衰和病情虚实，李氏将积聚分为三期治疗：初者，病邪起正气尚强，邪气尚浅，则任受攻；中者，受病渐久，邪气日深，正气较弱，任受且攻且补；末者，病魔经久，邪气侵凌，正气消残，则任受补。他指出："经曰：大积大聚，其可犯也，衰其半而已。故去积及半，纯与甘温调养，使脾气健运，则破残之与余积，不攻自走，必欲攻之无余，其不遗人夭殃者鲜矣"。积聚可用攻邪之法，在积消除过半之后，可纯用甘温之品进行调养，使脾恢复运化，余下的邪气自会去除，如果过用攻伐之品则预后不佳。在积聚的治疗方面，李氏喜欢用温药，众多涉及主治积聚的药物，其中以巴豆霜、干姜、川椒最受其推崇。

4. 临床用药　在药物性味的认识上，李氏具有其自身的深刻体会。李氏对药性的解释为："药性之温者，于时为春，所以生万物者也；药性之热者，于时为夏，所以长万物也；药性之凉者，于时为秋，所以肃万物者也；药性之寒者，于时为冬，所以杀万物者也……故凡温热之剂，均以补虚；凉寒之剂，均以泻实。"可以看出，他认为温性的药物其性通于春可以生发万物，热性的药物其性通于夏可长养万物，凉性的药物其性通于秋可以肃清万物，寒性的药物其性通于冬可以损害万物。所以补虚之剂即是温热之品，泻实之剂即是寒凉之品。

在药物的使用上，李氏用药喜温热而远寒凉，反对当时"喜寒凉，恶温热"的习俗，提到"自古圣人，莫不喜阳而恶阴，今天下用药者反是，是欲使秋冬作生长之令，春夏为肃杀之时乎"，即上古圣贤均喜阳而不喜阴，如今用药者却正好相反，喜寒凉，厌恶温阳，难道是想把秋冬作为生长时节，春夏作为肃杀的时令吗？李氏用温药时独具特色，在前人用药理论基础上又有一定的发展补充。如李氏治脾时不一味使用辛燥升提之品，治肾时不专于投以滋腻呆滞之药。其用药灵活变通，既反对时医滥用寒凉，又不赞成恣用辛热。如李氏指出："凡用药者，能随其虚实而变通之，虽寻常品味，必获神功；苟执而逆之，虽有良剂，莫展其长，故学者以格致为亟者。"体现在具体用药上，李氏在滋阴温阳时常常兼顾，如欲使用甘寒补肾，又恐其滋腻不利于脾，在滋肾之剂中加入砂仁、沉香；欲使用辛温扶脾，又恐其灼伤肾水，在扶脾之中，加入五味。体现李氏独具心得的用药体会。

李氏还提到："气药有生血之功，血药无益气之理也。"即指认为益气药甘温，如同春季天地万物生发，故可生血；血药凉润，如同秋季天地肃杀，万物凋零，且养血药具黏滞滋润之性，在上则滋腻碍胃，在下可肠滑而泄，不能益气。故李氏在临证如遇久病积虚病患，虽阴血衰涸，亦以温阳之参、芪、术、草为主。

五、结语

从上面这些观点可以看出李中梓通过对人体之先后天根本、肾命、阴阳水火、临床诊治及用药等方面的论述，体现出其对阳气的重视。在阴阳之中，偏重于阳；在气血之中，偏重于气；重视肾命；用药偏于温补。为扶阳思想的进一步深入发展做出了巨大的贡献。

（盖沂超）

第九节　张　介　宾

一、生平简介

张介宾，字会卿（又作惠卿），号景岳，别号通一子。明代山阴会稽县（今浙江绍兴）人。生活于公元 1563—1640 年（明嘉靖四十二年—明崇祯十三年）。

张氏祖籍四川绵竹县，明初，其先世因军功世袭"绍兴卫指挥使"，遂移居浙江。景岳幼禀明慧，好读书，读书不屑章句，于经史百家无不博览，通易理、天文、兵法之学，尤精于医学。早年即遵父训学习《内经》，14 岁随父至京。其父寿峰公为定西侯门客，侯门之中，奇人异士群集，景岳游历其中，因而遍交术士，曾从名医金英学医数载，尽得其传。壮年从戎幕府，游历北方，曾"出榆关，履碣石，经凤城，渡鸭绿"，由于壮志难酬，家贫亲老，遂翻然归里，"尽弃其所学，肆力于轩岐，探隐研神，医日进，名日彰"（《全书纪略》），故有"谒病者辐辏其门，沿边大帅皆遣金币致之"，"以医术著称于明万历、天启间"的记载。景岳苦心编辑《内经》，于天启四年（1624 年），汇成《类经》三十二卷问世。晚年奋其余力，著《景岳全书》六十四卷，对自己的学术经验和临床心得进行系统的总结。

景岳治学极为严谨，既善于继承，又勇于创新，善于变通，不拘泥于古，并重视理论联系实践，故对医学发展贡献甚大。其认为："有此法未必有此证，有此证未必有此方，即仲景再生，而欲尽踵其成法，吾知其未必皆相合；即仲景复言，而欲尽吐其新方，吾知其未必无短长。吁嘻！方乌足以尽变？变胡可以定方？但使学者能会仲景之意，则亦今之仲景也，又何必以仲景之方为拘泥哉！"

二、著作介绍

张景岳医学著作，有《类经》32 卷、《类经图翼》11 卷、《类经附翼》4 卷、《景岳全书》64 卷及《质疑录》1 卷等。

《类经》共三十二卷，刊于 1624 年。该书将《黄帝内经》中《素问》《灵枢》的全部内容，以摄生、阴阳、藏象、脉色、经络、标本、气味、论治、疾病、针刺、运气、会通等 12 类重新组合，著成此书，每类又分若干小类。此书由于把《素问》和《灵枢》两经"合而为一"，并分类编注，内容以类相从，故名《类经》。张景岳认为这样类编，可以条理分，纲目举，晦者明，隐者见，一展卷而重门洞开，秋毫在目。书中对《内经》作了较广泛深入的研究，集前人注家精要，加以自己的见解，对《内经》原文作出极为详尽的注释。其经过长期的实践及摸索，敢于破前人之说，创新理论，打乱《内经》原来的体例，按性质将经文分类，然后加以注解，具有自己的特色，在全面注释和分类研究方面做出了巨大贡献，是继隋代杨上善《太素》之后，对《内经》进行全面分类研究的又一著作，成为学习《内经》重要的参考书，现存几种明刻本及多种清刻本，1949年后有影印本。此外还编有《类经图翼》和《类经附翼》，对《类经》一书中意义较深，言不尽意之处，加图详解，再附翼说。《类经图翼》十一卷：对运气、阴阳五行、经络经穴、针灸操作等作图解说，讨论系统；《类经附翼》四卷，为探讨易理、古代音律与医理的关系，也有阐述其温补的学术思想之作，如《附翼·大宝论》《附翼·真阴论》等重要论文，且有部分针灸歌赋。

《景岳全书》是记录景岳毕生治病经验和中医学术成果的综合性著作，共六十四卷，分二十四集。全书包括《传忠录》三卷、《脉神章》三卷、《伤寒典》二卷、《杂证谟》二十八卷、《妇人规》二卷、《小儿则》二卷、《痘疹诠》四卷、《本草正》二卷、《外科钤》二卷、《新方八阵略》一卷、《新方八阵》一卷、《古方八阵》十三卷等部分，将中医基本理论、诊断辨证、内外妇儿各科临床、治法方剂、本草药性等内容囊括无遗，全面而精详。书中更首创"补、和、攻、散、寒、热、固、因"的方药八阵分类新法。其自创的《新方八阵》载方186首，是景岳将一生之临床心得、处方体会、用药特长融于一炉之作。诚如其言"此其中有心得焉，有经验焉，有补古之未备焉"，该书体现其重阳思想，认为"天之大宝，只此一丸红日；人之大宝，只此一息真阳"，"阳强则寿，阳衰则夭"。主张人的生气以阳为生，阳难得而易失，既失而难复，所以主张温补，养生要以养阳为主。

三、扶阳的学术思想

张景岳的学术成就颇丰，突出体现在阴阳理论和命门学说方面。张氏重视阴阳理论的研究，倡阴阳一体思想，阐发阴阳互根，强调命门水火，倡言"阳非有余，阴亦不足"，善辨虚寒，擅用温补，并反对以苦寒滋阴，对于纠正寒凉时弊起到很大作用，被后世奉为温补学派的代表医家。在治疗方面，对阴阳虚损病证有着独到的经验，指出"善补阳者，必于阴中求阳，则阳得阴助而生化无穷；善补阴者，必于阳中求阴，则阴得阳升而泉源不竭"，提出了阴阳相济法，从阴引阳，从阳引阴；通过填补精血以养阴治形；其调治阴阳偏盛偏衰之法较前人更为完善。辨证立法和选方用药，总结出"新方八阵"和"古方八阵"，开创了著名的方药八阵式。

（一）重视阳气，提出"阳常不足"

张氏以重视阳气闻名于世，是温补派的主要代表人物。他认为人体生命活动能否维持，全在于元阳（真气、元气）的作用。没有元阳，人的生命活动就不能存在。张景岳针对朱丹溪的"阳常有余，阴常不足"的论点，提出"阳常不足，阴本无余"的观点。其在《大宝论》中，重点论述了真阳的重要性，认为"人是小乾坤，得阳则生，失阳则死"，阐发了"阳非有余"的论点。

从阴阳的生理状况分析，张氏认为《内经》所说女子二七、男子二八而天癸至，以及"人年四十而阴气自半"，皆说明"人生全盛之数，惟二八之后，以至四旬之内，前后止二十余年，而形体渐衰矣"，其形体之衰虽是阴气亏虚的表现，但张氏进而认为"阴以阳为主"，阴气的生成和衰败都以阳气功能作用为主导。认为持"阳常有余，阴常不足"

论者，以"天癸"的来迟去早为依据，而"以黄柏、知母为神丹"，是一种片面的认识，"殊不知天癸之未至，本由乎气，而阴气之自半，亦由乎气"，故从"形气之辨""寒热之辨"和"水火之辨"进行论证。"形气之辨"认为，由于阳化气，阴成形，故凡人之所以通体能温，一身之所以有活力，五官、五脏之所以有正常的功能活动，都是阳气的作用。当人一死，便身冷如冰，知觉尽失，形存而气去，这种"阳脱在前而阴留在后"的情况，正是阳非有余的缘故。

"寒热之辨"，张氏认为从春夏阳热而生化万物，秋冬阴冷而缺乏生意，说明"热无伤而寒可畏"，以此论证阳气的重要性。"水火之辨"认为，水属阴而火属阳，凡水之所以产生、所以生物、所以化气，皆有赖于阳气的作用，因而说"生化之权，皆由阳气"，体现阳气之重要。在生命过程中，"难得而易失者惟此阳气，既失而难复者亦惟此阳气"，所以阳非有余，而常处在"阳常不足"的境况下。若要保护生命，得养天年，增进健康，应以"阳气为宝"，"日虑其亏"。阳气之于人如此宝贵，故张氏说："天之大宝只此一丸红日；人之大宝只此一息真阳"。这是对《素问·生气通天论》中"阳气者，若天与日，失其所则折寿而不彰"，"凡阴阳之要，阳密乃固"等论述的发挥，从而极力强调了阳气在生命活动中的主导作用和温补阳气的重要意义。

（二）治疗长于温补，善用热药

张氏崇尚重阳，故在治疗方面处处体现重阳主补的思想。阳气本嫌不足，岂可用苦寒药品滥事攻伐，耗损阳气，动人根本。因此张氏扶阳长于温补，善用热药，常以附子、肉桂、人参、熟地、当归等药物配伍使用。喜用右归丸、右归饮培补阳气，以治禀赋不足，命门火衰；阳虚畏寒，精冷不孕等症。

1. 以热药直驱阴寒，"退阴回阳"　寒邪犯于肌表，生冷伤于肠胃，阴寒中于脏腑，皆外寒为病，张氏提出"去所从来，则其治也"，速宜附、桂、干姜等热药直驱寒邪，亦即"退阴回阳"之意。方如新方复阳丹，以制附子、干姜为主药，"治阴寒呕吐、泄泻、腹痛、寒疝等症"；圣术煎"治寒湿泻痢，呕吐"，以干姜、肉桂为主药；柴苓饮治风湿身痛，以肉桂配柴胡等，辛热散寒；七德丸治"生冷伤脾""寒湿食滞"，以干姜配合吴茱萸、乌药、木香等辛热之品以行寒滞。如此种种，说明张景岳善用附桂等热药的"雄壮之质、斩关夺将之气"以驱逐风寒、祛除冷湿，从而达到"退阴回阳"之目的。

2. 以热药温壮阳气　阳虚则内生阴寒，张氏善用辛热扶阳之品以温壮阳气，且在用药时配合补阴之品，成为其用热药治病的一大特色，如其论"附子性悍，独任为难，必得大甘之品如人参、熟地、炙甘草之类，皆足以制其刚而济其勇"，而肉桂与地黄等同用，亦最治下焦元阳亏乏。因此，景岳创设了不少扶阳配合补阴的方剂。对于元阳大虚，正不胜邪之候，若非峻补托散，则寒邪日深，必致不救，温中自可散寒，方用大温中饮，以辛热的干姜、肉桂温补元阳，配伍熟地、白术、当归、人参、炙甘草、柴胡、麻黄诸药。若中气虚寒，为呕为泄，则以养中煎主之，方中选人参、山药、白扁豆、炙甘草、茯苓补脾益气，干姜辛热燥烈，主入脾胃而长于温中散寒，健运脾阳，为温中散寒之主药。若见中寒嗳吐，吞酸泄泻，不思饮食，以及妇人脏寒呕恶，胎气不安，选用温胃散，以人参、白术、扁豆、甘草、干姜温补脾胃散寒，配以辛苦温的陈皮，疏理气机，调畅中焦。见元阳虚脱，危在顷刻之证，以四味回阳饮救阳固脱，方用辛、甘、大热之制附子与干姜同用以回阳救逆，配伍人参大补元气。若阴阳将脱，便以六味回阳饮治疗，用人参与制附子、干姜、炙甘草益气回阳，甘温的当归、熟地补益阴血之亏虚。若命门火衰，以右归丸补命门之火，因其立法于"益火之源，以培补右肾之元阳"，故以"右归"命之，方中以附子、肉桂辛热入肾温壮元阳，补命门之火，鹿角胶甘咸微温，补肾温阳、益精养血，三药相辅相成，以培补肾中元阳，补命门之火，共为君药；熟地黄、山茱萸、枸杞子、山药皆甘润滋补之品，可滋阴益肾，养肝补脾，填精补髓，与肉桂、附子、鹿角胶相配伍有"阴中求阳"之功。

（三）"善补阳者，必于阴中求阳"，扶阳不忘补阴

基于阴阳一体、阴阳互根的原理，张氏提出以"阴阳互济"的法则来治疗阴阳虚损之证，指出"善补阳者，必于阴中求阳，则阳得阴助而生化无穷；善补阴者，必于阳中求阴，则阴得阳升而泉源不竭""阳失阴而离者，不补阴何以收散亡之气？水失火而败者，不补火何以苏垂寂之阴？此又阴阳相济之妙用也"。张氏运用阴阳互根理论，创制了许多著名的方剂，如左归丸以滋阴补肾为主，方中熟地、山药、山黄肉、牛膝、枸杞以滋阴益精，又配鹿角胶、菟丝子以补阳，取"阳中求阴，阴得阳升而泉源不绝"之意；右归丸以温补肾阳为主，方中附子、肉桂、鹿角胶、菟丝子、杜仲以温补肾阳，又有熟地、当归、山黄肉、枸杞以滋阴，即"阴中求阳，阳得阴助而生化无穷"之义。其他如左、右归饮，温散与补益营血兼用的大温中饮，附子、人参与熟地、当归同用的六味回阳饮，以及归、地与二陈同用的金水六君煎等著名方剂，都是阴阳相济观点的体现。

张氏常将熟地与人参配伍使用。他说："故凡诸经之阳气虚者，非人参不可；诸经之阴血虚者，非熟地不可。人参有健运之功，熟地禀静顺之德，此熟地之与人参，一阴一阳，相为表里，一形一气，互主生成，性味中正，无逾于此，诚有不可假借而更代者矣。"并将两药喻为"治世之良相"。在其新方补阵中，熟地、人参同用者有大补元煎、三阴煎、五阴煎、五福饮、补阴益气煎、两仪膏等方，张氏所以重视二药之合用，寓阴阳互求之义，堪称治疗阴阳虚损病证的典范。

张氏认为气虚、阳虚、火衰都是互相关联的病证，故补气、温阳、益火都属扶阳方法的范畴。基于"阴阳一体""阴以阳为主""阳以阴为基"的思想，张氏在扶助阳气的同时，不忘填补真阴精血，并成为其扶阳方法的重要特色。

1. 回阳不忘补救真阴　对于四肢厥冷，汗出肤冷，神情淡漠或烦躁，脉沉细的亡阳证候，根据精气分阴阳，则有阴阳不可离，以及阴阳二气互为其根的精神。张氏创六味回阳饮，以大补真阴的熟地、当归配合人参、附子、干姜、炙甘草。全方以人参为君，兼取姜、附之辛热，有四逆汤回阳救逆之意，又配贞元饮（熟地、当归、炙甘草）以救助真阴，回阳不忘补救真阴。

2. 益火重在滋补肾水　身寒、怕冷、眩晕、腰酸、夜尿频多，或有膜胀、反胃噎膈、五更泄泻、浮肿、阳痿、滑精等症，为命门火衰，下元虚寒。张氏以右归丸作为常用方来"益火之源"，培补肾中之元阳。方用附子、肉桂温补命门，扶植阳气，并以熟地为君大补血衰，滋培肾水，山茱萸固阴补精，山药"君茱地""补肾水"。此方体现其阴中求阳的思想，从而达到补益命门之火的目的，方中补阴药在用量上超过补阳。张氏虽知阳能生阴，但更强调"阴亦生阳"，彰显张氏补益命火，重在填补真阴肾水的特点。

3. 引火归原兼益肾阴　若体内阴寒之邪过盛，阳气格拒于上，出现下真寒、上假热的格阳证，症见烦热、躁动、大吐大衄、手足逆冷、六脉细脱等迹象，张氏认为其病机为肾阴先虚，寒盛于下，格阳于上，治以镇阴煎，方中桂、附温补命门之阳，但以熟地作为一方之主，大补肾水，牛膝既补髓填精益阴，又配伍泽泻引其降下之功，从而使肾水精血有所复，格拒之阳能归原。

4. 补气重在补养精血　张氏重视培补元气，临证以扶本为主，如虚损、劳倦内伤或其他杂病，证属元气虚衰而无明显寒象者，症见困倦、怠惰嗜卧、懒于言语、脉缓而大等，治以大补元煎。对于"元气不足而虚热不已者"，也主张"必用大补元煎，庶乎从之自愈"。对于"凡元气大虚者，虽有寒邪亦不可攻，必单培根本，正复邪将自散""气血大坏、精神失守危剧等证"，亦宜用此方治疗。全方以人参为首，熟地、山药、当归、山茱萸、枸杞子、杜仲皆为填精养血要药，炙甘草"随血药入血"，人参"得气分者六，得血分者四"，且"随阴药则入阴分"。全方全力补阴填精，虽为培补元气，却以补阴为主，这与一般常用的补气之法大有不同。

四、治疗经验

(一) 长于温补阳气，药用甘温

张景岳认为人体"阳常不足"，易见虚寒病症。"凡阳虚多寒者，宜补以甘温，而清润之品非所宜"，"阳虚者，宜补而兼暖，桂、附、干姜之属是也"，主张用甘温之品扶助阳气，戒用寒凉，因为"凉为秋气，阴主杀也。万物逢之便无生长，欲补元气，故非所宜。凉且不利于补，寒益可知矣"。故其临床用药，常选人参、熟地、山茱萸及肉桂、附子、干姜等温热之品。对于阳气极虚而寒者，主张培补命火以助元阳，以参、熟、桂、附之类治之，取王冰所谓"益火之源，以消阴翳"之义。其温补阳气的高明手段可从其医案中得以证实。

1. 虚劳下消不寐案　省中周公者，山左人也，年逾四旬，因案牍积劳，致成羸疾。神困食减，时多恐惧，自冬去达夏，通宵不寐者凡半年有余，而上焦无渴，不嗜汤水，或有少饮则沃而不行，然每夜必去溺二三升，莫知其所从来，且半皆如膏浊液，尪羸至极，自分当死。乃予诊之，幸其脉犹带缓，肉亦未脱，知其胃气尚存，慰以无虑，乃用归脾汤去木香及大补元煎之属，一以养阳，一以养阴，出入间用，至三百余剂，计人参二十斤，乃得痊愈。

消渴之症，一般认为由燥热伤阴所致，治疗当以清火为要。张景岳认为消症除燥热伤阴外，由元阳大衰、金寒水冷者也不鲜也，提出"不得尽言为火"，独创补元阳，温命门为法以治消症，颇具卓识。此案乃"神消于上，精消于下之证"，是由久病及肾，元阳衰亏为因，水寒不气化、气虚不摄精，则发下消如膏浊液。不嗜汤水，是脾气衰疲之候。张景岳用脾肾并补，标本兼治之法，使病者"乃得痊愈"。

2. 误食蘑菇中寒毒吐泻胀满案　凡胃寒者多为呕吐，而中寒毒者，又必吐而兼泻。余在燕都，尝治一吴姓参军者，因见鲜蘑菇肥嫩可爱，令庖人贸而羹之，以致大吐大泻。延彼乡医治之，咸谓速宜解毒，乃以黄连、黑豆、桔梗、甘草、枳实之属连进之，而病益甚，遂致胸腹大胀，气喘，水饮皆不能受，危窘已甚，延救于余。投以人参、白术、甘草、干姜、附子、茯苓之类，彼疑不敢用，曰：腹胀气急，口干如此，安敢再服此药？乃停一日，而病愈剧，若朝露矣。因而再恳，与药如前，彼且疑且畏，而诀别于内阃，曰：必若此，则活我者此也，杀我者亦此也，余之生死，在此一举矣。遂不得已含泪吞之,一剂而呕少止,再剂而胀少杀,随大加熟地黄,以兼救其泻亡之阴,前后凡二十余剂,复原如故。

此案乃误食蘑菇中毒致病,乡人以世人常用之黄连、黑豆、桔梗、甘草、枳实诸解毒药治之,病情反剧;先生不用解毒之药,反用人参、白术、甘草、干姜、附子、茯苓、熟地等温补之药,疾病反愈,其用药之高明,实在令人佩服。虽为中毒,但张景岳认为"毒有不同,岂必如黄连、甘、桔之类乃可解耶?"蘑菇一物肥白而嫩,"必产于深坑枯井,或沉寒极阴之处。"故"得阴气之最盛"。此案中阴寒之毒,若以黄连解寒毒,便是药不对症,非解毒也,而是助毒。先生用姜附以解寒毒,用人参、熟地以解毒伤元气,方才是真解毒。如若不知,杀人不知矣。

张景岳重温补的医案比比皆是。如"温胃饮治吐蛔案"用温胃饮补湿化生之源。"塞因塞用治肿胀案"用参附理阴煎温真阳,壮命门。"治七旬衰翁伤寒战汗案"用六味回阳饮,入人参一两,回阳救逆,实本壮元。"治小儿感寒喘泻案"用参温中治喘。观其医案,所用药物多甘温补阳之品,善用温补,实乃后人学习之楷模也。

(二) 扶阳不忘补阴,阴中求阳

张景岳根据阴阳互根,命门水火互济的理论,认识到人体以真阳为主、真阴为基,"阴阳之气,本同一体"的辩证关系,认为虚损的疾病,阴损的可以及阳,阳损的也可以及阴,阴虚的患者,往往伴有阳虚,而阳虚的患者,阴分亦常常不足,所以他在《新方八略·补略》中提出了阴阳调治的法则——"故善补阳者,必于阴中求阳,则阳得阴助而生化无穷;善补阴者,必于阳中求阴,则阴得阳升而泉源不竭",只有补阳不忘滋阴,滋阴不离扶阳,从阴补阳,从阳养阴,才能保持阴阳互根,水火互济的密切关系。

张景岳正是深刻领会其中要义,在具体临症治疗中,针对临床不同的虚寒证型创设了许多新方,形成了自己独具特色的扶阳方法——扶阳不忘补阴,阴中求阳,并且广泛应用。他的右归丸便是这一扶阳思想的代表方剂。右归丸有温养肾阳、益火之源的作用,泛治元阳不足、命门火衰亏损之症。本方乃温补阳气之剂,但仍以大补肾阴之熟地为君,并配以当归、枸杞益阴养血,因虑附、桂辛热刚燥,故渐加附子、肉桂二药。其目的在于补阳不伤阴,从补阴达到补阳,使阳气得到熟地、当归的滋阴养血而生化无穷。可见右归立方之旨便是景岳重视温补,重视命门水火真阴真阳的具体体现。其他如阳气虚脱之治,历来较多纯以温热回阳为法,景岳则独创六味回阳饮,重用归、地补阴以助回阳;治元气大虚证,创用大补元煎重培精血之基;治肾虚兼寒之肿满,用参附理阴煎,化精为气以行水消痞;治阳虚之痛证,又以温阳益气佐以大补阴血之品;治脾肺虚寒之痰嗽,创奇方金水六君煎;治阳虚伤寒之外感,立大温中饮开虚体外感发汗之新法,以温中解表补营血以滋汗源。此外,张氏还以归气饮治下焦虚寒之呃逆、呕吐;以暖肝煎治肝肾虚寒疝气腹痛;以三气饮治疗虚寒痹证;以温脏丸治脏气虚寒的虫积之症;用九气丹治脾肾虚寒之泻痢;用巩堤丸治阳虚小便不禁之遗尿;用菟丝煎治心脾气弱之遗精;用六气煎、九味异功煎治小儿虚寒痘疮;用九蜜煎治产后阳虚心腹疼痛;用赞育丹治阳痿、虚寒精衰;用四柴胡饮治气虚外感等等。所有这些气虚、阳虚、火衰之证的治法方剂无不体现了张景岳"扶阳不忘补阴"的扶阳特色。

(三) 重视人参与熟地配伍应用

张景岳深谙阴阳互求之理,在临床上非常重视人参与熟地的配伍使用。张氏善用熟地，对该药运用有其独到的经验，故后人称其为"张熟地"。他认为："形体之本在精血。熟地以至静之性，以至甘至厚之味，实精血形质中第一品纯厚之药。且其得升柴则能发散；得桂附则能回阳；得参芪则入气分；得归芍则入血分。"张氏将熟地之性了如指掌，故而临证运用出神入化，屡获奇功。张氏常将人参与熟地配伍使用，他认为："故凡诸经之阳气虚者，非人参不可；诸经之阴血虚者，非熟地不可。人参有健运之功，熟地禀静顺之德，此熟地之与人参，一阴一阳，相为表里，一形一气，互主生成，性味中正，无逾于此，诚有不可假借而更代者矣"，并将两药比喻为"治世之良相"。在其新方补阵中，大补元煎、三阴煎、五阴煎、五福饮、补阴益气煎、两仪膏等方均为二药同用，张氏之所以重视二药之合用，正寓阴阳互求之义，堪称治疗阴阳虚损病证的典范。

五、结语

总而言之，张氏重视阴阳理论的研究，倡阴阳一体思想，阐发阴阳互根，强调命门水火，倡言"阳非有余，阴亦不足"，善辨虚寒，擅用温补。在治疗方面，其提出："善补阳者，必于阴中求阳，则阳得阴助而生化无穷；善补阴者，必于阳中求阴，则阴得阳升而泉源不竭"的著名论点，运用阴阳相济法，从阴引阳，从阳引阴。张氏极力强调阳气在生命活动中的主导作用，故而在治疗方面处处体现重阳主补的思想，长于温补，善用热药以扶阳，常用人参、附子、肉桂等扶阳之药；基于"阴阳一体""阴以阳为主""阳以阴为基"的思想，张氏在扶助阳气的同时，不忘填补真阴精血，于阴中求阳，并成为其扶阳方法的重要特色。

（孙艳红）

第十节　赵　献　可

一、生平简介

赵献可，字养葵，号医巫闾子，鄞县（今浙江宁波）人。生卒年月不可考，据其著作刊行年代与相关活动纪录，约生活于16世纪后期至17世纪初期。虽史料无详细记载，但据黄宗羲《张景岳传》说："赵养葵，名献可，宁波人，与介宾同时，未尝相见，而议论往往有合者。"说明赵、张属同时期人，而张景岳生卒年代为公元1563—1640年，故赵氏亦可能生活年代与之相近，属明代一大医家。

赵氏好学博览，他熟谙《内经》《难经》《伤寒论》及金元医家诸说，对《易经》《太极图说》亦有己见，并结合医理，阐释命门与肾间水火的辨证关系。除医之外，儒、道、释均有涉猎，医德高尚，往来民间，曾游历于山西、陕西等地，被当时人称为逸士、游仙。《鄞县志》称其："好学淹贯，尤善于《易》，兼精医。"在哲学思想上受《易经》影响较大，在医学上又遵从李东垣、薛己，其一生治医学，独重视肾水命火，对命门学说尤有贡献，继承易水学派遗绪，变易水学派的学术思想逐渐由研究后天脾胃转向先天肾命。著有《医贯》一书，充分反映其学术思想。由其自号医巫闾子、人称游仙，以及为书说理多引用丹家隐语，可知其学与丹道不可分的关系，江幼李即将赵献可归于道医之类。亦知其水火思想及与扶阳理论的渊源。

二、代表著作

赵献可著有《医贯》《内经抄》《素问注》《经络考正》《正脉论》《二体一例》《邯郸遗稿》等书。代表著作为《医贯》六卷，《邯郸遗稿》又名《胎产遗论》，为妇科专著，但以刊于公元 1617 年的《医贯》流传最广。

赵氏认为先天之火为立命之门，在仙炼之为"丹"，在释传之为"灯"，在儒明之为"德"，皆是此物，一以贯之，故书名《医贯》。此书在明末清初广为流传，对后世医家李中梓、吕留良、高鼓峰、冯楚瞻、陈士铎等人影响甚大。《医贯》书中通过论述以及医案来说明他个人对命门的看法。经由对《内经》"十二官论""阴阳论""五行论"的研究讨论，依序说明命门的位置、性质、病理作用、治疗原则与方药等相关概念，然后于"论血证""郁证"等篇，以医案方式与问答方式深入说明论点之应用原则。命门学说之核心内容强调：命门之火是人体的根本，保养"命门之火"不仅有利于养生，尚能涵盖所有治疗的问题，临床运用则强调以六味地黄丸、金匮肾气丸作为养水、养火的主要方剂，经随证加减可以通治诸病。因论述完整，内容涵括对命门位置、性质、病理作用、治疗原则与方药等方面，主题鲜明，论述系统完整，被后世称为"命门学说"。

三、扶阳学术思想

赵献可扶阳学术思想主要体现在阴阳水火论、命门为君主说及治生者原生方面，并认为肾有命火推动才能化气，命门之火则需肾水滋养，二者共为人体生命的动力源泉。亦称"火不可以水灭，药不可以寒攻"。提倡温补，扩大六味、八味治病范围。

（一）理论渊源

1. 源于典籍融会诸家　赵献可以"命门"立论，其重要性超过十二官，为性命之本。依据《内经》论述十二脏之相使、形态和功能，说明"主明则下安"，"主不明则十二官危"的道理。然非以"心"为主，而是"命门"为主。其指出"阳统乎阴，天包乎地"，又谓："命门为君主，而加意于火之一字，夫既曰立命之门，火乃人身之至宝"，人之有生，实源自火，而"火为阳气之根"。这实际上是渊源于《内经》以阳气为本的思想，即"阳予之正，阴为之主"；"阳气者，若天与日，失其所则折寿而不彰"；"凡阴阳之要，阳密乃固"等，统言阳的主导地位。《内经》关于阴阳学说的原理，在《医贯》也得到进一步阐发，它不以心肾之水火来讨论生理和病理，而以命门之水火（无形之气）加以探讨。既珍视命门的阳气作用，又强调立命之根，各有真水和相火，但仍不出阴阳的准则。治疗方面提出以六味地黄、八味地黄为代表的统治诸病之见解。正所谓"从阳而引阴，从阴而引阳，各求其属而穷其根也。"突出了《内经》"从阴阳则生；逆之则死""治病必求于本"的基本原则。

首论命门的《难经·三十六难》载："肾两者，非皆肾也，其左者为肾，右者为命门。命门者，诸神精之所舍，原气之所系也，男子以藏精，女子以系胞。"《难经》之后，关于命门的具体部位众说纷纭，但从未离肾而论。如李梴宗《难经》"左肾右命说"，程知的"包络命门说"，孙一奎的"肾间动气命门说"，张景岳、虞抟的"两肾皆属命门说"，赵献可深究经典，融会各家，进一步阐析，在所著《医贯》中明确提出"两肾各一寸五分之间"的"肾间命门说"。

2. 遥承易水内因立论　张仲景《伤寒杂病论》行世之后，便成为辨治外感热病不可移易的法则。杂病辨治与盛况空前的外感伤寒热病相比，则落后或薄弱得多。张元素有感于杂病证治借用外感治法十分普遍的现实，开创了脏腑辨证论治杂病的学说，著《脏腑寒热虚实标本用药式》，使杂病辨证建立在重视脏腑内在正气、摆脱外感以祛邪泻实为主导思想的影响，开创了易水学派。李东垣对杂病证治的虚损病机深入研讨，提出脾胃一虚、百病由生的学术见解，通过补脾健胃、升阳益气使许多以内伤为主的杂病得到很好治疗，从而成为内伤杂病补土派宗师。朱丹溪也从内伤立论，提出"阴常不足，阳常有余"的内伤阴虚学说，但其大补阴丸等方药，往往以苦寒之知母、黄柏为君，使其学说虽大行于世，而疗效多不理想。薛己上宗元素、东垣之学，旁参丹溪之论，学法仲景、钱乙，常以补中益气汤、六味地黄丸、八味地黄丸等治疗内伤虚损为主的杂病，取得了很好的疗效。《薛氏医案》三千余例病案，常以补虚扶正收功，验案传法，深得后世称道。薛己《内科摘要》及补注王纶《明医杂著》，论述内伤虚损，常常着眼于脾肾二脏，但多为具体病例，未能在有关理论阐述方面形成较为系统的学术主张。赵献可正是继薛己未竟之业，引易入医，也从内因立论，认为命门先天水火是人体的真君真主，有着极为重要的作用，恰如太极为万物之根本，不可不究。

(二) 命门学说

1. 论命门为人身之太极　赵献可将北宋理学在太极研究中的最新成就应用于医学，他在《医贯》中说："《系辞》曰：易有太极，是生两仪。周子惧人之不明，而制为太极图。'无极而太极'，无极者，未分之太极；太极者，已分之阴阳也。一中分太极，中字之象形，正太极之形也。一即伏羲之奇一而圆之即是太极。既曰'先天太极'，天尚未生，尽属无形，何为伏羲画一奇，周子画一圈，又涉形迹矣。曰：此不得已而开示后学之意也。夫人受天地之中以生，亦原具有太极之形，在人身之中。非按形考索，不能穷其奥也。"反复强调画图的目的是"伸学者按图考索，据有形之中，以求无形之妙"，唯恐人们误以为命门为有形之物。在他的图解中，无形的命门位于两肾之间，两肾一阴一阳，在命门两旁，又有两个小圆圈，一为相火之宅，一为真水之宅，"此一水一火，俱属无形之气，相火禀命于命门，真水又随相火"，"然此无形之水火，又有一太极为之主宰"。这就是周敦颐的"阴阳一太极也"。

由此可见，赵献可的命门学说与周敦颐的太极图说在基本观点和结构上是完全一样的。周敦颐把太极作为世界的本原，太极是无形无物的，由此化生出阴阳五行和万事万物。赵献可把命门比作人身之太极，为一身君主，是先天无形无物的，由此支配生出五脏六腑，四肢百骸。他正是借助太极图说这种哲学思想，把命门提高到前所未有的高度，并成为他全部医学理论的核心，也是扶阳思想的体现。

2. 首创肾间命门说　命门之名首见于《灵枢·根结》："太阳根于至阴，结于命门，命门者目也。"系指足太阳经结于睛明穴。具有脏象意义的命门实出于《难经》："肾两者，非皆肾也。其左者为肾，右者为命门。"把命门的作用与肾联系起来，即"其气与肾通"。随后，西晋王叔和、南宋严用和等，亦从此说。明代虞抟认为："当以两肾总号命门"，喻为"门中之枢"，有"开阖之象"。静则涵养真水，动则鼓动相火。

对命门的位置，历代医家论述颇异，各抒己见，以《难经》为代表的右肾命门说，至明代又有孙一奎倡动气命门说，至清代程知又创包络命门说，然赵氏既不以命门在右肾，而又不言心包络之事，独以命门位于两肾之间，提出："命门在人身之中，对脐附骨，自上数下则为十四椎，自下数上则为七椎。《内经》曰：'七节之旁有小心'，此处两肾所寄，左边一肾属阴水，右边一肾属阳水，各开一寸五分，中间是命门所居宫，其右旁即相火也，其左旁即天一之真水也"。文中又附有简图加以说明命门所居之处，进而又议："两肾俱属水，但一边属阴一边属阳，越人谓左为肾，右为命门，非也，命门即在两肾各一寸五分之间，当一身之中，《易》所谓一阳陷于二阴之中"。赵氏很具体地描绘出命门之置，自他倡此说之后，命门的概念以此为准则，命门居两肾之说开始盛行起来。

在《难经》中命门与肾未严格区分，肾与命门为一体。《难经》时代的医家已意识到在五脏系统之外还有一个层次，这个层次是五脏六腑所不能概括的，但它与五脏六腑又都发生着关系。因为在五脏之外肉眼找不到实质的脏器，而肾脏又有两枚，所以把两肾分开，将这一功能赋予了右肾，并称其为命门。赵献可更强调肾与命门的关系，命门在"两肾之中，是其安宅也。命门无形之火，在两肾有形之中"，将肾与命门彻底分开，确立命门为肾间动气有位而无形，其原因是当时的医家已认识到命门是高于五脏六腑的一个层次，而理学对宇宙和世界的探索正好迎合了他们的思想，于是他们积极探索人体的本源，借太极而言人体先天，将太极与命门相联系，而太极是无形的。

3. 命门为君主　赵氏受尊经思想的影响，欲立命门为人身太极之论，也必从《内经》中找立论根据，于是认为"十二官别有一主，非心也"，并将《内经》"七节之旁中有小心"附会成"七节之下"即是命门。

赵献可在深入研究《内经》藏象学说的基础上，提出人身之主非心，而是命门的观点。如《医贯·内经十二官论》说："玩《内经》注文，即以心为主。愚谓人身别有一主，非心也。谓君主之官，当与十二官平等，不得独尊心之官为主。若以心之官为主，则下文主不明则十二官危，当云十一官矣，此理甚明，何注《内经》者昧此耶。盖此一主者，气血之根，生死之关，十二经之纲维。"可见赵氏将《素问·刺禁论》的"七节之傍，中有小心"谓之君主，即是命门，为人身之主宰。

命门为人的生命主宰，赵氏认为体现在两个方面：一是言命门是人体生成和生长发育的物质和动力。尽管人之初生，由父母之阴精阳气结合而成，但真正生成的最早物质，系命门之真水真火的作用，然后化生五脏六腑四肢百骸。《医贯·内经十二官论》说："人之初生……惟命门先具。有命门然后生心，心生血。有心然后生肺，肺生皮毛。有肺然后生肾，肾生骨髓。有肾则与命门合，二数备，是以肾有两歧也。可见命门为十二经之主。"从而说明人生之初，命门先具的道理。二是指人体脏腑功能的发挥，仍以命门为主。命门的功能正常，则五脏六腑和十二经脉的功能亦会正常发挥，故《医贯·中风论》指出："此五脏六腑之本，十二经之源，呼吸之门，三焦之根。"

赵献可认为命门在人体中具有无比重要的原动力作用，十二脏腑没有命门真阴真阳的协助便不能发挥其功能。他力主命门为人身之太极一说，确有因由，如说："余所以谆谆必欲明此论者，欲世之养身者、治病者，都以命门为君主，而加意于火之一字。夫既曰立命之门，火乃人身之至宝，何世之养身者，不知保养节欲而日夜戕贼此火？既病矣，治病者，不知温养此火而日用寒凉以直灭此火？焉望其有生气耶！《经》曰：主不明则十二官危，以此养生则殃，戒之，戒之！余今直指其归元之路而明示之。"赵氏所贵的命火，实指真阳而言。他所主张的肾命水火论，即先天阴阳论，也即真阴真阳论。

（三）论阴阳

赵氏根据易学贵阳贱阴的思想，而主阳气为贵，大变丹溪"阴精难成而易亏"的学说，为张景岳"大宝论"开创了先河。赵氏根据阴阳同源于太极的学说，阐发了阴阳互根之理，他说："寒热者，天下之淫气也；水火者，人之真元也。淫气凑疾，可以寒热药施之，真元致病，即以水火之真调之。然不求其属，投之不入。先天水火，原属同宫，火以水为主，水以火为原，故取之阴者，火中求水，其精不竭；取之阳者，水中寻火，其明不熄。"此阴阳互根，阴中求阳，阳中求阴的学说，经张景岳等医学家阐发，更加完善，深为后人所推崇。李中梓作《阴阳水火论》，也不无得益于赵氏。

1. 阴阳互根阳统于阴　赵氏在阴阳互根互用的相互关系中，认为阳为主导的地位，提出"阳统乎阴"的观点。《医贯·阴阳论》曰："阴阳之理，变化无穷，不可尽述，姑举其要者言之。夫言阴阳者，或指气血，或指天地，或指乾坤，此对待之体，其实阳统乎阴，天包乎地，血随乎气。"赵氏认为阴阳之间，阳是一个主要方面，而在人体上也体现出阳统乎阴的道理。

（1）天地之间，天包乎地：赵氏认为宇宙间天地之形成，是以清阳之气上升为天，浊阴之气下凝为地，从而构成个天地，而阳气为主要的方面。他的这种认识，基于《易经》之理。《易经》认为，太极为万物生成之原，太极动而生阳，静而生阴，成为阴阳两仪，而乾为阳，坤为阴，乾坤相互作用，即阴阳动静相感，则化生万物。其中乾阳是占主导地位，坤阴是顺应于它的。所以赵氏《医贯·阴阳论》指出："圣人作《易》，于乾则曰大哉乾元，乃统天，于坤则曰至哉坤元，乃顺承天，古人善体《易》义。"

（2）四时气候，独在冬至：在四时气候阴阳升降变化中，赵氏认为以冬至阳气升发为主导地位。《医贯·阴阳论》说："冬至一阳生，夏至一阴生，此二至最为紧要……然其尤重者，独在冬至。"他指出必须重视冬至之气候转化，实为重视阳气之由。基于这一观点，在治疗疾病中，他亦强调"升清浊自降"的观点。对于阳气不足而下陷的病证，他用味薄气轻之品，如柴胡升麻之类，升举阳气。对于阴寒过胜，浊气不降之证，不主张用降浊之法，而应用升清之法，如李东垣之补中益气汤之剂，使清阳升则浊自降。所以又说："东垣补中益气汤，万世无穷之利。"

（3）气血之中，血随乎气：气为阳，血为阴，气为血之帅，血为气之母，气血之间的相互关系中，赵氏认为气是主要的方面，而"血随乎气。"《邯郸遗稿·卷一调经总论》说："夫阴必从阳，故察火色而红。血为气配，气寒则寒，气热则热，气降则降，气凝则凝，气滞则滞，气行则行。"可见血之生成是禀受命门之火（即真火元阳）而成红色之液体，血的运行有赖于气的推动，气病可导致为血病，从而突出了阳气的重要性。在这一观点支配下，对于气血证治，赵氏主张"治血必先理气，血脱益气"的治疗原则，如对血虚发热和失血证，以补血汤和独参汤治疗，重用气药，意在"有形之血，不能速生，几微之气，所当急固，使无形生出有形。"（《医贯·阴阳论》）

（4）药物寒热，重在温热：赵氏注重阳气的观点，还体现在对于药物阴阳升降功能的应用之中。他认为："辛甘者属阳，温热者属阳；寒凉者属阴，酸苦者属阴。阳主生，阴主杀，司命者欲人远杀而就生。甘温者用之，辛热者用之，使共跻乎春风生长之域"（《医贯·阴阳论》），这说明尽管药物有寒凉温热之不同，然而用药时以辛甘温热之品来促进阳气之生发，使阴精生化无穷，对于寒凉之品应中病即止，避免滥用损伤阳气，从而突出了重用温热的观点，为扶阳理论奠定了基础。

2. 阴阳虚名水火为本　赵氏在探讨人体阴阳的实质时，认为"阴阳者虚名也，水火者实体也"（《医贯·阴阳论》）。从而确立了他的水火为阴阳根本的学术观点。

（1）天地阴阳以水火为征兆：自然界的各种事物是由阴阳二气相互作用下形成的。水火是自然界不可缺少的两种物质，其火象升腾温煦，水性润下宁静，最能代表阴阳的特征，所以赵氏认为自然界的万事万物之中，均有阴阳的属性，然究其根本所在，水火最为其特征所见，其形象显而易见，此即《素问·阴阳应象大论》所说的"水火者，阴阳之征兆"的观点。

（2）人身水火有先后天之分：赵氏以取类比象的方法，探讨人体的阴阳实质时，认为人身之水火是生命活动极为重要的物质和功能，阴阳相互作用是以水火之相互作用来体现的。只不过人体的水火不同于自然界之水火，其象不是显而易见的。人身的水火，赵氏认为可分先天之水火和后天之水火。先天之水火，禀受于父母，与生俱来，即元阴、元阳，或曰"真水""真火"，它为先天真元之气，系之于命门。后天之水火，源于水谷，生于脾胃，成为人体之精、血、津、液，或为人体之阳气，前者为水阴之体，后者为火阳之气，为人身生命之营养物质。

（3）人身阴阳以水火为根本：从上所述，可以看出，赵氏认为人体生命活动的存在，是阴阳相互作用的结果，而水火是阴阳发挥作用的根本所在。因为人身先天水火系于命门，为后天水火（即阴阳气血）发生之根本，也是五脏阴阳发生的根本。因而他说："世人但知气血为阴阳，而不知水火为阴阳之根。能知水火为阴阳，误认为心肾为水火之真，此道之所以不明不行也"，"人身心肝脾肺肾五脏俱存，而所以运行于五脏六腑之间者，何物乎，有无形之相火行阳二十五度，无形之肾水行阴二十五度，而其根则原于先天太极之真"（《医贯·阴阳论》），这说明气血是阴阳的具体物质，而阴阳发生的根本为先天之水火，先天之水火是言命门之真火真水，它日夜运行于周身五脏六腑，从而产生脏腑之阴阳水火，滋养维持身体的正常生理功能的发挥。由此可见，人体阴阳的各种物质和功能，均有先天之水火而代生，所以说先天之水火是人身阴阳之根本。赵氏的这一观点，实质上是强调了命门之水火在人体阴阳中的重要作用。

3. 阴阳证治须辨真假　赵氏在人身阴阳以真水真火为本的学术观点指导下，提出治疗阴阳失调诸证，应分辨真水真火不足证和假阴假阳证，以调补真水真火法为其根本大法。

（1）真元虚损证应用正治法：赵氏根据《素问·至真要大论》所述之"诸寒之而热者取之阴，诸热之而寒者取之阳"的治疗原则，提出对于真水真火虚损证，应从本论治。真水不足证，是指真阴亏损，水不制火的阴虚发热证，以六味丸滋阴彻热；真火不足证，是言真阳虚弱，火不制水的阳虚寒证，以八味丸温阳助肾。其所以从本治疗，是因为"先天水火，原属同宫，火以水为主，水以火为原。故取之阴者，火中求水，其精不竭，取之阳者，水中寻火，其明不熄"（《医贯·阴阳论》），赵氏这一从本治则的观点，将《内经》和王冰之理论作了深刻的阐发。

（2）假阴假阳证应用反治法：赵氏认为临床上经常见到假阴假阳证，是调治阴阳较为复杂的病证，医者应辨别病机，当机立断，应用反治法治之，以挽救危重之证。他对于大热发燥口渴舌燥，面色赤，而脉尺弱无力，寸关豁大而无伦之病证，辨证为"阴盛于下，通阳于上，假阳之证。余以假寒之药，从其性而折之，顷刻平矣"（《医贯·阴阳论》）。这里所言"假寒之药"，系用伤寒论之通脉四逆汤之类回阳救逆之品。对于恶寒身不离衣，手足厥冷，而面色滞，脉涩按之细数有力者，辨证为"寒在皮肤，热在骨髓"之假阴证，他"以辛凉之剂"治之。这里所言辛凉之剂系指《伤寒论》中的白虎汤，以图清泄里热之效。

总之，赵氏在阴阳证治中，突出了调补真水真火之治本法。对于因寒热之邪所致的阴阳偏胜之证，虽然有时出现假象，自然以寒热之药施治。他的这些治疗方法，是符合临床实践的，尤其是调治命门水火的学术观点，对后世扶阳派影响很大，值得我们深入研究。

（四）论五行

1. 生克相通　生克相通的意思是说五行之间的生克不是绝对的，而是相对的。在五行理论中，五行之间不是孤立、静止的，而是处在相互联系、相互资生、相互促进、相互制约的生克制化之中。生克制化促进和维持了事物之间协调平衡的整体统一性。

一般认为，五行相生为金生水、水生木、木生火、火生土、土生金。五行相克为金克木，木克土，土克水，水克火，火克金。但赵献可认为这种生克顺序并不是绝对的，而是生中有克，克中有生。赵氏曰："近世人皆曰水克火，而余独曰水养火。世人皆曰金生水，而余独曰水生金。世人皆曰土克水，而余独于水中补土。世人皆曰木克土，而余独升木以培土。"由此可见，水能克火也能养火，"水克火者，后天有形之水火也。水养火者，先天无形之水火也。"赵氏认为水养火，就是用真水养相火。《医贯》中认为相火是非常重要的，"相火滞则病，息则死"，临床中可以水养之，而并非一定要以木生火。水中能补土是因为"自天一生水，而水凝成处始为土，此后天卦位"。故而有水生土之说。赵氏认为木并不一定克土，"余意以为，木借土生，岂有反克之理？惟木郁于下，故其根下克"，故木郁方克土，升木解郁就能培土，比如补中益气汤中的升麻、柴胡就有此意。

五行之间的生克本是由其相互之间气的生克制衡形成的，"气有余，则制己所胜而侮所不胜；其不及，则己所不胜，侮而乘之，己所胜，轻而侮之。"气的消长与强弱就使五行之间处在不停的动态转变之中，生与克也就随之不断地变化，而不是绝对的、永远的生与克，所以在临床中不要机械地去思考，而是应该灵活地理解五行之间的生克关系，甚至从相反的方向去寻找合适的治法。

2. 独重水火　《医贯》中云："水火者，人之真元也"，足可见水火之重要。赵氏重视水火主要有两方面的原因。

（1）水火的生命力强，充满生机，《医贯·五行论》曰："况水火随处有生机，钻木可取，击石可取，圆珠可取。方诸取水，掘地取水，承露取水。若金死不救，土死不救，木死不救，是以余于五行中，独重水火。而其生克之妙用，又从先天之根，而与世论不同。"在临床中可理解为补火或补水易于产生效果，能够很快获得火或水。而且取得水火的途径众多，即治法治则多样，可于木中取火，土中取火，土中取水等，是比土金等更为灵活的五行元素。

（2）水火具有多方面的生养能力，与其他脏腑关系密切。"水养火"，"水生金"，"水中补土"，"若夫土者，随火寄生，即当随火而补"，可见补养水火则可滋生其他几行。肾中水火又影响着其他脏腑,"肾中有火,则金畏火刑而不敢归。肾中无火,则水冷金寒而不敢归。"所以从水火入手可以调节其他脏腑,"毋徒从事于肺,或壮水之主,或益火之原,火向水中生矣。"即是从肾治肺,以水生金的治法。赵氏还重视水火的既济,"是为真水真火,升降既宜,而成既济矣。医家不悟先天太极之真体,不穷无形水火之妙用,而不能用六味、八味之神剂者,其于医理,尚欠大半。"可见赵氏之水火多是指无形之水火,在临床中,疾病的产生与人体功能的减退常常是因为真元水火的不足,重视对真元水火的调补,药用六味丸、八味丸等,常会有立竿见影的效果。

3. 五行各有五　赵氏对五行学说亦有别见,《医贯·五行论》谓:"以木火土金水,配心肝脾肺肾",是尽人皆知的,但诸书认为五行惟一,独火有二,"此言似是而实非。论五行俱各有二,奚独一火哉?若论其至,五行各有五,五五二十五,五行各具一太极,此所以成变化而行鬼神也","以火言之,有阳火、有阴火、有水中之火、有土中之火、有金中之火、有木中之火,以水言之,有阳水、有阴水、有火中之水、有土中之水、有金中之水、有木中之水"。此中的阳火、阴火是根据火与脏腑和经络的配属情况而划分的,"火有丙火属阳,丁火属阴。人身之相火属手少阳,心火属手少阴"以此推之,每一行都可以存在于其他四行之中,一行之中,五行存之。

赵氏把五行中水火说成有先天无形和后天有形两种,说五行之妙用专重水火,这就归结到命门的水火。

(五) 治生者原生

薛三省在《医贯序》中说:"欲治生者原生。夫人何以生,生于火也。火阳之体也,造化以阳为生之根,人生以火为生之门"。生命源于火,火属阳为生命之源。金元著名医家朱丹溪在《格致余论·相火论》中言道:"天非此火不能生物,人非此火不能有生"。赵氏深受其影响,树立了以"火"为生命动力之源,火为生命之根的观点。他说:"余之所重先天之火者,非第火也,人之所立命也"。此先天之火就是人身相火。

《内经·十二官论》说:"人生男女交媾之时,先有火会,而后精聚。男女俱以火为先,男女俱有精,男女合,此二气交聚,然后成形,成形俱属后天矣"。赵氏描述了胚胎生命形成的完整过程。"火会"是指男女两性在天癸至、精血充的生理基础上,为情所感,为性所动,心火引动藏于肝肾之间的相火,君相两火协同一致,精卵结合并相融相搏,完成"精聚"的过程,新的生命现象胚胎就形成了。火会—精聚—胚胎,构成了赵氏生命形成的假说,它是生命的先天状态,内含先天父母的全部遗传物质,它制约和影响着整个生命过程,并成为人类健康与寿命长短的先决条件,这是生命的元神阶段。

《医贯·血症论》说:"立命之门,谓之元神。无形之火,谓之元气。无形之水,谓之元精。俱寄于两肾中间。"《说文解字》释元:"始也,初也。"元神即始神,是生命的初始状态,即胚胎生命现象,无受想意识,无眼耳鼻舌身意,是无意识的生物属性状态。元神的作用:主宰先天之体,流行后天之用。父母先天的遗传物质"元精"与"元气"(相火)由元神主宰,是先天脏腑、气血功能活动的生化之源。《内经·十二官论》说:"名曰命门,是为真君真主,乃一身之太极……三焦者,是其臣使之官,禀命而行,周流于五脏六腑之间而不息,名曰相火。相火者,言如天君无为而治,宰相代天行化。此先天无形之火,与后天有形之心火不同……真阴,真水气也,亦无形,上行夹脊,至脑中为髓海。泌其津液,注之于脉,以荣四支,内注五脏六腑,亦随相火而潜行于周身,与两肾所主后天有形之水不同"。太极宇宙模式是赵氏生命模式的雏形。潜于肝肾之间的相火是元神作用的具体执行者即所谓"代天行化"。在相火的驱动之下，"两精相搏"产生胚胎生命，相火继而潜藏于肝肾之间成为生命活动的幕后驱动力，因其无形所以"无为而治"。相火推动元精上行化为脑髓，并泌津液入注乎脉，荣养五脏六腑。相火裨助后天，维持正常的脏腑功能。

综上所述，赵氏的理论将中医学的研究领域推向生命层面，火会精聚的胚胎生命形成假说，促使医学从生命自身寻找维护健康和抵御疾病的措施与手段，这一理论与现代医学从生命层次寻求自身组织演化调节的医学理论不期而遇，是扶阳理论的创新和发展。赵氏的研究受历史的局限，难免有认识上的粗浅性，但其"治生者原生"的科学论断却使黑箱状态下的中医理论研究达到了前所未有的高度，这样的贡献无疑是伟大的。

四、治疗经验

（一）命门学说的临床运用价值

1. 命门在养生和治病中的重要性　由于命门是人体生命之本，生化之源，脏腑生机之所主，所以，人身疾病的发生多因命门功能失常所致，尤其是命火之不足是其主要原因。扶阳理论实属肾命学说的范畴，在养生和治疗疾病中，赵氏强调应调补命门，可补而不可泻。他在《医贯·内经十二官论》告诫后人说："余所以谆谆欲明此理者，欲世人之养身者、治病者，均以命门为君主，而加意于火之一字。夫既曰立命之门，火乃人身之至宝。何世之养身者，不知保养节欲，而日夜戕贼此火。既病矣，治病者，不知温养此火，而日用寒凉，以直灭此火，焉望其有生气耶。"

赵氏在重视保养命门之火的同时，又提醒医者应注意滋养真阴。《医贯·水火论》说："以无形之水沃无形之火，当而可久者也，是为真水真火，升降既宜，而成既济矣。"《医贯·阴阳论》亦说："火以水为主，水以火为原。故取之阴者，火中求水，其精不竭，取之阳者，水中寻火，其明不熄，斯大寒大热之病得以平矣。"在具体用方中，对于因真水不足而致的疾病，虽然火之有余，治疗上决不可泻火，只能补水以配火，用六味地黄丸，对于因火之不足所致的疾患，虽然水之有余，亦不必泻水，宜于水中补火。因而他认为前贤所制的六味丸是补水之剂，八味丸是养火之方，为治疗先天水火之主方，他应用调补命门水火的治则，治疗血证、痰证、喘证、消渴、中满、遗精、崩漏等疾病，为后世治疗肾阳虚和肾阴虚奠定了理论基础，也是扶阳理论的具体实践。

在强调调补命门的同时，赵氏还提出治疗脾胃疾患，应脾与命门兼顾。《医贯·补中益气汤论》说："世谓补肾不如补脾，余谓补脾不如补肾。"他治疗脾肾虚弱的久泻，先以补中益气汤，后用金匮肾气丸加减，以图脾肾两治，重在培补先天之命火。赵献可属于先天论者，他认为生而老，老而病，病而死，人所不能免。但其间有寿夭长短之差，而决定人之长寿或早夭的主要因素在于"命门之火"。赵献可把命火析为机体衰老之要素，确是匠心独具。

总之，赵献可对《内经》命门学说深入研究，提出"肾间命门说"，从多方面强调命门在人体的重要性，因而治疗疾病以调补命门之水火为主，尤以重视温补命门之火，成为温补学派的主要医家之一。他的这一研究成就，为后世扶阳派所推崇，对临床实践有重要的指导意义。

2. 命门之火乃人身之至宝　探究赵献可的命门理论，他对命门与肾这种无法分割的关系，做了充分的论证。全书以强调命门之火的重要性为主旨，指出命门之火乃人身之至宝。早在《难经》就已意识到命门有藏精神、系原气、主持人体生殖机能的功能。赵献可扩充其义，认为命门可主人体一切生命运动，包括生长、发育、运动、生殖等，所以能如此者，全在于命门内藏"命火"，此火即生命之火，为阳气之根，脏腑机能之源，一切人体活动的原动力，其对温煦机体五脏六腑、四肢百骸、筋骨肌肉皮毛、身体生长发育等方面发挥着极其重要的作用，故又有真火、先天之火、真阳、元阳之称。赵氏认为火强则生机由之而壮，火衰则生机由之而弱。火之有余，则真水不足；火之不足，为水之有余。这就是说，尽管命火的旺衰可决定人体之强弱，但若要保证命火的作用，尚需真水的调节，而其真水正是肾所具有的最关键的功能。肾阴是体内阴液的根本，对各脏腑组织起着濡润、滋养的作用。实际上，肾阳的功能与命门学派的命火理论相似，肾阳是人体阳气的根本，对各脏腑组织起着温煦、生化的作用，故肾的这种生理功能在前人也有"肾为水火之宅"的说法。可以说命门实际为肾阳或真阳之别名，因这种功能之重要如立命之门，故称其为命门。古人多有"肾与命门是二物"之说，但论述其功能则很难区分。

由此，若要完成命火理论所论及的人体正常的机能运转，其关键实际表现于肾的功能调节上。赵氏在《医贯·内经十二官论》中所说："命门君主之火乃水中之火，相依而永不相离也。"这种命火与肾水无法分割的关系，实际上也说明了这一点。赵献可在《医贯》中论病因多源于肾，论治疗用药多调理肾，这自然成为赵氏临证的主要特色。《医贯》一书中载有众多治验，从其病因病理征象的表述上，常可看到命门与肾病理现象相似之处。如诊为"命门火衰"之证候与诊为"肾阳虚衰"之证候亦基本相同，其治则治法均为温补下元，益肾健脾。《医贯》一书载述从肾治验颇多，可见他之所以在肾之外提出一个命门说，是十分强调先天之精气对人体健康的主宰作用，强调人体生长、发育、运动、生殖的原动力。

3. 重视六味丸、八味丸调补肾命　《医贯》对六味丸、八味丸进行了充分的研究和运用。赵氏认为荣养先天之本的关键在于滋补肾水，在运用"六味""八味"时，赵氏是将命火与肾水紧密联系在一起的。命火衰则肾虚寒，肾水不足则不能制命火，这就是赵氏的肾与命门难以分割的主要论据，这也是赵氏推举六味丸、八味丸作为补肾的首选方的主要原因所在。

八味丸乃张仲景所订之方，能伐肾邪。在《金匮要略》中治"虚劳"之腰痛、少腹拘急、小便不利；"痰饮"之短气有微饮；以及胞系了戾之小便不利等。八味丸以地黄为君，余药佐之，非止为补血之剂，而取其养五脏、益气力，有补虚损五劳之功。为阐明八味丸的真正用途，赵氏特别批评道："今有人加人参者，乃是脾经药到不得肾经；有欲减泽泻者，殊不知泽泻可接引桂附等归就肾经。"从而强调八味丸的补肾作用。所谓"益火之源以消阴翳"即此方也。如熟地、山萸、丹皮、泽泻、山药、茯苓皆濡润之品，所以能壮水之主；肉桂、附子为辛润之物，能于水中补火，所以益火之源，水火得其养则肾气复。故此方对五劳虚损脉耗而虚、阳强阳痿者，服之易效。

六味丸为肾虚不能制火之专用方。赵氏认为："肾中非独水也，命门之火并焉，肾不虚则水足以制火，虚则无水以制，而热症生矣，名之曰阴虚火动。"六味丸所选药均能入肾，具有滋补肾水、敛阴火的独特功效。如阴中之阴的熟地黄、山茱萸能滋少阴、补肾水；肾恶燥，地黄、山药、泽泻皆可滋润之；而入肾敛阴火、平虚热伏热，则非牡丹皮莫属；茯苓淡能渗泄则可制水脏之邪。正因为上六味药的养气、滋肾、制火、导火的相互作用，故用于肾虚不能制火所致之病效果显著，对临床上所见之肾虚作渴，小便淋泌，气壅痰涌，头眩眼花，腰腿酸软，或肾虚发热，自汗盗汗，败浊为痰，便血等症有治疗作用。赵氏以王太仆语高度概括曰："壮水之主以镇阳光，即此药也。"

从赵献可对六味丸、八味丸的辨证运用中可见，不管赵氏是重视命门说，还是强调其补肾作用，此两方的真正意义在固肾求本、调补肾虚是无可置疑的。

（二）多种病证皆可从肾论治

《医贯·先天要论》为全书四、五两卷，论病17种，是熟练运用六味丸、八味丸，调补"先天之精"之集大成者。诸论多从肾审证辨因，从肾论治处方，调治命火终不离肾。

1. 治中风以补肾中水火为本　中医学关于中风的病因学说，历代医家认识颇不一致。在唐宋以前，多以"内虚邪中"立论，且多论述外风。金元以后，刘河间认为中风之因是"将息失宜而心火暴甚，肾水虚衰不能制之"；李东垣认为是"正气自虚"；而朱丹溪则强调"湿痰生热"，后张介宾更出"非风"之说。他们都着重于内在因素立论。而赵献可对中风一证研究不乏新见，其在《医贯·中风论》中说："惜乎以气血湿痰为主，而不及真阴，不能无遗弊于后世焉……刘氏主火说，殊不知火之有余，水之不足也，刘氏原以补肾为本，观其地黄饮子之方可见矣。"赵氏认为治中风，又当以真阴虚为本，但阴虚有二，有阴中之水虚，有阴中之火虚，火虚者专以河间地黄饮子为主，水虚者又当以六味地黄为主，如果是水虚，则辛热之药，与参、芪之品，俱不可加。赵氏指出前贤治中风，主气、主血、主湿、主痰为主，可惜不及真阴。然而赵氏所讲的真阴虚，又包括"阴中之水虚"和"阴中之火虚"两个方面，因此他又说"中风当专主虚论，不必兼风。"赵氏此论与张介宾颇相近似，正如黄宗羲所说："与介宾同时，未尝相见，而议论往往有合者"。

当然，赵氏也注意到中风患者每有痰涎壅盛，但他认为痰之本源仍在于肾，故开痰治标与补肾治本，应相互结合，原则是祛痰补肾中水火。赵氏曰："凡人将死之时，必有痰，何独中风为然。要之，痰从何处来？痰者水也，其原出于肾。张仲景曰气虚痰泛，以肾气丸补而逐之。观此，凡治中风者既以前法治其根本，则痰者不治而自去矣。若初时痰涎壅盛，汤药不入，少用稀涎散之类，使喉咽疏通，能进汤液即止，若欲必尽攻其痰，顷刻立毙矣"（《医贯·中风论》）。综上所述，提示凡属真元不足的中风患者，在适当开痰之后，不可逐痰太甚，否则正气虚脱，产生将严重后果。

2. 血证分为阴阳论治《医贯》重点论述了命门学说，对血证也有专门论述，立有"血证论"和"吐血论"两论，不仅将其命门学说贯穿其中，而且还有许多独到的见解。

（1）强调风寒致病，突出"火"的多样性：赵氏认为血证发生的根本原因是正气虚，六淫中以寒气致病为多。他指出："凡血证，是分阴阳……既分阴阳，又须分三因……既分三因而必以吾身之阴阳为主，或阴虚而挟内外因也，或阳虚而挟内外因也。盖阴阳虚者，在我之正气虚也，三因者，在外之邪气有余也。邪之所凑，其气必虚"。

赵氏将血证分为阴阳两类，"凡血证先分阴阳"，又提出"既分阴阳，又须分三因"。前者系根据证候性质分类，强调正气；后者则是根据病因分类，强调邪气。赵氏认为六淫、五志过极、饮酒过多、过啖炙烤辛热等物均可导致血证的发生。但赵氏说："六淫中虽俱能病血，其中独寒气致病者居多"，又说："此六淫之气但能伤人，暑热者十之一二，火燥者半，风寒者半。"重点提出风寒可致血证，以纠时弊。风寒不仅可致瘀血，"血亦水也，故经中之水与血，一得寒气，皆凝滞而不行"，还可致出血。《血证论》中记载一风寒致吐血的病案，并以麻黄汤而愈。又提出要区别阴火、阳火不同，日月之火与灯烛之火不同，炉中之火与龙雷之火不同。又有五志过极之火，惊而动血者，火起于心；怒而动血者，火起于肝；忧而动血者，火起于肺；思而动血者，火起于脾；劳而动血者，火起于肾。并认为"能明乎火之一字，而于血之理，思过半矣"。

（2）重视邪正双方，善于知常达变：赵氏因心主血，脾统血，肝藏血，而将血证归于心肝脾三经，说："凡治血证，前后调理，须按三经用药。心主血，脾统血，肝藏血，归脾汤三经之方也。"关于血证的发生，赵氏认为与正邪两方面均有关，强调"邪之所凑，其气必虚"，"或阴虚而挟内外因也，或阳虚而挟内外因也"，"暑伤心，心气既虚，暑气故乘而入之"，并强调自身正气的重要性"必以吾身之阴阳为主"，"不治其虚，安问其余"。赵氏还运用其命门学说阐述血证病机，若"肾中之真水干，则真火炎，血亦随火而沸腾矣；肾中之真火衰，则真水盛，血亦无附而泛上矣"，又说："盖阴虚火动者，若肾中寒冷，龙宫无安血之穴宅，不得已而游于上，故血亦随火而妄行"，书中记载了多种血证，如吐血、嗽血、便血、唾血、咯血、衄血等，对于它们的病位，古人均认为"衄血出于肺""呕血出于胃""咯唾出于肾"，但赵氏说："诸书虽分咳血嗽血出于肺，咯血唾血出于肾，余谓咳、嗽、咯、唾皆出肾"，"不特胃呕血，肝亦呕血"。指出了咳血嗽血不仅可由肺引起，也可由肾引起；呕血既可由胃引起，又可由肝引起。这为我们治疗血证开阔了思路。

（3）治法变化多端：血证的治疗主要是在"急则治其标，缓则治其本"的基础上，辨清寒热虚实、何脏何腑，进而用药。在《医贯》中记载了许多病案，其治法可谓变化多端，并有独特之处，可归纳为：

1）分步缓急法：表阳虚而外感风寒所致吐血，赵氏先补其表之阳气，泻其里之虚热，然后用麻黄汤发汗而愈；治疗坠车坠马、跌仆损折、失血瘀蓄、肝痛发热者，先以行血破瘀之剂，折其锐气，而后区别治之以和血消毒之药。《医贯·吐血论》中用八味丸补命门火，以引火归原，后用理中汤补脾胃，以补肺之母，使土能克水，则肾火归原，而血复其位。《医贯·痢疾论》中记载一便血者，先用吴茱萸丸，翌日又以五苓平胃各半散，二大服血止。赵氏灵活地处理了扶正与祛邪的关系。

2）辛温治疗法：用辛温发散之麻黄汤治吐血。灵活运用干姜治血证，认为干姜性热，胃既得温，其血不凝而自行，各守其乡；炒黑则止而不走，以补虚寒之血；"能引血药入气分生新血神而明之"。打破了出血证禁用辛温药的束缚。

3）气血并治法：赵氏运用气能生血、气能摄血的理论来治疗失血证，认为："治血必先治气，血脱益气，故有补血不用四物汤之论……失血暴甚欲绝者，以独参汤一两顿煎服，纯用气药。斯时也，有形之血不能速生，几微之气所当急固，使无形生出有形。"（《医贯·阴阳论》）

此外，赵氏也将其命门学说运用到血证的治疗中，主张"其阴虚者，从阳引阴，其阳虚者，从阴引阳"。他说："惟水火奠其位，而气血各顺布焉，故以真阴、真阳为要矣。"又说："今用桂、附二味纯阳之火，加于六味纯阴水中，使肾中温暖……龙雷之火自然归于原宅，不用寒凉而火自降，不必止血而血者安矣。若阴中水干而火炎者，去桂、附而纯用六味，以补水配火，血亦自安，亦不必去火。总之以保火为主。"对于药物的运用，他说："肾中一水一火，地黄壮水之主，桂附益火之原，水火既济之道。"《医贯·吐血论》中用八味丸治疗水冷金寒之吐血证，《医贯·齿论》中用六味丸加骨碎补治疗一齿缝出血者，充分展示了扶阳理论的临床实践性。

3. 辨治痰证补肾调脾兼施　赵氏论治痰证也有独特见解，世人对痰证一般从脾论治，多言"脾为生痰之源"，赵献可却推崇"痰之本于肾"的说法，他赞扬"王节斋论痰而首揭痰之本于肾，可谓发前人所未发"。关于痰源于肾、他的论述可谓精辟，认为痰者原非人身之所有，非水泛为痰，则水沸为痰，故痰之为病当分有火、无火之异耳。肾阳虚不能制水则水不归原，如洪水泛滥而为痰，是无火，其痰必纯是清水，用八味丸以补肾火。若阴虚火动则水沸腾，动于肾者，犹龙火之出于海，龙兴而水附；动于肝者，犹雷火之出于地，疾风暴雨，水随波涌而为痰，是有火者也，其痰必多重浊白沫，治疗不可用知、柏苦寒泻火，用六味丸补水以配火。赵氏治痰从肾之论可为不治痰之标、而治痰之本的大法。

与此同时，赵氏治痰还甚重脾胃，他指出凡善治痰者，对于肾虚之人，应先以六味、八味，壮水之主益火之源，再以四君子或六君子，补脾以制水；若脾虚之人，就必须用补中、理中之辈，又当以六味、八味制水以益母，使其子母相生，方尽治痰之道。在临证时，赵氏虽常施脾肾兼治之法，但对中焦寒湿之痰及上焦火郁之痰，还是使用燥湿化痰和清气化痰之法。他说："古人用二陈汤，为治痰通用，然以治湿痰、寒痰则是矣。若夹阳火上炎，熏于上焦，肺气被郁，故其津液之随气而升者，凝结而成痰，腥秽稠浊，甚则有带血而出者，此非中焦脾胃湿痰、寒痰之所比，亦非半夏、枳壳、南星之所治，惟用清气化痰，须有效耳"（《医贯·痰论》）。由此可见，赵氏根据自己几十年的临床实践，对于痰证运用补肾益脾的经验，是很有临床实用价值的。

4. 妇科病重视调治肾水命火　明代医家赵献可以发挥命门学说，临证重先天水火而著称于世。晚年所撰《邯郸遗稿》，总结了他治疗妇产科病的临证心得和学术观点，堪称中医妇产科学专著。是书言简意赅，医理精深，对临床颇具指导价值。

（1）阐发经候，强调气为主导：赵氏在《调经总论》篇中阐述了月经的生理和病理特点，对气与血的关系作了深刻的论述，尤其强调气对血的主导作用。他认为妇人正常行经与气的功能息息相关，他说："凡妇女经事谓之月水，又谓之潮水……夫阴必从阳，故察火色而红。血为气配，气寒则寒，气热则热，气降则降，气凝则凝，气滞则滞，气行则行。平和之气，三旬一见，其行有常，故名曰月经。贵调其气以行其血……"，在病理方面，他认为月经失调多受气的盛衰和寒热所影响："其将来而痛者血之滞也，块而下者气之凉也，来后作痛者气血俱虚也，色淡者亦虚也，错经妄行者气乱也，迟后者气滞而涩也……"，因而提出："室女诸病，以调经为先，理气为要。"在选方用药上，常使用补中益气汤、八珍汤或四物汤加木香、香附、陈皮、黄芪、升麻等理气、益气之品，多获良效。对产后大出血的治疗，强调："有形之物，不能速化几希之气，急用独参汤或当归补血汤，无形生出有形来，阳生阴长之妙，不可不知也"。不难看出，赵氏临证把握气血互生、气为血帅要旨，医理娴熟，遣方用药颇具匠心。

（2）治病溯源，尤重命门水火：赵氏在他的代表作《医贯》中重视调治肾水命火的学术观点为人所熟知，这一观点在《邯郸遗稿》中再次得到充分的发挥，他指出："论调经以滋水为主，不须补血，何也？经曰女子七岁，肾气盛，齿更发长；二七而天癸至，任脉通，太冲脉盛，月事以时下，故有子。天者天一之真，癸者壬癸之水，月者水之精，以一月而盈，盈则昃……所以必须调经，调经必须滋水为主。"在强调滋水的同时，又强调养火的重要。"冲任起于胞中，男子藏精，女子系胞，其间又恃一点命门之火为之主宰……所以，滋水更当养火"，基于这一观点，他临证反对滥用苦寒药物，认为"天一之原以养之使满，满则溢，万无有毒药可通之理"。另外，赵氏不拘旧说，大胆对芩、术的安胎作用提出异议，他认为"胎荄之系于脾，犹钟之系于梁也。若栋柱不固，栋梁必挠。所以安胎先固两肾，使肾中和暖，始脾有生气，何必定以白术、黄芩为安胎耶"。以上论述反映了赵氏治病求本溯源，重视调整肾水命火以期平衡的学术观点，见解独到，对中医妇产科学及扶阳理论的发展作出了重要贡献。

其在妇科中的运用为："如肾中无水，胎不安，用六味地黄壮水，肾中无火，用八味地黄益火，故调经当用杜仲、续断、阿胶、艾叶、当归、五味，出入于六味、八味汤中为捷径"，概括两方在妇科各病证中的治疗原则。

5.养生　人之生，不可离命门之火一刻，整个生命过程亦随命火的盛衰而变化。故《内经》说："阳气者，若天与日，失其所则折寿而不彰，故天运当以日光明。"说明了保养一身之阳对于养生延年是极为重要的。在《内经》这一观点的启示下，赵献可认识到，保养肾元与养生延寿有很密切的关系。他从人类的生老病死这一过程，认识到这是必然规律，他说："生而老，老而病，病而死，人所不能免。但其间有寿夭长短之差。"所以，养生者须"防未然而治未病也"。这一观点充分体现了赵氏的唯物主义思想，他不仅指出了生死过程是客观规律而"人所不能免"，还看到了"防未然"这一主观能动作用。赵氏还具体地指出"尊生之士"首先要明阴阳之道和生死规律，"其次莫若寡欲，未必长生，亦可却病"。还说："人之病，由于欲。"强调指出益寿延年，首先必须节欲以养精。此正深得《内经》"积精全神"以"却老而全形"之旨意。在养生却病、益寿延年方面，特别注重保养命门之火，强调不可恣意克伐。他说："余所以谆谆必欲明此论者，欲世之养身者、治病者，的以命门为君主，而加意于火之一字。"又说："夫既曰立命之门，火乃人身之至宝何世之养身者，不知保养节欲，而日夜戕贼此火。"由于命火和生命活动是息息相关的，所以，他把保养命火看得至关重要。

在肾虚衰老中，赵氏认为命火不足者固多，但亦不否认有阴精不足者，且力尚丹溪养阴法。他于《阴阳论》引丹溪论谓："人身之阴，止供三十年之受用，可见阳常有余，阴常不足。况嗜欲者多，节欲者少。故自幼至老，补阴之功，一日不可缺。"他载录了丹溪的阴常不足论，并不和他一贯主张的命门说相悖。与之相反，他认为阴阳是互相滋生的、对立互根的两方面，"无阳则阴无以生，无阴则阳无以化"。这说明他并不偏执于一说，而是能辨证地对待具体情况。倘以阴阳两方面的作用相比较，则认为阳对人体更为重要，因此偏重命火，但在补火中尤兼顾益水。从他习用的，认为是"水中补火"的圣药八味丸来看，也证明了他的这一学术思想。

在平时倘若不注意保养命门之火，而恣意耗伐命门之火，则会使人得病乃至影响寿命。他认为："栖真养息，而为生生化化之根者，独藏于两肾之中""纵情嗜欲，以致肾气虚衰，根先绝矣。"说明节欲与固养命门、养生延寿有很大的关系。临证亦多见纵欲者耗竭肾阴、损伤命们之火而致阳痿与早衰者，证实了他的纵欲伤肾的观点。对于肾虚，述指出："水虚者固多，火衰者亦不少，未有精泄已虚，而元阳能独全者。况阴阳互为其根，议补阴者，须以阳为主，盖无阳则阴无以生也"，进一步强调了阴阳两者中阳的重要性。

对于已病者，献可在治疗中同样注意保护命门之火，反对用寒凉药一意戕伐，他说："既病矣，治病者不知温养此火，而日用寒凉，以直灭此火，焉望其有生气郁?"，认为苦寒药"终非济生之品"。但亦非主张一味使用温热之剂，认为应该辨证用药，因为疾病之所成总责之阴阳之偏，故制方亦应随其偏而纠之。其立说竟反对制不寒不热之方。他说："今之为医者，鉴其偏之弊，而制为不寒不热之方……岂知人之受病，以偏得之。感于寒则偏于寒，感于热则偏于热。以不寒不热之剂投之，何以补其偏而救其弊哉。"

此外，赵氏还反对服食金石以图长生不老者，他说："世人服食以图长生，惑矣! 甚者日服补药，以资纵欲，则惑之甚也。"这对于当时盛行之服食金石、滥进补药，以图长生者，是有力的驳斥。

6. 老年病论治　赵献可提出："火乃人身之至宝。何世之养身者，不知保养节欲，而日夜戕贼此火，既病矣。治病者，不知温养此火，而日用寒凉，以直灭此火，焉望其有生气耶"。然则治老年病如何养火耶? 依笔者窥出：赵氏具有二法，即"温补元真之火"和"滋养水中之火"。赵氏认为，"命门君主之火，乃水中之火，相依而永不相离也。火之有余，缘真水之不足也，毫不敢去火，只补水以配火……火之不足，因见水之有余也。亦不必泻水，就于水中补火"；"世人皆曰降火，而予独以地黄滋养水中之火。世人皆曰灭火，而予独以桂附温补天真之火"。兹节录《医贯》数案，以观用方手眼。如消渴病，赵氏主张用八味丸补肾救肺，他列举昔汉武帝病渴，张仲景为处此方。推崇八味丸诚良方也。揣摩其意，是用六味滋少阴之肾水，加附子肉桂之辛热，壮其少火，灶底加薪，枯笼蒸溽，槁禾得雨，生意维新，又如老年耳聋，若其人瘦而色黑，筋骨健壮，此精气俱有余，固藏闭塞，是聋为实，乃高寿之兆也；又有乍聋，不知调和七损八益之道而早衰之节者，其证面颊黑，体重耳目不聪，为脱精肾惫，安肾丸八味丸苁蓉丸薯蓣丸，选而用之，又如对老年便秘，献可反对用硝、黄、巴豆、牵牛等药下之，推求其意，是恐虚其虚。"况老人后门固者，寿考之证，自是常事。若以六味八味常服，永保无虞"，再如丹溪治一老人患小便不利，因服分利之药太过，遂致秘塞，点滴不出。献可以其胃气下陷，用补中益气汤，一服而通。因先多用利药，损其肾气，遂致通后，遗尿一夜不止。献可急补其肾然后已；另如噎隔，赵氏认为此证多是男子年高五十以外得之，直须以六味地黄丸料大剂煎饮，久服可挽于十中之一二。又须绝嗜欲，远房帏，薄滋味，可也。若曰温胃，胃本不寒。若曰补胃，胃本不虚。若曰开郁、香燥之品，适以助火，局方发挥，已有明训。河间刘氏下以承气，咸寒损胃，津液愈竭。无如补阴，焰光自灭。仅上五案，见微知著，足以证明献可治疗老年病以培养命门之火为主。

总之，火乃人身之至宝。欲长寿者，忌戕贼此火；治老年病，宜培养此火。此乃赵献可治老年病之思想精髓所在，亦为扶阳理论的具体应用。

五、结语

赵献可为纠正过用寒凉与祛邪法之时弊，以火作为论述核心成为必然的考虑；身处百家争鸣的时代，在吸取各家思想精髓之后，以深深影响新儒学与道教的古代太极哲学作为理论根据，从生命起源的角度加以阐扬发挥，是从根本上解决问题的不二选择，以其亲丹道的背景，为保障身体功能水平就必须强调化生之源的可贵，强调命门之重要性更成为唯一的法门。因此，赵献可偏重扶阳的立场，与立论的目的、时代背景相呼应，后世于临床应用时，务必考虑其内在涵义与适用范围，唯由其思想根源切进，才能真正准确地加以体会赵氏学术思想的真正内涵，也才能在临床上收到良好效果。赵氏认为肾有命火推动才能化气，命门之火则需肾水滋养，二者共为人体生命的动力源泉。

赵氏大胆探索，敢于创新，进一步完善了命门学说，功劳卓著。正如近人姜春华所说："中医命门学说至赵氏始完成"，赵氏整个学术思想均以肾命为核心。他在治疗上的最大特点是立足肾命，强调固肾求本。他对六味丸、八味丸这两个补肾的基础方进行了充分研究，在运用上达到了炉火纯青的地步。他对"龙火"病机的阐释及其治疗见解，对后世引火归原法的发展启发甚大。

与赵献可同一时期的医家孙一奎，其《医旨绪余·右肾水火辨》同样以先天之太极来指称命门，用《黄庭内景经》的描述来肯定命门为两肾间之动气，是万物生生不息动力来源的看法，更引《易经》对于"坎"的定义，直指两肾与命门即一阳位于两阴之间等论点与赵氏相符，却于命门图说中举证《灵》《素》二经对于三阴、三阳、十二经的定义有对偶规律，直指命门不当属火，其性质应当属阳，非火非水，可惜其未对于治病养生提出具体方药建议。

另一方面，李中梓承接薛己与赵献可思想，于《删补颐生微论·先天根本论》中，以"肾水者先天之本也，而一点元阳则寓于两肾之间，是为命门……人非此火，无以运行三焦，腐熟水谷"，强调先天之本的重要性，沿用六味地黄丸与八味地黄丸治先天水火不足。更进一步提出"肾为先天之本，脾为后天之本"的新论点，这可以看作是赵氏学说的延伸和拓展。由此可见，赵氏命门学说确实能启迪新的医学理论产生。

清代张石顽于所著《张氏医通》"中风门""诸伤门·火"诸论中大量引用赵献可的著述，作为辨证论治的知识基础，且于"诸伤门·火"论中批判脉法之谬误。以"三焦配合心主，代心司化育之令，即谓之君。而命门独操其权，故谓之相。若相火妄临五位，则为五志之火，其实一气之亢，初无彼此……若弦细而数，按之益坚，为少火气衰，而见肝肾真脉，非火使然。夫下焦之火，龙火也，水盛则蛰藏不见，其脉自平，今弦细且数，乃冰雪阴凌之象，虚劳见此，最为剧候。或反虚大数疾，为食气之火，耗竭真阴，虚阳飞越之兆，久病得此，百不一生。惟暴脱元气者，犹可峻补以敛固之。"说明诊察久病患者因身体机能耗损，所得脉象实际上是命门之火，也就是身体最基本的动力表现，"虽有虚实之分，绝无沉实之脉"，以提醒习医者不可妄以浮沉虚实作为辨别病因病机的标准，导致误诊误治。由此也可以看到，赵氏学说还具有引导产生临床务实新知的潜力。

清代初期陈士铎的《石室秘录》广泛摘用赵氏之言，虽被清代王三尊评为"乃从《医贯》中化出"，但陈氏积极运用命门学说的成效在《石室秘录》中处处可见，诸如："凡人有气喘不得卧，吐痰如涌泉者，舌不燥而喘不甚，一卧则喘加，此非外感之风邪，乃肾中之寒气也，盖肾中无火则水无所养，乃泛上而为痰，将胃中之水尽助其汹涌之势而不可止遏，以法当六味丸汤加附子、肉桂大剂饮之，则肾宫火热而水有所归"。

当然，也存在许多不足之处。如片面夸大，称"火不可以水灭，药不可以寒攻"，提倡温补，视六味、八味通治百病，不适当地将运用范围扩大化，把各种疾病都归结为水火元真，未免简单化、概念化。正如徐大椿说："各病有各病之本原，各病有各病之偏弊，若一概用八味一方，则正大乱之道矣"，神秘玄奥，所言医理，常有玄妙色彩，"俱以心悟而非言传""有形之中，求无形之妙"等，其性理之说又不纯粹。徐大椿因其学术见解不同，对赵氏进行了强烈地抨击，所著《医贯砭》谓赵氏"只将六味、八味二方大剂与服，将仲景当日一片苦心，千年奉为章程者，一齐扫却"。

总之，扶阳理论实属肾命学说的范畴，在温补学派的基础上又有了长足的发展，使肾命学说的理论内涵更加丰富。赵氏力主温养命门，命门—益火—八味，贯彻始终。观点鲜明，构思独特，意味深长。但玄学、不足之处亦显而易见，无怪师承其学的高鼓峰亦认为其论"拘浅"，吕晚村指出其说"太过"。但赵氏重视真元之说，对后世扶阳影响至深。

（杨卫东）

第十一节　叶　桂

一、生平简介

叶桂，字天士，号香岩，晚号上津老人，祖籍安徽歙县，出生于江苏吴县，生活于公元1667—1746年（清康熙六年—乾隆十一年）。叶桂出身世医之家，其祖、父俱为医，少时昼则从师习儒，夜则从父学医。14岁时父殁，乃从学于父之门人朱某，其后又从学于姑苏名医周扬俊、马元仪等。闻人有擅长医道者，即以弟子礼事之，24岁时已先后从师17人。正因为叶氏能博采众长，融会贯通，故能自成一家而成为一代医学大师。叶氏在医学理论尤其是临床实践方面，能吸收各家之长，师古而不泥古。理论上独创新见；立方遣药，能灵活变通前人成法，自出机杼，每遇疑难重病，均能洞悉原委，"治病多奇中"（《清史稿》），辄起沉疴，从而卓然成家，名盛当时。叶氏不但精于内科，对幼科、妇科、外科等也多有建树。尚书沈德潜称誉他"以是名著朝野，即下至贩夫竖子，远至邻省外服，无不知有叶天士先生，由其实至而名归也"（《沈归愚文集·叶香岩传》）。史籍称他"切脉、望色、听言，病之所在，如见五脏"。叶天士极受当时及后人推崇，其学说广为流传。如石韫玉在《叶氏医案存真》序中说："至今谈方术者，必举其（天士）姓字，以为仲景、元化一流人也"。在《清史稿》中也说："大江南北，言医者，辄以桂为宗，百余年来，私淑者众"。他为医却不喜欢以医自名，临终前对他的儿子说："医可为而不可为，必天资敏悟，又读万卷书而后可借术济世。不然，鲜有不杀人者，是以药饵为刃也。吾死，子孙慎勿轻言医。"

二、著作介绍

叶氏毕生诊务繁忙，无暇著书立说，鲜有亲笔著述。世传叶氏著述，除伪托者外，多为其门人、私淑者或后裔所辑。现存学术界比较公认,能代表叶氏学术思想和诊疗经验的著述主要有《温热论》1卷、《临证指南医案》10卷、《续刻临证指南医案》4卷、《幼科要略》1卷、《普济本事方释义》10卷、《叶氏医案存真》2卷、《叶天士医案》1卷、《医效秘传》3卷、《景岳全书发挥》4卷、《叶天士晚年方案真本》2卷、《眉寿堂方案选存》2卷、《未刻本叶氏医案》2卷。

《温热论》为中医典籍中论述温热病的一部专著,被世人公认为温病学的奠基之作。此书未及医案,是一部温病理论性著作,但是又是一部学术特色鲜明与临床治疗紧密结合的理论性著作。

《临证指南医案》乃无锡华岫云收集叶氏晚年医案,加以分类编辑而成,成书于清乾隆二十九年(1764年)。该书共十卷,收载医案2576例,3137诊。分疾病89门,涉及病证86种。每门由其门人撰附论治一篇,门后附徐灵胎评议。其卷一至卷八记载内科杂病医案,兼收外科及五官科医案;卷九为妇科医案;卷十为儿科医案;书末附所用方剂索引。《临证指南医案》流传极广,版本甚多,据统计,从1764年到1959年,复刻重印的版本达五十余种之多。《临证指南医案》集中展现了叶氏的诊疗经验和思路方法,具有鲜明的学术特点。

《幼科要略》相传为叶氏手定后,章楠改题为《三时伏气外感篇》,主要论述儿科诸病的辨证论治,尤其阐发了春时、夏令伏气外感和秋燥之证治。

《叶氏医案存真》是叶氏曾孙叶万青,取家藏方案编成,卷一以杂病为主;卷二以温热病案为多;卷三为运用仲景方验案。

三、扶阳的学术思想

叶氏的学术成就,突出体现在探索外感热病的辨治规律,以及发挥某些内伤杂病的机理及其治法等两大方面。在外感热病方面,他创造性地提出了卫气营血辨治观点,创立卫气营血论治大法,阐发温病病机,奠定了温病学辨证论治的理论体系。在内伤杂病方面,他亦在前人论述的基础上有所发明和进步,强调脾胃分治,提出"脾喜刚燥,胃喜柔润"的观点,创立胃阴学说,倡导以甘平或甘凉濡润为主的濡养胃阴之法,补充和发展了东垣脾胃学说;重视阴亏阳亢风动理论,倡阳化内风说,治疗上提出了"滋液息风""镇阳息风""和阳息风""缓肝息风""养血息风""介类潜阳"等多种方法,治病求本,发展了前人的"中风"理论;阐明络脉受病之理,创立络病辨治之说;发挥奇经八脉病理,填补奇经辨治空白,对杂病学说的完善起到了促进作用。

叶氏虽被后人奉为"温热大师",善治温病,重视养阴,但其治病,阴阳并不偏废,同时也非常重视阳气。叶天士在借鉴前人宝贵经验的基础上形成了一套甘药培中,血肉填精,中下兼顾以治疗虚损病证的方法。在治疗过程中,针对患者体质用药,寒凉用药适可而止,慎防伤阳;如若阳气不足,即用补养之法治之,提出"理阳气须投建中"的名言,尤重视补益先后天,并强调"脾阳宜动,动则能运;肾阳宜静,静则能藏","肾阳自下涵蒸,而脾阳始能运筹",补后天时重视养先天,而益先天又重视培后天,中下兼顾,脾肾两补,注意刚柔、动静、升降诸方面的关系,强调随着脏腑不同特性而施用补虚之法。常用小建中汤、黄芪建中汤、补中益气汤以温补中气;六味地黄丸、桂附八味丸、复脉汤等以补肾中阴阳。叶天士将其广泛用于临床。但他又不仅仅拘泥于此,而有所发展。

（一）灵活运用温阳法，重视培补先后天

若阳虚而导致阳不运行，叶氏即运用辛散温热直接扶助阳气、流通阳气，喜用附子、干姜、姜汁等；善用桂枝、薤白、茯苓等通阳专药。

1. 温肾通阳，培补先天 叶天士强调"肾阳静而望藏"，抓住肾主静主藏的特点，若见肾脏亏虚的患者，即善用"辛热以通肾阳"，选用附子、干姜、炙甘草、胡芦巴、花椒之类药物，以温肾通阳。除用一般补阳药外，常兼用敛补之品，如芡实、山药、莲肉、五味子等，以用于肾阳不藏者。此外，叶天士又善用柔剂阳药，以补肾中阳气，其目的主要是为了补阳以防伤阴，而一般不主张用桂、附等刚愎气质雄烈之药，恐其愈劫阴精。而对于阴精不足之人，在补益肾中阴精之时考虑益阳，常配伍肉苁蓉、菟丝子、杜仲、沙苑子、枸杞子、熟地等，形成了补肾益精的独特治疗用药，较之六味、八味、左归、右归以熟地为中心的补肾方法又有新的创见。

2. 温脾通阳，补益后天 叶天士认为"脾阳宜动则运，温补极是而守中及腻滞皆非。脾阳不主默运，胃腑不主宜达，流脾降胃，令其升降为要"。指出"太阴湿土，宜升则健，得阳始运"，若脾阳虚衰则运化失职，症见食少便溏，消瘦倦怠，舌淡脉虚等，叶氏提出"守中之补，姑缓为宜"，主张"理中汤减甘草之守，仍加姜、附以通阳，并入草果以醒脾"，以达到温脾通阳。脾阳虚易导致痰饮内生，痰饮属阴邪，非阳不化，叶天士在张仲景"病痰饮者，当以温药和之"的基础上提出"通阳治饮"。又由于饮源于脾，上溢下趋，故叶天士认为治饮"以理脾为先"，温脾通阳是其主要治法。脾喜温燥，胃喜柔润，而脾胃往往相兼为病，据此，叶天士补养后天脾胃的同时，除纯属脾脏虚衰者，仿东垣之法益气升阳，而对一般脾虚患者，益气升阳不过用温燥，以防碍胃；对于脾胃两虚者，强调脾胃兼顾，或用黄芪建中汤去姜，或用麦门冬汤去夏，既防止其过燥，又防止其过温，较之东垣治法，更臻全面。

3. 暖胃通阳，以通为补 叶氏不仅注重养胃阴，也善于温养胃阳。如胃阳虚馁，寒湿内生，浊阴上逆，失其和降，为呕为呃，此等阳伤只需通补，不宜守补，正如叶天士所言"从来治腑以通为补，与治脏补法迥异"，治疗借辛热刚药以通胃阳，立足于"通"，常用苍术、厚朴、半夏、干姜、沉香等暖胃通阳。

4. 暖肝通阳，辛香通络 阴寒侵入厥阴之络，阳气伤遏导致少腹阴囊冷痛坠胀、畏寒肢冷、苔白、脉沉等，若厥阴寒浊上冲，见干呕胁痛烦渴，治宜散阴寒而通阳气，药用吴茱萸、乌头、小茴香、肉桂、干姜、高良姜、花椒之类"辛香以温通厥阴之络"，起暖肝通阳作用。

5. 宣痹通阳，以通脉络 寒湿阴邪从外而入，阳郁不伸，久则伤阳，阳气运化无力导致血瘀不行，郁阻脉络，此时应当祛寒湿、化瘀浊，温阳药配伍祛风湿活血化瘀药，如防己、蚕砂、桃仁、红花、桂枝、附子之类"通阳宣行，以通脉络"，而达到宣痹通阳的作用。

（二）辛香甘温以通络

叶氏认为"久病入络"，只要邪气久羁，必然伤及血络，所以他说："初病湿热在经，久则瘀热入络"（《临证指南医案·痹》）；"其初在经在气，其久入络入血。"对于络病的治疗，提出了通络用药大法，以辛香甘温以通络，药用新绛、旋覆花、青葱、当归等；

如见阴寒之证，则佐以肉桂、桂枝、茴香等辛温通络之剂；如果络病日深，则非峻攻可效，须用虫蚁之类辛咸之品，以搜剔络邪，并常用丸剂徐图缓取。其应用虫蚁之理，是"每取虫蚁迅速飞走诸灵，俾飞者升，走者降，血无凝著，气可宣通，与攻积除坚，徒入脏腑者有间"。用药如蜣螂、蜂房、山甲、地龙、䗪虫、全蝎等，以此来搜剔络脉，松透病根，临床上每多应用，称之为虫蚁搜剔法。

四、治疗经验

（一）扶阳思想在临床运用中的体现

1. 温病中见阴虚亦须顾阳　温病易伤阴液，世人皆知。然其也可出现阳虚之证，甚或亡阳，此时亦须顾护阳气。

（1）温病寒变：湿温易伤阳气，或因体质素寒，或因过用寒凉药物，导致阳气损伤，往往由热证变为寒证，此时需用甘温辛热之剂，以温阳祛湿、扶正祛邪。叶天士在《临证指南医案》湿门中创设许多治寒湿的处方，如苓姜术桂汤、桂枝姜附汤、术附姜苓汤、鹿附汤等即属此类。

（2）里虚邪陷：暑湿或湿热上焦未清，若病人阳气不足或误用寒凉，损伤中阳，易使邪热内陷，出现神志昏蒙、舌滑脉缓等症，叶天士即用人参泻心汤治之，方中以人参、干姜顾护里阳，白芍敛护真阴，再以黄芩、黄连、枳实配合干姜辛开苦降、清热除湿。又如太阴脾疟，疟邪伤中，症见寒战疟发、呕恶腹鸣、四肢不温、脉濡，叶天士用露姜饮，以人参、生姜露一宿温服，达固元散邪之效。

（3）温病亡脱：温病后期，阴阳失交，出现亡阳脱证，叶氏常用人参龙骨甘麦大枣汤、参附龙牡汤治疗。

2. 杂病虚损之证重温阳通阳

（1）甘温养阳：叶氏认为"由阴损及乎阳，寒热互起，当调营卫"，"凡补药气皆温，味皆甘。培生生初阳，是劳损主治法则"，"补阳宜甘温"，提出"凡元气有伤，当予甘药"，"元气已伤而病不愈者，当与甘药，则知理阳气，当推建中"，"以甘温厚味，善其阴中之阳"。善甘温养阳，用黄芪建中汤或青囊斑龙丸法。

（2）通阳泄浊：对于阴寒凝滞，如哮喘、肿胀等见有阳虚者，常用白通汤、吴茱萸汤、真武汤等通阳泄浊。如《临证指南医案》中说："仲景真武汤法，以熟附配生姜，通阳逐饮立法，""胃阳伤残，浊气上攻……当治阳明之阳。"叶天士提出"通阳泄浊，用白通加人尿猪胆汁汤。"

（二）推重气味，选辛甘温药以养阳助阳

叶天士用药推重气味，他在《临证指南医案》中提出"论药必首推气味"，"圣帝论病，本乎四气，其论药方，推气味。"故而，在临床上大大发展气味理论，并广泛应用。

1. 辛味　叶氏对辛味的作用阐发最多。其中，辛味能通络脉。他认为"脉络之病，非辛香何以开郁"；"佐以辛香，是络病大旨"；"病在奇经，以辛香治络"。常用旋覆花、桂枝、半夏、干姜、归须、川芎、桃仁、鹿角霜、青葱管、新绛、香附、韭白汁、姜汁、茴香、茺蔚子、郁金等药。辛味能助阳。他认为"辛以助阳之用"；"辛甘化阴，用大建中汤"；"辛甘理阳，鹿茸自督脉以煦提，非比姜附但走气分之刚暴"。常用桂枝、肉桂、川椒、饴糖、姜、枣、鹿角霜、黄芪、人参、归身、甘草、茴香等。

2. 甘味 甘味能温阳，甘温化阳。"虚热宜用温补，药取味甘气温，温养气血，令其复元"；"补阳宜甘温"；"以甘温厚味，养其阴中之阳"；"甘补药者，气温煦，味甘甜也"。常用羊肉、枸杞、巴戟天、沙苑子、六君子汤、归脾汤等。

3. 温性 叶氏认为"《内经》劳者温之……此温字乃温养之义，非温热竟进之谓……凡补药气皆温，味皆甘。培生生初阳，是劳损主治法则"，"先圣曰，劳者温之，损者益之，温非热药，乃温养之称"。临床见阴寒凝聚之证，常用辛温之品，以温燥温通阴络以治寒凝。杂病虚损之证，叶氏喜选用甘温、温润之法，以虑桂、附等温燥气雄猛烈易伤营阴。如当归建中汤、斑龙丸等。

五、结语

叶氏虽被后人奉为"温热大师"，善治温病，重视养阴，但其治病，阴阳并不偏废，同时也非常重视阳气，在治疗过程中，善用通阳之法，临证辨治，或祛邪以通阳，或扶助以通阳。并创久病入络说，提出辛香甘温通络法。

（孙艳红）

第十二节 郑 钦 安

一、生平简介

郑寿全（公元1824—1906年），字钦安，四川邛崃人，清代著名医家，时人称其为"郑火神""姜附先生"。清道光四年（公元1824年），郑氏诞生于蜀南邛州东路白马庙（今四川邛崃市前进乡虎墩村白马庙）。邛崃古称临邛，唐代白居易《长恨歌》"临邛道士鸿都客"中的临邛即是指此。当地风物华美，历史源远流长，汉代时为富商巨贾云集之地，又是西汉才女卓文君的故乡，卓文君和司马相如演绎的中国经典爱情故事"凤求凰"就诞生在这里。郑钦安从小生活于此文化底蕴深厚之地，为其日后医道上成长打下了坚实的文化基础，乃能儒医皆通，于医学一途方有创见。

郑钦安祖父郑守重，乃嘉庆年间恩贡，曾任溪县教谕。父亲郑守智，初攻科举，后屡试不第，退而办私塾执教。郑钦安出身儒门世家，又为郑守智独子，5岁即从父读，年稍长则博览群书，年16岁已遍读四书五经。后随父由邛崃迁居省城成都，学医于成都双流儒医刘芷唐。刘芷唐为当时蜀中名士，习儒而通医，儒学上尤精经史，医学上则精《内经》《伤寒》。郑钦安在刘芷唐指导之下，潜心研读《黄帝内经》《周易》《伤寒论》《陈修园医书一十三种》诸书。郑钦安在《医理真传》叙中自述："余蜀南临邛人也，迁居于成都省城，学医于止唐刘太老夫子，指示《黄帝内经》《周易》《太极》，仲景立方立法之旨。"览医书七十余种，遂穷究天地盈虚消长之理，人身阴阳合一之道，仲景立法垂方之旨，博学深思，兼采众家之长，医术日精。道光二十八年（公元1848年），24岁时，悬壶蓉城成都，誉冠一时。

郑钦安明析阴阳，引易入医，推崇《伤寒》，尤其以善于辨治阳虚一证著称，沉潜于《内经》《周易》《伤寒》数十年，学术风格独树一帜，临证动则用大剂量姜桂附回阳，擅用姜、桂、附等温燥之品起沉疴、愈痼疾，效若桴鼓，其《医法圆通》一书诸阳虚阴证证治中，处处可见"急宜大剂回阳"等字眼。故有"郑火神""姜附先生"雅号。因其学验俱丰，学术风格独特，誉满川滇诸省，郑氏弟子及私淑者众多。郑氏一脉，可谓名医辈出，其弟子及私淑其"火神心法"较为著名者主要有卢铸之、祝味菊、吴佩衡、补晓岚、戴云波、刘民叔、范中林等人，近来则有唐步祺、卢崇汉等人，其中以卢铸之、祝味菊、吴佩衡等人影响较大。

二、著作介绍

郑钦安治学严谨，医技精湛，踵门求治者，应接不暇，屡起沉疴，活人无数。行医课徒之余，撰成《医理真传》《医法圆通》《伤寒恒论》三部著作，均流传于后世。《医理真传》四卷，刊行于1869年，论乾坤坎离、阴阳五行之理，主医易汇通，结合易理阐述医理，以阴阳坎离为纲，强调真阴真阳为性命之本，讨论阳虚证、阴虚证及杂病的辨治。《伤寒恒论》十卷，刊行于1869年，是编发明仲景之学，考释伤寒，详释方义，细析脉理。《医法圆通》四卷，刊行于1874年，主要为讨论杂病之书，论杂病以阴阳为实据，辨明阴阳虚实及杂病处方圆机活法，并批驳时医弊端，示以用药法眼。以上三部著作皆流传至今，尤为后世扶阳学者所珍视。

三、扶阳的学术思想

（一）乾坤坎离说

郑钦安在中医学术上一个鲜明的特色就是重视阴阳辨证，他在《医理真传》叙中说："医学一途，不难于用药，而难于识症。亦不难于识症，而难于识阴阳。阴阳化生五行，其中消长盈虚，发为疾病。万变万化，岂易窥测。"可见，郑氏是十分重视辨识阴阳的。为使后世学者能准确辨识阴阳，郑氏在著作中处处都在指点阴阳真机。要明辨阴阳，自然要识阴阳之本源及阴阳之变化，《医理真传》开篇即以"乾坤大旨""坎卦诗""坎卦解""离卦诗""离卦解""气血两字作一卦解"数篇以开宗明义，这数篇所论构成了郑氏学说的理论基础，其原理及运用贯穿在《医理真传》《医法圆通》等书的始终。

八卦之中，郑钦安认为乾、坤、坎、离四卦为世界之源，而乾、坤两卦又为坎、离之源。乾、坤在八卦中代表天与地，故是自然万物生成之根本。《医理真传》卷一第一篇"乾坤大旨"开篇即明确乾、坤两卦的根本地位。郑氏说："乾为天，属金，纯阳也。称为老父、老阳、老子，又名曰'龙'。坤为地，属土，纯阴也。称为老母、老阴。"而乾坤交媾，化生六子。此六子即是震、坎、艮、巽、离、兑六卦，乃由乾卦三阳爻与坤卦三阴爻阴阳交媾而成。如郑氏说："乾之初爻，乘于坤之初爻，而生长男，震也。乾之二爻，乘于坤之二爻，而生中男，坎也。乾之三爻，乘于坤之三爻，而生少男，艮也。故曰乾道成男。坤之初爻，乘于乾之初爻，而生长女，巽也。坤之二爻，乘于乾之二爻，而生中女，离也。坤之三爻，乘于乾之三爻，而生少女，兑也。故曰坤道成女。"乾坤是"六子"之父母，故为世界之源，人身阴阳亦源出于此。

"六子"之中，郑氏认为坎、离两卦为人身阴阳之根本——"乾坤六子，长少皆得乾坤性情之偏。惟中男、中女（即坎、离），独得乾坤性情之正。人禀天地之正气而生，此坎离所以为人生立命之根也。"坎卦为两阴爻中一阳爻，离卦为两阳爻中一阴爻，故郑氏说两卦得"乾坤性情之正"，而人体要禀受天地正气方能有生，所以坎离为人生立命之根。郑氏认为人体阴阳的根本真阴、真阳源出坎离水火两卦，从坎离两卦水火相交中出。以"坎卦诗""坎卦解""离卦诗""离卦解"探讨了人体真阴、真阳源出之理。

郑氏首先以坎卦解释真阳之根源。"坎卦诗"云："天施地孕水才通，一气含三造化功，万物根基从此立，生生化化沐时中。"坎卦之象为两阴爻中含一阳爻，其中之阳爻，为乾父一阳落于坤宫，郑钦安认为此中一阳即是真阳之源。"坎为水，属阴，血也，而真阳寓焉。中一爻，即天也。天一生水，在人身为肾，一点真阳，含于二阴之中，居于至阴之地，乃人立命之根，真种子也，诸书称为真阳。"此坎中真阳为一身阳气之根。在人身，肾为坎水，故真阳即是肾中之阳，郑氏在临证中多为重视，处处重视顾护真阳，是为其善用姜、桂、附温热之品的理论依据，究其根本，得益于坎卦之理。对于真阴，郑氏则以离卦解其生成。"离卦诗"云："地产天成号火王，阴阳互合隐维皇，神明出入真无定，个里机关只伏藏。"离卦之象为两阳爻中含一阴爻，此一阴爻即是真阴。郑氏说："离为火，属阳，气也，而真阴寄焉。中二爻，即地也。地二生火，在人为心，一点真阴藏于二阳之中，居于正南之位，有人君之象，为十二官之尊，万神之宰，人身之主也，故曰心藏神。"离中一阴即为真阴，在人身心为离火，故此真阴即心中之阴，所以说为"神明出入""万神之宰""人身之主"。真阴、真阳是人身阴阳之根，一身阴阳的萌动即来自于真阴、真阳的运动相交，如郑钦安所说："坎中真阳，肇自乾元一也。离中真阴，肇自坤元二也。一而二，二而一，彼此互为其根，有夫妇之义，故子时一阳发动，起真水上交于心。午时一阴初生，降心火下交于肾，一升一降，往来不穷，性命于是乎立。"坎中真阳、离中真阴相交，往来运动，流出一身之阴阳，方有人生性命。郑钦安还以坎、离两卦解气血之理。郑氏认为，气无形而寓于血之中，血有形而藏于气之内。气与血，一阴一阳，气属阳而血属阴，二者相寓互藏，可以坎、离二卦解。人身为一团血肉之躯，属阴，全赖一团真气运行其中而立命，正似两阴中一阳的坎卦之象。郑氏又藉坎离卦理指出了人身真气的重要性。

郑钦安重视阴阳之理，著作中反复强调临证诊病要明辨阴阳，认为识得阴阳，临证方不致乖谬。故其三部著作中的第一部《医理真传》开篇即以易理以论医理，用乾坤坎离以证人身阴阳生成之理，以自然界的规律说明人身生理规律，其本质在于中国传统文化"天人合一"思想的影响。人生于天地之间，人身内部与自然界相互联系、相互通应，在形态结构、生理功能上亦有相似之处，故古人谓之"人身是一小天地"。乾坤坎离能说明天地阴阳之产生，同样亦可说明人身阴阳的源流。郑钦安乾坤坎离说构成了其全部学说的根本，其真阳学说、万病一气学说、伤寒之学、临床证治皆源出于此。

（二）真阳学说

郑氏出生于儒门世家，熟谙易理，引易入医，其《医理真传》开篇即以乾坤坎离诸卦立论。这是郑氏"真阳学说"的基础，亦是其圆通心法的根本。郑氏认为天地乾坤媾生万物，天施地孕生出坎水，地产天成生出离火，坎离水火为万化立基。而人禀天地正气而生，坎离亦为人身立命之根，坎水在人为肾，离火在人为心。从卦理论，肾为一点真阳含于二阴之中，而心为一点真阴藏于二阳之中。肾中一点真阳，郑钦安又把它命名为相火、命门火、龙雷火、无根火、阴火、真火、先天元阳、下阳、坎中一阳、元气、先天真气等；又因乾为龙，坎水为乾分一气落于坤宫，故肾中真阳亦名龙、真龙、初生之龙、坎宫之龙、水中之龙等。郑氏在其著作中，对肾中真阳有着许多不同的称谓，看似混乱，其实是借此以强调肾中真阳的重要性。他强调"真阳为一阳落于二阴之中，是立水之极，是阳为阴根"，而人身是一团血肉之躯，全赖这团真气运于其中立命，肾中真阳即为性命根源，有此真阳，"死机便转成生机"。重视真阳的重要性，是郑氏"真阳学说"的根本内容。

郑氏又认为，真阳是初生之龙，不能飞腾而兴云布雨，惟潜于渊中，以水为家，安其在下之位。换而言之，便是真阳宜潜宜藏，以潜藏为顺，不得随意飞越，这是郑氏从医易理论出发，阐发的真阳的基本生理特性。在《医理真传》与《医法圆通》二书中，他处处都在强调这一生理特性的重要性。《医理真传·坎卦解》云："历代注家，俱未将一阳潜于水中底蕴搜出，以致后学茫然无据，滋阴降火，杀人无算，真千古流弊，医门大憾也。"郑氏基于"滋阴降火"的流弊，提出了真阳潜藏的重要性的，也正是他善用姜桂附等温热药物的立论依据。

潜藏于肾中水底的真阳又具有蒸腾之性，可蒸腾气化肾水上济于心。与此同时，心中真阴，又降心火下交于肾。肾中真阳与心中真阴互为其根，郑钦安在《医理真传·离卦解》中说："子时一阳发动，起真水上交于心，午时一阴初生，降心火下交于肾，一升一降，往来不穷，性命于是乎立。"而对于真阴真阳二者的交济，郑氏着墨更多的是真阳的蒸腾气化。因为从生理功能而言，肾中真阳蒸腾则肾水上交于心，肾水充济心中真阴，心阴足则真阴自然下降。《医法圆通》云："真火上腾，必载真水上升以交于心，故曰离中含阴。又曰气行血随，水既上升，又必复降下。水下降，君火即与之下降，故曰阴中含阳……水火互根，其实皆在坎也。"真阳是水火升降的"发机"之处，气化是水火升降的原动力，真阳不息，升降不歇。若无真阳蒸化，水火阴阳不交。蒸腾气化是郑氏"真阳学说"中所阐发的真阳的生理功能。故依郑氏所论，人体最为重要的是肾中真阳的潜藏，真阳虽潜于水中，但其蒸腾气化却是水火升降的发机根本，水火升降全在于真阳气化的发动推行。论述真阳的"潜"与"发"，构成了郑氏学说的基本内容。

正如上述，郑钦安十分强调肾中真阳的潜藏之性，在其所论的病证之中，半数以上皆是阳虚阴证。所以他在论阳虚阴证病机时，大多主真阳腾越，不能固守于下，而至生机断灭。他认为，倘若能识真阳飞潜之运，何患无方？郑氏所论真阳腾越的原因机理，分析归纳起来有如下数条：第一，阳气受伤，群阴即起，阴气太盛，逼出元气真阳，真阳为群阴阻塞，不能归根。这实际上即是阴盛格阳，阴寒内盛，格阳于上。第二，真阳虚衰，不能镇纳诸阴，肾中坎水阴气上腾，一线之阳光亦附阴气而上腾，元阳上浮，真气暴出。第三，少阴心之君火不足，阴气蔽塞太空，犹如地气上腾为云为雾，遂使天日无光，阴霾已极，龙乃飞腾。即所谓龙因水盛而游，真阳不潜。第四，脾土太弱，或阴盛逼出中宫之阳，无土覆火，光焰易息，火不能潜藏，真阳外越。郑钦安在《医理真传》卷二数十条病证末尾云："以上数十条专论阳虚，指出先天真气上浮。反复推明：真气，命根也，火种也，藏于肾中，立水之极，为阴之根，沉潜为顺，上浮为逆。病至真气上浮，五脏六腑之阳气已耗将近，消灭剥削，已至于根也。"郑氏以真阳腾越为阳虚重证，认为五脏之病穷必及肾，极为重视真阳腾越这一病机，他所论述需用姜桂附诸药的数十条病证，大半以此为基本病机。

郑氏的"真阳学说"论理独到，既重视真阳的潜藏，又重视真阳的蒸腾升降，以真阳飞潜腾越为阴证的根本病机，为其独特发挥，形成郑氏"真阳学说"的理论核心。

（三）万病一气说

郑钦安重视人体真阳，认为真阳是一身阳气之根，故又称之为真气、元气、真元之气。由于此一气为根本之气，因此全身各处之气均来源于此一气之根。而人身病患往往会累及气机，或因气的生理失常而引发病患，主要包括气的盛衰与气的运行，气的病证是气血津液病证、五脏内伤杂病的根本。因此，郑氏对这根本一气（真气、元气）是极为强调的，在其第一部著述《医理真传》中，便已表达出了对人体根本之气的强烈重视程度。

对三焦的论述中，郑钦安认为三焦为气化之三焦，上焦统领心肺之气，中焦统领脾胃之气，下焦统领肝肾之气，人体一气分布，化为上中下三焦之气。其《医理真传·三焦部位说》云："三焦之气，分而为三，合而为一，乃人身最关要之府，一气不舒，则三气不畅，此气机自然之理，学者即在这三焦气上探取化机，药品性味探取化机，便得调和阴阳之道也。"三焦之气分布人体上中下三部，关联五脏，而来源却是真元一气一分为三的变化，其核心实质即是说三焦为真阳气化所生，源自一气。

对于伤寒六经，郑钦安亦指出六经源自真阳之气。他将太阳、阳明、少阳、太阴、少阴、厥阴六经亦称为六步，认为六经是真阳一气流布人身不同状态的六个阶段。《医理真传·六经定法贯解》说真阳之气原寄于肾，因肾与太阳膀胱相表里，一气发动，从太阳经开始，而后循行诸经，昼夜循环，周而复始，六经源自一气。《医理真传·太阴经证解》更加明晰地论述："夫人身立命，全赖这一团真气流行于六步耳。以六步合而观之，即乾坤两卦也。真气初生，行于太阳经，五日而一阳气足。真气行于阳明经，又五日而二阳气足。真气行于少阳经，又五日而三阳气足。此际真气旺极，极则生一阴，真气行于太阴经，五日而真气衰一分，阴气便旺一分。真气行于少阴经，又五日而真气衰二分，阴气便旺二分也。真气行于厥阴经，又五日而真气衰极。阴气旺极也……人活一口气，即此真气也。"根据真气运行不同阶段盛衰的不同，即分作六经。郑氏强调六经一气贯通，反对将六经割裂对待，不能分裂六经的关系，反对仅从症候提纲上单独研究六经中的某一经，而不及六经一气贯通的要义。六经证治都可以从真气盛衰、流布情况方面来辨析。他说："人活天地之气，天道有恒，故不朽，人心无恒，损伤真气，故病故死……后代注家（《伤寒论》历代注家）专在病形上论三阴三阳，固是究未领悟气机，指出所以然之故。以致后学无从下手，虽记得三阳三阴，而终莫明其妙也。"

《医法圆通·万病一气说》将各种疾病的病机都归结为一气之盈缩，即一气的盛衰。一气即是一元，一元即是元气真阳，一气盈缩即是元气的盛衰运动。郑氏云："病有万端，发于一元。一元者，二气浑为一气者也。一气盈缩，病即生焉。有余即火，不足即寒。"并论述了一气盈缩的外在征象，一气盈缩是如何影响脉证的，或者如何通过望闻问切四诊判断一气之盈缩。如在脉，"脉来洪大，气之盈也，脉来数实，脉来浮滑，气之盈也，间亦不足。脉来迟细，气之缩也，脉来短小，脉来虚弱，气之缩也，间亦有余。脉来劈石，脉来鱼尾，脉来雀啄，脉来釜沸，脉来掉尾，脉来散乱，气之绝也"。又如在面色，则云："推之面色如硃，气盈之验，亦有缩者。面青有神，气盈之验，亦有缩者。面白有神，气盈之验，亦有缩者。面黄有神，气盈之验，亦有缩者。面黑有神，气盈之验，亦有缩者。"在饮食起居，则云："食健力健，言气之盈。食少力少，本气之缩。"由此可见，万病皆可归结为一气，一气的盈缩运动影响到人体是否发病。郑氏云："病也者，病此气也。气也者，周身躯壳之大用也。用药以治病，实以治气也。气之旺者宜平，气之衰者宜助，气之升者宜降，气之陷者宜举，气之滞者宜行，气之郁者宜解，气之脱者宜固，气之散者宜敛。知其气之平，知其气之变，用药不失宜，匡救不失道，医之事毕矣。"治万病皆可求之于一气。

郑钦安的"万病一气说"是建立于其"真阳学说"的基础之上的，是对"真阳学说"的进一步发挥。郑氏对人身真阳极其重视，认为真阳即是元阳、真气即是元气、气即是阳，人身全身各气皆根源于此真阳一气。因此，只要把握好此"一气"，便能执简驭繁，论治全身各处疾病。

（四）六经气化说

郑钦安在学术上十分重视仲景学说，认为仲景立法垂方之美，并说其所览七十余种医书都没有不讲仲景之法的。郑氏研究伤寒，首先注重伤寒六经分经证治，其次注重以"标本中气"六经气化理论来探讨六经病机及六经传变的机理，借以探讨六经本质及临床证治。六经各有标、本、中三气为主。如太阳以寒气为本，少阴为中气，太阳为标；阳明以燥为本，太阴为中气，阳明为标；少阳以火为本，厥阴为中气，少阳为标；太阴以湿为本，阳明为中气，太阴为标；少阴以热为本，太阳为中气，少阴为标；厥阴以风为本，少阳为中气，厥阴为标。客邪入于六经，有从中化为病，有不从中而从标化为病，有本气为病，从而产生各经不同的病证。

对于六经气化，郑钦安还从"万病一气"的角度出发，十分强调六经一气流通。郑氏在《医法圆通·伤寒溯源解》中指出："太阳为三阴三阳之首，居于寒水之地，其卦为坎。坎中一阳，即人身立极真种子，至尊无二，故称之曰太阳。如天之日也，太阳从水中而出，子时一阳发动，真机运行，自下而上，自内而外，散水精之气于周身，无时无刻无息不运行也。"真阳自太阳开始，循环六经，一团真气流行于六步，依次循行于太阳、阳明、少阳、太阴、少阴、厥阴，每五日循行一经，根据其阴气、阳气的盛衰，别为六经。由此，六经证治，只需依此阴阳盈缩、一气进退，便能以一而执万端。

六经分治方面，郑氏指出了六经各自的提纲病情："一曰太阳，以脉浮、头痛、项强、恶寒八字为提纲，恶寒二字为病情。二曰阳明，以胃家实三字为提纲，恶热二字为病情。三曰少阳，以口苦、咽干、目眩六字为提纲，喜呕二字为病情。四曰太阴，以腹满而吐，食不下，自利益甚，时腹自痛，若下之，必胸下结痛二十三字为提纲，食不下三字为病情。五曰少阴，以脉微细、但欲寐六字为提纲，但欲寐三字为病情。六曰厥阴，以消渴，气上冲心，心中疼热，饥而不欲食，食则吐蛔，下之利不止二十四字为提纲，不欲食三字为病情。"这样一来，六经各自的主症便较为明晰，便于学者掌握。而六经气化原理、六经证治、六经用药，郑氏在《医理真传》《医法圆通》等著作中不仅进行了专篇讨论，在杂病论治中亦多有体现和运用。

六经之中，郑钦安认为太阳是一身之藩篱，病邪初入，必定由此而入。从易理来讲，太阳居于坎宫子位，为寒水之区，与膀胱一腑相属。人身的气机，每日从十二时辰中的子时发起，子为一阳初生，故曰太阳，犹如太阳从大海升起，此时海水水性主寒，故曰太阳寒水。太阳初升，光照一身上下四旁，无微不照，所以在人身主皮肤，统营卫，为一身之纲领，御邪之藩篱。太阳膀胱经与少阴肾经相表里，太阳的底面即是少阴，少阴肾经中的真阳即是太阳初生阳气之根源。真阳之气机发动，必先于太阳经，而后行于阳明、少阳、太阴、少阴、厥阴诸经，昼夜循环，周而复始。真阳于太阳初生，此时尚为稚弱，太阳又为寒水之经，四面皆是寒水，因此若太阳病，发汗太过则易伤及少阴肾经中之真阳。或外感寒邪，客于太阳寒水地界，则阻碍真阳升发运行之气机，变生太阳诸症。

四、治疗经验

（一）扶阳治法经验

1. 益火消阴　郑钦安十分强调辨识阴阳，指出万病不出阴阳二字，医者临证若不将阴阳两纲辨识清楚，动手便错。阴阳两纲之中，郑氏针对当时时医滥用寒凉之偏，提出要重视阳虚证的证治。学者初读郑氏《医理真传》《医法圆通》两书时，初步印象便是郑氏处处都在强调温阳、补火、消阴，似乎郑钦安于阴阳一途十分偏激。但是实际细读郑氏医书，对于寒凉一法，郑氏并未偏废，《医理真传》一书临证部分分为"阳虚证问答"与"阴虚证问答"两大部分，其中"阴虚证"问答几乎通篇都是在讲寒凉补阴治法，郑氏医书只不过是对温阳补火消阴等治法强调较多而已，这实与当时时医滥用寒凉的现象有关。因此郑氏医书强调温阳补火消阴，很大程度上是为棒喝时医之偏见。在这种纠偏的行医过程中，注定名医郑钦安会在阳虚证证治与温阳补火消阴治法积累更多的经验，成为温阳一脉的代表医家。所以可以说，郑钦安并非偏执温阳，而是善用温阳。

郑钦安对于温阳法应用突出特点还表现在益火以消阴的学说之上。其益火以消阴的治法溯其根源，源自唐代王冰"益火之源，以消阴翳"说。正如前文所论，郑钦安十分重视人身真阳，认为人身真阳是一身阳气之根，有阳则生，无阳则死。若真阳受损，阳气虚弱，则不能镇纳群阴，一线之元阳欲绝，阴邪群起。因此在治法之上，当以姜、桂、附等辛温回阳之品大补真火，以拯一线元阳，真火补足，阴邪自然消散。这就是郑钦安临证益火消阴治法的根本原理。

《医法圆通》有"益火之源以消阴翳辨解"一篇，指出益火消阴当以姜、桂、附等品及四逆、白通等方为主，反对以阳八味（八味丸）益火消阴的一般见解，这又是郑氏临证的一大特色。郑氏强调阳虚一证，真阳大损，当以姜、桂、附单刀直入补火以消阴，反对杂合阴柔之品。其重点在于阴翳的理解之上，郑氏引出少阴病四逆汤证"四肢厥逆，腹痛囊缩，爪黑唇青，大汗淋漓"的例子，指出此证即是火衰而导致"满身全是阴翳"，故可知，郑氏所指出的益火消阴是针对的阳虚重证，损及真阳，阳虚欲脱者，以少阴病四逆汤证为代表。当此之时，真阳欲脱，全身阴邪为盛，即现阳虚阴证诸候，只当大补真火，回阳救逆。阳回阴消，便是益火消阴机制。

2. 潜阳归肾　郑钦安重视人身真阳。在其著作中，大篇幅地论证了真阳宜潜宜藏的特性和真阳腾越是阳虚阴证中心病机的观点。郑氏根据这些观点，从而提出了潜阳归肾等治疗法则。综观他所述的诸多病证，可以发现其治疗大多都主潜阳归肾、回纳元气。这是基于真阳以潜藏为顺的生理特性，并符合真阳腾越的基本病机的。郑氏在《医理真传》中云："三阴之方，以温中收纳，回阳降逆，封固为要。"同时又说："真火伏藏，命根永固，又得重生也。"其《医法圆通》中也反复强调"以回阳收纳为要"。他在著作中提出的潜阳、封髓、回阳、纳气、归肾、归根、沉潜、镇纳、收纳等诸多治法，其实都是名异而实同，目的都在于潜其真阳，归纳于肾，恢复真阳的潜纳。归结起来，便是

"潜阳归肾"这一核心治法。

《医理真传·君相二火解》云："凡见阴气上腾诸症，不必延至脱时而始用回阳，务见机于早，即以回阳镇纳诸方投之，方不至酿成脱证之候矣。"郑氏是主张阴证早期亦要运用潜阳归肾之法的，故可知其潜阳归肾法运用之广泛。在《医理真传》"头面忽浮肿""眼中常见五彩光华""两耳心忽痒极欲死"等症状以及《医法圆通》中心病不安、头痛、目病、耳病肿痛、喉蛾等等病证中，郑氏都着重阐述了真阳腾越的病机，力主运用潜阳归肾之法。由此，郑氏为什么善用姜桂附等热药的问题，也就迎刃而解了。他对姜桂附的运用都是对潜阳归肾法的体现，乃是紧扣病机的。

郑钦安不仅提出了见解独特的"真阳学说"与"潜阳归肾"的治法，而且对"潜阳归肾"法的具体运用也颇有特色，可谓是心法圆通、匠心独具，归纳起来大致有如下几个特点和思路：

第一，温阳消阴，真阳自返。郑氏认为，阳虚之人，群阴必然即起，阴气太盛则逼出元气真阳。《医法圆通·益火之源以消阴翳辨解》中说："真气一衰，群阴四起，故曰阴翳；真气一旺，阴邪即灭，故曰益火……仲景之白通、四逆，实益火之源以消阴翳者也。"郑钦安自云所用诸方，皆从仲景四逆一方搜出。姜桂附诸药温阳而消阴，特别是附子能补坎中真阳，阴气消尽，太空为之廓廓，则真阳自返。故郑氏善用姜桂附，由此可见。

第二，纳气归肾，收潜真阳。郑钦安常用潜阳丹、封髓丹诸方，谓为纳气归肾之法。其中尤其盛赞砂仁一味，两方皆用之，他认为砂仁辛温能纳五脏之气而归肾。郑氏对潜阳、封髓的运用颇具匠心，正是对"真阳学说"与"潜阳归肾"法的高度发挥。

第三，通阳化气，龙藏雨止。针对肾气不藏，真阳不能镇纳诸阴，而肾水泛溢者，郑氏主用通阳化气之法，方如桂苓术甘汤。郑氏认为桂枝能化膀胱之气，通坎中之阳。阳气通而水邪散，水与真阳俱自下行，为龙行治水之象，阳通则肾化气行水，真阳易于潜纳。

第四，交通阴阳，开其道路。真阳潜于水中，蒸腾气化则水火升降。郑氏常用白通汤、封髓丹、桂枝龙牡汤之类交济阴阳。《素问·生气通天论》云："阳不胜其阴，则五藏气争，九窍不通。"故阴阳交济而水火升降，上下交通，则腾越之真阳返归肾位的窍路气道畅通无阻，方得顺势潜藏，易潜易纳，导入肾中。郑氏解白通汤云："葱白一物能引离中之阴，下交于肾，生附子又能启水中之阳，上交于心，阴阳交媾，而水火互根矣。"郑氏又针对此理制补坎益离丹，升降水火，交接心肾，潜纳真阳。

第五，补土覆火，封固其阳。这是郑钦安"真阳以土封固"理论的具体运用。他主张以干姜、甘草、砂半理中汤之类温补中阳，培中宫之气，即大补其土以伏火，火得覆而气潜藏，气潜藏而水亦归其宅。郑氏这种以土封固中阳而潜阳归肾的理论，可谓真知灼见，斯得水土合德之妙也！

（二）内科证治经验

郑钦安为清代名医，悬壶蓉城时，誉满一时，因此郑氏于临床积累了大量丰富的经验，尤其善治杂病，以内科为长。《医理真传》《医法圆通》收载了不少郑氏在杂病证治方面的经验。如血证、中风、肺病咳嗽、喘证、肾病腰痛、头痛、心悸、心痛、遗精、汗证、淋证、痢证、呃逆等方面，见地独到。现以血证、中风、喘证、腰痛、呃逆为例，撷取部分讨论如下。

1. **血证**　郑钦安说关于血证证治，其时世风，一见出血，红光遍地，人人皆谓之火，治疗只知滋阴降火，凉血止血。郑氏对这种错误现象进行了批驳，《医法圆通》卷四有"失血破疑说"一篇，郑钦安在该篇中说："今人一见失血诸证，莫不称为火旺也。称为火旺，治之莫不用寒凉以泻火。举世宗之而不疑，群医信之而不察。所以一得失血证，群皆畏死，由其一经失血，死者甚多，不知非死于病，实死于泻火之凉药耳。然则，凉药其可废乎？非即谓凉药之可废，但失血之人，正气实者少也，不可不慎。"并认为血证因正气虚衰而致阴邪上逆者，十居八九，邪火炽盛所致者十仅一二。对于正气虚衰、阴邪上逆而致血证者，郑氏主张应大胆使用辛温药，绝对不可喜服清凉而恶辛温，否则每每致死。

郑氏还以天之日月为喻，说明人身气血之理："不观天之日月，犹人身之气血乎。昼则日行于上，而月伏于下，夜则月行于上，而日伏于下，人身气血同然。失血之人，血行于上，而气伏不升可知。欲求血之伏于下，是必待气之升于上，气升于上，血犹有不伏者乎。知得此中消息，则辛温扶阳之药，实为治血之药也。又可怪者，人人身中本此气血二物，气为阳，法天，火也；血为阴，法地，水也。故曰人非水火不生活。水火二字，指先天先地真气，非凡世之水火也。愚夫愚妇，固说不知，而读书明理之士，亦岂不晓？明知血之为水，水既旺极而上逆，何得更以滋水之品助之。此其中亦有故，故者何？惑于血色之红也，不知血从火里化生出来，经火锻炼，故有色赤之象。岂得以色红，而即谓之火，即宜服凉药乎？此处便是错误关头。"主张血证不可畏凉药。该篇还附有七绝两首，以说明其理。其一云："吐血都传止血方，生军六味作主张。甘寒一派称良法，并未逢人用附姜。"其二云："血水如潮本阳亏，阳衰阴盛敢僭为。人若识得升降意，宜苦宜辛二法持。"以郑钦安所见，血本属水，血证以水旺极上逆者居多，此时应以姜、附等品补火消阴，则血证可退。《医法圆通》"血证门"也有同样讨论。

《医理真传》卷四还分别讨论了血证的吐血、大便下血、小便下血三证。分别提出了吐血三要、下血二要、小便下血二要等辨证方法。

如吐血，郑钦安提出其要有三，有阳虚，有阴虚，有外邪阻滞。吐血三要症各自的辨证要点是：阳虚吐血以"言语无神，脉息无神，面色无神，气衰力竭，困倦喜卧，不思饮食，咳多清痰"为主要临证特点，审察上、中、下三部，何处病情独见，便可按法治之也；阴虚吐血以"言语有神，面色有神，脉息有神，吐虽多不觉其病，咳多胶黏之痰"为要点，察其上、中、下三部，何处病形独现，便可识其脏腑之偏，则用药亦可有据；风寒阻滞吐血以"发热、头疼、身痛，脉浮或紧"为要点，看定提纲，亦可按法治之。治疗阳虚吐血，法宜辛甘化阳之品，调其中土，扶其元阳，如甘草干姜汤、理中、建中之类。治疗阴虚吐血，法宜苦甘化阴之品，如泻心汤、导赤散、黄连阿胶汤之类。治疗风寒阻滞吐血，法宜升散清凉为主，如桂枝汤、麻黄汤、葛根汤之类。

下血两要即是阴阳二字，即阳虚下血与阴虚下血。阳虚下血者，是下焦之阳不足，不能统摄；阴血下血者，是下焦之阴不足，阴虚则火旺，火旺逼血外溢。阳虚下血者，治疗宜培中下之阳，方用四逆汤、理中汤。阴虚下血者，宜培中下之阴，方用泻心汤、六味地黄汤、当归补血汤。除此阴阳两要，下血又要分粪前血与粪后血，便溏或硬，以判断病位与病性虚实。粪前血者，失血在肠；粪后血者，失血在脾胃。先血而粪硬者，胃火旺所致，可用白虎加人参汤、麻仁丸等方；先血而粪溏者，乃因脾不摄血，可用理中汤、建中汤等方；粪硬而血后来者，心火旺所致，可用导赤散；粪溏而血后来者，乃因心血虚，可用当归补血汤、参枣汤等方。先便后血为远血，主以黄土汤；先血后便为近血，主以赤小豆当归散。

小便下血则有二要，以痛或不痛区分。痛为血淋，按淋证治疗。不痛为尿血，多因脾阳不足，不能统摄脾中阴血所致。治疗法宜理中汤加桂圆，或甘草干姜汤加五味子。若渴喜饮冷，善消食者，则为胃火迫血下行，宜人参白虎汤等方清胃。亦有心移热于小肠，而致血下行者，法宜导赤散清心。

2. 中风　对于中风证治，郑钦安将其分为中风（狭义）、中痰、中食。狭义的中风证，郑钦安认为是因邪气外中所致，以"卒倒昏迷，口眼㖞斜，或半身软弱，或周身抽掣"为主要临床症状。但是郑氏反对专主祛风化痰的治法，认为祛风化痰只会耗散人体元气，增加病情。他说人身原凭一气包罗，无损无伤，外邪无由得入，内邪亦无由得出，凡得此疾者，必其人内本先虚，一切外邪始能由外入内，一切内邪始能由内出外，闭塞脏腑经络气机，而令中风，不能一味责之邪气。故治疗上主张在先天真阳虚衰这一病机上下手，但扶其真元，内外两邪皆能绝灭，是不治邪而实以治邪，未治风而实以祛风。

中痰一证，郑氏认为痰皆由内而生，半由太阳失运，水液不行，聚而为痰。或由中宫火衰，转输失职，水湿生痰。或由心阳亏损，不能镇纳浊阴，水泛于上，而痰证生。中痰者多因素禀阳衰，积阴日盛，饮食不运，气机不宣，忽然感受外邪引动痰邪，阻滞气机，寒痰上通，堵塞清道，表现为"人事昏迷，喉中痰响，脉滑"等证候。治疗宜扶阳为先，祛痰为末，方用姜附汤、姜桂茯半汤、真武汤之类。

对于中食，郑钦安指出病由其人中气素虚，运化气衰，阴邪已经发动，偶遇饮食入内，阻滞不进，闭其清道，人事卒倒，形如死人。若平常气实之人，日日酒食厌饱，则不会发生中食。故中食者，亦必其气先衰于内。治疗宜先探吐之，吐后急温补脾土。

3. 喘证　对于喘促一证，郑钦安认为喘证可分五大类，有因外感风寒而致者，有太阳证误下而致者，有胃火上攻而致者，有湿痰水饮闭塞而致者，有元气欲脱而致者。

因风寒而致者，是因风寒之邪，闭塞肺气，肺气宣发不畅，上壅而喘。临床特点见发热、头痛、身疼。治疗风寒喘证法宜宣散，如麻黄汤、定喘汤、小青龙汤之类。

因太阳误下而致喘证者，病由太阳之邪未解，壅塞发泄不畅，本宜开启腠理，俾邪早出。医者若不明其理，见其发热，以为火盛，妄用攻下，客邪下陷，愈不得出，壅于胸膈，呼吸错乱，而生喘证。治法宜举其所陷之邪，如桂枝汤去芍药倍桂，或重加甘葛。

因胃火上攻而致喘证者，病由胃中素有伏热，与外来之热邪相合，或胃中有停滞生热，热甚则邪火上攻，热逼于肺，致生喘证。其证见大渴饮冷，口臭气粗，二便不利等。法宜攻下，如大小承气汤、白虎汤之类。

因痰湿水饮而致喘证者，病由太阳气化失调，脾胃转输失职，水湿停滞，痰水日盛，上干清道，壅塞太甚，呼吸错乱，而致喘证。其证见食少痰多，清水上涌，喉中不利。治疗法宜温中除湿，如桂苓术甘汤，理中加砂、半、茯苓之类。

因元阳将脱而喘者，病由其人阳衰阴盛已极，逼阳于外，阳气不得下趋潜藏，元阳外越，阴阳两不相接，呼吸错乱，而致喘脱。其证见面白唇青，口舌黧黑，人无生气，全是一团纯阴。法宜回阳收纳，如吴萸四逆汤加丁香、胡椒、砂仁之类。

4. 腰痛　腰痛一证，郑氏认为可分为阳虚腰痛，阴虚腰痛，外邪闭束所致腰痛，湿气闭滞所致腰痛。

因阳虚而致腰痛者，或由其劳心过度，亏损心阳；或由饮食伤中，损及脾阳；或由饮食伤中，损及脾阳；或由房劳过度，亏损肾阳。下焦之阴寒自盛，阳微而运转力衰，腰痛立作。其证见身重畏寒，精神困倦。法宜峻补坎阳，阳旺阴消，腰痛自已。如阳旦汤、术附、羌活、附子汤之类。

阴虚而致者，乃因肾阳素旺，火盛血伤，元阴日竭，真阳无依，而作腰痛。证见小便赤而咽干，多暴躁，阳物易挺，喜清凉。治疗法宜养阴，阴长阳消，肾气自摄，腰痛自已。如滋肾丸、地黄汤、封髓丹倍黄柏加丹皮之类。

因寒而致者，乃因外感寒邪，从太阳而入少阴，闭其肾中真阳运行之气机，而作腰痛。证见发热畏寒，或兼身痛、咽干不渴、时时欲寐。治疗法宜温经散寒，寒散而腰痛自已。如麻黄附子细辛汤、附羌汤之类。

因湿滞而致腰痛者，由其人素禀劳苦，久居湿地，湿邪肾界，阻其运行之机，故腰痛。证见四肢沉重，常觉内冷，天阴雨更甚，腰重如有所系。法宜温经除湿，湿去而腰痛自已。如肾着汤、桂苓术甘汤加附子细辛之类。

5. 呃逆　呃逆一证，郑钦安认为有阳虚、阴虚、元气将绝三类。因阳虚而呃逆者，乃因脾胃中宫之阳不足，以致阴邪隔拒于中，阻其呼吸往来接续之机，证见无神，安静，不食不渴。法宜温中降逆为主，如理中汤加吴萸、半夏之类。因阴虚而致呃逆者，乃因阴虚火旺，火邪隔拒于中，阻其上下交接之气，证见躁暴，饮冷恶热，精神不衰，二便不利。法宜苦寒降逆为主，如大小承气汤之类。因元气将绝而致呃逆者，盖以元阳将绝，群阴顿起，阻其升降交接之机，其人或大汗自汗出，或气喘唇青，或腹痛囊缩，或爪甲青黑，或头痛如劈，目皆欲裂，耳肿喉痛，种种病情，皆宜大剂回阳降逆，如吴萸四逆汤，白通汤之类。郑钦安还批驳当时市习，一见呃逆，不分阴阳，一味以橘皮、半夏、竹茹、丁香、柿蒂等药治之，亦或见效，但需明辨阴阳。

（三）外科证治经验

外科方面，郑钦安多强调内治。《医法圆通》中有"外科约言"一篇，集中论述了外科的圆通治法。

郑钦安指出外科又谓疮科，凡疮之生，无论发于何部，皆可统以阴阳两字判之。由此将外科病证统分为阴证与阳证。外科阴证，其证见疮皮色如常，漫肿微疼，疮溃多半清水，清脓，黄水，血水，豆汁水，辛臭水。其人言语、声音、脉息、起居动静，一切无神，口必不渴，即渴定喜滚饮，舌必青滑，大小便必成疮。病因阴盛阳微，不能化阴血以成脓，故见以上病形。治疗法宜辛甘化阳为主，初起以桂枝汤加香附、麦芽、附子调和营卫之气，或麻黄附子细辛汤、阳旦汤皆可。疮溃而脓不稠，可用黄芪建中汤，附子理中汤。阴盛者，可用回阳饮、白通汤、黄芪甜酒炖七孔猪蹄、羊肉生姜汤之类。

外科阳证其疮红肿痛甚，寒热往来，人多烦躁，喜清凉而恶热，大便多坚实，小便多短赤，饮食精神如常，脉息有力，声音响亮，疮溃多稠脓。其病皆由邪火伏于其中，火旺则血伤。治法宜苦甘化阴为主。初起以桂枝汤倍白芍，加香附、麦芽、栀子治之，或麻杏石甘汤，或人参败毒散加连翘、花粉之类。疮溃可用当归补血汤加金银花、生地、白芍之类；或补中益气汤加生地、金银花之类。

又有外科疮疡而见真阳暴脱者，证见疮痛如刀劈，忽然红肿，其色虽红，多含青色，人必困倦无神，脉必浮大中空，或大如绳，或劲如石，其唇口舌必青黑，每多旦发夕死。治疗宜急于回阳收纳。

（四）妇科证治经验

妇科方面，《医法圆通》有女科门专篇论之，主要探讨了经水先期而至、经水后期而至、经来淋漓不断、经水来多而色紫成块、经水来少而色淡、经水将行而腹痛、经水行后而腹痛、妇人经闭不行、崩、带、求嗣、妊娠、妊娠产后诸疾等证。调治月经方面多以温固元气、扶阳抑阴等法为主，指出要慎用寒凉。治崩则主张以大甘大温以挽救脱绝，如大剂回阳饮、甘草干姜汤之类，要慎用凉血止血之品。带证治疗则分为湿热下注与下元无火两大证型，湿热下注主以葛根芩连汤，或黄连泻心汤加茯苓、泽泻、滑石之类，下元无火则主以大补元阳、收纳肾气，方用潜阳丹加破故纸、益智仁，或回阳饮加茯苓、肉桂，或苓桂术甘汤加附片、砂仁之类。

（五）儿科证治经验

儿科方面，《医法圆通》有"小儿诸疾约言"一篇以总论儿科证治。篇中郑氏强调小儿初生，只要安静，审无胎中受寒，无胎中受热，切不可用药以戕之，以伐生生之气，反对滥用苦寒以清胎毒的做法。该篇后半部分还讨论了痘证（天花）的治疗。

五、结语

总之，郑钦安是清代后期以来，医学风格鲜明、医学成就突出的医家之一。自郑氏殁后，近百年来对其学术思想继承发扬者大有人在。近二三十年来，中医学术界对郑钦安学术思想逐渐重视，以致近十年来达到高潮，大批学者重视学习郑钦安学说。郑钦安《医理真传·坎卦解》云："历代注家，俱未将一阳潜于水中底蕴搜出，以致后学茫然无据，滋阴降火，杀人无算，真千古流弊，医门大憾也。"郑钦安先生著作中多可见类似论述，郑氏常常是一面阐述自身观点，一面又同时批驳"市习"，其根本精神是在针砭当时医家不辨阴阳寒热而恣用寒凉的弊端。由此可知，郑氏之所以在其著作中以大量篇幅阐述阳虚证治法，倡用温热治法，其目的还是在于纠时风滥用寒凉之偏。

（汪　剑）

第十三节　祝　味　菊

一、生平简介

祝味菊（1884—1951 年），名积德，字味菊，浙江山阴（今绍兴）人，晚年自号"傲霜轩主"。祝氏先祖曾世代业医，后因其祖父入仕奉调进川，祝氏出生于四川成都。祝味菊从小就对医学有着浓厚的兴趣，弱冠时因父亲不幸故世而寄居于姑父严雁峰（清末川陕知名学者，著名藏书家，经营盐业）处，一边协助姑父经营盐务，一边习读医书秘籍。姑父看其聪颖好学，先后请当地宿儒刘雨笙等来授读医经。祝氏勤学好问，锲而不舍，其师因多次不能穷难释疑而自辞；但祝氏仍精勤苦读，孜孜不倦，自行遍阅家中各种中医典籍，从此打下深厚的中医学基础。1908 年祝氏考入四川陆军军医学堂攻读西方医学，

2 年后因学校改组而随其日籍教师东渡日本学习考察医学，1 年后回到四川。"攻读二年，见闻一新，融会中西，自求新解"，新的医学理论对祝氏有很大启发，并对其医学观点产生了深刻影响。祝氏先以西医为业，先后担任各种卫生、医务官职，主政官立医院 7 年，颇有成就。1924 年，祝氏弃官迁居到上海，随即参加了上海神州医药总会，并隐迹考察近 1 年，结识了当时沪上名医章次公、朱少坡、徐小圃等。经过考察，他对当时一些名医诊治肠伤寒病时，偏执地以"清轻""寒凉"为治，而不探寻更有效治法的状况不满，于是，祝氏一反俗风，奋然悬壶。他倡用温药治疗伤寒，将伤寒派的传统温法加以改进后，运用于肠伤寒病的诊治，往往能应手而愈。1929 年春，祝氏以附子、麻黄、桂枝等温热药治愈一肠伤寒重症患者，从此医名大噪沪上。

祝氏治学极其推崇仲景、景岳诸医家，深受郑钦安《医理真传》《医法圆通》《伤寒恒论》三书的影响。曾概括提出以"八纲"辨杂病，以五段论伤寒的辨证方法，实属其一大创见。祝氏临证重视匡扶人体正气，认为中医基本治则"扶正祛邪"之"正"首先是指阳气，故治病首重阳气。认为阳气是生命活动的动力，"阳为生之本"。其"学兼中西，擅长内科，喜用附子、麻黄、桂枝等温热药，尤善用附子，屡起沉疴，名噪一时，时人誉为'祝附子'"。

祝氏为人正直，性格豪爽，博学多识，且个性鲜明；他学贯中西，注重实效，医技精湛，医德高尚；他一生兴学重教，积极参与中医抗争活动，并作出了重大贡献；他提出发掘中医学合理内涵，接受西医现代知识，走中医现代化的道路，认为"术无中西，真理是尚。"

二、著作介绍

祝氏曾编写有《祝氏医学丛书十种》《医案二十一则》《伤寒质难》等著作。其中，《祝氏医学丛书十种》之《病理发挥》《诊断提纲》《伤寒新义》《伤寒方解》等已付梓行世。《医案二十一则》载于上海中央书局 1937 年出版的《上海名医医案选粹》一书中。

《病理发挥》分 5 章，其中，病理部分 3 章，祝氏用西医的理论来理解中医的病理，侧重于功能性病理，重点论述卫气营血障碍时机体发生的病理学改变，从而弥补了西医只重器质性病理，而忽略功能性病理之不足。病原部分 2 章，专论风寒暑湿燥火六气，喜怒忧思悲恐惊七情致病之理。

《诊断提纲》分为脉理和证候两部分，脉理部分举例主脉和兼脉共 30 种，从气血两方面说明病理；证候部分包括验舌和察色两个方面，比较注重舌的分析。本书以脉、证为两大提纲，着重运用切脉、验舌和察色诊法，了解人体病理之气血变化，从而可得出明确的诊断。

《伤寒新义》分 8 篇，重编《伤寒论》原文 394 条，并加注文，注文分"注"和"解"两部分，注解均属祝氏临床心得体会，强调人体抵抗力在疾病发生发展过程中的作用。祝氏用西医的理论观察和理解六经病证，别有见解，认为六经病证皆以人身抵抗力为准。

《伤寒方解》重编《伤寒论》105 方并加以注解，是对《伤寒新义》一书的补充，二者联系紧密。祝氏重在对整个方的注解，而不在单味药物；各方主药，间有祝氏之临床经验于其中，故独有创见性，如桂枝汤应以芍药为主药等。

《伤寒质难》分 18 篇，是祝氏所有著述中影响较大的一部，于 1950 年正式出版。该书中反映出祝氏的主要学术思想，如提出"以八纲辨杂病，以五段论伤寒"的学术创见，以及临证治病首重阳气的"重阳理论"等。书中首次提出了八纲辨证，明确描述阴阳表里寒热虚实为"八纲"的辨证纲领，并详细论述了八纲中诸对因素的关系；创立了伤寒五段论，以此来解释伤寒之六经。书中祝氏用大量的篇幅引证《内经》、张仲景、张景岳等有关重阳之论，强调阳气在人体生理、病理、治疗等方面的重要意义。

三、扶阳的学术思想

（一）八纲论杂病，五段论伤寒

祝氏的学术思想是比较严谨的，他创造性地提出了"八纲"一词，而其扶阳思想也是其不可或缺的一部分。

八纲辨证是中医辨证理论中的一个重要组成部分，其渊源于张仲景，后张景岳提出"阴阳六变"之说，程钟龄进一步提出"病有总要，寒热虚实表里阴阳而已"，但均只是"八纲"的基本内容，而未形成一个辨证系统。祝氏师古不泥，并有所发扬，他在《伤寒质难》一书中对中医的辨证方法进行了概括，创造性地提出"八纲"一词，即"所谓八纲者，阴阳表里寒热虚实是也"，并首次给八纲中四对辨证范畴下定义，确定相互之间的关系。即"阴阳者，盖指病能而言也……病之分阴阳，所以别体用之盛衰，测气质之变化也，至于寒化为阴，火化为阳，入里为阴，出表为阳，虚者为阴，实者为阳，隐然又执八纲中之大纲矣"，"表里者，指疾病之部位而言也……病之分表里，所以明内外，定远近，别亲疏，知顺逆也"，"寒热者，指病能之盛衰而言也……病之分寒热，所以明气血之多寡，察抗力之盛衰也"，"虚实者，指正邪消长之形势而言也……病之分虚实，所以明邪正之消长，知体力之亏盈也"。祝氏还说："杂病种类繁多，古人以为不出八纲范畴，明八纲，则万病无遁形矣"，"明八纲，则施治有所遵循，此亦执简御繁之道也。""八纲"名称的提出得到中医界的认同，并沿用至今，成为中医学的一个重要概念，当前的"八纲"辨证理论就是在此基础上进一步完善起来的。

祝氏在外感热病辨证基础上创立的"伤寒五段论"，重视阳气的调整，亦为其学术思想的一部分。祝氏用"伤寒五段论"来解释伤寒之六经，包含了五段辨证、五段病理和五段疗法。其中，五段辨证是根据五段病理而独创的方法，他认为伤寒之六经，寒热分明，其所表现主要不是邪气的强弱，而是正气的盛衰。他说："疾病之来，引起体工之反应，不出五种阶段，于意云何？太阳之为病，正气因受邪激而开始合度之抵抗也；阳明之为病，元气贲张，机能旺盛，而抵抗太过也；少阳之为病，抗能时断时续，邪机屡进屡退，抵抗之力未能长相继也；太阴、少阴之为病，正气懦怯，全体或局部之抵抗不足也；厥阴之为病，正邪相搏，存亡危急之秋，体工最后之反抗也。一切时感，其体工抵抗之情形，不出此五段范围，此吾卅年来独有之心得也。"其五段疗法重视自然疗能，认为人体具有自然疗能，是人体阳气的作用。故五段疗法在于调整人体阳气："顺从自然，调整太过与不及，以助其抗力而愈病也。"并强调了扶抑阳气："伤寒为战斗行动，故首当重阳。善理阳气，则五段疗法思过半矣。是以太阳伤寒，重在和阳；少阳有障，重在通阳；阳明太过，重在抑阳；少阴不足，重在扶阳；厥阴逆转，重在潜阳。五段疗法不外扶抑阳气，四性之药无非调整阳用。"并认为："伤寒五段，为人体抵抗之表现，其关键在乎元气，而不在于病邪。"

（二）扶持正气，治人为本

祝氏认为医者治病，不外针对病原治疗（祛邪）和扶持人体正气以抗病（扶正）之两大法则，即"治病"与"治人"。他认为"病原繁多，本体惟一"，强调人体的正气是疾病发生发展变化的关键，"一切病邪，及其侵入人体，即为人体抗力所支配，病原仅为刺激之诱因，病变之顺逆，预后之吉凶，体力实左右之"。因此，祝氏重视扶持正气（主要是阳气），治人为本，极力推崇"本体疗法"，其一直以"匡扶其自然疗能，控制其疾病"为主导思想，形成了独特的以治人为本的医学体系。

在此基础上，祝氏对中药的"四气五味"也有新的理解和认识，他认为"寒热温凉，药之四性也，作用于一般细胞组织之药物也"，"辛甘酸苦咸，药之五味也，对于一般脏器有选择作用之药物也"。即中药的四性是针对正气而言，不是针对病邪而言。"寒热温凉乃调整抗能之药，抗力太过，折之以寒，抗力不足，壮之以温，抗力旺盛，有偏亢之势者，和之以凉，抗力衰微，而虚怯过甚者，助之以热，寒热温凉，扶抑正气之符号也"，祝氏对中药药理的新阐发，为"证"的"寒热"和"药"的"寒热"搭起了新的桥梁，突破了以往寒热证的用药规则，也解释了其临床中对于热病也大量使用温热药而起奇效的原因，这也是其扶阳思想在临床用药方面的具体体现。

（三）重视扶阳，妙用附子，灵活配伍

扶正温阳，好用附子，是祝氏"重阳理论"的具体运用。祝氏认为，人体的疾病主要体现为邪正相争，而治疗疾病的基本原则是扶正祛邪，其"正"首先是指阳气。其谓："所以克奏平乱祛邪之功者，阳气之力也，夫邪正消长之机，一以阳气盛衰为转归，善护真阳者，即善治伤寒，此要诀也。"又云："及其既病，则当首重阳用。阳衰一分，则病进一分；正旺一分，则邪却一分，此必然之理也。"因此，即使高热病人，只要具有阳气不足之色脉，均予扶正温阳，这亦是其为何在治疗伤寒时广用附子的道理。

正因为如此，祝氏在治疗多种病证时十分重视阳气的作用。其运用温法不限于虚寒证，只要有正虚者便可；也不限于虚证，邪实正虚也可，总以扶助正气为要。谓："无论有机之邪，无机之邪，其为病而正属虚者，都不离乎温法，此我祝氏心传也。"在《伤寒质难》一书中，祝氏对有机之邪和无机之邪的含义作了解释，认为"邪有无机有机之别：无机之邪，六淫之偏胜也，风寒暑湿燥火，及乎疫疠尸腐不正之气，凡不适于人而有利于邪机之蕃殖者，皆是也；有机之邪，一切细菌原虫，有定形，具生机，可以检验而取证于人者，皆是也……伤寒之成，有形之有机邪为主因，无形之无机邪为诱因，彼二邪者，狼狈为奸，每伺人于不察焉。"即邪分有机无机，而不分寒热，"正"为抗病力；而阳气体现了人体的抗病力，这种抗病力包括了人体的自我调节功能、代偿功能以及自疗作用。故"抗力之消长，阳气实主持之。阳气者，抗力之枢纽也。"

作为伤寒派医家，祝氏对张景岳的重阳学说推崇备至，在临床中重视扶阳。其理论源于《内经》："阳气者，若天与日，失其所则折寿而不彰"，"邪之所凑，其气必虚"之说。重阳学说在中西医汇通时也运用其中，并使之得到进一步升华。在研究治疗肠伤寒的过程中，他将伤寒派的传统温法加以改进后运用，从而获良效而建功。祝氏扶正温阳时善用附子，故被誉为"祝附子"，这与他对重阳学说的深刻理解密切相关。

在对《内经》"阴平阳秘"的认识上，祝氏自有见解，即所谓阴平阳秘，仍然体现阳气的重要。"阴平阳秘，是曰平人，盖阴不可盛，以平为度，阳不患多，其要在秘，诚千

古不磨之论也"，提出"阳常不足，阴常有余"的观点，强调阴阳二者，阳起主导作用。

祝氏认为患病者"宜温者多，可清者少"，这是其十分重要的经验和体会，也是其善用温热药物的前提。云："温药含有强壮之意，非温不足以振衰愆，非温不足以彰气化……温之为用大矣"，"形虚气怯，神萎力疲，独任附子振奋细胞、活跃抗力，以奏捍卫之功"。

祝氏善用附子，十方而用之八九。他认为附子通十二经，可升可降，为百药之长。曾谓："附子为将军药，性极猛烈，用得其当，效如桴鼓；用失其当，其害立见，故必须仔细辨证而后用之。"在临床用药时，祝氏认为选择附子的品种非常重要，如温补元阳，首推黄附片，因其毒性小，效力大。祝氏的医案中，黄附片是应用最多的一种，也时有选用乌附块的，所用黄附片常用剂量一般在9～18g，重用时为30g，偶有用至60g者；而乌附块的剂量一般在6～9g之间。

祝氏在前人的基础上运用了附子的多种配伍方法，将其归纳为"相佐、相制、相用、相得"。如附子"加沙参、麦冬为清肺，人参、甘草为益气，白术、干姜为扶脾，是相佐也；加地黄、龟甲为滋阴，是阴阳相配合，相颉颃也；加石膏、知母为清上，黄连、犀角为凉营，龙胆、黄柏为清下，是相制也；以甘佐以温辛，如甘草、大枣、生姜、桂枝、麻黄等，是相用相得也"。祝氏还将温滋、温潜、温化、温润之温阳四法用于正虚阴损之病证，以避免辛燥药物宣动病灶，劫液伤阴之弊。如温潜法中附子与磁石或生龙齿、生牡蛎同用（一般用附子15g，磁石50g，生龙齿和生牡蛎各用50g），如此温阳与潜阳配伍，既可监制附子辛燥升浮之弊，又治气虚兴奋之症。这种温阳潜镇结合的配伍方法，补充发展了《伤寒论》中附子的用法，使附子的应用更为广泛。此外，祝氏用附子与酸枣仁、朱茯神配伍，取其温阳和营，使温而不燥，这与仲景以芍药监制附子辛燥伤阴有异曲同工之妙；用附子与知母、地黄配伍，辛热加甘寒，有温阳滋阴作用；用附子与黑芝麻、火麻仁、制首乌等配伍，辛热加润肠，有温阳滋润作用等。

四、治疗经验

祝氏衷中参西，主张立足中医，融会新知，不断探索，将其"重阳理论"运用于临床内、儿、外、妇科等的多种疾病治疗而获效验，对中医的学术及临床作出了一定贡献。兹以肠伤寒病、肺结核、失眠等病证为例简介其治疗经验如下。

（一）肠伤寒病

祝氏在研究治疗肠伤寒病方面卓有良效，其临床经验与他的学术思想密切相关。他认识到肠伤寒病是由伤寒杆菌引起的急性传染病，认为邪不分寒热，中医缺乏杀灭病原菌的手段，只能用扶持患者自疗功能的办法，扶持人体的正气（主要是阳气）来达到治疗疾病的目的，他不主张用清热、攻下等祛邪疗法；以扶持阳气的治法贯穿于本病治疗的全过程。

1. 辛温发散　肠伤寒病的主要症状是发热，祝氏认为这是人体抗病的表现，主张用辛温解表法去维持合适的体温。谓："人有常温，寒暑无变，生理所需要时，名曰平温。邪之所干，正气抗之，病理所需要者，名曰抗温。抗邪太烈，矫枉过正，生理所难堪，病理所不需者，名曰亢温。平温者，基温也；抗温者，善温也；亢温者，害温也。伤寒之用清，中和亢温，而维持抗温也。"调节过高的体温，仍不能消除发热，当以协助人体自然疗能为目的。故祝氏对伤寒早期体温不过分高时，一般用辛温发散法，而反对清法。这一认识与其重阳理论相符合。

祝氏归纳了麻黄、桂枝有三个作用，即维持恒温，排泄毒素，诱导气血。在伤寒表证的治法上阐明了他与温病派的不同。"太阳伤寒，辛温解表，表解而不伤正，辛凉解表，表解而正气乃伤。"即使邪盛正虚，仍要照顾阳气，用麻黄桂枝为主药。"麻桂为伤寒之主要药，所以散温排毒也，无汗麻黄后入，有汗麻黄蜜炙，自汗桂芍并用，汗多知膏可兼，其目的不在发一时之汗，而在保持其体温之调节。"从现代药理来看，祝氏所选麻黄具有较广泛的抗病原微生物作用，对伤寒杆菌也有抑制作用，说明其选药是有一定合理性的。

2. 温阳潜降　祝氏治肠伤寒病用麻黄、桂枝为主药，诱导气血向表，这种诱导疗法的有效与否，与心力的强弱有很大关系，故运用时必须顾护心力。认为"伤寒患者，邪留于营，正气欲邪之趋势向表，心脏不得奋其余勇，努力促使血液加速，鼓舞汗腺，奋发为汗。一方排泄，代谢产物，蕴郁之毒素，一方减低高热，保持抗体之产生，所以遂其祛邪扶正之使命也。然心力有限，长期奋发，势必难支。伤寒极期，正邪交搏，互争存亡危急之秋也，短兵相接，不胜即败，是以心用衰弱者，预后不良"，故"伤寒极期，强心较重于增液，以增液可缓，而心阳之不容或衰"。

祝氏运用温潜法，即附子配伍磁石、龙牡等重镇潜下的药物，温阳潜降结合。他认为："神经中枢为指挥抗战之首府，神衰者附子以壮之，其为虚性兴奋也，龙磁以潜之。心脏为血液运输之枢纽，其疲劳而有衰凭之象者，枣附以强之。"这是祝氏运用温阳药与潜阳药配伍治疗肠伤寒病的根本原因。

3. 反对攻下，辅以他法　肠伤寒病的病变部位在肠部，祝氏依据现代西医学认识，反对用中医攻下法治之。认为"当伤寒之始，疾病之趋势向表，表未解而下之，轻则痞满，重则结胸。不可攻下者，以其有背自然之趋势也。迨夫邪势鸱张，肠疮腐益甚，疮未敛者，不可下，下之则肠壁损伤，轻则出血，重则洞穿。不可暴下者，以其震激伤寒之病灶，此伤寒不可攻下之说也"。即此病不宜用泻下之类，当注意保护受损之肠黏膜，并宜进食无渣饮食，以防止肠出血甚或肠穿孔。中药的攻下之品如大黄、承气汤之类，均有增强肠蠕动的作用，对已受损的肠黏膜组织修复不利，故不可用之。

另外，祝氏不用攻下，而辅用其他治法，合理选药，以提高疗效。他说："肠部为病灶之所在，邪毒之渊薮，其郁血充盈，组织壅肿特甚，超过病理之所需者，葛根解肌，促令血液外趋，其寒凉太过，肠道凝瘀郁结者，姜附以温煦其气，腹郁以宣和其壅。肾气有支持抗战之潜力，精泄而溲频者，用菟丝破故纸，其龙雷无制，虚气奔豚者，用局方黑锡丹。江南湿重，脾运多困，茅术、半夏，宣发中阳，助麻桂以收达表之效。"其所选药物对本病是有一定辅助治疗作用的，如葛根有解热、抗炎等现代药理作用，有利于本病的治疗；菟丝子、破故纸有调节人体免疫的作用。此治法及用药与祝氏重视扶持人体正气，以利疾病康复的"重阳"思想是相一致的。

（二）肺结核

肺结核是以阴虚为主的疾病，然祝氏治疗肺结核常用温法。其谓："肺之为病，结核空洞，此为阴损，法所难补，安静营养，忌用兴奋，是也。肺病为慢性消耗病，其为不足，显而易见。不足之人，最易兴奋，辛味宣动病灶，燥药劫阴伤液，诚不可用也。不足用温，乃为公式，温润，温化，温滋，温潜，诸法都为肺病经常之药，虽非直接祛邪，仍是扶正御邪之意。彼以清凉安肺者，纵有镇静之效，宁知不暗蚀其正气乎。"

祝氏强调重视阳气，在他看来，不足之证用温法是为定律；而肺结核以阴虚为主，难用温法。为此，祝氏创立温阳四法用于治疗肺结核，即温润、温化、温滋、温潜，诸法运用可避免辛燥药物宣动病灶及劫阴伤液之弊端。其中，温滋法即温养与滋养合用，祝氏云："温滋可以并用也，气怯而津不足，桂附汤中，重加知母，此扁鹊心法也。"常用附子配伍熟地、人参、紫河车等药；温潜法即用附子配伍磁石、龙牡等重镇潜下药，温阳而又潜降。认为"气虚而兴奋特甚者，宜于温潜之药，温以壮其怯，潜以平其逆，引火归原，导龙入海，此皆古之良法"。温化法即用温法化解痰饮、瘀血等病理产物，如温阳化瘀法以温阳药配合活血化瘀药，温阳化饮法以温药配合淡渗利湿、芳香化湿、散结化痰等药；温润法即用温药配合润肠之类药，常用附子、黑芝麻、火麻仁、制首乌、酸枣仁等。

以上四法，祝氏除用于肺结核外，还用于其他内科多种病证。"少阴伤寒，咎在不足，处治之法，始终宜温。阴质不足，佐以滋养；缓不济急，辅以注射；不足在表，温以卫之；不足在里，温以壮之；不足在心，温以运之；不足在脾，温以和之；下虚而上盛，温以潜之；少气而有障，温以行之；形不足者，温之以气；精不足者，温之以味。温药含有强壮之意，非温不足以振衰惫，非温不足以彰化气"。由此可见，温阳之法虽为中医之常法，然祝氏的独创之处在于运用温法范围之广、配伍方法之多，是为他人所难做到。

（三）失眠

祝氏运用温潜法治疗虚证失眠，与其重阳理论有关。在他看来，虚性的兴奋不全是阴虚，也有气虚、阳虚。认为"虚人而躁甚者，气怯于内，阳浮于上，其为兴奋，乃虚性兴奋也，甘凉之剂，可令小安，缓和之效也，因其小效，而频服之，则气愈怯而阳愈浮矣，此非亢阳之有余，乃阳衰不能自秘也。大凡神经衰弱者，易于疲劳，又易于兴奋，滋阴清火治法，虽有缓解兴奋之效，然其滋柔阴腻之性，足戕贼元阳，非至善之道也。"此言之失眠为气虚阳浮之症，而非阴虚阳亢，为阳衰不能自秘所致。正如《内经》所云："阴阳之要，阳密乃固。"

祝氏认为："气虚而兴奋特甚者，宜于温潜之药，温以壮其怯，潜以平其逆，引火归原，导龙入海，此皆古之良法，不可因其外形之兴奋，而滥与清滋之药也。"祝氏一贯重视阳气，认为气虚为本，治当温补；阳浮是标，治当潜降。祝氏用温潜法主要治疗气虚、阳虚之失眠，以心、脾、肾三脏之气虚、阳虚为主，常用附子、酸枣仁、磁石、生龙齿、生牡蛎等药物。

五、结语

祝氏既是一位具有新思想的中医学家，又是近代扶阳理论的代表人物之一。"重阳理论"是其学术思想的特点之一；在临床诊治上重视温热扶阳的治疗原则，善用和妙用附子，灵活配伍，屡获显效。他的学术观点及经验特色对现今临床仍有一定的启发和借鉴意义。

（林　丽）

第十四节　吴　佩　衡

一、生平简介

（一）生平简介

吴佩衡（1888—1971 年）先生是一位著名的中医学家、中医教育家、现代经方大家。他对《伤寒论》有深入的研究和造诣，极力推崇医圣张仲景辨证论治以及重视扶阳的学术思想和观点，同时汲取后世如李中梓、陈修园、黄元御、郑钦安等众多名家的学术见解，积累了丰富的临床经验，提出了独到的学术主张，形成了别具一格的吴氏学术流派。

吴佩衡，名钟权，四川省会理县人，18 岁时从学于当地名医彭恩溥。从师学习中医学理论知识与临证实践四载期间，他奋发上进，吃苦耐劳，勤学苦练，深受老师器重，为从事医学工作奠定了坚实基础。完成学业后，回到乡间行医，秉承老师学理，施以时方、验方治疗常见病，每多获效。然在临床上遇到那些束手无策的疑难和危急重症时，他深感自己的学识尚有欠缺。为了不断提高医疗技术水平，更好地解除患者的疾苦，他勤求古训，博采众长，多年潜心钻研仲景《伤寒杂病论》等经典医籍，深得仲景医理及方术要旨，将其所悟，付诸临床实践，提高了临床疗效，积累了不少可贵的临证经验。1921 年，吴佩衡先生从四川来到云南昆明谋求医疗事业的发展，他秉承张仲景的温扶阳气的思想，推崇清代医家郑钦安的学术思想，精于对真寒假热证的审辨，突破了当时昆明地区用药偏好寒凉，排斥温热药的陈规习俗，在中医辨证论治的思想精髓指导下，合理运用温热药物，尤其是擅用、重用、广用"百药之长"的中药附子，在临证上效如桴鼓，挽救了众多阳虚阴寒证或亡阳虚脱的危重患者，治愈诸多疑难痼疾。正是基于他对中医理论深厚的功底与诸多独到的个人见解，在云南医学界凸显出了他重视中医经典、温扶阳气的学术思想，为滇省开创了经方学理，亦对云南中医事业的发展起到了积极的促进作用。他以擅用附子而获"吴附子"的雅誉。

1930 年冬，吴佩衡先生代表云南中医界应邀赴上海出席全国神州中医总会，抗议汪精卫取缔中医之反动条例，在上海行医六年。1937 年吴佩衡先生回到昆明，1939 年当选为昆明市中医师公会理事长，1942 年当选为云南省中医师公会理事长，1945 年创办《国医周刊》以兹促进中医学术交流。为发展中医事业，培养中医人才，于 1948～1950 年间创立了云南私立中医药专科学校，新中国成立后历任中医进修学校副校长、云南省中医学校校长及云南中医学院院长，1956 年、1959 年两次赴京，出席全国政协会议及全国文教卫生群英大会，并于 1959 年加入中国共产党。吴佩衡先生满怀热情，为云南中医教育事业的发展以及中医人才培养作出了重要贡献。

吴佩衡先生除了完成日常的政务工作外，花甲之年仍承担着学校的教学任务，自编《伤寒论》教材，亲自为学生授课，毫无保留地把自己数十年的临证经验和体会传授给学生，充分展示了他对仲景《伤寒论》学术思想融会贯通与深刻领悟所达到的境界。"中医事业是一个伟大的事业，要为她做出一点贡献，必须付出艰巨的劳动，以至于毕生的精力"，吴佩衡先生始终恪守这一信条，保持着坚韧不拔、百折不挠的精神，历经事业的艰辛与坎坷，为中医学贡献了一生，给我们留下了宝贵的学术思想和丰富的医疗经验。

（二）学术传承

吴佩衡先生的学术传人及后学者对吴佩衡先生著作及学术思想进行了深入的研究，并取得了显著的成果。吴佩衡先生经常鼓励后辈："要努力学习，掌握西医和中医知识，才能博采两家之长。"遵循吴佩衡先生的教导，吴氏家族中目前已有十余人毕业于西医院校，又继而潜心学习中医，在中西医结合的临床、教学和科研工作中，积极努力，做出了一定的成绩。

作为吴氏学派传承的代表，吴生元教授所取得的教学及学术成果最为突出。他自幼随父亲吴佩衡学习中医，并常年随父侍诊，亲眼目睹了吴老在临床中学识渊博、胆识过人、用药精当，力挽沉疴重疾的精湛医术及高尚的医德。1960年毕业于昆明医学院医疗专业，被选派作为吴佩衡学术继承人，跟师临床，研究吴氏中医学术思想和临床经验，随后又在云南中医学院系统进修中医3年。在学术上继承吴佩衡先生的学术专长及实际经验，注重中医经典的研究，努力钻研《伤寒论》的理论与实践，秉承中医辨证论治思想，发扬家学优势，对吴氏临床应用附子的胆识一脉相传，擅长诊治外感病、风湿痹病、脾胃病及高血压病，对内、妇、儿科疑难杂症的诊治，又有其自身独到之处，继承和发展了吴氏学派思想。

1974年吴生元教授响应党"学制要缩短"的教育方针，参考吴佩衡先生编著的《伤寒论讲义》（油印本），主编了《伤寒论讲义》（内部试用）教材，以病证为纲，分列为证候、病机、治法、方药、方义及讨论意见等项加以阐述，并融入了吴氏学术思想，内容简明扼要，通俗易懂，便于学习，为学生更好地理解、继承和发展张仲景学术思想以及吴佩衡先生的临证经验提供积极的帮助。1978年撰写并在《云南中医学院学报》上发表了学术论文《附子的药理及临床应用问题》，1996年吴生元教授作为主编由云南科技出版社出版了《中药十大主帅古今用》的专著。

2011年，吴生元、吴荣忠（执笔）、吴荣祖、吴华撰写的《中华中医昆仑·吴佩衡卷》由中国中医药出版社出版。入选该丛书的150位中医学家是现代百年来中华中医药界的杰出代表，云南省仅有吴佩衡先生1人入选。

目前，吴氏3代传人已在中医药学术理论研究、人才的教育和培养、科研及临床诊治疾病等多方面均取得了累累的硕果和骄人的成绩。他们仍在不同的岗位上坚定地传承和践行着吴佩衡先生一生所追求的促进中医药事业发展理想，体现着不断进取、奋发向上的敬业精神。

至此，在云南中医学院建院50余年的历史过程中，在吴佩衡先生学术思想的感召下，在吴氏门人的大力推动下，在云南中医学院诸多同仁的共同努力下，云南中医学院的《伤寒论》教学，成为我国中医教育是一大特色及亮点，教学中，老师们一贯大力弘扬吴佩衡先生的学术思想，将其对《伤寒论》的研究成果介绍给研究生和本科学生，充分发挥名家效应，受到了同学们的普遍重视，激发了学生对《伤寒论》的学习兴趣，使中医人才代出而延续不断，中医学术传扬而薪火相传。

随着国家重视中医药的教育和发展，在吴佩衡先生著作及学术思想的广泛传播和影响下，扶阳论坛和纪念吴佩衡先生诞辰100周年、120周年的召开，越来越多的专家、学者开始以极大的热情，著书研究吴佩衡先生的学术思想，评述其医案，总结他的临床经验，使吴氏学术流派得到了极大的传承和发展。

吴佩衡先生创立云南医学界的吴氏流派，并薪火相传，不断延续，为中医教育事业的发展以及云南省中医人才的培养作出了突出贡献，他不愧为云南中医教育事业的先驱和奠基者，他的辉煌业绩将永远载入云南中医史册，成为中医后学者效法的光辉典范。

2012 年，在全国首批中医学术流派传承工作室的申报中，"云南吴氏扶阳学术流派"获得成功，这样，吴氏扶阳学术思想的传承与发扬光大得到国家层面更大力度的支持。2013 年 10 月在云南省中医医院举行了国家中医药管理局云南吴佩衡扶阳学术流派工作室建设工作的启动仪式，同时举办了 2013 年吴佩衡扶阳学术思想与经验学习班。

二、著作介绍

吴佩衡先生临证重视《内经》《难经》《伤寒杂病论》的指导性作用，特别推崇李中梓、陈修园、黄元御、郑钦安等后世医家的学术思想。在繁忙的临床和教学中，仍能不断总结提升个人的中医理论修养，勤于笔耕，著有《中医病理学》《伤寒论条解》《伤寒与瘟疫之分辨》《麻疹发微》《医药简述》《伤寒论新注》《吴佩衡医案》及《伤寒论讲义》（油印本）等多部著作。目前经正式出版而流传于世的吴佩衡先生的著作有《麻疹发微》云南人民出版社 1962 年 10 月第 1 版；《吴佩衡医案》由吴佩衡编著，吴生元、吴元坤整理，云南人民出版社 1978 年第 1 版，受到医学界的广泛重视和喜爱，《吴佩衡医案》2009 年经修订由人民军医出版社再版，依然受到医界众多学者的青睐。《医药简述》由云南中医学院 1964 年 11 月编印；人民军医出版社 2009 年出版的《吴佩衡医案》，又将《医药简述》附录于其书之后。1960 年云南中医学院成立以后，为了方便教学，吴佩衡先生亲自编著了《伤寒论讲义》，云南中医学院油印本，作为中医本科教材使用。

《医药简述》详细阐述了中医学先天心肾与后天脾胃之相互关系、对中药十大"主帅"的用药经验和体会，部分验案介绍了吴佩衡先生的学术和临证经验。

《麻疹发微》约 2.9 万字，主要是关于小儿麻疹的诊断治疗学，吴佩衡先生认为"小儿是稚阳而非纯阳，不宜过于表散，更不宜动辄使用耗散元气的清凉苦寒之药，必须分析虚实寒热，随证处方施治。根据他的经验，凡体属虚寒的麻疹患儿，只有放胆使用四逆、白通等汤，才可以挽救颓绝"，开创了以附子治疗小儿麻疹并发肺炎的先河。

《吴佩衡医案》约 10.8 万字，主要从外感表证、瘟疫与温病、阳虚阴寒证和内科杂病四个方面论述病证治疗，凸显了吴佩衡先生固护人体正气（包括阳气和阴液）的辨证论治的学术思想和临证经验体会。

《伤寒论讲义》是吴佩衡先生亲自编著的供中医本科学生使用的《伤寒论》教材，约 14 万余字，从《伤寒论》398 条中精选了 263 条最能反映仲景学术思想的条文进行逐条论述，其中基本囊括《伤寒论》的所有方剂，对 263 条条文中难以理解的 133 条条文加注按语，从自身临证经验中加以阐释，对一些缺少治法方药的条文补充了相应的治法和方药，切合临床实际，便于应用，对于《伤寒论》起到了补充、完善和发展的作用，对于后学者更好地学习研究《伤寒论》起到了积极的辅助和启发作用。

三、扶阳的学术思想

（一）以扶阳为治阳虚阴寒证之本

吴佩衡先生一贯推崇清代郑钦安所著的《医理真传》与《医法圆通》，谙熟阴阳八卦、坎离水火、心肾交济之理，宗郑氏"人身一团血肉之躯，阴也；全赖一团真气运于其中而立命"之说，特别重视阳气在人体生命中的重要作用及先天心肾和后天脾胃之相互关系。在《医药简述》一书中，吴佩衡先生从天人相应之说，以黄元御所著《少阴君火论》为依据，以李念莪之注："火者阳气也，天非此火（即日光）不能发育万物，人非此火（君火和相火）不能生养命根，是以物生必本于阳。但阳和之火则生物，亢烈之火则害物，故火太过，则气反衰，火和平，则气乃壮"；"阳气者，身中温暖之气也。此气绝，则身冷而毙矣"，充分阐明邪热之壮火耗气伤阴，必须消灭；而真阳之少火，决不可损也。

吴佩衡先生特别强调阳气在人体生命过程中的首要作用。他认为阳气是人体生理功能活动的原动力，并依据《内经》"阳生阴长，阳杀阴藏"等阴阳互根的基本理论，提出在疾病后期，出现阳虚或阴阳俱虚的情况时，须以"回阳"为第一要义。他对阳虚阴寒证的治疗经验尤为丰富，极为尊崇《伤寒论》"温扶阳气"的治疗大法，对人体须当保存"元气"的重要意义有深刻体会，主张对阳虚阴寒证的治疗，必须抓住"温扶先天心肾阳气"这个主要环节，方能获得阳复阴退，克敌制胜的效果。对扶阳祛寒的治法和用药，吴佩衡先生主张宜温而不宜补，温则气血流通，补则寒湿易滞而制肘，不利于寒湿的祛除，体现对他温热药取其药力精专的特点，同时也显示出他治病之精道技巧和深厚功力。在三阴病的虚证、寒证中，往往以阳气的盛衰存亡来决定病势的进退及预后的判断。"阳回即生，阳亡则死"是吴佩衡先生在辨证施治中始终强调的问题。

（二）重视先天心肾与后天脾胃的辨证关系

吴佩衡先生受明代医家李中梓"肾为先天之本，脾为后天之本"学术观点的启发，十分重视先天心肾与后天脾胃的相互关系，并把她们比喻为母子关系。他认为学习中医学，如果不将先后天之关系彻底了解，则在辨证论治上不但疗效不高，而且容易误治导致变证百出，因为先天心肾是人身中最宝贵之主要生命线，而后天脾胃也是人身中最宝贵之次要生命线，先后天是紧密联系而不可分割的一个整体，决不可只强调任何一方面，而忽略另一方面。

在生理上，先天心肾是人身元气之源，后天脾胃是滋养之源，心阳旺盛则心肾相交，水火既济，元气得以生生不息，脾胃得此真元之气以腐熟水谷，运化精微，营养五脏六腑，密腠理，温肌肤，实四肢。而脾胃化生之精气又源源不断地供给心肾，心阳充沛则肾水潜伏而肾脏温，肾水上升而心脏凉，是以水火既济而内脏安谧，人体健壮。《素问·生气通天论》云："阳气者，若天与日，失其所则折寿而不彰，故天运当以日光明"。以天人相应，天为一大宇宙"天运当以日光明"，人是一小宇宙，"心阳强则以安五脏"，故阳气是机体生命活动的动力，阳气充沛则可内实五脏，外卫体表。

在病理方面，心阳衰弱，则水火不济，内脏失调，人体衰弱，外邪侵袭。例如心肾阳衰则易导致脾胃失调而出现上吐下泻以及痞满肿胀等证，从症状来看，虽属脾胃之疾，实为先天心肾之阳气内衰，故治疗时当扶心肾以健脾胃，先后天并固。若只重视后天脾胃之调理，忘却先天心肾之关系，徒治其末，忽略其本；若只重视先天心肾而忘却后天脾胃亦属片面。若病在脾胃尚未影响到先天心肾，其病势较轻即可但从脾胃进行调理治疗，此时心肾未病，病变主要在脾胃，当以脾胃为治。调理后天则真阳得以供养，真阳之火则生气，邪热之火则食气，邪热之壮火必须消灭，真阳之少火则决不可损，也是吴佩衡先生强调的学术观点。

在治疗上，吴佩衡先生主张扶正祛邪以助少火。如对阳虚阴寒证则以"扶阳抑阴"之法，达到"益火之源，以消阴翳"的作用；而对热盛灼阴之证则以"养阴制阳""急下存阴"之法达到"壮水之主，以制阳光"的目的，灭壮火以救肾阴。从寒证热证两方面的治疗而言，均为先后天并重之法。如治疗久泻不愈，完谷不化或久痢红白等证，甚或因此而致足面浮肿，亦或腹中鼓胀，食思不振，精神倦怠等，采用桂附理中汤则远远超过单纯用理中汤的效果。故从脾肾两补，以温肾健脾之法温少火以扶真元，先后天并固，方中理中汤温固脾胃之中气，壮心火主令于上；附子固肾、温癸水补命门，扶少火而生气，故其效卓。吴佩衡先生常用四逆汤、桂附理中汤与通脉四逆汤等附、姜、草三味为主的方剂作为先后天脾肾兼顾之方，用以治疗寒湿、虚寒之沉疴痼疾，疗效十分显著。从寒热两方面的治法而言，均以治病求本，扶心肾而促其水火既济，以壮少火为主，培脾土为辅，标本兼顾，先后天并重。这是吴佩衡先生在先天心肾与后天脾胃辨证关系上的独特见解，在临床实践上收到了显著的疗效。

（三）精辨寒热，审证准确

吴佩衡先生之所以能够对证下药，药到病除，关键在于他审证精准，能够抓住病证的症结。正如郑钦安指出的"识病之要在于识证，识证之要在于明辨阴阳，唯辨证确凿，方能对症下药，得心应手。"在积累大量临床诊治疾病的经验的基础上，吴佩衡先生总结了寒热辨证的基本纲领——"十六字诀"，热证者，"身轻恶热，张目不眠，声音洪亮，口臭气粗"；寒证者，"身重恶寒，目瞑嗜卧，声低气短，少气懒言。"当病势轻浅，证情单纯时，寒证、热证不难辨别，而当病势危重，证情复杂时，辨明寒热真假则尤为重要。李念莪《内经知要》曰："至虚有盛候，反泻含冤；大实有赢状，误补益疾。阴证似阳，清之必败；阳证似阴，温之必亡。"吴佩衡先生除以望闻问切四诊全面诊察全身症状和体征外，提出以"口气蒸手与否"来扶助辨别寒热真假。如病人身大热，虽着衣盖被，仍见恶寒，舌苔白滑，不渴饮，或渴喜热饮不多，甚则唇焦口燥，反喜冷饮一二口，多则不受，小便短少，大便秘结，时发郑声，口气不蒸手者为真寒假热证；如病人身大寒，虽不着衣盖被，仍见恶热，脉沉数或沉伏欲绝，唇焦舌燥，消渴饮冷，甚或神志昏乱，时发谵语，口气蒸手者为真热假寒证。通过审察口气是否蒸手以加强辨别寒热真假，是吴佩衡先生多年的实践经验所得，为危重病证的诊断提供了又一有效的诊察依据。吴佩衡先生辨识寒热真假的高超技艺，足以反映他的超凡功力，令世人折服！

（四）主张早用四逆诸方，扶阳固本

对于运用四逆汤的体会，吴佩衡先生认为该方不仅能治太阳以及三阴寒化证，得其要者，一方可治数百种病，因病加减，其功用更为无穷。引《医理真传》："按四逆一方，乃回阳救逆之主方，世多畏惧，由其不知仲景立方之意也。夫此方列于寒入少阴，病见爪甲青黑，腹痛下利，大汗淋漓，身体畏寒，脉微欲绝，四肢逆冷之候，全是一团阴气为病。此际若不以四逆汤回阳救逆，一线之阳光，即有欲绝之势。仲景于此，专主回阳祛阴，是的确不易之法。细思此方，既能回阳救逆，则凡世之一切阳虚阴盛为病者，皆可服也，何必定要见以上病形，而始放胆用之，未免不知几也。夫知几者一见阳虚证而即以此方在分量上斟酌预为防之，万不致酿成纯阴无阳之候也。一旦养成纯阴无阳之候，吾恐立方之意固善，而追之不及……不知用姜附之不早也。"吴佩衡先生认为郑氏之说极为精辟，既阐明一切阳虚阴盛之病皆可用此方，又指出当用而用之不早，则恐追之不及。这与《伤寒论》原文323条："少阴病，脉沉者，急温之，宜四逆汤。"主张早期用药，不致酿成亡阳之患的预防治疗思想是相互吻合的。吴佩衡先生擅长运用四逆汤，不仅将其用于阳虚阴寒证已成之后，更重要的是善于抓住时机，早期治疗，使疗效更为显著。

在六十余年的临床生涯中，吴佩衡先生擅用《伤寒论》扶阳抑阴的四逆汤诸方（包括四逆汤、通脉四逆汤、白通汤、附子汤、真武汤、茯苓四逆汤、干姜附子汤等方），皆可谓是医法圆通，得心应手。仅就《医药简述医案选辑》中所载的伤寒阴极似阳病势垂危治愈案、伤寒少阴寒化证起死验案及半产血崩欲脱案而言，已充分显示了吴佩衡先生在诊治疾病过程中，以"回阳"为治疗阳虚阴寒证之本，而收起死回生的效验。

在《麻疹发微》一书中，吴佩衡先生对麻疹患儿的治疗，不拘泥于常规的升提透疹及清热解毒之法，独树一帜。他认为小儿非纯阳而是稚阳之体，不宜过于表散，必须辨其寒热虚实而随证施治。对某些证情确属虚寒或过用寒凉而致疹毒内陷转为阴证的患儿，分别投以四逆汤加味，或麻辛附子汤，或小青龙汤加附子而治愈。此可谓开创了中医学中使用温热重剂治疗麻疹的先河，非常值得后人深入研究并加以总结提高。

（五）由博返约，推崇中药十大"主帅"，主温热药亦不排斥寒凉清解及攻下药

经仲景"勤求古训，博采众方"著成的经方大论，历经了千余年临床实践的考验，吴佩衡先生在谙熟仲景用药特点及组方规律的基础上，推出了中药十大"主帅"，即附子、干姜、肉桂、麻黄、桂枝、细辛、石膏、大黄、芒硝、黄连。因此十味中药性能峻猛，临床医者多惧怕用之，即便使用，量也甚微，对于危重病证实难奏效。吴佩衡先生认为用药如用兵，药不胜病，犹兵不胜敌。能否胜敌，应视善不善用兵而定。他指出："病之当服，乌、附、硝、黄皆能起死回生；病不当服，参、芪、归、地亦可随便误人。"同时指出古人所谓"人参杀人无过，附子大黄救人无功"的偏见，以强调使用药物的关键在于辨清寒热虚实，当用不当用。只要辨证准确，配伍得当，不仅治疗一般疾病效如桴鼓，而且对于多数疑难重证及沉疴痼疾亦可奏效。就《伤寒论》113方的药物组成来看，十大"主帅"在经方中占有重要地位，起着主导作用。吴佩衡先生正是在精通经方用药的基础上将此类药性猛烈之品推为中药之"主帅"。他在《中药十大"主帅"》一文中，将此十味药物的性味、归经、品种特点及功效等逐一加以细致、透彻的论述、分析，举出由各"主帅"药所组合的方剂名称，其中绝大多数为经方。他用较大的篇幅阐述了各"主帅"药所组合的众多方剂的临床运用及其他本人的用药经验和体会，充分说明只有掌握好此十大"主帅"，才能灵活运用经方。从吴佩衡先生的用药经验来看，中药十大"主帅"对于中医急症、顽症等危重病证的救治，起到了药到病除的作用，且经济实惠。中医学界后人结合现代科学技术针对中药十大"主帅"从药性、剂量、配伍及剂型进行了更深入的探索和研究，如各药的免煎剂、四逆汤免煎剂的运用不仅为临床用药提供了方便，同时附子免煎剂对附子降低毒性，使其安全性又得到更大的保证。考十大"主帅"诸药，其中温热药6味，列前；寒凉药4味，于后。由附子、干姜、麻黄、桂枝、细辛作为主药组合出来的方剂有四逆汤、真武汤、麻辛附子汤、麻黄汤、桂枝汤、小青龙汤，均是吴佩衡先生临床常用的方剂。吴佩衡先生临证不仅善用附子、干姜、肉桂及附子与肉桂的配伍应用，而且对中药十大主帅其他药物应用亦了如指掌，关键在于能否分清寒热虚实，当用不当用，只要能掌握其性能，不违背辨证论治规律，临证效如桴鼓。由此可见，吴佩衡先生由博返约，推崇中药十大"主帅"，主温热药亦不排斥寒凉清解及攻下药。

（六）传承仲景扶阳思想，擅用附子方药的典范

吴佩衡先生以擅用经方著称，其中在四逆汤及其类方的附子方药的运用尤为突出，在《吴佩衡医案》中附子方剂的运用占总方的比例最高，为66.54%，故有"吴附子"的美誉。附子被誉为"百药之长"，通行十二经，具有回阳救逆、补火助阳，温阳散寒止痛等功效，吴佩衡先生将其列为"中药十大主帅"之首。

《吴佩衡医案》附子方剂173方，用药96味，使用药物频次为1325次。其中用药频数列前10位的药物依次是附子、干姜、甘草、肉桂、茯苓、细辛、砂仁、桂枝、半夏、黄芪。其中列前三位的附子、干姜、甘草即四逆汤方中的三味药物，充分体现吴佩衡先生对张仲景扶阳思想的推崇与传承，擅用四逆汤及其类方治疗阳虚阴寒证。附子方剂药物归类配伍频数最高的依次是温里药、补气药、解表药、利水渗湿药。附子方剂的药性以温热为主，说明他始终秉持温扶阳气，以固根本，慎用寒凉药的学术思想，在《吴佩衡医案》附子方药的运用中同样能够突显出来。附子方药的药味符合辛甘以化阳的功用，173首附子方剂所用药物的归经位列第一的是脾经，提示吴佩衡先生在治疗阳虚阴寒证时，极为重视对后天脾胃功能的调治与保护而发挥有效的作用。即使是对于热证运用寒凉药物也应注意适度，应将保护脾胃作为治疗疾病必需的前提条件。《吴佩衡医案》附子方剂所治疾病设涉及内科、妇科、儿科、外科及五官科的范畴，患者体质多较虚弱，或经误治，病证性质以阳虚阴寒证为运用指征，且病情大多较危重，此时大剂量运用附子方药属于"病大药大，病毒药毒"，方能拯救病情垂危的患者，体现了医者的超群胆识。《吴佩衡医案》附子方剂治疗的症状，频率出现最高的分别是少神或神疲乏力、不思食或食少、苔白腻或白滑、发热或潮热、咳嗽、喘促、痰涎、腹痛、气短、泄泻、腹胀、面青。附子方剂治疗的症状中少神或神疲乏力及气短均是阳气虚常见的临床表现，结合诸多虚弱无力之脉象，符合张仲景少阴寒化证提纲"脉微细，但欲寐"证情的基本表现；不思食或食少、苔白腻或白滑及泄泻、腹胀、腹痛则是脾肾阳虚，火不生土，脾运化失司，寒湿内盛所致。面青、唇青、指纹青及爪甲青均为阳虚阴寒之外象。通过统计分析，可以看出吴佩衡先生善于诊察多种阳虚病症，擅用、重用附子方药，重视附子与肉桂、公丁香、吴茱萸等药物的配伍治疗阳虚阴寒、虚阳浮越的真寒假热证及亡阳虚脱危重证均是他宝贵的临床经验，也是他对张仲景温扶阳气学术思想的丰富和发展。

吴佩衡先生以擅用经方著称，在四逆汤及其类方等附子方药的运用尤为突出，在《吴佩衡医案》记载医案85案，其中55案运用了附子，附子方剂173首，占260首总方的运用比例的66.54%，故有"吴附子"的美誉。

附子配伍肉桂是吴佩衡先生增强附子强心回阳之功，引火归原，减缓附子毒性，避免附子、干姜温燥之性的有效方法，由此成为吴佩衡先生用药的重要特色之一。

《吴佩衡医案》173首附子方剂中温里药的使用频率最高，为502次，占所有药物的37.89%。温里药具有温里祛寒的作用，用于阳虚里寒证。温里药由附子、干姜、肉桂、公丁香、吴茱萸、花椒、胡椒等药物构成，多味温里药合用，属于相须的配伍，能够增强温里祛寒的疗效。附子、干姜、肉桂三味温里药配伍是吴佩衡先生治疗阳虚阴寒证常用的组合，也是他"中药十大主帅"位列前三位的药物。这三味药再合上甘草，即成为

回阳救逆功效更强的回阳饮，是吴佩衡先生治疗阳虚阴寒危重证常用的方剂之一。

（七）吴佩衡扶阳学术思想与云南地理气候关系

天地人三才是构成中医理论基本而重要的元素，"天人合一"思想是中医的特色之一，天地对人的影响在《黄帝内经》中有大量的论述。《素问·宝命全形论》曰："人以天地之气生，四时之法成。"因此，云南能成为扶阳学术思想的发扬地之一，应该结合这里的生存环境来分析。《素问·生气通天论》中云："阳气者，若天与日，失其所则折寿而不彰。"这里把人体阳气与太阳相类比，说明了阳气在人体处于非常重要的地位。而吴佩衡先生学术思想的核心也是极其重视阳气在人体的重要作用，认为阳气是人身最宝贵的生命线，是人身立命之本；立法施治首重温扶阳气，以善用、重用附子著称。云南省位于祖国西南，患病本该以热性偏多，却为何出现医家有善用、重用大辛大热之附子的现象，这不得不让人深思其原因所在。故笔者将结合云南特殊地理气候，从阳气的化生、收藏与损耗两方面入手来分析吴佩衡先生的扶阳学术思想在云南普遍应用的缘由。

1. 云南地理气候概要　在地理气候方面，云南地势北高南低，南北之间海拔相差达 6663.6 米，这种高纬度与高海拔相结合、低纬度和低海拔相一致，使云南各地的年平均温度，除金沙江河谷和元江河谷外，大致由北向南递增，形成了云南独有的"立体气候"特点。不过云南虽然地形复杂，南北温差显著，然由于主要受南孟加拉高压气流影响形成高原季风气候，全省大部分地区冬暖夏凉，四季如春，年温差一般为 10℃～15℃；而由于地处低纬度、高原、季风等因素，日温差可达 12℃～20℃，一天的温度变化是早晚凉，中午热，尤其在冬、春两季更为显著。总体具有"年温差小，日温差大"的特点。另外，据 1983 年第二次土壤普查统计，云南全省铁铝土纲红壤系列的土壤（包括砖红壤、赤红壤、红壤、黄壤）占 56.55%，据样品资料分析研究表明，各种类型红土的化学成分都以 SiO_2（二氧化硅）、Fe_2O_3（三氧化二铁）和 Al_2O_3（三氧化二铝）为主，而红土壤中有机质含量比较少，相比我国东北的黑土地，云南的土地比较贫瘠。而太阳光辐射通过空气时，并不能使空气加热，但可使土壤加温，近地面层的气温取决于土壤白天加热和晚间冷却的程度。因此，综合云南地势、四季阳光充足、季风及森林等地理气候的影响，说明红土壤对太阳热能潜藏的功能存在着相对不足，重点在于夜间容易冷却，是形成云南特殊的"日温差大"的重要原因，同时对年温差也有一定的影响。

2. 阳气的化生、收藏与损耗

（1）阳气化生的先后天关系：郑钦安在《医理真传·君相二火解》中指出："二火不可分，而二火亦不胜合，所以一往一来，化生中气，遂分二气为三气也。"借用卦象原理来说明君火、相火的由来，并认为是君相两火往来化生中土，这样既表明先后天关系，也展现了上中下就是一团火。吴佩衡在《医药简述》中认为："先天心肾为母，后天脾胃为子，君火生脾土，相火生胃土，君火为主，相火为辅，相火必须听令于君火，君火煊耀，则相火潜伏而肾脏温，坎水上升而心脏凉。"其主要从先天心肾之间的关系来说明君火的统领作用和对后天脾胃的影响，着重强调先天心肾为阳气之本，后天脾胃为阳气之使。因此在临床中，许多后天脾胃阳虚阴盛之疾，不可单治后天脾胃，有时先天心肾阳气不足才是主要病因，但这两方面应该兼顾，才不失偏颇。故阳气在生成方面造成不足有两种原因，一是阳气先天禀赋不足，即见于阳虚体质者；二是后天化生阳气不足，或因脏腑先天功能低下，使火不生土，或后天脾胃损伤有关。先后天只有紧密联系、相互促进，才能使阳气的生成达到和谐状态，人体才能保持健康。

（2）阳气的收藏与损耗及在云南的特殊情况：阳气主要由先后天两方面共同发挥作用才能化生，而其利用及损耗却是多方面的。在损耗方面涉及情志、饮食、起居、药物等原因。综合来看，可以从阳气的作用和运动规律来分析阳气的损耗。李中梓在注释壮火、少火时言："火者，阳气也。天非此火不能发育万物，人非此火不能生养命根……阳气者，身中温暖之气也。此气绝，则身冷而毙矣。"主要指出阳气是人体生长发育的动力和根源，在人体之中起主导作用，一旦损耗则影响人体生命活动，严重时甚至导致死亡。所以，人体的生、长、化、收、藏，全赖这一团火气运行其中。《素问·生气通天论》指出："阳气者，一日而主外，平旦人气生，日中而阳气隆，日西而阳气已虚，气门乃闭。"论述了人体阳气在一天之中的升降出入和虚实变化。彭子益在《圆运动的古中医学》提出"水之能藏阳热，全赖冬令寒冷"的观点，并认为如果阳热的潜藏不足，就会消亡。在此举比较典型的例子：如两极之地，一年之中平均气温相对很低，阳气以收藏为主，物种较少，生存在那里的人们注重狩猎，是收藏中蕴有生长；赤道附近，一年之中平均气温相对很高，阳气以生长为主，物种较丰富，生存在那里的人们注重进补，是生长中含有收藏；而对于四季分明的地方，阳气是在一年中进行生长和收藏，人们顺应四时变化来调整饮食、起居、劳作。与云南的生存环境相比较，前面三种情况阳气生长收藏的过程都是以一年为单位，而在云南则主要是以一天为单位。生存于云南这样环境之中，一年四季植物虽枝繁叶茂，土地却相对贫瘠，土壤以红壤为主，方位和土色，在五行属火，利于阳气生长，人身阳气在一年之中不易潜藏，即使到了秋冬之际，潜藏仍存在不足。如保养不当，必然会引起阳气亏虚，进而引发其他许多疾患。云南"日温差大"这一气候特点，特殊之处就在于一年无寒暑，一天之中却呈现出四季更替的状态。在一天之中，人体的阳气像经历了春夏秋冬四季一样，进行生长和收藏的运动。综合这里一年与一天中阳气的运动状态，可以这样认为：生活在云南地域的人，在一年之中，阳气是以生长为主；而在一天之中，阳气又经历了生长和收藏，使人体阳气整体上既不能充分生长，也不能深入收藏，这才是造成云南人阳虚体质或阳虚证比较多的原因。

3. 阳虚发病与治疗特点　结合上述观点，可以从两方面来考虑云南特殊环境与发病的关系。一方面，一天之中，人体阳气要进行相对明显的生长收藏及升降出入，需要人体很强的调节功能，对于机体调节功能正常的人，能较好地适应；而对于调节功能较差的人，就容易感邪而发病。另一方面，这种重复的阳气出入运动，虽然也有生长收藏，但时间短，造成阳气的生长不足和收藏不深，阳气呈一个悬浮的状态，其功用不能得到充分发挥，这样就使阳气容易耗损，日久天长就容易出现阳虚体质或阳虚证，进而引发诸多病症。

因此，吴佩衡先生在治疗疾病时，用附子、干姜、肉桂等温热药多，是坚守中医辨证论治思想为核心的具体实施。在《吴佩衡医案》中虽有确系阴寒较盛，伤阳亡阳需用此类药，以祛寒扶正，回阳救逆之品，但还看到也有许多失治误治造成阳虚的病患。据笔者统计，在此书共90个医案中涉及此类情况的有32例，都是医者或患者认为是热证，便用苦寒清热之品，造成诸多变证。另还有如p52胸痹心痛；p89风湿关节痹痛等病案是在扶阳同时却加了诸如参、术、归等壅遏气机之药，使病势缠绵。这些都是由于不明白上面的原理造成的。在云南地域环境下，阳气本不易潜藏，一旦感受邪气，很容易使人体阳气外出抗邪，而我们一见热象就清热，不知这是人体自身阳气抗邪或被阴寒之邪逼迫外出所致，结果用寒凉药反而进一步损伤人体阳气，使病邪更加深入，而温阳应禁忌滋腻碍阳之品。所以，在云南，诊治疾病过程中，注重阳气，绝不是简单的温补阳气。吴佩衡先生之所以要扶阳，是包含温阳和通阳的思想。阳气不足或阴盛需要温阳，阳气不足或阴盛格阳造成阳气郁阻，通阳也不可忽略。温阳、通阳，两者密不可分，但又有所侧重。吴佩衡先生的《中药十大主帅》中强调附子、干姜、肉桂的运用就是温阳与通阳有机结合的具体体现，《本草备要》中说："附子其性浮而不沉，其用走而不守，通行十二经，无所不至。""干姜生用辛温，逐寒邪而发表；炮则辛苦，大热，除胃冷而守中"，"桂能引火，归宿丹田"。附子、肉桂均有引火归原之效。吴佩衡先生认为将肉桂加入姜附中，有起死回生之功，代表方如回阳饮（附子、干姜、肉桂、甘草），功效既能扶阳温通，又能引火归原——潜阳，才能使阳气更好地生长与收藏，这也充分体现了吴佩衡先生扶阳学术思想在云南地域的用药特色。

　　综上，我们认识到生活在云南的人易患阳虚证，有其独特的地域影响，北方风寒易伤阳气，江浙、巴蜀等地湿重又易郁遏阳气，然云南是由于人体生存在这样的环境中，造成人体阳气处于一种特殊的悬浮状态，在此环境中阳气的生长与收藏都不足，阳气易耗，如不能及时调节，则易成为阳虚的病理状态。所以在治疗疾病过程中必须把握这一规律，不盲目清热、不简单补阳，注重因时、因地、因人制宜以使阳气更好地生长收藏，达到阴平阳秘状态。

四、治疗经验

　　吴佩衡先生不仅从理论上主张以扶阳为治阳虚阴寒证之本，而且在处方用药上，也非常重视四逆汤及其类方，广用、重用附子，以他毕生丰富的临床经验验证这一要义。

（一）重用附子，善用四逆汤及其类方

　　将《吴佩衡医案》173 首附子方剂中去除 16 首无剂量的处方，即 157 首有剂量的附子方，附子用量从 10～400g 不等，附子剂量分别按 30g 以下、31～60g、61～100g、101～400g 分为 4 组进行统计，结果是剂量在 30g 以下的附子方剂有 23 方，占 157 方的 14.65%；剂量在 31～60g 的附子方剂有 40 方，占 157 方的 25.48%；剂量在 61～100g 的附子方剂有 33 方，占 157 方的 21.02%；剂量在 101～400g 的附子方剂有 61 方，占 157 方的 38.85%。《吴佩衡医案》中患者年龄从 2 月到六旬不等，年过半百的患者并不多，附子用量从 10～400g 不等，从统计结果可以看出重用附子是吴佩衡先生用药的特色和宝贵的临床经验，他认为《伤寒论》四逆汤"强人可大附子一枚、干姜三两"中的"强人"之强疑为"弱"字之误，主张阳气虚弱严重或寒湿邪气内盛者当重用附子，使其在疑难病症的治疗中大显身手，屡起沉疴。在附子应用剂量上，杨国祥等认为"吴佩衡先生在附子应用剂量上独具一格。吴老先生用附子剂量一般均大于《伤寒论》所用剂量的三倍，多则十余倍。吴老先生大剂量用附子，一方面说明他对附子性能功用掌握纯熟，同时辨证准确，组方精当，故常获良效。另一方面与云南海拔较高，纬度偏低，人体多寒夹湿等因素有关，在此环境里，一般阳虚诸证、风寒湿痹等患者，不用足够剂量的附子，不足以扶助阳气，祛逐邪气。"附子的应用剂量仍遵循因人、因地、因时制宜的原则，反映了吴佩衡先生尊崇"天人合一"、辨证论治、师古不泥的灵活变通思想。

为了更好地防范附子的毒性，吴佩衡先生一概使用炮制过的附子，包括川附片、熟附片、黑附片等种类，仍以川附片占大多数。针对因附子煎煮不透中毒者，他以煎透的附子液，或以四逆汤、或以肉桂等方法解救，皆能获效，化险为夷。

《吴佩衡医案》附子方剂173方，用药96味，使用药物频次为1325次。其中用药频数列前20位的药物依次是：附子173次，干姜153次，甘草135次，肉桂109次，茯苓64次，细辛62次，砂仁47次，桂枝42次，半夏（法夏、京夏）30次，黄芪30次，当归30次，大枣（含小枣）22次，公丁香21次，白术21次，吴茱萸20次，麻黄19次，薏苡仁16次，生姜16次，人参15次，花椒15次。其中列前三位的附子、干姜、甘草即四逆汤方中的三味药物，充分体现吴佩衡先生对张仲景扶阳思想的推崇与传承，擅用四逆汤及其类方治疗阳虚阴寒证。而吴佩衡先生坚持以张仲景重视附子与干姜、甘草的传统配伍，说明他就此二药能对附子回阳救逆、温阳祛寒，除湿止痛等功效既增效，又减毒作用观点持肯定和遵循的态度。

（二）灵活运用麻辛附子汤的经验

麻辛附子汤是《伤寒论》治疗太阳少阴两感证即少阴阳虚兼太阳表证之主方，以"少阴病，始得之，反发热，脉沉者"为辨证要点。吴佩衡先生认为因方中三味药品，其性较猛，业斯道者，若畏其猛而不敢用，舍此而另用他方，必治愈者少，治重者多，甚至变证莫测，而有生命之虞。盖附子无麻辛，则不能开腠理而解表邪，易致发热不退。反之，用麻辛而无附子，则不能固肾阳，易致大汗虚脱。因此，本方组合，相互协调，对少阴经有表证者，服之其性纯而不烈，发汗而不伤正，稳妥之至，可谓尽美又尽善也。据吴佩衡先生临床实践，如能掌握辨证论治规律，灵活运用，其适应范围，实不只此一证而已，可用于多种疾病的治疗。在他自编的《伤寒论讲义》中列举了麻辛附子汤在12种病证中的加减运用：一治偏头风痛或头疼如斧劈，久治不愈，精神缺乏者，属寒伏少阴，清阳不升，头部经络不通，以此方加天麻、羌活治之。若浊阴不降，上逆于胃，心翻呕吐，再加干姜、吴萸、半夏；二治鼻流清涕，喷嚏不止，或兼恶寒、头痛者，亦系寒入少阴，以此方加生姜治之，一剂立效；三治涕稠，鼻阻已数月或数年之久，不闻香臭者，属风寒内伏，阻遏肺肾之气机不通，以此方加葱白、干姜、辛夷，连服数剂即愈；四治目疾，凡目痛初起，多因外感风寒，凝滞目内血络不通，以致赤丝缕缕而肿痛，流泪多眵，涕清鼻阻，或则恶寒、头痛、体酸，甚则生翳，舌苔多白滑，不渴饮，即应以此方加生姜、桂枝、羌活，服一、二剂，得微汗，立奏奇效；五治咽喉疼痛（即扁桃腺炎或喉头炎），凡咽喉疼痛初起，多见红肿，或恶寒头疼，舌苔白润，不渴饮，或痰涎清稀，属风寒闭束，少阴经络不通，以此方加桔梗、甘草、生姜，甚则加肉桂，服一、二剂，无不效如桴鼓，若误用苦寒清喉火之品，必致肿痛益甚而成喉蛾，壅阻不通，气机窒息，每有生命之虞；六治骤患声哑失音，此证每因感冒寒入少阴，夹湿痰凝滞，壅闭声带，发音不宣，以致突然声哑，其证必痰多，恶寒，体困，舌苔白滑，不渴饮，脉沉细或沉紧，以此方加生姜、桂枝、半夏，服一、二剂，得微汗，各证即可消失，声音恢复正常；七治牙痛，凡牙痛龈肿，并见恶寒，困倦无神，或则涕清，舌苔白滑，不渴饮者，亦系寒入少阴，盖牙属肾，肾属虚，寒邪凝滞牙龈，血络不通而肿痛作，甚则腮颊亦肿痛，此非实热邪火所致，即应以此方加生姜、肉桂、甘草，服一、二剂，得微汗，即愈，其效无比；八治初犯腰痛，由于寒入少阴，阻滞腰背经络不通，以致腰痛如折，畏寒体困，甚至难以转侧，舌苔白滑，不渴饮，脉沉细，或沉紧，以此方加桂枝、生姜、茯苓、甘草，服一、二剂，得微汗即霍然而愈。若误用寒凉或滋阴、补水之剂，则易成腰背常痛之慢性肾脏炎；九治风湿关节痛，凡身体较虚之人，易得潮湿，复受寒风袭入，以致风寒湿三邪阻遏经络，关节不通而酸痛者，初起即以此方加桂枝、苍术、苡仁、羌独活、伸筋草、石风丹、五加皮、甘草等，灵活加减治之，连进数剂，无不奏效；十治妇人乳痛初起（即乳腺炎）。每因产后乳妇气血较虚，抵抗力弱，易患此证，痛苦异常。本证良由哺乳时，乳房外露易受风寒而成，在初起时，乳房内肿硬作痛，畏寒，体酸困，或则发热，头体痛，舌苔白滑，不渴饮，亦有涕清鼻阻者，如感风寒较轻，乳肿痛不甚者，倘医药不便时，可用热敷，随时温之亦效，若风寒较重，头疼体酸，或恶寒发热，肿痛较甚者，即以此方加桂枝、通草、生姜、甘草、香附，服一剂汗出表解，肿消痛止，最多服两剂即愈。如表解乳痛止而肿硬未全消，再以白通汤加细辛、通草，服一、二剂，无不奏效。倘外敷清火消肿之药，内服苦寒泻火之剂，必至红肿溃脓，痛苦万状，抑且影响哺乳及母子健康。若已红肿有脓，服药不能消散，即请西医开刀排脓为妙；十一治无论男妇老幼，感冒风寒（包括流感在内），或已发热，或未发热，必恶寒，头昏或昏痛，体酸困，脉沉细，舌苔薄白而润，不渴饮，或喜热饮不多，神倦欲寐，甚则头体皆痛，脉沉而紧，此为太阳少阴两感证，用此方酌予加减分两，以温经解表，辅正除邪。其体痛者，加桂枝；舌白或呕，加生姜、甘草；咳嗽加陈皮、半夏，服一剂得微汗即瘳。据《素问·热论》篇云："人之伤于寒也，则为病热，热虽甚不死，其两感于寒而病者，必不免于死。"但仲景用本方治太阳少阴两感于寒之证，不但必可免于死，而且疗效确捷，可收药到病除，复杯而愈之效。编者屡治屡验，特介绍以作参考。再者，对本证而用本方或他方，若杂以清凉之药，则引邪深入，或误加温补之剂，犹闭门逐寇，必致变证百出，且有生命之虞，正如《素问·热论》所谓"其两感于寒而病者，必不免于死也"；十二治产后伤寒（即产褥热），因产后气血较亏，腠理疏泄，一旦受寒，则易入少阴，证见或以发热，或未发热，恶寒无汗，头昏痛，体酸困，脉沉细，精神缺乏，甚则头体均痛，脉沉而紧，舌苔白滑，不渴饮，即渴而喜热饮不多，此亦系太阳少阴两感证，即应以此方服一剂，汗出霍然而愈，如用药稍杂，则易变证危笃，费治。除此之外，吴佩衡先生开以麻辛附子汤治疗小儿麻疹并发肺炎的危重证，挽救颓绝的先河。

吴佩衡先生圆通应用麻辛附子汤凡太少两感，肾阳亏虚，外寒袭表之证，治效颇佳。而麻黄细辛附子汤之药量，吴佩衡先生根据临床经验认为：麻黄由五分至五钱（1.5～15g），细辛由五分至三钱（1.5～9g），附子由五钱至三两（15～90g），视其人之老幼，身体之强弱，病邪之轻重，于临床时灵活掌握，变通加减，使之能多发汗，少发汗，微似汗出，或不令汗出，或反收虚汗，有此五种之作用，均能奏效而不伤正也。吴佩衡先生擅长经方的灵活圆通和拓展运用，这也体现了他对《伤寒论》学术思想的继承与发展。

（三）注重附子与肉桂的配伍运用

附子、干姜、肉桂是在吴佩衡先生"中药十大主帅"中列前三位，此三者均为温里药，因其性能猛烈，"如能掌握其性能，与其他药物配伍得当，且不违背辨证论治之精神，在临床工作中，不但治一般常见疾病效若桴鼓，并且治大多数疑难重证及顽固沉疴，亦无不应手奏效"。附子性热味辛，善入气分，走而不守，通行十二经，偏重于归心、肾、脾经，具有回阳救逆，补火助阳，散寒止痛等功效，是治阳虚诸证的要药。附子为

"百药之长"，能外温皮毛除表寒，里达下元温痼冷，彻内彻外，十二经络，五脏六腑，无所不至。肉桂性热味辛甘，善入血分，归肾、脾、心、肝经，具有补火助阳，散寒止痛，温通经脉的功效，偏于温暖下焦肝肾，更能引火归原。吴佩衡先生十分推崇《伤寒论》"温扶阳气"的治法思想，临床除继承张仲景重视附子与干姜配伍，擅用四逆汤及其类方治疗阳虚阴寒证外，还善用附子与肉桂的配伍，气血同调，鼓舞血行，化气行水，用于心肾阳虚，肝肾虚寒，命门火衰，腰膝酸软，形寒肢冷，小便清长频数以及风寒湿痹之四肢关节疼痛等病症，由此成为吴佩衡先生用药重要特色。

1. 重视附子与肉桂配伍，既取速效，更求稳妥　善用附子与肉桂的配伍是吴佩衡先生用药特色。在"中药十大主帅"中，他特别推崇陈修园对《神农本草经》关于附子的解读，"上而心肺，下而肝肾，中而脾胃，以及血肉、筋、骨、营卫，因寒湿而病者，无有不宜。即阳气不足，寒自内生，大汗、大泻、大喘、中风、卒倒等证，亦必仗此大气大力之品，方可挽回。"对外因寒湿伤及人体而病，内因阳气亏虚，寒自内生的大病、重病、急病，吴佩衡先生主张必以大药附子才能治病救人。然附子的毒性又常使其运用受到限制。在肉桂条下，他论述了肉桂的功效以及对姜附的增效作用，"入足厥阴肝经，温肝暖血，破瘀消癥瘕，逐腰腿湿寒，驱腹胁疼痛，强心脏，温暖血分之寒湿。凡虚火上浮，有引火归原之效……加入姜附中，效力更大，有起死回生之功"。吴佩衡先生于长期的临证实践中总结出附片中毒可用上等肉桂解毒的经验，"如附片未煮透服之被中毒麻醉不安者，即以好肉桂三、五钱泡水服之，轻者立解，重者渐愈。"吴佩衡先生用肉桂的经验是只宜泡水，不可入煎剂，多煎则气体及油质挥发失效，应当予以重视。

笔者从历史发展进程对明确记载附子与肉桂合用的方剂进行考证，按历史年代的顺序排列大致为晋代《肘后备急方》治瘴气疫疠温毒诸方之"赤散方"、宋代《济生方》之"加味肾气丸"治疗肾虚腰重脚重，小便不利；明代《伤寒六书》之"回阳救急汤"治疗寒邪直中三阴，真阳衰微；张景岳之"右归饮"治疗肾阳不足，肾精亏虚证。明代云南省著名医药学家兰茂在其著述的《医门览要》中也非常重视附子与肉桂配伍，张晓琳等认为《医门览要》中"附子与肉桂配伍合用可谓最高频次的药对"。上述附子方剂同时还配伍了其他药物，唯有吴佩衡先生将此二味温里药直接组合定名为"桂附汤"（附子二两、肉桂三钱）。他认为本方以附子温肾水之寒，肉桂温肝木之郁，强心而暖血中之寒，服之能使水升火降，水火既济而交心肾，盖使肝木得温升而生心血。明代戴原礼在其《证治要诀》中提出"附子无干姜不热，得甘草则性缓，得桂则补命门"精辟见解，这不仅是对张仲景《伤寒论》四逆汤用药配伍精当所作的精妙诠释，同时指明附子配伍肉桂具有补命门的效用，这无疑对吴佩衡先生重视附子与肉桂配伍产生了极为重要的影响。他在"中药十大主帅"肉桂条下推举的 5 张方剂无一例外地体现了附子与肉桂配伍的特点，具体组方剂量及各方的治病范围也非常明确，具有重要的临床运用价值。五张方剂，一为桂附汤（附片二两、肉桂三钱）用于心脏病怔忡、惊悸、失眠；二为坎离丹（附片二两、肉桂五钱、蛤粉四钱、炙甘草三钱、元肉八钱、生姜八钱）用于心病心神不安；三为大回阳饮（附片二两、干姜一两、肉桂四钱、炙甘草三钱）用于一切阳虚阴盛危急之证，有起死回生之功；四为桂附理中汤（人参五钱至一、二两，干姜一、二两，白术五钱至一两，甘草三、五钱，附片二至四两，肉桂三、五钱）能大补先天心肾和后天脾胃之阳，用于久泄久痢，消化不良等肠胃病；五为阳八味地黄丸（熟地一两、茯苓五钱、枣皮三钱、淮药五钱、粉丹三钱、泽泻三钱、附片二两、肉桂四钱）用于治疗肾之阴阳两虚证。我们通过学习研究，总结附子配伍肉桂在临床中的重要意义，集中在以下三方面，一是附桂属同类相须配伍具有增效作用，二是肉桂可减缓附子毒性，三是肉桂可避免附子、干姜温燥之性，引火归原。附桂相配，气血同调，对阳虚证能温助元阳，消除阴翳；对阴盛格阳证能破阴回阳，引火归原；对亡阳证能强心回阳救逆；对风寒湿痹之四肢关节疼痛证能温经散寒，祛风除湿止痛。其增效减毒、引火归原的作用机制尚有待于进行深入的研究。

2. 附子与肉桂配伍在《吴佩衡医案》中的应用 《吴佩衡医案》收录内、妇、儿科、伤寒、温病及杂病 85 案 90 例患者，吴佩衡先生处方用药极具经方学派特色，药精力专，用附子者 55 例，其中附子与干姜配伍 49 例，占用附子病案的 89.1%，附子与肉桂配伍者 36 例，占附子病案的 65.5%。对附子配伍肉桂所治病证 36 例病案进行分析，病因有体虚感寒，久病体弱阳虚，过服寒凉药、攻伐药损伤机体阳气等。其病证性质均为阴证、寒证，病情多较危重，包括阳虚阴寒证，真寒假热证，寒凝气滞所致的各种痛证，阴寒内盛，虚阳浮越之牙痛、出血证，亡阳欲脱证等。临床表现多见头痛，胃痛，脘腹疼痛，精神萎靡，倦怠乏力，畏寒肢冷，口淡不渴或渴喜热饮，舌淡或暗胖，苔白润，脉沉无力。治法以益火消阴，温而不滞，多用四逆汤、通脉四逆汤、白通汤、麻黄细辛附子汤、潜阳封髓丹加肉桂温阳散寒，回阳救逆，引火归原，用以治疗阳虚阴寒危重证，真寒假热，虚阳上浮证，在《吴佩衡医案》中多有体现，现举医案两例。

（1）阴证误下救逆案：昔诊一男，约二十余岁，系一孀妇之独子，体质素弱。始因腹痛便秘而发热，医者诊为瘀热内滞，误以桃核承气汤下之，便未通而病情反重，出现发狂奔走，言语错乱。延余诊视，脉沉迟无力，舌红津枯但不渴，微喜热饮而不多，气息喘促而短，有欲脱之势。据此断为阴证误下，逼阳暴脱之证，遂拟大剂回阳饮（即四逆汤加肉桂）与服。

附片 130g，干姜 50g，上肉桂 13g（研末，泡水兑入），甘草 10g，服后，当天夜晚则鼻孔流血，大便亦下黑血。次日复诊则见脉微神衰，嗜卧懒言，神志已转清。其所以鼻衄及下黑血者，非服温热药所致，实由于桃仁承气汤误下后，致血脱成瘀，今得上方温运气血，既已离经败坏之血，不能再行归经，遂上行而下注。嘱照原方再服一剂。服后，衄血便血均未再出，口微燥，此系阳气已回，营阴尚虚，继以四逆汤加人参连进四剂而愈。方中加人参者，取其益气生津养阴以配阳也。

此案吴佩衡先生对服大回阳饮药后出现的鼻孔流血、大便下黑血作出了正确的判断，指出此非温热药迫血妄行所致，而是桃核承气汤化瘀泻热产生的离经败血所为。大回阳饮即四逆汤加肉桂而成，四逆汤乃张仲景《伤寒论》中回阳救逆之主方，本方重用附片、干姜破阴回阳，加肉桂味甘辛，气香性温，不仅温肝暖血，并有引火归原之效。临床上针对阳虚阴盛重证，虚阳浮越的各种疾病，能获显著疗效。吴佩衡先生认为大回阳饮"回阳救逆，强心固肾，温中疏肝，并治一切阳虚阴盛危急之证，有起死回生之功"。待阳气回复后再以四逆加人参汤益气生津，以求阴阳重归于平衡。

（2）虚火牙痛案：孙某某，男，三十八岁，某厂干部。始因受寒感冒，服银翘散一剂，夜晚旋即牙痛发作，痛引头额，持续不休，终夜眼不交睫，其势难忍。次日，牙龈亦肿痛，齿根浮动，龈满齿长，不能咬合。冷、热水饮入口，浸及齿冠，其痛尤剧。近日水米不进，时时呻吟。察其脉，虚数无力，舌尖色红，舌苔薄白而润，根部稍黄。右下牙龈赤肿，未见龋洞。此系表寒而误服清凉之剂，寒邪不散，凝滞经络，里阳受伤，相火不潜，虚火上浮所致。治宜宣散经络凝寒，引火归原，纳阳归肾。方用潜阳封髓丹加味。

附片45g，炙龟甲9g，肉桂9g（研末，泡水兑入），砂仁9g，细辛5g，黄柏9g，白芷9g，露蜂房6g，生姜12g，甘草9g。

上方煎服一次，牙痛减轻，夜已能寐。继服二次则疼痛渐止。二剂尽，牙龈肿胀及疼痛全然消散而愈。

潜阳封髓丹（附片、炙龟甲、砂仁、黄柏、甘草）是吴佩衡先生综合郑钦安的潜阳丹（附片、炙龟甲、砂仁、甘草）与封髓丹（黄柏、砂仁、甘草）而成，集中体现纳气归肾的治法。本方附片、肉桂温肾潜阳，纳气归肾，引火归原；附片、肉桂、细辛、生姜散寒通经；炙龟甲助阴通阳；砂仁、甘草辛甘化阳以温散阴寒，收纳阳气归肾；黄柏、甘草苦甘化阴以伏火；白芷、露蜂房入胃经，祛风止痛，全方阴阳并调，水火相济，对于下元不藏、虚火上浮之上热下寒证，疗效可靠。

清代医家陈士铎在《本草新编》中云："肉桂可离附子以成功，而附子断不能离肉桂以奏效"。吴佩衡先生的附子多与肉桂相须为用，二者配伍不仅能增效减毒，还可引火归原，避免姜附温燥之性，既取速效，更求稳妥，对阳虚阴寒证，阴盛格阳，虚火上浮之证以及亡阳虚脱等危重证疗效更佳。

我们以温里药为主要研究目标，发现多数温里药既入脾经，同时也入肾经，当属于脾肾先后天兼顾的治疗用药，如附子、干姜、肉桂、吴茱萸、小茴香、公丁香、花椒等，此等用药能够发挥补火生土，脾肾同温，同时又能强心、温肺及暖肝等综合治疗作用。

《吴佩衡医案》中附子方剂的运用，充分体现吴佩衡先生传承并发展了张仲景扶阳为本的学术思想，善用四逆汤、回阳饮、吴萸四逆汤等四逆汤类方，有效地消除阳虚、阴寒之证，对于沉寒痼疾或某些危重证，彰显出化险为夷的实际疗效。附子方剂药物配伍重视与肉桂配伍以增强温阳强心的作用，并能引火归原；重视与吴茱萸配伍以增强消除肝脾肾虚寒，发挥"温水燥土达木"的作用，成为吴佩衡先生独特而有效的临床经验，这对指导当代中医后学者正确运用附子方剂将产生积极的影响。吴佩衡先生附子用量普遍较大也是他主要的临床经验之一，但这是他综合临床患者病情严重程度需要及云南特殊地域等因素而拟定的有效剂量，因病大而致药大，体现吴佩衡先生过人的胆识，超群的技艺。

五、结语

吴佩衡先生是现代扶阳学派的杰出代表人物，他毕生致力于张仲景《伤寒论》的研究和临证实践，大力倡导郑钦安的学术思想，他极为重视先天心肾和后天脾胃的相互关系，认为阳气是机体生命活动的动力，阳气充沛则可内实五脏，外卫体表，用药强调温肾健脾，补火生土，先后天兼顾；他强调扶阳为治伤寒之本，擅长使用附子，灵活运用四逆诸方起死回生，妙手回春；他精辨寒热，认证准确，胆识过人，技艺超群；他由博返约，推崇中药十大主帅，主温热药亦不排斥寒凉清解及攻下药；他擅长经方的灵活圆通和拓展运用，体现了他对《伤寒论》学术思想的继承与发展。他在附子的运用上独具特色，炉火纯青。吴佩衡先生在扶阳理论的阐释和临床实践经验的积累取得了显著的成果，为后人留下了宝贵的财富，值得我们深入学习、研究、效法并推广运用，以造福于广大患者。

当然，需要强调的是，吴佩衡先生也不是"唯阳派"与"唯火论"。他编撰的《伤寒论讲义》《吴佩衡医案》《麻疹发微》《医药简述》等著作，正是忠实践行中医辨证论治的核心思想和法则，可以说，吴佩衡先生既是一位扶阳学派的大家，也是一位造诣深厚的中医学家与教育家。

（张晓琳 刘国伟）

第十五节 范 中 林

一、生平简介

范中林（公元1895—1989年），四川郫县太和镇人，四川现代名医，曾师从潘竹均等名医。其潜心于《伤寒论》的研究，辨证以六经为法，善用经方，组方严谨，以药精量重为特点。遥承郑钦安扶阳理念，擅用大剂姜附，有"范火神"之誉。从学者甚众，成都唐步祺先生为其早期弟子。范氏推崇柯韵伯《伤寒论翼》"仲景约法能合万病"的观点，认为"伤寒之中有万病，仲景约法能合诸病"，在治疗外感和内伤杂病方面均具有丰富经验，尤其对于虚寒证的疗效更为显著。

二、著作介绍

著有《范中林六经辨证医案选》，其以六经为序，选编范氏医案69例，多为疑难病例，辨证独树一帜，论治颇具新意，是书为研究范氏学术思想的重要资料。

《范中林六经辨证医案选》传承了扶阳学派注重扶阳，擅用大剂附子的独特风格，其书中两次引用郑钦安著作中的文字，可见其与扶阳学派的传承关系。以"火神派"著称的郑钦安先生嫡传弟子卢铸之1911年起在成都主持"扶阳医坛"，主要讲授中医四大经典及郑钦安医学三书（《医理真传》《医法圆通》《伤寒恒论》），范中林先生是众多受益者之一。郑钦安在《医法圆通》中说："夫人之所以奉生而不知死者，惟赖此先天一点真气耳。真气在一日，人即活一日，真气立刻亡，人亦立刻亡。故曰：人活一口气，气即阳也，火也，人非此火不生。"在临证时，郑钦安强调："治之但扶真阳，内外两邪皆灭，是不治邪而实治邪也。"范氏传承了这一学术思想，重视阳气的主导作用，认为临证用药要"抓住根本，坚持回阳救逆，益火消阴，大补命门真火，峻逐脏腑沉寒"。

三、扶阳的学术思想

（一）辨识阴证，尤重望舌

范氏重视诊断是其特色，首先望面色能测知阴寒病证的性质和程度，面色灰、白为阳气实虚，常出现于外感病的急性期，须用大剂温阳药。面色乌暗或晦黑为阳气渐虚，阴寒渐盛，常出现于内伤病后期，治疗须顾阴液之存亡、血瘀之与否、肝肾不足之程度，不能单一使用温阳剂。两颧潮红为阳虚上浮之象，又是烦躁之兆，能提示服药有格拒之变，所以温阳剂中尚须加入反佐及引阳归宅之品。

范氏辨识阴证，于寒热真假难分之际，尤其强调舌诊的关键意义，舌象较能正确地反映阴寒病的特性，他说："运用四逆汤关键在于严格掌握阳虚阴盛疾病的基本要点"，其第一条就是"舌质淡白，苔润有津"，"其舌质淡，为阴寒盛；苔黑而润滑有津，乃肾水上泛。断不可误认为阳热，实为阴寒内盛已极，虚寒外露之假象"，此也正是郑钦安所总结的"阴证辨诀"及"用药真机"的紧要之处。如其著中少阴证真寒假热（高热）一案，即以"舌淡润滑，苔厚腻而黑"而断其为"孤阳飞越之候"，投通脉四逆汤而愈。

（二）阴寒辨因，注重实用

范氏善用伤寒方治阴寒证，通过对其医案分析可将其对阴寒证的病因认识归为五种：

1. 阴寒外邪　阴寒外邪侵入人体，易损伤阳气，从而导致阴寒证。

2. 内伤饮食　饮食生冷，易遏抑阳气，导致阴寒证。

3. 药误　现今临床以消炎解毒治疗风行，临床常遇寒药之误所致之阴寒证。

4. 体质　小儿先天不足之病，亦以阴寒证为多。

5. 外伤　外伤易耗阳气，阳气不足则致阴寒证。

历代学者探讨阴寒证病因不乏其人，如王好古有《阴证略例》，与《范案》相比，王氏以理论概括性论述，范氏从医案进行临床实践，二者互参，相得益彰。

（三）"口内少实火"之论

对头面五官诸疾，尤其红、肿、疼痛等病症，多有虚阳上越引起之假热真寒之证，亦即"阴火"，极易被误认作阳热或阴虚火旺之证。范氏对此病证常说："口内少实火"，"临床所见，凡虚火上炎，郁结于喉，证属少阴者，概用寒凉之剂，则邪聚益甚。而投以辛温，则其郁反通。不仅郁结于咽嗌之客寒，温之能散；且怫郁于咽喉之客热，散之即通"。观其案，凡病发于头面五官诸症，除外感表证者，均判为阴证所致，投姜附而收佳效。

四、治疗经验

（一）注重真元，功擅温补

郑钦安《医法圆通》有云："病有万端，亦非数十条可尽，学者即在这点元气上探求盈虚出入消息，虽千万病情，亦不能出其范围。"《医理真传》又说："治之但扶其真元，内外两邪皆能绝灭，是不治邪而实以治邪，未治风而实以祛风，握要之法也。"范氏继承了这一思想，认为"抓住根本，坚持回阳救逆，益火消阴，大补命门真火，峻逐脏腑沉寒"。

如其案中记载一位 26 岁男性咳喘患者，因风寒咳嗽、痰多、气紧，不能平卧，被诊断为支气管哮喘，次年冬季咳嗽加剧，心累气紧，动则尤甚，致卧床不起，经治疗后缓解，第三年春季再次发作，诊时见喉间痰声辘辘，张口抬肩，气不接续，喘时汗多，痰多清稀，精神萎靡，恶寒肢冷，面肿。舌质淡暗，苔白滑腻。范氏认为此案表现为气急喘促，不能接续，张口抬肩，得长引一息为快，当为元气不足之虚证，气藏于肺而根于肾，故此案为少阴阳衰阴盛，气不归元，寒饮上逆所致，故用壮阳驱阴，纳气归肾的四逆汤加肉桂、砂仁、白术而愈。

（二）阴证失血亦不避辛热

《范中林六经辨证医案选》中有3例阴证失血案，均以辛热大剂治愈，不仅重用姜附，而且不避麻黄、细辛等辛温之品，其经验值得总结。如其治疗一例鼻衄患者，前医以肺热论治，服清热解表剂无效，证见鼻血阵阵外渗，血色暗红，面色苍白，饮食难下，四肢逆冷，恶寒身痛，微咳，舌质黯淡，苔白滑，根部微黄腻。辨其阳虚之人，外感寒邪，血失统摄，阳气被遏，脉络瘀滞，血不循常道而外溢，属太阳少阴证鼻衄。法宜助阳解表，温经摄血，以麻黄附子细辛汤加味，复以四逆汤加益气之品续服，后以生姜羊肉汤加当归、黄芪调补。虽仲景有"衄家不可汗"之戒，范氏释曰患者兼有太阳伤寒之表，具备麻黄证，方中重用附子温少阴之经，解表而不伤阳气；重用炙甘草以制之，则不发汗而祛邪。故临床所见，衄家并非皆不可汗，须具体分析。

（三）四逆汤应用特点

四逆汤作为《伤寒论》中回阳救逆的主方，范氏尤其重之，在《范中林六经辨证医案选》所载69案，有30个首诊或二诊时用四逆汤。根据范氏临床经验，四逆汤作用并不局限于回阳救逆，而关键在于严格掌握阳虚阴盛的基本要点，除阳虚欲脱、脉微欲绝的典型四逆汤证以外，一切阳虚阴盛患者皆可用之。他认为："大凡三阳病中某些变证、坏证，三阴病中之虚寒证，皆可酌情用之。在临床上如何准确地、灵活地运用四逆汤？关键在于严格掌握阳虚阴盛疾病的基本要点。除上述典型的四逆证以外，这些要点大体上还包括：舌质淡白，苔润有津；面色晦暗无泽；神疲，恶寒，四肢清冷，口不渴，或渴而不思饮，或喜热饮；大便不结，或虽大便难而腹无所苦，或先硬后溏，夜尿多，脉弱等。"这种观点与郑钦安的"阴证辨诀"及"用药真机"十分类似。

范氏认为，在准确辨证的前提下，还必须严格掌握用药配伍和剂量的轻重。附子用量应针对病情恰如其分，并须久煎1.5小时以上；干姜的用量可灵活掌握；甘草的用量一般不超过附子的一半，大体与干姜相等。在阳虚阴盛而未至四逆，舌质虽淡而不甚，苔虽白而不厚的情况下，干姜酌情少用；反之可增加剂量，直至与附子用量相等。

郑钦安在《医理真传》中说："细思此方，既能回阳，则凡世之一切阳虚阴盛为病者，皆可服也。"范氏在继承的基础上，拓宽了四逆汤的应用范围与指征。

（四）麻黄汤应用特点

范氏使用麻黄汤时，谨守《伤寒论》"太阳病，头痛发热，身疼腰痛，骨节疼痛，恶风，无汗而喘者，麻黄汤主之"，用药精准，不论病程长短，只要麻黄汤证存在，即可用之。如其治疗太阳证偏头痛（三叉神经痛），患者表现为左脸剧痛，痛甚时脸肿发亮，眼不能睁，夜不能眠，坐卧不宁，微恶寒，无汗。舌质淡红，苔淡黄润夹白，根稍厚腻。辨为太阳伤寒表实证之偏头痛，系风寒夹湿侵袭，无从达泄，治以解表开闭，散寒除湿，用麻黄汤加法夏治之而愈。

不论病程长短，症状如何，遵守"外证未解，当先解表"的法则，如其治疗太阳少阳胁痛证，表现为肝大，肝区胀痛，食欲减退，食后腹胀，坐立不安，腰部如重带紧束，难以蹲下，头疼恶寒，面色青黄，面颊瘦削，眼胞与双足微现浮肿。舌质黯淡，边缘稍红，苔淡黄夹白，根部稍厚腻。辨为少阳证兼太阳伤寒，治宜先开郁闭，散寒除湿，先以麻黄汤加法半夏，头痛、右胁胀痛略减，继用甘草麻黄汤以增强散寒除湿、通阳行气之力，待表邪已解，方以它药治其里证。

范氏在应用经方时，虽注重方证对应，但又不完全拘泥，用药灵活，亦常另辟蹊径，而获良效。对麻黄汤应用的范围，突破外感伤寒的局限，在许多内伤杂病中亦能应用。如其治太阴证视歧案，表现为突然出现视一为二，有时视物变白色，白睛微现淡红血丝。舌淡红、苔白黄微腻、稍紧密。虽然根据《灵枢·大惑论》："五脏六腑之精气，皆上注于目……精散则视歧，视歧见两物。"精散多由肝肾虚损，但此例却并无肝肾两虚之征，而辨此例为邪伤手太阴肺经，病因主要在于：①《审视瑶函》说目"中有神膏"，此神膏实为肺阴所聚，前人或称为阴精所生之魄，张景岳注："魄之为用，能动能作，痛痒由之而觉也"，人体一些知觉与动作，皆与"魄"相关，显然此例之视歧乃邪伤手太阴之精膏所致。②患者视物常现白色、白影。《医宗金鉴》指出："浅绿如白肺经发"，同时患者白睛中现淡红血丝，此为外感寒湿之邪入侵犯肺，使治节失调，致令气血阻滞于目，逐渐凝聚，损及手太阴之精膏，久之发为视歧。③再参之舌象，舌质淡红而润，苔白滑而腻，兼淡黄色，标志寒湿较重，邪渐入里。舌紧密，更证寒湿凝聚较深。寒湿侵袭，太阳首当其冲，同时足太阳膀胱之脉，起目内眦，上额，交巅，下脑后，外邪循经上目逐渐凝聚，终于截散瞳神之精膏，致视物分歧。故用太阳伤寒之主方，随证加减，以散肺金之寒湿，通经脉之凝滞。

（五）当归四逆汤应用特点

范氏对当归四逆汤认识也颇为独到，其认为当归四逆汤原主治"手足厥寒，脉细欲绝者"，病机在于血虚寒滞。由于血被寒邪凝滞之程度和部位不同，则临床见证各异。范氏在临证中，据《伤寒论》之学术思想及后贤经验，灵活运用于多种疾病，常获显著疗效。其辨证要点，从主证看：一是少腹或腰、臀部以下发凉，或四肢末端冷；二是少腹、腰、臀以下疼痛，包括阴器、睾丸、下肢筋骨、关节疼痛以及痛经等。除以上主证外，还可能出现某些兼证。而脉象多细弱，舌质常暗红无泽，或有瘀斑，苔灰白或腻或紧。不必悉具，皆可用之。

（六）附子应用特色

重用附子是扶阳学派最大的特点之一，范氏对于附子的运用也颇具特点，其用量少则30g，多则120g，甚至更多。在《范中林六经辨证医案选》69案中，以附子为主的病案36例，初诊用30g者9例，用60g者17例，用120g者10例。其治一11岁下利虚脱患儿，初诊用附子120g，复诊加至500g（用鸡汤煎煮），半月内累计用到6500g，随访30年，未见不良影响。

附子大辛大热有毒，虽为温里扶阳祛寒之第一要药，但用之亦需谨慎，范氏强调："在准确辨证的前提下，还必须严格掌握用药配伍和剂量轻重。附子用量应针对病情恰如其分，并须久煎1.5小时以上。"

除久煎之外，范氏还有"略煎"之法，将久煎改为轻煎，即先煎20分钟，而非通常的先煎1.5小时以上，此举的目的是为了保持附子的峻烈药性，显示出范氏对附子药性的熟谙及灵活掌握。如其著中记载一例太阳少阴证头痛案，初诊用麻辛附子汤，附子用60g，服10余剂后，效果不理想，范氏认为"病重药轻，熟附久煎，难奏其功。遂令将上方加倍重用附子，改久煎制附片为略煎（煮沸后二十分钟下群药）。嘱其尽量多服，若身麻，甚则失去知觉，不必惊骇，任其自行恢复。"患者依法服之，半小时后忽然倒下，但很快清醒，除全身发麻外，无明显不适，起身后又倒在地上，口中流出不少清泫黏液。

数小时后，逐渐恢复常态。间隔数日，依上法又重复一次。从此，多年剧痛明显减轻，多年剧痛如释。

范氏擅用大剂量附子，却又十分审慎小心。例如，观其各案，初诊时大多采用30g的小剂量，确定有效后再行增加用量，而增加时一般翻番增加，当取得显著疗效后，再行减量为初诊所用剂量，即"阳气渐回，则姜附酌减"，颇合"大毒治病，十去其六"之经旨，有效地防止了蓄积中毒。又如，当使用附子出现一些皮疹等药物反应时，则停用附子，改用他药，待皮疹消失再行使用，此时则用间断服药法，每服四五剂便停用几天，既避免了药物反应，又防止了蓄积中毒。再如，其治疗久病阳虚阴盛之证，用大剂量姜附取得显效后，用人参、枸杞、虫草等阴药来善后，以求阴阳平衡，或以丸药峻药缓图而收功，此举亦合郑钦安之观点。

范氏善用附子，因其对附子的药后反应熟谙于心，其言："必须指出，阳虚阴盛之人，初服辛温大热之品，常有心中烦躁，鼻出黑血，喉干，目涩或赤，咳嗽痰多，面目及周身浮肿，或腹痛泄泻，或更加困倦等，此并非药误，而是阳药运行，阴去阳升，邪消正长，从阴出阳之佳兆。服药后比较理想的反应是周身暖和，舌质和面色均现红润。此时即可用少量滋阴之品，以敛其所复之阳，阳得阴敛，则阳有所依，自然阴阳互根相济，邪去正安。"其医案中，常有服用附子后的各种反应及处理方法，为更好地使用附子等扶阳药物提供了重要支持。

（七）干姜使用特点

"附子无干姜不热"，因此范氏用姜（包括生姜、炮姜、干姜）的频率更高，有时配合附子使用，有时则与其他温阳药搭配。在《范中林六经辨证医案选》69案中，首次用生姜者22例，剂量10g、30g、60g不等，最大量用至120g；首次应用干姜者22例，剂量15g、30g不等。其中很多病案首用生姜，次用干姜，此与生姜走表、干姜温里有关；而干姜与炮姜也有合用者，多因病情特殊复杂。若把三者合而算之，则首次用姜者为53例，占其病案一半以上。

干姜辛温无毒，具有温中散寒、回阳通脉、燥湿消痰等功效，可用于治疗脘腹冷痛、呕吐泄泻、腹冷脉微、痰饮咳喘等三阴病证。范氏医案中首用干姜多数情况下与附子相须为用，但其少阴寒厥一案中，本应急投四逆汤驱阴回阳，但因附子须久煎，恐失救治之时机，故先投甘草干姜汤，辛甘合用，以复胸中之阳，使垂绝之阳不致立断，后再以大剂四逆加参，回阳益阴，救元气于垂绝之乡。因此，在一些紧急情况下，可以干姜暂代附子，为救治赢得时间。

（八）不夹阴药，效专力宏

郑钦安《医法圆通》中说："凡阳虚之人，多属气衰血盛，无论发何疾病，多缘阴邪为殃，切不可再滋其阴。若更滋其阴，则阴愈盛而阳愈消，每每酿出真阳外越之候，不可不知。"

范氏在使用姜附热药时，讲究单刀直入，不夹阴药，明显是继承了郑钦安的这一观点，显示了扶阳学派的独特风格。观其医案不难发现，他在选用理中汤、桂枝汤、真武汤、小青龙汤等方时，一般均去掉方中的人参、白芍、五味子等阴药，其用意就在于虑其恋阴，不利阴盛之病机。如其治一例太阴脾虚湿郁的水肿，累及至少阴肾经，言"法宜温肾健脾，燥湿利水，以理中汤加减主之"，处方：制附片30g（久煎），白术15g，干姜 15g，炙甘草 12g，茯苓 12g，上肉桂 6g（冲服）。显然这里去掉了方中的人参，而其所增加的附片、茯苓，则明显寓有真武汤之义，但却未用白芍。显然是防人参、白芍两味药物恋阴，使温阳之效力不受制约而迅速突显。此外，范氏用四逆汤时常加肉桂，即吴佩衡所称之回阳饮。

五、结语

范中林为现代扶阳学术流派的代表人物之一，《范中林六经辨证医案选》一书，体现了范氏扶阳思想之精髓，于理论上崇尚阳气，在临床上擅用大剂姜附，对姜附的运用出神入化。当然，擅用姜附并非范氏之学的全部，除此之外，范氏对于《伤寒论》研究的深厚学术功底，亦为我们学习之楷模。范氏承"六经钤百病"之思想，用药精准，法度严明。在三阴证的辨治上，尤重舌诊，经验独特，尤其在寒热真假难分之际，更为强调舌诊的关键意义。他对阴证的独到认识与经验，不仅丰富了郑钦安"阴证辨识"思想，而且对于我们学习并把握对阴证的辨识，具有重要的临床价值与意义。他对温阳方药的独特见解与应用经验，对于我们临床上正确使用扶阳的方法，具有很高的参考价值。

（王慧峰）

中篇　扶阳理论临床

第一章 病 因 病 机

人体是一个有机的整体，其正常的生命活动，是人体阴阳协调平衡的结果。《素问·调经论》说："阴阳匀平，以充其形，九候若一，命曰平人。"机体阴阳平衡标志着健康，平衡失调意味着生病。因此，健康就是阴阳协调平衡，即所谓"阴平阳秘"，疾病则是机体在一定致病因素的作用下，正邪斗争所导致的阴阳失调。诊断的目的就是谨察阴阳失调的具体表现及其特点，治疗的最高目标就是调整阴阳，恢复失衡，以平为期。

基于中国传统的思维方式及医学模式对疾病的认识，中医的疾病观十分强调致病因素，并做过详尽的探索。

第一节 沿 革

秦国名医医和开病因理论创始之先河，提出了"六气病源"说，谓"六气，曰阴、阳、风、雨、晦、明也。分为四时，序为五节，过则为灾。阴淫寒疾，阳淫热疾，风淫末疾，雨淫腹疾，晦淫惑疾，明淫心疾"（《左传·昭公元年》）。天有六气，淫生六疾，淫者，过也，即邪气。六气以阴阳为纲，淫之六疾统于阴阳。

《内经》理论形成时期，更以阴阳为纲领，将各种病因概括为阴阳两大类进行阐释。如《素问·调经论》说："夫邪之生也，或生于阴，或生于阳。其生于阳者，得之风雨寒暑。其生于阴者，得之饮食居处，阴阳喜怒。"《灵枢·百病之始生》曰："夫百病之始生也，皆于风雨寒暑，清湿喜怒。喜怒不节则伤藏，风雨则伤上，清湿则伤下。三部之气，所伤异类"，"三部之气各不同，或起于阴，或起于阳。喜怒不节则伤藏，藏伤则病起于阴也；清湿袭虚，则病起于下；风雨袭虚，则病起于上，是谓三部。至其淫泆，不可胜数。"意即容易伤及人体上部、下部的风雨、清湿外来邪气，虽有"伤上""伤下"之分，但都先伤及体表，所以说"病起于阳"。喜怒等易伤人体内脏，从内脏起，故言"病起于阴"。

汉代张仲景著《金匮要略》指出："千般疢难，不越三条：一者，经络受邪入脏腑，为内所因也；二者，四肢九窍，血脉相传，壅塞不通，为外皮肤所中也；三者，房室、金刃、虫兽所伤。以此详之，病由都尽。"他将病因按其传变概括为三个途径。宋代陈无择著《三因极一病证方论》，在前人病因分类的基础上，把病因与发病途径结合起来，明确提出了"三因学说"。他说："六淫，天之常气，冒之则先自经络流入，内合于脏腑，为外所因；七情，人之常性，动之则先自脏腑郁发，外形于肢体，为内所因；其如饮食饥饱，叫呼伤气，金疮踒折，疰忤附着，畏压溺等，有背常理，为不内外因。"始以六淫邪气为"外所因"，情志所伤为"内所因"，而饮食劳倦、跌仆金刃，以及虫兽所伤等则为不内外因。

后人在《内经》的基础上对病因的阴阳分类又作进一步阐发。如张介宾承《内经》"喜怒不节则伤脏，脏伤则病起于阴"之说，提出："凡伤脏者，皆病起于阴"，但亦有"伤心者，病在阳"，"伤肾者，病在阴"的不同。王士雄在论述外感六气发病时，提出"暑统风火均为阳，寒统燥湿均为阴"（《温热经纬·外感温热篇》）。可见阴阳被用作病因分类的纲领，据此分析各种邪气所引起的阴阳失调的病理变化。

近代，中医将病因分为六淫（风、寒、暑、湿、燥、火）、疫疠、七情（喜、怒、忧、思、悲、恐、惊）、饮食失宜、劳逸失当、外伤、痰饮瘀血等病理产物等。

第二节　病　因

一、外感病因

风、寒、暑、湿、燥、火六气，虽其性质和致病特点各异，但以阴阳为纲，外感六淫可分为阳邪（风邪、火邪、暑邪、燥邪）和阴邪（寒邪、湿邪）两类。

（一）阳邪

1. 风邪　风为阳邪，其性浮越，易犯肌表、头面、腰部等阳位。由于其致病具有疏通、透泄之性，故风邪客于肌表，使肌腠疏松，汗孔开张，而出现汗出、恶风、恶寒、发热等症状，《素问·骨空论》："风从外入，令人振寒，汗出头痛，身重恶寒。"同时风邪善行数变，风胜则动，多兼邪致病，为百病之长，合他邪而伤阳。《素问·痹论》："风寒湿三气杂至，合而为痹也。其风气胜者为行痹，寒气胜者为痛痹，湿气胜者为着痹也。"

2. 火邪　在理解火邪性质和致病特点时，必须明白，中医学中的火有生理与病理之分、内火和外火之别。

生理之火潜藏于脏腑之内，具有温煦生化作用，是一种维持人体正常生命活动所必需的阳气。称之为"少火"，属于正气范畴。少火又可分为"君火"和"相火"。"君火"为心之阳气，指正气而言，若过旺便是心火炽盛；"相火"为肝、肾、胆、膀胱、心包、三焦之阳气。其中肾之阳气，又称"命门火"或"龙火"，肝之阳气又叫"雷火"。相火包含正气和邪气两个方面，过旺时谓"相火妄动"。

病理之火是指阳盛太过，耗散人体正气的病邪。这种火称之为"壮火"，又名火邪。"心火炽盛"和"相火妄动"均属于"壮火"，属邪气。这种病理性的火又有内火、外火之分。外火多由受温热邪气而来或由风寒暑湿燥等外邪转化而来，即所谓"五气化火"。而内火常自内生，多因脏腑功能紊乱，阴阳气血失调所致。情志过极亦可久郁化火，即所谓"五志化火"。

火邪为阳邪，其性炎热，具有燔灼炎上的特性，故火热为病，机体以阳气过盛为其主要病理机制，在临床上表现出高热、面红目赤、心烦口渴、尿赤便秘、口舌生疮、肝风、出血、神志异常等热象显著特征。同时火邪致病，易伤津耗气，生风动血，易生肿疡和扰乱心神。

3. 暑邪　暑为夏季主气，其致病有明显的季节性，多发生在夏至以后，立秋以前。暑邪致病有阴阳之分，暑月受寒为阴暑，暑月受热为阳暑。如暑热时节，过食生冷，或贪凉露宿，或冷浴过久所引起的热病，为中于寒，属阴暑；而在炎夏之日，气温过高，或烈日曝晒过久，或工作场所闷热而引起的热病，为属阳暑。

暑为阳邪，其性炎热，故暑邪为患多表现出高热、心烦、面赤、烦躁、脉象洪大等一系列阳热症状。又因暑性升散，易于上犯头目，内扰心神，暑多夹湿。暑邪致病的基本特征反映于临床上以壮热、阴亏、气虚、湿阻为特征。《灵枢·生气通天论》曰："因于暑，汗，烦则喘喝，静则多言，体若燔炭，汗出而散。"

4. 燥邪　燥为秋季主气，具有干燥、收敛、清肃特性。燥气乃秋令燥热之气所化，属阴中之阳邪。燥邪的基本特征是干涩易伤津液，易于伤肺。燥邪为害，最易耗伤人体的津液，形成阴津亏损的病变，表现出各种干涩的症状和体征，诸如口、鼻、咽、唇等官窍干燥之象，以及皮肤干涩皲裂、毛发干枯不荣、小便短少、大便干燥等症。

(二) 阴邪

1. 寒邪　寒为冬季主气，与肾水相应。寒邪为病，以寒冷、收引、凝滞为基本特征。

(1) 寒为阴邪，易伤阳气：阳气本可以制阴，但阴寒偏盛，阳气不仅不足以驱除寒邪，反为阴寒所侮，故《素问·阴阳应象大论》曰："阴胜则阳病""阴胜则寒"。阳气受损，失于温煦之功，故全身或局部可出现明显的寒象。如寒邪伤于肌表，卫阳郁遏，正邪交争，则出现恶寒、发热、无汗的表寒证，称之为"伤寒"。若寒邪直中于里，损伤脏腑阳气，谓之为"中寒"。如寒伤脾肾，则温运气化失职，表现为畏寒肢冷、腰脊冷痛、尿清便溏、水肿腹水等；伤及脾胃，则纳运升降失常，以致吐泻清稀，脘腹冷痛；肺脾受寒，则宣肃运化失职，表现为咳嗽喘促，痰液清稀或水肿；若心肾阳虚，寒邪直中少阴，则可见恶寒蜷卧、手足厥冷、下利清谷、精神萎靡、脉微细等。

(2) 寒性收引：寒邪侵袭人体，可使气机收敛，腠理闭塞，经络筋脉收缩而挛急。其一表现为肌肤腠理收缩、毛孔闭塞，如风寒外袭，则恶寒、无汗。其二表现为筋脉收缩拘急，若寒滞经络则关节拘挛作痛、屈伸不利或冷厥不仁。如《素问·痹论》所言："痛者，寒气多也，有寒故痛。"其三表现为水液代谢不利，寒与肾相应，寒为水气，通于肾。寒邪内侵，脾肾阳虚，寒水泛滥，则少尿、水肿。《素问·至真要大论》曰："诸病水液，澄澈清冷，皆属于寒。"临床上，苓桂术甘汤、真武汤、实脾散等祛湿剂中配伍桂枝、生姜、附子、干姜之品，皆取其温阳化湿之功，使阳气胜，水汽消。即《金匮要略》"病痰饮者，当以温药和之"之意。

(3) 寒性凝滞：人体气血津液的正常运行，赖于阳气的温煦推动。寒邪侵入人体，经脉气血运行迟缓甚至闭塞不通，不通则痛，故疼痛是寒邪致病的重要特征。《素问·举痛论》曰："寒气客于脉外则脉寒，脉寒则缩蜷，缩蜷则脉绌急，绌急则外引小络，故卒然而痛。"寒邪所起疼痛的特点是遇寒加剧，得温痛减。

2. 湿邪　湿为长夏主气，与脾土相应。其性重浊黏滞、趋下。湿邪为患，阻碍气机，易伤阳气。临床表现为人体气机阻滞，脾阳不振，水湿内停而胸闷脘痞、肢体困重、呕恶泄泻等，以及分泌物和排泄物秽浊不清。

由于湿性类水，水属于阴，故湿为阴邪。阴胜则阳病，故湿邪为害，易伤阳气。王士雄《温热经纬·卷三》指出"湿胜则阳微，其实乃阳微故致湿胜也"。脾为阴土，主运化水湿，喜燥而恶湿，对湿邪有易感性，所以脾具有运湿而恶湿的特性。因此，湿邪侵袭人体，必困于脾，脾阳不振，运化无权，水湿停聚，发为泄泻、水肿等症，"湿胜则阳微"。故临床上，由湿邪郁遏阳气而致水肿者，当用温阳化气、利湿通利小便的方法，使气机通畅，水道通调，则湿邪可从小便而去，湿去则阳气自通。

(三) 疠气

疠气是一类具有强烈传染性的病邪。其病性及致病特点虽与六淫不同，但疠气所致之病经过口鼻等途径，由外入内，故常将六淫与疠气统称为外感病邪。

疫疠之气，其性急速、燔灼，且热毒炽盛，故可将其归为阳邪范畴。疠气为害颇似火热致病，具有一派热毒炽盛之象，但毒热较火热为甚，而且常挟有湿毒、毒雾、瘴气等秽浊之气，故其致病作用更为险恶剧烈，变化多端、传变快，且易伤津、扰神、动血、生风，预后凶险，死亡率也高。

二、内伤病因

内伤病因，是相对外感病因而言的，指因人的情志或行为不循常度，超过人体的自身调节范围，直接伤及脏腑而发病的致病因素。因其病自内而外，非外邪所侵，故称内伤。

内伤病因包括七情内伤、饮食失宜、劳逸失当等。

(一) 七情内伤

七情是指喜、怒、忧、思、悲、恐、惊七种正常的情志活动，是人的精神意识对外界事物的反应。在正常的活动范围内，一般不会使人致病。若突然强烈或长期持久的情志刺激，超过了人体本身的正常生理活动范围，使人体气机紊乱，脏腑阴阳气血失调，导致疾病的发生。

七情的致病共同特点为：①与精神刺激有关，多发为情志病。②直接伤及脏腑。③影响脏腑气机。怒则气上，喜则气缓，悲则气消，思则气结，恐则气下，惊则气乱。④情志波动，影响病情变化。异常情志波动，可使病情加重或迅速恶化，如因阴虚阳亢、肝阳偏亢而致眩晕的患者，若遇恼怒，可使肝阳暴张，气血上逆，发为中风，出现眩晕欲仆，甚则突然昏仆、半身不遂、口眼㖞斜。

(二) 饮食失宜

正常饮食所化生的水谷精微是化生气血，维持人体生长、发育，完成各种生理功能，维持生命和健康的基本条件。但饮食失宜，又常常成为致病因素。饮食失宜包括饮食不洁、饮食不节、饮食偏嗜等。

1. 饮食不洁　进食被污染的食物或腐败变质有毒之品或生冷不洁会引起多种胃肠道疾病，出现腹痛、吐泻、痢疾等或引起寄生虫病。中医有"湿热生虫"之说，所谓"湿热生虫"，是指脾胃湿热作为引起肠寄生虫病的内在因素之一，而某些肠道寄生虫往往以"脾胃湿热"的症状为主要临床表现。因此，不能误认为湿热能直接生虫。

2. 饮食不节　进食定时、定量谓之饮食有节。自古以来，就有一日三餐，"早饭宜好，午饭宜饱，晚饭宜少"之说。若饮食不节，可损伤脾胃，亦可变生他病。

暴饮暴食，超过脾胃的受纳、运化能力，可导致饮食阻滞，出现脘腹胀满、嗳腐泛酸、厌食、吐泻等食伤脾胃之病。故有"饮食自倍，肠胃乃伤"之说。反之，过饥，则摄食不足，化源缺乏，终致气血衰少，正气虚弱，抵抗力下降易于继发其他病症。

饥饱失常，在小儿尤为多见，因其"脏器娇嫩"，脾胃功能较成人弱，食滞日久，可以郁而化热，出现脘腹胀满、心烦易哭、手足心热、面黄肌瘦等症，称之为"疳积"。

3. 饮食偏嗜　饮食结构合理，五味调和，寒温适中，无所偏嗜，才能满足人体所需的各种营养。若饮食偏嗜或膳食结构不合理，或饮食过寒过热，或饮食五味有所偏嗜，均可能导致阴阳失调，或某些营养成分缺乏而发病。

若多食生冷寒凉，可损伤脾胃阳气，寒湿内生，发生腹痛泄泻等症。如果偏食辛温燥热，可使胃肠积热，出现口渴、腹满胀痛、便秘，或酿成痔疮。偏嗜食肥甘厚味，易于化生内热，甚至引起痈疽疮毒、结石等。

（三）劳逸

劳逸，包括过度劳累和过度安逸。

过劳指过度劳累，包括劳力过度、劳神过度和房劳过度三个方面。房劳过度会耗伤肾精，出现精神萎靡、腰膝酸软、眩晕耳鸣或男子遗精滑泄、甚或阳痿等真阴、真阳受损的临床征象。《寿世保元》："阳事辄盛……纵心恣意，一度一泄，一度火灭，一度增油。若不制而纵欲，火将灭，更去其油。"

过逸是指过度安逸。劳动或运动量过少，人体气血运行缓慢或不畅，筋骨柔脆，脾胃呆滞，神倦体弱易病，或臃肿发胖，动则汗出、心悸、气短等，还可继发其他疾病。

三、病理产物

在疾病发生和发展过程中，病因和结果可以相互转化，互为因果。由原始致病因素所引起的后果，在一定条件下转化为另一些变化的原因，成为继发性致病因素。痰饮、瘀血、结石都是在疾病过程中所形成的病理产物。·

（一）痰饮

痰、饮同源而异流，都是人体水液代谢障碍所形成的病理产物，又是一种新的致病因素，是致病因素和病理结果的统一体。二者皆为阴邪，具有阴邪的一般性质。湿聚为水，积水成饮，饮凝成痰。痰饮形成后，饮多留积于胸腹四肢；痰之为病，则全身各处均可出现，内而脏腑，外而筋骨皮肉，泛滥横溢，无处不到，其临床表现也更为复杂。

痰饮致病具有以下特点：①致病广泛，变幻多端。其临床表现复杂，总体上可归纳为咳、喘、眩、悸、满、呕、肿、痛八大症。②阻滞气机升降出入、阻碍经脉气血运行。

③影响水液代谢。④易于蒙蔽神明。⑤病势缠绵，病程漫长。⑥多见滑腻苔。

（二）瘀血

所谓瘀血，是指离经之血停积体内的病理产物或血行不畅而阻滞脏腑经络的病理变化。瘀血的形成，一是由于气虚、气滞、血寒、血热等内伤因素，导致气血功能失调而形成瘀血。如感受外寒，或阴寒内盛，使血液得寒则凝涩，运行不畅，则成瘀血；热入营血，血热互结，或使血液黏滞而运行不畅，或热灼脉络，血溢于脏腑组织之间，亦可导致瘀血。二是由于各种外伤或内出血等外伤因素，直接形成瘀血。

瘀血的致病特点为：①疼痛多为刺痛，固定不移，昼轻夜重。②肿块固定不移，在体表局部青紫肿胀，在体内为癥瘕，较硬或有压痛。③出血：血色紫暗或夹有瘀块。④面部、口唇、爪甲等青紫。⑤舌质紫暗或舌下络脉迂曲，脉涩而不畅，可见涩、弦、迟、结、代脉。

四、其他病因

中医病因学中，除了外感病因、七情内伤和病理性因素以外，还有外伤、寄生虫、胎传、溺水、雷击、药邪、医过等。

枪弹、金刃伤、跌打损伤这些外伤，轻则引起皮肤肌肉肿胀、青紫瘀斑、出血，或筋伤、脱臼骨折。重则损伤内脏，或出血过多，可导致昏迷、抽搐、亡阳等严重病变。

烧烫伤属于火毒为患。火毒属于阳邪，机体受到侵害以后，轻者损伤肌肤，创面红、肿、热、痛，表面干燥或起水泡，剧痛。重度烧伤可损伤肌肉筋骨，创面或蜡白，或焦黄，或炭化，痛觉消失。更为严重者，火热炽盛内侵脏腑，津液脱失，出现烦躁不安、发热、口干渴、尿少尿闭等，及至亡阴亡阳而死亡。

冻伤一般有全身冻伤和局部冻伤之分。

全身性冻伤：低温为阴邪，易伤阳气。阴寒过盛，阳气受损，失去温煦和推行血作用，初则因腠理闭塞、收引发为寒战，体温下降，重则出现面色苍白，唇舌、爪甲青紫，感觉麻木，神疲乏力，或昏睡，呼吸减弱，脉迟细等亡阳症候。

局部性冻伤：多发生于手、足、耳郭、鼻尖和面颊部等机体浅表部位。初起，受冻部位因寒主收引，经脉挛急缺血致局部苍白、冷麻，继则因寒邪凝滞而气滞血瘀，局部出现肿胀青紫，痒痛灼热，或出现大小不等的水泡等；重则受冻部位皮肤苍白，冷痛麻木，触觉丧失，甚则暗红漫肿，创面破溃出现腐烂或溃疡。若毒邪内陷。局部冻伤也可危及生命。

虫兽伤包括毒蛇、猛兽、疯狗咬伤等。根据其临床表现不同，分为风毒、火毒和风火毒三类。

第三节　病　机

关于病因的分类，在中医学术发展的不同过程中，尽管历代医家提出了不同的分类方法。但各种致病因素作用于人体，必须通过机体内部的阴阳失调才能形成疾病。所以，阴阳失调是最基本的病机。如郑钦安所言："万病起于一元伤损。分而言之，上中下各有阴阳，十二经各有阴阳；合而观之，一阴一阳而已。"一言之，"万病不出阴阳两字"。即阴阳为医道之纲，故凡诊病实施治，必先审明阴阳，但凡如此，方能做到"伏其所主、用药方不错误"。

阴阳失调，是疾病发生、发展的根本机制，是中医学对病理的高度概括，其病机变化主要影响和决定着疾病的寒热虚实。阴阳失调具体包括阴阳偏盛、阴阳偏衰、阴阳互损、阴阳格拒、阴阳转化、阴阳亡失。

一、阴阳偏盛

阴阳偏盛，指在疾病过程中，阴邪或阳邪偏盛所引起的病理变化。简言之，"邪气盛则实"的病理变化。

（一）阳偏盛

指机体在疾病发展过程中，所出现的阳邪偏亢，邪热过盛，机能亢奋，代谢活动亢进的病理变化。临床表现为实热证。"阳盛则热"是其病机特点。

形成阳偏盛的主要原因，多由于感受温热阳邪，或感受阴邪而从阳化热，或因气滞、血瘀、痰浊、食积等郁而化热，或内伤七情，五志过极而化火所致。

阳盛则热：是指因阳邪所致的疾病表现为实热证的性质。阳以热、动、燥为其特点，故阳邪致病，阳气偏盛产生热性病变的燥、动之象，出现发热、烦躁、舌红苔黄、脉数等。如暑热之邪侵袭人体可造成人体阳气偏盛，出现高热、汗出、口渴、面赤、脉数等表现，其性质属热，所以说"阳盛则热"。因为阴阳互根，故阳盛往往可导致阴液的损伤，如在高热、汗出、面赤、脉数的同时，可能出现阴液耗伤而口渴、溲黄、便秘的现象，故曰"阳盛则阴病"，但矛盾的主要方面还是在于阳盛。

（二）阴偏盛

指机体在疾病过程中，出现的阴邪偏盛，机能减退，产热不足，以及病理代谢产物积聚的病理状态。临床表现为实寒证。"阴盛则寒"是其病机特点。

形成阴偏盛的主要原因，多由于感受寒湿阴邪，或贪食生冷，寒滞中阳，阻遏阳气温煦、气化作用的发挥，致使阳不制阴，阴寒内盛。

阴盛则寒：是指因阴邪所致的疾病表现为实寒证的性质。阴以寒、静、湿为其特点，故阴邪致病，可以造成机体阴气偏盛，出现畏寒喜暖、腹痛泄泻、形寒肢冷、水肿、痰液清稀、口淡不渴、舌淡苔白、脉沉等表现，其性质属寒，所以说"阴盛则寒"。由于阴偏盛，常常耗伤阳气，往往导致阳气的损伤，从而出现恶寒、腹痛、溲清便溏等。这种阳气偏衰的表现是由于阴盛所引起的，所以又称"阴盛则阳病"。

二、阴阳偏衰

阴阳偏衰，指在疾病过程中，阴气或阳气偏虚所引起的病理变化。简言之，"精气夺则虚"的病理变化。

（一）阳偏衰

指机体在疾病过程中，出现阳气虚损，产热不足，以及阳不制阴，阴相对盛的病理状态。临床表现为虚寒证。"阳虚则寒"是其病机特点。

形成阳偏衰的主要原因，多由于先天禀赋不足，后天失养或劳倦内伤，久病伤及阳气所致。

阳虚则寒：是指机体阳气虚损，失于温煦，机能减退或衰弱的病理变化。阳气不足，一般以脾肾之阳虚为主，其中尤以肾阳不足为最。因为肾阳为人身诸阳之本。所以，肾阳虚衰（命门之火不足）在阳偏衰的病机中占有极其重要的地位。由于阳气的虚衰，阳虚则不能制阴，阳气的温煦功能减弱，经络、脏腑等组织器官的某些功能活动也因之而减弱衰退，血和津液的运行迟缓，水液不化而阴寒内盛，这就是阳虚则寒的主要机理。阳虚则寒，虽也可见到面色㿠白、畏寒肢冷、舌淡、脉迟等寒象，但还有喜静蜷卧、小便清长、下利清谷等虚象。所以，阳虚则寒与阴盛则寒，不仅在病机上有所区别，而且在临床表现方面也有不同：前者是虚而有寒，后者是以寒为主，虚象不明显。

（二）阴偏衰

指机体在疾病过程中，出现阴液耗损，滋润濡养不足，阴不制阳，阳相对盛的病理状态。临床表现为虚热证。"阴虚则热"是其病机特点。

形成阴偏衰的主要原因，多由于阳邪伤阴，或因五志过极、化火伤阴，或久病伤阴所致。

阴虚则热：是指机体津、精、血等物质亏耗，滋润、制约阳热的功能减退，致使阴不制阳，则阳相对偏亢而出现潮热、盗汗、五心烦热、口舌干燥、脉细数等阴虚内热表现的病理变化。

阴虚之证，五脏俱有，但一般以肺、肝、肾为主，临床上以肺肾阴虚、肝肾阴虚多见。因为肾阴为诸阴之本，所以肾阴不足在阴偏衰的病机中占有极其重要的地位。由于阴液不足，不能制约阳气，从而形成阴虚内热、阴虚火旺和阴虚阳亢等多种表现，如五心烦热、骨蒸潮热、面红升火、消瘦、盗汗、咽干口燥、舌红少苔、脉细数无力等。阴虚则热与阳盛则热的病机不同，其临床表现也有所区别：前者是虚而有热，后者是以热为主，虚象并不明显。《素问·调经论》："帝曰：阴虚生内热奈何？岐伯曰：有所劳倦，形气衰少，谷气不盛，上焦不行，下脘不通，胃气热，热气熏胸中，故内热。"也就是说阴虚是产生内热的根本原因。

三、阴阳互损

根据阴阳互根的原理，机体的阴阳任何一方虚损到一定程度，必然导致另一方的不足。阳损及阴，阴损及阳，阳虚至一定程度时，因阳虚不能化生阴液，而同时出现阴虚的现象，称"阳损及阴"。同样，阴虚至一定程度时，因阴虚不能化生阳气，而同时出现阳虚的现象，称"阴损及阳"。"阳损及阴"或"阴虚及阳"最终导致"阴阳两虚"。阴阳两虚是阴阳的对立处在低于正常水平的平衡状态，是病理状态而不是生理状态。

阴阳互损，指在疾病过程中，阴或阳任何一方虚损到一定程度时，又影响到另一方，形成阴阳两虚的病理变化。在阳虚的基础上，继而导致阴虚，称为阳损及阴。在阴虚的基础上，继而导致阳虚，称为阴损及阳。由于肾藏精，内寓真阴真阳，为全身阳气阴液之根本，如《素问·上古天真论》说："肾者主水，受五脏六腑之精而藏之"，如《图书编·养肾法言》所述："肾在诸脏为最下，属水藏精。盖天一生水，乃人生身之本，立命之根也。"故无论阴虚或阳虚，多在损及肾脏阴阳及肾本身阴阳失调的情况下，才易发生阳损及阴或阴损及阳的阴阳互损的病理变化。

（一）阳损及阴

指由于阳气虚损，影响到阴液的生化不足，继而形成了以阳虚为主的阴阳两虚的病理变化。

（二）阴损及阳

指由于阴液亏损，影响到阳气的生化不足或阳气无所依附而耗散，继而形成了以阴虚为主的阴阳两虚的病理状态。

四、阴阳格拒

阴阳格拒，为阴阳失调中一种比较特殊的类型，包括阴盛格阳和阳盛格阴两方面。其机理主要是由于某些致病因素引起阴或阳的一方偏盛至极，而壅遏于内，将另一方排斥于外，迫使阴阳之间不相维系，阳气与阴气相互阻隔不通。阴阳格拒表现为真寒假热或真热假寒等复杂的病理现象。如明代虞抟《医学正传》说："假热者，水极似火，阴证似阳也……此皆阴盛格阳，即非热也"，"至若假寒者，火极似水，阳证似阴也……亦曰阳盛格阴也。"

（一）阳盛格阴（真热假寒）

是热极似寒的一种反常表现。系阳热之邪，深藏于里，阳气被遏，郁闭于内，不能外透，格阴于外的一种病理状态。其病机的本质属热，而临床症状有某些假寒之象，故又称真热假寒。表现为四肢厥冷，脉象沉伏或服寒药不纳等假寒症状。但病人具有心胸烦热，腹部扪之灼热，身大寒而不欲近衣或不恶寒反恶热等反映热盛本质的症候。《医宗金鉴·伤寒心法要诀》曰："阳气太盛，阴气不得相荣也。不相荣者，不相入也，既不相入，则格阴于外，故曰阳盛格阴也。"

（二）阴盛格阳（真寒假热）

系指阴寒之邪盛极于内，阳气被拒而浮越于外，相互格拒、排斥的一种病理状态。其疾病的本质虽然是阴寒内盛，但临床症状有发热、口渴、手足躁动不安、脉洪大等假热之象，故又称真寒假热。病人身虽热，却反而喜盖衣被；口虽渴而饮水不多，喜热饮或漱水而不欲饮，手足躁动，但神态清楚；脉虽洪大，但按之无力。经曰："阴气太盛，阳气不得相营也。不相营者，不相入也。既不相入，则格阳于外，故曰阴盛格阳也。色浅赤，谓面色见浮浅之红赤色也。其外证面赤发热而烦，颇类阳热，其内则不渴，下利清谷，小便清白，爪甲青白，四肢厥冷，脉浮微欲绝，一派阴寒虚证。宜通脉四逆汤冷服之，从其阴而复其阳也。"

阴盛格阳，又有格阳和戴阳之分，格阳是内真寒而外假热，阴盛格阳于体表（身反不恶寒）。戴阳是下真寒而上假热，阴盛格阳于头面（面赤如妆）。

五、阴阳转化

阴阳转化是事物运动变化的基本规律。在阴阳消长过程中，事物由"化"至"极"，即发展到一定程度，超越了阴阳正常消长的阈值，事物必然向着相反的方面转化。阴阳转化，是指阴阳失调的病变，在一定的条件下，其病理性质可向相反的方向发生转化的病理过程，包括由阳转阴和由阴转阳。

（一）由阳转阴

指疾病原来的病理性质属阳，本质为阳气偏盛，但当阳气亢盛到一定程度时，就会向阴的方向转化的这一病理过程。如某些急性温热性疾病，初期可以见到持续高热、烦渴、舌红、苔黄等一些热邪亢盛的表现，属于阳证。由于热毒极盛或治疗失当，突然出现体温下降、四肢厥逆、冷汗淋漓、脉微欲绝等阴寒危象。此时，疾病的本质即由阳转化为阴，疾病的性质由热转化为寒。

（二）由阴转阳

指疾病原来的病理性质属阴，本质为阴气偏盛，但当阴气亢盛到一定程度，就会向阳的方向转化这一病理过程。如病变始于寒饮中焦，其病理本质为阴盛，但由于失治或误治，寒饮郁久化热，阴寒之气也随之衰落，疾病的本质即由阴转化为阳，疾病的性质由寒转化为热。

阴阳的转化，必须具备一定的条件，这种条件中医学称之为"重"或"极"。故曰："重阴必阳，重阳必阴"，"寒极生热，热极生寒"（《素问·阴阳应象大论》）。阴阳之理，极则生变。

六、阴阳亡失

阴阳亡失，是指机体的阴液或阳气突然大量的丧失，而致生命垂危的一种病理变化。是病情危重，生命活动即将终止的征兆。包括亡阳和亡阴两类。

（一）亡阳

是指在疾病过程中，机体的阳气发生突然大量亡失，而致机体功能严重衰竭，生命垂危的一种病理状态。其证候称之为亡阳证。其临床表现多见大汗淋漓、面色苍白、手足逆冷、精神疲惫、神情淡漠，甚则昏迷、脉微欲绝等一派阳气欲脱之象。通常，亡阳多由于邪盛，正不敌邪，阳气突然脱失所致；或过用汗、吐、下等攻法，阳随阴泄，阳气外脱所致。慢性疾病严重耗散阳气，虚阳外越所致。或素体阳虚，正气不足，劳倦过度，耗气过多所致。

（二）亡阴

是指在疾病过程中，机体的阴液突然大量丧失，而致机体功能严重衰竭，生命垂危的一种病理状态。其证候称之为亡阴证。其临床表现多见汗出不止、汗热而黏、身体消瘦、皮肤皱褶、眼眶深陷、面色潮红、渴喜冷饮、精神烦躁或昏迷谵妄、舌红绛无苔、脉细数疾无力，或洪大按之无力等。一般地说，亡阴多由于热邪炽盛，或邪热久留，大量煎灼阴液所致；也可由于长期慢性耗损阴液而致亡阴。

亡阴和亡阳，在临床表现和病机等方面，虽有所不同，如《医学源流论·亡阴亡阳》言："亡阴之汗，身畏热，手足温，肌热，汗亦热，而味咸，口渴喜凉饮，气粗，脉洪实，此其验也；亡阳之汗，身反恶寒，手足冷，肌凉汗冷，而味淡微粘，口不渴，而喜热饮，气微，脉浮数而空，此其验也。"但由于阴阳互根互用，阴液与阳气相互依存。阳亡，则阴无以化生而耗竭。阴亡，则阳无所依附而浮越；故亡阳也可继而出现亡阴，亡阴可以迅速导致亡阳，最终导致"阴阳离决，精气乃绝"。

总之，虽然疾病的种类繁多，临床征象千变万化，病理变化错综复杂，但其基本性质可以概括为阴和阳两大类。阴阳是分析四诊资料之目，阴阳是辨别证候的总纲。阳胜则阴病，阴胜则阳病；阳胜则热，阴胜则寒；阳虚则寒，阴虚则热。在临床辨证中，只有分清阴阳，才能抓住疾病的本质，做到执简驭繁。

参 考 文 献

[1] 胡冬裴. 中医病因病机学 [M]. 北京：中国协和医科大学出版社，2004.

[2] 陈晓. 中医古典理论精华 [M]. 北京：中国协和医科大学出版社，2004.

[3] 孙广仁. 中医基础理论 [M]. 北京：中国中医药出版社，2007.

[4] 周学胜. 中医基础理论图表解 [M]. 北京：人民卫生出版社，2000.

[5] 王晓鹤. 中医各家学说 [M]. 北京：科学出版社，2004.

（赵常国）

第二章　诊断与辨证

阴阳是对自然界相互关联的某些事物和现象对立双方的概括。它既可以代表两个相互对立的事物，也可以代表同一事物内部所存在的相互对立的两个方面。阴阳学说认为，世界是物质性的整体，世界本身是阴阳二气对立统一的结果。正如《素问·阴阳应象大论》所说："清阳为天，浊阴为地；地气上为云，天气下为雨"。阴阳代表着事物相互对立又相互联系的两个方面，但不局限于某一特定事物，一般地说，凡是活动的、外在的、上升的、温热的、明亮的、功能的、机能亢进的，都属于阳；沉静的、内在的、下降的、寒冷的、晦暗的、物质的、机能衰减的，都属于阴。医学上常把对人体具有推动温煦作用的气称之为"阳"，而把对人体具有营养、滋润作用的气称之为"阴"。

阴阳学说，贯穿在中医学术理论体系的各个方面，用来阐述人体的组织结构、生理功能、疾病的发生发展规律，并指导临床诊断和治疗。由于疾病发生、发展的根本原因是阴阳失调，所以，无论病证的临床表现如何错综复杂，千变万化，都可以用"阴证"和"阳证"加以概括。

阳气不足，可发于五脏六腑，阳虚可见于许多脏器组织的病变，阳气由精血津液化生，以精血为主要化生之源，故精血大伤，可致阳气化生无源而虚衰，发为虚寒病证。阳虚表现错综复杂，可同时合并多个脏腑，也可同时兼并气虚，但其主要诊断表现及辨证均有一定规律。阳虚主要诊断为：病久体弱，继而出现畏冷，肢凉，口淡不渴，或喜热饮，或自汗，小便清长或尿少不利，大便稀薄，面色㿠白，舌淡胖，苔白滑，脉沉迟（或数）无力。由于病位的不同，根据其临床表现，主要脏腑辨证如下。

一、心阳虚证

心阳虚证指心阳虚衰，鼓动、温运无力，虚寒内生，以心悸、心胸憋闷合并阳虚等虚寒症候为主要辨证依据。

【临床表现】　心悸不安，胸闷气短或痛，或憋闷，动则尤甚，畏冷肢凉，神疲乏力，少气懒言，面色㿠白，或面唇青紫，健忘，舌质淡胖或紫暗，苔薄白滑，脉象微弱，或沉细无力，或结代。

【辨证分析】　阳虚多与气虚共存，本证多为心气虚进一步发展而来，气虚及阳，损伤心阳，故为心阳虚。心阳不足，鼓动乏力，不能推动血液正常运行而强为鼓动，故见心悸，温运血行无力，心脉痹阻不通则见胸痛；心脏鼓动无力，胸中宗气运转无力，则见气短；气虚表卫不固，则自汗出；心阳虚不能温煦周身，故见形寒肢冷；心阳不足，

160

温煦鼓动乏力，则气血不足，不能充盈脉管或脉气不相连续，故其脉细弱或结代。心气不足，血液运行无力，不能上荣，故见面白无华，舌淡。心阳虚则心脉阻滞，气血运行不畅，则心胸憋闷，舌质紫黯。

二、肺气虚证

气虚通常与阳虚同时存在，阳虚易导致气虚，肺气虚证主要指肺气虚弱，呼吸无力，卫外不固；以气短而喘，咳嗽无力，自汗与气虚为主要辨证依据。

【临床表现】　咳嗽无力，气短而喘，动则尤甚，咳痰清稀，声低懒言，或畏寒，或自汗，易于感冒，神疲体倦，面色淡白，舌淡苔白，脉细弱或沉细。

【辨证分析】　本证多因先天禀赋不足或久病咳喘，耗伤肺气，或脾虚失运，生化不足，肺失所养所致。肺主宣降，主一身之气，肺气亏损，宣降无权，气逆于上，宗气生成不足，故咳喘无力，气短，动则气促；肺气不足，输布水液功能减弱，水液停聚肺系，聚而成痰，故痰多清稀；肺气虚不能卫外，腠理不固，故自汗，恶风，防御功能减退，因此易于感冒；肺气虚则声低懒言；神倦疲乏，舌淡苔白，脉虚为气虚之征。

三、脾阳虚证

脾阳虚证是指脾阳虚，失于温运，阴寒内生，主要以饮食不佳，喜温喜按，四肢不温及舌脉象为主要辨证依据。

【临床表现】　腹胀，脘腹不舒，喜温喜按，畏寒怕冷，四肢不温，或形寒肢冷，面色少华，神疲乏力，或面色虚浮，口淡不渴，气短不欲言，大便溏稀，甚至完谷不化，小便清长，或短少，或白带清稀量多，舌质淡白，淡胖或有齿痕，苔白滑，脉象多沉细，沉迟无力。

【辨证分析】　本证由脾气虚发展而来，或为素体禀赋虚弱，久病体虚，劳倦过度，耗伤中气，或为过食寒饮、外寒直中、药过苦寒损伤脾阳，或为肾阳不足，命门火衰，火不生土，以致脾阳不足，运化失司，寒邪内生所致。脾阳虚衰，运化失职，故腹胀纳少；阳虚则寒从中生，寒凝气滞，故脘腹冷痛、喜温喜按；阳虚水湿不化，流注肠中，故大便溏薄清稀；脾阳虚不温四末，故形寒肢冷；中阳不振，水湿内停，膀胱气化失司，故小便不利；流溢肌肤则肢体困重，甚至肢体浮肿，渗注于下则妇女白带量多质稀。舌淡胖苔白滑，脉沉迟无力皆为阳气亏虚、寒湿内停之征。

四、胃阳虚证

胃阳虚证是指阳气不足，胃失温煦，以胃脘冷痛、喜温喜按、畏冷肢凉为主要辨证依据。

【临床表现】　胃脘疼痛，绵绵不休，时发时止，喜温喜按，食后缓解，泛吐清水或夹有不消化的食物，食少脘痞，口淡不渴，四肢倦怠乏力，畏寒肢冷，舌质淡胖，脉沉细或无力。

【辨证分析】　多因素体阳虚，过食生冷或胃部受寒，以及过服苦寒药物损伤胃阳而成。胃阳不足，腐熟功能减弱，故饮食减少；胃阳不足，胃腑失于温养，遇寒则胃络收引，故胃脘隐痛；寒凝于胃，胃阳无力温化，故喜温喜按以助胃阳；阳虚则阴寒内生，阴不耗津故口淡不渴；腐熟无权，气血化源不足，故神疲乏力；胃阳无力温煦肢体，故肢冷喜暖。胃病及脾，脾失运化，可见腹胀，大便溏薄，或完谷不化。舌淡苔白滑，脉沉迟无力为胃阳不足之征。

五、肾阳虚证

肾阳虚证是指肾阳亏虚，机体失却温煦，以腰膝酸冷、夜尿多与阳虚虚寒共见为主要辨证依据。

【临床表现】　头晕目眩，面色㿠白，或黧黑，腰膝酸冷疼痛，畏冷肢凉，以下肢尤甚，精神萎靡，水肿反复消长不已，面浮身肿，以腰下为甚，按之凹陷不易恢复，神疲乏力，四肢倦怠，性欲减退，男子主要以阳痿早泄、滑精精冷，女子出现宫寒不孕，或久泄不止，完谷不化，五更泄泻，或小便频数、清长，夜尿频多，或出现尿量减少或繁多，舌质淡白或淡胖，苔白腻或白滑，脉象沉缓或沉弱无力，尺脉尤甚。

【辨证分析】　多因素体阳虚，或先天不足，或房劳过度，或年高肾亏，或久病伤肾，或外邪损伤阳气，或他脏及肾等引起。肾阳虚既有一般阳虚证全身性虚寒之象，又有肾生理功能异常的定位症状。肾为先天之本，肾阳是生命活动的原动力；肾主骨，腰为肾之府，肾居下焦，肾阳虚衰失于温煦，则见腰膝酸软、冷痛，四肢冷痛，以下肢尤甚；阳虚气血不能荣于上，则见头晕目眩，面色㿠白，阳虚则阴寒内盛，气血运行不畅，则见面色黧黑，肾阳疲惫，不能振奋鼓舞阳气，则见精神疲惫，肾主水，肾阳对水液有气化蒸腾作用，若肾阳不足，蒸腾气化无力，则出现水肿反复消长不已，面浮身肿，主下焦则以腰下为甚，小便清长或夜尿频数；肾藏精，主生长发育与生殖，肾阳虚衰，命门火衰，性欲减退，男子主要表现为阳痿早泄、滑精精冷，女子出现宫寒不孕；肾主纳气，肾阳虚则见喘促、气短、乏力；肾阳虚，火不暖土，脾失健运，则久泄不止，完谷不化，五更泄泻；舌质淡白或淡胖，苔白腻或白滑，脉象沉缓或沉弱无力均为肾阳虚之象。

六、心肾阳虚证

心肾阳虚是指心与肾的阳气虚衰，失于温煦所致心肾两阳虚衰导致一系列虚寒症候。以心悸、水肿与阳虚虚寒为主要辨证依据。

【临床表现】　畏寒肢冷，心悸而痛，胸闷气短，动则更甚，自汗，面色㿠白，神倦怯寒，四肢欠温或肢体浮肿，腰膝酸冷，唇甲青紫，夜尿频多，或小便不利，舌质淡胖，边有齿痕，苔白或腻，或苔白滑，脉沉细迟或弱。

【辨证分析】　本证多为心阳虚衰，病久及肾，或为肾阳虚衰气化无权，水饮凌心所致；肾阳虚，温煦作用减弱则畏寒肢冷；肾阳虚，膀胱气化不利，三焦决渎不利，膀胱气化失司，则见小便不利，水液停聚，泛溢肌肤，故肢体浮肿；心主血脉神明，心阳虚，心失所养，则心悸怔忡，神疲乏力；心肾阳虚，气血运行无力，血脉瘀阻，则唇甲淡暗或青紫，舌淡紫；苔白滑，脉沉细为阳虚阴寒内盛之象。

七、脾肾阳虚证

脾肾阳虚是指肾阳受损，不能温脾阳，导致脾肾阳气同时损伤，虚寒内生，温化无权，以畏冷肢凉、久泻久痢、水肿、腰腹冷痛与阳虚虚寒为主要辨证依据。

【临床表现】　腰膝、下腹冷痛，畏冷肢凉，面色少华，神疲乏力，精神萎靡，食少纳差，脘腹胀满，久泄久痢，或五更泄泻，完谷不化，便质清冷，小便清长或频多，或全身水肿，舌淡胖，苔白滑，有齿痕，脉沉迟无力或细弱。

【辨证分析】　本证多由于体质虚弱而复感于寒邪，或久病耗损脾肾之阳气，或久泻不止，损伤脾肾之阳，或其他脏腑的亏虚，累及脾肾两脏等引起。脾主运化，肾主二便，本证多以运化、二便失司常见；脾阳不振，运化无力，故见倦怠乏力，纳呆腹胀，大便稀溏，久泄久痢，或五更泄泻，完谷不化；脾肾阳虚，水湿内停，脾失健运，肾失温化，阳虚水泛，水湿泛溢于肌肤，则见面浮肢肿，按之没指，小便短少；脾肾虚损，冲任不固，经血失固，则经行量多，色淡质稀；腰为肾府，肾虚则腰膝酸软，阳虚寒凝于内则气机不畅，见下腹冷痛，阳虚气血不荣于上则见面色少华；气血运行不畅则精神萎靡，疲倦乏力，不达四肢则四肢冷痛。舌淡胖，苔白滑，有齿痕，脉沉迟无力或细弱乃水寒之气内停之候。

八、心阳虚脱证

心阳虚脱是指心阳衰极，阳气欲脱，以心悸胸痛、冷汗淋漓、肢冷、脉微欲绝为主要辨证依据。

【临床表现】　心悸、胸痛剧烈，冷汗淋漓，四肢厥冷，面色苍白，呼吸低微，甚至昏迷，唇舌青紫，脉微欲绝。

【辨证分析】　本证多由心阳虚证发展而来，或由于痰瘀痹阻心脉，或由寒邪暴伤心脉，或由失血亡津液，气无所依，心阳外脱所致。心阳衰极，气不摄津液，则冷汗淋漓；温煦不达四肢，则见四肢厥冷；心阳外脱，则面色苍白无华，不能助肺呼吸，则呼吸低微；阳虚寒凝或痰瘀痹阻于心脉，血行运行不畅，心脉痹阻不通，不通则痛，故见心悸、胸痛剧烈，口唇青紫，心神涣散，则见神志模糊，甚至昏迷；脉微欲绝为阳气外脱之象。

附：其他辨证

1. 阳气虚衰与血证阳气虚衰，不得流通，组织失于温养，常表现为畏寒，手足或少腹等患处冷痛拘急、得温痛减，肤色紫暗发凉，或为痛经、月经衍期、经色紫暗、夹有血块，唇舌青紫，舌质暗淡，苔白滑，脉象沉迟弦，以患处冷痛拘急、畏寒等为主要辨证依据。

阳虚与气虚常兼并，若阳气两虚日久可成血瘀证，以患处疼痛、肿块、出血等表现为主，疼痛以刺痛为主，痛处拒按，固定不移，夜间尤甚；肿块青紫，质硬而推之不移；出血反复，色暗紫或夹血块，面色黧黑，或唇甲青紫，或皮下紫斑，或肌肤甲错，舌质紫色斑点、舌下络脉曲张，脉多结代或无脉。以刺痛、肿块、出血等为辨证依据。

若突然大量出血，或长期失血，血液大量耗失，阳气也会随之虚衰，临床可见面色苍白，头晕眼花，心悸，气短，四肢逆冷，舌色枯白，脉象微或芤。主要以面色苍白，脉芤为主要辨证依据。

阳虚诊断及辨证种类繁多复杂，可单脏腑或多脏腑合并出现，气血津液等相互转化出现，抓住阳虚主要辨证特点，同时四诊合参，全面诊断辨证。

2. 阳虚发热　由于寒证日久，或久病气虚，气损及阳，或脾肾阳气亏虚，以致火不归原，虚阳外浮而引起发热，发热多为低热。如《证治汇补·发热》说："阳虚发热，有肾虚水冷，火不归经，游行于外而发热。"

【临床表现】 发热而欲近衣，形寒怯冷，四肢不温，少气懒言，头晕嗜卧，腰膝酸软，纳少便溏，面色㿠白，舌质淡胖，或有齿痕，苔白润，脉沉细无力。

【辨证分析】 本证为多个原因所致阳气亏虚，火不归原所致的虚热；寒证日久，损及一身阳气，气血运行不畅，寒邪郁闭于内，宣透不畅，则郁而发热；或者久病气虚，伤及阳气，脾肾阳气亏虚，阳气虚浮于外而致发热。

3. 阳虚浮越　阳虚浮越是指体内阳气极度衰微而欲脱，失却温煦、固摄，以四肢厥冷、面色苍白、冷汗淋漓、脉微欲绝为主要辨证依据。

【临床表现】 自觉发热，欲脱衣揭被，面色浮红，冷汗淋漓、汗质稀淡，神情淡漠，肌肤不温，手足厥冷，呼吸气弱，面色苍白，舌质淡而润，脉微欲绝，主要以心肾阳气虚脱为主要病机。

【辨证分析】 本病多为心肾阳虚进一步发展而来；由于阳气虚衰，阴寒内盛，心肾阳气虚脱，逼迫虚阳浮游于上、格越于外，故可表现为自觉发热，欲脱衣揭被，面色浮红如妆，但其本质为阳气虚衰，阴寒内盛，阳气失于温煦故见四肢厥冷，气血不荣于上则面色苍白，阳虚不固则冷汗淋漓，阳气虚脱，亏损殆尽则见脉微欲绝。

参 考 文 献

[1] 孙广仁. 中医基础理论［M］. 北京：中国中医药出版社，2002.
[2] 朱文锋. 中医诊断学［M］. 北京：中国中医药出版社，2002.
[3] 周仲瑛. 中医内科学［M］. 北京：中国中医药出版社，2002.

（吴　洋）

第三章　治则与治法

　　"万物负阴而抱阳，冲气以为和"，阴阳是万事万物的根本，是中医学理论体系的核心思想，八纲辨证更以阴阳统括全纲，其重要性可见一斑。"阴平阳秘，精神乃治"，阴阳维持相对平衡是机体进行正常生命活动的先决条件。然而在阴阳二气中，阳气居于主导地位，早在《易传·象》中就有"大哉乾元，万物资始，乃统天""至哉坤元，万物资生，乃顺成天"的记载，黄元御亦认为"阳如珠玉，阴如蚌璞"，《黄帝内经》更是明确提出了"阴阳之要，阳秘乃固""阳生阴长，阳杀阴藏"的观点，因此，无论是在自然界抑或人体皆是"阳为主导，阴为从属"。阳气是人生立命之本，是生命活动的原动力，具有温养全身组织，维护脏腑功能的作用。扶阳派学术思想正是基于阳气的关键作用而创立，强调"人生立命，重在以火立极；治病立法，重在以火消阴"。

　　扶阳派学术思想肇始于《黄帝内经》，形成于《伤寒论》，至清郑钦安后逐渐形成完备的理法方药体系。扶阳派极其重视阳气的作用，正如《黄帝内经》指出："阳气者，若天与日，失其所则折寿而不彰；故天运当以日光明。是故阳因而上，卫外者也。"《医理真传》亦指出："子不知人之所以立命者，在活一口气乎？气者阳也，阳行一寸，阴即行一寸，阳停一刻，阴即停一刻，可知阳者，阴之主也，阳气流通，阴气无滞，自然胀病不作。阳气不足，稍有阻滞，百病丛生。"可见扶阳派以一元论辨治疾病，认为"病有万端，发于一元，一元者，二气浑为一气者也，一气盈缩，病即生焉，有余即火，不足即寒"。阳气受损或阻滞是疾病发生的内在基础，即所谓的"阳强则寿，阳衰则夭"。因此"万病皆损于一元阳气"。疾病治疗的关键应侧重于"扶一元之真火，敛已散之阳光"。

　　阳气郁滞，百病由生：《金匮要略》指出："若五脏元真通畅，人即安和"，气机升降出入失常是疾病发生的重要机制。阳气流通，百病不作，正如《黄帝内经》指出："故阳蓄积病死，而阳气当隔，隔者当泻，不亟正治，粗乃败之。"因此，阳气稍有郁滞，疾病作矣。阳气不能流通，阴液亦不能输布转运，气血水津停滞，变生瘀血、痰浊、水饮。正所谓"气血流通即是补"，气血流通关键在于气的流通，气为血之帅，"人生一团血肉之躯，阴也，全赖一团真气运于其中而立命"，由此可见，血液流通全赖阳气之温煦推动，因此通阳亦能达到扶阳目的。

　　万病皆损于一元阳气：《内经知要》指出："天之运行，惟日为本，天无此日，则昼夜不分，四时失序，晦冥幽暗，万物不彰矣。在于人者，亦惟此阳气为要，苟无阳气，孰分清浊？孰布三焦？孰为呼吸？孰为运行？血何由生？食何由化？与天之无日等矣，欲保天年，其可得乎？"《医法圆通》亦指出："有阳则生，无阳则死，夫人之所以奉生而不知死者，惟赖此先天一点真气耳。真气在一日，人即活一日，真气立刻亡，人亦立刻亡。"阳气固秘，则大风苛疾，弗之能害，因此，阳秘则邪不外淫，精不内亡，阳气在整个人体的生命活动中起着至关重要的作用，"万病皆损于一元阳气"，扶阳对于却病延年具有深远意义，正所谓"治之但扶真阳，内外两邪皆能灭，是不治邪而实治邪也"。

一、治则

阳气以秘为本，以通为要。阳气流通，气血冲和，百病不生，通则无滞，气血津液敷布转运正常，阳气的生成方能充足。阳气流通有助于阳气生成。通阳扶阳是疾病治疗的基本治则。

（一）病在阴者扶阳抑阴，病在阳者用阳化阴

阳为生之本，对人体生理、病理及疾病诊断、预后具有举足轻重的作用。病在阴者，表现为一派虚寒之象，"阳虚生外寒"，疾病本质在于阳气亏虚，治疗宜"益火之源，以消阴翳"，重在扶阳以抑阴。病在阳者，表现为瘀血、痰浊、水饮停滞，一派阴邪聚集之象，病机关键在于阳气不流通，治疗宜温运阳气，帮助气化，推动气血津液运行，即所谓的"用阳化阴"。

（二）宣阳扶阳

阳气贵在流通，在温阳扶阳的同时，应注重宣通阳气，"气血流通即是补"，通阳有助于扶阳，同样，充足的阳气亦有助于阳气的周流，二者相辅相成，相互促进，相互影响。仲景治疗三阴寒化证，每于扶阳之剂中加入通阳之品，寓补中有疏之意，使补而不滞，通阳配伍扶阳，则扶阳之力更专，疗效更为显著。

（三）扶阳潜阳

阳气性质动散，应适当潜藏于肾水之中，以达水火既济之态。若阳虚不能潜藏，虚阳浮越于外，则发生阳虚之阴火证。治疗应在温阳扶阳的同时适当配伍质重沉降之品，诸如生龙骨、生牡蛎之辈，使浮越之虚阳得阴之维系而不至于耗散于外。

（四）阴中求阳

"善补阳者，必于阴中求阳，则阳得阴助而生化无穷。"阴阳为对立互根关系，扶阳适当配以滋阴，则阴阳互助互济，可达事半功倍之效。养阴的目的全在于滋阴蓄阳、助阳，使阳有所依附，并起到滋化源的作用。纯用辛温助阳之品，恐阴液更伤，无以化生阳气，且有阴竭阳脱之虞。

《中藏经》指出："阳者生之本，阴者死之基，阴宜常损，阳宜常益，顺阳者生，逆阳者死"，足见阳气的重要性。万病皆损于一元阳气，因此疾病治疗应首重通阳扶阳，病在阴者扶阳抑阴，病在阳者用阳化阴，扶阳应不忘宣通郁滞之阳气。对于阳虚之阴火证，应注意潜阳，使浮越之阳下潜于肾水之中，水火既济。

阴阳可互根互济，善补阳者须阴中求阳，使阳得阴敛，阳有所附，同时以助阳之生化。

二、治法

（一）祛邪通阳

《素问·生气通天论》指出："苍天之气，清净则志意治，顺之则阳气固，虽有贼邪，

弗能害也"，阳气无伤，百病自然不作。若饮食失节，调摄失宜或情志过极导致阳气不能固秘，卫外功能受损，外邪乘虚而入，痹阻阳气，不通则病。阳气稍有怫郁，阴液为之停滞，酿生瘀血、痰浊、水饮，使本已怫郁之阳气运行进一步受阻，因此治疗重在祛邪通阳，可采用散寒、活血、泻浊，或利水化饮之法，俾邪去正安，阳气自通。

1. 散寒通阳　寒为阴邪，收引凝滞，最易伤阳。《素问·生气通天论》曰："因于寒，欲如运枢，起居如惊，神气乃浮……四维相代，阳气乃竭。"外感寒邪束于肌表，腠理闭塞，玄府不通，邪气壅遏于表，卫气不得泄越，正邪交争，以致局部郁而发热。火热当以怫郁发，治疗宜开泄腠理、宣发阳气，因势利导，散寒以通阳。

2. 通阳活血　《灵枢·百病始生》有："卒然外中于寒，若内伤于忧怒，则气上逆，气上逆则六输不通，温气不行，凝血蕴里而不散，津液涩渗，著而不去，而积皆成矣。"积为瘀血，由气机运行失常产生，病机本质为阳气失于流通，气滞血瘀。因此，治疗重在温通阳气，辅以活血化瘀。"阳为动力，阴为物质"，疏其血气是气滞血瘀证治疗的重要法门。

3. 泄浊通阳　"五脏元真通畅，人即安和"，通可去滞，若元阳不通，气化不行，肾主水的功能障碍，酿生浊毒。寒湿、阴邪等浊毒积聚，阳气受蔽，不得宣通而致百病。"欲驱浊阴，急急通阳"，因此治疗宜辛热温通阳气为主，配以化湿泄浊，俾阳气通畅，阴浊自除。

4. 利水（化饮）通阳　水湿、水饮皆为阴邪，其形成与阳气怫郁、气不布津有关，水饮一成，势必阻遏阳气，加重疾病。仲景有"病痰饮者，当以温药和之"的教诲，因此对于阳气阻滞，水饮积聚之证，必当"先与通阳彻饮，俾阳气得宣，庶可向安"，否则必致"阴霾冲逆肆虐，饮邪滔天莫制。"

（二）补虚扶阳

1. 益气温阳　《医法圆通》有"故曰人活一口气，气即阳也，火也，又曰人非此火不生"的记载。《医法圆通·万病一气论》亦指出："病也者，病此气也。气也者，周身躯壳之大用也，用药以治病，实以治气也。"六淫侵袭、七情内伤、饮食不节、劳逸失度损耗正气，久必及阳。治疗宜重在补气温阳。

2. 补肾温阳　张介宾强调："天之大宝，只此一丸红日；人之大宝，只此一息真阳。"真阳寄于命门之中，命门为肾之精室，"五脏之伤，穷必及肾"，因此对于杂病，不论七情、六淫、饮食等病因，虽可起于心、肝、脾、肺，但"及其甚也，四脏相移，必归脾肾"，因此补肾温阳为疾病治疗的基本大法。

3. 温阳健脾　脾胃为后天之本，气血生化之源，"诸病亦多生脾胃"，脾主运化，其运化功能有赖于阳气的温煦推动，脾阳不振，则清阳为湿所困，变生肿满等症。治疗重点在于温阳健脾，俾脾阳健旺，诸病自除。

4. 温阳益心　心为五脏六腑之大主，心阳的温煦推动作用既是心主血脉本身发挥其生理功能的必要条件，又是心主血脉功能的主要动力，心阳不足或心阳虚衰，则气血鼓动无力，不能营养全身，同时产生瘀血、气滞、痰浊、水湿等多种病理变化。治宜辛温通络，补益心阳。

总之，阴阳学说是中医学术的理论核心，元阴元阳为人体生命之根本。然正如《素问·阴阳别论》指出："阴之所生，和本曰和，是故刚与刚，阳气破散，阴气乃消亡；淖则刚柔不和，经气乃绝。"可见，阳主阴从为阴阳的基本格局。因此，阳气至贵至重，"万病皆损于一元阳气"，临证治疗之际，阳气的不通与不足常相互并见，应重视通阳扶阳，共同实现养阳的目的。"气血流通即是补"，阳气流通有助于阳气生成，同样，充足的阳气是保证其周流不休，发挥温煦、营养、气化、防御、固摄等功用的物质基础。综上所述，通阳扶阳是杂病治疗的基本法则，根据邪正盛衰，又应分别施以祛邪通阳法抑或补虚扶阳法，通阳扶阳相辅相成，相得益彰，二者并无绝对界限，不应孤立。俾阳气健旺，则生生不息，百病不作。

参 考 文 献

[1] 邹澍宣，罗洋.《黄帝内经》之扶阳思想阐微 [J]. 天津中医药大学学报，2012, 31 (1)：5-6.

[2] 张玉宇. 论通阳扶阳的重要性 [J]. 光明中医，2008, 23 (5)：600-601.

[3] 陈琳，李学麟. 李学麟教授论扶阳 [J]. 光明中医，2001, 26 (1)：36-37.

[4] 董幼祺，王邦才. 叶天士"凡病宜通"治疗学思想探述 [J]. 中医杂志，2001, 42 (2)：69-71.

[5] 谭学林. 张景岳补肾治法特点探析 [J]. 中医杂志，2001, 42 (7)：389-391.

[6] 何静，王键. 新安医家化湿法研究 [J]. 安徽中医学院学报，2010, 29 (6)：16-18.

[7] 曹洪欣，龚其淼. 冠心病心阳虚证的证候特点分析 [J]. 中医药信息，2000 (6)：3-4.

（吴晶金）

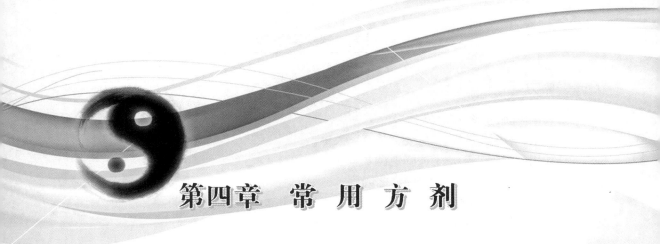

第四章 常用方剂

第一节 扶阳解表剂

一、桂枝汤（《伤寒论》）

组成：桂枝、芍药、甘草、生姜、大枣。

功用：解肌发表，调和营卫。

主治：外感风寒表虚证。

临床运用：本方以发热、汗出、恶风、脉浮缓为辨证要点，加重桂枝用量，或再加姜黄、细辛、威灵仙，可用治风寒湿痹痛；加当归、丹参、鸡血藤、细辛，则可用治冻疮、冬季皮炎。其原方及加减方现代临床运用广泛，在治疗范围上涵盖内、外、妇、儿、五官、口腔等临床多科疾病。

本方虽有解表之功，但与专事发汗祛邪之方不同，临床除用于外感风寒表虚证外，对久病不愈等原因所造成的卫阳不足、营卫亏虚等病证有显著疗效。如南氏曾治疗畏风、自汗、头痛两年的患者，方用桂枝汤解肌祛风，调和营卫。服药后啜热粥、温覆、避风，药后微微汗出，2剂后自汗止，畏风、身痛愈。谭氏等用桂枝汤原方治疗长期发热案（每日发烧，伴有汗出，半年之久），此证属阳虚不固，营卫失和证，服桂枝汤3剂，病情明显好转，继服半月，诸症悉平。黄氏用桂枝汤加减治疗中老年背心冷76例，其中痊愈52例，有效18例，无效6例，每日1剂，水煎，分3次温服，10日为1个疗程。治疗结果：52例痊愈（症状消失，随访2年以上未复发），18例有效（症状明显减轻），6例无效（症状无明显减轻），总有效率为92%。

使用注意：凡表实无汗，或发热不恶寒，汗多而烦渴，或内有湿热者，皆不宜使用。

参 考 文 献

[1] 南瑞霞. 桂枝汤临床运用举隅 [J]. 光明中医, 2008, 23 (10)：1595.

[2] 谭福天, 孙晓峰. 桂枝汤治验 [J]. 吉林中医药, 1992 (6)：12.

[3] 黄立明. 桂枝汤加减治疗中老年背心冷76例 [J]. 浙江中医杂志, 1999, (3)：125.

附方

1. 桂枝加桂汤（《伤寒论》）

组成：桂枝、芍药、生姜、甘草、大枣。

功用：温通心阳，平冲降逆。

主治：心阳虚弱，寒水凌心之奔豚。

2. 桂枝加芍药汤（《伤寒论》）

组成：桂枝、芍药、生姜、甘草、大枣。

功用：温脾和中，缓急止痛。

主治：太阳病误下伤中，土虚木乘之腹痛。

3. 桂枝加龙骨牡蛎汤（《金匮要略》）

组成：桂枝、芍药、生姜、甘草、大枣、龙骨、牡蛎。

功用：调和阴阳，潜阳涩精。

主治：虚劳病阴阳两虚。

4. 桂枝加葛根汤（《伤寒论》）

组成：桂枝、芍药、生姜、炙甘草、大枣、葛根。

功用：解肌发表，升津舒筋。

主治：风寒客于太阳经腧，营卫不和证。桂枝汤证兼项背强而不舒者。

5. 乌头桂枝汤（《金匮要略》）

组成：乌头、桂枝、芍药、生姜、炙甘草、大枣。

功用：祛风除湿，宣痹止痛。

主治：寒疝腹中痛，逆冷，手足不仁。

6. 桂枝加人参汤（《医学入门》）

组成：桂枝、芍药、人参、甘草、生姜、大枣。

功用：补中益气，调和营卫。

主治：汗后及霍乱后，身痛脉沉。

7. 桂枝加附子汤（《伤寒论》）

组成：桂枝、芍药、生姜、甘草、大枣、附子。

功效：调和营卫，固表扶阳。

主治：太阳病发汗太过，遂致汗出不止，恶风，小便难，四肢拘急，难以屈伸者。

8. 桂枝加厚朴杏子汤（《伤寒论》）

组成：桂枝、芍药、生姜、甘草、大枣、厚朴、杏仁。

功用：解肌发表，降气平喘。

主治：素有喘证，又感风寒而见桂枝汤证者；或风寒表证误用下剂后，表证未解而微喘者。

二、麻黄细辛附子汤（《伤寒论》）

组成：麻黄、附子、细辛。

功用：助阳解表。

主治：素体阳虚，外感风寒，症见怕冷较甚、微发热、无汗头痛、脉不浮而反沉者。

临床运用：本方既是主治少阴阳虚，外感风寒的代表方、基础方，又是治疗大寒客犯肺肾所致咽痛生哑的常用方。临床上以恶寒甚、发热轻、神疲欲寐、脉沉为辨证要点。常用于感冒、流行性感冒、支气管炎、病态窦房结综合征、风湿性关节炎、过敏性鼻炎、暴盲、暴喑、喉痹、皮肤瘙痒等属阳虚外感者。如胡氏等用此方为主方治疗心肾阳衰之缓慢型心律失常 120 例，每日 1 剂，每剂煎药 2 次，约取 400ml，分两次早晚各服 200ml，45 天为 1 个疗程。结果 SSS 者 70 例，显效 20 例，有效 26 例，无效 24 例；窦缓者 34 例，显效 12 例，有效 22 例，无效 0 例；Ⅱ度房室传导阻滞 10 例，显效 4 例，有效 0 例，无效 6 例；Ⅲ度 AVB 6 例，显效 0 例，有效 2 例，无效 4 例。刘氏等曾用麻黄附子细辛汤加炙甘草治疗失眠长达 15 年的患者，辨证为心肾阳虚证，患者服药 3 剂后，睡眠质量大有改善。再如李氏用麻黄附子细辛汤加味治疗肾阳虚感冒 100 例，痊愈（诸症基本消失，随访 1 年无复发）60 例；显效（症状减轻，半年内有复发者）26 例；无效（症状无明显改善）14 例；总有效率 86%。

使用注意：若少阴阳虚而见下利清谷、四肢厥逆、脉微欲绝等症，则应遵仲景"先温其里，乃攻其表"的原则，否则误发其汗，必致亡阳危候，不可不慎。

参 考 文 献

[1] 邓中甲．方剂学［M］．上海：上海科学技术出版社，2009：55.

[2] 胡善家，叶希文．麻黄细辛附子汤为主治疗缓慢型心律失常 120 例［J］．中国民间疗法，2012，20（3）：40.

[3] 刘国华，林大勇，等．麻黄细辛附子汤新用及机制探讨［J］．辽宁中医杂志，2008，35（6）：913.

[4] 李洪功．麻黄细辛附子汤加味治疗肾阳虚感冒 100 例疗效观察［J］．中国社区医师，2005，21（276）：40.

三、小青龙汤（《伤寒论》）

组成：麻黄、芍药、细辛、干姜、甘草、桂枝、五味子、半夏。

功用：解表散寒，温肺化饮。

主治：外感风寒，内停水饮证。

临床运用：本方是治疗外感风寒，寒饮内停咳喘的常用方，以恶寒发热、无汗、喘咳、痰多而稀、舌苔白滑、脉浮为辨证要点。外寒证轻者，可去桂枝，麻黄改用炙麻黄；胸闷胁胀，加厚朴、枳壳；因蕴热而见烦躁者，加石膏、黄芩；若鼻塞，清涕多者，加辛夷、苍耳子；水肿较重，小便不利，加茯苓、猪苓。临床应用证实，凡见咳、喘、痰、满，或甚则喘息不得卧、或肢体浮肿因"外感风寒，内有寒饮"所致者，均可辨证应用本方，必获良效。现代医家灵活运用本方治疗呼吸系统疾病，如流行性感冒、肺炎、哮喘、百日咳等均可取得较好的疗效。此外，小青龙汤亦可用于治疗失音、心悸、气胸、急性肾炎、肾病综合征、荨麻疹等。如麦氏治疗感冒后咳嗽 68 例，用复方甲氧那明胶囊口服，其中治疗组 34 例加服小青龙汤。结果治疗组和对照组总有效率分别为 97.0%、

41.1%（$P < 0.05$）。陈氏以本方为主方治疗 80 例慢性支气管哮喘急性发作期的患者，辨证属外寒内饮型，水煎服，每日一剂，早晚各一次，5 天为 1 个疗程，结果痊愈 52 例，显效 21 例，无效 7 例，总有效率为 91.2%。王氏等用小青龙汤加减治疗寒哮 216 例，平均年龄 39 岁，病程 2～27 年，平均 12.6 年，每日 1 剂，煎 2 次，每次煎 30 分钟左右，分早、晚 2 次饭后服用，7 天为 1 个疗程。1～3 个疗程后统计疗效，结果 132 例临床治愈（胸闷气喘、咳嗽咳痰消除），68 例好转（胸闷气喘、咳嗽咳痰明显减轻），16 例无效（胸闷气喘、咳嗽咳痰未见明显减轻或反而加重者），总有效率为 92.5%。

使用注意：本方辛散温化之力较强，临证须视患者体质强弱酌定剂量，不可贪功冒进大剂，阴虚干咳无痰或肺热咳喘者不宜使用。

参 考 文 献

[1] 胡久略 . 方剂学 [M] . 北京：中国古籍出版社，2009：92.

[2] 麦海萍 . 小青龙汤配合西药治疗感冒后咳嗽 34 例 [J] . 陕西中医，2009，30（4）：400-401.

[3] 陈元粉 . 小青龙汤加减治疗 80 例慢性支气管哮喘急性发作期患者的疗效观察 [J] . 中国医药指南，2013，11（20）：665.

[4] 王伟，徐海波，张狄 . 小青龙汤加减治疗寒哮 216 例疗效观察 [J] . 浙江中医杂志，2010，45（10）：734.

附方

1. 射干麻黄汤（《金匮要略》）

组成：射干、麻黄、紫菀、款冬花、制半夏、生姜、细辛、五味子、大枣。

功用：宣肺祛痰，下气止咳。

主治：痰饮郁结，气逆喘咳证。

2. 小青龙加石膏汤（《金匮要略》）

组成：麻黄、芍药、细辛、干姜、甘草、桂枝、五味子、半夏、石膏。

功用：解表化饮，清热除烦。

主治：肺胀，心下有水气，咳而上气，烦躁而喘，脉浮者。

第二节　扶阳温里剂

一、大建中汤（《金匮要略》）

组成：蜀椒、干姜、人参、胶饴。

功用：温中补虚，降逆止痛。

主治：中阳衰弱，阴寒内盛之脘腹剧痛证。

临床运用：《金匮要略》曰："心胸中大寒痛，呕不能饮食，腹中寒，上冲皮起，出见有头足，上下痛而不可触近，大建中汤主之。"在临床上，大建中汤常常用于治疗中焦虚寒所引起的多种急腹症和危重症，只要辨证准确，都可以收到立竿见影的效果。王氏等运用大建中汤为主加减化裁，治疗多例以疼痛为主的急性腹痛，以阴寒凝结，中焦虚寒引起的胃脘痛（十二指肠球部溃疡、出血），收到较好效果，方用：党参、甘草、川椒、干姜、三七各 10g，白及、黄芪各 20g，升麻 20g，并配合外治法，经调理治疗 2 日后痊愈出院。马氏用大建中汤加减治疗慢性胰腺炎急性发作患者，临床疗效满意。方用党参 15g，干姜 25g，川椒 15g，甘草 30g，苍术 15g，藿香 15g，鸡内金 10g，蒲黄 20g，五灵脂 15g。服 1 剂疼痛缓解，3 剂疼痛完全消失而愈。李氏用大建中汤加味治疗小儿功能性便秘 34 例，结果显效 18 例，占 52.9%；有效 12 例，占 35.3%；无效 4 例，占 11.8%；总有效率 88.2%。

参 考 文 献

[1] 王晓敏，马登斌，王素兰. 中药"大建中汤"治疗急症的点滴体会 [J]. 医学信息，2010，11：3413.
[2] 马秀英. 大建中汤临床应用浅识 [J]. 实用中医内科杂志，2005，19（5）：423.
[3] 李芳. 大建中汤加味治疗小儿功能性便秘 34 例 [J]. 浙江中医药大学学报，2009，33（3）：359.

附方

大建中汤（《重订严氏济生方》）

组成：黄芪、附子、鹿茸、地骨皮、续断、石斛、人参、川芎、当归、白芍药、小草、甘草。

功用：温中补虚，滋阴和营。

主治：诸虚不足，小腹急痛，骨肉酸痛，短期喘促，咳嗽痰多，潮热多汗，心下惊悸，腰背酸痛，多卧少气。

二、吴茱萸汤（《伤寒论》）

组成：吴茱萸、人参、生姜、大枣。

功用：温中补虚，降逆止呕。

主治：肝胃虚寒，浊阴上逆证。

临床运用：本方是治疗肝胃虚寒，浊阴上逆的常用方。临床上以食后欲吐、或巅顶头痛、干呕吐涎沫、畏寒肢凉、舌淡苔白滑、脉弦细而迟为辨证要点。若呕吐较甚者，可加半夏、陈皮、砂仁等以增强和胃止呕之力；头痛较甚者，可加川芎以加强止痛之功；吐酸者，加煅瓦楞子、海螵蛸以制酸；少阴吐利，手足逆冷者，加附子、干姜以温中回阳。主治阳明、少阴、厥阴三经的虚寒证。现代广泛用于治疗急慢性胃炎、消化性溃疡、神经性头痛、偏头痛、眩晕、高血压病等，经过临床验证，其疗效值得肯定。在临床上，吴茱萸汤不仅可用于治疗消化系统疾病，还可用于内科各个系统以及妇科、五官科等病证。辨证时，把握中焦虚寒、浊阴上逆的基本病机，均可运用吴茱萸汤治疗。如曲氏运用本方治疗胃脘痛 2 年的患者，辨证为脾胃虚寒型，并嘱禁食生冷。患者服 2 剂后，胃脘疼痛、呕吐、反酸等症消失；杨氏等用吴茱萸汤加味治疗经行头痛 34 例，并与 22 例服用布洛芬（芬必得）的患者进行对照，两组均以 3 个月经周期为 1 个疗程，共治 1～2 个疗程。治疗组治愈率为 52.90%，总有效率为 94.10%；对照组治愈率为 27.25%，总有效率为 54.50%。两组停药 6 个月后疗效比较，治疗组总有效率为 82.30%，对照组总有效率为 40.90%。

使用注意：吐逆拒药不受者，可采用冷服和少量频服法。个别患者服药后可出现胸中不适，头痛眩晕增剧的现象，卧床休息半小时后可自行缓解或消失，故服后宜适当休息，以减轻服药反应。吴茱萸有小毒，不宜过量。胃热呕吐、脾虚呕吐、肝胃郁热之吞酸吐苦或肝阳上亢之头痛均禁用本方。

参 考 文 献

[1] 胡久略. 方剂学 [M]. 北京：中国古籍出版社，2009：250-251.
[2] 金李君，陈永灿. 吴茱萸汤临床及实验研究进展 [J]. 浙江中医杂志，2013，48（7）：537-538.
[3] 曲建强. 吴茱萸汤治疗虚寒型胃脘痛 [J]. 山西中医，2011，27（7）：13.
[4] 杨枫，罗红斌，王霞，等. 加减吴茱萸汤治疗经行头痛 34 例 [J]. 光明中医，2009，24（8）：1485-1486.

附方

1. 吴茱萸汤（《备急千金要方》）

组成：吴茱萸、防风、桔梗、干姜、甘草、细辛、当归、干地黄。

功用：养血温经散寒。

主治：妇人先有寒冷，胸满痛，或心腹刺痛，或呕吐食少，或下痢，呼吸短促，产后益剧者。

2. 吴茱萸汤（《医宗金鉴》）

组成：当归、肉桂、吴茱萸、丹皮、半夏、麦冬、防风、细辛、藁本、干姜、茯苓、木香、炙甘草。

功用：祛风散寒，温经止痛。

主治：妇女经行腹痛，胞中不虚，唯受风寒为病者。

3. 吴茱萸汤（《审视瑶函》）

组成：半夏、吴茱萸、川芎、炙甘草、人参、白茯苓、白芷、广陈皮。

功效：温中补虚，降逆止痛。

主治：厥阴经头风头痛，四肢厥冷，呕吐涎沫。

4. 吴茱萸汤（《宣明论方》）

组成：吴茱萸、厚朴、官桂、干姜、白术、陈皮、蜀椒。

功用：温阳运脾，理气消胀。

主治：阴盛生寒，腹满脘胀，常常如饱，饮食无味。

5. 吴茱萸汤（《圣济总录》）

组成：吴茱萸、白术、赤茯苓、陈橘皮、荜茇、厚朴、槟榔、人参、大黄。

功效：温中补虚，降逆下气。

主治：霍乱，呕吐酸水，气结心下。

6. 吴茱萸汤（《千金要方》）

组成：吴茱萸、半夏、小麦、甘草、人参、桂心、大枣、生姜。

功效：温中补虚，和胃降逆。

主治：久寒，胸胁逆满，不能食。

7. 吴茱萸汤（《万氏女科》）

组成：吴茱萸、桔梗、干姜、炙甘草、半夏、细辛、当归、白茯苓、桂心、陈皮。

功效：温中散寒，理气降逆。

主治：妇人脏气本虚，素夹积冷，胸腹胀满，呕吐恶心，饮食减少，或因新产血气暴虚，风冷乘之，以致寒邪内盛，宿疾益加。

8. 吴茱萸汤（《圣济总录》）

组成：吴茱萸、大枣、甘草、生姜、人参、厚朴。

功效：温里散寒，降逆止呕。

主治：伤寒吐利，手足逆冷，心烦闷绝。

9. 吴茱萸汤（《圣济总录》）

组成：吴茱萸、桂枝、细辛、当归、杏仁。

功效：温肺散寒，降逆止咳。

主治：产后肺感寒，咳嗽不已。

三、四逆汤（《伤寒论》）

组成：附子、干姜、甘草。

功用：回阳救逆。

主治：心肾阳衰寒厥证。

临床运用：本方是回阳救逆的基础方。临床应用以四肢厥逆，神衰欲寐，面色苍白，脉沉微细为辨证要点。寒气盛者，重用附子、干姜；体虚脉弱者，加党参、黄芪；腰痛者，加桑寄生、杜仲；下肢浮肿、小便不利者，加连皮茯苓、泽泻；汗多，面红，脉微者，可加龙骨、牡蛎以镇摄固脱。本方常用于心力衰竭、心肌梗死、急性胃肠炎吐泻过多、或因误汗、过汗所的休克等属阳衰阴盛者；本方加味亦可用于顽固性风湿性关节炎。四逆汤临床应用广泛，但需要随症配伍，且需在用量用法上加以斟酌。根据阳虚程度的不同选择附子的用量，制附子一般 10～20g，如血瘀为主而阳虚不甚，或阴亏甚于阳虚，可减少附子用量为 5g。王氏曾治疗一位反复发热 1 个月余的患者，并且脑梗死后长期卧床，失语。辨为阳虚发热。停用抗生素，用四逆汤：制附子 10g，干姜 10g，炙甘草 6g。服 3 剂后痰量减少，发热减轻，体温 37.0℃～37.5℃。遂将制附子加至 15g，再服 4 剂，体温 36.5℃～37.3℃，再服 7 剂后未再发热。吴氏等用四逆汤加减治疗阳虚型原发性高血压病 60 例与单纯用西药治疗对照组比较，结果治疗 1 个月后，治疗组症状积分疗效总有效率 71.6%，对照组症状积分疗效有效率 53.3%，治疗组疗效优于对照组（$P<$ 0.05），且四逆汤加减治疗可以明显改善中医证候（$P<$ 0.05）。

许氏等将 82 例功能性便秘患者随机分为治疗组和对照组，辨证为阳虚证。对照组采用乳果糖治疗，治疗组采用四逆汤加味治疗，2组均以1个月为1个疗程。评价临床症状积分及生活质量改善情况。结果：治疗组总有效率81.4%，对照组总有效率56.4%，经统计学处理，差异有统计学意义（$P<0.05$）。

使用注意：若服药后出现呕吐拒药者，可将药液置凉后服用；本方纯用辛热之品，中病手足温和即止，不可久服；真热假寒者忌用。附子生用有毒，应把握好剂量，且须久煎。

参 考 文 献

[1] 邓中甲. 方剂学 [M]. 上海：上海科学技术出版社，2009：122.

[2] 符健，张丽，郑宏立，等. 王国华应用四逆汤临床经验 [J]. 实用中医药杂志，2013，29 (11)：947.

[3] 吴琼，邵春林，刘永明，等. 四逆汤加减治疗阳虚型原发性高血压病的临床研究 [J]. 辽宁中医杂志，2013，40 (12)：2480-2481.

[4] 许国磊，苗春红，等. 四逆汤加味治疗82例功能性便秘的临床观察 [J]. 世界中医药，2013，8 (9)：1025-1026.

附方

1. 通脉四逆汤（《伤寒论》）

组成：炙甘草、附子、干姜。

功用：破阴回阳，通达内外。

主治：少阴病，阴盛格阳证。

2. 四逆加人参汤（《伤寒论》）

组成：甘草、附子、干姜、人参。

功用：回阳救逆，益气固脱。

主治：少阴病。

3. 白通汤（《伤寒论》）

组成：葱白、干姜、附子。

功用：破阴回阳，宣通上下。

主治：少阴病，阴盛戴阳证。

4. 甘草附子汤（《伤寒论》）

组成：炙甘草、附子、白术、桂枝。

功用：温阳散寒，除湿止痛。

主治：风湿相搏，骨节疼烦。

5. 回阳救急汤（《伤寒六书》）

组成：附子、干姜、人参、甘草、白术、肉桂、陈皮、五味子、茯苓、半夏。

功用：回阳固脱，益气生脉。

主治：寒邪直中三阴，真阳衰微证。

6. 吴萸四逆汤（《医理真传》）

组成：吴茱萸、生附子、干姜、炙甘草。

功用：回阳固脱，温肝散寒。

主治：少阴厥阴阴寒证。

四、参附汤（《医方类聚》卷一五〇引《济生续方》）

组成：人参、附子。

功用：大补阳气，回阳固脱。

主治：阳气暴脱证。

临床运用：本方是回阳救逆的代表方。临床应用以四肢厥冷、汗出喘促、脉微欲绝为辨证要点。阳气欲脱之手足厥冷、脉微欲绝、大汗不止，可加煅龙骨、煅牡蛎、白芍、炙甘草等敛汗潜阳之品，以增强固脱之效。在临床上常常用于休克、心力衰竭等属阳气暴脱者，对于妇女暴崩、外疡溃后、大手术等血脱亡阳者，亦有良效。非元气大亏、阳气欲脱之危重证候，可选用党参代替人参。如程氏用参附汤治疗缓慢性心律失常 32 例，所有患者均给静脉滴注极化液，口服参附汤为基本方变化加减：以党参 20g 代替人参，以淡附片 6g 代替制附子，黄精 15g，当归 10g，甘草 6g，麦冬 6g，五味子 6g，大枣五枚。结果显效 14 例，占 43.75%；有效 11 例，占 34.375%；进步 5 例，占 15.625%；无效 2 例，占 6.25%。总有效率达 93.75%。余氏等也用参附汤加减治疗 28 例病窦综合征，经过治疗 1~2 个疗程后，显效 16 例，占 51.7%；有效 9 例，占 32.1%；无效 3 例，占 10.8%。总有效率达 89.2%。再如李氏用加味参附汤治疗席汉综合征 6 例，结果 2 例近期临床治愈（主要临床症状消失，自觉无明显不适，停药后随访 1 年内，主要症状无复发）；3 例显效（主要临床症状消失，停药后随访期内症状有复发，再用中药或相应激素治疗效果仍佳）；1 例有效（主要临床症状减轻，停药后症状较用药时加重，再用中药治疗症状仍能减轻）；0 例无效（症状无明显变化）。

使用注意：本方大温大补，乃急救之方，不可久服。用于阳气暴脱证不能用党参代替人参。患者休克无法服药时，可用鼻饲法。

参 考 文 献

[1] 邓中甲.方剂学［M］.上海：上海科学技术出版社，2009：123.

[2] 程文宜.参附汤治疗缓慢性心律失常 32 例［J］.吉林医学，2011，32（24）：5021.

[3] 余景芳，刘海潮.28 例病窦综合征用参附汤治疗临床观察［J］.中国医药指南，2008，6（17）：410.

[4] 李洪安.加味参附汤治疗席汉综合征 6 例［J］.浙江中医杂志，2007，42（6）：315.

附方

1. 参附汤（《圣济总录》）

组成：人参、附子、青黛。

功效：回阳固脱，益肾摄精。

主治：肾消，饮水无度，腿膝瘦细，小便白浊。

2. 参附汤（《重订严氏济生方》）

组成：人参、附子。

功用：回阳，益气，救脱。

主治：元气大亏，阳气暴脱证。

3. 参附汤（《世医得效方》）

组成：人参、绵附子、肉豆蔻。

功用：回阳固脱，收涩止泻。

主治：下痢鲜血，滑泄不固，欲作厥状者。

五、理中丸（《伤寒论》）

组成：人参、干姜、甘草、白术。

功用：温中祛寒，补气健脾。

主治：脾胃虚寒证；阳虚失血证；脾胃虚寒所致的胸痹；或病后多涎唾；或小儿慢惊风等。

临床运用：本方是中焦虚寒证的基础方。临床上以脘腹绵绵作痛、食少、便溏、畏寒肢冷、舌淡苔白润、脉沉迟为辨证要点。若虚寒甚者，可加附子、肉桂以增强温阳祛寒之力；若呕吐甚者，可加生姜、半夏降逆和胃止呕；下利甚者，可加茯苓、白扁豆健脾渗湿止泻；阳虚失血者，可将干姜改为炮姜，加艾叶、灶心土温涩止血；胸痹者，可加薤白、桂枝、枳实振奋胸阳，舒畅气机。本方可广泛应用于临床各科，如口腔溃疡、心力衰竭、慢性支气管炎、溃疡性结肠炎、慢性胃炎、胃及十二指肠溃疡、慢性盆腔炎等疾病，经过临床验证，其疗效值得肯定，而对于眩晕、呃逆、便秘、牙痛、多涎症、浮肿等病证亦有较好的疗效。张氏等用理中汤为基础方加减治疗脾胃阳虚型心悸患者 60 例，治疗前后病情改善程度比较，差异有显著性意义，1 个疗程（28 天）后总有效率达 91.7%。崔氏用本方加味治疗一位牙痛 3 年余，加重 1 个月，服西药治疗无效的患者，中医辨证属脾肾阳虚，阴寒内盛，虚阳上浮。予理中丸加味，处方：人参、白术各 10g，炙甘草 6g，炙附子 12g，干姜、白芷各 8g。服药 5 剂后牙痛止，牙龈肿全消，余症悉平。杨氏运用理中丸加味治疗脾胃虚寒型胃痛 60 例，每天 1 剂，水煎服，服药 7 天为 1 个疗程，治疗 1～3 个疗程。结果第 1 个疗程、第 2 个疗程、第 3 个疗程的总有效率分别为 58.55%（35/60）、83.33%（50/60）、93.33%（56/60），平均用药时间（13.4±6.2）天。

使用注意：本方性偏温热，湿热内蕴中焦或阴虚内热者忌用。

参 考 文 献

[1] 邓中甲. 方剂学 [M]. 上海：上海科学技术出版社，2009：117-118.

[2] 白钰，陈永灿. 理中丸临床应用概况 [J]. 江苏中医药，2013，45（7）：76.

[3] 张赐兴，黄丽慧，黄木全. 理中汤治疗脾胃阳虚型心悸 60 例 [J]. 江苏中医药，2009，41（10）：4.

[4] 崔秀丽. 理中丸新用 [J]. 新中医，2006，38（11）：78.

［5］杨婉芳．理中丸加味治疗脾胃虚寒型胃痛疗效观察［J］．中医药学报，2013，41（3）：152.

附方

1. 连理汤（《秘传证治要诀类方》）

组成：人参、干姜、甘草、白术、茯苓、黄连。

功效：温中祛寒，兼清郁热。

主治：外受暑邪，内伤生冷，泄泻次数甚多，心烦口渴，肛门灼热，小便赤涩者。

2. 连理汤（《症因脉治》）

组成：人参、干姜、甘草、白术、黄连。

功用：温中祛寒，兼清郁热。

主治：脾胃虚寒，腹痛泄泻，偶吐酸水，苔白，舌边红者。

3. 附子理中丸（《太平惠民和剂局方》）

组成：附子、人参、干姜、甘草、白术。

功用：温阳祛寒，补气健脾。

主治：脾胃虚寒较甚，或脾肾阳虚证。

4. 附桂理中丸（《饲鹤亭集方》）

组成：附子、肉桂、人参、白术、干姜、炙甘草。

功用：温阳祛寒，益气健脾。

主治：脾胃虚寒，痰饮内停，中焦失运，呕吐食少，腹痛便溏，脉来迟缓者。

5. 升阳益胃汤（《内外伤辨惑论》）

组成：黄芪、半夏、人参、甘草、独活、防风、白芍、羌活、橘皮、茯苓、柴胡、泽泻、白术、黄连。

功用：益气升阳，清热除湿。

主治：脾胃气虚，湿郁生热证。

六、小建中汤（《伤寒论》）

组成：桂枝、甘草、大枣、芍药、生姜、胶饴。

功用：温中补虚，和里缓急。

主治：中焦虚寒，脾胃不和证。

临床运用：本方是治疗中焦虚寒、虚劳里急证之常用方。临床上以腹中拘急疼痛、喜温喜按、舌淡、脉细弦为辨证要点。若中焦寒重者，可加干姜以增强温中散寒之力；虚损甚而偏于气虚者加黄芪以补气，偏于血虚者加当归以补血，气血俱虚者加黄芪、当归以益气补血；若兼有气滞者，可加木香行气止痛；便溏者，可加白术健脾燥湿止泻；营阴不守而见自汗心悸、虚烦不寐者，可加酸枣仁、浮小麦。本方常用于胃及十二指肠溃疡、神经衰弱、再生障碍性贫血、功能性发热、慢性胃炎、慢性肝炎等属中焦虚寒，虚劳里急者。如李氏等用小建中汤加味治疗脾胃虚寒型消化性溃疡 68 例，对照组给予常规西医治疗，治疗组给予小建中汤加味治疗，疗程均为 4 周。结果：治疗在总有效率方面，对照组（70.59％）和治疗组患者（91.18％）比较的差异具有统计学意义，且中药治疗不仅能有效改善中医证候，而且降低复发率。陈氏用小建中汤加减治疗慢性低血压86 例，结果：显效 66 例（占 76.7％），有效 20 例（占 23.30％）。其中服药 7 天内血压恢复到 90～70mmHg 以上者 26 例。

使用注意：呕吐或中满者不宜使用；阴虚火旺之胃脘疼痛或阴虚发热者均忌用。

参 考 文 献

[1] 邓中甲. 方剂学 [M]. 上海：上海科学技术出版社，2009：119.
[2] 李素红，魏海燕，等. 小建中汤加味治疗脾胃虚寒型消化性溃疡 68 例 [J]. 世界中医药，2013，8（11）：1303-1304.
[3] 陈娟. 小建中汤加减治疗慢性低血压 [J]. 中国民间疗法，2012，20（3）：38.

附方

1. 黄芪建中汤（《金匮要略》）
组成：桂枝、甘草、大枣、芍药、生姜、胶饴、黄芪。
功用：温中补气，和里缓急。
主治：虚劳里急诸不足。

2. 前胡建中汤（《千金要方》）
组成：桂枝、甘草、芍药、生姜、胶饴、前胡、当归、茯苓、人参、半夏、黄芪、白糖。
功效：温中补虚，降逆下气。
主治：大劳虚劣，寒热呕逆，下焦虚热，小便赤痛，客热上熏，头热目赤，骨内痛及口干，皆悉主之。

3. 当归建中汤（《千金翼方》）
组成：当归、桂枝、芍药、生姜、甘草、大枣。
功用：温补气血，缓急止痛。
主治：产后腹痛；产后虚赢腹中痛；产后诸虚不足，病偏于内，故内补。

七、当归四逆汤（《伤寒论》）

组成：当归、桂枝、芍药、细辛、通草、大枣、炙甘草。
功用：温经散寒，养血通脉。
主治：血虚寒厥证。
临床运用：本方是养血温经散寒的常用方。临床应用以手足厥寒，舌淡苔白，脉细欲绝为辨证要点。治腰、股、腿、足疼痛属血虚寒凝者，可酌加川断、牛膝、鸡血藤、木瓜等活血祛瘀之品；若内有久寒，兼有水饮呕逆者，可加吴茱萸、生姜暖肝温胃；若妇女血虚寒凝之经期腹痛，或男子寒疝、睾丸挈痛、牵引少腹冷痛、肢冷脉弦者，可酌加乌药、茴香、高良姜、香附等理气止痛；若血虚寒凝所致的手足冻疮，不论初期未溃或已溃者，均可以本方加减运用。本方常用于血栓闭塞性脉管炎、无脉症、雷诺病、小儿麻痹、冻疮、妇女痛经、肩周炎、坐骨神经痛、风湿性关节炎等属血虚寒凝经脉者。如李氏运用当归四逆汤加味治疗寒湿阳虚型硬皮病，将纳入标准的 70 例，分两组，两组患者均给予西医常规治疗，疗程 3 个月。治疗组在此基础上应用当归四逆汤加味，观察两组患者治疗前后皮肤受累积分及临床疗效。结果两组疗效比较，治疗组总有效率 87.5%，优于对照组的总有效率 70%，统计学有显著差异（$P<0.05$）。祝氏等用当归四逆汤为主方治疗 26 例虚寒痛经的患者，经前 1 周开始服用至经期，2～3 个月经周期为 1 个疗程。结果治愈 18 例，占 69.2%；好转 7 例，占 26.9%；无效 1 例，占 3.9%；总有效率 96.1%。又如梁氏将门诊 80 例病态窦房结综合征（SSS）患者随机分为治疗组和对照组，治疗组 40 例用加味当归四逆汤，对照组 40 例用西药治疗，两组均 15 天为 1 个疗程，3 个疗程后参照判定标准，比较治疗效果。结果治疗组总有效率 92.5%，对照组总有效率 80.0%。两组疗效比较经卡方检验 $P<0.05$，有显著差异性。

使用注意：少阴阳虚寒厥者，本方不宜使用。治疗冻疮已溃者，应减桂枝、细辛的用量，以免加速溃烂。

参 考 文 献

[1] 邓中甲. 方剂学［M］. 上海：上海科学技术出版社，2009：126.
[2] 李兴. 当归四逆汤加味治疗寒湿阳虚型硬皮病临床观察［J］. 光明中医，2013，28（3）：488-489.
[3] 祝占英，郭艳秋. 当归四逆汤治疗虚寒痛经 26 例体会［J］. 内蒙古中医药，2013，32（13）：114.
[4] 梁钊. 加味当归四逆汤治疗病态窦房结综合征疗效观察［J］. 中医临床研究，2013，5（6）：97-98.

附方

1. 当归四逆加吴茱萸生姜汤（《伤寒论》）

组成：当归、桂枝、芍药、细辛、通草、大枣、炙甘草、吴茱萸、生姜。

功用：温经散寒，养血通脉，和中止呕。

主治：血虚寒凝，手足厥冷，兼寒邪在胃，呕吐腹痛者。

2. 黄芪桂枝五物汤（《金匮要略》）

组成：黄芪、芍药、桂枝、生姜、大枣。

功用：调养荣卫，祛风散邪；益气温经，和血通痹。

主治：血痹。

3. 当归四逆汤（《奇效良方》）

组成：当归、桂枝、芍药、细辛、通草、炙甘草。

功用：温经散寒，养血通脉。

主治：手足厥寒，脉细欲绝者。

4. 当归四逆汤（《卫生宝鉴》）

组成：当归、附子、官桂、茴香、柴胡、芍药、茯苓、延胡索、川楝子、泽泻。

功用：温经散寒，暖脐止痛。

主治：疝气，脐腹冷痛，牵引腰胯。

八、干姜附子汤（《伤寒论》）

组成：干姜、附子。

功用：回阳救逆，温中散寒止痛，温通心阳。

主治：伤寒下之后，复发汗。昼日烦躁不得眠，夜而安静，不呕不渴；无表证，脉沉微，身无大热者。

临床运用：本方以"昼日烦躁不得眠，夜而安静，不呕不渴，无表证，脉沉微，身无大热"为辨证要点。临床上常用于治疗失眠、咽痛、痹证等属于阳虚者。如龚氏重用干姜附子汤治疗一位严重失眠的老人，处方：附子（先煎）100g，干姜50g。服一剂后，当晚一觉达旦，次日醒来诸症消失，为巩固疗效，带原方7剂回家续服，现随访1年半，未再复发。吴氏也用干姜附子汤治疗阳虚寒滞咽痛证，方用：熟附子15g，干姜10g。二剂，久煎频服。药未尽剂而咽痛大减，已能进食言谈，嘱其将原药服完，遂告痊愈，随访至今未复发。何氏自拟附子干姜汤治疗寒痹26例，方用：黑附片20g（开水先煎2h），干姜20g，西洋参20g，肉桂12g，吴茱萸12g，生姜20g，白术12g，麻黄12g，黄芪20g，甘草10g。每日1剂，10天为1个疗程，治疗3个疗程观察疗效。结果：治愈20例，好转3例，无效3例，总有效率为88.5%。

参 考 文 献

[1] 龚英顺，傅元陆，龚济苍．经方扶阳治验5则 [J]．江西中医药，2011，42（8）：41-42.
[2] 吴勤瑞．干姜附子汤新用 [J]．甘肃中医学院学报，1998，15（1）：52-53.
[3] 何林．自拟附子干姜汤治疗寒痹26例 [J]．云南中医中药杂志，2012，33（3）：84.

九、乌头汤（《金匮要略》）

组成：麻黄、芍药、黄芪、甘草、川乌。

功用：温经止痛。

主治：寒湿历节证。

临床运用：本方以关节剧痛不可屈伸、畏寒喜热、舌苔薄白、脉沉弦为辨证要点，在临床上常用于治疗类风湿、风湿性关节炎、强直性脊柱炎、坐骨神经痛、头痛等属于寒湿者。如钟氏用乌头汤加减治疗骨质增生，方用：麻黄10g，黄芪10g，白芍10g，甘草3g，制川乌10g（先煎去麻），杜仲15g，怀牛膝10g，独活10g，秦艽10g。煎药时每剂加蜂蜜20g，每日1剂，1日服3次，1次150ml。服药2剂后疼痛明显减轻，5剂后疼痛消失，随即停药。叶氏等用乌头汤加减煎汤内服配合理疗治疗63例风寒湿型痹证患者，经过1个月治疗，临床痊愈42例，好转15例，无效6例，总有效率为90.48%。庄氏用乌头汤加减治疗五更泄患者，也取得了满意的疗效。

参 考 文 献

[1] 钟先明．乌头汤临床应用举隅 [J]．实用中医药杂志，2009，25（6）：416.
[2] 叶旭霞，文国匡．乌头汤配合理疗治疗风寒湿痹疗效分析 [J]．现代医药卫生，2014，30

（1）：119.

[3] 庄丽丹，岳妍. 乌头汤加减治愈五更泄 1 例 [J]. 中国中医急症，2012，21（3）：509.

附方

乌附麻辛桂姜汤（《中医治法与方剂》）

组成：制川乌、制附子、麻黄、细辛、桂枝、干姜、甘草、蜂蜜。

功用：温经散寒，除湿宣痹。

主治：痛痹。

十、小续命汤（《备急千金要方》）

组成：麻黄、杏仁、甘草、桂枝、白芍、生姜、防己、防风、川芎、黄芩、人参、附子。

功用：通阳祛风。

主治：风邪中经证。

临床运用：本方是治疗中风从外风立论的代表方，在临床上多用于脑血管疾病。如赵氏将 118 例风痰上扰型脑梗死的患者随机分为两组，治疗组 60 例，对照组 58 例。对照组由神经内科医生按脑梗死常规治疗，治疗组在常规治疗的基础上以续命汤加减口服治疗。结果治疗组临床治愈 18 例，显效 25 例，好转 8 例，无效 9 例，总有效率为 85%。对照组临床治愈 10 例，显效 15 例，好转 13 例，无效 20 例，总有效率为 65.5%。2 组总有效率比较，有显著性差异（$P<0.05$），治疗组疗效明显优于对照组。张氏运用小续命汤治疗风心病并面瘫（心肺气虚，风邪外袭），方用：麻黄 6g，桂枝 10g，防风 6g，防己 10g，黄芩 10g，杏仁 10g，红参 6g，甘草 6g，赤芍 20g，川芎 10g，制附子（先煎）10g，生姜 10g，大枣 6 枚。守方加减略有出入共治疗 1 月半，诸症平息。黄氏运用本方加味治疗头痛伴耳鸣 2 年的患者，中医辨证为：脾肾阳虚，瘀阻耳窍。方用：炙麻黄 6g，制附子 20g，细辛 6g，党参 15g，黄芩 6g，桂枝 10g，白芍 12g，杏仁 10g，防风 10g，川芎 10g，生姜 10g，甘草 6g，黄芪 20g，葛根 20g，柴胡 6g，法半夏 12g，大枣 20g。水煎服，每日 1 剂。服药 3 剂后，自感头痛、耳鸣减轻。效不更方，继服 7 剂，诸证尽除。随访半年，无复发。

参 考 文 献

[1] 赵红宁. 小续命汤加减治疗风痰上扰型脑梗死 60 例 [J]. 中医临床研究，2012，4（3）：93.
[2] 张子毅. 浅谈小续命汤临床应用体会 [J]. 按摩与康复医学，2012，3（7）：190.
[3] 黄思进. 小续命汤临床应用体会 [J]. 中国中医药信息杂志，2012，19（11）：85.

第三节 扶阳补益剂

一、天雄散（《金匮要略》）

组成：天雄、白术、桂枝、龙骨。

功用：补阳摄阴。

主治：肾阳虚衰，畏寒腰冷，阳痿遗精，小便频数或不利。

临床运用：本方不仅能治男性疾病，如不育症、阳痿、精浊、遗精等，还用于慢性结肠炎、变应性鼻炎等阳虚证者。如吕氏曾用天雄散加味治疗慢性结肠炎46例，方用：制附子10g，白术、桂枝各15g，龙骨20g，白芍、诃子各12g，甘草6g。每日1剂，水煎分服，4周为1个疗程。治疗1个疗程后统计治疗结果。经上述治疗1个疗程后，46例中11例痊愈（临床症状消失，大便常规正常，结肠镜检查均已恢复正常，随访1年无复发者）；24例显效（临床症状消失，大便常规正常，但疗效未巩固，偶因饮食失宜或情志不适而症状有轻微复发，短期用药即愈，结肠镜检查有明显改善）；9例好转（临床症状明显改善，大便常规正常，结肠镜检查肠中仍有炎症改变）；2例无效（临床症状无明显改善），总有效率95.7%。刘氏等运用天雄散加味治疗变应性鼻炎50例，每日1剂，水煎服，5天为1个疗程，治疗结果：痊愈（症状完全消失，功能恢复，6个月以上未复发者）13例；显效（症状消失，功能尚未完全恢复）36例；好转（患者自觉症状缓解）1例。服药最多者15剂，最少者3剂，平均9剂。

参考文献

[1] 吕长青．天雄散加味治疗慢性结肠炎46例［J］．浙江中医杂志，2011，46（7）：488.

[2] 柳秀真，吕长青，李华．天雄散加味治疗过敏性鼻炎50例疗效观察［J］．中国社区医师，2006，22（15）：43.

二、肾气丸（《金匮要略》）

组成：干地黄、山药、山茱萸、泽泻、茯苓、牡丹皮、桂枝、附子。

功用：补肾助阳。

主治：肾阳不足证。

临床运用：本方为补肾助阳的常用方，临床上以腰痛脚软、小便不利或反多、舌淡而胖、脉虚弱而尺部沉细为辨证要点。若畏寒肢冷较甚者，可将桂枝易为肉桂，并加重桂、附之量以增温补肾阳之功；若夜尿多者，可加巴戟天、益智仁、金樱子、芡实等以助温阳固摄之功；兼痰饮咳喘者，加干姜、细辛、半夏等温肺化饮；若用于阳痿，证属命门火衰者，酌加淫羊藿、补骨脂、巴戟天等以助壮阳起痿之力。本方常用于慢性肾炎、糖尿病、醛固酮增多症、甲状腺功能低下、神经衰弱、肾上腺皮质功能减退、慢性支气管炎、支气管哮喘、更年期综合征、慢性前列腺肥大、营养不良性水肿、老年性白内障等属肾阳不足者。如盘氏等将202例慢性支气管炎患者随机分为对照组101例和治疗组101例。对照组101例患者按照西医慢性支气管炎诊疗常规进行治疗，治疗组在对照组的基础上，加服金匮肾气丸，均从每年9月初开始至次年2月末结束，半年为1个疗程。结果治疗组临床治愈68例，显效25例，无效8例；对照组临床治愈51例，显效18例，无效32例。两组比较有显著性差异（$P<0.01$）。林氏运用肾气丸治疗肾阳虚病症，如肾虚水肿、肾虚遗精、肾虚腰痛等，均收到较好的疗效。刘氏运用金匮肾气丸加味治疗一位

32 岁小便失禁半年余的男患者，日服 1 剂，进药 20 剂病愈。

使用注意：若咽干口燥、舌红少苔属肾阴不足，虚火上炎者，不宜应用；阴虚火旺之遗精，不可使用本方；肾阳虚而小便正常者，为纯虚无邪，不宜使用。

参 考 文 献

[1] 胡久略. 方剂学 [M]. 北京：中国古籍出版社，2009：336.
[2] 盘锋，曹帆，等. 金匮肾气丸治疗慢性支气管炎的临床研究 [J]. 医药论坛杂志，2013，34 (12)：123.
[3] 林淑梅. 肾气丸在肾阳虚病症治疗中的应用 [J]. 中国医药指南，2012，10 (23)：292-293.
[4] 刘江. 金匮肾气丸加味治疗小便不禁 [J]. 中国民间疗法，2013，21 (1)：14.

三、补中益气汤（《脾胃论》）

组成：黄芪、炙甘草、白术、人参、当归、升麻、柴胡、陈皮。

功用：补中益气，升阳举陷。

主治：脾虚气陷证；气虚发热证。

临床运用：本方为补气升阳，甘温除热的代表方。临床上以体倦乏力、少气懒言、面色萎黄、脉虚软无力为辨证要点。若兼腹中痛者，加白芍以柔肝止痛；头痛者，加蔓荆子、川芎；头顶痛者，加藁本、细辛以疏风止痛；咳嗽者，加五味子、麦冬以敛肺止咳；兼气滞腹胀者，加木香、枳壳、砂仁以行气除胀；久泻不愈者，加莲子肉、肉豆蔻、诃子等以涩肠止泻；发热心烦者，加黄柏以清热除烦。本方亦可用于虚人感冒，加苏叶少许以增辛散之力。本方常用于内脏下垂、久泻、久痢、脱肛、重症肌无力、乳糜尿、慢性肝炎等病证；妇科之子宫脱垂、妊娠及产后癃闭、胎动不安、月经过多者；眼科之眼睑下垂、麻痹性斜视等属脾胃气虚或中气下陷者。亦可用于原发性低血压、神经衰弱之失眠健忘、血管扩张性头痛、老年性痴呆、慢性鼻炎、鼓膜内陷、复发性口疮、慢性咽炎等证属中气不足、清阳不升者。李氏等对收治的 60 例骨质疏松症患者，进行中药补中益气汤加味（治疗组）和西药治疗（对照组）疗效的对比，治疗组方用：黄芪、党参各 15g，白术 12g，川续断、骨碎补、当归各 10g，升麻、柴胡各 5g，砂仁、甘草各 6g，陈皮 3g，水煎剂，1 日 1 剂，常规服。对照组口服龙牡壮骨冲剂，2 组均以 4 周为观察疗程，共观察 3 个疗程，结果：治疗组 30 例，显效 10 例，有效 16 例，无效 4 例，总有效率 86.7%；对照组 30 例，显效 6 例，有效 12 例，无效 12 例，总有效率 60%；治疗组临床疗效明显优于对照组（$P<0.05$）。吴氏运用补中益气汤加味治疗间断性发热 2 个月余的患者，方用：党参 15g，黄芪 15g，白术 10g，白芍 12g，柴胡 12g，桂枝 10g，炙甘草 6g，升麻 6g，生姜 3g，大枣 5 枚。5 剂后发热未起，身有微汗，饮食睡眠均正常，随访半年未复发。黄氏用补中益气汤加味治疗心悸 35 例，每天 1 剂，治疗 15 天观察效果，结果治愈 32 例，好转 2 例，无效 1 例，总有效率 97%。

使用注意：阴虚发热及实火发热或内热炽盛者忌用。

参 考 文 献

[1] 胡久略. 方剂学 [M]. 北京：中国古籍出版社，2009：298.

[2] 李连弟，郭大江．补中益气汤加味治疗老年性骨质疏松症疗效观察 [J]．陕西中医，2013，33（12）：1625-1626.

[3] 吴建武．补中益气汤临床运用 [J]．基层医学论坛，2013，17（29）：3902.

[4] 黄辉．补中益气汤加味治疗心悸 35 例 [J]．实用中医药杂志，2013，29（11）：905.

附方

1. 调中益气汤（《脾胃论》）

组成：黄芪、人参、甘草、苍术、柴胡、橘皮、升麻、木香。

功用：益气健脾，和中祛湿。

主治：肠胃虚弱，湿阻气滞，脘腹胀满，不思饮食，身体怠倦，大便泄泻，肢节烦疼者。

2. 升阳顺气汤（《内外伤辨惑论》）

组成：黄芪、半夏、草豆蔻、炒神曲、升麻、柴胡、当归、陈皮、甘草、黄柏、人参。

功效：益气升阳，理气和中。

主治：饮食不节，劳役所伤，腹胁满闷，短气，遇春则口淡无味，遇夏虽热，犹有畏寒，饥则常如饱，不喜食冷物。

3. 益胃升阳汤（《兰室秘藏》）

组成：柴胡、升麻、炙甘草、当归、陈皮、人参、炒神曲、黄芪、白术、生黄芩。

功用：益气升阳，养血调经。

主治：妇人经候不调，经来量多，色黑有块，大便水泄，日二三次，饮食减少，食罢烦心，身体消瘦。

4. 顺气和中汤（《卫生宝鉴》）

组成：黄芪、人参、甘草、白术、陈皮、当归、白芍、升麻、柴胡、细辛、蔓荆子、川芎。

功用：益气升阳，补虚止痛。

主治：气虚头痛，痛不可忍，昼夜不得眠，恶风怕冷，不喜饮食，气短懒言，六脉弦细而微。

5. 顺气和中汤（二）（《万病回春》）

组成：陈皮、半夏、白茯苓、白术、枳实、香附、砂仁、黄连、山栀曲、甘草。

功效：顺气和中。

主治：噎膈反胃，嘈杂吞酸，痞闷嗳气，心腹刺痛，恶心呕吐痰水。

四、右归丸（《景岳全书》）

组成：熟地黄、山药、山茱萸、枸杞子、菟丝子、鹿角胶、杜仲、肉桂、当归、制附子。

功用：温补肾阳，填精益髓。

主治：主治肾阳不足，命门火衰证。

临床运用：本方为治肾阳不足，命门火衰的常用方。临床应用以神疲乏力、畏寒肢冷、腰膝酸软、脉沉迟为辨证要点。若阳衰气虚，加人参以补之；阳虚精滑或滞浊、便溏，加补骨脂以补肾固精止泻；肾泄不止，加五味子、肉豆蔻以涩肠止泻；饮食减少或不易消化，或呕恶吞酸，加干姜以温中散寒；腹痛不止，加吴茱萸（炒）以散寒止痛；腰膝酸痛者，加胡桃肉以补肾助阳，强腰膝；阳痿者，加巴戟肉、肉苁蓉或黄狗肾以补肾壮阳；火不暖土，食少便溏者，可去当归，加干姜、白术以温中健脾助运。本方常用于治疗肾病综合征、老年骨质疏松症、精少不育症，以及贫血、白细胞减少症等属肾阳不足者。如汤氏用右归丸加味治疗 32 例肾阳亏虚型的多囊卵巢综合征不孕，方用：熟地黄 30g，山药 15g，枸杞子 15g，菟丝子 15g，杜仲 15g，鹿角胶 15g（烊化），淫羊藿 15g，苍术 15g，当归 10g，山萸肉 10g，紫河车 10g，半夏 10g，肉桂 6g，附子 6g。加水 750ml，煎取 200ml。于月经周期第 3 天开始，每日 1 剂，服至下次月经来潮，共 3 个周期。结果：治愈 18 例，显效 12 例，无效 2 例，总有效率 93.8%。而张氏运用右归丸加减治疗脑梗死，每日一剂，日服两次，连服 10 天为一疗程，停药 5 天后进入下一疗程，共治疗 4 个疗程。对照组以葛根素及血塞通注射液静脉滴注，每日一次；口服脉通 2 粒，日服 3 次，用药时间同治疗组。结果治疗组 36 例中，显效 27 例，改善 6 例，无效 3 例，总有效率 91.7%。对照组 28 例中，显效 16 例，改善 5 例，无效 7 例，总有效率 75%。两组疗效比较，治疗组疗效优于对照组（$P<0.05$）。陈氏用右归丸加减治疗 36 例特发性少精症、弱精症，每日 1 剂，水煎，早晚 2 次分服，13 周为 1 个疗程。治疗前和疗程结束后 1 周分别做精液常规化验和性激素检测，并将前后化验检测结果进行对比分析。结果疗程结束后的 6 个月内有 28 例患者妻子怀孕，另有 8 例患者妻子未孕，未能继续跟踪观察。

使用注意：本方纯补无泻，故肾虚而有湿浊者，不宜服用。

参 考 文 献

[1] 胡久略. 方剂学 [M]. 北京：中国古籍出版社，2009：338.
[2] 汤华涛，毕秀敏. 右归丸加味治疗肾阳亏虚型多囊卵巢综合征不孕 32 例 [J]. 中国民间疗法，2013，21（3）：37.
[3] 张广安，王朝霞. 右归丸加减治疗脑梗塞临床分析 [J]. 光明中医，2013，28（4）：706-707.
[4] 陈其华. 右归丸加减治疗特发性少、弱精症 36 例疗效观察 [J]. 中国中医药科技，2011，18（5）：433-434.

五、三才封髓丹（《医学发明》）

组成：天冬、熟地黄、人参、黄柏、砂仁、炙甘草。

功用：降心火，益肾水。

主治：肾虚舌音不清；肾经咳嗽，真阴涸竭；梦遗早泄。

临床运用：该方在临床各科得到广泛应用，如复发性口腔溃疡、口腔扁平苔癣、生殖器疱疹、痤疮、遗精早泄、糖尿病、空调病综合征、再生障碍性贫血等，均收到较好的临床效果。王氏等用三才封髓丹治疗 60 例慢性再生障碍性贫血患者，结果基本治愈 14

例，缓解 18 例，明显改善 13 例，无效 15 例。在临床应用过程中亦未发现有任何不良反应。服用方法是三才封髓丹原方药物〔天冬、熟地、人参（党参）等〕制成口服液，每次 10ml，1 日 3 次。以连续服用 3 个月为 1 个疗程，如有效果者可继续服用至 6 个月，随诊观察 6 个月～1 年。张氏用三才封髓丹加味治疗 32 例慢性口腔溃疡患者，7 日为 1 个疗程，水煎服，每 2 日 1 剂，分 5～6 次口服。结果 32 例全部治愈。朱氏运用三才封髓汤加减治疗男性不育 112 例，每日服中药 1 剂，14 剂为 1 个疗程。以治疗前后精液检查结果和症状改善情况为疗效标准。平均治疗时间 52 天（12～150 天），平均服药 48 剂（12～112 剂）。结果治愈 86 例（76.8%），好转 15 例（13.4%），无效 11 例（9.2%），总有效率 90.2%。

参 考 文 献

[1] 王来慈，张凤山，等．三才封髓丹治疗慢性再生障碍性贫血的疗效观察［J］．中医药信息，1994，（3）：18.

[2] 张运祥．三才封髓丹治疗慢性口腔溃疡 32 例［J］．云南中医中药杂志，2008，29（3）：23.

[3] 朱文举．三才封髓汤加减治疗男性不育 112 例临床观察［J］．天津中医，1991，（1）：20-21.

六、补坎益离丹《医法圆通》）

组成：附子、桂心、蛤粉、炙甘草、生姜。

功用：温补心肾。

主治：心阳虚证。

临床运用：本方在临床上多用于治疗心肾阳虚诸症，尤以心阳不足为适应证。如薛氏用补坎益离丹加味治疗患有心房纤颤 5 年余的患者，水煎至 300ml，分早晚两次温服，每日 1 剂。服 7 剂后症状明显好转，继服 7 剂。症状大大减轻，又将原方 4 剂炼蜜成丸，每丸 9g，日服两次，后定期复诊，未见不适。俞氏等用补坎益离丹治疗癫病，方药：黑顺片 30g，桂枝 30g，海蛤粉 15g，炙甘草 15g，生姜 15g，石菖蒲 10g。经过 9 剂药后，患者睡眠、语言、举止、神情已基本正常。随后再以补坎益离丹加减调理 3 次而愈。叶氏运用补坎益离丹加减治疗病态窦房结综合征，治疗组 22 例用补坎益离丹加减方，对照组 20 例用阿托品治疗，疗程均为 1 个月。结果：治疗组总有效率 90.91%，对照组 70.00%，两组比较有极显著性差异（$P<0.01$）。心率改善状况治疗组也明显优于对照组（$P<0.05$）。

参 考 文 献

[1] 范金兰．薛一涛用补坎益离丹加味治疗心血管疾病经验［J］．实用中医药杂志，2012，28（10）：868.

[2] 俞晓劲，杨闻州，呼兴华．补坎益离丹治疗癫病 1 例［J］．江苏中医药，2012，44（3）：65.

[3] 叶峰．补坎益离丹加减治疗病态窦房结综合征疗效观察［J］．实用中医药杂志，2008，24（7）：419.

第四节　扶阳驱虫剂

乌梅丸（《伤寒论》）

组成：乌梅、细辛、干姜、黄连、当归、附子、蜀椒、桂枝、人参、黄柏。

功用：温脏安蛔。

主治：脏寒蛔厥证。

临床应用：本方为治疗寒热错杂，蛔虫上扰之蛔厥证的常用方、代表方。临床上以脘腹阵痛、烦闷呕吐、时发时止、甚则吐蛔、手足厥冷为辨证要点。本方性质偏温，以寒重者为宜。热甚者，可去附子、干姜、细辛、桂枝；寒甚者，可去黄柏；口苦、心下疼热甚者，重用乌梅、黄连，并加川楝子、白芍以清肝胆、止疼痛；大便不通者，可加槟榔、枳实、玄明粉以驱虫泻下。本方在临床上广泛应用于消化、呼吸、神经内科等系统疾病，如胆道蛔虫症、慢性菌痢、慢性胃肠炎、结肠炎、支气管哮喘、糖尿病、失眠、震颤麻痹等属寒热错杂，气血虚弱者。刘氏将乌梅丸改汤剂加减治疗一位间断性泄泻2年、加重半个月的患者，处方：乌梅（捣碎）24g，干姜18g，川椒9g，黄连12g，黄柏9g，附片12g，桂枝12g，党参12g，茯苓12g，麸炒白术12g，炙甘草9g。5剂，每日1剂，每剂用水1500ml，煎取汁600ml，分3次服。结果腹泻明显减轻，口苦、腹痛基本消失，大便2～3次/日，呈糊状，心烦不宁明显好转，上方去川椒、黄柏再进5剂，腹泻、腹痛消失，余各种症状均恢复正常。谢氏等将78例稳定型劳力性心绞痛的患者随机分成对照组和治疗组，二组均采用常规的阿司匹林、他汀类药物及心绞痛发作时舌下含化硝酸甘油，治疗组加中药复方乌梅丸汤剂加减，疗程4个周。结果：对照组显效8例，有效11例，无效10例，总有效率为65.5％；治疗组显效9例，有效25例，无效5例，总有效率为89.8％。曾氏等用乌梅丸治疗一位上腹部疼痛，反复发作十余年的患者，服药5剂痛止，连服10剂而愈。半年后随访未再复发。

参 考 文 献

[1] 邓中甲.方剂学［M］.上海：上海科学技术出版社，2009：294.

[2] 刘要武.乌梅丸临床应用体会［J］.光明中医，2013，28（12）：2668-2669.

[3] 谢相智，许国磊，等.乌梅丸加减治疗稳定性劳力性心绞痛的临床观察［J］.中国临床药理学与治疗学，2013，18（1）：84-85.

[4] 杨合增，王凤菊.乌梅丸治疗神经性疾病举隅［J］.河南中医学院学报，2004，19（111）：56-57.

附方

1. 乌梅丸（《太平圣惠方》）

组成：乌梅肉、黄连、当归、诃黎勒皮、阿胶、干姜。

功用：温中止痛。

主治：伤寒，下痢腹痛。

2. 乌梅丸（《千金要方》）

组成：乌梅肉、当归、桂心、黄连、吴茱萸、干姜、蜀椒。

功用：温中止泄。

主治：久痢，诸药不愈，数10年者。

3. 乌梅丸（《圣济总录》）

组成：乌梅肉、猪肝、草豆蔻、厚朴、甘草、当归、干姜、荜茇、肉豆蔻、诃黎勒皮、桂枝。

功用：温脏涩肠止泻。

主治：气痢不愈，疲劣，变成冷劳痢。

第五节　扶阳消痈剂

一、阳和汤（《外科证治全生集》）

组成：熟地、肉桂、麻黄、鹿角胶、白芥子、炮姜炭、生甘草。

功用：温阳补血，散寒通滞。

主治：阴疽。

临床运用：本方是治疗阴疽的常用方。临证上以患处漫肿无头、皮色不变、酸痛无热为辨证要点。若兼气虚不足者，可加党参、黄芪甘温补气；阴寒重者，可加附子温阳散寒；肉桂亦可改桂枝，加强温通血脉、和营通滞作用。本方在临床上常用于治疗妇科痛经、乳腺炎、皮肤科荨麻疹、硬皮病；内科心血管疾病、慢性骨髓炎、腰椎间盘突出、椎间盘肥大、类风湿关节炎、血栓闭塞性脉管炎等疾病属于阳虚寒凝、营血虚滞者。孟氏等用加味阳和汤治疗26例阳虚血瘀型系统性红斑狼疮，每日1剂，水煎服，早晚分2次温服。1个月为1个疗程，连续治疗2个疗程。治疗期间，忌食辛辣刺激性及海鲜类食物，避免情绪激动及精神紧张，生活规律，适当锻炼。结果临床治愈3例，显效12例，有效9例，无效2例，有效率占92.31%。王氏选取急性腰椎间盘突出症患者100例，对照组50例采用常规治疗，治疗组50例采用加味阳和汤配合骨盆牵引治疗。两组治疗30天后统计疗效，结果治疗组有效率为96.00%，高于对照组的86.00%。吴氏以阳和汤加减治疗双下肢紫斑三年余的患者，辨证：脾肾阳虚，寒凝经脉。方用：熟地、鹿角胶、地榆炭、焦白术、藕节炭各15g，肉桂、炮姜炭、生甘草各10g，白芥子5g，每日1剂，上方进6剂后，下肢冷痛开始缓解，紫斑部分消退，腹胀便溏亦好转。继按本方随证调理共40余剂，紫斑全部消退，余症悉平。随访2年，未复发。

使用注意：阳证疮疡红肿热痛，或阴虚有热，或疽已溃破者，不宜使用本方。

参 考 文 献

[1] 邓中甲. 方剂学 [M]. 上海：上海科学技术出版社，2009：127.

[2] 孟琳贺，李晓云，王晓军. 加味阳和汤治疗阳虚血瘀型系统性红斑狼疮26例 [J]. 风湿病与关节炎，2013，2（10）：33-35.

[3] 王芸. 加味阳和汤配合骨盆牵引治疗急性腰椎间盘突出症临床观察 [J]. 中国中医急症，2013，22

（10）：1781-1782.

[4] 吴吉勤，秦莲鹏. 阳和汤新用 [J]. 湖北中医杂志，2012，34（7）：54.

附方

1. 小金丹（《外科证治全生集》）

组成：白胶香、制草乌、五灵脂、地龙、木鳖、乳香、没药、当归、麝香、墨炭。

功用：化痰除湿，祛瘀通络。

主治：寒湿痰瘀所致的流注、痰核、瘰疬、乳岩、横痃、贴骨疽、鳝拱头等病。初起肤色不变，肿硬作痛者。

2. 犀黄丸（《外科证治全生集》）

组成：牛黄、麝香、乳香、没药。

功用：解毒消痈，化痰散结，活血化瘀。

主治：乳岩、横痃、瘰疬、痰核、流注、肺痈、小肠痈等。

二、薏苡附子败酱散（《金匮要略》）

组成：薏苡仁、附子、败酱草。

功效：通阳解毒。

主治：肠痈阴证。

临床运用：本方常广泛用于肛肠科、外科、妇科。如刘氏用加味薏苡附子败酱草汤治疗 298 例慢性盆腔炎，药物组成：薏苡仁 30g，附子 15g，败酱草 30g，生姜 15g，当归 10g，赤芍药 15g，泽兰 15g，穿山甲 10g，皂角刺 10g，三棱 10g，莪术 10g，分早、晚服，每日 1 剂。于经前服 7 剂，经期服 7 剂，一般 14 天为 1 个疗程，连服 3 个疗程。治疗期间嘱患者放松心情，调整心态，增强信心，积极加强身体锻炼，提高自身免疫力和抗病能力，避免不必要的妇科检查，忌食辛辣生冷食品。治疗结果：治愈 150 例，占 50%；显效 108 例，占 36%；好转 35 例，占 12%；无效 5 例，占 2%。治疗时间最短 14 天，最长 48 天。张氏以薏苡附子败酱散治疗 22 例五更泻，收到了满意的疗效。卫氏等把 240 例肛窦炎门诊患者，随机分为两组，分别给予薏苡附子败酱散灌肠治疗和口服抗生素治疗，比较两组患者治疗的有效率和复发率。治疗组予每日 1 剂，分早晚 2 次灌肠，一般于大便后、睡觉前各一次，每次约 100ml 保留灌肠，7 天为 1 疗程。经过治疗 1 个疗程后，治疗组治愈 79 例，有效 30 例，总有效率为 90.83%，对照组治愈 47 例，有效 51 例，总有效率 81.67%。随访 6 个月复发情况，治疗组总有效病例 109 例，复发 7 例，复发率 6.42%；对照组总有效病例 98 例，复发 19 例，复发率 19.39%。结果表明用薏苡附子败酱散灌肠法治疗肛窦炎，有效率高，复发率低，疗效确切。

参 考 文 献

[1] 刘彦玲. 加味薏苡附子败酱草汤治疗慢性盆腔炎临床观察 [J]. 河北中医，2013，35（6）：836-837.

[2] 张希洲. 薏苡附子败酱散治疗五更泻 [J]. 吉林中医药，2006，26（8）：56.

[3] 卫建强，闫卫军，宁桂兰，等. 薏苡附子败酱散灌肠治疗肛窦炎 120 例 [J]. 光明中医，2013，28 (5)：957.

第六节 扶阳安神剂

桂枝去芍药加蜀漆牡蛎龙骨救逆汤（《伤寒论》）

组成：桂枝、炙甘草、生姜、大枣、牡蛎、蜀漆、龙骨。

功用：镇静安神。

主治：伤寒脉浮，医者以火迫劫之，亡阳，必惊狂，卧起不安者。

临床应用：本方乃仲景为治误用火劫发汗致损伤心阳、心神失守而烦躁惊狂不安之证而设。在临床上师其方意，谨守病机，可以治疗内科杂证。不仅用于心动过速、心房颤动、严重心律失常之外，还可用于治疗烧伤、烫伤、煤气中毒、日射病、射热病、神经衰弱、高血压以及胃酸过多、口吃等。如奚氏曾用桂枝去芍药加蜀漆牡蛎龙骨救逆汤加味治疗一位胸闷心悸 3 年余，被诊断为冠心病、房颤的患者，方用：桂枝 10g，炙甘草 15g，干姜 3g，大枣 5 枚，牡蛎 30g，蜀漆 10g，龙骨 30g，党参 15g，麦冬 15g，五味子 5g；7 剂后症状好转，再续服 7 剂，复查心电图正常。龙氏治一位同房后晕厥的患者，方用桂枝去芍药加蜀漆牡蛎龙骨救逆汤，水煎服，1 日 1 剂，服药 5 剂后，行房已无晕厥，继服 11 剂巩固疗效，随访再也没有复发。而陈氏用桂枝龙骨牡蛎汤加味治疗患有慢性支气管哮喘的患者，诊断为心肺阳虚。以本方加味：桂枝、常山各 10g，胆星、陈皮各 6g，莱菔子 12g，龙骨（先煎）30g，牡蛎（先煎）30g，白芍、甘草各 3g，生姜 3 片，红枣 6 枚。每日 1 剂。服 1 剂，即吐很多黏稠脓痰，随而寒热除、咳喘减。3 剂药后，喘平纳增，宛如常人。

参 考 文 献

[1] 奚凤霖. 奚凤霖医论集 [M]. 江苏：苏州大学出版社，1997：182-183.

[2] 王三虎，安娜. 经方各科临床新用与探索 [M]. 北京：科学技术出版社，1992：86-87.

[3] 陈文渊. 桂枝去芍药加蜀漆牡蛎龙骨救逆汤运用 [J]. 中医药研究杂志，1986，(5)：34.

附方

1. 桂枝龙骨牡蛎汤（《医理真传》）

组成：桂枝、白芍、牡蛎、龙骨、甘草、生姜、大枣、附子。

功用：调和阴阳，交通上下。

主治：阴阳不调证。

2. 封髓丹（《奇效良方》）

组成：黄柏、砂仁、炙甘草。

功用：降心火，益肾水，纳气归肾。

主治：潜阳安神，遗精梦交。

临床运用：本方始见于元·许国祯《御药院方》，功能降火止遗，治疗肾阴不足，相火妄动，夜梦遗精。清代吴谦《医宗金鉴》用于治梦遗、失精和鬼交及一切虚火上冲之牙痛、目赤、咳嗽等。清代医家郑钦安认为，封髓丹一方为纳气归肾之法，亦为上中下并补之法，可治一切虚火上冲之牙痛、咳嗽、喘促、面肿等，其方重在调剂水火也。如李氏运用封髓丹加味治疗一位反复头痛 10 余年的患者，方用：砂仁 30g，黄柏、肉桂各 20g，甘草、吴茱萸各 10g，延胡索 15g。7 剂，水煎服。一周后复诊，患者头痛明显减轻，症状好转。曾氏等用加味封髓丹治疗复发性口腔溃疡 42 例，1 日 1 剂，日服 3 次，5 天为 1 个疗程，连续服 1～3 个疗程，结果 42 例中，痊愈 26 例，有效 15 例，无效 1 例，为"干燥综合征"，总有效率为 97.6%。

参 考 文 献

[1] 李晓迪，薛莎，李恩宽. 李恩宽运用封髓丹经验 [J]. 湖北中医杂志，2012，34（5）：26.
[2] 曾林，张群，陈平. 加味封髓丹治疗复发性口腔溃疡 42 例 [J]. 中国实用医药，2009，4（3）：163-164.

第七节　扶阳理血剂

温经汤（《金匮要略》）

组成：吴茱萸、当归、芍药、川芎、人参、桂枝、阿胶、牡丹皮、生姜、甘草、半夏、麦冬。
功用：温经散寒，养血祛瘀。
主治：冲任虚寒，瘀血阻滞证。
临床运用：本方为妇科调经的常用方，主要用于冲任虚寒，瘀血阻滞的月经不调、痛经、崩漏、不孕等。临床应用以月经不调、小腹冷痛、经血夹有瘀块、时有烦热、舌质黯红、脉细涩为辨证要点。若小腹冷痛甚者，去丹皮、麦冬，加艾叶、小茴香，或以肉桂易桂枝，以增强散寒止痛之力；气滞甚者，加香附、乌药以理气止痛；漏下色淡不止者，去丹皮，加炮姜、艾叶以温经止血；气虚甚者，加黄芪、白术以益气健脾；阴虚内热甚者，加银柴胡、地骨皮以清虚热。本方不仅用于妇产科疾病，如功能性子宫出血、慢性盆腔炎、痛经、不孕症等属冲任虚寒、瘀血阻滞者，也用于冠心病稳定型心绞痛、糖尿病周围神经病变、胃脘痛、咳嗽、头痛等内科疾病。孙氏曾用温经汤加木香治疗一位大便排出困难两年的患者，诊断为：肠易激综合征，证属阳虚寒凝、瘀血内停之便秘。每日 1 剂，水煎服，2 剂后复诊，大便排出较前顺利，伴随症状亦好转，守原方继服 1 个月，6 个月后随访，未见复发，患者精神佳，饮食增，面色红润。何氏等金匮温经汤加减治疗更年期综合征 80 例，基本药方组成：吴茱萸 10g，当归 10g，川芎 10g，白芍 10g，党参 15g，桂枝 10g，阿胶（烊化服）3g，生姜 2 片，丹皮 10g，炙甘草 10g，麦冬 10g。连服 3 个月为 1 个疗程。治疗 1 个疗程后，结果治愈 15 例，占 18.75%；显效 37 例，占 46.25%；有效 26 例，占 32.50%；无效 2 例，占 2.50%，总有效率为 97.50%。
使用注意：月经不调属实热或无瘀血内阻者禁用，服药期间忌食生冷之品。

参 考 文 献

[1] 邓中甲.方剂学 [M].上海：上海科学技术出版社，2009：208.

[2] 孙桂玲.温经汤内科运用举隅 [J].河南中医，2011，31 (4)：331-332.

[3] 何书杏，向丽娟，等.金匮温经汤方治疗围绝经期综合征 80 例 [J].海南医学，2012，23 (8)：70-71.

附方

1. 温经汤 (《妇人良方》)

组成：当归、川芎、肉桂、莪术、牡丹皮、人参、牛膝、甘草。

功用：温经补虚，化瘀止痛。

主治：血海虚寒，血气凝滞证。

2. 艾附暖宫丸 (《仁斋直指》)

组成：艾叶、香附、吴茱萸、川芎、白芍药、黄芪、续断、生地黄、官桂、川归。

功用：暖宫温经，养血活血。

主治：妇人子宫虚冷，带下白淫，面色萎黄，四肢酸痛，倦怠无力，饮食减少，经脉不调，肚腹时痛，久无子息。

3. 温经汤 (《罗氏会约医镜》)

组成：当归、川芎、炮姜、白芍。

功用：温经散寒，养血活血。

主治：妇人血寒，月经后期者。

第八节　扶阳祛湿剂

一、真武汤 (《伤寒论》)

组成：茯苓、芍药、白术、生姜、附子。

功用：温阳利水。

主治：阳虚水泛证。

临床运用：本方为温阳利水之基础方。临床应用以小便不利、肢体沉重或浮肿、舌质淡胖、苔白、脉沉为辨证要点。若水寒射肺而咳者，加干姜、细辛以温肺化饮，五味子以敛肺止咳；阴盛阳衰而下利甚者，去芍药之阴柔，加干姜以温里散寒；水寒犯胃而呕者，加重生姜用量以和胃降逆，或再加吴茱萸、半夏以助胃止呕。本方常用于慢性肾小球肾炎、心源性水肿、甲状腺功能低下、慢性支气管炎、慢性肠炎、妇女带下等属脾阳虚、水湿内停者。其在临床中的应用已扩展到内外妇儿多个领域，涉及循环、呼吸、泌尿、神经等系统疾病。如刘氏在常规抗心衰治疗的基础上加服真武汤加减方汤剂治疗 44 例充血性心力衰竭的患者，治疗 5 个周，总有效率为 92.73%，优于仅用西医常规治疗的对照组 (74.55%)。李氏等在卡托普利常规治疗的基础上，应用真武汤加减辨证治疗肾阳虚证老年性高血压 30 例，治疗 2 周后，总有效率为 80%。马氏等将 72 例水肿（肾病综合征）患者，随机分为两组均 36 例，均给予常规综合治疗，观察组在对照组的基础上给予真武汤加减治疗，均治疗 3 个月后观察疗效。结果：对照组显效 10 例，有效 16 例，无效 10 例，总有效率 72.2%，观察组显效 22 例，有效 11 例，无效 3 例，总有效率 91.7%，两组总有效率比较，经卡方检验，$P<0.05$，观察组明显优于对照组。

参 考 文 献

[1] 邓中甲. 方剂学 [M]. 上海：上海科学技术出版社，2009：264.
[2] 刘孝玲. 真武汤加减方治疗充血性心力衰竭 55 例 [J]. 中国药业，2012，21（22）：97-99.
[3] 李兴华，沈宏春. 真武汤治疗 60 例老年性高血压肾阳虚证的疗效观察 [J]. 中医临床研究，2012，4（6）：76-77.
[4] 马添宏，张俊丽. 真武汤加减治疗水肿 36 例疗效分析 [J]. 中医临床研究，2014，6（2）：105-106.

附方

附子汤（《伤寒论》）

组成：附子、茯苓、人参、白术、芍药。

功用：温经助阳，祛寒除湿。

主治：阳虚寒湿内侵，身体骨节疼痛，恶寒肢冷，舌苔白，脉沉无力等。

二、茯苓甘草汤（《伤寒论》）

组成：茯苓、桂枝、炙甘草、生姜。

功用：温中化饮，通阳利水。

主治：心下停饮，心悸，汗出不渴，小便不利；咳而遗尿；奔豚。

临床运用：本方是治胃虚水停的有效方剂，凡是水饮停胃的各种胃病，均有良效。在临床上常用于水肿、心悸、怔忡等属于脾虚水停、胃虚水停者。胡氏等治疗头面及下肢反复浮肿 4 年余的患者，证属脾肾阳虚、水湿内阻；方用茯苓甘草汤加味：茯苓 15g，桂枝 10g，炙甘草 6g，生姜 3g，炒白术 10g，续断 10g。3 剂，水煎服，日 1 剂。服药 3 剂后，浮肿减轻。效不更方，守上方再进 15 剂，诸症消失。随访 2 年，未见复发。金氏等用茯苓甘草汤加味治疗顽固性便秘并且伴有心悸、水肿的患者，方用：茯苓 30g，当归 30g，桂枝 30，生姜 15g，炙甘草 10g，制附子 8g，番泻叶代茶，便通为度。7 剂，每日 1 剂，水煎温服，每日 3 次。复诊时症状明显好转，继服 7 剂，10 天服完停药。嘱平时常食鲫鱼汤。同年 12 月随访，未再复发。王伯章教授以茯苓甘草汤为基本方，加用桃仁、知母等药加强化痰解瘀之功，组成复方茯苓甘草汤，常常用于治疗慢性阻塞性肺病，屡获显效。

参 考 文 献

[1] 胡振斌，胡俊杰. 茯苓甘草汤加味治疗疑难病 2 则 [J]. 安徽中医临床杂志，2003，15（5）：437.

[2] 金东明，李周洄，王彩霞. 茯苓甘草汤治疗顽固性便秘验案 [J]. 中国中医基础医学杂志，2004，10 (4)：50.

[3] 李晓芳. 王伯章教授治疗慢性阻塞性肺病经验 [J]. 中国民族民间医药，2011，(2)：123.

三、桂枝芍药知母汤 （《金匮要略》）

组成：桂枝、芍药、知母、麻黄、防风、附子、白术、生姜、甘草。

功用：散风寒，除湿热。

主治：风湿相搏，骨节疼痛或骨节肿痛，脚肿更甚，晕眩气短，温温欲吐等证。

临床运用：本方广泛应用于内科和妇科，如颈肩腰腿痛、类风湿关节炎、痛风性关节炎、糖尿病周围神经病变、慢性盆腔炎等。如吕氏用加减桂枝芍药知母汤治疗慢性盆腔炎 50 例，同时以妇炎康胶囊治疗 50 例作对照，两组均在月经来潮第 5 天服用，至下次月经来潮停药，连服 2 个周期，结果：治疗组痊愈 16 例，显效 20 例，有效 8 例，无效 6 例，总有效率 88%；而对照组痊愈 8 例，显效 17 例，有效 10 例，无效 15 例，总有效率 70%；治疗组痊愈率、总有效率均优于对照组 （$P<0.01$）。杜氏等将确诊为类风湿关节炎的患者 136 例随机分为治疗组和对照组。治疗组 68 例给予桂枝芍药知母汤；对照组 68 例给予塞来昔布胶囊 100mg，每日 2 次，甲氨蝶呤片 5mg，每日 1 次，每周 2 次。治疗结果：治疗组出现疗效最早为 1 周，对照组出现疗效最早为 3 周。在治疗组 68 例中，显效 56 例，进步 5 例，有效 6 例，无效 1 例，总有效率为 98.5%。对照组 68 例中，显效 31 例，进步 22 例，有效 8 例，无效 7 例，总有效率 89.7%。两组疗效比较，有显著性差异 （$P<0.05$）。乔氏运用桂枝芍药知母汤加味治疗满舌发麻，食不知味 2 个月的患者，10 剂后舌已不麻，停药观察。随访 11 年，无舌麻。

参 考 文 献

[1] 吕伯中. 加减桂枝芍药知母汤治疗慢性盆腔炎 50 例临床观察 [J]. 中国中医基础医学杂志，2013，19 (12)：1494-1495.

[2] 杜建国，周海核. 桂枝芍药知母汤冬病夏治类风湿性关节炎寒热错杂证 68 例临床观察 [J]. 河北中医学报，2013，28 (2)：25-26.

[3] 乔洪华. 桂枝芍药知母汤应用举隅 [J]. 安徽中医学院学报，1999，18 (1)：38.

（汤小虎 杨 芳 赖张凤）

第五章 常用中药

　　本书所述的扶阳药是指以温扶阳气、驱寒除邪、治疗阳气虚衰诸证为主的药物。按其作用特点归为温里助阳、补肾温阳、祛风湿益阳和辛散升阳四类。

　　扶阳药物大多辛、温而热，辛散温通，具有补益阳气，扶正祛邪的作用。其中，温里助阳药具有温里祛寒、回阳救逆、温经止痛的作用；补肾温阳药多甘温或咸温或辛热，主入肝、肾经，具有补肾壮阳、填精益髓、强筋健骨等作用；祛风湿益阳药具有较好的祛风、除湿、散寒、止痛、通经络等作用，尤以止痛为其特点；辛散升阳药具有辛散温中、升举阳气的作用。

　　《素问·生气通天论》指出："阳气者，若天与日，失其所则折寿而不彰，故天运当以日光明"，亦即《素问·阴阳应象大论》所论之"阳生阴长，阳杀阴藏"也。吴生元教授强调，阴阳学说是中医学术的理论核心，元阴元阳为人身生命之根本。在阴阳两纲中，二者虽说是互根的关系，但关键在阳气，阳为主，阴为从。只有阳密于外，阴才能内守，故"阳主阴从"是阴阳学说的核心。只有辨证地使用扶阳药，才能使扶阳药的效果得以最大限度的发挥。

　　温里助阳药因其主要归经的不同而有多种效用。主入脾胃经者，能温中散寒止痛，可用治外寒入侵，直中脾胃或脾胃虚寒证，症见脘腹冷痛、呕吐泄泻、舌淡苔白等；主入肺经者，能温肺化饮，用治肺寒痰饮证，症见痰鸣咳喘、痰白清稀、舌淡苔白滑等；主入肝经者，能暖肝散寒止痛，用治寒侵肝经的少腹痛、寒疝腹痛或厥阴头痛等；主入肾经者，能温肾助阳，用治肾阳不足证，症见阳痿宫冷、腰膝冷痛、夜尿频多、滑精遗尿等；主入心肾两经者，能温阳通脉，用治心肾阳虚证，症见心悸怔忡、畏寒肢冷、小便不利、肢体浮肿等；或回阳救逆，用治亡阳厥逆证，症见畏寒倦卧、汗出神疲、四肢厥逆、脉微欲绝等。临床常用的有附子、干姜、肉桂、吴茱萸、小茴香（附药：八角茴香）、丁香（附药：母丁香）、高良姜（附药：红豆蔻）、胡椒、花椒（附药：椒目）、荜茇、荜澄茄等。

　　补肾温阳药主治肾阳不足之腰膝酸软、阳痿不举、遗精早泄、宫冷不孕、遗尿尿频；肾阳虚而不能纳气的呼多吸少、咳嗽喘促；肾阳衰微，火不生土，脾失温运的腹中冷痛、五更泄泻；肾阳虚而精髓亦亏的眩晕耳鸣、须发早白、筋骨痿软、小儿发育不良、囟门不合、齿迟行迟；肾阳虚而气化不行的水泛为肿；以及下元虚冷，冲任失调，崩漏不止，带下清稀等证。临床常用的有鹿茸（附药：鹿角、鹿角胶、鹿角霜）、淫羊藿、巴戟天、仙茅、杜仲、硫黄、鹿仙草等。

祛风湿益阳药有较好的祛风、除湿、散寒、止痛、通经络等作用，尤以止痛为其特点，主要适用于风寒湿痹、肢体关节疼痛、筋脉拘挛、痛有定处、遇寒加重等证；对于风湿痹症兼有肝肾不足、筋骨痿软亦有很好的疗效。临床常用的有川乌（附药：草乌）、独活、威灵仙、五加皮、桑寄生、鹿衔草、狗脊等。

辛散升阳药以其辛温发散之性，还兼具有升阳、温中散寒、行气止痛等作用。用治阳虚外感、风寒湿痹、肢节疼痛、湿温痞闷等证；还能升阳举陷，用治中气不足、气虚下陷所致的脘腹重坠作胀，食少倦怠，久泻脱肛，子宫下垂，肾下垂等脏器脱垂等证。临床常用的有桂枝、粉葛（附药：葛根）、细辛、柴胡（附药：滇柴胡）、升麻、羌活、白芷、藁本、黄芪、豆蔻（附药：豆蔻壳）、乌药等。

扶阳药物大多辛、温而热，有的药物甚至有一定的毒性，在治疗的同时应重视用药安全，避免毒性反应和不良反应的发生。

使用温里助阳药时应注意：天气炎热或素体火旺者当减少用量，热伏于里，热深厥深，真热假寒证不得应用本类药；温里助阳药多燥烈伤阴，如阴虚发热及失血、津伤、液脱者均应忌用。又如，附子尤为燥烈且有毒性，故非阴盛阳衰有真寒者不得应用。附子、乌头（包括川乌、草乌）反半夏、瓜蒌、白蔹、白及、贝母，畏犀角，应避免这些药物配伍同用。由于过量服用或服用未经炮制的生品或服后受寒，或因煎煮时间过短，以及配伍不当等原因，可引起附子、乌头中毒。

使用补肾温阳药应注意：其适应范围广泛，故配伍方法也比较多，除常与温里药、补肝肾药以及补益脾肺之气的药物配伍外，还应注意配伍益精血之品。正如张介宾所谓"善补阳者，必于阴中求阳，则阳得阴助而生化无穷。"补阳药性多温燥，易助火伤阴，故阴虚火旺者不宜使用。

使用祛风湿益阳药应注意：此类药多辛温性燥，易伤阴耗血，阴血亏虚者应慎用。

使用辛散升阳药应注意：桂枝辛温助热，易伤阴动血，凡外感热病、阴虚火旺、血热妄行等证，均当忌用。孕妇及月经过多者慎用；细辛，阴虚阳亢头痛，肺燥伤阴干咳者忌用，不宜与藜芦同用；柴胡其性升散，古人有"柴胡劫肝阴"之说，阴虚阳亢、肝风内动、阴虚火旺及气机上逆者忌用或慎用；升麻，麻疹已透、阴虚火旺及阴虚阳亢者，均当忌用；葛根，解肌退热、透疹、生津宜生用，升阳止泻宜煨用。使用黄芪宜适当配伍理气药以防中满气滞。使用豆蔻入汤剂宜后下，阴虚血燥者慎用。乌药有耗气之弊，不宜大量久服。气血虚而有内热者不宜服用。

第一节　温里助阳药

附　子

为毛茛科多年生草本植物乌头的子根。6月下旬至8月上旬采挖，除去木根须根及泥沙者，习称"泥附子"，再将泥附子加工成盐附子、黑顺片、白附片等品种。

【本草摘要】　始载于《神农本草经》。

1.《神农本草经》："主风寒咳逆邪气，温中，金疮，破癥坚积聚，血瘕，寒湿踒躄，拘挛膝痛，不能行步。"

2.《本草汇言》："附子，回阳气，散阴寒，逐冷痰，通关节之猛药也。诸病真阳不足，虚火上升，咽喉不利，饮食不入，服寒药愈甚者，附子乃命门主药，能入其窟穴而招之，引火归原，则浮游之火自息矣。凡属阳虚阴极之候，肺肾无热证者，服之有起死之殊功。"

3.《本草正义》："附子，本是辛温大热，其性善走，故为通十二经纯阳之要药，外则达皮毛而除表寒，里则达下元而温痼冷，彻内彻外，凡三焦经络、诸脏诸腑，果有真寒，无不可治。"

【性味归经】　辛、甘，大热。有毒。归心、肾、脾经。

【功效】　回阳救逆，补火助阳，散寒止痛。

【应用】

1. 用于亡阳证　症见冷汗自出、四肢厥逆、脉微欲绝。本品能上助心阳以通脉，下补肾阳以益火，挽救散失的元阳，为"回阳救逆第一品药"。常与干姜、甘草同用，以加强回阳救逆之功效，即四逆汤。若阳衰气脱，大汗淋漓、气促喘急者，与大补元气的人参配伍，以回阳固脱，即参附汤。

2. 用于阳虚证　本品能温一身之阳，凡阳虚者，如肾、脾、心诸脏及卫阳虚弱者均适用。若肾阳不足，命门火衰而见阳痿宫冷、腰膝冷痛、夜尿频多者，每与肉桂、熟地、山茱萸等同用，如桂附八味丸。脾肾阳虚、寒湿内盛的脘腹冷痛、大便溏泄，常与党参、白术、干姜同用，如附子理中汤。脾肾阳虚，水气内停，见小便不利、肢体浮肿者，用之有助阳化气之功，常与健脾利水药白术、茯苓等同用，如真武汤。心阳不足，而见心悸气短、胸痹心痛者，可与人参、桂枝等同用。卫阳虚自汗出者，可与黄芪、桂枝同用。

3. 用于痹痛　本品辛散温通，有较强的散寒止痛作用。以寒湿偏盛、周身骨节疼痛较甚者为适宜，可与桂枝、白术等同用，如甘草附子汤。

4. 其他

（1）治疗胃痛：附子、广木香、延胡索、甘草，共研细末，生姜汁调匀，制成药饼，敷于脐腹部疼痛最明显处，治疗胃痛有效，脾胃虚寒型胃脘痛疗效较好。

（2）复发性口疮：附子、大黄、黄连、黄芩、党参、白术、陈皮、枳壳、淡竹叶、甘草。水煎服，治疗真阴亏耗，虚火上炎，阴损及阳，阳虚阴盛的反复性口疮。

（3）震颤麻痹（帕金森病）：制附子、黄芪、炒白术、炒当归、炒白芍、僵蚕、全蝎等。具温补肾阳、温通经脉、解痉止颤之功，可治疗震颤。

（4）眩晕（椎-基底动脉供血不足）：制附子、炒白术、干姜、竹茹、茯苓、枳实、葛根、天麻、泽泻。具温补脾肾、升清降浊之功，还能改善椎-基动脉供血不足。

另亦有用附子配伍治疗肾衰竭、冻疮、中老年无致病菌生长性腹泻、心律失常、心力衰竭、休克、慢性支气管炎、支气管哮喘等病例。

【用法用量】　水煎内服，3～15g，先煎，久煎。炙附片（煮透）30～120g，用于温扶阳气。患者如是单纯阳气虚衰者，多以附子配伍黄芪、干姜、炮姜、肉桂、桂枝等药，患者如是热邪伤正，实证夹虚（寒）者，也可于清热攻邪方药中佐入附子。

【使用注意】　孕妇禁用。不宜与半夏、瓜蒌、天花粉、贝母、白蔹、白及同用。附子的疗效取决于辨证准确与配伍得当，而避免附子中毒的关键在于煎煮方法正确。吴生元教授强调，避免服用附子中毒的关键是要把附子"煮透"，服食"煮透"的附子中毒的可能性微乎其微。他摸索出煎煮附子简便的方法是：炙附片不拘多少，先以冷水浸泡2～3h，待附片浸透变软时用高压锅加压煎煮。待"上汽"后再持续煮约40～50分钟，熄火待其自然冷却。开盖后一定要观察附子是否"煮透"，以口尝附片心不麻口为"煮透"的标准。依处方用量之多少取部分附子与汤汁加入其他药物按常法煎煮，即可服用。如此，虽用炙附片多至200g，实践数年，未发现中毒者。

【现代药理】　附子主含生物碱如乌头碱、次甲基乌头碱等，另含脂类、有机酸及微量元素等。具有增强心肌收缩力、加快心率、增加心输出量、增加心肌耗氧量、扩张血管、增加血流、改善血液循环的作用。所含乌头碱有毒，中毒时可见心率变慢、传导阻滞、室性期前收缩或室性心动过速、室性纤维颤动，严重时出现抽搐、昏迷以至死亡。

参 考 文 献

[1] 王海霞. 附子临床配伍及临床应用［J］. 中国现代药物应用，2013，7（22）：134-135.
[2] 张晋云，赵帆，李风莲. 临证应用扶阳法三则举隅［J］. 实用中医内科杂志，2010，(8)：82-83.
[3] 黄月芳. 附子的临床应用心得［J］. 吉林中医药，2011，31 (8)：799-800.
[4] 杜义斌. 吴生元教授"扶阳"为特色治疗老年病经验拾萃［J］. 实用中医内科杂志，2011，(2)：8-10.

干　姜

为姜科多年生草本植物姜的干燥根茎。冬季采挖，除去须根和泥沙，晒干或低温干燥。趁鲜切片晒干或低温干燥者称为"干姜片"。

【本草摘要】　始载于《神农本草经》。

1.《神农本草经》："主胸满咳逆上气，温中，止血，出汗，逐风湿痹，肠澼下痢。生者尤良。"

2.《本草求真》："干姜，大热，无毒，守而不走，凡胃中虚冷，元阳欲绝，合以附子同投，则能回阳立效，故书有附子无姜不热之句。"

【性味归经】　辛，热。归脾、胃、肾、心、肺经。

【功效】　温中散寒，回阳通脉，温肺化饮。

【应用】

1. 用于脾胃寒证　症见脘腹冷痛、呕吐泄泻等。本品辛热燥烈，主入脾胃而长于温中散寒，健运脾阳，凡脾胃寒证，无论外寒内侵之实证，或阳气不足之虚证均适用。若胃寒呕吐，脘腹冷痛，每配高良姜用，如二姜丸。若脾胃虚寒，脘腹冷痛，呕吐泄泻，多与党参、白术等配伍，如理中丸。

2. 用于亡阳证　本品性味辛热，能回阳通脉。故可治心肾阳虚，阴寒内盛所致的亡阳厥逆，脉微欲绝者，每与附子相须为用，如四逆汤。

3. 用于寒饮伏肺　见咳嗽气喘，形寒背冷，痰多清稀。本品能温散肺寒而化痰饮。常与麻黄、细辛、五味子等同用，如小青龙汤。

4. 其他

（1）治疗呼吸道疾病：肺主皮毛，开窍于鼻。肺阳不足，易感受风寒，寒为阴邪，易伤阳气，导致肺之宣发肃降、通调水道功能失常，饮邪随呼吸上犯，出现鼻塞、喷嚏、流清涕或咳嗽、哮喘等症状，用干姜温肺化饮，肺气得温，痰饮自消。

（2）妊娠呕吐：干姜口含治疗法能使孕妇的呕吐反应症状减轻或消失，还因其对血管运动中枢有兴奋作用，可增进血液循环、促进新陈代谢、有利于胎儿的发育。

另有干姜治疗急性胃肠炎、慢性胃炎、预防晕船、急性肠梗阻、褥疮、肛裂等病例。

【用法用量】 水煎内服，3～10g。

【现代药理】 干姜含挥发油约2%，主要成分是姜烯、水芹烯、莰烯、姜烯酮、姜辣素、姜酮、龙脑、姜醇、柠檬醛等。尚含树脂、淀粉及多种氨基酸。干姜甲醇或醚提取物有镇静、镇痛、抗炎、止呕及短暂升高血压的作用；水提取物或挥发油能明显延长大鼠实验性血栓形成时间；干姜醇提取物及其所含的姜辣素和姜辣烯酮有显著的灭螺和抗血吸虫作用。

参 考 文 献

[1] 毛令飞. 干姜的临床应用 [J]. 湖北中医杂志，2012，34（9）：54.
[2] 曲恒芳，姜艳艳，于建光. 妊娠呕吐的干姜疗法 [J]. 职业与健康，2005，21（1）：118.

肉　　桂

为樟科常绿乔木植物肉桂的树皮。多于秋季剥取，阴干。干皮去表皮者称肉桂心；采自粗枝条或幼树干皮者称官桂。

【本草摘要】 始载于《神农本草经》。

1.《神农本草经》："主上气咳逆结气，喉痹吐吸，利关节，补中益气。"

2.《汤液本草》："补命门不足，益火消阴。"

3.《本草求真》："大补命门相火，益阳治阴。凡沉寒痼冷、营卫风寒、阳虚自汗、腹中冷痛、咳逆结气、脾虚恶食、湿盛泄泻、血脉不通、胎衣不下、目赤肿痛，因寒因滞而得者，用此治无不效。"

【性味归经】 辛、甘，大热。归肾、脾、心、肝经。

【功效】 补火助阳，引火归原，散寒止痛，温通经脉。

【应用】

1. 用于阳痿宫冷、肾阳不足、命门火衰及脾肾阳衰证　肉桂辛热纯阳，能补命门之火，益阳消阴，为治命门火衰的要药。常与附子、熟地、山茱萸等温补肝肾药同用，如桂附八味丸。脾肾阳衰者，配附子、干姜、白术等以温补脾肾。若下元虚冷，虚阳上浮，见上热下寒者，可用以引火归原，常与山茱萸、五味子、人参、牡蛎等同用。

2. 用于脘腹冷痛、寒湿痹痛、腰痛及血分有寒之瘀滞经闭、痛经等　肉桂既能散沉寒，又能通血脉，无论寒凝气滞，或寒凝血瘀所致的痛证均可应用。可单用研末冲服，或配伍其他散寒止痛药；血分有寒，血行不畅者，并配伍当归、川芎等活血通经的药物。

3. 用于阴疽及气血虚寒、痈肿脓成不溃，或溃后久不收敛等外科疾患　用之能散寒温阳，通畅气血。阴疽，可配熟地、鹿角胶、麻黄等，如阳和汤。气血虚者，配黄芪、当归等，如托里黄芪汤。

4. 其他

（1）肝硬化腹水：加味桂车汤由肉桂、车前子、生黄芪、冬葵子组成，治疗气郁血滞，肺、脾、肾功能失调，三焦气化不利所致的聚水而胀，治疗肝硬化腹水。

（2）慢性化脓性中耳炎：由熟地、白芥子、鹿角胶、肉桂、炮姜炭、麻黄、生甘草等组成阳和汤，温阳补肾，散寒化浊。令阳气复而阴霾自散，寒浊得化，耳窍得养，慢性化脓性中耳炎得以康复。

（3）原发性痛经：中药敷脐方（肉桂、当归、延胡索、红花、盐炒小茴香、细辛）敷脐，有温经祛寒，化瘀止痛的功效，可治疗原发性痛经。

另，肉桂还可治疗婴幼儿腹泻、狭窄性腱鞘炎、老年性支气管肺炎、神经性皮炎、冠心病心绞痛等病症。

【用法用量】　水煎内服，1～5g。

【使用注意】　有出血倾向者及孕妇慎用。不宜与赤石脂同用。

【现代药理】　肉桂中含挥发油（桂皮油）1.98%～2.06%，主要成分为桂皮醛，占52.92%～61.20%，其他尚含有肉桂醇、肉桂醇醋酸酯、肉桂酸、醋酸苯丙脂、香豆素、黏液、鞣质等。肉桂有扩张血管、促进血液循环、增强冠脉及脑血流量、使血管阻力下降等作用；在体外，其甲醇提取物及桂皮醛有抗血小板凝集、抗凝血酶作用；桂皮油、桂皮醛、肉桂酸钠具有镇静、镇痛、解热、抗惊厥等作用；桂皮油能促进肠运动，使消化道分泌增加，增强消化机能，排除消化道积气，缓解胃肠痉挛性疼痛，并可引起子宫充血。

参 考 文 献

［1］郭兴法. 加味桂车汤临床应用举隅［J］. 浙江中医杂志，2010，45（9）：680.
［2］刘秀萍. 阳和汤在耳鼻喉科的临床应用举隅［J］. 亚太传统医药，2012，8（2）：55-56.
［3］李仲平，张永鹏，田翠时. 中药敷脐法治疗原发性痛经60例［J］. 陕西中医，2005，26（5）：400-401.

吴 茱 萸

为芸香科植物吴茱萸、石虎或疏毛吴茱萸的干燥近成熟果实。8～11月果实尚未开裂时，剪下果枝，晒干或低温干燥，除去枝、叶、果梗等杂质。炮制品一般为甘草制。

【本草摘要】　始载于《神农本草经》。

1.《神农本草经》："主温中下气，止痛，咳逆寒热，除湿，血痹，逐风邪，开腠理。"

2.《本草纲目》："开郁化滞，治吞酸，厥阴痰涎头痛，阴毒腹痛，疝气血痢，喉舌口疮。"

3.《本草经疏》："吴茱萸，辛温暖脾胃而散寒邪，则中自温、气自下，而诸证悉除。"

【性味归经】　辛、苦，热；有小毒。归肝、脾、胃、肾经。

【功效】　散寒止痛，降逆止呕，助阳止泻。

【应用】

1. 用于寒凝疼痛　本品辛散苦泄，性热祛寒，主入肝经，既散肝经之寒邪，又疏肝气之郁滞，为治肝寒气滞诸痛之主药。每与生姜、人参等同用，治厥阴头痛，呕吐涎沫，苔白脉迟等，如吴茱萸汤（《伤寒论》）；常与小茴香、川楝子、木香等配伍，治寒疝腹痛，如导气汤（《医方简义》）；与桂枝、当归、川芎等同用，可治冲任虚寒，瘀血阻滞之痛经，如温经汤（《金匮要略》）；与木瓜、苏叶、槟榔等配伍，治寒湿脚气肿痛，或上冲入腹，如鸡鸣散（《类编朱氏集验医方》）。

2. 用于胃寒呕吐　本品辛散苦泄，性热祛寒，善散寒止痛，还能疏肝解郁、降逆止呕，兼能制酸止痛。常与干姜、甘草同用，治霍乱心腹痛、呕吐不止，如吴茱萸汤（《圣济总录》）；与半夏、生姜等同用，可治外寒内侵、胃失和降之呕吐；配伍黄连，可治肝郁化火、肝胃不和的胁痛口苦、呕吐吞酸，如左金丸（《丹溪心法》）。

3. 用于虚寒泄泻　本品性味辛热，能温脾益肾，助阳止泻，为治脾肾阳虚，五更泄泻之常用药，多与补骨脂、肉豆蔻、五味子等同用，如四神丸（《校注妇人大全良方》）。

4. 其他

（1）原发性痛经：温经汤由吴茱萸、当归、芍药、川芎、人参、桂枝、阿胶、牡丹皮、生姜、甘草、半夏、麦冬组成，治疗月经不调有效。

（2）呃逆：吴茱萸末 20g，用香油调敷于双侧涌泉穴，敷料胶布外固定，每日更换 1 次，治疗顽固性呃逆。

（3）小儿腹泻：将吴茱萸 60g，干姜 20g，胡椒 15g，丁香 6g，共研成细末，以米醋或温开水调成糊状，均匀涂抹于脐部，以纱布覆盖，胶带固定，每日更换一次，3 天为一个疗程。治疗小儿腹泻。

另有用吴茱萸治疗消化不良、银屑病、高血压病、复发性口腔溃疡等病例。

【用法用量】　水煎内服，2～5g。外用适量。

【使用注意】　本品辛热燥烈，易耗气动火，故不宜多用、久服。阴虚有热者忌用。

【现代药理】　吴茱萸含挥发油，油中主要为吴茱萸烯、罗勒烯、月桂烯、吴茱萸内酯、吴茱萸内酯醇等。还含吴茱萸酸、吴茱萸碱、吴茱萸啶酮、吴茱萸精、吴茱萸苦素等。本品有抗胃溃疡的作用；有明显的镇痛作用；能抑制血小板聚集，抑制血小板血栓及纤维蛋白血栓形成，吴茱萸及吴茱萸汤能改善部分心电图，部分减少血中肌酸激酶及乳酸脱氢酶的释放，明显增加血中一氧化氮的浓度，缩小心肌梗死面积，具有一定的保护心肌缺血的作用。

参 考 文 献

[1] 高晓俐. 加味温经汤治疗原发性痛经 80 例 [J]. 陕西中医，2004，25（11）：963-964.

[2] 刘志爽，史本霞. 吴茱萸外敷涌泉穴可治疗顽固性呃逆 [J]. 中华护理杂志，2005，（11）：815.

[3] 何广吉. 中药外敷辅助治疗小儿腹泻 120 例疗效观察 [J]. 中国现代药物应用，2011，5（6）：109-110.

小茴香（附药：八角茴香）

为伞形科植物茴香的干燥成熟果实。秋季果实初熟时采割植株，晒干，打下果实，除去杂质。炮制品一般为盐水炙。

【本草摘要】　始载于《新修本草》。

1.《新修本草》："主诸瘘，霍乱及蛇伤。"

2.《开宝本草》："主膀胱肾间冷气及盲肠气，调中止痛，呕吐。"

【性味归经】　辛，温。归肝、肾、脾、胃经。

【功效】　散寒止痛，理气和胃。

【应用】

1. 用于寒疝腹痛、睾丸偏坠胀痛、少腹冷痛、痛经　本品辛温，能温肾暖肝，散寒止痛。常与乌药、青皮、高良姜等配伍，用治寒疝腹痛，如天台乌药散（《医学发明》）；亦可用本品炒热，布裹温熨腹部。与橘核、山楂等同用，可治肝气郁滞、睾丸偏坠胀痛，如香橘散（《张氏医通》）；治肝经受寒之少腹冷痛，或冲任虚寒之痛经，可与当归、川芎、肉桂等同用。

2. 用于中焦虚寒气滞证　本品辛温，能温中散寒止痛，并善理脾胃之气而开胃、止呕。治胃寒气滞之脘腹胀痛，可与高良姜、香附、乌药等同用；治脾胃虚寒的脘腹胀痛、呕吐食少，可与白术、陈皮、生姜等同用。

3. 其他

（1）治疗胃脘痛：用瓦片把小茴香焙干至微黄，焙干后研成粉末，与盐掺在一起温开水调服或用食物蘸取粉末同吃，每日3次。

（2）治疗寒凝血瘀痛经：当归、蒲黄、五灵脂、小茴香、延胡索、肉桂等组成少腹逐瘀汤，治疗寒凝血瘀痛经有效。

【用法用量】　水煎内服，3～6g。

【使用注意】　阴虚火旺者慎用。

【现代药理】　小茴香含挥发油约3％～6％，主要成分为反式茴香脑、柠檬烯、小茴香酮、爱草脑、γ-松油烯、α-蒎烯、月桂烯等。本品对肠蠕动有促进作用；十二指肠或口服给药对大鼠胃液分泌及Shay溃疡和应激性溃疡胃液分泌均有抑制作用；能促进胆汁分泌，并使胆汁固体成分增加；其挥发油对豚鼠气管平滑肌有松弛作用，并能促进肝组织再生；另有己烯雌酚样作用及镇痛等作用。

参 考 文 献

[1] 张保峰. 小茴香盐治胃痛368例［J］. 临床军医杂志，2003，31（2）：111-112.
[2] 朱丽芬，梁学林，隋蓬. 少腹逐瘀汤治疗寒凝血瘀型原发性痛经53例［J］. 辽宁中医药大学学报，2009，11（2）：102-103.

附药：八角茴香

为木兰科植物八角茴香的干燥成熟果实，又名大茴香、八角，主产于亚热带地区，生用或盐水炒用。性味、功效与小茴香相似，但功力较弱，主要用作食物调味品。用法用量与小茴香同。

丁香（附药：母丁香）

为桃金娘科植物丁香的干燥花蕾，习称公丁香。通常于花蕾由绿转红时采收，晒干。

【本草摘要】　始载于《雷公炮炙论》。

1.《日华子本草》："治口气，反胃，疗肾气，奔豚气，阴痛，壮阳，暖腰膝。"

2.《本草正》:"温中快气。治上焦呃逆,除胃寒泻痢、七情五郁。"

3.《得配本草》:"丁香,得五味子治奔豚,配甘蔗、姜汁治干呕。"

【性味归经】 辛,温。归脾、胃、肺、肾经。

【功效】 温中降逆,温肾助阳。

【应用】

1. 用于胃寒呕吐、呃逆 本品辛温芳香,暖脾胃而行气滞,尤善降逆,故有温中散寒、降逆止呕、止呃之功,为治胃寒呕逆之要药。常与柿蒂、党参、生姜等同用,治虚寒呕逆,如丁香柿蒂汤(《症因脉治》);与白术、砂仁等同用,治脾胃虚寒之吐泻、食少,如丁香散(《沈氏尊生书》);治妊娠恶阻,可与人参、藿香同用(《证治准绳》)。

2. 用于脘腹冷痛 本品温中散寒止痛,可用治胃寒脘腹冷痛,常与延胡索、五灵脂、橘红等同用。

3. 用于阳痿、宫冷 本品性味辛温,入肾经,有温肾助阳起痿之功,可与附子、肉桂、淫羊藿等同用。

4. 其他

(1)冠心病心绞痛:丁香、郁金、川芎、山楂、人参共为细末,组成丁郁四神散,治疗冠心病心绞痛有效。

(2)呃逆:丁香柿蒂汤临证加减,可以有效地减轻呃逆症状,促进患者转归,避免呃逆症状复发。

另有用丁香治疗急性胃肠炎、乙型肝炎、痹证、头痛、妊娠呕吐等病例。

【用法用量】 1～3g,内服或研末外敷。

【使用注意】 不宜与郁金同用;热证及阴虚内热者慎用。

【现代药理】 丁香含挥发油,油中主要成分是丁香油酚、乙酰丁香油酚等。本品内服能促进胃液分泌,增强消化力,减轻恶心呕吐,缓解腹部气胀,为芳香健胃剂;其水提物、醚提物均有镇痛抗炎作用;丁香酚有抗惊厥作用;其煎剂对葡萄球菌、链球菌及白喉杆菌、变形杆菌、绿脓杆菌、大肠杆菌、痢疾杆菌、伤寒杆菌等均有抑制作用,并有较好的杀螨作用;另有抗血小板聚集、抗凝、抗血栓形成、抗腹泻、利胆和抗缺氧等作用。

参 考 文 献

[1] 陈丽芳,姜国峰. 水蛭丁郁四神散治疗不稳定型心绞痛临床观察 [J]. 中国中医急症,2005,14(9):817-818.

[2] 李俊. 丁香柿蒂汤临床治疗呃逆22例 [J]. 中国中医药现代远程教育,2013,11 (21):26-27.

附药:母丁香

为丁香的成熟果实,又名鸡舌香。性味功效与公丁香相似,但气味较淡,功力较逊。用法用量与公丁香同。

高良姜(附药:红豆蔻)

为姜科植物高良姜的干燥根茎。夏末秋初采挖,除去地上茎、须根及残留鳞片,洗净，切段，晒干。

【本草摘要】 始载于《名医别录》。

1.《名医别录》："主暴冷，胃中冷逆，霍乱腹痛。"

2.《本草汇言》："高良姜，祛寒湿、温脾胃之药也。若老人脾肾虚寒，泄泻自利，妇人心胃暴痛，因气怒、因寒痰者，此药辛热纯阳，除一切沉寒痼冷，功与桂、附同等。苟非客寒犯胃，胃冷呕逆，及伤生冷饮食，致成霍乱吐泻者，不可轻用。"

【性味归经】 辛，热。归脾、胃经。

【功效】 温胃止呕，散寒止痛。

【应用】

1. 用于胃寒冷痛 本品辛散温通，能散寒止痛，为治胃寒脘腹冷痛之常用药，每与炮姜相须为用，如二姜丸（《和剂局方》）；治胃寒肝郁，脘腹胀痛，多与香附合用，以疏肝解郁，散寒止痛，如良附丸（《良方集腋》）；治卒心腹绞痛如剧，两胁支满，烦闷不可忍者，可与厚朴、当归、桂心等同用，如高良姜汤（《千金方》）。

2. 用于胃寒呕吐 本品性热，能温散寒邪，和胃止呕。治胃寒呕吐，多与半夏、生姜等同用；治虚寒呕吐，常与党参、茯苓、白术等同用。

3. 其他 有用高良姜治疗虚寒型胃痛、肝气犯胃型胃痛、复发性口腔溃疡、心绞痛等病例。

【用法用量】 水煎内服，3～6g。研末服，每次3g。

【现代药理】 高良姜含挥发油，油中主要成分为1，8-桉叶素、桂皮酸甲酯、丁香油酚、蒎烯、荜澄茄烯及辛辣成分高良姜酚等。本品水提取物具有镇痛抗炎作用，煎剂灌胃能升高犬胃液总酸排出量，兴奋兔离体肠管运动；采用体内血栓形成法，给大鼠灌胃高良姜水提物或挥发油均有抗血栓形成的作用；100％煎液对炭疽杆菌、α-或β-溶血性链球菌、白喉及类白喉杆菌、肺炎球菌、金黄色葡萄球菌、白色葡萄球菌等革兰氏阳性嗜气菌皆有抗菌作用。

附药：红豆蔻

为姜科植物大高良姜的果实。性味辛温，归脾、胃经，功能温中散寒，行气止痛。用于寒湿所致的脘腹冷痛，呕吐，泄泻，不欲饮食；亦可研末掺牙，治疗风寒牙痛。用量3～6g，入汤剂，生用。阴虚有热者忌用。

胡 椒

为胡椒科植物胡椒的干燥近成熟或成熟果实。秋末至次春果实呈暗绿色时采收，晒干，为黑胡椒；果实变红时采收，水浸，擦去果肉，晒干，为白胡椒。用时粉碎成细粉。

【本草摘要】 始载于《新修本草》。

1.《新修本草》："主下气，温中，去痰，除脏腑中风冷。"

2.《本草经疏》："胡椒，其味辛，气大温，性虽无毒，然辛温太甚，过服未免有害，气味俱厚，阳中之阳也。其主下气、温中、去痰，除脏腑中风冷者，总因肠胃为寒冷所乘，以致脏腑不调，痰气逆上，辛温暖肠胃而散风冷，则痰气降，脏腑和，诸证悉瘳矣。"

【性味归经】 辛，热。归胃、大肠经。

【功效】 温中散寒，下气，消痰。

【应用】

1. 用于胃寒腹痛，呕吐泄泻 本品味辛性热，能温中散寒止痛，用治胃寒脘腹冷痛、呕吐，可单用研末入猪肚中炖服，或与高良姜、荜茇等同用；治反胃及不欲饮食，可与半夏、姜汁为丸服；治脾胃虚寒之泄泻，可与吴茱萸、白术等同用。

2. 用于癫痫证 本品辛散温通，能下气行滞、消痰宽胸，治痰气郁滞、蒙蔽清窍的癫痫痰多证，常与荜茇等分为末服。

3. 其他 可用胡椒治疗肩周炎、尿潴留、急慢性湿疹、牙痛、冻疮、疟疾等病症。

【用法用量】 0.6～1.5g，研粉吞服。外用适量。

【现代药理】 胡椒含挥发油，黑胡椒含 1.2%～2.6%，白胡椒约含 0.8%。油中主要成分为胡椒醛、二氢香芹醇、氧化石竹烯等。胡椒碱能延长给戊巴比妥的大鼠睡眠时间，抗电或戊四氮致动物惊厥的作用；口服本品能促进大鼠胆汁的分泌；并有抗炎作用。

花椒（附药：椒目）

为芸香科植物青椒或花椒的干燥成熟果皮。我国大部分地区有分布，但以四川产者为佳，故又名川椒、蜀椒。秋季采收成熟果实，晒干，除去种子及杂质。炮制品一般为清炒。

【本草摘要】 始载于《神农本草经》。

1.《神农本草经》："主邪气咳逆，温中，逐骨节皮肤死肌，寒湿痹痛，下气。"

2.《本草纲目》："椒，纯阳之物，其味辛而麻，其气温以热。入肺散寒，治咳嗽；入脾除湿，治风寒湿痹、水肿、泻痢；入右肾补火，治阳衰溲数、足弱、久痢诸证。"

【性味归经】 辛，温。归脾、胃、肾经。

【功效】 温中止痛，杀虫止痒。

【应用】

1. 中寒腹痛，寒湿吐泻 本品辛散温燥，入脾、胃经，长于温中燥湿、散寒止痛、止呕止泻。常与生姜、白豆蔻等同用，治疗外寒内侵，胃寒腹痛、呕吐等症；与干姜、人参等配伍，治疗脾胃虚寒，脘腹冷痛、呕吐、不思饮食等，如大建中汤（《金匮要略》）；与肉豆蔻同用，可治夏伤湿冷，泄泻不止，如川椒丸（《小儿卫生总微论方》）。

2. 虫积腹痛，湿疹，阴痒 本品有驱蛔杀虫之功。常与乌梅、干姜、黄柏等同用，治疗虫积腹痛、手足厥逆、烦闷吐蛔等，如乌梅丸（《伤寒论》）；单用煎液作保留灌肠，用治小儿蛲虫病、肛周瘙痒；若与吴茱萸、蛇床子、藜芦、陈茶、烧盐同用，水煎熏洗，治妇人阴痒不可忍，非以热汤泡洗不能已者，如椒茱汤（《医级》）；单用或与苦参、蛇床子、地肤子、黄柏等，煎汤外洗，治湿疹瘙痒。

3. 其他

（1）肝性胸水：由花椒、瓜蒌仁、桑白皮、葶苈子、橘红、半夏、茯苓、紫苏子等组成的椒目瓜蒌汤加减联合西药治疗肝硬化失代偿并发肝性胸水取得满意疗效。

（2）结核性渗出性胸膜炎：加味椒目瓜蒌汤治疗结核性渗出性胸膜炎疗效可靠，不良反应小，治愈率高。

另，花椒还用于治疗胆道蛔虫病、真菌性阴道炎、绦虫病、牙痛、支气管哮喘等病症。

【用法用量】　水煎内服，3～6g。外用适量，煎汤熏洗。

【现代药理】　花椒果皮中挥发油的主要成分为柠檬烯、1，8-桉叶素、月桂烯等。本品具有抗动物实验性胃溃疡形成的作用；对动物离体小肠有双向调节作用，小剂量时兴奋，大剂量时抑制；并有镇痛抗炎作用；其挥发油对11种皮肤癣菌和4种深部真菌均有一定的抑制和杀死作用，其中羊毛小孢子菌和红色毛癣菌最敏感，并能杀疥螨等。

参 考 文 献

［1］袁建芬．椒目瓜蒌汤加减联合西药治疗肝性胸水25例［J］．中国中医药科技，2010，17（4）：363-364.

［2］康武宏．加味椒目瓜蒌汤治疗结核性渗出性胸膜炎［J］．中国社区医师：医学专业，2011，13（12）：181-182.

附药：椒目

为花椒的种子。性味苦寒。归肺、肾、膀胱经。功能利水消肿，降气平喘。适用于水肿胀满、痰饮咳喘等。煎服，3～10g。

荜 茇

胡椒科植物荜茇的干燥近成熟或成熟果穗。果穗由绿变黑时采收，除去杂质，晒干。用时捣碎。

【本草摘要】　始载于《新修本草》。

1.《本草纲目》："荜茇，为头痛、鼻渊、牙痛要药，取其辛热能入阳明经散浮热也。"

2.《本草便读》："荜茇，大辛大热，味类胡椒，入胃与大肠，阳明药也。温中散寒，破滞气，开郁结，下气除痰，又能散上焦之浮热，凡一切牙痛、头风、吞酸等症，属于阳明湿火者，皆可用此以治之。"

3. 其他：可用荜茇治疗牙痛、三叉神经痛、冠心病、心绞痛、小儿中毒性肠麻痹、鼓膜炎等病症。

【性味归经】　辛，热。归胃、大肠经。

【功效】　温中散寒，下气止痛。

【应用】　用于胃寒腹痛，呕吐，呃逆，泄泻。本品辛散温通，能温中散寒止痛，降胃气，止呕呃。常与干姜、厚朴、附子等配伍，用治胃寒脘腹冷痛、呕吐、呃逆、泄泻等，如荜茇丸（《圣济总录》）；与白术、干姜、肉豆蔻等同用，可治脾胃虚寒之腹痛冷泻，如荜茇散（《圣济总录》）。

此外，以本品配胡椒研末，填塞龋齿孔中，可治龋齿疼痛。

【用法用量】　水煎内服，1～3g。外用适量，研末塞龋齿孔中。

【现代药理】　荜茇果实含胡椒碱、棕榈酸、四氢胡椒酸、挥发油等。本品挥发油非皂化物能降低动物外源性及内源性总胆固醇；挥发油能对抗多种条件所致的缺氧及心肌缺血；纠正动物实验性心律失常；并有镇静、镇痛、解热等作用。

荜　澄　茄

为樟科植物山鸡椒的干燥成熟果实。秋季果实成熟时采收，除去杂质，晒干。

【本草摘要】　始载于《雷公炮炙论》。

1.《海药本草》："主心腹卒痛、霍乱吐泻、痰癖冷气。"

2.《本草纲目》："暖脾胃，止呕吐哕逆。"

【性味归经】　辛，温。归脾、胃、肾、膀胱经。

【功效】　温中散寒，行气止痛。

【应用】

1. 用于胃寒腹痛、呕吐、呃逆　本品辛散温通，能温中散寒止痛。治胃寒脘腹冷痛、呕吐、呃逆，功似荜茇，可单用或与高良姜、丁香、厚朴等同用。

2. 用于寒疝腹痛　本品味辛，性温，能散寒行气止痛。常与吴茱萸、香附、木香等同用，治疗寒疝腹痛。

3. 其他　用于治下焦虚寒之小便不利或寒湿郁滞之小便浑浊，可与萆薢、茯苓、乌药等同用。另有用荜澄茄治疗胃寒冷痛、冠心病、脑血栓形成、慢性支气管炎、慢性气管炎、牙痛等病例。

【用法用量】　水煎内服，1～3g。

【现代药理】　荜澄茄果实含挥发油，油中主要成分为柠檬醛、柠檬烯、香茅醛等，大鼠灌服荜澄茄醚提物、水提物，有抗动物实验性胃溃疡及小鼠实验性腹泻的作用；挥发油有抗心律失常、改善兔心肌缺血的作用；并能松弛豚鼠气管平滑肌而有平喘作用等。

第二节　补肾温阳药

鹿　　茸

为鹿科动物梅花鹿或马鹿的雄鹿未骨化密生茸毛的幼角。前者习称"花鹿茸"，后者习称"马鹿茸"。夏秋两季锯取鹿茸，经加工后，阴干或烘干。

【本草摘要】　始载于《神农本草经》。

1.《神农本草经》："主漏下恶血，寒热惊痫，益气强志，生齿不老。"

2.《本草纲目》："生精补髓，养血益阳，强筋健骨。治一切虚损，耳聋目暗，眩晕虚痢。"

【性味归经】　甘、咸，温。归肾、肝经。

【功效】　壮肾阳，益精血，强筋骨，调冲任，托疮毒。

【应用】

1. 用于肾阳虚衰，精血不足证　本品甘温补阳，甘咸滋肾，禀纯阳之性，具生发之气，故能壮肾阳，益精血。若肾阳虚，精血不足，而见畏寒肢冷、阳痿早泄、宫冷不孕、小便频数、腰膝酸痛、头晕耳鸣、精神疲乏等，均可以本品单用或配入复方。如鹿茸酒，与山药浸酒服，治阳痿不举，小便频数；或与当归、乌梅膏为丸，治精血耗竭，面色黧黑，耳聋目昏等（《济生方》）；亦常与人参、黄芪、当归同用治疗诸虚百损，五劳七伤，元气不足，畏寒肢冷、阳痿早泄、宫冷不孕、小便频数等证，如参茸固本丸（《中国医学大辞典》）。

2. 用于肾虚骨弱、腰膝无力或小儿五迟　常以本品补肾阳，益精血，强筋骨，多与五加皮、熟地、山萸肉等同用，如加味地黄丸（《医宗金鉴》）；亦可与骨碎补、川断、自然铜等同用，治骨折后期愈合不良。

3. 用于妇女冲任虚寒，崩漏带下　本品补肾阳、益精血而兼能固冲任、止带下。与乌贼骨、龙骨、川断等同用，可治崩漏不止、虚损羸瘦，如鹿茸散（《证治准绳》）。若配狗脊、白蔹，可治白带过多，如白蔹丸（《济生方》）。

4. 用于疮疡久溃不敛、阴疽疮肿内陷不起　本品补阳气、益精血而达到温补内托的目的。治疗疮疡久溃不敛、阴疽疮肿内陷不起，常与当归、肉桂等配伍，如阳和汤（《外科全生集》）。

5. 其他

（1）绝经后骨质疏松症：由鹿茸、骨碎补、当归、血竭、乳香、没药、自然铜、金钱白花蛇等组成的鹿茸壮骨胶囊，能够提高骨密度，对绝经后骨质疏松症具有良好的疗效。

（2）治疗病态窦房结综合征：用洋金花、附子、人参、肉桂、鹿茸、三七、冰片、麝香诸药组成的心宝丸，具有温补心肾、益气助阳、活血通脉等功效，临床上用于治疗病窦综合征、慢性心功能不全、冠心病等疗效较好。

另，鹿茸有很强的抗疲劳作用，也用于治疗慢性疲劳综合征、白细胞减少症、腰椎间盘突出症等病症。

【用法用量】　1～2g，研末吞服。

【使用注意】　服用本品宜从小量开始，缓缓增加，不可骤用大量，以免阳升风动，头晕目赤，或伤阴动血。凡发热者均当忌服。

【现代药理】　鹿茸的脂溶性成分中分离出雌二醇、胆固醇等，其中雌二醇及其在体内的代谢产物——雌酮，为鹿茸雌激素样作用的主要成分。大剂量鹿茸精使心缩幅度缩小，心率减慢，并使外周血管扩张，血压降低。中等剂量鹿茸精引起离体心脏活动明显增强，心缩幅度增大，心率加快，结果使心脉搏输出量和百分输出量都增加。鹿茸具有明显的抗脂质过氧化作用及抗应激作用。

参 考 文 献

[1] 刘树胜，解增友，耿读海. 鹿茸壮骨胶囊治疗绝经后骨质疏松症80例临床观察［J］. 河北中医，2012，34（1）：32-33.

[2] 王海燕，曲燕. 心宝丸治疗病态窦房结综合征18例临床观察［J］. 实用中医内科杂志，2008，22（4）：25.

附药：鹿角、鹿角胶、鹿角霜

1. 鹿角　为梅花鹿和各种雄鹿已成长骨化的角。味咸，性温。归肝、肾经。功能补肾助阳，强筋健骨。可做鹿茸之代用品，唯效力较弱。兼活血散瘀消肿。临床多用于疮疡肿毒、乳痈、产后瘀血腹痛、腰痛、胞衣不下等。内服或外敷均可。用量6～15g，水煎服或研末服。外用磨汁涂或锉末敷。阴虚火旺者忌服。

2. 鹿角胶 为鹿角煎熬浓缩而成的胶状物。味甘咸，性温。归肝、肾经。功能补肝肾、益精血。功效虽不如鹿茸之峻猛，但比鹿角为佳，并有良好的止血作用。适用于肾阳不足，精血亏虚，虚劳羸瘦、吐衄便血、崩漏之偏于虚寒者及阴疽内陷等。用量 3～6g，烊化兑服。阴虚火旺者忌服。

3. 鹿角霜 为鹿角去角质的角块。味咸、涩、温，归肝、肾经。功能补肾助阳，似鹿角而力较弱，但具收敛之性，而有涩精、止血、敛疮之功。内服治崩漏、遗精，外用治创伤出血及疮疡久溃不敛。用量 9～15g，先煎。阴虚火旺者忌服。

淫 羊 藿

为小檗科植物淫羊藿、箭叶淫羊藿、柔毛淫羊藿或朝鲜淫羊藿等的干燥叶。夏、秋季茎叶茂盛时采收，晒干或阴干。炮制品一般为羊脂油炙。

【本草摘要】 始载于《神农本草经》。

1. 《神农本草经》："主阴痿绝伤，茎中痛，利小便，益气力，强志。"

2. 《日华子本草》："治一切冷风劳气，补腰膝，强心力，丈夫绝阳不起，女子绝阴无子，筋骨挛急，四肢不任，老人昏耄，中年健忘。"

3. 《分类草药性》："治咳嗽，去风，补肾而壮元阳。"

【性味归经】 辛、甘，温。归肾、肝经。

【功效】 补肾阳，强筋骨，祛风湿。

【应用】

1. 用于肾阳虚衰，阳痿尿频，腰膝无力 本品辛甘，性温燥烈，长于补肾壮阳，单用有效，亦可与其他补肾壮阳药同用。单用本品浸酒服，以益丈夫兴阳，理腰膝冷痛，如淫羊藿酒（《食医心镜》）；与肉苁蓉、巴戟天、杜仲等同用，治肾虚阳痿遗精等，如填精补髓丹（《丹溪心法》）。

2. 用于风寒湿痹，肢体麻木 本品辛温散寒，祛风胜湿，入肝肾强筋骨，可用于风湿痹痛，筋骨不利及肢体麻木，常与威灵仙、苍耳子、川芎、肉桂同用，即仙灵脾散（《圣惠方》）。

3. 其他

（1）绝经后骨质疏松症：淫羊藿的抗骨质疏松作用，部分是通过刺激成骨细胞增殖实现的，对破骨细胞有直接抑制作用，单味中药淫羊藿水煎服，在一定程度上可防止绝经后妇女体内雌激素的下降，对预防骨质的快速丢失具有临床意义。

（2）高血压伴轻度认知功能障碍：淫羊藿、车前子组成的补肾益心片治疗高血压病虚证型与虚中夹实型伴记忆功能损害的患者刚好药证相符，改善记忆功能减退的机制可能是通过降低血压，改善脑部供血，间接改善记忆障碍及直接作用于下丘脑、皮质等记忆中枢，通过调节其单胺类神经递质及胆碱酯酶的浓度改善记忆障碍。

此外淫羊藿还用于防治早衰、阳痿、病毒性心肌炎、老年胸腰椎骨质疏松症、糖尿病性骨代谢紊乱、小儿喘息性支气管炎等病症。

【用法用量】 水煎内服，6～10g。

【使用注意】 阴虚火旺者不宜服。

【现代药理】　淫羊藿类植物的化学成分主要是黄酮类化合物，还含有木脂素、生物碱和挥发油等。淫羊藿能增强下丘脑—垂体—性腺轴及肾上腺皮质轴、胸腺轴等内分泌系统的分泌功能，淫羊藿提取液能影响"阳痿"模型小鼠 DNA 合成，并促进蛋白质的合成，调节细胞代谢，明显增强动物体重及耐冻时间，淫羊藿醇浸出液能显著增强离体兔心冠脉流量，淫羊藿煎剂及水煎乙醇浸出液给兔、猫、大鼠静注，均呈降压作用。

参 考 文 献

[1] 曾炎辉. 淫羊藿治疗绝经后骨质疏松症 50 例 [J]. 陕西中医，2005，26（5）：405-406.

[2] 洪创雄，明康文. 补肾益心片对高血压轻度认知功能障碍患者记忆的影响 [J]. 深圳中西医结合杂志，2007，17（4）：210-212.

巴 戟 天

为茜草科植物巴戟天的干燥根，全年均可采挖。洗净，除去须根，晒至六七成干，轻轻捶扁，晒干。炮制品一般为盐炙或甘草制。

【本草摘要】　始载于《神农本草经》。

1.《神农本草经》："主大风邪气，阳痿不起，强筋骨，安五脏，补中，增志，益气。"

2.《本草纲目》："治脚气，去风疾，补血海。"

3.《本草备要》："补肾益精，治五劳七伤，辛温散风湿，治风湿脚气水肿。"

【性味归经】　辛、甘，微温。归肾、肝经。

【功效】　补肾阳，强筋骨，祛风湿。

【应用】

1. 用于肾阳虚阳痿、宫冷不孕、小便频数　本品补肾助阳，甘润不燥。治虚羸阳道不举，以巴戟天、牛膝浸酒服（《千金方》）；也可配淫羊藿、仙茅、枸杞子，用治肾阳虚弱，命门火衰所致阳痿不育，如赞育丸（《景岳全书》）；若配肉桂、吴茱萸、高良姜，可用治下元虚冷、宫冷不孕、月经不调、少腹冷痛，如巴戟丸（《和剂局方》）；又常与桑螵蛸、益智仁、菟丝子等同用，治疗小便不禁（《奇效良方》）。

2. 用于风湿腰膝疼痛及肾虚腰膝酸软无力　本品补肾阳、强筋骨、祛风湿，对肾阳虚兼风湿之证为宜，多与补肝肾、祛风湿药同用。常与肉苁蓉、杜仲、菟丝子等同用，治肾虚骨痿，腰膝酸软，如金刚丸（《张氏医通》）；或配羌活、杜仲、五加皮等同用治风冷腰胯疼痛、行步不利，如巴戟丸（《圣惠方》）。

3. 其他

（1）气阴两虚型Ⅱ型糖尿病：熟地黄、巴戟天、黄芪、葛根、山药、茯苓、知母、三七等组成的益气养阴降糖方，治疗气阴两虚型Ⅱ型糖尿病有效。

（2）抗抑郁：巴戟天寡糖胶囊治疗抑郁症的疗效优于氟西汀，对抑郁伴发的焦虑也有效，不良反应轻微，安全性好。

（3）子宫内膜异位症：由巴戟天、淫羊藿、熟地、莪术等组成补肾活血汤直肠给药，治疗子宫内膜异位症，有攻补兼施，寒热并用的效用。

另还有用巴戟天治疗黄体功能不健性不孕、慢性乙肝等病例。

【用法用量】　水煎内服，3～10g。

【使用注意】　阴虚火旺及有热者不宜服。

【现代药理】　巴戟天主要成分为糖类及苷、黄酮、氨基酸，另外尚含有小量的蒽醌类及维生素 C。能显著增加小鼠体重，延长小鼠游泳时间；乙醇提取物及水煎剂有明显的促肾上腺皮质激素样作用。

参 考 文 献

[1] 朱益敏．益气养阴降糖方治疗 2 型糖尿病 36 例 [J]．陕西中医，2010，31（12）：1603-1604.

[2] 孔庆梅，舒良，张鸿燕，等．巴戟天寡糖胶囊治疗抑郁症的临床疗效与安全性 [J]．中国临床药理学杂志，2011，27（3）：170-173.

[3] 徐学武，刘彤鸥．补肾活血汤灌肠治疗子宫内膜异位症 52 例 [J]．陕西中医，2008，29（3）：266-268.

仙　茅

为石蒜科植物仙茅的根茎。秋冬二季采挖，除去根头和须根，洗净，干燥。

【本草摘要】　始载于《海药本草》。

1.《海药本草》："主风，补暖腰脚，清安五脏，强筋骨，消食。"

2.《开宝本草》："主心腹冷气，不能食，腰脚风冷挛痹不能行，丈夫虚劳，老人失溺，无子，益阳道……强记，助筋骨，益肌肤，长精神，明目。"

3.《本草纲目》："仙茅性热，补三焦、命门之药也。惟阳弱精寒，禀赋素怯者宜之。若体壮相火炽盛者，服之反能动火。"

【性味归经】　辛，热。有毒。归肾、肝、脾经。

【功效】　补肾阳，强筋骨，祛寒湿。

【应用】

1. 用于肾阳不足，命门火衰之阳痿精冷、小便频数　本品辛热燥烈，善补命门而兴阳，常与淫羊藿、巴戟天、金樱子等同用，治疗命门火衰，阳痿早泄及精寒不育，如仙茅酒（《万氏家抄方》）。

2. 用于腰膝冷痛，筋骨痿软无力　本品辛散燥烈，补肾阳兼有散寒湿、强筋骨之功，常与杜仲、独活、附子等同用。

3. 用于肝肾不足，肝肾亏虚之须发早白，目昏目暗　常与枸杞子、车前子、生地、熟地等同用，如仙茅丸（《圣济总录》）。

4. 其他

（1）乳腺增生症：鹿角、仙茅、淫羊藿、肉苁蓉、柴胡、香附、青皮、三棱、莪术、夏枯草、瓜蒌、牡蛎等组成的自拟乳结消胶囊方，有温肾疏肝、化痰散结的功效。

（2）原发性骨质疏松症：仙茅、仙灵脾、巴戟天、当归、知母、黄柏组成的二仙汤，治疗原发性骨质疏松症，有明显疗效，能改善临床症状，提高骨密度，有效防治骨质疏松症。

另，仙茅还用于治疗不育症、阳痿、更年期综合征、骨质增生、老年性尿道综合征、再生障碍性贫血、高泌乳素血症、功能性子宫出血等病症。

【用法用量】　水煎内服，3～10g。

【使用注意】　阴虚火旺者忌服。燥烈有毒，不宜久服。

【现代药理】　仙茅主要为多种环木菠萝烷型三萜及其糖、甲基苯酚及氯代甲基苯酚等多糖类，其他尚含有含氮类化合物、醇、脂肪类化合物及黄酮醇等。仙茅可延长实验动物的平均存活时间。仙茅醇浸剂可明显提高小鼠腹腔巨噬细胞吞噬百分数和吞噬指数；仙茅水煎液可明显增加大鼠垂体前叶、卵巢和子宫重量，卵巢 HCG/LH 受体特异结合力明显提高；仙茅醇浸剂可明显延长小鼠睡眠时间，对抗印防己毒素所致小鼠惊厥，具镇定、抗惊厥作用。

参 考 文 献

[1] 王宜芳，郭晓华 . 乳结消胶囊治疗乳腺增生症 120 例 [J] . 陕西中医，2006，27（3）：279-280.

[2] 吴俊哲，周兴茂，郑臣校 . 二仙汤治疗原发性骨质疏松症临床观察 [J] . 新中医，2010，42（2）：25-26.

杜　仲

为杜仲科植物杜仲的干燥树皮。4～6 月剥取，刮去粗皮，堆置"发汗"至内皮呈紫褐色，晒干。炮制品一般为盐炙。

【本草摘要】　始载于《神农本草经》。

1.《神农本草经》："主腰脊痛，补中，益精气，坚筋骨，强志，除阴下痒湿，小便余沥。久服轻身耐老。"

2.《本草正》："暖子宫，安胎气。"

【性味归经】　甘，温。归肝、肾经。

【功效】　补肝肾，强筋骨，安胎。

【应用】

1. 用于肾虚腰痛及各种腰痛　以其补肝肾、强筋骨，肾虚腰痛尤宜，其他腰痛用之，均有扶正固本之效。常与胡桃肉、补骨脂同用，治肾虚腰痛或足膝痿弱，如青娥丸（《和剂局方》）；与独活、桑寄生、细辛等同用，治风湿腰痛冷重，如独活寄生汤（《千金方》）；与川芎、桂心、丹参等同用，治疗外伤腰痛，如杜仲散（《圣惠方》）；与当归、川芎、芍药等同用，治疗妇女经期腰痛；与鹿茸、山萸肉、菟丝子等同用，治疗肾虚阳痿，精冷不固，小便频数，如十补丸（《鲍氏验方》）。

2. 用于胎动不安或习惯性堕胎　常以本品补肝肾、固冲任、安胎，单用有效，亦可与桑寄生、续断、阿胶、菟丝子等同用，如杜仲丸（《圣济总录》）。单用本品为末，枣肉为丸，治胎动不安；与川断、山药同用，治习惯性流产。

3. 其他

（1）膝关节退行性骨关节炎：由杜仲、淫羊藿、续断、菟丝子、牛膝、女贞子、丹参、威灵仙等组成的中药补肾活血剂对膝关节增生性关节炎有祛风湿、止痹痛的作用。

（2）早期先兆流产：菟丝子、枸杞子、续断、杜仲、桑寄生、焦白术等组成的补肾安胎饮治疗早期先兆流产，无明显不良反应，对子代发育、智力遗传均无不良影响。

另有杜仲治疗高血压病、绝经后妇女骨质疏松症、性功能减退、记忆力下降等病例。

【用法用量】　水煎内服，6～10g。

【使用注意】　本品为温补之品，阴虚火旺者慎用。

【现代药理】　杜仲含杜仲胶、杜仲苷、松脂醇二葡萄糖苷、桃叶珊瑚苷、鞣质、黄酮类化合物等。杜仲煎剂能延长戊巴比妥钠的睡眠时间，并能使实验动物反应迟钝、嗜睡等。杜仲皮能对抗氢化可的松的免疫抑制作用，具有调节细胞免疫平衡的功能，且能增强荷瘤小鼠肝糖原含量增加的作用，并能使血糖增高。生杜仲、炒杜仲和砂烫杜仲的水煎剂对家兔和狗都有明显的降压作用，但生杜仲降压作用较弱，炒杜仲和砂烫杜仲的作用几乎完全相同，其降压的绝对值相当于生杜仲的两倍。

参 考 文 献

[1] 吕建国，郑清莲．补肾活血方剂治疗膝关节退行性骨关节炎 165 例［J］．陕西中医，2006，27（8）：949-950.

[2] 李国辉，陈丽红，赵玲，等．补肾安胎饮治疗早期先兆流产 112 例临床观察［J］．河北中医，2007，29（5）：419.

硫　黄

为自然元素类矿物硫族自然硫。采挖后加热熔化，除去杂质，或用含硫矿物经加工制得。炮制品一般为豆腐制。

【本草摘要】　始载于《神农本草经》。

1.《神农本草经》："主妇人阴蚀，疽痔，恶血，坚筋骨，除头疮。"

2.《本草纲目》："主虚寒久痢，滑泄，霍乱，补命门不足，阳气暴绝，阴毒伤寒，小儿慢惊。"

【性味归经】　酸，温。有毒。归肾、大肠经。

【功效】　外用解毒杀虫疗疮；内服补火助阳通便。

【应用】

1. 外用治疥癣、湿疹、阴疽疮疡　本品性温而燥，有解毒杀虫、燥湿止痒诸功效，尤为治疗疥疮的要药。

2. 内服治阳痿、虚喘冷哮、虚寒便秘　硫黄乃纯阳之品，入肾大补命门火而助元阳。可用于肾阳衰微，下元虚冷诸证。如金液丹即单用硫黄治腰冷膝弱、失精遗溺等。治肾虚阳痿常与鹿茸、补骨脂、蛇床子等同用。若配附子、肉桂、沉香，可治肾不纳气之喘促等，如黑锡丹（《和剂局方》）。治虚冷便秘，以硫黄配半夏用，即半硫丸（《和剂局方》）；因硫黄能补虚而暖肾与大肠，因而也可止泻，治冷泻腹痛。

3. 其他　天然硫黄片、升华硫黄片、天然复方硫黄片（加黄芩素）、复方硫黄片（加山豆根、大黄）治慢性阻塞性肺病。另，硫黄还可用治慢性气管炎、坐骨神经痛，小儿消化不良性腹泻、白癜风、阳痿、遗尿、便血等病症。

【用法用量】　外用适量，研末油调涂敷患处。内服 1.5～3g，炮制后入丸、散服。

【使用注意】　孕妇慎服。不宜与芒硝、玄明粉同用。

【现代药理】　硫黄主要含硫（S），另杂有砷、硒、铁、碲等成分。硫与皮肤接触，产生硫化氢及五硫磺酸，从而有溶解角质、杀疥虫、细菌、真菌作用；对动物实验性炎症有治疗作用，能使支气管慢性炎症细胞浸润减轻，并可促进支气管分泌增加而祛痰；一部分硫黄在肠内形成硫化氢，刺激肠壁增加蠕动，起缓泻作用。

鹿　仙　草

为蛇菰科植物蛇菰或筒鞘蛇菰的干燥寄生全草。夏、秋季采收，除去杂质，鲜用或晒干。

【性味归经】　苦、甘，平。

【功效】　壮阳补肾，理气健胃，清热解毒，止血生肌。

【应用】

1. 用于肝郁气滞，毒瘀互阻所致的原发性肝癌　由鹿仙草、九香虫（炒）、黄药子、土茯苓、苦参、天花粉组成的复方鹿仙草颗粒可快速缩小肿块，稳定病情，消除癌痛，消除积水。

2. 拉祜民间常用于阳痿，遗精，水肿，慢性肝炎，胃气痛，风热斑疹，外伤出血等证。

3. 傣医用于肝硬化腹水　用鹿仙草配伍土大黄、苦马菜、重楼、紫茉莉根、商陆根，水煎服，酒为引，生猪油适量，治疗肝硬化腹水。

【用法用量】　水煎内服，10～20g。外用适量，捣敷；或研末敷。

【现代药理】　小鼠接种实体型肝癌 H22 后，次日开始灌服鹿仙草氯仿提取物 500mg/（kg·d），连续 7～10 日，有显著的抗肝癌作用。小鼠分别灌服该提取物 0.5g/kg、1g/kg 和 2g/kg，未见中毒表现及死亡。鹿仙草氯仿提取物 500mg/kg 给犬灌服，对其血压、心率和呼吸均未见明显改变。

参 考 文 献

[1] 云南省食品药品监督管理局. 云南省中药材标准第一册［S］. 云南美术出版社，2005，12：43.

[2] 彭朝忠，祁建军，李先恩. 澜沧县傣族治疗肝病的药用植物资源［J］. 中国民族医药杂志，2009，10 (10)：51.

第三节　祛风湿益阳药

川乌（附药：草乌）

为毛茛科植物乌头的干燥母根，主产于四川、云南、陕西、湖南等地。6月下旬至8月上旬采挖，除去子根、须根及泥沙，晒干。生用或制后用。

【本草摘要】　始载于《神农本草经》。

1.《神农本草经》："主中风，恶风，洗洗出汗，除寒湿痹，咳逆上气，破积聚寒热。"

2.《本草正义》："乌头主治，温经散寒，虽与附子大略相近，而温中之力较为不如。且专为祛除外风外寒之响导者。"

【性味归经】　辛、苦，热。有大毒。归心、肝、肾、脾经。

【功效】　祛风除湿，温经止痛。用于风湿寒痹、关节疼痛、心腹冷痛、寒疝作痛及麻醉止痛。

【应用】

1. 用于风寒湿痹　本品辛热，升散苦燥，"疏利迅速，开通关腠，驱逐寒湿"，善于祛风除湿、温经散寒，有明显的止痛作用，为治风寒湿痹证之佳品，尤宜于寒邪偏盛之风湿痹痛。治寒湿侵袭，历节疼痛，不可屈伸者，常与麻黄、芍药、甘草等配伍，如乌头汤（《金匮要略》）；若与草乌、地龙、乳香等同用，可治寒湿瘀血留滞经络，肢体筋脉挛痛，关节屈伸不利，日久不愈者，如活络丹（《和剂局方》）。

2. 用于心腹冷痛、寒疝疼痛　本品辛散温通，散寒止痛之功显著，故又常用于阴寒内盛之心腹冷痛，治心痛彻背，背痛彻心者，常配赤石脂、干姜、蜀椒等，如乌头赤石脂丸（《金匮要略》）；治寒疝，绕脐腹痛，手足厥冷者，多与蜂蜜同煎，如大乌头煎（《金匮要略》）。

3. 用于跌打损伤、麻醉止痛　本品止痛作用可治跌打损伤、骨折瘀肿疼痛，多与自然铜、地龙、乌药等同用，如回生续命丹（《跌损妙方》）。古方又常以本品作为麻醉止痛药，多以生品与生草乌并用，配伍羊踯躅、姜黄等内服，如整骨麻药方（《医宗金鉴》）；配生南星、蟾酥等外用，如外敷麻药方（《医宗金鉴》）。

4. 其他

（1）老年腰椎管狭窄：通督活血汤内服与外用中药伸筋草、陈艾叶、透骨草、花椒、生川乌、生草乌、细辛、威灵仙等，外敷配合功能锻炼治疗老年腰椎管狭窄症。

（2）膝骨关节炎：生川乌、生草乌、细辛、黄芪、白芍、生麻黄，共煎煮后浓缩，用纱布过滤药液，配合电脑中频导入穴位治疗膝骨关节炎患者。

（3）癌性疼痛：乌头汤治疗转移性骨癌疼痛疗效同曲马多相近，镇痛有效率79.1%，能改善癌痛患者生活质量，止痛同时能增加体重。

另有用乌头注射液提高巨噬细胞功能，增强免疫力；复方三生针（生川乌、生附子、生南星）治疗慢性支气管炎；川乌内服治疗小儿舞蹈病、重症肌无力、疟疾、阳痿等病例。

【用法用量】　川乌，一般炮制后使用；制川乌，水煎内服，1.5～3g；先煎、久煎。

【使用注意】　孕妇忌用；不宜与贝母类、半夏、白及、白蔹、天花粉、瓜蒌类同用；内服一般应炮制用，生品内服宜慎；酒浸内服易致中毒，应慎用。

【现代药理】　川乌含多种生物碱：如乌头碱、次乌头碱、中乌头碱、消旋去甲乌药碱、酯乌头碱等。川乌有明显的抗炎、镇痛作用；具有强心作用，但剂量加大则引起心律失常，终致心脏抑制；乌头碱可引起心律不齐和血压升高，还可增强毒毛旋花子苷G对心肌的毒性作用，有明显的局部麻醉作用；乌头多糖有显著降低正常血糖的作用；注射液对胃癌细胞有抑制作用。

参 考 文 献

[1] 叶明东，刘涛．非手术治疗老年腰椎管狭窄症39例疗效观察［J］．中国社区医师，2009，11（12）：143-144.

[2] 郑倩仪，陈伯健．经方乌头汤配合电脑中频导入穴位治疗膝骨关节炎［J］．实用医学杂志，2009，

25（6）：984-985.

［3］周红，何秀云，邹清芳．乌头汤治疗转移性骨癌疼痛 48 例疗效观察［J］．四川中医，2013，31（5）：92-93.

附药：草乌

为毛茛科植物北乌头的干燥根。主产于东北、华北。秋季茎叶枯萎时采挖，除去须根及泥沙，干燥。性能、功效、应用、用法用量、使用注意与川乌相同，但毒性更强，使用时应更加谨慎。

独　　活

为伞形科植物重齿毛当归的干燥根。春初苗刚发芽或秋末茎叶枯萎时采挖，除去须根及泥沙，烘至半干，堆置 2～3 天，发软后再烘至全干。

【本草摘要】　始载于《神农本草经》。

1.《神农本草经》："主风寒所击，金疮止痛，奔豚，痫痉，女子疝瘕。"

2.《本草正》："专理下焦风湿，两足痛痹，湿痒拘挛。"

3.《本草求真》："独活，辛苦微温，比之羌活，其性稍缓，凡因风干足少阴肾经，伏而不出，发为头痛，则能善搜而治矣，以故两足湿痹，不能动履，非此莫疗，风毒齿痛，头眩目晕，非此莫攻……因其所胜而为制也。且有风自必有湿，故羌则疗水湿游风，而独则疗水湿伏风也……羌有发表之功，独有助表之力。羌行上焦而上理，则游风头痛、风湿骨节疼痛可治，独行下焦而下理，则伏风头痛、两足湿痹可治。"

【性味归经】　辛、苦，微温。归肾、膀胱经。

【功效】　祛风除湿，通痹止痛。

【应用】

1. 用于风寒湿痹　本品辛散苦燥，气香温通，功善祛风湿、止痹痛，为治风湿痹痛主药，凡风寒湿邪所致之痹证，无论新久，均可应用；因其主入肾经，性善下行，尤以腰膝、腿足关节疼痛属下部寒湿者为宜。治感受风寒湿邪的风寒湿痹，肌肉、腰背、手足疼痛，常与当归、白术、牛膝等同用，如独活汤（《活幼新书》）；若与桑寄生、杜仲、人参等配伍，可治痹证日久正虚，腰膝酸软，关节屈伸不利者，如独活寄生汤（《千金方》）。

2. 用于风寒挟湿表证　本品辛散温通苦燥，能散风寒湿而解表，治外感风寒挟湿所致的头痛头重、一身尽痛，多配羌活、藁本、防风等，如羌活胜湿汤（《内外伤辨惑论》）。

3. 用于少阴头痛　本品善入肾经而搜伏风，与细辛、川芎等相配，可治风扰肾经，伏而不出之少阴头痛，如独活细辛汤（《症因脉治》）。

4. 其他

（1）骨关节痛：麻黄、独活、杜仲、怀牛膝、木瓜、石斛、没药、乳香等组成的独活壮骨汤，具有舒筋活血、强筋壮骨和补气血的作用，治疗骨关节疼痛疾病。

（2）肝肾亏虚型类风湿关节炎：由独活、桑寄生、杜仲、牛膝、细辛、秦艽、茯苓、肉桂、防风、川芎、人参、甘草、当归、芍药组成的独活寄生汤，具有消炎镇痛、提高机体非特异性免疫功能、改善血液循环等作用，治疗肝肾亏虚型类风湿关节炎，疗效较好。

此外，独活还用于治疗腰椎管退行性狭窄症、产后身痛、肩周炎、强直性脊椎炎、阳痿等病症。

【用法用量】 水煎内服，3～10g。

【现代药理】 独活含二氢山芹醇及其乙酸酯、欧芹酚甲醚、异欧前胡内酯、香柑内酯、花椒毒素、二氢山芹醇当归酸酯、二氢山芹醇葡萄糖苷、毛当归醇、当归醇D、G、B，γ-氨基丁酸及挥发油等。独活有抗炎、镇痛及镇静作用；对血小板聚集有抑制作用；并有降压作用，但不持久；所含香柑内酯、花椒毒素等有光敏及抗肿瘤作用。

参 考 文 献

[1] 彭烈刚. 独活壮骨汤治疗骨关节疼痛 296 例 [J]. 中国中医药现代远程教育，2013，11（19）：24-25.

[2] 李炬明. 独活寄生汤治疗类风湿性关节炎 30 例 [J]. 实用中医内科杂志，2008，22（9）：45.

威 灵 仙

为毛茛科植物威灵仙、棉团铁线莲或东北铁线莲的干燥根及根茎。秋季采挖，除去泥沙，晒干。

【本草摘要】 始载于《新修本草》。

1.《开宝本草》："主诸风，宣通五脏，去腹内冷滞，心膈痰水，久积癥瘕，痃癖气块，膀胱宿脓恶水，腰膝冷疼，及疗折伤。久服之，无温疫疟。"

2.《本草汇言》："大抵此剂宣行五脏，通利经络，其性好走，亦可横行直往。追逐风湿邪气，荡除痰涎冷积，神功特奏。"

【性味归经】 辛、咸，温。归膀胱经。

【功效】 祛风湿，通经络。

【应用】

1. 用于风湿痹证 本品辛散温通，性猛善走，通行十二经，既能祛风湿，又能通经络而止痛，为治风湿痹痛要药。凡风湿痹痛、肢体麻木、筋脉拘挛、屈伸不利，无论上下皆可应用，尤宜于风邪偏盛、拘挛掣痛者。可单用为末服，如威灵仙散（《圣惠方》）；与当归、肉桂同用，可治风寒腰背疼痛，如神应丸（《证治准绳》）。

2. 用于骨鲠咽喉 本品味咸，能软坚而消骨鲠，可单用或与砂糖、醋煎后慢慢咽下。

3. 用于跌打伤痛、头痛、牙痛、胃脘痛、痰饮、噎膈、痞积等病症 因本品具宣通经络止痛之功，还能消痰逐饮。

4. 其他

（1）泌尿系结石：重用威灵仙治疗泌尿系结石，不仅有化石排石之功，还有很好的镇静止痛作用。

（2）急性痛风性关节炎：威灵仙痛风方治疗急性痛风性关节炎具有较好的疗效，能显著降低血尿酸、血沉和C反应蛋白的水平。

另外，威灵仙还用于治疗骨质增生、慢性荨麻疹、老年人习惯性便秘、乳腺增生、坐骨神经痛、腮腺炎、子宫肌瘤等病症。

【用法用量】　水煎内服，6～10g。

【使用注意】　本品辛散走窜，气血虚弱者慎服。

【现代药理】　威灵仙含原白头翁素、白头翁内酯、甾醇、糖类、皂苷等。威灵仙有镇痛、抗利尿、抗疟、降血糖、降血压、利胆等作用；原白头翁素对革兰氏阳性及阴性菌和真菌都有较强的抑制作用；煎剂可使食管蠕动节律增强，频率加快，幅度增大，能松弛肠平滑肌；醋浸液对鱼骨刺有一定软化作用，并使咽及食道平滑肌松弛，增强蠕动，促使骨刺松脱；其醇提取物有引产作用。

参 考 文 献

[1] 肖霞. 威灵仙治疗泌尿系结石 126 例 [J]. 实用中医药杂志，2004，20（12）：691-691.

[2] 徐芳. 威灵仙痛风方治疗急性痛风性关节炎的疗效观察 [J]. 中国药房，2011，22（3）：273-274.

[3] 刘自力，赵荣. 威灵仙临床应用研究进展 [J]. 现代中西医结合杂志，2009，18（14）：1695-1696.

五 加 皮

为五加科植物细柱五加的干燥根皮。夏、秋采挖根部，洗净，剥取根皮，晒干。

【本草摘要】　始载于《神农本草经》。

1.《神农本草经》："主心腹疝气腹痛，益气，疗躄，小儿不能行，疽疮阴蚀。"

2.《名医别录》："主男子阴痿，囊下湿，小便余沥，女人阴痒及腰脊痛，两脚疼痹风弱，五缓，虚羸，补中益精，坚筋骨，强志意，久服轻身耐老。"

3.《本草思辨录》："五加皮，宜下焦风湿之缓证。若风湿搏于肌肤，则非其所司。古方多浸酒、酿酒，及酒调末服之，以行药势。"

【性味归经】　辛、苦，温。归肝、肾经。

【功效】　祛风除湿，补益肝肾，强筋壮骨，利水消肿。

【应用】

1. 用于风湿痹证　本品辛能散风，苦能燥湿，温能祛寒，且兼补益之功，为强壮性祛风湿药，尤宜于老人及久病体虚者。治风湿痹证、腰膝疼痛、筋脉拘挛，可单用或配当归、牛膝、地榆等，如五加皮酒（《本草纲目》）；亦可与木瓜、松节同用，如五加皮散（《沈氏尊生书》）。

2. 用于筋骨痿软、小儿行迟、体虚乏力　本品有温补之效，能补肝肾、强筋骨。又常用于肝肾不足，筋骨痿软者，常与杜仲、牛膝等配伍，如五加皮散（《卫生家宝》）；治小儿行迟，则与龟甲、牛膝、木瓜等同用，如五加皮散（《保婴撮要》）。

3. 用于水肿，脚气　本品能温肾而除湿利水。治水肿、小便不利，每与茯苓皮、大腹皮、生姜皮、地骨皮配伍，如五皮散（《和剂局方》）；若风寒湿壅滞之脚气肿痛，可与远志同用，如五加皮丸（《瑞竹堂经验方》）。

4. 其他　熟地、五加皮、菟丝子、肉桂、肉苁蓉、枸杞子、附子、山药等组成的佳蓉片治疗更年期综合征以气血阴阳双补为主，配合利水渗湿、平衡阴阳、和理气血、调理冲任，从而达到治疗更年期综合征的目的。另，五加皮在骨科疾患如骨折、习惯性脱位、腰痛、坐骨神经痛、骨肿瘤等症方面也有应用。

【用法用量】　水煎内服，5～10g。

【现代药理】　五加皮含丁香苷、刺五加苷 B_1、右旋芝麻素、16α-羟基-（一）-贝壳松-19-酸、左旋对映贝壳松烯酸、β-谷甾醇、β-谷甾醇葡萄糖苷、硬脂酸、棕榈酸、亚麻酸、维生素 A、维生素 B_1、挥发油等。五加皮有抗炎、镇痛、镇静作用，能提高血清抗体的浓度、促进单核巨噬细胞的吞噬功能，有抗应激作用，能促进核酸的合成、降低血糖，有性激素样作用，并能抗肿瘤、抗诱变、抗溃疡，且有一定的抗排异作用。

参 考 文 献

[1] 周若梅. 佳蓉片治疗更年期综合征 30 例 [J]. 陕西中医，2004，25（11）：975-976.
[2] 彭国，阮小芳. 五加皮在骨伤科的应用 [J]. 卫生职业教育，2006，24（1）：138-139.

桑 寄 生

为桑寄生科植物桑寄生的干燥带叶茎枝。冬季至次春采割，除去粗茎，切段，干燥，或蒸后干燥。

【本草摘要】　始载于《神农本草经》。

1.《神农本草经》："主腰痛，小儿背强，痈肿，安胎，充肌肤，坚发齿，长须眉。"

2.《名医别录》："主金疮，去痹，女子崩中，内伤不足，产后余疾，下乳汁。"

3.《本草蒙筌》："凡风湿作痛之症，古方每用独活寄生汤煎调。川续断与桑寄生气味略异，主治颇同，不得寄生，即加续断。"

【性味归经】　苦、甘，平。归肝、肾经。

【功效】　祛风湿，补肝肾，强筋骨，安胎元。

【应用】

1. 用于风湿痹证　本品苦能燥，甘能补，祛风湿又长于补肝肾、强筋骨，对痹证日久，伤及肝肾，腰膝酸软，筋骨无力者尤宜，常与独活、杜仲、牛膝、桂心等同用，如独活寄生汤（《千金方》）。

2. 用于崩漏经多、妊娠漏血、胎动不安　本品能补肝肾，养血而固冲任，安胎。治肝肾亏虚，月经过多，崩漏，妊娠下血，胎动不安者，每与阿胶、续断、当归、香附等配伍，如桑寄生散（《证治准绳》）；或配阿胶、续断、菟丝子，如寿胎丸（《医学衷中参西录》）。

3. 其他

（1）腰椎间盘突出症：由独活、桑寄生、杜仲、牛膝、细辛、秦艽、茯苓、肉桂、防风、川芎、人参、甘草等组成的独活寄生汤，祛风湿，止痹痛，益肝肾，补气血；外加多源治疗仪照射治疗腰椎间盘突出症。

（2）强直性脊柱炎：独活寄生汤加减（处方：独活、桑寄生、青风藤、川断、杜仲、狗脊、秦艽、薏苡仁等）治疗强直性脊柱炎。

此外，桑寄生尚能降血压，可用于高血压病；还可治疗冠心病心绞痛、高脂血症等病症。

【用法用量】　水煎内服，9～15g。

【现代药理】　寄生叶中含黄酮类化合物：槲皮素、槲皮苷、萹蓄苷，及少量的右旋儿茶酚。桑寄生有降压作用；注射液对冠脉血管有扩张作用，并能减慢心率；萹蓄苷有利尿作用；煎剂或浸剂在体外对脊髓灰质炎病毒和多种肠道病毒均有明显的抑制作用，能抑制伤寒杆菌及葡萄球菌的生长；提取物对乙型肝炎病毒表面抗原有抑制活性。

参 考 文 献

［1］樊幼林，张爱民．独活寄生汤治疗腰椎间盘突出症 60 例［J］．西部医学，2006，18（3）：339.
［2］张俊莉，赵峰，陈爱琳，等．独活寄生汤加减治疗强直性脊柱炎 58 例［J］．陕西中医，2005，26（6）：498-499.

鹿 衔 草

为鹿蹄草科植物鹿蹄草或普通鹿蹄草的干燥全草。全年均可采挖，除去杂质，晒至叶片较软时，堆置至叶片变紫褐色，晒干。

【本草摘要】　始载于《滇南本草》。

1.《滇南本草》："添精补髓，延年益寿。治筋骨疼痛、痰火之症，煎点水酒服。"

2.《植物名实图考》："治吐血，通经有效。"

3.《安徽志》："性益阳，强筋，健骨，补腰肾，生津液。"

【性味归经】　甘、苦，温。归肝、肾经。

【功效】　祛风湿，强筋骨，止血、止咳。

【应用】

1. 用于风湿痹证　本品味苦能燥，味甘能补，既能祛风湿，又能入肝肾而强筋骨，常用于风湿日久，痹痛而腰膝无力者，每与白术、羌活、防风、泽泻等同用，或与桑寄生、独活、牛膝、杜仲等配伍。

2. 用于月经过多、崩漏、咯血、外伤出血　本品有收敛止血作用，可单用或随证配伍。治月经过多、崩漏下血，可配棕榈炭、地榆炭等；治肺痨咯血，可配伍白及、阿胶等；治外伤出血，可与三七等研末调敷。

3. 用于久咳劳嗽　本品能补益肺肾而定喘嗽，治肺虚久咳或肾不纳气之虚喘，常与五味子、百合、百部等配伍。

4. 其他

（1）更年期崩漏：采用四草汤（马鞭草、鹿衔草、茜草、益母草）临证化裁，治疗更年期崩漏，四药合用，共奏清热利湿、化瘀止血的作用，但凡纯虚无实者不可用。

（2）慢性肾衰竭：用生地、怀牛膝、山萸肉、鹿衔草、淫羊藿、丹参、益母草、茯苓、泽泻、白术、黄芪等益肾利湿排毒汤治疗慢性肾衰竭，有健脾益肾、活血排毒、利湿降浊、改善肾衰竭的功效。

此外，鹿衔草还可用于高血压、颈性眩晕症、婴幼儿泄泻及急性菌痢等病症。

【用法用量】　水煎内服，9～15g。

【现代药理】　鹿衔草含鹿蹄草素、N-苯基-2-萘胺、高熊果酚苷、伞形梅笠草素、没食子酸、原儿茶酸、没食子鞣质、肾叶鹿蹄草苷、6-O-没食子酰高熊果酚苷、槲皮素、金丝桃苷、没食子酰金丝桃苷等。普通鹿蹄草含鹿蹄草素、山柰酚-3-O-葡萄糖苷、槲皮素-3-O-葡萄糖苷等。鹿蹄草有抗炎、降压作用；能扩张心、脑、脾、肾、四肢、耳血管，增加血流量；能明显升高血浆 cAMP 含量；增强免疫功能；对多种细菌有抑制作用。所含

N-苯基-2-萘胺、伞形梅笠草素、鹿蹄草素、没食子酸等对 P_{388} 淋巴细胞白血病有抑制作用。熊果酚苷在体外能抑制胰岛素降解，口服可致糖尿。

参考文献

[1] 武敏．四草汤化裁治疗围绝经期崩漏 48 例［J］．陕西中医，2005，26（5）：388-389.
[2] 魏润侠，汤拥军．益肾利湿排毒汤治疗慢性肾功能衰竭 120 例［J］．按摩与康复医学，2012，3（9）：183-184.

狗　　脊

为蚌壳蕨科植物金毛狗脊的干燥根茎。秋、冬二季采挖，除去泥沙，干燥；或去硬根、叶柄及金黄色绒毛，切厚片，干燥，为"生狗脊片"；蒸后晒至六、七成干，切厚片，干燥，为"熟狗脊片"。炮制品一般为砂烫。

【本草摘要】 始载于《神农本草经》。

1.《神农本草经》："主腰背，强关机，缓急，周痹，寒湿膝痛。颇利老人。"

2.《本草纲目》："强肝肾，健骨，治风虚。"

3.《本草正义》："能温养肝肾，通调百脉，强腰膝，坚脊骨，利关节，而驱痹着，起痿废；又能固摄冲带，坚强督任，疗治女子经带淋露，功效甚宏，诚虚弱衰老恒用之品；且温而不燥，走而不泄，尤为有利无弊，颇有温和中正气象。"

【性味归经】 苦、甘，温。归肝、肾经。

【功效】 祛风湿，补肝肾，强腰膝。

【应用】

1. 用于风湿痹证 本品苦温，能温散风寒湿邪，甘温以补肝肾、强腰膝、坚筋骨，能行能补，对肝肾不足，兼有风寒湿邪之腰痛脊强，不能俯仰者最为适宜。常与杜仲、续断、海风藤等配伍，如狗脊饮（《中国医学大辞典》）；与草薢、菟丝子同用，以治腰痛，如狗脊丸（《圣惠方》）。

2. 用于腰膝酸软、下肢无力 本品具补肝肾、强腰膝之功，又能治肝肾虚损，腰膝酸软，下肢无力者，可配伍杜仲、牛膝、熟地、鹿角胶等。

3. 用于遗尿、白带过多 本品又有温补固摄作用。治肾虚不固之尿频、遗尿，可与益智仁、茯苓、杜仲等配伍；若冲任虚寒，带下过多、清稀，宜与鹿茸、白蔹、艾叶同用，如白蔹丸（《普济方》）。

4. 其他

（1）椎体成形术后残留腰背痛：由豨莶草、狗脊、延胡索、杜仲、肉苁蓉、当归等组成的豨莶狗脊元胡汤内服，配合百草伤膏外敷，治疗椎体成形术后残留的腰背痛。

（2）腰椎骨质增生及腰椎间盘突出：应用狗脊汤结合部分病例牵引治疗腰椎骨质增生及腰椎间盘突出。

另外狗脊的绒毛有止血作用，外敷也用于金疮出血。

【用法用量】 水煎内服，6～12g。

【使用注意】 肾虚有热，小便不利，或短涩黄赤者慎服。

【现代药理】 狗脊含蕨素、金粉蕨素、金粉蕨素-2'-O-葡萄糖苷、金粉蕨素-2'-O-阿洛糖苷、欧蕨伊鲁苷、原儿茶酸、5-甲糠醛、β-谷甾醇、胡萝卜素等。狗脊注射液可使心肌对^{86}Rb 的摄取率增加；其绒毛有较好的止血作用。

参 考 文 献

[1] 孟春，胡柏松，倪晓亮．豨莶狗脊延胡汤为主治疗椎体成形术后残留腰背痛［J］．中医正骨，2010，22（4）：53-54.
[2] 李英．狗脊汤治疗腰椎骨质增生及腰椎间盘突出 30 例［J］．中国保健营养：临床医学学刊，2009，18（9）：127-128.

第四节　辛温升阳药

桂　枝

为樟科植物肉桂的干燥嫩枝。春、夏二季采收，除去叶，晾干或切片晒干。

【本草摘要】　始载于《名医别录》。

1.《医学启源》："《主治秘诀》：去伤风头痛，开腠理，解表，去皮肤风湿。"

2.《本草经疏》："实表祛邪。主利肝肺气，头痛，风痹骨节疼痛。"

3.《本草备要》："温经通脉，发汗解肌。"

【性味归经】　辛、甘，温。归心、肺、膀胱经。

【功效】　发汗解肌，温通经脉，助阳化气，平冲降气。

【应用】

1. 用于风寒感冒　本品辛甘温煦，有助卫实表，发汗解肌，外散风寒之功。对于外感风寒，不论表实无汗、表虚有汗及阳虚受寒者，均宜使用。如治疗外感风寒、表实无汗者，常与麻黄同用，以开宣肺气，发散风寒，如麻黄汤（《伤寒论》）；若外感风寒、表虚有汗者，当与白芍同用，以调和营卫，发汗解肌，如桂枝汤（《伤寒论》）；若素体阳虚、外感风寒者，每与麻黄、附子、细辛配伍，以发散风寒，温助阳气。

2. 用于寒凝血滞诸痛证　本品能温通经脉、散寒止痛，如胸痹心痛，可与枳实、薤白配伍，如枳实薤白桂枝汤（《金匮要略》）。若脘腹冷痛，常与白芍、饴糖同用，如小建中汤（《金匮要略》）。若妇女经闭腹痛，多与当归、吴茱萸同用，如温经汤（《金匮要略》）。若风寒湿痹，肩臂疼痛，常配伍附子，以祛风散寒、通痹止痛，如桂枝附子汤（《伤寒论》）。

3. 用于心悸、痰饮及蓄水证　本品辛甘性温，助阳化气，用于心阳不振所致的心悸、脉结代，可与甘草、麦冬同用，如炙甘草汤（《伤寒论》）。用于脾阳不运所致痰饮眩悸，及膀胱气化不行所致水肿小便不利，常与茯苓、白术同用，如苓桂术甘汤（《金匮要略》）、五苓散（《伤寒论》）。

4. 其他

（1）变应性鼻炎：桂枝、白芍、炙甘草、生姜、大枣、葶苈子、蝉蜕等加减治疗变应性鼻炎。

（2）腹泻型肠易激综合征：桂枝、白芍、甘草、大枣、生姜组成的桂枝芍药汤治疗腹泻型肠易激综合征。

（3）子宫肌腺症：桂枝、茯苓、牡丹皮、芍药、桃仁组成的中成药桂枝茯苓胶囊，治疗子宫肌腺症引起的痛经。

另，桂枝还用于治疗房室传导阻滞、肺心病、原发性低血压、小儿支气管哮喘、脑梗死、血管神经性头痛、小儿厌食、更年期综合征、术后肠粘连、前列腺肥大、冻疮、雷诺氏病、坐骨神经痛、急性痛风、变应性鼻炎、荨麻疹、黄褐斑等病症。

【用法用量】 水煎内服，3～10g。

【使用注意】 孕妇及月经过多者慎用。凡外感热病、阴虚火旺、血热妄行者忌用。

【现代药理】 桂枝含挥发油，其中主要成分为桂皮醛等。桂皮油对子宫有特异性充血作用，还有健胃、强心、利尿、止咳作用。桂皮醛有镇静、抗惊厥作用。桂枝能增加冠状动脉血流量，但桂枝对血管的作用可因作用部位不同而异，并与配伍药物有关。桂皮醛有抗肿瘤作用。

参 考 文 献

[1] 陈洪柱．桂枝汤加味治疗过敏性鼻炎 [J]．黑龙江医药，2013，26（2）：305-306.

[2] 朱云洁．桂枝芍药汤治疗腹泻型肠易激综合征体会 [J]．现代中西医结合杂志，2012，21（5）：532-532.

[3] 赵艳，刘继红，顾伟萍．经前期应用桂枝茯苓胶囊治疗子宫肌腺症痛经疗效观察 [J]．现代中西医结合杂志，2013，22（2）：170-171.

粉葛（附药：葛根）

豆科植物甘葛藤的干燥根。秋、冬二季采挖，除去外皮，稍干，截段或再纵切两半或斜切成厚片，干燥。

【本草摘要】 始载于《神农本草经》。

1.《神农本草经》："主消渴，身大热，呕吐，诸痹，起阴气，解诸毒。"

2.《名医别录》："疗伤寒中风头痛，解肌发表，出汗，开腠理，疗金疮，止痛，胁风痛。""生根汁，疗消渴，伤寒壮热。"

3.《药性论》："治天行上气，呕逆，开胃下食，主解酒毒，止烦渴。熬屑治金疮，治时疾解热。"

【性味归经】 甘、辛，凉。归脾、胃经。

【功效】 解肌退热，生津止渴，透疹，升阳止泻，通经活络，解酒毒。

【应用】

1. 用于外感表证 若症见发热重，恶寒轻，常与柴胡配伍，如柴葛解肌汤（《伤寒六书》）；若症见恶寒无汗，项背强直，可与麻黄配伍，如葛根汤（《伤寒论》）。

2. 用于麻疹不透 常用于治疗麻疹初起，疹出不畅，可与升麻同用，如升麻葛根汤（《阎氏小儿方论》）。

3. 用于热病口渴、阴虚消渴 本品甘凉，能生津止渴，常配伍天花粉，用治热病津伤口渴及内热消渴。

4. 用于热泻热痢、脾虚泄泻 本品能升发清阳，鼓舞脾胃清阳之气上长而奏止泻止痢之效。治湿热下痢，与黄芩、黄连同用，如葛根芩连汤（《伤寒论》）。治脾虚泄泻，与茯苓、白术等同用，如七味白术散（《小儿药证直诀》）。

5. 其他

（1）眩晕：葛根素注射液治疗眩晕的机制与其扩张脑血管、改善微循环、清除自由基等作用有关，且有轻度降压作用，因此葛根素更适用于伴高血压病、冠心病的眩晕病人。

（2）单纯性青光眼：抗青光眼术后眼压控制的中晚期青光眼患者应用营养神经药物治疗基础上加用葛根素注射液、复明片治疗，可改善患眼的视功能，效果好于单纯的西医治疗。

另，粉葛还用于治疗脑血栓、肩周炎、痛风性关节炎、急性风湿热、中暑等病症。

【用法用量】　水煎内服，10～15g。

【现代药理】　粉葛主要含黄酮类物质，包括大豆苷、大豆素及葛根素等。能扩张冠脉血管和脑血管，增加冠脉血流量和脑血流量；粉葛总黄酮能降低心肌耗氧量，增加氧供应；粉葛能直接扩张血管，使外周阻力下降，而降低血压。

参 考 文 献

[1] 胡婷，向金生，尤茜茜，等. 葛根素治疗眩晕的临床效果观察 [J]. 实用医技杂志，2006，13（9）：1501-1502.

[2] 唐卫华，柯屹峰，欧阳君，等. 中晚期青光眼术后中西医结合治疗体会 [J]. 中国中医眼科杂志，2011，21（3）：141-142.

附药：葛根

为豆科植物野葛的干燥根。习称"野葛"，秋、冬二季采挖，趁鲜切成厚片或小块；干燥。甘、辛，凉。归脾、胃、肺经。功效主治、用法用量与粉葛相似。

细　辛

为马兜铃科植物北细辛、汉城细辛或华细辛的干燥根和根茎。前两种习称"辽细辛"。夏季果熟期或初秋采挖，除净地上部分和泥沙，切段，阴干。

【本草摘要】　始载于《神农本草经》。

1.《神农本草经》："主咳逆，头痛脑动，百节拘挛，风湿痹痛，死肌。明目，利九窍。"

2.《本草别说》："细辛若单用末，不可过半钱匕，多则气闷塞，不通者死。"

3.《本草汇言》："细辛，佐姜、桂能驱脏腑之寒，佐附子能散诸疾之冷，佐独活能除少阴头痛，佐荆、防能散诸经之风，佐芩、连、菊、薄又能治风火齿痛而散解诸郁热最验也。"

【性味归经】　辛，温。归肺、肾、心经。

【功效】　祛风散寒，祛风止痛，通窍，温肺化饮。

【应用】

1. 用于风寒感冒　本品辛温发散，芳香透达，长于解表散寒、祛风止痛，宜于外感风寒，头身疼痛较甚者，常与羌活、防风、白芷等祛风止痛药同用，如九味羌活汤（《此事难知》）；因其既能散风寒，又能通鼻窍，并宜于风寒感冒而见鼻塞流涕者，常配伍白芷、苍耳子等药。且细辛既入肺经散在表之风寒，又入肾经除在里之寒邪，配麻黄、附子，可治阳虚外感，恶寒发热、无汗、脉反沉者，如麻黄附子细辛汤（《伤寒论》）。

2. 用于头痛，牙痛，风湿痹痛　本品辛香走窜，宣泄郁滞，上达巅顶，通利九窍，善于祛风散寒，且止痛之力颇强，尤宜于风寒性头痛、牙痛、痹痛等多种寒痛证。治疗少阴头痛，足寒气逆，脉象沉细者，常配伍独活、川芎等药，如独活细辛汤（《证因脉治》）；用治外感风邪，偏头痛，常与川芎、白芷、羌活同用，如川芎茶调散（《和剂局方》）；若治痛则如破，脉微弦而紧的风冷头痛，又当配伍川芎、麻黄、附子，如细辛散（《普济方》）。治疗风冷牙痛，可单用细辛或与白芷、荜茇煎汤含漱；若胃火牙痛者，又当配伍生石膏、黄连、升麻等清胃泻火药；若龋齿牙痛者，可配杀虫止痛之蜂房煎汤含漱；细辛既散少阴肾经在里之寒邪以通阳散结，又搜筋骨间之风湿而蠲痹止痛，故常配伍独活、桑寄生、防风等以治风寒湿痹、腰膝冷痛，如独活寄生汤（《千金方》）。

3. 用于鼻渊　本品辛散温通，芳香透达，散风邪，化湿浊，通鼻窍，常用治鼻渊等鼻科疾病之鼻塞、流涕、头痛者，为治鼻渊之良药，宜与白芷、苍耳子、辛夷等散风寒、通鼻窍药配伍。

4. 用于肺寒咳喘　本品辛散温通，外能发散风寒，内能温肺化饮，常与散寒宣肺、温化痰饮药同用，以主治风寒咳喘证，或寒饮咳喘证。治疗外感风寒，水饮内停之恶寒发热、无汗、喘咳、痰多清稀者，常与麻黄、桂枝、干姜等同用，如小青龙汤（《伤寒论》）；若纯系寒痰停饮射肺，咳嗽胸满、气逆喘急者，可配伍茯苓、干姜、五味子等药，如苓甘五味姜辛汤（《金匮要略》）。

5. 其他

（1）阳虚阴盛之顽固性失眠：细辛、炙麻黄、制附子、炙甘草组成的麻黄细辛附子汤，可有效治疗素体阳虚阴盛之顽固性失眠。

（2）干性坐骨神经痛：乌头细辛通痹汤治疗干性坐骨神经痛。

另有细辛用于治疗鼻渊头痛、三叉神经痛、腰椎骨质增生、闭塞性脉管炎、顽固性痛经等病例。

【用法用量】　水煎内服，1～3g。散剂每次服 0.5～1g。外用适量。

【使用注意】　不宜与藜芦同用。阴虚阳亢头痛、肺燥伤阴干咳者忌用。

【现代药理】　细辛含挥发油，其主要成分为甲基丁香油酚、细辛醚、黄樟醚等多种成分。另含 N-异丁基十二碳四烯胺、消旋去甲乌药碱、谷甾醇、豆甾醇等。细辛挥发油、水及醇提取物分别具有解热、抗炎、镇静、抗惊厥及局麻作用；大剂量挥发油可使中枢神经系统先兴奋后抑制，显示一定毒性反应和不良反应。

参 考 文 献

[1] 刘国华，林大勇，关庆增，等. 麻黄细辛附子汤新用及机理探讨 [J]. 辽宁中医杂志，2008，35
　　（6）：913-914.

[2] 张建平. 乌头细辛通痹汤治疗干性坐骨神经痛临床观察 [J]. 山西中医，2012，28（12）：10-11.

柴胡（附药：滇柴胡）

为伞形科植物北柴胡或狭叶柴胡的干燥根，按性状不同，分别习称"北柴胡"及"南柴胡"。春、秋两季采挖，除去茎叶和泥沙，干燥。炮制品一般为醋炙。

【本草摘要】　始载于《神农本草经》。

1.《神农本草经》："主心腹肠胃结气，饮食积聚，寒热邪气，推陈致新。"

2.《滇南本草》："伤寒发汗解表要药，退六经邪热往来，痹痿，除肝家邪热、痨热，行肝经逆结之气，止左胁肝气疼痛，治妇人血热烧经，能调月经。"

3.《本草纲目》："治阳气下陷，平肝、胆、三焦、包络相火，及头痛、眩晕，目昏、赤痛障翳，耳聋鸣，诸疟，及肥气寒热，妇人热入血室，经水不调，小儿痘疹余热，五疳羸热。"

【性味归经】　辛、苦，微寒。入肝、胆、肺经。

【功效】　疏散退热，疏肝解郁，升举阳气。

【应用】

1. 用于感冒、发热等症　柴胡善于祛邪，解表退热和疏散少阳半表半里之邪，治疗感冒常与葛根、羌活等同用。

2. 用于寒热往来、疟疾等症　柴胡有较佳的退热作用，邪在少阳，寒热往来，常与黄芩、半夏等同用，如小柴胡汤（《伤寒论》）；对疟疾症，柴胡又可与草果、青皮等配伍应用。

3. 用于肝气郁结，胁肋疼痛，月经不调等症　柴胡既具良好的疏肝解郁作用，又为疏肝诸药之向导，是治肝气郁结之要药。对胁肋疼痛，无论内由肝郁、外因伤仆皆可应用；凡见肝气郁结所致的月经不调或痛经等，均可与当归、白芍、香附、郁金等药同用，如柴胡疏肝散（《景岳全书》）。

4. 用于气虚下陷、久泻脱肛、子宫下垂等症　柴胡药性升浮，配党参、黄芪等补气药物，对气虚下陷的久泻脱肛、子宫下垂等症，有升举阳气作用，如补中益气汤（《脾胃论》）。

5. 其他

（1）胆石症：大柴胡汤加减治疗胆石症，药用柴胡、郁金、黄芩、金钱草、海金沙等。

（2）气阴两虚型Ⅱ型糖尿病：加减小柴胡汤（北沙参、五味子、柴胡、姜半夏、牡丹皮、白芍、玄参等）治疗气阴两虚型Ⅱ型糖尿病，可降低血糖、降低糖化血红蛋白。

（3）急性胰腺炎：在西药和支持疗法的基础上，以大柴胡汤为基本方加减治疗急性胰腺炎。

另，柴胡还用于治疗冠心病心阳不振（痰气痹阻型）、梅尼埃病、病毒性肝炎、乙醇性脂肪肝、急性和慢性胆囊炎、胰腺炎、癫痫、慢性疲劳综合征等多种病症。

【用法用量】　水煎内服，3～10g。解表退热宜生用；疏肝解郁宜醋炙，升阳可生用或酒炙。

【使用注意】　大叶柴胡的干燥根茎，表面密生环节，有毒，不可当柴胡用。柴胡其性升散，古人有"柴胡劫肝阴"之说，故阴虚阳亢、肝风内动、阴虚火旺及气机上逆者忌用或慎用。

【现代药理】 柴胡主要含柴胡皂苷、柴胡醇、挥发油、芸香苷、生物碱等。有明显的解热、镇静、镇痛、镇咳、保肝、利胆、降血脂作用。

参 考 文 献

［1］吴顺忠．大柴胡汤加减治疗胆石症46例［J］．广西中医药，2011，34（5）：29-30.

［2］郝维宾，裴瑞霞．加减小柴胡汤治疗气阴两虚型2型糖尿病疗效观察［J］．陕西中医，2011，32（1）：51-52.

［3］伊书红．大柴胡汤治疗急性胰腺炎18例［J］．河南中医，2010，30（6）：543-543.

附药：滇柴胡

为伞形科植物竹叶柴胡、马尾柴胡、小柴胡的干燥全草的加工炮制品。苦，微寒。归肝、胆经。具和解表里、疏肝、升阳之功。用于感冒发热、寒热往来、胸胁胀痛、月经不调、子宫脱垂、脱肛。用量为6～12g。为云南常用、习用品。

升 麻

为毛茛科植物大三叶升麻、兴安升麻或升麻的干燥根茎。秋季采挖，除去泥沙，晒至须根干时，燎去或除去须根。

【本草摘要】 始载于《神农本草经》。

1.《神农本草经》："主解百毒，辟温疾、障邪。"

2.《名医别录》："主中恶腹痛，时气毒疠，头痛寒热，风肿诸毒，喉痛口疮。"

3.《滇南本草》："表小儿痘疹，解疮毒，咽喉（肿），喘咳音哑，肺热，止齿痛，乳蛾，疳腮。"

【性味归经】 辛、微甘，微寒。入肺、脾、胃、大肠经。

【功效】 发表透疹，清热解毒，升举阳气。

【应用】

1. 用于外感表证 本品辛、甘，微寒，性能升散，有发表退热之功。治疗风热感冒，温病初起，发热、头痛等症，可与桑叶、菊花、薄荷、连翘等同用。治疗风寒感冒，恶寒发热，无汗，头痛，咳嗽者，常配伍麻黄、紫苏、白芷、川芎等药，如十神汤（《和剂局方》）。若外感风热夹湿之阳明经头痛、额前作痛、呕逆、心烦痞满者，可与苍术、葛根、鲜荷叶等配伍，如清震汤（《症因脉治》）。

2. 用于麻疹不透 本品能辛散发表，透发麻疹，用治麻疹初起，透发不畅，常与葛根、白芍、甘草等同用，如升麻葛根汤（《阎氏小儿方论》）。若麻疹欲出不出，身热无汗，咳嗽咽痛，烦渴尿赤者，常配伍葛根、薄荷、牛蒡子、荆芥等药，如宣毒发表汤（《痘疹仁端录》）。

3. 用于齿痛口疮，咽喉肿痛，温毒发斑 本品微甘、微寒，以清热解毒功效见长，为清热解毒之良药，可用治热毒所致的多种病证。因其尤善清解阳明热毒，故胃火炽盛成毒的牙龈肿痛、口舌生疮、咽肿喉痛以及皮肤疮毒等尤为多用。治疗牙龈肿痛、口舌生疮，多与生石膏、黄连等同用，如清胃散（《兰室秘藏》）。治疗风热疫毒上攻之大头瘟，头面红肿、咽喉肿痛，常与黄芩、黄连、玄参、板蓝根等药配伍，如普济消毒饮（《东垣试效方》）。治疗痄腮肿痛，可与黄连、连翘、牛蒡子等药配伍，如升麻黄连汤（《外科枢要》）。用治温毒发斑，常与生石膏、大青叶、紫草等同用。

4. 用于气虚下陷，脏器脱垂，崩漏下血　本品入脾胃经，善引脾胃清阳之气上升，其升提之力较柴胡为强。故常用治中气不足，气虚下陷所致的脘腹重坠作胀、食少倦怠、久泻脱肛、子宫下垂、肾下垂等脏器脱垂，多与黄芪、人参、柴胡等同用，以补气升阳，如补中益气汤（《脾胃论》）；若胸中大气下陷，气短不足以息，又常以柴胡、黄芪、桔梗等同用，如升陷汤（《医学衷中参西录》）。治疗气虚下陷，月经量多或崩漏者，则以本品配伍人参、黄芪、白术等补中益气药，如举元煎（《景岳全书》）。

5. 其他

（1）脾虚型小儿功能性便秘：白术生地升麻汤（白术、生地、升麻、黄芪）治疗脾虚型小儿功能性便秘。

（2）慢性肺源性心脏病心衰：炙麻黄、升麻、石膏、干姜等组成麻黄升麻汤加减，在西医常规治疗下清宣肺热、温脾理气。

另，升麻还用于治疗神经性皮炎、产后尿潴留、莨菪碱类药物中毒、副鼻窦炎、多发性皮肌炎、系统性红斑狼疮、婴幼儿秋季腹泻、痔疮、震颤麻痹等多种病症。

【用法用量】　水煎内服，3～10g。

【使用注意】　麻疹已透，阴虚火旺，以及阴虚阳亢者，均当忌用。

【现代药理】　升麻含升麻碱、水杨酸、咖啡酸、阿魏酸、鞣质等；升麻对结核杆菌、金黄色葡萄球菌和卡他球菌有中度抗菌作用。兴安升麻提取物具有解热、抗炎、镇痛、抗惊厥、升高白细胞、抑制血小板聚集及释放等作用。

参 考 文 献

[1] 魏广州. 白术生地升麻汤治疗小儿功能性便秘（脾虚型）50例 [J]. 中医儿科杂志，2012，8（5）：45-47.

[2] 吴如飞. 麻黄升麻汤加减治疗慢性肺源性心脏病心衰20例 [J]. 浙江中医杂志，2012，47（9）：677-677.

羌　　活

为伞形科植物羌活或宽叶羌活的干燥根茎及根。春、秋二季采挖，除去须根及泥沙，晒干。

【本草摘要】　始载于《神农本草经》。

1. 《药性论》："治贼风，失音不语，多痒血癞，手足不遂，口面㖞邪，遍身顽痹。"

2. 《珍珠囊》："太阳经头痛，去诸骨节疼痛。"

3. 《本草品汇精要》："主遍身百节疼痛，肌表八风贼邪，除新旧风湿，排腐肉疽疮。"

【性味归经】　辛、苦，温。归膀胱、肾经。

【功效】　解表散寒，祛风除湿，止痛。

【应用】

1. 用于风寒感冒　本品辛温发散，气味雄烈，善于升散发表，有较强的解表散寒、祛风胜湿、止痛之功。故外感风寒夹湿，恶寒发热、肌表无汗、头痛项强、肢体酸痛较重者，尤为适宜，常与防风、细辛、川芎等祛风解表止痛药同用，如九味羌活汤（《此事难知》）；若风湿在表，头项强痛，腰背酸重，一身尽痛者，可配伍独活、藁本、防风等药，如羌活胜湿汤（《内外伤辨惑论》）。

2. 用于风寒湿痹　本品辛散祛风，味苦燥湿，性温散寒，有较强的祛风湿、止痛作用，常与其他祛风湿、止痛药配伍，主治风寒湿痹、肢节疼痛。因其善入足太阳膀胱经，以除头项肩背之痛见长，故上半身风寒湿痹、肩背肢节疼痛者尤为多用，常与防风、姜黄、当归等药同用，如蠲痹汤（《百一选方》）。若风寒、风湿所致的头风痛，可与川芎、白芷、藁本等药配伍，如羌活芎藁汤（《审视瑶函》）。

3. 其他

（1）中风：用羌活、甘草、黄芪、防风、蔓荆子等组成羌活愈风汤加减，治疗中风。

（2）白癜风：内服由羌活、防风、白芷、川芎、生地、苍术等组成的九味羌活汤，外用加减九味羌活汤酊，治疗白癜风。

另，羌活还用于治疗原发性痛经、偏头痛、卵泡发育不良、产后尿潴留等病症。

【用法用量】　水煎内服，3～9g。

【使用注意】　本品辛香温燥之性较烈，故阴血亏虚者慎用。用量过多，易致呕吐，脾胃虚弱者不宜服。

【现代药理】　羌活含挥发油、β-谷甾醇、香豆素类化合物、酚类化合物、胡萝卜苷、欧芹属素乙、有机酸及生物碱等。羌活注射液有镇痛及解热作用，并对皮肤真菌、布氏杆菌有抑制作用。羌活水溶部分有抗实验性心律失常作用。挥发油亦有抗炎、镇痛、解热作用，并能对抗脑垂体后叶素引起的心肌缺血和增加心肌营养性血流量。对小鼠迟发性变态反应有抑制作用。

参 考 文 献

[1] 李彬，何国斌. 羌活愈风汤治疗中风52例 [J]. 实用中医内科杂志，2012，26（7）：41.

[2] 顾仲明. 九味羌活汤治疗白癜风21例 [J]. 上海中医药杂志，2005，39（5）：25-26.

白　芷

为伞形科植物白芷或杭白芷的干燥根。夏、秋间叶黄时采挖，除去须根及泥沙，晒干或低温干燥。

【本草摘要】　始载于《神农本草经》。

1.《神农本草经》："主女人漏下赤白，血闭阴肿，寒热，风头侵目泪出，长肌肤，润泽。"

2.《滇南本草》："祛皮肤游走之风，止胃冷腹痛寒痛，周身寒湿疼痛。"

3.《本草纲目》："治鼻渊、鼻衄、齿痛、眉棱骨痛，大肠风秘，小便出血，妇人血风眩运，翻胃吐食；解砒毒，蛇伤，刀箭金疮。"

【性味归经】　辛，温。归肺、胃、大肠经。

【功效】　解表散寒，祛风止痛，宣通鼻窍，燥湿止带，消肿排脓。

【应用】

1. 用于风寒感冒　本品辛散温通，祛风解表散寒之力较温和，而以止痛、通鼻窍见长，宜于外感风寒、头身疼痛、鼻塞流涕之症，常与防风、羌活、川芎等祛风散寒止痛药同用，如九味羌活汤（《此事难知》）。

2. 用于头痛、牙痛、痹痛等多种疼痛证　本品辛散温通，长于止痛，且善入足阳明胃经，故阳明经头额痛以及牙龈肿痛尤为多用。治疗阳明头痛、眉棱骨痛、头风痛等症，属外感风寒者，可单用，即都梁丸（《百一选方》）；或与防风、细辛、川芎等祛风止痛药同用，如川芎茶调散（《和剂局方》）；属外感风热者，可配伍薄荷、菊花、蔓荆子等药。治疗风冷牙痛，可与细辛、全蝎、川芎等同用，如一捻金散（《御药院方》）；治疗风热牙痛，可配伍石膏、荆芥穗等药，如风热散（《仙拈集》）。若风寒湿痹，关节疼痛，屈伸不利者，可与苍术、草乌、川芎等药同用，如神仙飞步丹（《袖珍方》）。

3. 用于鼻渊　本品祛风、散寒、燥湿，可宣利肺气，升阳明清气，通鼻窍而止疼痛，故可用治鼻渊，鼻塞不通，浊涕不止，前额疼痛，每与苍耳子、辛夷等散风寒、通鼻窍药同用，如苍耳子散（《济生方》）。

4. 用于带下证　本品辛温香燥，善除阳明经湿邪而燥湿止带。治疗寒湿下注，白带过多者，可与鹿角霜、白术、山药等温阳散寒、健脾除湿药同用；若湿热下注，带下黄赤者，宜与车前子、黄柏等清热利湿、燥湿药同用。

5. 用于疮痈肿毒　本品辛散温通，对于疮疡初起，红肿热痛者，可收散结消肿止痛之功，每与金银花、当归、穿山甲等药配伍，如仙方活命饮（《校注妇人大全良方》）；若脓成难溃者，常与益气补血药人参、黄芪、当归等药同用，共奏托毒排脓之功，如托里消毒散（《外科正宗》）、托里透脓散（《医宗金鉴》）。

6. 其他

（1）慢性复发型溃疡性结肠炎：由茵陈、白芷、秦皮、茯苓、藿香等组成茵陈白芷汤加减，治疗慢性复发型溃疡性结肠炎。

（2）类风湿关节炎：在常规抗风湿治疗的基础上加用白芷敷贴，能明显减轻类风湿关节炎的关节肿痛程度，提高疗效。

此外，白芷祛风止痒，可用治皮肤风湿瘙痒。局限型及节段型白癜风、卵巢囊肿、跟骨骨刺、关节积水等病症。

【用法用量】　水煎内服，3～10g。

【使用注意】　本品辛香温燥，阴虚血热者忌服。

【现代药理】　白芷主要含挥发油，并含欧前胡素、白当归素等多种香豆素类化合物，另含白芷毒素、花椒毒素、甾醇、硬脂酸等。小量白芷毒素有兴奋中枢神经、升高血压作用，并能引起流涎呕吐；大量能引起强直性痉挛，继以全身麻痹。白芷能对抗蛇毒所致的中枢神经系统抑制。白芷水煎剂对大肠杆菌、痢疾杆菌、伤寒杆菌、绿脓杆菌、变形杆菌有一定抑制作用；有解热、抗炎、镇痛、解痉、抗癌作用。异欧前胡素等成分有降血压作用。呋喃香豆素类化合物为"光活性物质"，可用以治疗白癜风及银屑病。水浸剂对奥杜盎小芽孢癣菌等致病真菌有一定抑制作用。

参 考 文 献

[1] 鞠诣然，任江，付东升. 茵陈白芷汤加减治疗慢性复发型溃疡性结肠炎 85 例 [J]. 中国当代医药，2011，18（4）：92-93.

[2] 邱明山，徐明，陈进春，等. 白芷外敷联合常规药物治疗类风湿关节炎疗效观察 [J]. 风湿病与关节炎，2013，2（7）：15-18.

藁 本

为伞形科植物藁本或辽藁本的干燥根茎及根。秋季茎叶枯萎或次春出苗时采挖，除去泥沙，晒干或烘干。

【本草摘要】 始载于《神农本草经》。

1.《神农本草经》："主妇人疝瘕，阴中寒，肿痛，腹中急，除风头痛。"

2.《医学启源》："治头痛，胸痛，齿痛。"

3.《本草正义》："藁本味辛气温，上行升散，专主太阳太阴之寒风寒湿，而能疏达厥阴郁滞，功用与细辛、川芎、羌活近似。"

【性味归经】 辛，温。归膀胱经。

【功效】 祛风，散寒，除湿，止痛。

【应用】

1. 用于风寒感冒，巅顶疼痛 本品辛温香燥，性味俱升，善达巅顶，以发散太阳经风寒湿邪见长，并有较好的止痛作用，常用治太阳风寒，循经上犯，症见头痛、鼻塞、巅顶痛甚者，每与羌活、苍术、川芎等祛风湿、止痛药同用，如神术散（《和剂局方》）；若外感风寒夹湿，头身疼痛明显者，常配伍羌活、独活、防风等药，以祛风散寒、除湿止痛，如羌活胜湿汤（《内外伤辨惑论》）。

2. 用于风寒湿痹 本品辛散温通香燥之性，又能入于肌肉、经络、筋骨之间，以祛除风寒湿邪，蠲痹止痛。治疗风湿相搏，一身尽痛，每与羌活、防风、苍术等祛风湿药同用，如除风湿羌活汤（《内外伤辨惑论》）。

3. 其他

（1）寒湿凝滞型原发性痛经：肉桂、藁本、细辛、当归、白芍、生地，川芎、干姜、苍术、茯苓、艾叶、甘草等组成的藁本细辛四物汤加减，治疗寒湿凝滞型原发性痛经。

（2）春季卡他性结膜炎：采用中药乌蛇藁本汤（乌蛇、藁本、防风、羌活、白芍等）配西药氯苯那敏（扑尔敏）、维生素 C、抗生素及激素等治疗春季卡他性结膜炎，在西医局部治疗的同时重视中医药祛风止痒、活血祛瘀之应用可明显提高效果。

另有用藁本治疗宫颈糜烂并阴道炎；藁本、防风、独活等制成中药祛斑美白霜，局部外用，治疗面部色斑等病例。

【用法用量】 水煎内服，3～10g。

【使用注意】 本品辛温香燥，凡阴血亏虚、肝阳上亢、火热内盛之头痛者忌用。

【现代药理】 藁本含挥发油，其中主要成分是 3-丁基苯肽、蛇床肽内酯，辽藁本根含挥发油 1.5%。另含生物碱、棕榈酸等成分。藁本中性油有镇静、镇痛、解热及抗炎作用，并能抑制肠和子宫平滑肌，还能明显减慢耗氧速度，延长小鼠存活时间，增加组织耐缺氧能力，对抗由脑垂体后叶素所致的大鼠心肌缺血。醇提取物有降压作用，对常见致病性皮肤癣菌有抗菌作用。藁本内酯、苯酞及其衍生物能使实验动物气管平滑肌松弛，有较明显的平喘作用。

参 考 文 献

[1] 韩亚芳，陈佐云. 藁本细辛四物汤治疗寒湿凝滞型原发性痛经 62 例 [J]. 陕西中医，2011，32（4）：447-448.

[2] 曹小玲. 乌蛇藁汤配西医治疗春季卡他性结膜炎 30 例 [J]. 陕西中医，2007，28（6）：692-693.

黄　芪

为豆科植物蒙古黄芪或膜荚黄芪的干燥根。春、秋二季采挖，除去须根、根头，晒干。炮制品一般为蜜炙。

【本草摘要】　始载于《神农本草经》。

1.《神农本草经》："主治痈疽，久败疮，排脓止痛……补虚。"

2.《本草汇言》："补肺健脾，实卫敛汗，驱风运毒之药也。"

3.《医学衷中参西录》："能补气，兼能升气，善治胸中大气（即宗气）下陷。"

【性味归经】　甘，微温。归脾、肺经。

【功效】

生黄芪：补气升阳，固表止汗，利水消肿，生津养血，行滞通痹，托毒排脓，敛疮生肌。

炙黄芪：益气补中。

【应用】

1. 用于脾胃气虚、中气下陷及肺气虚证　黄芪为补气升阳要药，擅补脾、肺之气，又善升举阳气。合白术或人参，治脾胃气虚、食少便溏、倦怠乏力等。合当归补气生血，治气虚血亏，即当归补血汤。合附子补气助阳，治气虚阳衰、畏寒多汗；与人参、白术、升麻等同用，可治中气下陷、久泻脱肛、脏器下垂，如补中益气汤（《脾胃论》）。合人参、龙眼肉等，治气不摄血的便血、崩漏，如归脾汤（《济生方》）。合人参、五味子等，又治肺气虚弱，短气喘咳。

2. 用于表虚卫外不固之自汗、易感冒者　本品既补肺气，又益卫气，能固表止汗。治表虚自汗常配白术、防风同用，如玉屏风散。此外，亦可用于阴虚盗汗，但须与生地、黄柏等滋阴降火药同用，如当归六黄汤。

3. 用于气血不足之痈疽不溃或久溃不敛　常与当归、穿山甲等同用，治痈疽脓成不溃，如托里透脓散（《医宗金鉴》）。与当归、人参、肉桂等同用，可生肌敛疮，治痈疽久溃不敛，如十全大补汤（《和剂局方》）。

4. 用于浮肿尿少　黄芪为补气利水要药，常用治气虚脾弱、脾失健运而致的水肿、脚气、面目浮肿、小便不利等，多配伍防己、白术等同用，如防己黄芪汤（《金匮要略》）。现代以之配伍茯苓、白术等治疗慢性肾炎蛋白尿久不消除者。

5. 其他

（1）治疗慢性肾衰竭：尿毒清颗粒剂系以黄芪、大黄、丹参、半夏等药材制成的中药制剂，对治疗慢性肾衰竭有效。

（2）病毒性心肌炎：黄芪注射液用于治疗病毒性心肌炎。

（3）糖尿病周围神经病变：由黄芪、桂枝、白芍、生姜、当归、山茱萸等组成的黄芪桂枝五物汤配合西药治疗，可治疗四肢麻木、疼痛、感觉异常等糖尿病周围神经病变。

另，黄芪还用于治疗变应性鼻炎、慢性鼻炎及预防小儿上呼吸道感染、缺血性心脏病、心绞痛等病症。

【用法用量】　水煎内服，9～30g。蜜炙可增强其补中益气作用。

【现代药理】　黄芪主含多种黄芪多糖及皂苷，能促进机体代谢、抗疲劳、促进血清和肝脏蛋白质的更新；能升高低血糖，降低高血糖；有明显的利尿、强心作用；可增加红细胞数、提高免疫机能；抗心率失常，扩张冠状动脉和外周血管，降低血压，能降低血小板黏附力，减少血栓形成；还有降血脂、抗衰老、抗缺氧、抗辐射、保肝等作用。

参 考 文 献

[1] 汤水福，洪钦国，陈刚毅. 尿毒清胶囊治疗慢性肾功能衰竭 56 例临床研究 [J]. 新中医，2008，(1)：35-37.

[2] 庄秋红，王东欣，谈太鹏，等. 黄芪注射液治疗病毒性心肌炎 30 例观察 [J]. 哈尔滨医药，2008，28 (2)：39.

[3] 石雨时，赵永红. 黄芪桂枝五物汤为主治疗糖尿病周围神经病变 43 例 [J]. 陕西中医，2008，29 (8)：979-980.

豆蔻（附药：豆蔻壳）

姜科植物白豆蔻或爪哇白豆蔻的干燥成熟果实。按产地不同分为"原豆蔻"和"印尼白蔻"。用时捣碎。

【本草摘要】　始载于《名医别录》。

1.《开宝本草》："主积冷气，止吐逆反胃，消谷下气。"

2.《本草通玄》："白豆蔻，其功全在芳香之气，一经火炒，便减功力；即入汤液，但当研细，乘沸点服尤妙。"

【性味归经】　辛，温。归肺、脾、胃经。

【功效】　化湿行气，温中止呕，开胃消食。

【应用】

1. 用于湿阻中焦及脾胃气滞证　本品可化湿行气，常与藿香、陈皮等同用；若脾虚湿阻气滞之胸腹虚胀、食少无力者，常与黄芪、白术、人参等同用，如白豆蔻丸（《圣惠方》）。另外，本品辛散入肺而宣化湿邪，故还常用于湿温初起、胸闷不饥证。若湿邪偏重者，每与薏苡仁、杏仁等同用，如三仁汤（《温病条辨》）；若热重于湿者，又常与黄芩、滑石等同用，如黄芩滑石汤（《温病条辨》）。

2. 用于呕吐　本品能行气宽中，温胃止呕。尤以胃寒湿阻气滞呕吐最为适宜。可单用为末服，或配藿香、半夏等药，如白豆蔻汤（《沈氏尊生书》）。若小儿胃寒，吐乳不食者，可与砂仁、甘草等药研细末服之。

【用法用量】　水煎内服，3～6g，后下。

【使用注意】　阴虚血燥者慎用。

【现代药理】　豆蔻含挥发油，主要成分为1,4桉叶素、α-樟脑、律草烯及其环氧化物。促进胃液分泌，增进胃肠蠕动，制止肠内异常发酵，祛除胃肠积气，故有良好的芳香健胃作用，并能止呕。挥发油对豚鼠实验性结核，能增强小剂量链霉素的作用。

附药：豆蔻壳

为豆蔻的果壳。性味功效与豆蔻相似，但温性不强，力亦较弱。适用于湿阻气滞所致的脘腹痞闷、食欲不振、呕吐等。煎服，3～5g。

乌　　药

为樟科植物乌药的块根。全年均可采挖，除去细根，洗净，趁鲜切片，晒干，或直接晒干。

【本草摘要】　始载于《本草拾遗》。

1.《本草衍义》：“乌药，和来气少，走泄多，但不甚刚猛，与沉香同磨作汤，治胸腹冷气，甚稳当。”

2.《药品化义》：“乌药，气雄性温，故快气宣通，疏散凝滞，甚于香附。外解表而理肌，内宽中而顺气。以之散寒气，则客寒冷气自除；驱邪气则天行疫瘴即却；开郁气，中恶腹痛，胸膈胀痛，顿然可减；疏经气，中风四肢不遂，初产血气凝滞，渐次能通，皆藉其气雄之功也。”

3.《本草求真》：“凡一切病之属于气逆，而见胸腹不快者，皆宜用此。功与木香、香附同为一类。但木香苦温，入脾爽滞，每于食积则宜；香附辛苦入肝胆二经，开郁散结，每于忧郁则妙。此则逆邪横胸，无处不达，故用以为胸腹逆邪要药耳。”

【性味归经】　辛，温。归肺、脾、肾、膀胱经。

【功效】　行气止痛，温肾散寒。

【应用】

1.用于寒凝气滞之胸腹诸痛证　本品味辛行散，性温祛寒，入肺而宣通，入脾而宽中，故能行气散寒止痛。治胸腹胁肋闷痛，常配香附、甘草等同用，如小乌沉汤（《和剂局方》），也可与薤白、瓜蒌皮、延胡索等同用；若治脘腹胀痛，可配伍木香、青皮、莪术等，如乌药散（《圣惠方》），也可与香附、木香、陈皮等同用；治寒疝腹痛，多与小茴香、青皮、高良姜等同用，如天台乌药散（《医学发明》）；若寒凝气滞痛经，可与当归、香附、木香等同用，如乌药汤（《济阴纲目》）。

2.用于尿频，遗尿　本品辛散温通，入肾与膀胱而温肾散寒，缩尿止遗。常与益智仁、山药等同用，治肾阳不足、膀胱虚冷之小便频数、小儿遗尿，如缩泉丸（《校注妇人大全良方》）。

3.其他

（1）小儿神经性尿频：由山药、益智仁、乌药等成分组成缩泉胶囊配合心理干预治疗小儿神经性尿频，温肾助阳，健脾益气，固精缩尿，顺气散寒，具有良好疗效。

（2）功能性消化不良：由木香、枳壳、乌药、槟榔等中药组成的四磨汤口服液能有效地提高神经、血管及平滑肌的兴奋性，改善肠壁血管通透性，恢复肠蠕动，消除肠腔瘀积，治疗功能性消化不良。

另，乌药还用于治疗小儿夜啼、脑梗死、流行性出血热多尿期、原发性脾曲综合征等病症。

【用法用量】 水煎内服，6～10g。

【现代药理】 乌药含生物碱及挥发油。油中的主要成分为乌药烷、乌药烃、乌药醇、乌药酸、乌药醇酯等。乌药对胃肠道平滑肌有兴奋和抑制的双向调节作用，能促进消化液的分泌；其挥发油内服能兴奋大脑皮质，促进呼吸，兴奋心肌，加速血液循环，升高血压及发汗；外涂能使局部血管扩张，血液循环加速，缓和肌肉痉挛疼痛；本品对小鼠肉瘤 S_{180} 有抑制作用。

参 考 文 献

[1] 穆莉芳，马文旭，赵红立. 缩泉胶囊配合心理干预治疗小儿神经性尿频 40 例 [J]. 中医儿科杂志，2007，3（5）：41-42.

[2] 梁汝坚，梁若玲，张继平. 四磨汤口服液治疗功能性消化不良 45 例 [J]. 实用医学杂志，2008，24（6）：1051-1052.

（夏 杰）

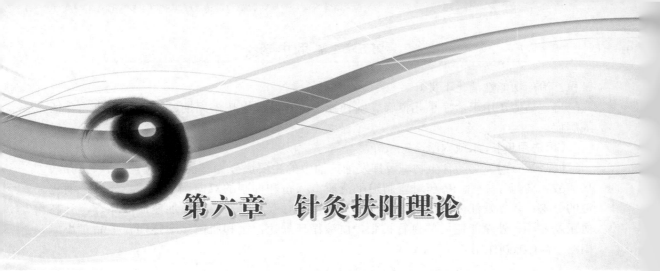

第六章　针灸扶阳理论

第一节　腧　穴

中医保健养生越来越受到人们的青睐，也逐渐成为人们日常生活中，随处可见的健康养生新方法，穴位保健就是特色之一，临床常用保健穴 40 余个，下面选取 15 个具有典型扶阳意义的穴位进行简要阐述。

一、百会

督脉穴，位于头部中线，前发际直上 5 寸，或前后正中线和两耳尖连线的交点处。作用：本穴具有比较明显的双向调节作用，既可预防高血压，又能防止血压过低引起休克。近年来还用于预防竞技综合征。手法：预防高血压用刺法，向后平刺入 0.5～0.8 寸，也可从右往左刺入一针，成十字刺法。预防高血压，留针 30 分钟，预防竞技综合征可数小时；防止血压过低引起的休克用按摩法，每次 20 分钟。

二、风池

足少阳胆经穴，位于颈项后枕骨下两侧，斜方肌外缘与胸锁乳突肌后缘间凹陷处。作用：主要用于预防感冒、流感、高血压。对预防某些眼病如青光眼、白内障、近视等也有一定效果。手法：针刺针尖向鼻尖方向刺入 1～1.5 寸最为安全，以针感向眼区、前额或头部放射为佳，留针 20～30 分钟；按摩时以拇指或食指旋转按压，顺时针、逆时针方向各 60 下，每日 2 次。

三、神阙

任脉穴，位于脐窝正中。作用：本穴是古代重要保健穴之一。宋代《扁鹊心书》："凡用此灸，百病顿除，延年益寿。"现代用它调节肠胃功能，提高免疫力，延缓衰老，预防中风。手法：用灸不用针，可隔盐或隔姜灸，艾条灸时，每次 15～20 分钟，以局部潮红为度；按摩以掌心顺时针揉按，以腹中温热为度；亦可用于药物贴敷。

四、关元

任脉穴，位于腹正中线上，脐下 3 寸处。作用：本穴为历代重要的保健益寿之穴。可作为中老年保健、男性性功能障碍等防治的要穴。手法：艾条灸 20～30 分钟；可直刺 1.0～1.5 寸，针尖微向下，针感如线状放射至会阴部，留针 15～20 分钟；按摩时以拇指顺时针、逆时针各 60 下，每日 2 次；亦可用于药物贴敷。

五、气海

任脉经穴，位于腹正中线上，脐下 1.5 寸处。作用：培补元气、固精益肾，是防病强身、保健要穴。古人认为该穴是"元气之海"。现代本穴用于增强人体的免疫力、延年益寿，改善亚健康状态，以及预防休克，增强男性性功能。手法：以灸法为主，艾条温和灸 15～20 分钟。针刺时直刺 1.0～1.5 寸，针尖微向下，使针感如线状放射至会阴部，留针 15～20 分钟。

六、命门

督脉穴，位于后正中线，第二腰椎棘突下。作用：重要保健防病穴，能增强体质、调节精神，可用作平时保健防病穴，能改善亚健康状态，防治男性性功能障碍。手法：常用灸法，艾条温和灸 15～20 分钟；直刺 1.0～1.5 寸，以局部酸胀为宜，留针 15 分钟。

七、肾俞

足太阳膀胱经穴，位于第二腰椎棘突下旁开 1.5 寸，即命门穴旁开 1.5 寸处。作用：调肾气、强腰脊、明耳目，具保健抗老作用。手法：宜用刺法，直刺 1.5～2 寸，针感腰部酸胀，留针 15 分钟；也可用艾条灸。

八、膏肓

足太阳膀胱经穴，位于第四胸椎棘突下，旁开 3 寸处。作用：健脾胃、培肾元，是防病延年的常用穴之一，中医古籍就有"膏肓无所不治"之说。手法：以灸为主，温和灸 15～20 分钟；针法斜刺 0.5～0.8 寸。

九、内关

手厥阴心包经穴，位于腕横纹正中直上 2 寸，两筋间仰掌取之。作用：宁心通络、调血和营，现代本穴用于改善冠脉循环，调整心脏血管功能，调节血脂代谢，是预防冠心病的要穴，手法：针刺时针尖略肩关节方向，得气后，用提插探寻之法，激发针感上传至肩、腋下或前胸，然后再反复运针 1～2 分钟，留针 15～20 分钟；也可用灸法或药物贴敷。

十、天枢

足阳明胃经穴，位于腹部，肚脐旁开 2 寸。作用：预防胃肠疾病及术后腹胀等。手法：针法直刺 1.5～2.0 寸，局部酸胀，并扩散到同侧腹部，注意不可刺得过深，以防腹膜损伤；艾条灸 10～20 分钟；也可采用热熨、按摩等治疗方法。

十一、足三里

足阳明胃经穴，髌骨外侧，膝眼下 3 寸，胫骨外侧 1 横指处。作用：健脾益气，强身健体，延年益寿。本穴自古就是预防保健的要穴，俗语曰："天天灸灸足三里，等于吃着老母鸡。"现代临床上可预防中风、冠心病及流感等。实验研究证实，对循环、消化、神经、血液及内分泌、呼吸系统均有调整作用，能提高机体整体代谢水平。手法：艾条灸每次 15～20 分钟。针刺时垂直刺入 1.5～2 寸，针感以向四周扩散为主。如为预防传染病，针感放射至膝踝部，手法宜轻捷，得气后即出针。

十二、神门

手少阴心经穴，位于腕横纹尺侧端，尺侧腕屈肌腱的桡侧凹陷中。作用：养心安神，主治不寐，亦可防治真心痛、心烦、健忘、惊悸怔忡、癫狂。手法：可直刺 0.3～0.5 寸，也可用点穴方法，长期进行保健按摩。

十三、涌泉

足少阴肾经的井穴，位于足底前、中 1/3 处，足趾向足心方向屈曲时，足心出现的凹陷处。作用：补肾壮阳，养心安神，有增强体质和延年益寿的作用，常灸此穴，可强身健心，延年益寿。手法：因本穴针刺剧痛，急救时用刺法，保健用灸法或按摩。

十四、至阴

足太阳膀胱经的井穴，位于足小趾外侧趾甲角旁 0.1 寸处。作用：对纠正胎位、预防难产有特效。现代大量的临床观察和实验研究证实了这一点。手法：艾条温和灸 20～30 分钟。

十五、四缝

经外奇穴，位于第 2～5 指掌面，近端指关节中央横纹，一侧四穴。作用：预防和治疗小儿厌食症、促进脾胃功能。手法：用粗针或三棱针点刺，挤出黄白色的黏液或血液。

第二节　针　　法

具有温阳作用的毫针手法有：

1. 徐疾补法　徐徐进针，插针；疾速退针，出针。
2. 提插补法　针下得气后，先浅后深，紧按慢提，以下插为主，提插幅度小，频率慢，操作时间短。
3. 捻转补法　针下得气后，捻针拇指向前左转为主，捻转角度小，用力轻，频率慢，操作时间短。
4. 迎随补法　针尖顶着经脉循行去的方向刺入而施行手法。
5. 呼吸补法　在患者呼气时进针，插针或转针；吸气时退针，出针。
6. 开阖补法　出针后迅速揉按针孔。

7. **平补平泻法**　进针得气后，均匀地提插、捻转相应时间而后出针。

8. **热补法**　用左手食指或拇指紧接所针穴位，右手持针进针得气后，左手加重压力，右手拇指向前连续捻按3～5次，候针下沉紧，针尖拉着有感应的部位。连续重插轻提3～5次，针尖顶着针感部位守气，使针下产生热感。留针后缓慢出针，急按针孔。

第三节　灸　　法

灸法是我国传统针灸医学的一个主要部分。从总体上看，灸疗法和针刺法一样都通过刺激腧穴或特定部位激发经络、神经、体液的功能，调整机体各组织、系统的失衡状态，从而达到防病治病的目的。但是，灸疗法又有着自己较为独特的作用特点。和针刺法不同，灸疗法是通过温热、寒冷及其他非机械刺激的作用，来进行扶正祛邪、平衡阴阳、防治疾病、康复保健。尤其是灸法的防病保健作用，在古代就得以十分重视。《备急千金要方》提到以灸疗预防"瘴疠温疟毒气"。《扁鹊心法》指出："人于无病时，常灸关元、气海、命门、中脘，虽未得长生，亦可保百余年寿矣。"现代不仅已为大量的临床所证实，而且得以进一步发扬。同时，对灸法作用机制也进行了较为广泛和系统的探讨。

一、灸法的起源

灸法属于温热疗法，与火的关系密切，火的历史在中国可以追溯到50万年前的"北京人"或80万年前的"蓝田人"时代，乃至更远。

据考古学的研究，在北京周口店发掘的含骨化石地层中，就发现有遗留的灰烬和烧过的动物骨骼或土石。早在大约5万年前的原始氏族公社时期的祖先就懂得了用火来取暖、熟食，尤其是1.8万年前的"山顶洞人"已掌握了人工取火的方法。灸法是随着火的应用而萌芽，并在其应用实践中不断发展的。古人在煨火取暖时，由于偶然被火灼伤而解除了某种病痛，从而得到了烧灼可以治病的启示，这就是灸法的起源。

"灸"字在《说文解字》中解释为"灼"，是灼体疗病之意。最早可能采用树枝、柴草取火熏、熨、灼、烫以消除病痛，以后才逐渐选用艾为主要灸料。艾，自古以来就在中国广大的土地上到处生长，因其气味芳香，性温易燃，且火力缓和，于是便取代一般的树枝燃料，而成为灸法的最好材料。

据《左传》记载，鲁成公10年（公元前581年），晋景公病，秦国太医令医缓来诊，医缓说："疾不可为也，在肓之上，膏之下，攻之不可，达之不及，药不治焉。"晋朝杜预注解："攻"指艾灸，"达"指针刺。汉代张仲景的《伤寒杂病论》中有"可火"与"不可火"的记载，其所言之火，亦指艾灸。

二、灸法的发展

"灸"字在现存文献记载中，以《庄子·盗跖》最早提及，如孔子劝说柳下跖："丘所谓无病而自灸也。"《孟子·离娄》也曾记载："今之人欲王者，犹七年之病，求三年之艾也。"也是指的艾灸。从中可以推断在春秋战国时代，灸法是颇为盛行的。

1973年在中国湖南长沙马王堆发掘了三号汉墓。在出土的帛书中，记载了经脉灸法的就有3篇，是发现的《黄帝内经》以前最早的珍贵文献。在医学专著中，灸法最早见于

《黄帝内经》，在《素问·异法方宜论》说："北方者，天地所闭藏之域也，其地高陵居，风寒冰冽，其民乐野处而乳食，脏寒生满病，其治宜灸焫，故灸焫者，亦从北方来。"说明灸法的产生与中国北方人民的生活习惯、条件和发病特点有着密切的关系。

以后历代出现许多针灸方面的著作，如晋代皇甫谧的《针灸甲乙经》、唐代孙思邈的《备急千金要方》都大力提倡针灸并用。唐代王焘的《外台秘要》则弃针而言灸，可见当时对灸的重视。以后从宋代王执中的《针灸资生经》，明代高武的《针灸聚英》、杨继洲的《针灸大成》，到清代廖润鸿的《针灸集成》无不注重灸法。

历代灸法的专著还有很多，如公元 3 世纪就有《曹氏灸方》，唐代有《骨蒸病灸方》，宋代有《黄帝明堂灸经》《灸膏肓俞穴法》《备急灸法》，元代有《痈疽神秘灸经》，清代有《太乙神针》《神灸经纶》等。

灸法治病，最初古人多采用直接灸，且艾炷较大，壮数（艾炷的计数单位）较多，如《太平圣惠方》指出："灸炷虽然数足，得疮发脓坏，所患即差；如不得疮发脓坏，其疾不愈。"《医宗金鉴·刺灸心法要诀》也说："凡灸诸病，火必足气到，始能求愈。"同时古人非常推崇应用化脓灸进行身体保健和预防疾病。现代灸法则有了长足发展，为了减轻患者接受灸疗的痛苦，多采用小艾炷少壮灸，并衍化出多种灸法，如艾条灸、药条灸（包括太乙神针灸、雷火神针灸等）、温灸器灸、温针灸、天灸、灯火灸等。根据病情不同，还常采用间接灸法，所隔物品多为姜片、蒜片、食盐、豆豉饼、附子饼等。

艾叶是菊科植物艾的叶。系多年生草本，普遍野生。艾叶味苦、辛，性温，入脾、肝、肾三经，有温经通络、行气活血、祛湿散寒、消肿散结的功效。气味芳香，含挥发油等成分。艾叶制成艾绒，则易燃而热力温和，能穿透皮肤而直达深部，且便于取用，价格低廉。

艾绒的制作，于每年 3～5 月间收采新鲜肥厚的艾叶，阴干后放入石臼中捣碎，筛去杂质，摘去硬梗，即成淡黄色洁净细柔的艾绒。艾绒以陈久者为佳。除艾叶外，还有灯心草、硫黄、黄蜡、桑枝、桃枝等易燃药物和材料。在艾绒中也可掺入芳香类药物，如麝香、冰片、丁香、木香、乳香等。

三、灸法的分类

（一）艾炷灸

1. 直接灸

（1）瘢痕灸（化脓灸、发疮灸）：用黄豆大或枣核大艾炷直接放置在腧穴进行施灸，局部组织经烧伤后产生无菌性化脓现象（灸疮）的灸法。因灸疮愈合之后，多有瘢痕形成，故又称瘢痕灸。临床应用：①慢性腹泻；②哮喘。

（2）无瘢痕灸（非化脓灸）：主要是麦粒灸（稍大的艾炷亦可），即用麦粒大的小艾炷直接在腧穴上施灸，灸后不引起化脓的方法。临床运用：①小儿发育不良；②气血两虚。

2. 间接灸 又称为隔物灸、间隔灸。是在艾炷与皮肤之间衬垫某些药物而施灸的一种方法。具有艾灸与药物的双重作用。

（1）隔姜灸：临床应用于风寒湿痹、一切寒性疾病（消化系统、生殖系统）。

（2）隔蒜灸：临床运用于未溃疮疡、腹中积块。

（3）隔盐灸（神阙灸）：临床运用于急性寒性胃肠疾病、中风脱证、关节炎、癃闭。

（4）隔附子灸：临床运用于命门火衰之男科、妇科疾病的疮疡久溃不收。

（二）艾条灸

1. 悬起灸

（1）温和灸：相对固定 2～3cm，10～15 分钟。

（2）回旋灸：距离相对固定，左右或旋转。

（3）雀啄灸：上下移动如啄食。

2. 实按灸太乙针灸与雷火针灸：置布或纸（数层）施灸部位上，点燃艾卷按压使热力透达深部，反复数次。用于：风湿顽痹、半身不遂等。

（三）温针灸

在针刺得气后，将针留在适当的深度，在针柄上穿置一段长约 2cm 的艾卷施灸，或在针尾上搓捏少许艾绒点燃施灸，直待燃尽，除去灰烬，再将针取出。

温针灸是针刺与艾灸结合应用的一种方法，适用于既需要留针而又适宜用艾灸的病症。

注意艾条的长度，防止烫伤。

（四）温灸器灸

（五）其他灸法

1. 灯火灸（灯草灸、油捻灸、神灯照、十三元宵火）　施灸要点：灯心草蘸油→点燃→穴上焠爆。此法主要用于小儿惊风、脐风、抽搐、昏迷、腮腺炎、急性扁桃腺炎等。

2. 天灸（药物灸、发泡灸、自灸）　用对皮肤有刺激性的药物，敷贴于穴位或患处，使局部充血、起泡，犹如灸疮，故名天灸。

3. 蒜泥灸　将大蒜捣烂如泥，取 3～5g 贴敷于穴位上，敷灸 1～3 小时，以局部皮肤发痒、发红、起泡为度。敷涌泉穴治疗咯血、出血；敷合谷穴治疗扁桃体炎；敷鱼际穴治疗喉痹等。

4. 三伏灸　夏至之后第三、第四庚日，立秋后第一庚日。处方：白芥子、马兜铃、生姜汁等。操作：制成约 1.2cm×1.2cm×0.5cm 饼状，用胶布固定于相应穴位 2～5小时。

四、灸法的作用

总结古往今来的实践经验，灸法的作用主要表现为以下几个方面作用。

（一）温经散寒

人体的正常生命活动有赖于气血的作用，气行则血行，气止则血止，血气在经脉中流行，完全是由于"气"的推送。各种原因，如"寒则气收，热则气疾"等，都可影响血气的流行，变生百病。而气温则血滑，气寒则血涩，也就是说，气血的运行有遇温则散，遇寒则凝的特点。所以朱震亨说："血见热则行，见寒则凝。"因此，凡是一切气血凝涩，没有热象的疾病，都可用温气的方法来进行治疗。《灵枢·刺节真邪》篇中说："脉中之血，凝而留止，弗之火调，弗能取之。"《灵枢·禁服》亦云："陷下者，脉血结于中，血寒，故宜灸之。"灸法正是应用其温热刺激，起到温经通痹的作用。通过热灸对经络穴位的温热性刺激，可以温经散寒，加强机体气血运行，达到临床治疗目的。所以灸法可用于血寒运行不畅，留滞凝涩引起的痹证、腹泻等疾病，效果甚为显著。

（二）行气通络

经络分布于人体各部，内联脏腑，外布体表肌肉、骨骼等组织。正常的机体，气血在经络中周流不息，循序运行，如果由于风、寒、暑、湿、燥、火等外因的侵袭，人体或局部气血凝滞，经络受阻，即可出现肿胀疼痛等症状和一系列功能障碍，此时，灸治一定的穴位，可以起到调和气血、疏通经络、平衡机能的作用，临床上可用于疮疡疔肿、冻伤、癃闭、不孕症、扭挫伤等，尤以外科、伤科应用较多。

（三）扶阳固脱

人生赖阳气为根本，得其所则人寿，失其所则人夭，故阳病则阴盛，阴盛则为寒、为厥，或元气虚陷，脉微欲脱，当此之时，正如《素问·厥论》所云："阳气衰于下，则为寒厥。"阳气衰微则阴气独盛，阳气不通于手足，则手足逆冷。凡大病危疾，阳气衰微，阴阳离决等症，用大炷重灸，能祛除阴寒，回阳救脱。此为其他穴位刺激疗法所不及。宋代《针灸资生经》也提到："凡溺死，一宿尚可救，解死人衣，灸脐中即活。"《伤寒论》指出："少阴病吐利，手足逆冷……脉不至者，灸少阴七壮。""下利，手足厥冷，烦躁，灸厥阴，无脉者，灸之。"说明凡出现呕吐、下利、手足厥冷、脉弱等阳气虚脱的重危患者，如用大艾炷重灸关元、神阙等穴，由于艾叶有纯阳的性质，再加上火本属阳，两阳相得，往往可以起到扶阳固脱、回阳救逆、挽救垂危之疾的作用，在临床上常用于中风脱症、急性腹痛吐泻、痢疾等急症的急救。

（四）升阳举陷

由于阳气虚弱不固等原因可致上虚下实，气虚下陷，出现脱肛、阴挺、久泄久痢、崩漏、滑胎等，《灵枢·经脉》篇云："陷下则灸之。"故气虚下陷，脏器下垂之症多用灸疗。关于陷下一症，脾胃学说创始者李东垣还认为"陷下者，皮毛不任风寒""天地间无他，唯阴阳二者而已，阳在外在上，阴在内在下，今言下陷者，阳气陷入阴气之中，是阴反居其上而复其阳，脉证俱见在外者，则灸之"。因此，灸疗不仅可以起到益气温阳、升阳举陷、安胎固经等作用，对卫阳不固、腠理疏松者，亦有效果，使机体功能恢复正常。如脱肛、阴挺、久泻等病，可用灸百会穴来提升阳气，以"推而上之"，又如《类经图翼》云："洞泄寒中脱肛者，灸水分百壮。"总之，这也是灸法的独特作用之一。

（五）拔毒泄热

历代有不少医家提出热证禁灸的问题，如《圣济总录》指出："若夫阳病灸之，则为大逆。"近代不少针灸教材亦把热证定为禁灸之列。但古今医家对此有不同见解。在古代文献中亦有"热可用灸"的记载，灸法治疗痈疽，就首见于《黄帝内经》，历代医籍均将灸法作为本病证的一个重要治法。唐代《备急千金要方》进一步指出灸法对脏腑实热有宣泄的作用，该书还对热毒蕴结所致的痈疽及阴虚内热证的灸治作了论述，如载："小肠热满，灸阴都，随年壮"，又如"肠痈，屈两肘，正灸肘尖锐骨各百壮，则下脓血，即差""消渴，口干不可忍者，灸小肠俞百壮，横三间寸灸之"。金元医家朱震亨认为热证用灸乃"从治"之意；《医学入门》则阐明热证用灸的机制："热者灸之，引郁热之气外发，火就燥之义也。"《医宗金鉴·痈疽灸法》篇指出："痈疽初起七日内，开结拔毒灸最宜，不痛灸至痛方止，疮痛灸至不痛时。"总之，灸法能以热引热，使热外出。灸能散寒，又能清热，表明对机体原来的功能状态起双向调节作用。特别是随着灸增多和临床范围的扩大，这一作用日益为人们所认识。

（六）防病保健

我国古代医家早就认识到预防疾病的重要性，并提出了"防病于未然""治未病"的学术思想，而艾灸除了有治疗作用外，还有预防疾病和保健的作用，是防病保健的方法之一，这在古代文献中有很多记载。早在《黄帝内经》就提到，在"犬所啮之处灸三壮，即以犬伤法灸之"，以预防狂犬病。《备急千金要方》有"凡宦游吴蜀，体上常须三两处灸之，勿令疮暂瘥，则瘴疠温疟毒气不能着人"。说明艾灸能预防传染病。《针灸大成》提到灸足三里可以预防中风。民间俗话亦说"若要身体安，三里常不干""三里灸不绝，一切灾病息"。因为灸疗可温阳补虚，所以灸足三里、中脘，可使胃气常盛，而胃为水谷之海，荣卫之所出，五脏六腑，皆受其气，胃气常盛，则气血充盈；命门为人体真火之所在，为人之根本；关元、气海为藏精蓄血之所，艾灸上穴可使人胃气盛、阳气足、精血充，从而加强了身体抵抗力，病邪难犯，达到防病保健之功。现代，灸疗的防病保健作用已成为重要保健方法之一。

五、灸法的作用机制

艾灸疗法的治病机制主要有以下三个方面。

（一）局部温热刺激效应

灸疗是一种在人体某特定部位通过艾火刺激，以达到治病防病目的的治疗方法，施灸点皮肤外温度上升高达130℃左右，皮肤内温度最高在56℃左右。皮下与肌层内的温度变化和表皮不同，灸刺激不仅涉及浅层，也涉及深层。正是这种温热刺激，使局部皮肤充血，毛细血管扩张，增强局部的血液循环与淋巴循环，缓解和消除平滑肌痉挛；使局部的皮肤组织代谢能力加强，促进炎症、斑痕、浮肿、粘连、渗出物、血肿等病理产物消散吸收。同时又能使汗腺分泌增加，有利于代谢产物的排泄；还可引起大脑皮层抑制的扩散，降低神经系统的兴奋性，发挥镇静、镇痛作用；同时温热作用还能促进药物的吸收。研究发现，艾灸具有近红外辐射作用。人体既是一个红外辐射源，又是一个良好的红外吸收体，艾灸的近红外辐射为肌体的活动提供了必要的能量，艾灸所发出的近红外光量子能为机体所调控。在艾灸疗法过程中，近红外辐射作用于人体穴位时，具有较高的穿透能力，是一种有利于刺激穴位的信息照射，在"产生受激共振"的基础上，借助于反馈调节机制，纠正病理状态下能量/信息代谢的紊乱状态，调控机体的免疫力，从而达到恢复正常机能的目的。

（二）经络调节作用

经络学说是中医学说的重要内容，也是灸疗学的理论基础。人是一个整体，五脏六腑、四肢百骸是互相协调的，这种互相协调关系，主要是靠机体自控调节系统实现的。皮部起着接收器和效应器的作用，经络起着传递信息和联络的作用，头脑综合分析处理信息、发出指令、起着指挥的作用，即皮部、经络系统、大脑、四肢百骸、五脏六腑，这也是生物全息论的研究结果，医学已证明，即便是一种微小的局部性病变，也会呈现全身机体失调的一切反应（如皮肤红肿，可引起发烧、全身不适），因此，经络是一个多层次、多功能、多形态的调控系统。因此在穴位上施灸时，由于艾火的温热刺激，才产生相互激发、相互协同、作用叠加的结果，导致生理上的放大效应。

（三）其他作用

灸疗的治疗作用还可以通过调节人体免疫功能实现，而且这种作用呈双向调节的特征，即低者可以升高，高者可以使之降低，因为艾灸施于穴位，首先刺激了穴位本身，激发了经气，调动了经脉的功能，使之更好地发挥行气血和阴阳的整体作用，而且激活皮肤中某些神经末梢酶类参与机体的免疫调节，因而对疾病的治疗具有明显的调节作用。

综上所述，艾灸的作用机制是通过艾灸在燃烧过程中产生的热效应，传递到经络系统，调动人体的免疫功能，作用于人体五脏六腑、四肢百骸的病变部位，多层次、多功能、多形态地调整，在相互协同、相互激发的作用下，产生治疗上的倍数效应。

六、灸法的作用机制现代研究

大量的临床研究表明，灸法的治疗作用是通过多方面的综合因素来实现的。为了探讨艾灸的作用机制，近年来一些学者从不同角度进行了实验研究，取得了一些进展。如用艾条灸治 856 例患者，灸感出现率达 85％，病情愈重愈急，感传现象也随之减弱与消失，在感传线与感传区域内出现温度上升与痛阈提高，且灸感走向与腧穴位置、疾病部位有关，说明艾灸是通过腧穴经络而起作用。国外有人观察单壮（艾炷 0.5～2mg）灸后，皮肤表面温度上升到 105℃ 左右，皮肤内的温度亦明显上升，说明艾灸确有温煦作用，且有较强的渗透力。用艾条熏灸冠心病心绞痛患者的内关、足三里和膻中等穴，观察其球结膜微循环的变化，39 例均明显改善。艾灸内关穴可使患者脑阻抗血流明显改善，流入容积速度加快，波幅升高 30％～50％；高血压者的血压有不同程度的下降，说明艾灸内关可使脑血管扩张、脑血流增加、脑部血液循环改善。艾灸冠心病患者的内关、膻中、心俞穴各 20 分钟，可使心电图的 ST-T 波均明显升高，使心脏的收缩力增强，心脏的供血得到改善。表明灸法对心脑血管病变有明显的调节作用。

国外学者在鼻两侧距皮肤 2～3cm 处行艾条灸，治疗变应性鼻炎，88％的患者症状显著性改善，47％患者灸后 10 分钟给过敏原无反应，也无症状表现；5 例自愿参与本研究者灸后鼻内温度平均增加 3.1℃（1cm 点）和 30℃（4cm 点），其中 4 例灸后鼻液中白细胞数显著降低。用化脓灸治疗支气管哮喘，可使外周血中嗜碱性粒细胞计数下降，对免疫球蛋白有双向调整作用，即高值者下降，低值者上升；使 E-花环形成率和淋巴细胞转化率升高，且均有显著差异。以艾炷灸实验性结核病小鼠的"大椎""关元"穴，可提高巨噬细胞的吞噬功能，促进 T 淋巴细胞功能调控作用，并对该病有明显疗效。以上表明，灸法对人体免疫功能具有明显的调节作用，这种调节作用是良性的、积极的，总体上是沿着对患者有利的方向进行调整。另外，对于灸疗治疗肿瘤的西医学机制，很多学者进行了大量研究。已证实，艾灸能提高免疫功能可能是灸疗治疗肿瘤的主要机制。

灸"足三里"穴，可调节胃肠运动功能，在 20 次艾灸实验中，有 18 次胃肠活动出现兴奋或抑制性改变。艾灸小鼠的"神阙"穴，不管是空腹状态，还是在用不同的药物使小肠运动已经有所改变的状态下，都可以使小肠内容物的推进速度减慢，具有抑制小肠运动的作用。在以氨基甲酸乙酯麻醉的家兔中艾灸"至阴"穴，并记录子宫活动曲线，发现艾灸可引起子宫活动的增强。说明，灸法具有调整内脏活动功能的作用。

治疗急性失血性休克，用艾灸"百会"穴发现，在血糖含量增高的情况下，灸后更见上升，提示灸后血浆中游离肾上腺素含量显著升高，认为灸法可能有促进肾上腺活动的作用。艾灸流行性出血热大鼠模型的"肾俞"穴区 7 次，14 日后，其血浆和肺、肾组织中的 5-羟色胺与 5-羟吲哚乙酸含量明显降低，并趋于正常，说明艾灸能缓解流行性出血热病毒感染所引起的病理生理反应，在一定程度上纠正了体液因素分泌和代谢的紊乱，促进了机体内环境的改善和稳定，并能提高其血中流行性出血热病毒特异性抗体效价，对病毒有抑制作用。还发现艾灸可使豚鼠气体代谢适量增高，并推断其耗氧量的升高可能是艾灸刺激了其作用部位神经感受器反射性地引起的，自主神经与内分泌腺是其中间环节。

近年来，除了传统的温热刺激外，应用艾烟熏灸，观察外科化脓性疾病患者 575 例，效果明显者 528 例，抑菌试验表明，艾烟对大肠杆菌、金黄色葡萄球菌、乙型链球菌、绿脓杆菌均有抑制作用。

综述诸家研究资料可以看出：艾灸对血液循环、机体免疫、神经、内分泌、呼吸、消化、生殖等系统都有一定的促进和调整作用，这些研究为艾灸的临床应用提供了可靠的理论依据，但在其深度和广度上还有待进一步探讨和研究。

七、灸法的适应证

（一）古代灸法治疗的病证

《灵枢·官能》说："针所不为，灸之所宜。"一方面表明灸法有特殊疗效，针刺灸法各有所长，灸法有自己的适应范围；另一方面，灸法还可补针药之不足，凡针药无效时，改用灸法往往能收到较为满意的效果。古人对灸法适应证的长期大量的临床观察，表明灸法不仅能治疗体表的病证，也可治疗脏腑的病证；既可治疗多种慢性病证，又能救治一些急重危症；主要用于各种虚寒证的治疗，也可治疗某些实热证。其应用范围，涉及临床各科，大致包括外感表证、咳嗽痰喘、咯血衄血、脾胃虚证、气滞积聚、风寒湿痹、上盛下虚、厥逆脱证、妇儿诸疾、顽癣疮疡、瘰疬肿毒等。对此，历代医著多有载述。如《黄帝内经》提到灸治癫狂、痈疽，《诸病源候论》也有灸治中风及各类心痛急症的记载。《备急千金要方》《外台秘要》尤倡灸疗治疗急难诸症。《太平圣惠方》最早记载灸治小儿急症，达 47 种之多。《备急灸法》详述了 22 种急症的灸治方法，为灸治急症的专书。《针灸资生经》创天灸截疟。《外科正宗》力倡灸治疡科急症。《神灸经纶》对伤寒发热、白虎历节风、癫狂、中暑、肠痈、乳痈、青盲、喉痹等诸多病证均施以灸法。

值得一说的是，古人在灸疗保健方面也积累了丰富的经验。我国保健灸在唐代开始得到重视，当时主要从防病角度出发。如《千金翼方》云："一切病皆灸三里三壮。"而《外台秘要》进一步指出："凡人年三十以上，若不灸足三里，令人气上眼暗。"这里实际上已涉及灸疗的健身强体作用了。到宋代，灸疗保健作用已被充分认识，如《针灸资生经》提及："气海者，元气之海也，人以元气为本，元气不伤，虽疾不害，一伤元气，无疾而死矣。宜频灸此穴，以壮元阳，若必待疾作而后灸，恐失之晚也。"除气海穴外，不少医著还总结了其他的一些穴位。如《扁鹊心书》云："人于无病时，常灸关元、气海、命门、中脘……亦可保百余年寿矣。"张杲的《医说》强调："若要安，三里莫要干"。释为化脓灸后，灸疮未愈之前即为不干。意指反复灸足三里，可起到保健作用。《扁鹊心书》还提到了保健灸的某些操作之法，如"人至三十，可三年一灸脐下三百壮；五十，可二年一灸脐下三百壮；六十，可一年一灸脐下三百壮"。该书也载述了一些实例："王超者……年至九十神彩腴润……每夏秋之交，即灼关元千炷，久久不畏寒暑，累日不饥。至今脐下一块如火之暖。"《针灸资生经》也载有："旧传有人年老而颜如童子者，盖每岁以鼠粪灸脐中一壮故也。"

最具借鉴意义的是某些宋代医家的自身体验，王执中在《针灸资生经》中提到"予旧多病，常苦气短，医者教灸气海，气遂不促，自是每岁须一二次灸之"。窦材也深有感触："余五十时，常灸关元五百壮，即服保命丹、延寿丹。渐至身体轻健，羡进饮食。六十三时，因忧怒，忽见死脉于左手寸部，十九动而一止，乃灸关元、命门各五百壮，五十日后死脉不复见矣。每年常如此灸，遂得老年康健。"（《扁鹊心书》）。明清医家有保健灸上虽无较大发展，但也有所继承，如明·张介宾在《类经图翼》卷八载："在神阙行隔盐灸，若灸至三五百壮，不唯愈疾，亦且延年。"《玉龙经》亦载有："膏肓二穴治病强，此穴原来难度量，斯穴禁针多着艾，二十一壮亦无妨。"

民国时期的著名针灸家承淡安曾介绍一种叫"仙传寿灸疗"的保健灸疗，具体操作为：取涌泉穴，"每月初一日起灸到初七日止，每日卯时灸到辰时。每逢艾灸时，艾团如小莲子大，如痛则除之。姜片用与不用，随人自便，均至知痛止而已。每逢初一日，每足灸二十六壮，初二日灸七壮，初三至初七日均同初二日之法行之"。

总之，古人认为艾灸对寒热虚实诸证都可应用，但无论用于何种疾病，医者都必须详察病情，细心诊断，根据患者的年龄和体质，选择合适的穴位和施灸方法，掌握运用适当的补泻手法和灸量，该灸则灸，以适合病证为原则。这些都可供临床借鉴。

（二）预防保健

保健灸在防病健身方面发挥了很好的作用。有报道对 61 例 55 岁至 78 岁健康老人进行为其 3 个月的保健灸（即取足三里隔姜灸，每日 1 次，每次 7 壮），观察结果显示血浆 TC、TG 均明显降低，表明保健灸对预防动脉粥样硬化有一定意义；对 IgG、IgA、IgM 免疫球蛋白的含量均有降低，对 3H-TdR-LT 的显著升高，也提示保健灸对老年人的免疫功能有一定调节作用。

这些变化对于老年人因免疫功能减退所引起的感染、恶性肿瘤及自身免疫性疾病的发生，可能都有一定的拮抗作用。

有报道运用灸大椎、风门、肺俞穴预防感冒，收到满意的效果；也提示说明，运用灸法，提高机体免疫力，增强体质可以未病先防。

八、灸法注意事项

灸疗虽然法简方便，但在临床应用时，尚须注意以下各点，以保证其安全有效。·

（一）顺序

先后顺序：先上后下，先阳后阴。

灸量顺序：艾炷先小后大，壮数先少后多。

（二）补泻方法

以火补者，毋吹其火，须自灭也。

以火泻者，疾吹其火，传其艾，须其火灭也。

补法：火力温和持久，缓缓透入深层，以补虚扶羸，温阳起陷。

泻法：火力猛烈短促，以消肿散结。（《黄帝内经》《针灸大成》）

（三）禁忌

灸法适应范围广泛，但和其他的穴位刺激疗法一样，也有其禁忌。大致包括以下几方面。

1. 禁灸部位　古代文献中有不少关于禁灸穴位的记载，但各种书籍之间互有出入，颇不一致。如《针灸甲乙经》仅载禁灸穴 24 个，《针灸集成》则达 49 个之多。从临床实践看，其中多数穴位没有禁灸的必要。而部分在头面部或重要脏器、大血管附近的穴位，则应尽量避免施灸或选择适宜的灸疗，特别不宜用艾炷直接灸。另外，孕妇少腹部亦禁灸。

2. 禁忌病证　凡高热、大量吐血、中风闭证及肝阳头痛等症，一般不适宜用灸疗，但并非绝对。

3. 其他禁忌　对于过饱、过劳、过饥、醉酒、大渴、大惊、大恐、大怒者，慎用灸疗。另外，近年来还发现少数患者对艾叶发生变态反应，此类患者可采用非艾灸疗或其他穴位刺激法。

（四）灸后的处理

1. 水疱　施灸后局部出现小水疱，只要不擦破，可任其自然吸收，如水疱较大，可用消毒毫针刺破水疱，放出水液，再涂以龙胆紫。

2. 化脓的处理　瘢痕灸者，在灸疮化脓期间，1 个月内慎做重体力劳动，疮面局部勿用手搔，以保护痂皮，并保持清洁，防止感染。

（左　政）

第七章 扶阳与养生

中医养生学是我国传统医学颇具特色的重要组成部分。早在两三千年前，《周易》《黄帝内经》《老子》里面已经有完整的养生原理，历代医家不断继承与创新，建立了中医养生的理论体系，具有丰富多彩的养生内容和方法，历经数千年发展而不衰。中医扶阳学派是近现代中医药学上比较活跃的新兴学术流派之一，有完善的中医扶阳理论体系和独特的诊疗技法，发展到理法方药、食疗、养生等各个方面。在扶阳理论指导下产生的中医扶阳养生，对我们现代人的养生具有重要的指导意义。现代社会竞争激烈、环境污染严重、人们劳逸失度、不知调养情志，长期发展致阳气损耗，阳虚体质之人增多，早衰、亚健康状态、疾病谱变化、慢性病患者增多、人口老龄化等，严重影响着人们的身心健康。两千年前，《素问·生气通天论》言"阳强则寿，阳衰则夭"。四百多年前，张介宾即提出"真寒假热之病为极多，而真热假寒之病则仅见耳"。随着社会的发展，人们悟出重视阳气的学术思想，并从这一重视扶阳的思路，进行归纳、总结，提出保护阳气对于防病治病、延年益寿都具有重要作用与临床意义。养生要求人们能持之以恒，自觉地、正确地运用养生保健知识和方法，通过自养自疗，提高身体素质和抗衰防病的能力，达到延年益寿的目的。

第一节 中医扶阳与养生理论概述

一、概述

扶阳，是扶助补益人体阳气、纠正因阳气虚弱或阴寒内盛等所致病证的理念和治疗方法，其主要来源于《易经》扶阳抑阴的哲学思想。中医扶阳养生，是指在中医扶阳理论指导下，利用养生方法扶助阳气，使人体的阳气得到宣扬和补养，强身健体或战胜疾病、恢复健康。扶阳养生吸取扶阳学派之精华，注重调补脏腑阳气，提出了一系列养生原则，如形神共养、协调阴阳、顺应自然、饮食调养、谨慎起居、和调脏腑、通畅经络、节欲葆精、益气调息、动静适宜等，使养生活动有章可循、有法可依。

二、中医扶阳养生理论释因

《黄帝内经》开创了中医的养生观："人以天地之气生，四时之法成……法于阴阳，和于术数，食饮有节，起居有常，不妄作劳，故能形与神俱，而尽终其天年，度百岁乃去……不治已病治未病"等。即指顺应四时阴阳消长变化来调养形体和精神,保持精神情志的清虚宁静,以及在饮食、起居、劳作等方面有节度,才能未病先防、延年益寿,被后人奉为养生圭臬。历代养生著述如《养生延命录》《孙真人养生铭》等都来源于它的理论思想。中医养生从扶阳论养生的理论依据,缘于阳气对人体的重要作用。《周易》"大哉乾元,万物资始,乃统天;至哉坤元,万物资生,乃顺承天"。乾属阳统天,坤属阴"乃顺承天",阳主统治,阴者顺承,阳主阴从。华佗《中藏经》云:"阳者生之本,阴者死之基,阴宜常损,阳宜常益,顺阳者生,顺阴者灭。""贵阳贱阴"的观点首开肇源。《素问·生气通天论》云:"阳气者,若天与日,失其所则折寿而不彰。"张介宾在《类经附翼·大宝论》中进一步阐述为"天之大宝只此一丸红日,人之大宝只此一息真阳"。《黄帝内经》关于阴阳的理论和阳气生理特点的阐述,更加强调了阳气是生命活动的原动力,是人体协调阴阳、保证健康长寿、抗御病邪侵袭的关键,如《素问·阴阳应象大论》云:"阴阳者,天地之道也,万物之纲纪,变化之父母,生杀之本始,神明之府也,治病必求于本。"《医理真传》云:"可知阳者,阴之主也,阳气流通,阴气无滞"。反之"阳气不足,稍有阻滞,百病丛生。"《景岳全书》曰:"阳化气,阴成形,故形体属阴,而凡通体之温者,阳气也;精神爽朗,思维敏捷者,阳气也;肢体运动矫健灵活者,亦是阳气温煦推动之功。及其既死,则身冷如冰,形固存而气则去。"人体五脏六腑、经脉官窍、皮毛肌肉,但有一处阳气不到或阳气虚衰,均可导致我们身体出现健康问题。这是统摄所有疾病的主要病因,故而治病和养生的根本就是激发、顾护阳气。

三、中医扶阳养生的基本原则

中医扶阳养生遵循中医养生的原则,同时更加注重人体阳气的调养。

(一) 协调脏腑

是指脏腑功能协调,气机调畅。阳气不足多见肾阳、脾阳、心阳、肺气的不足;《医宗必读·脾为后天之本论》言:"故善为医者,必责其本,而本有先天、后天之辨。先天之本在肾,肾应北方之水,水为天一之源。后天之本在脾,脾应中宫之土,土为万物之母"。脾乃后天之本、肾乃先天之本,脾肾二脏关系极为密切,先天生后天,后天充养先天。脾气健运,必借肾阳之温煦;肾精充盈,有赖脾所化生的水谷精微的补养。要想维护人体生理功能的协调统一,护养脾肾之阳至关重要。脾胃为"气血生化之源",故脾胃强弱是决定人之寿夭的重要因素。正如《景岳全书》说:"土气为万物之源,胃气为养生之主。胃强则强,胃弱则弱,有胃则生,无胃则死,是以养生家必当以脾胃为先。"脾胃健旺是人体健康长寿的基础。中医扶阳理论重视养护脾胃、助肾阳。

(二) 畅通经络

《素问·调经论》言:"五脏之道,皆出于经隧,以行血气,血气不和,百病乃变化而生。"《象山要语》曰:"精神不运则愚,血脉不运则病。"经络是气血运行的通道,联络脏腑肢节、沟通上下内外的通路。只有经络通畅,气血才能营运全身,脏腑才能相互协调,内外才能融会贯通,以达到阴阳平和,机体才能健康。

(三) 清静养神

《素问·上古天真论》言:"精神内守,病安从来。"《太上》曰:"情欲出于五内,魂定魄静者,生也;情欲出于胸臆,精散神惑者,死也。"中医有七情致病,调摄精神情志，以达形神合一、祛病延年。

（四）节欲葆精

《类经》言："善养生者，必宝其精，精盈则气盛，气盛则神全，神全则身健，身健则病少，神气坚强，老而益壮，皆本乎精也。"明·高濂《遵生八笺》云："欲多则损精。人，可宝者命，可惜者身，最重者精。肝精不固，目眩无光；肺精不交，肌肉消瘦；肾精不固，神气减少；脾精不坚，齿发浮落。若耗散真精不已，疾病随生，死亡随至。"葆精的另一含义，还在于保养男女生殖之精——肾精，也即狭义的"精"，是人体先天生命之源泉，不宜过分泄漏；如果放纵情欲，精液枯竭，真气耗散可致未老先衰。

（五）调息养气

养气，一是保养元气，一是调畅气机。元气充足，亦即阳气旺盛，则生命有活力；《类经·摄生类》指出："善养生者导息，此言养气当从呼吸也"，呼吸吐纳调畅，则气机通畅，机体健康。

四、中医扶阳养生的适用范围

中医扶阳养生适用于健康人群及阳气虚衰之人，健康者当顾护阳气，以延年益寿；阳虚之人，当调补阳气，以祛病健体。亚健康状态、慢性疲劳综合征，这些现代流行概念无不与阳气的耗损相关。"不治已病治未病"——中医"治未病"理念的实施，就是通过维护阳气功能来达到养生保健与防治疾病的目的。

（一）阳气虚衰常见症状

形寒肢冷，手足不温，面色淡白无泽，或面色鯏黑，腰背部冷痛，喜喝热饮，神疲乏力，稍微运动则心慌、气短、自汗出，或大便稀薄，受寒后易腹泻，劳累后浮肿，或夜间多尿，性欲减退，男性易阳痿、早泄，女性月经减少，不孕、不育等。

（二）以脏腑辨证阳虚证候

1. 心阳虚证　心悸气短，胸闷或胸痛，浮肿，畏寒肢冷，神疲乏力，面色苍白或滞暗，舌淡或紫暗而胖嫩，苔白滑，脉细迟。

2. 脾阳虚证　腹胀纳少，脘腹隐痛，喜温喜按，口淡不渴，四肢不温，或肢体困重，或周身浮肿，面色萎黄，大便稀溏，小便不利，或白带清稀量多，舌淡胖，苔白滑，脉沉迟无力。

3. 肺气虚证　咳喘无力，气少不足以息，动则益甚，痰液清晰、声音低怯，面色淡白或㿠白，神疲体倦，或自汗、易感冒，舌质淡嫩苔白，脉虚。

4. 肾阳虚证　腰膝酸软而痛，畏寒肢冷，带下清冷，头晕，耳鸣，小便清长，阳痿、或遗尿。精神萎靡，面色㿠白或鯏黑，舌淡胖、苔白滑，脉沉弱、尤以尺脉明显。

5. 心肾阳虚证　心悸怔忡，畏寒肢厥，或朦胧欲睡，或小便不利，肢面浮肿，下肢为甚，或唇甲淡暗青紫，舌淡暗或青紫，苔白滑，脉沉微细。

6. 脾肾阳虚证　面色㿠白，畏寒肢冷，腰膝或下腹冷痛，久泻久痢，或五更泄泻，或下利清谷，或小便不利，面浮肢肿，甚则腹胀如鼓，舌淡胖，苔白滑，脉沉细。

（三）扶阳养生的现实运用

在当代生活中，阴盛阳衰态势突出，有人自身的原因、有社会的原因、有环境的因素等。张介宾说："寒之为病，有寒邪犯于肌表者，有生冷伤于脾胃者，有阴寒中于脏腑者."寒为阴邪,最易损伤阳气,表现为阳虚之人或阳虚为病多见。现代生活方式丰富多样,空调的应用、人们夜生活的丰富、追求美而薄衣薄裤等,增加了"寒邪犯于肌表"的机会,所谓"空调病"实乃外感伤寒者也。饮食不节、过食生冷、嗜饮冷饮等,则增加了"生冷伤于脾胃"的机会,必然损伤阳气。过度劳倦、过度纵欲、压力较大导致思虑过多、睡眠质量差,均导致阳气受损。抗生素及激素广泛使用,其后果必然损伤阳气,抗生素的不合理使用或用药过多,使人体抵抗力下降,其实质也是损伤阳气的结果;激素的不良反应主要是外源性药物反馈性地抑制垂体-肾上腺皮质的功能,引起肾上腺皮质结构的退化和萎缩,导致机体分泌激素的功能减退,这相当于阳气的衰弱。慢性病多发阳虚者居多:所谓慢性病患者,即郑钦安屡次提及的"久病与素禀不足之人",久病必伤阳气。我国已经进入了老龄社会,慢性病多发已经成为现代疾病谱的特点;在慢性病的死因谱上,肿瘤和心血管病的比例最高。上述各种原因,导致临床病变以"阴盛阳衰"多见,这也正是目前扶阳法兴起的原因,也是扶阳养生具有的现实意义,上述种种现象也是我们扶阳养生最多见的适应证。

第二节　中医扶阳养生的常用方法

针对阳气的功能特点,采用扶助阳气、疏通阳气、固藏阳气等几类方法来维护阳气功能。明·周之干《慎斋遗书》称先哲仲景"有扶阳之义",因"人身以阳气为主,用药以扶阳为先。如上焦闭塞,阳气不能下降,须开豁之;中焦阳气不能上升,须温补之;下焦阳气不能收藏,须求肾纳气"。钞建峰等医者认为,扶阳的具体内涵大致包括4个方面,即温阳、通阳、护阳和纳阳。结合上述观点,我们从温补阳气、疏通阳气、固藏阳气几方面来指导扶阳养生方法。

一、温补阳气

温阳始于《素问·至真要大论》"损者益之……劳者温之……寒者热之""虚则补之"等论说。阳虚,则当补之;阳虚则易生寒,寒当温之以补阳,恢复人体阴阳平衡,促进肌体健康。无阳虚体质,也应注重阳气的温补。

(一)饮食调补

饮食养生,就是按照中医理论,调整饮食结构,注意饮食宜忌,合理地摄取食物,以增进健康,益寿延年。饮食调补是通过合理而适度地选择温热性质的食物,以补益阳气,并通过饮食调配,纠正脏腑阴阳之偏颇。《素问·六节藏象论》云:"天食人以五气,地食人以五味。五气入鼻,藏于心肺,上使五色修明,音声能彰;五味入口,藏于肠胃,味有所藏,以养五脏气;气和而生,津液相成,神乃自生。"《素问·藏气法时论》云:"肝主春……肝苦急,急食甘以缓之。心主夏……心苦缓,急食酸以收之。脾主长夏……脾苦湿,急食苦以燥之。肺主秋……肺苦气上逆,急食苦以泄之。肾主冬……肾苦燥,急食辛以润之。"如《摄生消息论》提出:"肝木味酸,木能胜土,土属脾,主甘。当春之时,食味宜减酸益甘,以养脾气。"根据春天的季节特点,不宜食酸性食物过多,宜选用辛甘微温之品,因为辛甘发散为阳,可助春阳之升发,温食有助于维护人体阳气。夏、秋、冬三季宜根据五行的配属关系,调配饮食以助阳气。

春季饮食：宜适当吃些温补阳气的食物。李时珍在《本草纲目》中引《风土记》主张"以葱、蒜、韭、蓼、蒿、芥等辛嫩之菜，杂和而食。"除了蓼、蒿等野菜现已较少食用外，葱、蒜、韭可谓是养阳的佳蔬良药。如韭菜，《本草拾遗》言："在菜中，此物最温而益人，宜常食之。"吃甜少酸，可适当食用大枣、红糖、胡萝卜、洋葱等。

夏季饮食：除要清热消暑外，还要注意不损脾胃之气，进食以温食为佳，不宜过食寒凉食物及饮品，易损伤阳气。民间谚语说："天时虽热，不可贪凉；瓜果虽美，不可多食。"

秋季饮食：秋冬养阴，秋季燥邪当令，要多吃些滋阴润燥的饮食，过食辛辣食物易伤津耗液，不能助阳而损其阴液。可进食银耳、蜂蜜、饴糖、芝麻、藕、菠菜、乌骨鸡、龟肉、甘蔗、梨、橄榄、柚子、柠檬、山楂等。

冬季饮食：冬季应是人体阳气潜藏的时候，以为来年的"春生夏长"做好准备。严冬季节，寒气逼人，又要有足够的能量来维持冬季热能的更多需求，提高机体的抗病能力。所以冬季应进食补阳食物；同时滋阴又可潜阳，故冬季也不忘养阴。可进食羊肉、狗肉、鹅肉、鸭肉、核桃、栗子等。现在越来越多的人喜欢冬天吃火锅，也可以温补阳气。

（二）药物温补

药物养生是运用药物来达到延缓衰老，强身健体的方法。药物温补多立足于固护先天、后天，即以温补脾肾为重点。

1. 补阳类中药

（1）杜仲：味甘，性温。功效补肝肾，强筋骨，安胎。每剂 10～15g。

（2）菟丝子：味甘、辛，性微温。功效补阳益阴，固精缩尿，养肝明目，止泻，安胎。此药禀气和中，既可补阳，又可补阴，具有温而不燥、补而不滞的特点。每剂 10～15g。

（3）鹿茸：味甘咸，性温。功效补肾阳，益精血，强筋骨，调冲任。单味鹿茸可冲服，亦可炖服。冲服时，鹿茸研细末，每服 0.5～1g。炖服时，鹿茸 1.5～4.5g，放杯内加水，隔水炖服。

（4）肉苁蓉：味甘咸，性温。功效补肾助阳，强筋骨，祛风湿。每剂 10～20g。

（5）海马：味甘咸、性温。功效补肾助阳，活血散结，消肿止痛。每剂 3～9g。

（6）蛤蚧：味咸，性平。功效补肺定喘，益肾助阳。若肾阳不足之阳痿，可用蛤蚧粉每次 1～2g，温酒送服。若抗衰防老，可用蛤蚧 1～2 对，浸入 50 度酒内，每次服 10ml。

（7）补骨脂：味辛苦，性温。功效补肾助阳，固精缩尿，温脾止泻，纳气平喘。是脾肾阳虚，下元不固的要药之一。每剂 5～15g。

（8）续断：味苦，性温。功效补益肝肾，强壮筋骨，止血安胎，通利血脉。每剂 10～20g。

（9）锁阳：味甘、性微温。功效补肾阳，益精血，润肠通便。每剂 10～15g。

（10）巴戟天：味辛甘，性微温。功效补肾助阳，强筋骨，祛风湿。每剂 10～15g。

（11）冬虫夏草：味甘、性平。功效壮肾阳，补肺平喘，止血化痰。每剂 5～10g，煎汤或与鸡、鸭、猪肉等炖服。

（12）淫羊藿：味辛甘，性温。功效补肾壮阳，强筋骨，祛风湿。每剂 10～15g。

（13）附子：味辛甘，性热。功效回阳救逆，补火助阳，散寒止痛。本品有毒，入汤剂应先煎 30～60 分钟以减弱其毒性，口尝不麻为度。每剂 3～15g。可与羊肉、狗肉炖服。

（14）干姜：味辛，性热。功效温中散寒，回阳通脉，温肺化饮。每剂 3～10g，可与附子同用。

（15）肉桂：味辛甘，性热。功效补火助阳，散寒止痛，温通经脉。每剂 2～5g。

（16）丁香：味辛，性温。功效温中降逆，温肾助阳，散寒止痛。每剂 2～5g。

注：阴虚火旺、内热盛者、肺热、肝阳上亢、大便燥结、小便灼热不利、关节红肿热痛等，有上述症状，补阳药物不宜使用。上述药物可单味或多味药物同服，可以煎煮服用，可以泡酒服用，可以做药膳服用。

2. 补阳类中成药

（1）十精丸（《普济方》）：枸杞、熟地、桂心、菊花、山茱萸、菟丝子、肉苁蓉、花椒、柏子仁、茯苓。功能：补肾益心。

（2）延寿丹（《丹溪心法》）：天门冬、远志、山药、巴戟天、柏子仁、泽泻、川椒、生地、熟地、枸杞、茯苓、覆盆子、赤石脂、车前子、炒杜仲、菟丝子、牛膝、肉苁蓉、当归、地骨皮、人参、五味子。功能：滋肾阴，补肾阳。

（3）延令固本丸（《万病回春》）：菟丝子、肉苁蓉、天冬、麦冬、生地、熟地、山药、牛膝、杜仲、巴戟、枸杞、山萸肉、白茯苓、五味子、木香、柏子仁、覆盆子、车前子、地骨皮、石菖蒲、川椒、远志肉、泽泻。功能：益肾壮阳。

（4）不老丸（《寿亲养老新书》）：人参、川牛膝、当归、菟丝子、巴戟天、杜仲、生地、熟地、柏子仁、石菖蒲、枸杞子、地骨皮。功能：补肾壮阳、益气安神。

（5）金匮肾气丸（《金匮要略》）：地黄、山药、山茱萸、茯苓、牡丹皮、泽泻、桂枝、附子、牛膝、车前子。功能：温补肾阳，化气行水。

（6）右归丸（《景岳全书》）：附子、肉桂、鹿角胶、熟地黄、山茱萸、枸杞子、山药、菟丝子、杜仲、当归。功能：温补肾阳。

（7）桂附地黄丸（《金匮要略》）：肉桂、附子（制）、熟地黄、山茱萸（制）、牡丹皮、山药、茯苓、泽泻。功能：温补肾阳。

（8）地黄饮子（《圣济总录》）：干地黄、巴戟天、山茱萸、肉苁蓉、石斛、炮附子、五味子、肉桂、白茯苓、麦冬、石菖蒲、远志、生姜、大枣、薄荷。功能：滋肾阴，补肾阳，开窍化痰。

（9）龟鹿二仙膏（《医便》）：鹿角、龟甲、人参、枸杞子。功能：填补精血，益气壮阳。

（10）何首乌丸（《太平圣惠方》）：何首乌、熟地、地骨皮、牛膝、桂心、菟丝子、肉苁蓉、制附子、桑椹子、柏子仁、薯蓣、鹿茸、芸薹子、五味子。功能：益阴补阳。

在运用补药时，一定要辨证进补，分清脏腑、气血、阴阳、寒热、虚实，根据不同体质，适当予以滋补药物。

3. 膏方滋阴补阳　膏方为中医丸、散、膏、丹、汤五大传统剂型之一，膏方组成药物众多、功效全面，既可疗疾却病，又可补益强壮、纠正体质偏向，恢复机体功能、抗衰健体。东汉《五十二病方》中的"百病膏药方"即是滋补助阳祛百病的膏方。"冬季膏方巧进补，来年开春能打虎"。膏方既能补阳，又能滋阴，阴精充足，阳气才得以敛藏固密。适用的对象主要有四类：一是患有慢性疾病或久病体虚者，或为增强体质或巩固疗效；二是"亚健康状态者"；三是康复患者，如手术后、出血后、大病重病后；四是特殊人群：儿童、女性、老年人、孕妇及部分青少年等。膏方因人而异，需辨证施养，遵照组方原则配方，并精制加工，才能起到理想的作用。

（三）起居保阳

清代名医张隐庵说："起居有常，养其神也，不妄作劳，养其精也。夫神气去，形独居，人乃死。能调养其神气，故能与形俱存，而尽终其天年。"《素问·生气通天论》言"起居如惊，神气乃浮"，这说明起居有常是调养神气的重要法则。人们若能起居有常，就能保养神气，使人体精力充沛，面色红润光泽，目光炯炯，神采奕奕。反之，若起居无常，天长日久则精神萎靡，面色不华，目光呆滞无神。《素问·生气通天论》提出"故阳气者，一日而主外。平旦人气生，日中而阳气隆，日西而阳气已虚，气门乃闭"，所以我们应该"是故暮而收拒，无扰筋骨，无见雾露"。日出而作是消耗阳气，日落而息是休养阳气、补充阳气。现代人夜生活繁多，长期晚睡，睡眠严重不足，阳气不能得到休养生息，必然导致阳气的虚衰。建议人们晚上不应熬夜，早上不应睡懒觉，保证睡眠时间，保持阳气的适度疏泄和潜藏，阳气才能旺盛。

另外，根据"天人相应"的观点，大自然的环境变化可直接或间接影响人体的生命活动。应该注意气候的变化，适时增减衣物，防寒保暖，趋利避害，防止外邪入侵而损伤阳气，《素问·上古天真论》言："虚邪贼风，避之有时。"主动地适应自然界的变化，人体阳气才能得到固护。如夏季不要在外露宿，不要让电扇直吹，空调温度不要过低，不要贪凉而少衣少被等，过之则损伤人体的阳气。

（四）顺时养阳

顺时养阳，强调四季起居均以保养元气、扶助阳气为主。《易经·系辞》中说："变通莫大乎四时。"四时阴阳的变化规律，直接影响万物的荣枯生死，人们如果能顺从天气的变化，就能保全"生气"，延年益寿，否则就会生病或夭折。《素问·四气调神大论》言："夫四时阴阳者，万物之根本也。所以圣人春夏养阳，秋冬养阴，以从其根，故与万物沉浮于生长之门。逆其根，则伐其本，坏其真矣。故阴阳四时者，万物之终始也，死生之本也。逆之则灾害生，从之则苛疾不起，是谓得道。"明代马莳的《黄帝内经素问注证发微》云："圣人于春夏而有养生长之道者，养阳气也；于秋冬而有养收藏之道者，养阴气也。"认为"春夏养阳，秋冬养阴"是强调人应顺应春生、夏长、秋收、冬藏的生化作用和规律养生，即春夏应顺温、热生长之气养阳，秋冬应顺冷、寒收藏之气养阴。

1. 春季养生　《素问·四气调神大论》言："春三月，此谓发陈，天地俱生，万物以荣，夜卧早起，广步于庭，被发缓行，以使志生，生而勿杀，予而勿夺，赏而勿罚，此春气之应，养生之道也。逆之则伤肝，夏为寒变，奉长者少。"春季为四时之首，万象更新之始，此时人体之阳气也顺应自然，阴消阳长开始，阳气向上向外升发。因此，春季养生应顺应春令之气升发舒畅的特点，保卫体内的阳气，使之不断充沛，逐渐旺盛起来，凡有耗伤阳气及阻碍阳气的情况皆应避免。

2. 夏季养生　《素问·四气调神大论》言："夏三月，此谓蕃秀，天地气交，万物华实，夜卧早起，无厌于日，使志无怒，使华英成秀，使气得泄，若所爱在外，此夏气之应，养长之道也。逆之则伤心，秋为痎疟，奉收者少，冬至重病。"夏季天阳下济，地热上蒸，天地之气上下交合，万物生机旺盛。夏季是一年里阳气最盛的季节，春生夏长，此时是人体新陈代谢旺盛的时期，人体阳气外发，伏阴在内。夏季养生，汪绮石在《理虚元鉴》里指出："夏防暑热，又防因暑取凉，长夏防湿。"在盛夏防暑邪，在长夏防湿邪，同时又要注意保护人体阳气，防止因避暑而过分贪凉，伤害了阳气，即《黄帝内经》里所指出的"春夏养阳"，也就是说，即使是在炎热的夏天，仍然要注意保护体内的阳气。

3. 秋季养生　《素问·四气调神大论》言："秋三月，此谓容平，天气以急，地气以明，早卧早起，与鸡俱兴，使志安宁，以缓秋刑，收敛神气，使秋气平，无外其志，使肺气清，此秋气之应，养收之道也，逆之则伤肺，冬为飧泄，奉藏者少。"《管子》指出："秋者阴气始下，故万物收。"这里的阴气始下，是说在秋天由于阳气渐收，而阴气逐渐生长起来；万物收，是指万物成熟，到了收获之时。从秋季的气候特点来看，由热转寒，即"阳消阴长"的过渡阶段。人体的生理活动，随"夏长"到"秋收"，而相应改变。因此，秋季养生不能离开"收养"这一原则，也就是说，秋天养生一定要把保养体内的阴气作为首要任务。正如《黄帝内经》里说："秋冬养阴"。所谓秋冬养阴，是指在秋冬养收气、养藏气，以适应自然界阴气渐生而旺的规律，从而为来年阳气生发打基础，不应耗精而伤阴气。

4. 冬季养生　《素问·四气调神大论》言："冬三月，此谓闭藏，水冰地坼，无扰乎阳，早卧晚起，必待日光，使志若伏若匿，若有私意，若已有得，去寒就温，无泄皮肤，使气亟夺，此冬气之应，养藏之道也。逆之则伤肾，春为痿厥，奉生者少。"冬三月草木凋零，是自然界万物闭藏的季节，人体的阳气也要潜藏于内。因此，冬季养生的基本原则是要顺应体内阳气的潜藏，以敛阴护阳为根本。

（五）艾灸温阳

艾灸法长于温补脏腑阳气、温通经络气血、祛除阴寒和回阳救逆。阳气充盛，气血就会充盈，脏腑经络的功能就会正常，人体的防御能力就会加强。《医学入门》言："药之不及，针之不到，必须灸之。"说明灸法可以起到针、药有时不能起到的作用。《扁鹊心书》曰："阳精若壮千年寿，阴气如强必毙伤""保命之法：灼艾第一，丹药第二，附子第三"，说明用艾灸来温补阳气的方法在中医学占重要的地位；并指出"若灸迟，真气已脱，虽灸亦无用矣；若能早灸，自然阳气不绝，性命坚牢"。《本草》载："艾叶能灸百病。"《本草从新》云："艾叶苦辛，生温，熟热，纯阳之性，能回垂绝之阳，通十二经，走三阴，理气血，逐寒湿，暖子宫……以之灸火，能透诸经而除百病。"《扁鹊心书》提出"人于无病时，常灸关元、气海、命门、中脘……虽未得长生，亦可保百余年寿。"关元、气海多灸能补元阳之气，命门、中脘灸之能补脾胃之气，常灸此四穴，先后天并补，故"可保百余年寿"。施灸首先要根据体质情况及所需的养生要求选好穴位，将点燃的艾条或艾柱对准穴位，使局部感至有温和的热力，以感觉温热舒适，并能耐受为度。施灸时要注意安全，防止燃烧的艾绒燃火或脱落，烧损皮肤或衣物。艾灸时间，可在3~5分钟，最长到10~15分钟为宜。通常，保健灸时间可略短，病后康复施灸的时间可略长；春、夏二季，施灸时间宜短，秋冬宜长；四肢、胸部施灸时间宜短，腹、背部位宜长，老人、妇女、儿童施灸时间宜短，青壮年则时间可略长。对颜面、五官和有大血管的部位，不宜采用瘢痕灸；对孕妇的腹部和腰骶部也不宜施灸。

二、疏通阳气

通阳是指通过疏通郁遏的阳气，恢复其正常的升降出入运动。《素问·六微旨大论》曰："非出入，则无以生长壮老已；非升降，则无以生长化收藏。是以升降出入，无器不有。"升降出入是天地万物，乃至人体内阳气布运流行的方式，是阳用的表现形式，人体内的阳气通过正常的升降出入布运流行，来发挥它温煦、营养、气化、防御、固摄等的各种功用，一旦流行受阻，即"阳气郁遏"，就产生疾病。

（一）运动振阳

运动养生运用传统的体育运动方式进行锻炼，以活动筋骨，调节气息，静心宁神来畅达经络，疏通气血，和调脏腑，达到增强体质，益寿延年。"动则不定""动则生阳"，适当的运动能振奋阳气，通达全身气血，《吕氏春秋·尽数》"流水不腐，户枢不蠹，动也"。五禽戏、八段锦、太极拳、易筋经、散步、慢跑、球类活动和各种舞蹈活动等，都是用动作达到所谓"动形以达郁"的锻炼目的。故阳虚体质之人，要加强体育锻炼，春夏秋冬，坚持不懈，每天进行1～2次。具体项目，因体力强弱而定。亦可常作日光浴、空气浴，强壮卫阳。气功方面，坚持做强壮功、站桩功、保健功、长寿功等。

（二）拔罐祛寒

拔罐疗法是利用燃烧、抽吸等方法排除罐内空气，造成罐内负压，使罐吸附在体表腧穴或患处，鼓动经脉气血，温煦皮毛，逐寒祛湿，祛除瘀滞，通经活络，从而达到健身祛病疗疾的一种疗法。《本草纲目拾遗·卷二火部·火罐气》曰："火罐……使促口以受火气，凡患一切风寒，皆用此罐"，火罐具有温热作用，故有病者能祛风散寒，治"一切风寒"，而无病者可振奋阳气，使之固护腠理。

（三）针刺助阳

针法是用不同的针具刺激人体的经络俞穴，通过实施提、插、捻、转、迎、随、补、泻等不同手法，以达到激发经气、调整人体机能的目的。针刺有补有泻，补法多调补人体脏腑的阳气，使人体新陈代谢旺盛起来，从而起到强壮身体、益寿延年的目的。若用于保健，针刺手法刺激强度宜适中，选穴不宜多，且要以具有强壮功效的穴位为主。《灵枢·调经论》："血气者，喜温而畏寒，寒则涩不能流，温则消而去之。"在寒证中用针刺通阳，要根据《素问·至真要大论》"寒者热之"和《灵枢·经脉》"寒者留之"的基本原则来行针，因为寒主收引，血脉凝急，阳气不易得，故应久留及深刺，《灵枢·九针十二原》云："刺寒轻者，如人不欲行"形象地说明了针刺应久留候气。另外，我们也可以运用烧山火法来扶助阳气，《金针赋》曰："烧山火治顽麻冷痹……除寒之有准。"因此，针刺亦可增强机体阳气，达到除寒驱邪之功。

常用的养生保健穴位：足三里、三阴交、三焦俞、肾俞、胃俞、脾俞、肝俞、肺俞、太溪、关元、气海、命门、中脘。功能：温阳散寒、补气回阳、补虚固本。配穴：针刺保健，可选用单穴，也可选用几个穴位为一组进行。若欲增强某一方面机能者，可用单穴，以突出其效应；如果想要调整整体机能者，可选一组穴位，以增强其效果。在具体运用中，可酌情而定。施针：用针刺保健，养生益寿，用针宜和缓，刺激强度也要适中，一般不宜过大。留针时间不要太久，得气后即可出针；针刺深度也应因人而异。尤其是年老体弱及小儿，进针更不宜过深，但形盛体胖之人，则要酌情适当深刺。禁忌：针刺时应避开血管，防止出血。凡有自发出血倾向的患者不宜针刺，过于疲劳、饥饿、精神高度紧张者，不宜针刺。怀孕 3 个月以内者，下腹部禁针；3 个月以上者，上下腹部、腰骶部禁针。此外，凡能引起子宫收缩的腧穴，如合谷、三阴交、昆仑、至阴等均不宜针刺。皮肤有感染、溃疡、瘢痕或肿瘤部位，不宜针刺。

（四）按摩通阳

应用推拿防病、治病、健身益寿，在中国有悠久的历史，如《黄帝内经》指出："按摩勿释，着针勿斥，移气于不足，神气及得复。"推拿保健的作用：①疏通经络。《黄帝内经》里说："经络不通，病生于不仁，治之以按摩"，说明按摩有疏通经络的作用。②调和气血。明代养生家罗洪在《万寿仙书》里说："按摩法能疏通毛窍，能运旋荣卫。"这里的运旋荣卫，就是调和气血之意。因为按摩就是以柔软、轻和之力，循经络、按穴位，施术于人体，通过经络的传导来调节全身，借以调和营卫气血，增强机体健康。也正是由于按摩能够疏通经络，使气血周流，保持机体的阴阳平衡，所以按摩后可感到肌肉放松、关节灵活，使人精神振奋，消除疲劳，对保证身体健康有重要作用。推拿保健的主要特点：推拿按摩经济简便，因为它不需要特殊医疗设备，也不受时间、地点、气候条件的限制，随时随地都可施行；且平稳可靠，易学易用，无任何不良反应。

注意事项：①身心放松。按摩时除思想应集中外，尤其要心平气和，全身也不要紧张，要求做到身心都放松。②取穴准确。掌握常用穴位的取穴方法和操作手法，以求取穴准确，手法正确。③用力恰当。因为用力过小起不到应有的刺激作用，过大易产生疲劳，且易损伤皮肤。④循序渐进。推拿手法的次数要由少到多，推拿力量由轻逐渐加重，推拿穴位可逐渐增加。⑤持之以恒。无论用按摩来保健或治疗慢性病，都不是一两天就有效的，常须积以时日，才逐渐显出效果来，所以应有信心、耐心和恒心。

还要掌握推拿保健的时间，每次以 20 分钟为宜。最好早晚各一次，如清晨起床前和临睡前。为了加强疗效，防止皮肤破损，在施推拿术时，可选用一定的药物作润滑剂，如滑石粉、香油、按摩乳等。若局部皮肤破损、溃疡、骨折、结核、肿瘤、出血等，禁止在此处作推拿保健。做自我推拿时，最好只穿背心短裤，操作时手法尽量直接接触皮肤。推拿后有出汗现象时，应注意避风，以免感冒。此外，在过饥、过饱、酗酒或过度疲劳时，也不要做保健推拿。

三、固藏阳气

"凡阴阳之要，阳密乃固"。只有当阳气饱满且处在潜藏封固的状态下，才能阴平阳秘；也只有阳气致密，无所妄耗，方能固生命之本。固阳，就是消除或减少损阳耗阳的各种因素，以达到顾护阳气的目的。

（一）摄神藏阳

通过怡养心神、调摄情志、调剂生活等方法，保护和增强人的心理健康，达到形神高度统一、提高健康水平的目的。人有喜、怒、忧、思、悲、恐、惊等七种正常的情志活动，强烈或持久的情志活动能够扰乱机体的气机，进而损伤脏腑精气，导致功能失调。由精神因素引起的心身疾患已是当代社会中人类普遍存在的多发病和流行病。祝味菊认为：“吾人仆仆终日，万事劳其形，百忧感其心，有动必有耗，所耗者阳也。物质易补，元阳难复，故曰‘阴常有余，阳常不足’，非臆谈也，《伤寒质难》卷七云：‘阴精所奉，其人寿’，阴精之所以力能为奉者，阳之用也。‘阳精所降，其人夭’者，阳衰而阴精不能上奉为寿也。”阳气不足的人常表现出情绪不佳，如心阳虚者善忧、肾阳虚者善恐。所以历代医家都十分强调情志的调摄，注意保持适度的情志活动，更要善于调节自己的感情，消除或减少不良情绪的影响。养神是保存真气、养藏阳气的重要养生手段，被视为养生的最高境界。

《素问·上古天真论》曰：“恬淡虚无，真气从之，精神内守，病安从来。”老子倡导的“清静无为”，庄子倡导的“虚静恬淡，寂寞无为”都是以恬淡清静养神的方法。汉代名医张仲景在其《伤寒杂病论》序中畅言养生的重要性，同时责怪和痛斥时医、时人无视养生，是“举世昏迷”“不惜其命”，只知“竞逐荣势，企踵权豪”“惟名利是务”，实在是“崇饰其末，忽弃其本”，劝导世人要重生命，固根本，避开不良情绪。除内心宁静外，还要保持精神愉快，除遇事戒怒外，还要培养开朗的性格，培养“知足常乐”的思想，不过分追求名利和享受，还要把日常生活安排得丰富多彩，如《寿亲养老新书》里载有十乐：读书义理、学法帖字、澄心静坐、益友清谈、小酌半醺、浇花种竹、听琴玩鹤、焚香煎茶、登城观山、寓意弈棋。此外，清代画家高桐轩也有“十乐”，即耕耘之乐、把帚之乐、教子之乐、知足之乐、安居之乐、畅谈之乐、漫步之乐、沐浴之乐、高卧之乐、曝背之乐。

（二）房事存阳

房事，又称为性生活。房事养生，就是根据人体的生理特点和生命的规律，采取健康的性行为，以防病保健，提高生活质量，从而达到健康长寿的目的。《玉房秘诀》中亦谓：“男女相成，犹天地相生，天地得交令之道，故无终竟之限。人失交接之道，故有夭折之渐，能避渐伤之事而得阴阳之道也。”由此可见，房室生活本乎自然之道，这是养生延寿的重要内容。《黄帝内经》里说：“能知七损八益，则二者可调，不知用此，则早衰之节也。”这说明掌握和理解“七损八益”对于人体健康的重要性。《天下至道谈》中的性保养，就比较具体谈到“七损八益”，书中说道：“气有八益，有七损。不能用八益去七损，则行年四十而有阴气自半也，五十而起居衰，六十而耳目不聪明，七十下枯上竭，阴气不用，涕泣俱出。令之复壮有道，去七损以抵其病，用八益以补其气，是故老者复壮，壮不衰。”所谓“七损八益”，是指性生活中有损健康的七种表现和八种有益保持精气、有利性生活的引导动作，如果能很好运用，可以避免七种有损害的表现，达到性生活和谐。“七损”，《天下至道谈》言：“一曰闭，二曰泄，三曰竭，四曰勿，五曰烦，六曰绝，七曰费。”七损是七种有损身体健康的两性交接活动，其主要精神是：闭精难出、过急、过久汗出伤津、精气短竭，阳痿强用，交合时心烦躁郁、精血耗绝，交合过频、耗费精气等，如此等等，皆可引起废损之病。“八益”，《天下至道谈》写道：“一曰治气，二曰致沫，三曰知时，四曰蓄气，五曰和沫，六曰积气，七曰持赢，八曰定顷。”八益是与气功导引相结合的两性交接方法，其主要精神是：导引精气，使阴液分泌、掌握适当时机、阴阳协调、积聚气血、保持精气充盈，防止阳痿等。房事存阳，要行房有度，不能房事过度。唐代著名医家孙思邈说：“恣意情欲，则命同朝霞也。”中医养生学主张节欲保精，保得一分精液，多延一分寿命。避免房劳，不是一朝一夕之事，应当从青年至老年，始终如一。不少养生家都主张成年之后，房事当随着年龄的增长而逐渐减少。如《千金要方》中指出："人年二十者，四日一泄；三十者，八日一泄；四十者，十六日一泄；五十者，二十日一泄；六十者，闭精不泄，若体力犹壮者，一月一泄。"对书中所述的入房次数，历代养生家多持赞同态度。由于年龄不同，精力和性的要求有差异，因此，不能超脱年龄和实际精力而恣意行事，否则就易戕伐身体、折人寿命。其次，要合房有术，顺应自然，合乎法规，讲究科学的方法，既能使双方得到性的满足，增进感情，更重要的是有助于彼此的身心健康，延年益寿，过之则损伤阳气，殆害生命。

养生强调综合调养。养生的各个原则不是孤立的，而是统一的，养生也讲整体观念、辨证论养。历代养生家都主张要因人、因时、因地养生，全面配合。扶阳养生要求时时注意温养、疏通、固藏阳气，是养生的重要原则。人类健康长寿并非靠一朝一夕、一功一法的摄养就能实现的，而是要针对人体的各个方面，采取多种调养方法，持之以恒地进行辨证施养，才能达到目的。

参 考 文 献

[1] 茅晓 . 奠基 嬗变 创新 承继——扶阳法历代沿革剖析 [J] . 上海中医药大学学报，2000，14（2）：6-9.

[2] 王永贞，胡英，张利英 . 略论易学的扶阳抑阴思想及其对中医学的影响 [J] . 光明中医，2006，21（2）：12-13.

[3] 王玉川 . 中医养生学 [M] . 上海：上海科学技术出版社，1991.

[4] 张存悌 . 前人有关重阳的观点 [J] . 辽宁中医杂志，2011，38（1）：150.

[5] 林嬿钊，杨志敏，等 . 阳气调节在"治未病"中的应用探讨 [J] . 辽宁中医药大学学报，2011，13（5）：109-110.

[6] 张存悌 . 火神派研究的现代意义（上）[J] . 辽宁中医杂志，2007，34（6）：826-827.

[7] 张存悌 . 火神派研究的现代意义（下）[J] . 辽宁中医杂志，2007，34（7）：987-988.

[8] 钞建峰，吴玲玲，等 . 扶阳概念与内涵的临床体悟 [J] . 辽宁中医药大学学报，2011，13（4）：160-161.

（陈艳林）

第八章　扶阳与调摄

调摄即是调理、摄养的意思，俗称调养。阳气是人体物质代谢和生理功能的原动力，是人体生殖、生长、发育、衰老和死亡的决定因素。人的正常生存需要阳气支持，所谓"得阳者生，失阳者亡"。"阳气"越充足，人体越强壮。阳气不足，人就会生病。阳气完全耗尽，人就会死亡。保阳气，益阴精。保养阳气和补益阴精，是进行中医调养的一条重要原则。万物之生由乎阳，万物之死亦由乎阳。人之生长壮老，皆由阳气为之主；精血津液之生成，皆由阳气为之化。所以，"阳强则寿，阳衰则夭"。扶阳，在清代阮元编著的《经籍纂诂》中，"扶"有三层意思，一个是"助也"，帮助的"助"；一个是"护也"，保护的"护"，一个是"治也"，治理的"治"。所谓"扶"，从字面意思上来理解，它就有帮助、保护、调节、治理的意思在里面。而扶阳呢，它本身就有宣通、保护、温助、调理阳气的意思，通过这样的扶阳，就能够使我们人体的阳气得到宣扬，得到强盛。"扶阳"的调摄方法主要有：起居调摄、七情调摄、饮食调摄、运动调摄、穴位贴敷、艾灸、拔火罐等。

一、起居调摄

《素问·四气调神大论》曰："夫四时阴阳者，万物之根本也。所以圣人春夏养阳，秋冬养阴，以从其根，故与万物沉浮于生长之门"。"春夏养阳，秋冬养阴"其意为：春夏季节，宜保养阳气，秋冬季节，宜保养阴气。

春日养阳要注意顺应气候，因为春季气候变化无常，忽冷忽热，加上人们穿着冬衣捂了一冬，代谢功能较弱，不能迅速调节体温。如果衣着单薄，稍有疏忽就易感染疾病，使嫩阳受损，从而影响到夏长、秋收、冬藏的变化，危及健康。患有高血压、心脏病的中老年人，更应注意防寒保暖，以预防脑卒中、心肌梗死等疾病的发生。《寿亲养老新书》中指出："早春宜保暖，衣服宜渐减；不可顿减，使人受寒。"要注意防御风寒、养阳敛阴，及时做到"虚邪贼风，避之有时。"

夏季是一年里阳气最盛的季节，天阳下济，地热上蒸，天地之气上下交合，万物生机旺盛。此时是人体新陈代谢旺盛的时期，人体阳气外发，伏阴在内。《理虚元鉴》里指出："夏防暑热，又防因暑取凉，长夏防湿。"在盛夏防暑邪，在长夏防湿邪，同时又要注意保护人体阳气，防止因避暑过分贪凉而伤害了阳气。即使是在炎热的夏天，仍然要注意保护体内的阳气。

初秋时节，暑热未尽，凉风时至，天气变化无常，不可骤增衣服，此即为人们常说的"秋冻"。秋冬季节最忌汗蒸，因为汗蒸是将敛藏的阳气逼迫于外，是逆养生之旨而为之。

冬季严寒，生活起居要早睡晚起，日出而作，保持充足的睡眠，以利阳气潜藏、阴精的积蓄闭藏。《千金要方·道林养性》说："冬时大地气闭，血气伏藏，人不可作劳汗出，发泄阳气，有损于人也。"就是说冬季不要过汗、劳作，更不可房劳伤精，冬季不注意养护阴精，春天就会发生温热病。故《黄帝内经》又存"冬不藏精，春必病温"之说。冬季不要过度减肥，尤其是处于生长发育时期的少年儿童，在这个季节减肥是逆于"秋冬养阴"之旨。

二、七情调摄

《黄帝内经》认为人有喜、怒、忧、思、悲、恐、惊七种情志变化，若将七情分属于五脏，则可以喜、怒、思、悲、恐为代表，分别属于心、肝、脾、肺、肾，称为五志。当人体长期处于过激的情志活动或突然受到剧烈的精神创伤，如大怒、大喜、过思、过忧、大恐等情况下，可导致人体气机紊乱、脏腑阴阳气血失调，导致疾病的发生。因此古今医家都非常重视对七情的调摄，以此作为健身益寿或治疗疾病、促进药效的手段。《黄帝内经》总结出"恬惔虚无"的调摄法，指出人们若能保持愉悦安静、虚怀若谷的精神面貌，遇到意外事件能正确处理，"自解""自语""自悟"，才能颐养真气，却病增寿。《素问·上古天真论》指出："无恚嗔之心……内无思想之患，以恬愉为务。"说明，不要有精神上的负担，不要有忿怒的心情，要以安静乐观为前提，使心情舒畅，乐观愉快，则"形体不敝，精神不散，亦可以百数（即百岁）"。古代养生家、历代医家更重视调节情志，把情绪调节作为治病的良药，孙思邈强调"舍名利""除喜怒""去声色""淡滋味""静心神"等情志调养方法。明医学家汪绮石认为，将七情调摄与药物治疗相结合是预防和治疗虚劳大病的根本。清·医学家程履新则指出："大凡病原七情而起，仍须以七情胜服化制以调之，时者不悟，徒恃医药，则轻者增重，重者危矣！"《黄帝内经》养生重视"形神共养"。《素问·上古天真论》曰："形与神俱，而尽终其天年，度百岁乃去。"《素问·宝命全形论》再次提出："凡刺之真，必先治神。"并强调一日治神；二日知养身。《素问·四气调神大论》中"春使志生、夏使志无怒、秋使志安宁、冬使志若伏若匿"，就是告诉人们：顺其自然的心态最有利于人体阳气的生、长、化、收、藏。

三、饮食调摄

饮食扶阳，由口而入，味重而气轻，五味出乎地，四气出乎天，煎炒蒸炸，四气离散，唯可补阴精，故饮食扶阳之理，不在补阳，而在补阴敛阳、伏阳、藏阳也。饮食要旨，一在以阴精克阴（邪），二在其生用，三在于知量。煎炒蒸炸烹调之法必致四气离散，唯遗阴质，仅煲汤一法，可伏阳气于汤汁之中，故中药治病多以汤剂。果蔬，种子，若不经火制而生食，则精气俱足，峻补精气，缓泄阴渣。今西方流行之"生机饮食疗法"，即以果蔬、种子打浆去渣而食，集"精微""生机"于一体。饮食扶阳方法中，饮食用量也极为重要，病者多正虚邪实，少量饮食可扶正祛邪，稍过则反耗损阳气，不能运化之饮食则成为阴渣，反增其病。对正虚邪实患者，宜以汤汁疗法、粥疗法、生机饮食疗法。

"扶阳"的食物有很多，果品类有：荔枝、大枣、桂圆、莲子、木瓜、花生等；蔬菜类有山药、香菇、大蒜、辣椒、扁豆等；肉食类有狗肉、羊肉、海参、鳝鱼、鸡肉等；谷物类有粳米、糯米、黑芝麻、赤小豆等；调味品类有生姜、丁香、桂皮、胡椒、花椒、红糖、饴糖等。

四、运动调摄

春季锻炼。开春后随着气温的升高，万物生发，机体阳气也呈现出一派勃勃生机，应加强锻炼，以辅助阳气的生发。运动的原则应尽量少守舍，多进行户外活动，多接触大自然，以呼吸自然界的清新空气，阅历万物生发的盎然生机，悦情适性，陶冶心境，舒缓筋骨，吐故纳新。宜选择空气清新的户外适宜场所进行锻炼，如公园、广场、田野、草地、河边、海滨等地，避开空气污染的地方。

夏季锻炼则应在清晨或傍晚较凉爽时进行，场地宜选择公园、河湖水边、庭院等空气清新处，以散步、慢跑、太极拳、气功、广播操等强度较低的项目为宜。不宜做过分剧烈的运动，否则可致汗出太多，不仅伤阴，也损伤阳气。

秋季锻炼一般主张"静功"，如呼吸吐纳等，强调养收、内敛、适度的运动原则。可进行一些适度的户外活动与锻炼，以保持强健的体魄，如太极拳、太极剑、健身球、散步、钓鱼、郊游等。

冬季锻炼正确的方法应当是主动适应寒气、锻炼耐寒能力。锻炼应因人而异，凡能于室内从事的任何活动均可进行，如运用室内健身器械、运健身球、做体操等。但应注意室内必须通风换气，运动量也不宜过大。

五、其他调摄方法

1. 伏九贴敷疗法 "三伏贴"和"三九贴"，中医统称为"伏九贴敷疗法"。"伏九贴敷疗法"是依据中医"天人相应"理论，顺应四时气候特点的一种"内病外治"的传统疗法。中医把慢性咳嗽、哮喘、反复呼吸道感染等冬季多发的疾病称为"冬病"，多以阳气亏虚、气血失和、阴阳失衡为其病机变化。因此要以调和气血、平衡阴阳来防治"冬病"。三伏天是一年中最炎热的时候，人的阳气旺盛。此时中药穴位贴敷最易刺激穴位、激发经气，使药物通过皮肤渗透吸收，促使经络畅通、气血调和。三九天是全年气温最低的时候，此时人体阳气敛藏，气血不畅，以辛温药物贴敷在特定穴位上，从而宣肺豁痰、健脾温肾、驱散寒邪，两者配合使用，可使机体阴平阳秘。"三九贴"是对"三伏贴"的有效延续和重要补充，与"三伏贴"配合，起到阴阳并调，夏养三伏、冬补三九的作用。"伏九贴敷疗法"包含"冬病夏治"与"冬病冬防"两个时间段的治疗。一般3年为一个治疗周期，每次贴药时间根据病人的耐受程度而定，一般成人为4～6小时，小儿为2～4小时，一岁以上小儿始可贴敷。贴敷的时间宜选择在当日10：00～16：00进行贴敷，中医学认为，每天的该时段是一天阳气最旺之时，此时人体阳盛于外，气血流通旺盛，故此时为敷贴的最佳时间。

在进行敷贴之前，应详细询问患者的既往病史和过敏史，清洁皮肤，避开破损、皮疹及疤痕处。对配方中的药物过敏者和吐血、发热、糖尿病及正在使用激素的患者禁用。贴敷时，药物与皮肤亲密接触后，有些人贴敷处的局部皮肤会出现微红发热或有色素沉着、轻度瘙痒等问题，这些均是正常有效反应。在贴敷期间，患者应随时注意观察贴敷中的感觉，如果贴敷后皮肤出现刺痒难耐、灼热、疼痛等感觉时，应立即取下药膏，并禁止抓挠，更不宜擅自涂抹药物，一般可自愈。若皮肤出现红肿、水泡等严重反应，需及时就诊。同时，在贴敷治疗期间，不能吸烟喝酒，不吃生冷及辛辣、海鲜、羊肉等发物。

2. 灸法　灸法是使用艾绒或其他药物放置体表的腧穴或疼痛处烧灼、温熨的治疗方法。借灸火的温和热力及药物作用，通过经络的传导，以温通经脉、调和气血、协调阴阳、扶正祛邪，达到治疗疾病、防病保健、养生美容之功效。《黄帝内经》的《灵枢·官能》说："针所不为，灸之所宜"；《医学入门》亦说："药之不及，针之不到，必须灸之。"可见灸法很早就被人们所重视，由于其安全性高、无毒性反应和不良反应、养生保健，因此流传很广。

3. 穴位按摩

（1）按摩涌泉穴：先用右手掌快速搓左脚心，然后用左手掌快速搓右脚心，搓到有热感为佳。每天早晚各搓100余下，接着搓揉各脚趾100余下。

（2）按揉气冲穴：气冲穴（大腿根内侧）的下边，此穴下边有一根跳动的动脉。先按揉气冲穴，后按揉动脉，一松一按，交替进行，一直按揉到腿脚有热气下流的感觉为止。此法俗称"放血法"，对促进腿部血液循环很有益处。根据"动则生阳"的观点，通过按摩这两个穴位，可增强手脚的御寒功能。

（肖　清）

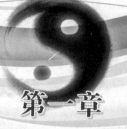

第一章 扶阳理论在风湿病中的运用

第一节 概 述

风湿病即痹证、痹病，是由于人体正气不足，卫外不固，风、寒、湿等邪气乘虚侵袭人体肌肤、经络、肌肉、筋骨、血脉，从而痹阻经脉气血，出现肢体关节疼痛、重着、麻木、肿胀等症状为特点或累及脏腑的一类疾病。临床表现多以慢性、反复性发作，渐进性为特点；起病缓慢而隐匿，病程较长，是临床中的疑难病之一。相当于西医学的结缔组织病、骨与关节疾病等。

风湿病作为一个古老而又年轻的疾病，古代中医文献和历代医家对其发病特点、分类、命名、病因病机、证候分类、治法方药、转归和预后等均具有详细的论述和记载，形成了较为完善和系统的辨证论治理论体系，为现代中医对风湿病的诊治提供了重要的参考和指导，甚至部分风湿病的病名、病因病机、治法、方药仍然在临床上一直沿用。其中以《黄帝内经》和《伤寒杂病论》为基础形成的扶阳理论论治体系独树一帜，几千年来，从"扶阳"论治风湿病一直是临床常见中医风湿病辨证论治最重要的治法之一，这与风湿病的病因病机是紧密契合的。

一、病因病机

（一）先天阳气不足

即所谓阳虚体质，由于孕育时父母体弱，或年长受孕、早产，或年老阳衰，导致先天阳气不足。阳气是生命的根本，阳气是人体物质代谢和生理功能的原动力，是影响人体生殖、生长、发育、衰老和死亡的最重要因素。人的正常生存需要阳气支持，所谓"得阳者生，失阳者亡"。阳气具有温养全身组织、维护脏腑功能的作用，阳气充足，才能发挥其正常的生理功能。阳气亏虚不足，则失去阳气温养、气化、推动之功能，就会出现生理活动减弱和衰退，导致身体御寒、抗邪能力下降，出现肢体关节疼痛、形寒肢冷、手足不温，喜食热饮，精神不振，面色㿠白，内生痰饮，更易受风寒湿邪侵袭而发病，成为风湿病发病的内在因素。

（二）外感邪气

自《黄帝内经》就提出风、寒、湿三气杂至，合而为痹，指出外感风寒湿邪为风湿病的发病外因。若先天禀赋不足，素体失健，阳气不足，卫气虚弱，腠理空虚，起居寒温失调；或劳累之后，汗出当风，涉水冒寒；或居住环境潮湿，久卧湿地，以致卫阳不固，风寒湿邪乘虚而入，流注经络关节，气血运行不畅，经络闭阻，不通则痛，出现关节疼痛、晨僵、喜暖、得温则缓等症。若外邪留着营卫，营卫失和，可出现恶风、怕冷、项背不适等。

随着全球气候变暖、经济的大发展，许多宾馆、商店、办公室以及普通老百姓家，都安装了空调机，长时间吹空调导致风寒邪气入侵，邪气可痹阻经络关节，引起关节肌肉疼痛；同时风寒为阴邪，可阴损及阳，阳气受损，卫外失密，也易造成身体机能衰退，形成恶性循环。

（三）饮食不节

平素喜食或过食生冷、寒凉之品，以及风湿病患者长期服用寒性药物，或治疗失当、滥用抗生素，日久必然伤及脾胃阳气，脾胃虚弱，运化失司，湿聚成痰。痰湿为阴邪，其性趋下，流注经络关节，出现关节肢体肿胀、沉重，痹阻日久，痰浊瘀血交阻，胶着于关节，痹阻经络，致关节肿大、变形、屈伸不利、皮下结节、关节强直、关节刺痛、痛处固定等。另外，脾胃失运，则气血生化无源，气衰血少，肌肉、经络关节失养，可见关节肌肉酸痛、喜揉喜按、神疲乏力、纳差、面色失润、舌淡、脉细等。

（四）脏腑阴阳失调

风湿病作为一类顽疾，不能彻底治愈，因此病势缠绵，病程较长，病情呈现出"好转与复发"相互交替的渐进过程，如此反复发作，经久不愈，风寒湿邪循经由外入里，内传脏腑，阴邪内侵，则耗损肝肾之阳气。因肝藏血主筋，肾藏精生髓主骨，二者统司筋骨关节。若肝肾阳虚，则表现出关节冷痛、晨僵明显、四肢不温、关节变形，活动不利；腰背部、双膝、足跟疼痛，喜暖怕冷。

综上所述，阳气不足、卫外不固是风湿病发生的内因，感受风寒湿邪是风湿病发生的外因，风寒湿邪留滞筋脉、关节、肌肉，痹阻经络为病机根本，以肌肉、筋骨、关节、经络等为主要病变部位。与肝、脾、肾等脏腑密切相关。

二、治疗方法

风湿病是内因和外因共同作用、邪正斗争的结果，其发病病机主要是阳气亏虚、风寒湿邪侵袭，从病机出发，治疗主要着眼于扶阳祛邪，调整失调之阴阳，祛除痹阻之外邪，但在疾病的发生发展过程中，由于患者本身个体差异、外侵邪气有强弱、机体阴阳有盛衰，因此同一种疾病常常表现出不同的症状，不同疾病也可表现出相似的症状，临床辨证论治时需根据主要临床表现仔细辨证，采取相应治法加以治之。现将临床风湿病常用的扶阳法作简述如下。

（一）祛风散寒法

禀赋不足或后天失养、房劳过度、产后失血等因素致正气亏虚，营卫失调，正不御邪，外感风寒湿邪，留着于经络关节，痹阻经络，气血壅滞，筋骨失养而形成风湿病。治宜祛风散寒、除湿通络，临床常用方为黄芪防己汤、玉屏风桂枝汤、柴葛桂枝汤；寒湿较甚者，选用附子桂枝汤，临床辨证时可根据患者寒邪的盛衰，调整附子的用量。

（二）温阳散寒法

素体阳虚，或久病伤阳，累及肾脏，加之感受寒邪，邪气痹阻筋脉关节；肾阳虚衰，温煦失职，故见腰背及关节疼痛，畏寒怕冷，遇天气寒冷则加重。治宜温肾扶阳、散寒通络，方用附子桂枝汤、右归丸。

（三）温阳化气法

先天脾气亏虚、肾气不足，或后天又过食肥甘厚味伤及脾胃、房劳失节和劳力过度，耗损肾阳，脾肾阳虚，失于温化，则气化、排泄水液的功能减弱，水湿运化失常，水湿停滞，日久痰湿内蕴则导致过多的血尿酸、血脂的生成，痰湿痹阻经络、关节则出现关节肿胀、疼痛。治宜温阳健脾、化气利水，常用代表方为苓桂术甘汤，在该方的基础上应加强健脾化湿之品。

（四）回阳散寒法

禀赋不足，阳气不充，或寒证日久伤阳，或误用、过食寒凉、生冷、冷饮，或久坐、久劳，劳逸失调，以致肾阳虚衰，阴寒内盛，阳气格拒，不能与阴气交通，虚阳浮于外而见真寒假热证。治疗宜辛温通阳、回阳散寒，临床常用白通加猪胆汁汤、四逆汤加减治疗。

（五）温经通络法

卫阳不足，寒邪侵袭，寒邪客于经脉，致血瘀脉络，而致肢体青紫、发冷、疼痛；治宜温经通脉，常用方药为当归四逆汤。

（六）温补脾肾法

素体阳虚，营血不足，阳虚则寒盛，寒性收引，寒邪痹阻血脉，脾主四肢，脾肾阳气不足，不能温煦四末，故见肢端厥冷，肤色苍白，畏寒喜暖，遇冷则症状加重。治宜温补脾胃，温经散寒，活血化瘀，临床常选用阳和汤加味。

（七）健脾化湿法

久病或饮食不节，损伤脾胃，脾胃气虚，运化乏力，水湿内停或日久化为痰浊，导致关节肿胀、血尿酸升高等病。治疗宜健脾渗湿、化痰通络为主，方用四君子汤或六君子汤加味。

（八）寒热分消法

由于脾肾阳虚，阳虚则寒，凝滞筋脉；夜间阳气虚弱，寒邪较盛，易感受风、寒、湿邪，内外寒湿邪气留着于肢体、筋骨、关节之间，痹阻经脉气血，再加之平素嗜食膏粱厚味，饮酒生湿，劳倦内伤，湿热聚而生痰，痰凝而血瘀，湿热痰瘀不得及时宣散，蕴郁交结于腠理皮肤之间，形成里有寒湿阻痹，外有湿热痰瘀阻滞，致使关节经脉气血不通。治宜寒热异治，内外分消，内服散寒除湿、温通经络的吴氏蠲痹饮（吴氏内服验方），外用清热解毒、散结消肿的苦参黄柏汤（吴氏外用验方）泡洗患处。

除上述治疗方法外，由于疾病渐进性发展，在不同的阶段，疾病的"证候"也随之发展演变，由于"证候"的不同，采取不同的方法。如寒湿入里可郁久化热，寒热相兼错杂，痹阻经络关节，表现出关节红肿热痛，但局部畏寒，或自觉发热，触之不热，肢体关节屈伸不利，得温则舒。治宜温经散寒、清热除湿止痛，方药多选用桂枝芍药知母汤加减；若患者过食辛辣油腻之品，伤及脾胃，湿热内生，湿热蕴结痹阻气血运行，则采取清热利湿、通络止痛之法，方药选用四妙散，或竹叶石膏汤，或龙胆泻肝汤等。痹证日久，长期服用抗风湿药物，脾胃受损，中焦运化失司，水湿内停，聚湿成痰，痰瘀互结，患者可表现出关节畸形、强直，或肿大变形，或痛风石的形成，皮下结节等，治疗宜活血祛瘀、通络止痛，方药可选取桃红四物汤、身痛逐瘀汤、血府逐瘀汤等任一活血化瘀方药，合二陈汤、温胆汤、导痰汤、涤痰汤等健脾祛痰药。久病，或年老体虚者，一方面导致肝肾亏虚，表现出关节肌肉疼痛，肿大或僵硬畸形，屈伸不利，腰膝酸软，腰腿不利。治宜补益肝肾，强筋健骨，临床常用独活寄生汤加减，偏阴虚者，选知柏地黄汤、六味地黄汤，或左归丸；偏阳虚者，选金匮肾气丸，或右归丸。另一方面，久病、过劳或因后天调摄失常致气血亏虚，筋骨、经络、肌肉失去濡养，临床表现出关节疼痛，肿胀僵硬，麻木不仁，面色苍白，神疲乏力，心悸。治宜补益气血，活络止痛，可选择补中桂枝汤（吴生元经验方）、归脾汤、八珍汤等方药加减论治，"气为血之帅""血为气之母"，若不及时补益气血，则气血愈加亏虚。

在风湿病的辨证论治过程中，疾病虽不同，但临床表现大同小异，在分证施治时，结合患者的四诊信息仔细辨证，紧紧抓住不同的风湿病所具有的共同的病机关键：阳气不足，风寒湿邪偏盛，灵活采取温阳、通阳、温经、散寒等恰当的治疗方法，选择合适的方药随症加减，从而调整机体阴阳偏盛、偏衰，达到"阴平阳秘，精神乃治"，取得较好的治疗效果，体现了中医"同病异治，异病同治"之特点，突出中医从"阳"论治的特色。

第二节　尪痹（类风湿关节炎）

【概述】"尪痹"在西医学中命名为"类风湿关节炎"，是一种常见的以关节组织慢性炎症病变为主要表现的全身性自身免疫性疾病，主要侵犯手足小关节，病理特点为反复发作的关节滑膜慢性炎症、渗出、细胞增殖、滑膜翳形成，软骨破坏，骨质侵蚀，导致关节结构破坏，关节变形、功能散失。

尪痹几乎见于所有的种族和民族。在多数人群中，尪痹的患病率为 0.3%～1.5%，我国患病率为 0.32%～0.36%，其发病存在明显性别差异，以女性的发病率为高，尪痹可以发生在任何年龄，但更多见于 30 岁以后，女性高发年龄为 45～54 岁，男性随年龄增加而增加。

尪痹的致病因素，一方面是先天禀赋不足或后天失养、房劳过度、产后失血等因素致肾气亏虚，营卫失调，正不御邪，风寒湿热之邪侵入人体，留着于经络关节，痹阻经络，气血不行，筋骨失养而成。外邪作用于人体后，在其久延不愈、反复消长的过程中，每因内外相引，同气相招而导致风寒湿热内生，成为久痹的病理基础，若复感外邪，又可使病情发展加重。另一方面，病程日久，气血不足，气血津液运行无力，或风、寒、湿、热之邪留着于经络关节，直接影响气血津液运行，导致痰瘀形成，痰瘀互结，而致关节肿大、强直、变形、活动障碍等。因此，肾气亏虚，气血不足，风、寒、湿、热、痰、瘀痹阻经络是本病病机的关键所在。然而，风、寒、湿、热、痰、瘀与正虚同时存在。正气不足，气血两虚，病程迁延反复，邪伤气血阴阳，病及脏腑及其五体使正气更虚。脏腑之虚重点又在肝肾，而肝主筋，肾主骨，肝肾受损，筋脉拘急，屈伸不利，骨节肿胀变形。五脏之伤以肾为本，因此益肾为尪痹治本之原则。风寒湿热诸邪既杂合为痹，不能截然划分，但又常有偏盛：风盛游走疼痛，寒盛冷痛势剧，湿盛肿胀重着，热盛灼热红肿。临证以症为纲，参合舌脉及全身情况，采用相应治法。风为六淫之首，常兼夹他邪伤人；湿性重浊黏腻，为病缠绵；若寒热病邪相合，互为搏结，更难速化，易导致病势的持续反复。

尪痹临床主要表现为对称性、慢性、进行性多关节炎，受累关节疼痛肿胀、晨僵、肢体关节屈伸不利，甚至关节肿大变形、骨质破坏、生活不能自理，病变呈持续反复发作过程。尪痹的诊断主要参照 1987 年美国风湿病学学会类风湿关节炎分类标准，典型疾病诊断并不困难，对于非典型症状发病者，临床容易漏诊、误诊、误治，因此为了更早发现和诊断尪痹，2010 年 ACR/EULAR 制定了新的类风湿关节炎分类标准，大大提高了临床诊断水平。

【从扶阳理论释因】 尪痹在《黄帝内经》中称为骨痹、筋痹和肾痹。"尪"作为医学名词，首见于东汉张仲景的《金匮要略》，为"身体尪羸"，是指关节肿大和身体瘦弱。北京中日友好医院焦树德教授在总结《黄帝内经》与《金匮要略》思想的基础上，结合临床治疗类风湿关节炎的经验，创造性地首次提出了"尪痹"的概念，并进行了比较系统的理论阐述，现国家中医药管理局将类风湿关节炎明确界定为"尪痹"。《黄帝内经》在论述痹证时，对尪痹的病因病机作了详细阐述，指出："血气皆少，感于寒湿，则善痹骨痛。"《素问·痹论》云："所谓痹者，各以其时，重感于风寒湿气也"，又说"风、寒、湿三气杂至，合而为痹也，其风气胜者为行痹，寒气胜者为痛痹，湿气胜者为着痹也。"这是有关尪痹病因病机最早、最系统的论述，认为正气不足，外感风、寒、湿邪而致痹，在此基础上，后世医家虽然对尪痹的成因又有了进一步认识，如《类证治裁》曰："诸痹……良由营卫先虚，腠理不密，风、寒、湿乘虚内袭，正气为邪所阻不能宣行，因而留滞，气血凝滞，久而成痹。"此外，《诸病源候论》认为："由气血虚，则受风寒湿，而成此病。"《济生方》说："皆因体虚，腠理空虚，受风、寒、湿气而成痹也。"这些文献都说明尪痹的产生与风、寒、湿邪气密切相关，明确提出营卫气血亏虚，风、寒、湿邪侵袭，痹阻经络关节是本病发生的重要因素，营卫气血亏虚致机体卫外防护功能失常，风、寒、湿邪气乘虚而入，痹阻筋脉，气血壅滞，不通则痛发病；其病因，在内为营卫气血不足，在外为风、寒、湿邪。

正虚邪实，常使病程反复发作，邪气入里，日久伤及气血阴阳，使正气更虚，影响气血津液运行，致痰瘀形成，痰瘀互结，关节肿大变形、类风湿结节形成等，形成虚实夹杂之候。另外，邪气深侵肝肾筋骨，肝肾受损，筋脉拘急，屈伸不利，骨节肿胀畸形、关节半脱位。正虚邪实，致使病情错综复杂，变证丛生，此时疾病已发展至中晚期，治疗更为棘手。

【用扶阳法论治】 《素问·痹论》云："痛者寒气多也，有寒故痛也。"寒为阴邪，主收引凝滞，寒邪偏盛则疼痛剧烈，故痹痛多以寒邪为因，寒与风湿相合而成风寒湿痹。尪痹急性发作期多以邪实为主，临床以周身关节疼痛剧烈，晨僵屈伸不利，遇冷痛甚，舌淡苔薄白，脉沉紧为辨证要点，"寒者温之"，治疗以温散为主，用药每投温散走窜，使阳气振奋，驱邪外出。正如《医学正传》云："治以辛温……流散寒湿，开通郁结，使血行气和。"因本病病程较长，寒邪深，须投温热重剂方能取效，并且服药时间宜长，在临证中还当辨病损性质，正虚为本，邪实为标，治本顾标，标本兼治。

治疗上，常选桂枝附子汤或黄芪防己汤为基础方，用桂枝附子汤（《伤寒论》）时，加细辛、羌活、独活、海桐皮、海风藤等温阳散寒，祛风除湿，通络止痛。用黄芪防己汤（《金匮要略》防己黄芪汤与防己茯苓汤加减化裁）时，加细辛、海桐皮、海风藤、羌活、独活、透骨草、川芎、淫羊藿、薏苡仁、生姜、大枣、甘草，达温散寒湿、祛风活络之功，温者寒自消，阴消阳长，阳气内生，使之"正气内存，邪不可干"，正如《黄帝内经》有云："阳气者，精则养神，柔则养筋。"扶阳助正，使人体阳气充足，筋骨肌肉才能得以恢复，发挥正常的生理功能。

临床上，虽然寒痹多于热痹，但热痹亦非少见，也有寒湿郁而化热，致热痹或寒热夹杂，但大多为时短暂，热象消退之后又可转为寒痹，寒痹、热痹可相互转化，相互联系，临床上必须谨慎辨证，加以区别。病程日久，气血衰少，正气渐伤，或气血不足，脾肾阳虚，久病之后，正虚邪恋，筋骨失养。"血停为瘀，湿凝为痰"，痰湿瘀血内生，则痰瘀痹阻，治疗当随机应变，谨守病机，灵活辨证。

一、风寒湿痹证

症状：关节肿胀疼痛，痛有定处，晨僵，屈伸不利，遇寒则疼痛加剧，局部畏寒怕冷，舌苔薄白，脉浮紧或沉紧。

病机分析：多因外感风寒湿邪气，痹阻筋脉，气血壅滞，不通则痛，而发为关节疼痛；因湿邪重浊，寒性收引，故见关节肿胀，关节屈伸不利，遇寒加重。舌苔薄白，脉浮紧或沉紧也皆为风寒湿邪痹阻之征象。

治法：祛风散寒，除湿止痛。

方药：黄芪防己汤，药用黄芪、防己、桂枝、白术、茯苓、细辛、川芎、羌活、独活、秦艽、怀牛膝、海桐皮、海风藤、生姜、大枣、甘草。

加减：寒气偏胜者，方合附子桂枝汤加减，药用附片、桂枝、白芍、防风、细辛、川芎、独活、羌活、怀牛膝、海桐皮、海风藤、淫羊藿、薏苡仁、生姜、大枣、甘草；风邪偏胜者，加荆芥、防风；湿气偏胜者，加淫羊藿、苍术、薏苡仁；痛在上肢，用羌活、秦艽；痛在下肢，用独活、怀牛膝。

临证参考：寒凝之痹痛，非大剂量辛温药物不能胜其寒，但此类药性偏燥，有伤阴耗气之弊，可在方药中加知母制其燥性，如此不但温经散寒之力强，而且燥烈之性得制，使寒邪得除，经脉通行，气血调和，痹通痛消。

二、肾虚寒凝证

症状：关节疼痛肿胀、晨僵、活动不利，畏寒怕冷，神倦懒动，腰背酸痛，俯仰不利，天气寒冷加重，舌淡胖，苔白滑，脉沉细。

病机分析：因素体阳虚，或久病伤阳，累及肾脏，加之感受寒邪，邪气痹阻筋脉关节，而见关节疼痛肿胀、晨僵、活动不利；肾阳虚衰，温煦失职，故见腰背酸痛，畏寒怕冷，神倦懒动，遇天气寒冷则加重。

治法：温肾扶阳，散寒通络。

方药：附子桂枝汤加味，药用附片、桂枝、白芍、细辛、羌活、独活、海桐皮、海风藤、伸筋草、淫羊藿、薏苡仁、生姜、大枣、甘草。

临证参考：痛在上肢加秦艽，痛在下肢者加牛膝，腰膝酸痛加杜仲、狗脊、巴戟天，下肢酸软加千年健、木瓜，关节僵硬变形加鹿角胶、炮穿山甲。

三、气血亏虚证

症状：关节疼痛，肿胀僵硬，麻木不仁，行动艰难，面色苍白，心悸自汗，神疲乏力，舌淡，苔薄白，脉细弱。

病机分析：久病、过劳或因后天调摄失常而发病。气血亏虚，筋脉关节失于濡养，则见关节疼痛，肿胀僵硬，麻木不仁，行动艰难；气血两虚，则面色苍白，神疲乏力，心悸自汗；舌淡，苔薄白，脉细弱也为气血亏虚之象。本证以关节疼痛、肿胀僵硬、麻木不仁、神疲乏力、伴见气血亏虚之征为辨证要点。

治法：补益气血，活络止痛。

方药：补中桂枝汤（《脾胃论》补中益气汤和《伤寒论》桂枝汤化裁而成），药用黄芪、党参、当归、陈皮、升麻、柴胡、白术、桂枝、白芍、羌活、独活、海桐皮、海风藤、淫羊藿、薏苡仁、生姜、大枣、甘草。

临证参考：偏气虚者重用黄芪、党参，偏血虚者重用当归，加熟地黄、阿胶；上肢关节疼痛加秦艽，下肢关节疼痛加牛膝。脾为后天之本，生化之源，要重视益气健脾，温补脾阳。

【用药分析】　若由于卫外不固，外感风、寒、湿邪气，痹阻筋脉，气血壅滞，不通则痛，而发为关节疼痛；因湿邪重浊，留滞关节，则关节肿胀；寒性收引，寒客经络关节，则经脉收缩拘急，关节屈伸不利，遇寒加重。舌苔薄白，脉浮紧或沉紧，为风、寒、湿邪痹阻之征象者。多见于类风湿关节炎急性活动期或慢性活动期，关节症状、体征明显，类风湿关节炎的生化指标如类风湿因子、C-反应蛋白、血沉等多明显异常，临床以关节肿胀疼痛，痛有定处，遇寒加重，伴见外感风寒湿邪之征为辨证要点。治疗上以"急则治其标"为原则，应以温通为主，善用辛温大热的细辛、桂枝、附片等以达散寒温通除痛的目的，治以祛风散寒，除湿止痛，方用黄芪防己汤加减。防己、黄芪、细辛、海桐皮、海风藤、羌活、独活、透骨草、川芎、淫羊藿、薏苡仁、生姜、大枣、甘草；若寒邪偏盛，用附子桂枝汤。附片、桂枝、白芍、防风、细辛、川芎、独活、羌活、怀牛膝、海桐皮、海风藤、淫羊藿、薏苡仁、生姜、大枣、甘草；风湿痹痛，发于上肢者，风气偏盛，发于下肢者，湿气偏重；风气盛者，宣散为先，湿气重者，温化为主。根据病变部位不同，应注意病位选药：痛在上肢肩背，常用羌活、防风、葛根、秦艽；痛在腰膝下肢，常用独活、狗脊、牛膝、续断。同时选配相应的药物，以增药效，如海风藤、海桐皮、丝瓜络祛风通络；透骨草、伸筋草通利关节；川乌、附片温散寒湿而止痛。风邪偏胜者加荆芥、防风；湿气偏胜者加淫羊藿、苍术、薏苡仁。

另因素体阳虚，或久病伤阳，累及肾脏，加之感受寒邪，邪气痹阻筋脉关节，而见关节疼痛肿胀、晨僵、活动不利；肾阳虚衰，腰背失于温养，则腰背酸痛；肾阳不足，温煦失职，故畏寒怕冷，神倦懒动，遇天气寒冷则加重；舌淡胖，苔白滑，脉沉细，为肾虚寒凝之象。多见于类风湿关节炎活动期，临床以关节疼痛肿胀、晨僵、活动不利，伴见阳虚寒凝之征为辨证要点。治以温肾扶阳，散寒通络。寒凝之痹痛非大剂量辛温药物不能胜其寒，使寒邪得除，经脉通行，气血调和，痹通痛消，常用附子桂枝汤加味。痛在上肢加秦艽；痛在下肢者加牛膝；腰膝酸痛加杜仲、狗脊、巴戟天；下肢酸软加千年健、木瓜；关节僵硬变形加鹿角胶、炮穿山甲。

【临证验案】

案例一：金某，女，28 岁，于 2007 年 1 月 18 日初诊。

患者手指关节、肘关节、肩关节、双膝关节对称性肿胀疼痛 2 年余，加重 1 周，伴有颞颌关节张口疼痛，关节屈伸不利，晨僵，天阴下雨疼痛加重，纳食少，大便稀，舌质淡，苔薄白，脉沉细。查：RF 1：128，血沉 40mm/h，抗"O"250IU/mL。根据舌、脉、症，辨证为风寒湿痹，治以温经散寒，祛风除湿通络，方选黄芪防己汤加味：生黄芪 30g，防己 10g，桂枝 20g，白术 15g，茯苓 15g，川芎 10g，细辛 8g，独活 15g，羌活 10g，怀牛膝 15g，秦艽 10g，海桐皮 10g，海风藤 10g，淫羊藿 15g，薏苡仁 15g，生姜 15g，大枣 5 枚，甘草 10g。

上方服 3 剂，关节疼痛有所加重，鼓励患者坚持服用，再服 5 剂后，关节疼痛逐渐减轻，晨僵存在，天阴则疼痛加重，效不更方，坚持服上方 2 个月余，关节肿胀疼痛明显减轻，晨僵时间缩短，仅在气候变化时感觉轻微疼痛，后改用桂枝附子汤以加强温阳散寒之功，巩固治疗。方药：附片 100g（开水先煎 4h），桂枝 20g，白芍 15g，细辛 8g，川芎 15g，知母 15g，羌活 10g，独活 10g，秦艽 10g，牛膝 10g，淫羊藿 15g，薏苡仁 15g，防己 15g，石菖蒲 10g，大枣 5 枚，甘草 10g，生姜 15g。

再服 10 剂，诸症明显减轻，血沉 15mm/h，长期坚持服用附子桂枝汤巩固治疗 3 个月，病情平稳，无明显反复。

按：该患者为年轻女性，女子以气血为本，气血亏虚，风、寒、湿邪乘虚而入，痹阻经络，故见四肢关节疼痛，晨僵，遇寒加重，取黄芪防己汤加减，黄芪益气固表，并能利血通痹；防己祛风除湿，解痉止痛；桂枝、细辛温经散寒，祛风除湿；独活、羌活、海桐皮、海风藤祛风散寒，除湿止痛；川芎活血通络止痛；白术、茯苓健脾和胃，燥湿利水；诸药合用，共奏温经散寒、祛风除湿、活络止痛之功。在临床实践中，久病患者，或喜食油腻者，应注意湿热化生（录自云南省中医医院风湿病科案例）。

案例二：任某，男，48 岁，工人，1971 年 10 月 28 日初诊。

主诉：关节疼痛肿大变形 1 年余。病史：1970 年 9 月间，因挖地道而长时间在地下劳动，一日突然高热 40℃，继而出现左膝及左踝关节红肿疼痛，行走不便。经治疗半年，但病情日渐加重。双手腕、食指关节亦相继红肿、疼痛、变形、僵化，关节功能严重受限，双膝及踝关节肿大、变形，不能自由屈伸，以左膝较重。经某医院检查，诊断为类风湿关节炎（当时血沉 55mm/h），即转该院中医科诊治，服中药 80 余剂，症状未见改善，血沉增至 118mm/h，遂来我院就医。

当时症见：除上述双膝、双踝及双手腕、指关节肿大、变形、疼痛、不能自由活动外，双髋关节亦强直僵硬，固定成一种位置（大腿与躯干呈 120°，不能屈伸），双肩、双肘关节亦僵硬不能活动，故来诊时需人背抬。有间断发热，畏寒，心中烦热，食欲不振，时有恶心，大便每日 1～2 次，小便黄赤，舌苔白腻，脉象弦数。经放射科 X 线拍片，仍诊断为类风湿关节炎。辨证诊断：尪痹，肾虚寒盛证。治法：补肾祛寒，散风活络。处方：补肾祛寒治尪汤加减。制附片 10g，骨碎补 12g，桂枝 10g，炙虎骨 6.25g（另煎兑入），赤芍 10g，白芍 10g，麻黄 6g，知母 10g，防风 12g，威灵仙 12g，白术 10g，炙山甲 10g，生姜 10g，甘草 6g。水煎服，6 剂。药后诸症均减轻，仍守上方又加伸筋草 30g，虎骨改为 12g，嘱可常服。服约半年，已能骑自行车。再守上方。

1972 年 5 月 3 日来诊，腕、背、踝部时有发胀、轻痛，腕、指、膝、踝关节变形，但生活能自理。先后共诊 22 次，服药 110 多剂，病情已稳定，改用散剂常服。处方：制附片 45g，骨碎补 54g，川断 60g，桂枝 36g，炙虎骨 60g，赤芍 60g，白芍 60g，知母 36g，防风 45g，苍术 30g，白术 30g，威灵仙 120g，麻黄 36g，细辛 12g，松节 45g，伸筋草 120g，炙山甲 36g，地龙 45g，皂刺 21g，泽泻 30g。共研细末，每服 3g，每日 2 次，温黄酒送服。

1973 年 1 月 27 日来诊，膝肿明显消退。仍守上方，加归尾 36g，焦神曲 30g，片姜黄 30g，红花 36g，改川断为 90g，为细末服。1973 年 5 月 29 日，四肢功能明显好转，可以自由蹲下、站起，能骑自行车十几公里。脉亦较前缓和有力，舌苔正常。唯左腕及踝关节尚有轻度胀痛。仍予原方，以资巩固。

1975 年夏天追访：已全天上班工作年余，腕、指、左膝关节外形虽未完全恢复正常，但能活动，能工作。

按：患者工作于地下寒湿环境，久处其地而受风、寒、湿邪侵袭致痹。寒湿最易伤肾，肾虚不能御邪，寒湿乘虚深侵，肾主骨，寒邪入骨，久久留舍，骨失所养，则可致骨质变形，节挛筋缩，肢体不能屈伸，脚肿如脱，温温欲吐，而呈现尪羸之状。虽有标热之象，但实质仍为寒。方以《金匮要略》桂枝芍药知母汤合《证治准绳》虎骨散加减，以制附片补肾阳祛寒邪为主药，骨碎补、淫羊藿、虎骨温补肝，肾强壮筋骨，桂枝、独活、威灵仙搜散筋骨风寒湿邪，白芍养血缓急舒筋。又以防风散风，麻黄散寒，苍术祛湿，共奏补肾祛寒之功（焦树德医案）。

【文献选读】

《素问·痹论》："风、寒、湿三气杂至，合而为痹也，其风气胜者为行痹，寒气胜者为痛痹，湿气胜者为着痹也。"

《金匮要略·中风历节》："诸肢节疼痛，身体尪羸，脚肿如脱。头眩短气，温温欲吐，桂枝芍药知母汤主之""味酸则伤筋，伤筋则缓，名曰泄，咸则伤骨，骨伤则痿，名曰枯，枯泄相搏，名曰断泄，荣气不通，卫不独行，荣卫俱微，三焦无所御，四属断绝，身体羸瘦，独足肿大，黄汗出，胫冷，假令发热，便为历节也。"

《素问·气穴论》："积寒留舍，荣卫不居，卷肉缩筋，肋肘不得伸，内为骨痹，外为不仁。"

《类证治裁·痹证》："诸痹……良由营卫先虚，腠理不密，风寒湿乘虚内袭。正气为邪所阻不能宣行，因而留滞，气血凝滞，久而成痹。"

《杂病源流犀烛·诸痹源流》："痹者，闭也。三气杂至，壅蔽经络，血气不行，不能随时祛散，故久而为痹。"

参 考 文 献

[1] 吴生元，彭江云. 中医痹病学［M］. 昆明：云南科技出版社，2013：175-192.
[2] 彭江云，刘路明. 吴生元治疗类风湿性关节炎经验总结［J］. 中国中医药信息杂志，2003，10(3)：69-70.
[3] 焦树德. 诊治类风湿性关节炎的体会［J］. 中医杂志，1982，23 (1)：16-19.

第三节　脉痹（雷诺氏病）

【概述】　雷诺氏病（Raynaud's disease）是由于血管周围的神经功能紊乱引起肢端小动脉阵发性痉挛，导致局部缺血的疾病。常因寒冷或情绪激动而诱发，临床表现为远端皮肤对称性、发作性发白、发绀，伴有疼痛、麻木为特点，持续数分钟或数小时不等。

本病多发生于年龄在20～40岁的女性，最常见诱因是寒冷刺激，常因环境气温过低、或在空调房内、或用凉水洗手洗衣物、或情绪激动等而诱发，呈间歇性发作。发病有明显的季节性，在寒冷季节发作频繁，而且持续时间较长，而在温暖季节发作次数少，持续时间较短。

中医学无雷诺氏病的病名记载及相关论述，但有类似其临床表现的文献记载，如《伤寒论》有云："手足厥冷，脉细欲绝者，当归四逆汤主之。若其人内有久寒者，加吴茱萸、生姜汤主之""血痹阴阳俱微，寸口关上微，尺中小紧，外证身体不仁，如风痹状，黄芪桂枝五物汤主之"。由于其临床症状类似"脉痹""血痹"，脉痹和血痹均与气血经脉痹阻有关，病机相似，二者不能严格区分开来，临床实践中，多数医家认为雷诺氏病应属脉痹范畴，参照脉痹论治。

在病因病机方面，历代文献对脉痹的病因病机有概括性阐述，病机为血凝于筋脉所致，《素问·痹论》谓："夫痹之为病……在于脉则血凝而涩。"病因以正气虚弱为其本，即所谓"经脉所行，皆起于手足，虚劳则气血衰损，不得温其四肢，故四肢逆冷也"。（《诸病源候论·虚劳四肢后冷候》），而感受寒邪导致寒凝血瘀为其标，"由体虚邪入于阴经故也""此由忧乐之人，骨弱肌肤盛，因疲劳汗出，卧不时动摇，肤腠开，为风邪所侵也。"（《诸病源候论·血痹候》）。脉痹初期发病可因脾肾阳虚、寒邪侵袭而发，脾主四肢，肾为元阳，脾肾阳气不足，不能温煦四末，寒自内生，寒为阴邪，其性收引，寒邪客于经脉，血凝涩而不流畅，致血脉痹阻，故见肢体冷凉苍白、发绀；或因情志刺激，导致肝气郁结，疏泄失调，肝郁气滞，气血不和，经脉痹阻，血瘀脉络，而致肢体青紫、暗红、疼痛；病程日久发展至血痹中晚期，气虚血弱，气血瘀滞，与外邪胶着，则致病性复杂，病情进一步加重难愈，形成虚实夹杂之候。

【从扶阳理论释因】　本病病位在血脉，主要侵犯四肢末端，临床上以手指、足趾关节为多见，四肢为诸阳之本，由于先天阳气不足，或严冬涉水、喜食寒凉生冷，耗损阳气，阳气不能达于四末，经脉失其温养，内外寒邪可凝滞经脉不通，所以手足肢体厥寒、冷痛，常于寒冷季节或接触冷水后症状尤其明显。《素问·举痛论》云："寒气入经而稽迟，涩而不行，客于脉外则血少，客于脉中则血不通，故卒然而痛。"《素问·五脏生成》曰："卧出而吹之，血凝于肤者为痹。"机体阳气虚弱为雷诺氏病发病之本，阳气不足，则不足以温煦、温养机体，四肢不温，"虚劳则气血衰损，不得温其四肢，故四肢逆冷也"。腠理空虚，感受寒邪，导致寒凝血滞，气血壅塞，痹阻经络，即"邪之所凑，其气必虚"，是发病的外部因素，邪气致病，起病较急。本病好发于气候寒冷的季节，寒邪为盛，加之脾肾阳虚，卫外不固，机体失去屏障，阴寒邪气极易侵犯肢体四末，阳气不能达于四末，则寒凝血瘀，脉络阻滞，四肢血脉血流不畅，瘀血阻滞脉络，肢体供血不足，四末失于气血和阳气的濡养和温煦，致其肢凉苍白、疼痛、发绀逐渐变为青紫的病理现象，寒冷刺激为雷诺氏病的主要诱发因素，在秋冬季节发作频繁，春夏季节由于阳气温通，气血流畅，发作次数渐少，病情相对平稳。该病主要病机为脾肾阳虚为本，寒邪侵袭、血瘀痹阻为标。

【用扶阳法论治】　中医辨证治疗雷诺氏病有明显的优势，关于本病的论治，在古代文献早有论述，《伤寒论·辨厥阴病脉证并治》云"手足厥寒，脉细欲绝者，当归四逆汤主之。"成无己注解云："手足厥寒者，阳气外虚，不温四末；脉细欲绝者，阴血内弱，脉行不利，与当归四逆汤，助阳生阴也"（《注解伤寒论》）。本方主治阳虚寒凝致厥，明确指出手足厥冷、脉细为本病辨证之关键所在。《素问·调经论》："血气者，喜温而恶寒，寒则涩而不能流，温则消而去之。"针对雷诺氏病阳气亏虚、寒邪外袭为其发病病因病机，治疗当严格把握病因病机，当予温阳散寒，养血通脉，故治疗雷诺氏病的思路注重扶助脾肾之阳气，散外侵之寒邪，通凝滞之经络，使寒邪得温而消，瘀因血行而祛，以达温四肢、通血脉之功。治疗需兼顾整体与局部关系、正邪虚实的缓急，从阳、从虚论治是其主法，其中又以扶正为先、尤重扶助阳气，寒邪郁久化热或复感湿热毒邪，气血瘀滞，气血亏虚等；在诊治过程中，根据疾病病程、发展阶段的不同，施以清热除湿、化瘀通络、益气养血、疏肝解郁、行气活血等治法。

一、寒凝血瘀型

症状：四肢末端发冷、肤色苍白，渐转为发绀，受寒冷刺激引发加重，以冬季和晨起明显，经常发作，面色㿠白，畏寒喜暖，舌质淡，舌苔白或薄白，脉沉紧或细紧。

病机分析：禀赋不足，或过劳，或经、带、胎、产后，气血亏虚，阳气不足，感受寒邪，寒气凝滞，气血阻滞，痹阻经络发病。

治法：温阳散寒，养血通脉。

方药：当归四逆汤（《伤寒论》），药用当归、白芍、桂枝、川木通、细辛、甘草。

临证参考：偏气虚者，可选用黄芪桂枝五物汤加减。平时注意防寒保暖，该病西医认为由血管痉挛所致，可配合口服血管扩张剂，解除血管痉挛，改善微循环。

二、脾肾阳虚型

症状：肢端厥冷，肤色苍白，接触冷水或天气变冷明显，畏寒喜暖，神疲乏力，食少，大便稀，小便多，舌淡，苔薄白，脉沉细或细紧。

病机分析：多由素体阳虚，营血不足，阳气不能达于四末，经脉失于温养，阳虚寒盛，寒湿凝聚，血脉痹阻所致。

治法：温经散寒，活血化瘀。

方药：阳和汤（《外科全生集》），药用熟地、肉桂、麻黄、白芥子、干姜、甘草、鹿角胶。

临证参考：本病防护保养也十分重要。按中医学"春夏养阳，秋冬养阴"的要求，夏暑季节应护脾肾的阳气；冬寒要注意保温，防止手脚受寒。保持情志舒畅，加强体育锻炼，避免能引起血管收缩的刺激因素。

三、气血亏虚型

症状：肢体苍白，神疲乏力，肌肉瘦削、萎缩，形体消瘦，面色欠红润，心悸，气短，舌淡苔薄白，脉沉细。

病机分析：久病耗气伤血，气衰血弱，或先天脾胃气虚，气血生化无源，"气为血之帅"，气虚血行不畅，血虚则四肢关节、肌肉失却濡养。

治法：益气养血，活血通络。

方药：八珍汤（《正体类要》），药用黄芪、当归、川芎、熟地黄、党参、茯苓、白术、白芍、丹参、甘草。

临证参考：畏寒怕冷，加白附片、桂枝；有瘀血者，加桃仁、红花、地龙；饮食差者，加鸡内金、炒麦芽、炒谷芽。

【用药分析】　脾肾阳虚者，由于素体阳虚，卫外功能不足，寒邪凝滞、痹阻血脉，故肢体末端及全身见一系列虚寒表现。治宜温经散寒，活血化瘀。方拟阳和汤加味。方中重用熟地，滋补阴血，填精益髓；配以血肉有情之鹿角胶，补肾助阳，益精养血，两者合用，温阳养血，以治其本。少佐麻黄，宣通经络，与诸温和药配合，可以开腠理，散寒结，引阳气由里达表，通行周身。全方补血与温阳并用，化痰与通络相伍，益精气，扶阳气，化寒凝，通经络，温阳补血以治本，化痰通络以治标。气虚者加党参、黄芪；血虚者加阿胶、白芍；瘀血痹阻者加赤芍、桃仁、红花；寒盛、形寒肢冷者加白附片、干姜；湿盛者，加防己、薏苡仁。

寒凝血瘀者，四肢末端发冷、肤色苍白，渐转为发绀，受寒冷刺激引发加重，以冬季和晨起明显，经常发作，面色㿠白，畏寒喜暖，治当温阳散寒，养血通脉。以当归四逆汤为基本方加减治疗，该方是桂枝汤去生姜，倍大枣，加当归、细辛、通草组成，当归苦辛甘温，补血活血，与芍药共补血虚，桂枝辛甘而温，温经散寒，与细辛合而除内外之寒，再加通草通经脉，使阴血充，除寒邪，振阳气，经脉通。加减：寒邪较盛，伍白附片、川芎、丹参，增加祛寒通脉之功；气虚者加黄芪、党参、白术；血虚者加熟地、何首乌；阳虚形寒者加鹿角胶（烊化）、干姜；肝郁气滞者加柴胡、香附、青皮；瘀阻重痛甚者加桃仁、红花、乳香、没药。方中当归、白芍养血和营；桂枝、细辛温经散寒；川木通通经络；甘草补中益气，调和诸药。临证时，根据气血阴阳的虚实变化，再分别兼予益气、疏肝、理气等治疗，可获显效。现代药理研究证实，当归四逆汤具有抗凝血、降低血黏度和扩张末梢血管的作用。

【临证案例】

案例一：谢某，女，20岁，学生，2007年10月16日初诊。

近两个月以来无明显原因出现双手变冷，接触冷水或天气变化后出现双手指皮肤变白，发紧，随后变紫，怕冷，喜暖，热水袋取暖后症状可减轻，舌质淡，舌苔薄白，脉沉细，曾在外院检查，但诊断不明，多方治疗无效。检查：RF、ANAs、肌酶谱检查正常，ESR：22mm/h，CRP：10.85mg/ml，诊断为"雷诺氏病"。中医辨证为寒凝血瘀，治当温经散寒，活血通脉。处方：桂枝20g，当归15g，赤芍15g，细辛6g，川木通8g，甘草6g，红花10g，羌活10g，黄芪30。三剂，水煎服，嘱患者每剂加生姜3片。

2007年10月19日复诊，双手变冷稍好转，余症缓解不明显，舌质淡，舌苔薄白，脉沉细。中医辨证为寒凝血瘀，治疗仍以温经散寒通脉为主，应加强温经通络之功。在前方基础上加白附片 30g（另包先煎 2 小时），干姜 10g，3 剂继服。

2007 年 10 月 23 日第三次复诊，患者双手变冷、怕冷、发紧症状减轻，肢体得温，遇冷后皮肤发白、发绀发作持续时间缩短，以上方加姜黄 15g，治疗 5 剂，症状悉数好转。此后复诊，均予当归四逆汤随症加减治疗 2 个月余，诸症明显减轻，偶有复发。

按：患者由于先天阳气不足，又感受外寒，以致气血运行不利，不能温养手足，出现双手指皮肤变白，发紧，怕冷，喜暖。治疗不宜纯用辛热之剂，而当用温经散寒、养血通脉之法，从此处着眼，将当归四逆汤用于雷诺氏病，随症加减。（录自云南省中医医院风湿病科案例）

案例二：肖某，女，29 岁，1999 年 1 月 9 日初诊。

5 年前起，每至冬季即感双手发凉，遇冷水后指端变白，继则发青，伴轻度麻木疼痛感，约半小时后自行缓解。今入冬以来症状加重，需近 2h 才能缓解。刻诊：形寒肢冷，指麻唇苍，舌质淡，苔薄滑，脉沉细涩。证属阳虚血弱，寒凝经脉。治宜温阳散寒，养血通脉。以当归四逆汤加减。处方：炒当归 15g，炒白芍 15g，桂枝 10g，川芎 10g，丹参 20g，炙细辛 3g，制附子 6g（先煎），黄芪 30g，鹿角胶 10g（烊化），干姜 6g，补骨脂 10g，炙甘草 5g。每日 1 剂，水煎，分 2 次服。1 个疗程后，诸症悉除，随访 1 年未见复发。

按：本案患者以正气虚弱为其本，感受寒邪导致寒凝血滞为其标，故治之法，当予温阳散寒，养血通脉，以当归四逆汤治之，方中当归、白芍养血和营，桂枝、细辛温经散寒，增入附子、川芎、丹参，加强了祛寒通脉之功，药证相符，获显效。（周仲磊医案）

案例三：某女，32 岁，2004 年 10 月 2 日初诊。

主诉：双手指对称性的苍白发麻 1 年。

现病史：2003 年 10 月出现双手指苍白发麻，呈对称性，遇冷水及寒凉之物随即发作，3～5 分钟左右开始缓解，颜面部丘疹，色红，突起高过皮肤。2004 年 3 月经北京协和医院诊断为雷诺病，一直坚持用激素药（具体药物及服用剂量不详），病情仍未见明显缓解。刻下症：手指皮肤出现对称性的苍白、发麻，并呈间歇性改变，鼻尖、面颊偶有苍白、发麻，遇冷水及寒凉之物随即发作，3 分钟左右开始缓解，颜面部有丘疹，色红，高过皮肤，气短懒言，神疲乏力，月经量少，色暗，寐可，纳差，大便干，舌体略大，边有齿痕，苔薄白，脉细弱。

辅助检查：抗核抗体（＋＋＋），抗 SS-A 抗体（＋＋），滤纸试验阳性。肝功、肾功正常。

既往史：否认有皮肤病、传染病史，否认红斑狼疮、类风湿病、风湿关节炎病史，无药物及食物过敏史。

西医诊断：雷诺病。

中医诊断：脉痹（气虚寒盛证）。

治则：益气温经，散寒通脉。

治疗：中药结合针灸治疗。

中药处方：黄芪桂枝五物汤加减。炙黄芪 20g，桂枝 10g，白芍 10g，当归 12g，鸡血藤 12g，姜黄 10g，生姜 10g，大枣 10g，丹参 15g，细辛 3g。15 剂。上药加水约 500ml，煎煮约 30 分钟，取汁 200ml，复煎加水 300ml，煎煮约 20 分钟，取汁 150ml，将两汁混合，分 2 次早晚温服，每日 1 剂。

针灸处方：脏腑辨证取穴、经络辨证取穴和局部取穴相结合，主穴八邪、合谷、阳池、曲池、足三里、阳陵泉、太溪，辅穴百会、风池、委中、三阴交、太冲。具体操作：穴位常规消毒后，取直径 0.25mm，长 40mm 的毫针针刺各穴，捻转合提插补泻，其中八邪、合谷、风池、太溪针感为电麻走窜感，余穴以有酸胀感、针感强烈为佳。针刺隔日 1 次，1 个月为 1 个疗程，休息 1 周，再继续治疗。

治疗 2 个疗程后，患者双手指皮肤苍白、发麻基本消失，鼻尖、面颊无异常变化，颜面部已没有丘疹，纳佳，脉弦细，舌质红，苔薄白。中药前方加白芍 12g。针刺同前方加血海。患者经针药并用辨证治疗 3 个疗程后，诸症状基本控制消除，病告痊愈。随访 1 年，未见复发。

按：由于素体阳虚，感受寒凉，气虚不能御寒，寒邪侵淫脉络，闭阻气血，阳气不能外达四末，四肢气虚寒凝，则见手指皮色苍白；气虚运血无力，气血运行不畅，肢端络脉阻滞，则见肢端肌肤麻木，患者舌体略大，边有齿痕，苔薄白，脉细弱，证属气虚寒盛，投以黄芪桂枝五物汤。以黄芪为君，甘温补气，补在表之卫气，卫气充足尚能抵御寒邪侵袭；桂枝散风寒而温经通痹；白芍养血和营而通血痹。细辛辛温，温经以散寒邪，配伍姜黄、鸡血藤、丹参活血通脉，故获预期效果。（张月医案）

案例四：陈某，女，61 岁。2002 年 9 月 24 日初诊。

去冬以来两手清冷，肤色苍白，接触冷水加重，锻炼后身体虽热而两手清冷更甚，上海某医院检查示：IgA 升高，抗核抗体 1∶1000，抗 SSA（＋），多家医院确诊为"雷诺氏病"，多方治疗无效。舌苔少，舌质淡隐紫，寸口脉细。证属寒凝血瘀，气血失调。治当温经通脉，益气活血。处方：炙桂枝 10g，当归 10g，赤芍 15g，细辛 5g，炙甘草 5g，红花 10g，川芎 10g，路路通 10g，炙水蛭 3g，生黄芪 20g。14 剂，常法煎服。

二诊：2002 年 10 月 8 日。天气转凉，肢端青紫反复，接触冷水加重，肤色苍白，时有麻感，舌苔薄黄，舌质暗，脉细。同气相求。内外相引，寒凝血瘀，仍当温经益气通络。原方加鸡血藤 15g，丹参 15g，青皮 6g，7 剂，继进。

三诊：2002 年 10 月 15 日。局部皮肤转红转温，舌苔薄黄腻，舌质红，脉细。10 月 8 日方加片姜黄 10g。14 剂。

四诊：2002 年 10 月 29 日。天凉，肢端青紫又见明显，清冷不温，指端苍白，舌苔黄，舌质暗，脉细弦。内阳难御外寒。10 月 8 日方加淡干姜 5g，制附片 6g 以温肾阳。14 剂。

五诊：2002 年 11 月 12 日。双手苍白清冷有减轻，手指色红不白，凉感不著，双手时有发胀，晨显，舌苔薄，舌质暗，脉细。药已中的。10 月 8 日方加干姜 5g，制附片 6g，大熟地 10g，继进，28 剂。

六诊：2002 年 12 月 10 日。两手食指苍白麻木虽有改善，但仍有发作，目前虽值冬季，亦无明显手冷，舌苔黄，舌质红偏暗，脉细。10 月 8 日方加干姜 5g，制附片 10g，大熟地 10g，鹿角片 10g（先煎）再进，14 剂。

七诊：2002 年 12 月 24 日。两手苍白、怕冷现象显减，虽寒冷亦肢端温暖、接触冷水亦不明显发白，舌苔薄黄，舌质暗红，脉细弦。补通兼施，药终获效，当守方善后，巩固疗效。处方：炙桂枝 10g，赤芍 15g，当归 12g，生黄芪 25g，细辛 5g，干姜 6g，制附片 6g，炙甘草 5g，大熟地 10g，鹿角片 10g，炙水蛭 5g，鸡血藤 15g，青皮 10g，红花 10g，川芎 10g，14 剂。

次年冬随访，手足厥冷未发。

按：本病由于阳气不足，四末失其温养，寒凝血瘀，脉络阻滞，肢体供血不足，致其发凉、发麻、疼痛、发绀、发黑，甚则坏死，血虚经脉受寒，血脉不利，故脉细欲绝。本案患者，手足清冷遇寒加重，寸口脉细正合于此，故投此方施治。

方中当归味甘性温，补血和血，能补能散，为温补肝经之要药；桂枝味辛甘性温，功能温经通脉，祛散经脉寒邪且能畅通血行；细辛味辛性温，外温经脉，内温脏腑，通达表里，以散寒邪，可助桂枝温经散寒，专司温经散寒而止痛；白芍专入肝脾，柔肝止痛，养血和营；黄芪味甘，性微温，能补血中之气；川芎为血中气药，合红花、路路通活血理气，搜风止痛。在三诊疗效不显的情况下，又合四逆汤、阳和汤方义，用附片、干姜温补肾阳，熟地黄温补营血，鹿角胶温肾助阳，填精补髓，强壮筋骨，并藉血肉有情之品以助熟地养血。小剂量水蛭和血活血而无破血之弊。诸药合用，共奏温经通脉、行气活血之功。（周仲瑛医案）

【文献选读】

《素问·痹论》："以夏遇此者为脉痹。""痹……在于脉，则血凝不流。"

《素问·调经论》："寒独留，则血凝涩，凝则脉不通。""血气者，喜温而恶寒，寒则涩不能流，温则消而去之。"

《素问·举痛论》："脉涩则血虚，血虚则痛。""寒气入经则稽迟，涩而不行……客于脉中则气不通。寒气客于经脉中，与炅气相搏，则脉满，满则痛而不可按也。寒气稽留，炅气从之，则脉充大而气乱，故痛甚不可按也。""得炅则痛立止，因重中于寒则痛久矣。"

《素问·至真要大论》："气塞不通，血壅不流。""疏其气血，令其条达。"

《灵枢·刺节真邪》："虚邪之中人也……搏于脉中，则为血闭不通。"

参 考 文 献

[1] 路志正，焦树德．实用中医风湿病学［M］．北京：人民卫生出版社，2001：444-452.

[2] 黄芳，黄罗生，等．当归四逆汤活血化瘀作用的实验研究［J］．中国实验方剂学杂志，1999，5（5）：31-36.

[3] 游国雄，罗树明．当归四逆汤预防神经血管性疾病的疗效及机理探讨［J］．天津中医，1985，（6）：25-26.

[4] 周仲磊．当归四逆汤加减治疗雷诺氏病［J］．长春中医药大学学报，2006，22（4）：30.

[5] 张月，施展，何庆勇，等．雷诺病中医辨证论治五法［J］．中华中医药杂志，2010，25（4）：537-539.

[6] 陈四清．周仲瑛医案．当归四逆汤加减治雷诺氏病［J］．江苏中医药．2005，26（5）：30-31.

第四节　肌痹（风湿性多肌痛）

【概述】　风湿性多肌痛（polymyalgia rheumatica，PMR）是一种以近端肌群（肩胛带肌、骨盆带肌）和颈肌疼痛、僵硬为特点的临床综合征，可伴血沉显著增快、CRP 升高和发热等非特异性全身症状为主，多见于 50 岁以上的中老年人，是常见的中老年人风湿性疾病，女性多于男性，起病无特异性。在全球估计 50 岁以上人群患病率为 600/10 万，我国的发病率不详。流行病学调查显示，在海拔较高的地区发病增加。

本病病因及发病机制尚不明确，可突然起病，数周内逐渐加重。肩胛带或骨盆带肌肌痛是本病最典型的症状，多为对称性，也可先有一侧肩部或髋部肌肉疼痛，随后数周或数日发展至对侧。其余四肢近端肌肉亦可累及，病情严重者可出现上肢抬举受限，疼痛剧烈，甚至不能梳头、持物，下肢抬腿、上下楼和下蹲困难。

本病缺乏特异的实验室指标，应注意与类风湿关节炎、纤维肌痛综合征、多肌炎等进行鉴别。风湿性多肌痛的诊断可参照 1990 年美国风湿协会制定的风湿性多肌痛诊断标准：①发病年龄＞50 岁；②颈、肩胛带及骨盆带 3 处部位中至少 2 处出现肌肉疼痛和晨僵，病程持续 1 周以上；③实验室检查显示有全身性反应依据；④受影响肌肉无红、肿、热，亦无肌力减退或肌萎缩；⑤排除类似风湿性多肌痛表现的其他疾病；⑥对小剂量糖皮质激素（相当于泼尼松 10mg/d）反应良好。

风湿性多肌痛以皮肤肌肉疼痛、僵硬为特征，与其他疾病导致的关节炎有别，根据该病发病特点，风湿性多肌痛在中医学中属"痹证"范畴，若从病位来看为五体痹之一，可归属于"肌痹""肉痹"。但从病程和病邪性质来看，因其病程缠绵，表现为肢体肌肉疼痛、沉重麻木，可归属于"痛痹""湿痹""着痹"。究竟该具体归属于中医何痹范畴，目前还尚无定论。中医关于风湿性多肌痛最早的论述可见于《素问·痹论》："风、寒、湿三气杂至，合而为痹也，其风气胜者为行痹，寒气胜者为痛痹，湿气胜者为着痹也"。

风湿性多肌痛好发于中老年人，女性多发，患者多年迈体弱，正如《素问·上古天真论》云："女子五七阳明脉衰，面始焦，发始堕。六七三阳脉衰于上，面皆焦，发始白。七七任脉虚，太冲脉衰少，天癸竭，地道不通……丈夫五八肾气衰，发堕齿槁。六八阳气衰竭于上，面焦，发鬓颁白，七八肝气衰，筋不能动，天癸竭，精少，肾脏衰，形体皆极……"，女子以气血为本，经、孕、胎、产均以血为用，易耗气损血，导致患者脏腑亏虚，正气（精血）不足，阴阳失调，腠理疏松而成为内因；起居不慎、调摄不当，风、寒、湿、热邪侵袭人体，以风寒邪气为主，外邪留着肌肉、关节，闭阻经脉，气血运行不畅，营卫不和而致病。

【从扶阳理论释因】　本病的病位在肌肉，临床上主要累及颈肩部、背部、臀部及四肢近端肌肉，病变部位属于人体肌表腠理，从经络学上看，侵犯部位主要涉及手、足太阳经的经络、经筋，以及督脉。手足太阳经阳气充盛，特别是足太阳经为人体之藩篱，行于肩背、腰骶，督脉总督全身之阳气，则人体营卫调和，腠理密固，卫气充裕，才能正常发挥其"温分肉，肥腠理，司开合"的作用，抵御外邪侵袭。风湿性多肌痛患者由于年老体虚，脏腑功能及气血已亏，手足太阳经阳气不足、督脉空虚，卫阳受损，营卫失调，卫气温煦功能下降，一方面使人体卫外不足，防御抗邪能力下降，可招致风、寒、湿等外邪而致风湿性多肌痛；《灵枢》有云："风寒湿气，客于外分肉之间，迫切而为沫，沫得寒则聚，聚则排分肉而分裂也，分裂则痛。"明确指出风、寒、湿邪而以寒邪为主，是引起风湿性多肌痛的主要因素，久居寒湿之地、严冬迎风骑车、经常接触冷水、工作环境潮湿等因素为常见外因。另一方面，阳气亏虚，则寒邪内生，阴乘阳位。因此，本病主要病机为脏腑功能失调、气血亏虚，营卫不和，卫外失司，风寒湿邪侵袭，或阳气虚损，引起偏盛，寒自内生，致气血凝滞，痹阻不畅而发病，寒邪日久，又可进一步耗气伤阳，使阳气愈加亏虚，阳虚寒凝不散而迁延不愈。

【用扶阳法论治】　风湿性多肌痛病因是卫阳亏虚，阴乘阳位，主要病机为"阳微阴弦"、本虚标实、阳虚邪闭。其治则是扶正祛邪并举。祛邪以祛风散寒、宣痹通络为主，扶正以温阳益气、调和营卫为主，使之"阳气充足，则阴气全消，百病不作"，不能单纯祛风散寒除湿，而要注重温补阳气、调和气血，阳气充足、气血和畅则痹证自通。李中梓对该病的治疗原则作了很好的概括，《医宗必读·痹》："治外者，散邪为急，治脏者，养正为先……治痛痹者，散寒为主，疏风燥湿仍不可缺，大抵参以补火之剂，非大辛大温，不能释其凝寒之害也"，对风湿性多肌痛的中医治疗具有很好的指导作用。但在疾病的发展过程中，由于病邪有兼夹，病情有轻重，正邪有虚实，病位有区别，故具体治法又有所不同，依其主因与兼夹证，抓住风湿性多肌痛的主要矛盾进行辨证论治。不论治疗重点在何处，治疗始终必须贯穿扶助阳气的根本思路，需长期坚持治疗，扶助正气，以消除发病的内在因素，抵御外邪的侵袭，防止复发。

一、风湿痹阻证

症状：肢体关节肌肉冷痛，游走不定，遇寒加重，得热痛减，昼轻夜重，关节屈伸不利，伴发热恶寒，头身酸痛困重，舌质淡红、苔薄白或白腻，脉弦紧或浮紧。

病机分析：素体虚弱，或起居失调，或汗出当风、淋雨受寒，风湿邪气侵入经络、关节、肌肉，痹阻经络。风邪善行而数变，故关节疼痛呈游走性，湿性重浊，湿邪为病，肢体沉重、肿胀。

治法：祛风除湿，通络止痛。

方药：柴葛桂枝汤（吴生元教授验方），药用柴胡、葛根、桂枝、白芍、羌活、独活、大枣、甘草、生姜、威灵仙。

临证参考：表证加炙麻黄、细辛；痛在上肢者加桑枝、片姜黄；痛在下肢者加怀牛膝；腰痛者加烫狗脊、续断、杜仲；湿邪偏重，加防己、苍术、薏苡仁。

二、寒湿痹阻证

症状：肢体关节肌肉冷痛、重着，痛有定处，屈伸不利，遇寒加重，得热痛减，或痛处肿胀，舌质胖淡，苔白或白腻，脉弦紧或沉紧。

病机分析：营卫失调，卫外不固，寒湿夹杂侵袭，痹阻经络，寒为阴邪，其性凝滞，主收引，血气受寒，气血流通不畅，肢体肌肉疼痛、怕冷，遇寒加重。湿性重浊、黏滞，肢体重着。

治法：温经散寒，除湿止痛。

方药：黄芪防己汤（《金匮要略》防己黄芪汤与防己茯苓汤加减化裁），药用黄芪、防己、桂枝、白术、茯苓、生姜、大枣、甘草。

临证参考：寒湿较盛，可选用附子桂枝汤，或麻黄附子细辛汤加减；痛在上肢者加桑枝、片姜黄；腰痛者加烫狗脊、续断、杜仲。

三、气血亏虚证

症状：肢体关节、肌肉疼痛，僵硬，喜揉喜按，迁延日久，时重时轻、失眠，面色无华，伴有心悸自汗，头晕乏力，食少，舌质淡，苔薄白，脉细弱。

病机分析：久痹不已，脾胃亏虚，或过劳或因后天调摄失常致气血不足，气血亏虚，筋骨、经络、肌肉失去濡养，临床可见肌肉酸痛无力，麻木不仁，面色苍白，神疲乏力，心悸。

治法：益气养血，舒经通络。

方药：补中桂枝汤（《脾胃论》补中益气汤和《伤寒论》桂枝汤化裁而成）。药用黄芪、党参、白术、陈皮、炙升麻、柴胡、当归、桂枝、白芍、细辛、川芎、独活、透骨草、淫羊藿、怀牛膝、大枣、甘草。

临证参考：头晕目眩加刺蒺藜、天麻、旋覆花；关节痛甚加鸡血藤、乳香、没药；寒邪偏重者，加白附片、干姜；湿邪偏重，加防己、苍术、薏苡仁。平时口服中成药补中益气丸、归脾丸等。

四、肝肾亏虚证

症状：关节肌肉、腰背部疼痛，肌肤麻木不仁，屈伸不利，腰膝酸软，或昼轻夜重，畏寒喜暖，手足不温，口淡不渴，或形体消瘦，手足心烦热，出汗，咽干耳鸣，头昏，舌质淡红或舌红，苔白或白腻或少苔，脉沉细或细数。

病机分析：久病，或年老体虚者，致肝肾亏虚，髓不能满，筋骨失养，腰为肾之府，可见腰背部肌肉疼痛，腰膝酸软，下肢无力。

治法：补益肝肾，强筋健骨。

方药：独活寄生汤（《备急千金要方》），药用党参、独活、桑寄生、骨碎补、淫羊藿、怀牛膝、杜仲、狗脊、鸡血藤、秦艽、川芎、白芍、桂枝、细辛、大枣、甘草。

临证参考：偏阳虚，加白附片、干姜，也可选用济生肾气丸（《济生方》）；偏阴虚，加知母、黄柏，可选用左归丸（《景岳全书》）；湿胜者，加薏苡仁、茯苓、苍术。

【用药分析】　中医认为风湿性多肌痛多以机体衰老、脏腑功能减退、气血亏虚、营卫不和为发病基础；阳气不足，腠理不密，或外露风寒，或坐卧寒湿，风寒湿等邪气乘虚侵袭机体，痹阻于肌肉筋脉而发为本病。表现为颈肩部、臀部、四肢肌肉疼痛、僵硬、怕冷，属风寒湿邪偏盛，治以祛风散寒、温经通络，方用柴葛桂枝汤加味，柴葛桂枝汤是云南省中医医院吴生元教授的经验方，本方由柴胡和桂枝加葛根汤加减而成，桂枝加葛根汤见于《伤寒论》第14条，其曰："太阳病，项背强几几，反汗出恶风者，桂枝加葛根汤主之"。证治由于风寒外束，营卫不和，太阳经气不利，经脉失养引起的太阳中风兼太阳经气不利之证。现经化裁后临床用于风湿性多肌痛，证属风寒湿邪偏盛之实证，方中桂枝辛温，能祛风湿、温通经脉、利关节。芍药入血分，和血脉，缓急止痛。芍药配甘草，缓挛急，止疼痛。姜、枣相合，可调和营卫，上药配伍即为桂枝汤，乃解肌祛风，调和营卫；葛根甘辛而平，一则能升阳发表，解肌祛风，助桂枝汤发表解肌，防止邪传阳明；二则生津液，缓解经脉之拘急。配伍细辛、麻黄、防风辛温散寒。柴胡和解宣通少阳，杜绝邪气内传，通过调枢，使阳气升降平衡，枢机运转正常，亦可宣通经气，解经脉气血之郁滞，同时协助太阳解表。纵观全方，一解太阳肤表，二解阳明肌表，三借少阳之药柴胡枢转达邪，以防邪陷三阴。临床可根据病变部位不同，加引经药使诸药直达病所：若肩部、上肢疼痛，加羌活、桑枝；臀部、髋周及下肢疼痛，加独活、怀牛膝。由于风湿性多肌痛易复发，若病情反复发展，邪气长期壅阻经络血脉，湿聚为痰，痰瘀互结，可随症加减活血化瘀、化痰通络之品。通过辨证口服中药，一则可减少激素的用量，提高疗效，二则有助于减少糖皮质激素的不良反应，预防疾病复发。

若证属寒湿痹阻证者，治宜温经散寒，除湿止痛，此时常选黄芪防己汤，由《金匮要略》防己黄芪汤与防己茯苓汤加减化裁，加细辛、羌活、独活、透骨草、川芎、淫羊藿、薏苡仁、葛根、桂枝等，寒湿偏盛者，选用桂枝附子汤（《伤寒论》），加细辛、羌活、独活、葛根、川芎、片姜黄等达温散寒湿、祛风活络之功，祛除风寒湿邪，阴消阳长，阳气内生，使人体阳气充足，增强机体抵抗力，消除发病内在因素，坚持长期治疗，提高远期疗效。

【临证验案】

案例一：张某，男，57岁，2009年7月11日初诊。

半年前，劳作洗澡冲凉后出现颈肩、背部、臀部肌肉疼痛，僵硬，怕冷，发热，测体温为38.4℃，自服"克感敏、风寒感冒冲剂"治疗，体温下降，仍感颈肩部、背部、臀部肌肉疼痛，僵硬，怕冷，遇寒加重，曾先后到当地诊所和云南省某人民医院住院诊治，诊断不清，予以西药治疗，症状缓解不明显，遂到我院就诊以寻求中医药诊治。入院时症见：颈肩部、背部、臀部、大腿肌肉疼痛，僵硬，怕冷，得温则缓，遇寒加重，精神、饮食正常，睡眠欠佳，舌质淡，苔薄白，脉细紧。查血常规、血生化、肌酶、ASO、RF、ANA、AKA、CCP等检查结果显示均正常，颈椎X线、肌电图检查，均未见明显异常，ESR：44mm/h，西医诊断为"风湿性多肌痛"，中医证属风寒湿痹。方予柴葛桂枝汤加减，组方如下：柴胡15g，葛根30g，桂枝15g，白芍15g，细辛6g，炙麻黄15g，羌活10g，独活15g，怀牛膝15g，川芎15g，大枣10g，甘草10g。予5剂煎服，同时予泼尼松20mg/d口服，嘱患者规律服用激素并逐渐减量。一周后复诊，患者肌肉疼痛、僵硬症状明显减轻，肢体关节活动好转。继予上方口服7剂后，颈肩、背部、臀部、大腿肌肉时有疼痛，僵硬不明显，仍感怕冷、喜暖，方药予附子桂枝汤加减，加强温阳散寒，方药如下：白附片30g（另包先煎3h），桂枝15g，白芍15g，细辛6g，川芎15g，葛根30g，羌活15g，独活15g，片姜黄15g，淫羊藿15g，大枣10g，甘草10g，同时泼尼松减至15mg/d。不定期门诊随诊，间断服用中药半年后复诊，泼尼松已完全停药，患者仅在天气变化时感颈肩部不适，复查血沉已降至正常。

按：老年患者，肝肾气血亏虚，加之劳累后，气血愈虚，卫外不固，洗澡受凉后，风寒湿邪乘虚侵袭痹阻肌肉经脉，颈肩、背部、臀部肌肉疼痛，僵硬，怕冷，邪气不得外散，故见发热，证属风寒湿痹之标实证，属于疾病早期，急则治其标，急性期当以祛邪为主，故予柴葛桂枝汤施治，全方合用达祛风湿、通经脉、调营卫，病邪才得以祛除。（录自云南省中医医院风湿病科案例）

案例二：汤某，男，62岁，2005年5月9日初诊。

自2004年6月份起，无明显诱因下出现两髋关节以下肌肉疼痛、僵硬、重着，逐步加重至不能蹲、跨、弯腰，继则不能步行，两下肢上抬高度离地小于5cm，3个月后头颈疼痛、僵硬，不能转侧，背、腰疼痛，痛甚而不能寐。自言：白天不敢坐（站不起来），晚上不敢睡（不能翻身，且需滚动全身才能勉强下地）。曾在多家医院神经内科及骨伤科就诊，查 CRP、ESR、ASO、RF、BRT、HLA-B27、血生化、肌电图等，以及头颅、髋关节、腰椎 MRI 检查，均未见明显异常，诊断为"风湿性多肌痛"。曾服多种药物及忍受"火灸"之痛，均无效，因拒绝激素治疗转来我院。查肢体关节冷痛重着，痛有定处，遇寒痛剧，得热痛减，舌质红、苔白腻，脉弦紧、两尺弱。辨证为寒湿痹阻型痹证，系肾阳虚衰，机体失于温煦，寒邪束于肌表、关节、经脉，卫阳不得布达，气血运行不畅，脉络受阻而引发。予麻黄附子细辛汤、桂枝芍药知母汤、乌头汤加减，重用附子温阳散寒，通痹止痛。处方：附子、麻黄、细辛、桂枝、防风、独活各 10g，炒白芍、茯苓、知母各 15g，黑小豆 30g，甘草 6g，制川乌、制草乌、狗脊、当归、川芎、淫羊藿、威灵仙、制半夏各 12g。5 天后复诊：颈部已能转动，疼痛略微减轻。以后复诊，附子逐步加量，症状亦随之明显改善，治疗中先后加用南星、蕲蛇、补骨脂、菟丝子、黄芪、豨莶草、海风藤、片姜黄、千年健、钻地风、老鹳草等。附子用至 50g/剂时，疼痛、重着、僵硬症状基本消失，能敏捷快速地拾地面之物，患者喜出望外，信心百倍。经 5 个月治疗而病告痊愈。期间使用过扎冲十三味丸、通心络胶囊等中成药，痊愈后用补肝肾、养精血、化瘀滞之培元散（自拟）调理固本。病人自己统计附子用量，总计 4549g，服药过程中未见毒性反应，复查肝肾功能、电解质、心电图均正常。

按：患者属花甲之年，肝肾亏虚，精血不足，风寒湿邪客于肌肉、关节，闭阻经脉，初始投药不当，病情久延，命门火衰。治疗当补助真元，散寒通阳，活血化瘀，宣通经络。故方中重用附子温经散寒，补益肾阳；加用麻、桂、细辛、乌头等温通之品也极为重要。其一，瘀滞非温不通，寒湿非温不散，虚损非温不补。温通药在补益肝肾、祛风散寒及化瘀通滞中起到至关重要的作用。其二，寒湿顽痹，起病皆由于风、寒、湿邪经皮毛腠理进入肌肉骨骼，由表入里，"表"既是寒邪入路，亦是邪之出路，通过诸药温经散寒，辛温发表，腠理一开，伏邪外达，是治愈该患者的关键。（朱黎红医案）

案例三：患者，女，57 岁，2004 年 1 月 12 日初诊。

自 2003 年 4 月份起，无诱因出现肩背部僵痛，不能转侧，一个月后出现臀部肌肉疼痛重着，严重时影响行走。曾于某省人民医院查血常规、ASO、RF、HLA-B27、肌酶以及颈椎、腰椎 MRI 检查，均未见明显异常，红细胞沉降率升高至 90mm/h，诊断为"风湿性多肌痛"，未用西药，多次理疗效果不佳，于我院寻中医诊治。刻下：颈肩、臀部肌肉冷痛重着，遇寒痛剧，得热痛减，舌质淡、苔白腻，脉沉弦。辨病辨证为痹证之寒湿痹阻证，予麻黄附子细辛汤、乌头汤加减。处方：麻黄、附子、桂枝、制川乌、制草乌、全蝎、防风、钩藤各 10g，蜈蚣 3 条，细辛 3g，狗脊、当归、川芎、淫羊藿、威灵仙各 12g，葛根、炒白芍、薏苡仁各 20g，甘草 6g。服药七剂后肢体疼痛明显减轻。继服十四剂，患者颈肩、臀部症状基本消失，复查红细胞沉降率降至 30mm/h。

按：患者年近六旬，肝肾不足，阴气自半，寒湿之邪客于肢体肌肉、郁闭经脉，治疗宜温经散寒，通络止痛。方中附子、麻黄、桂枝、乌头、细辛等温通之品为君，共起温经散寒之效；狗脊、淫羊藿补肾壮阳，当归、川芎、威灵仙活血化瘀通经，全蝎、蜈蚣剔络搜风止痛共为臣药；钩藤、葛根一则为引经药，使药力得以到达病所，二则葛根与白芍还起到舒筋养阴、防止君药温燥伤阴之效。（马永桢医案）

【文献选读】

《素问·痹论》："风、寒、湿三气杂至，合而为痹也，其风气胜者为行痹，寒气胜者为痛痹，湿气胜者为着痹也。"

《素问·至真要大论》："太阴司天，湿淫所胜，则沉阴且布，雨变枯槁。胕肿骨痛阴痹，阴痹者，按之不得，腰脊头项痛，时眩，大便难，阴气不用，饥不欲食，咳唾则有血，心如悬，病本于肾。"

《圣济总录·着痹》："论曰：《内经》谓湿气胜者为着痹，地之湿气感则害人皮肉筋脉。盖湿土也，土性缓，营卫之气，与湿俱留，所以湿胜则着而不移也。其证多汗而濡者，以阴气盛也。治宜除寒湿，通行经络则瘥。"

《诸病源候论》："人腠理虚者，则由风寒湿气伤之，搏于血气，血气不行，则不宣。真邪相击，在于肌肉之间，故其肌肤尽痛。然诸阳之经，宣行阳气，通于身体，风湿之气，客在肌肤，初始为痹。若伤诸阳之经，阳气行则迟缓，而机关驰纵，筋脉不收摄，故风湿痹而复身体手足不随也。"

《中藏经·论肉痹》："肉痹者，饮食不节，膏粱肥美之所为也。脾者，肉之本，脾气已失，则肉不荣，肉不荣则肌肤不滑泽，肌肉不滑泽则腠理疏，则风寒暑湿之邪易为入，故久不治，则为肉痹也。肉痹之状，其先能食而不能充悦，四肢缓而不收持者是也。其右关脉举按皆无力，而往来涩者是也。宜节饮食，以调其脏；常起居，以安其脾；然后依经补泻，以求其愈尔。"

《医宗必读·痹》："治外者，散邪为急，治脏者，养正为先……治痛痹者，散寒为主，疏风燥湿仍不可缺，大抵参以补血之剂，非大辛大温，不能释其凝寒之害也。"

参 考 文 献

[1] 张胜昔，王玉明．风湿性多肌痛的中医治疗近况［J］．世界中西医结合杂志，2008，33（11）：692-693.

[2] 朱黎红，王秋雁，张卫华．重用附子治疗风湿性多肌痛体会［J］．浙江中医杂志，2007，42（4）：190-191.

[3] 郭峰．马永桢辨治风湿性多肌痛经验撷菁［J］．中国现代药物应用，2011，5（24）：120.

第五节　痛风（痛风性关节炎）

【概述】　痛风（gout）是一种由嘌呤代谢紊乱所致的疾病，痛风性急性关节炎是痛风最常见的首发症状，是尿酸钠盐在关节及周围组织以结晶形式沉积引起的急性炎症反应。近些年来，由于生活水平逐渐提高，饮食结构中高脂肪、高蛋白质、高嘌呤成分增加，以及不良的饮酒习惯，痛风的发病率也随之增高。在欧美国家痛风发病率为 0.13%～0.37%，我国近期报导，国内发病率接近 0.3%，已成为一种临床常见病，如不及时治疗和控制，体内嘌呤代谢障碍进一步发展，可发生痛风石的沉积，致使出现痛风石、关节畸形及功能障碍，甚或导致间质性肾炎或肾结石形成，对人体健康危害匪浅。

痛风病古已有之，在中医理论与实践中早有所成，金元时代《东垣十书》《丹溪心法》等将痹证中的痛痹与行痹并列称为"痛风"或"白虎历节"，诊治方法与痛痹的原则和方法大致相同。中医对痛风性关节炎的病因、病机及临床分型诊治尚无统一见解，治疗方法迥异不同。

目前许多医家多认为痛风主要在于人体正气不足，阴阳失调，饮食不节，湿热痰瘀等病理产物聚于体内，胶结留注经络；复因饮食劳倦，起居不慎，感受外邪，内外合邪，气血凝滞不通，不通则痛，发为痛风。

【从扶阳理论释因】　急性痛风性关节炎患者以 30～40 岁以上男性发病率较高，近几年逐渐呈现年轻化趋势，以常在夜间突然发作为主要特点，其发病内因为先天禀赋不足，肝肾亏虚，精血不足，则筋骨经脉失养；脾肾阳虚，阳虚则寒，凝滞筋脉。外因方面，夜间阳气虚弱，寒邪较盛，易感受风、寒、湿邪，内外寒湿邪气留着于肢体、筋骨、关节之间，痹阻经脉气血，再加之平素嗜食膏粱厚味，饮酒生湿，劳倦内伤，湿热聚而生痰，痰凝而血瘀，湿热痰瘀不得及时宣散，蕴郁交结于腠理皮肤之间，形成里有寒湿阻痹，外有湿热痰瘀阻滞，致使关节经脉气血不通导致痛风性关节炎的发生。内因不攘，外邪不祛，则痛不止，内外相合致病则痛甚，故内寒外热为其病机的主要矛盾。

痛风性关节炎长期反复发作，病程冗长，此时病情处于慢性期，日久耗气伤阳，故多呈本虚标实证，其本在肾阳不足，其标在寒、在湿、在瘀。因此，治疗从扶阳为本，在此基础上，由于兼夹证候不同，或辛温散寒，或健脾祛湿，或化瘀通络等，灵活辨证，巧施治法，可取得较好疗效。

【用扶阳法论治】　痛风性关节炎的发作是由于风寒湿邪阻痹经脉，与内在之痰湿相互交作，邪气不得外散，郁而化热于皮肤腠理而导致急性关节肿痛发作，为寒热交织之病证，在内为寒湿痹阻，经脉气血不通，在外为湿热痰瘀蕴结不得解散，常常表现为受累关节的疼痛明显，局部肿胀，肤温略高，肤色正常或肤色暗红，伴轻度畏寒，临床辨治时要紧扣患者的临床表现要点，抓住主要矛盾，方能做到准确辨证论治。故其治法不能是单一的化寒化热，而采用寒热异治，内外分消的方法加以治疗，内服散寒除湿，温通经络的吴氏蠲痹饮（吴氏内服验方），外用清热解毒、散结消肿的苦参黄柏汤（吴氏外用验方）泡洗患处，内外合治，对痛风性急性关节炎可达到消肿散结止痛的目的，比单用内服或外治明显提高了疗效。

在论治时需掌握其不同特征，分清主次。本病多虚实夹杂，虚证为气血亏虚证多见，重者则见肝肾亏虚；实证为湿热、寒湿、痰浊、瘀血。早期以实证为主，中晚期则多见虚实兼夹，甚至以虚证为主。故治疗早期以祛邪为主，中晚期以扶正祛邪兼顾。祛邪根据邪气的性质分别予以清热、散寒、除湿、化痰、行瘀，兼顾"宣痹通络"；治湿宜结合健脾益气，即所谓"脾旺能胜湿，气足无顽麻"；扶正以补益肝肾、益气养血等常用之法。

一、内寒外热

症状：关节疼痛，局部触之发热，但自觉畏寒，全身热象不显，舌苔或薄白或黄，或黄白相间，脉沉细或沉紧或弦数。

病机分析：内因脾肾阳虚，阳虚则寒，凝滞筋脉；外因阳气虚弱，易感受风、寒、湿邪，内外寒湿邪气留着于肢体、筋骨、关节之间，痹阻经脉气血，加之平素嗜食膏粱厚味，内生湿热，湿热聚而生痰，痰凝而血瘀，湿热痰瘀蕴郁，交结于腠理皮肤之间，形成里有寒湿阻痹，外有湿热痰瘀阻滞，致使关节经脉气血不通。

治法：寒热分消，内外合治。内治散寒除湿，温通经络；外用清热解毒、散结消肿。

方药：内服吴氏蠲痹饮（吴生元验方），黄芪、防己、桂枝、白术、茯苓、细辛、川芎、羌活、独活、秦艽、怀牛膝、海桐皮、海风藤、生姜、大枣、甘草；外用苦参黄柏汤泡洗，苦参、黄柏、土茯苓、虎杖、刺蒺藜、皂刺、怀牛膝、薏苡仁、海桐皮、海风藤、枯矾、密陀僧。

临证参考：关节注意保暖，避免劳累，大量饮水，调摄饮食，疼痛难忍时，可口服非甾体抗炎药。

二、脾虚湿阻证

症状：无症状期，或仅有轻微的关节症状，或高尿酸血症，或见身困倦怠，头昏头晕，腰膝酸痛，纳食减少，脘腹胀闷；舌质淡胖或舌尖红，苔白或黄厚腻，脉细或弦滑等。

病机分析：饮食不节，如嗜食生冷酒醴肥甘，或饥饱失常，损伤脾胃，脾胃运化失职，津液不得运化转输，停聚而生湿，痰湿壅盛，蕴结于体内。

治法：健脾化痰，渗湿通络。

方药：四君子汤（《太平惠民和剂局方》），药用人参、茯苓、白术、土茯苓、金钱草、三七、天竺黄、滑石、薏苡仁。

临证参考：湿浊甚者，加猪苓、泽泻、车前子、防己、玉米须；脘腹胀闷、食少者加木香、砂仁、陈皮、法半夏；腰膝酸痛者，加黄芪、杜仲、桑寄生、骨碎补。

三、寒湿痹阻证

症状：关节疼痛，肿胀不甚，局部不热，痛有定处，屈伸不利，或见皮下结节或痛风石，肌肤麻木不仁；舌苔薄白或白腻，脉弦或濡缓。

病机分析：外感风、寒、湿邪气，寒湿留滞经脉，闭阻气血，气血壅滞，不通则痛，而发为关节疼痛；寒性收引，湿邪重浊，故见关节肿胀，关节屈伸不利，遇寒加重。

治法：温经散寒，除湿通络。

方药：黄芪防己汤（《金匮要略》防己黄芪汤与防己茯苓汤加减化裁），药用黄芪、防己、桂枝、细辛、当归、独活、羌活、白术、防风、淫羊藿、薏苡仁。

临证参考：寒甚者，加附片；湿邪偏甚者，加木瓜、萆薢；皮下结节或痛风石，加天南星、金钱草、炮山甲。

四、肝肾亏虚证

症状：关节疼痛，反复发作，日久不愈，时轻时重或游走不定，甚或关节变形，屈伸不利，腰膝酸痛或足跟疼痛，神疲乏力；舌淡苔白，脉滑细。

病机分析：久病失调，或年老体弱，肝肾亏虚，肾精不足，不能濡养筋脉关节，则见关节疼痛，腰膝酸软，神疲乏力，反复发作，关节变形。

治法：益肾养肝，活络止痛。

方药：独活寄生汤（《备急千金要方》），药用独活、桑寄生、秦艽、防风、川芎、当归、桂枝、白芍、生地、怀牛膝、杜仲、党参、淫羊藿。

临证参考：冷痛甚者，加附片、干姜；腰膝酸痛甚者，加黄芪、鹿角霜、续断；关节重着、麻木者，加防己、薏苡仁、苍术、鸡血藤；皮下结节，加天南星、白芥子；阴虚者，合二至丸加减，或以六味丸、左归丸加减；阴虚火旺者，加知母、黄柏，或以知柏地黄丸加减。

【用药分析】　痛风内寒外热证者，在痹证初期、加重期多见，常因劳累、暴饮暴食、食用高嘌呤食物、饮酒及外感风寒等诱发，临床表现为局部关节突发红肿热痛，活动受限，可伴发热恶寒，倦怠纳差，口不渴或渴喜热饮，舌淡，苔薄白，脉沉细或沉紧。治疗宜寒热异途、内外分消，吴氏蠲痹饮及苦参黄柏汤均系云南著名中医学家吴佩衡验方，原方主要是用以治疗风湿痹证，按中医学的观点，肢体关节疼痛肿胀，其机制皆属经脉气血痹阻不通所致，所谓"通则不痛，痛则不通"。一般认为，痹证的范围较大，而痛风、历节亦属于痹证的范畴，后世医家也有认为可将痛风归属于痹证范围，因此我们将吴氏蠲痹饮及苦参黄柏汤用于治疗痛风性急性关节炎，同样起到了满意的效果，内外合治，不仅疗效好，疗程也不长，无毒性反应和不良反应，安全有效，简便易行，体现了中医药的优势和特色，值得加以推广。

吴氏蠲痹饮由附子、桂枝、细辛、茯苓、白术、薏苡仁、生黄芪、牛膝、独活、透骨草、生姜、大枣、甘草组成，方中附子、桂枝、细辛、生姜温经复阳、散寒止痛，卫阳振奋，驱邪外出，邪去体安。阳复则血流运行通畅，阴液得以化生。加茯苓、白术、薏苡仁、生黄芪以益气健脾、利湿化浊，"诸湿肿满，皆属于脾"，脾气健运则湿浊自消。怀牛膝与独活既有引药下行之意，又有怀牛膝清热凉血通经络、独活祛风除湿之妙。配伍伸筋草，增强祛风散寒，除湿消肿之功。

苦参黄柏汤主要由苦参、生黄柏、土茯苓、皂刺、白蒺藜、川牛膝、海桐皮、海风藤、透骨草等药物组成，方中既有清热解毒、祛风利湿之药，又有活血止痛、通络散结之品，全方配伍严谨，互相配合，使湿热邪气得解，痹阻经络畅通，达到清热解毒、消肿散结之功。

病情迁延发作，发展至慢性期，或急性期过用寒冷药物，耗损元阳，脾肾阳虚。脾虚中焦运化无力，水湿内生，则身困倦怠，纳差，脘腹胀闷，关节疼痛，治宜健脾化痰、渗湿通络，方选四君子汤加减；阳气亏虚，寒湿外犯机体，痹阻关节经络，本在阳虚，标在寒湿，治疗以温经散寒为主，兼以除湿通络，以黄芪防己汤为基础加减遣方用药。

【临证验案】

案例一：蒋某，男，59岁，干部，1997年4月17日初诊。

患者因左足第一跖趾关节红肿热痛伴行动不便3天，到我院就诊。自述有"痛风性关节炎"史10余年，3天前曾进食螃蟹，次日突然感到左足第一跖趾关节急性红肿热痛，疼痛进行性加剧，自服"别嘌呤醇"治疗无效。刻下见左足第一跖趾关节红肿热痛，局部皮肤灼热感，左足不能着地行走，伴烦躁，头痛，汗出，舌质淡红苔白，脉弦紧。实验室检查：血尿酸490μmol/L，肾功能正常，血常规正常，血沉20mm/h，中医辨证：痹证，内为气血不足，寒湿阻痹；外为湿热蕴结。给以内服吴氏蠲痹饮，散寒除湿，益气活血，舒筋止痛；外洗用苦参黄柏汤清热祛湿，解毒消肿。内服方：附片30g（开水先煎3h），黄芪30g，防己15g，桂枝20g，白术15g，茯苓15g，细辛8g，川芎15g，独活

15g，怀牛膝15g，薏苡仁15g，淫羊藿15g，生姜3片，大枣5枚，甘草10g。每日1剂，水煎分3次温服。外洗方：苦参30g，土茯苓30g，黄柏20g，生大黄20g，虎杖20g，刺蒺藜20g，皂刺20g，怀牛膝15g，透骨草15g，海桐皮15g，海风藤10g，薏苡仁15g，煎水熏洗，每日2次，每次20分钟，每剂用2天，连用3剂。

4月22日复诊，患者左足第一跖趾关节红肿热痛明显减轻，已能行走，局部皮肤灼热红肿渐消，烦躁头痛缓解，饮食可，二便调，舌质淡红，苔薄白，脉弦。继续原治疗方案不变，守方再用3剂。

4月26日三诊，上述症状完全消失，复查血尿酸，已降至正常值范围，血沉14mm/h，停用外洗方，继续益气养血、舒经活络之剂以善其后，半年后随访，未见复发。

按：患者内因为禀赋不足，肝肾亏虚，精血不足，则筋骨经脉失养；外因方面，感受风、寒、湿邪，留着于肢体、筋骨、关节之间，痹阻经脉气血，加之进食高嘌呤饮食后，湿热内生，湿热不得宣散，蕴郁交结于腠理皮肤之间，形成里有寒湿阻痹，外有湿热壅塞，至使关节经脉气血不通而发为痛风。针对此证候病机特点，采用了内外合治的方法，内服吴氏蠲痹饮以温散寒湿，通经活络而除痹阻，外用苦参黄柏汤熏洗，清热燥湿，化痰瘀而消肿痛，寒热异途，内外分消，比单纯的内治或外治收效更速，收到较为满意的效果（录自云南省中医医院风湿病科病案）。

案例二：患者，男，58岁，干部，2008年10月21日初诊。

罹患痛风性关节炎6年余，近2年多来症状加重，左踝关节及双侧第一跖趾关节几乎常年肿痛，以致无法穿着皮鞋，平时走路稍长即感疼痛，遍服抗痛风中西药及消炎止痛药，未能根治，停药2~3日又发，苦不堪言。伴见形寒畏冷，肢凉腰酸，口不渴，苔白厚微腻、舌淡红而胖大，边有齿痕，脉沉细。尿酸642μmol/L。脉症合参，考虑为元阳不足，寒湿阻滞经脉，经气不利所致。治当扶阳散寒，除湿通痹，四逆汤加味：制附子30g（先煎），干姜20g，桂枝30g，当归15g，细辛5g，淫羊藿30g，补骨脂15g，菟丝子15g，续断15g，土茯苓30g，威灵仙15g，白芷10g，炒白术15g，苍术15g，炙甘草15g。7剂，每日1剂，水煎服。

二诊（10月28日）：关节肿痛明显减轻，但服药后出现周身骨节麻木感，约1~2h后消退，并感神疲乏力，不欲动作，苔薄白微腻，舌淡红而胖大，边有齿痕，脉细。上方制附子改为60g（先煎），干姜改为30g，细辛改为10g，当归改为20g，加鹿角霜15g。7剂，每日1剂，水煎服。

三诊（11月4日）：关节肿痛等症若失，而且感觉周身骨节通泰舒适，精神体力显著改善，试走约1h路程，尚无不适现象，并可穿皮鞋。舌淡红，苔薄白，脉细有力。续上方制附子改为100g（先煎），鹿角霜改为20g，连服7剂，肿痛未作，身轻神爽，若无病然，尿酸亦转为正常。应患者之意，停药观察半个月，其间试少许饮酒及进食海鲜等，并未发作，再查尿酸仍无异常，多年痼疾从此告愈。为从长计议，嘱其以制附子30g，生姜20g，水煎服，隔日1剂，迄今仍良好。

按：痛风性关节炎乃临床顽症，病程长，易复发。由于其发作时多表现为关节红肿热痛，以下肢足踝关节为主，以湿热为患。然该病中年以上为多见，《黄帝内经》云："年过四十，阴气自半。"加之其病程较长，日久耗气伤阳，故多呈本虚标实证，其本在元阳、在肾，其标在寒、在湿、在瘀。因此，治疗多从扶阳入手，兼祛湿、化瘀、通络，

收到较好疗效。（余天泰医案）

【文献选读】

《格致余论·痛风论》："彼痛风者，大率因血受热，已自沸腾，其后或涉冷水，或立湿地，或扇取凉，或卧当风，寒凉外抟。热血得寒，汗浊凝涩，所以作痛，夜则痛甚，行于阴也。治法以辛热之剂，流散寒湿，开发腠理，其血得行，与气相和，其病自安。"

《丹溪心法》："痛风者，四肢百节走痛是也，他方书谓之白虎历节风证"，"大率有痰、风热、风湿、血虚……又有痛风而痛有常处，其痛处赤肿灼热，或浑身壮热，此欲成风毒。"

《丹溪心法》："痛风者，四肢百节走痛。方书谓之白虎历节风证是也。大率有痰、风热、风湿、血虚。因于风者，小续命汤；因于湿者，苍术、白术之类，佐以竹沥；因于痰者，二陈汤加酒炒黄芩、羌活、苍术；因于血虚者，用归、芎之类，佐以红花、桃仁。大法之方：苍术、川芎、白芷、南星、当归、酒黄芩。在上者，加羌活、威灵仙、桂枝；在下者，加牛膝、防己、木通、黄柏；若血虚，宜多用川芎、当归，佐以桃仁、红花、桂枝、威灵仙。凡治痛风，取薄桂味淡者，独此能横行手臂，领南星、苍术等药至痛处。"

《万病回春·痛风》："凡骨节疼痛，如寒热发肿块者，是湿痰流注经络，与痛风同治法。若医迟不散，则成脓矣，外用敷药。"

《医学正传》："夫古之所谓痛痹者，即今之痛风也。诸方书又谓之白虎历节风，以其走痛于四肢骨节，如虎咬之状，而以其名名之耳。"

参 考 文 献

[1] 吴生元，彭江云．中医痹病学［M］．昆明：云南科技出版社，2013：377-391.
[2] 吴泳昕，肖泓．痛风性急性关节炎中医证治探讨［J］．云南中医中药杂志，2003，24（3）：7.
[3] 余天泰．扶阳学派理论在杂病中的应用［J］．世界中医药，2010，5（3）：185-187.

第六节　浊瘀病（高尿酸血症）

【概述】　浊瘀病相当于西医高尿酸血症（Hyperuricemia，HUM），是嘌呤代谢紊乱和（或）尿酸排泄减少所致的疾病，其临床特点为血尿酸升高，临床上无明显症状，常在体检或急性痛风性关节炎发作后实验室检查才发现血尿酸升高，无症状高尿酸血症被认为是发生痛风的前驱症状，血尿酸水平与以后痛风的发生有直接关系，所以对痛风的治疗既要控制急性关节炎发作，又要长期治疗高尿酸血症。此外，痛风间歇期和慢性期患者临床表现为血尿酸升高，而关节肿痛不明显者，均可从高尿酸血症论治。

近年来，随着人民生活水平的提高、饮食结构和生活习惯的改变，我国高尿酸血症的患病率逐年增高，且发病年龄有年轻化趋势。高尿酸血症与肥胖、高血压、高脂血症、冠心病、胰岛素抵抗密切相关，已成为识别代谢综合征的早期标志。随着高尿酸血症发病率的增加和高尿酸血症对糖尿病、动脉硬化及肾脏病变的影响，人们开始关注高尿酸血症的干预治疗。

高尿酸血症是由于嘌呤代谢紊乱导致血尿酸升高的一种疾病。过多的尿酸积聚于体内，可形成对机体损害的病理产物；痰湿则是由水液代谢障碍所形成的病理产物。就形态以及病理性质而言，血尿酸异常升高与中医之"痰湿、浊瘀"类似，可归属于中医"浊瘀病"范畴。自古中医即有"无湿不成痰""痰生百病"之说。痰湿内蕴是作为高尿酸血症的基本成因，历代医家早有论述。《素问·奇病论》曰："此人必数食甘肥美而多肥……"饮酒过度、偏食膏粱厚味、甘美甜腻食品，使脾运失健，助湿生痰，痰湿流注肌体，形成肥胖，故有"肥人多湿多痰"之说。明·张介宾《景岳全书·脚气》中认为，痛风内因由于平素肥甘过度，湿壅下焦。清·李用粹《证治汇补·痛风》："痛风即《内经》痛痹也。因气血亏损，湿痰浊血，留滞经络，注而为病。或客四肢，或客腰背，百节走痛攻刺，如风之善动，故曰痛风"。

【从扶阳理论释因】 痰浊之形成在五脏之中与脾肾的关系最为密切。明·张介宾《景岳全书》云："五脏之病，虽俱能生痰，然无不由乎脾肾。盖脾主湿，湿动则为痰；肾主水，水泛亦为痰。故痰之化无不在脾，而痰之本无不在肾。"又谓："夫人之多痰，悉由中虚而然……不观之强壮之人，任其多饮多食，则随食随化，未见其为痰也。惟是不能者，反能生痰。此以脾虚不能化食，而食即为痰也。正以脾气愈虚，则全不能化而水液尽为痰也。"清·刘士廉《医学集成·痰证》云："痰虽生于脾胃，其实由肾阳虚损，不能熏蒸脾胃，以致脾胃纳涩而痰成矣。"

从血尿酸生成来看，高尿酸血症的原因，其一，生成过多，主当责之于脾，脾主运化，脾气运化食物和水液，脾健则水精四布，脾病则水反为痰为湿为浊；其二，排泄减少，责之于脾肾。《素问·逆调论》："肾者，水藏，主津液"，肾气对于水液代谢的主司和调节作用，各脏腑形体官窍代谢后产生的浊液，在肾气的蒸腾和气化作用下分清别浊，凡种种原因致肾气不足，气不化水，水泛为痰；或肾阴亏耗，虚火灼液，化湿生痰；或肾阳不足，脾失温煦，津凝为痰，由此导致尿酸产生过多或排泄减少，使得过多的尿酸停于体内。

脾为后天之本，气血生化之源；肾为先天之本，水火之根。先天脾气亏虚、肾气不足，失于温化功能，则气化、排泄水液的功能减弱；后天又过食肥甘厚味伤及脾胃致水湿运化失常，水湿停滞，水湿蕴久，可化为痰湿脂浊，痰湿即为病理变化的产物，极易阻碍气机，或阻于脾，或碍于肾，加重脾肾亏损，进一步阻碍津液输布，病情发展、恶化，形成恶性循环。临床中晚期可见痛风石、关节穿凿样改变、肾功能不全、肾功能衰竭等痛风继发性病变，以致变证丛生。

痰湿黏腻浊滞，为病缠绵难解，以致痛风病情反复，迁延难愈。痛风日久，关节畸形，行动困难。《素问·宣明五气论》谓："久坐伤肉，久卧伤气。"久坐少动可致气伤而虚，肉伤损脾。气虚脾损则运化无力，水谷精微代谢失调，膏脂痰浊内聚。痰浊阻滞脉道，妨碍血液运行，同样也能产生瘀血，形成痰瘀互结的病机。故《医宗粹言》云："郁痰所积，后因伤血，故随蓄滞，与痰相聚，名曰痰夹瘀血，治宜导痰消血。"《血证论》也说："痰亦化为血。"

【用扶阳法论治】 高尿酸血症以脾肾气虚（阳虚）、痰湿浊瘀内蕴为本病病机的关键。诚如陈修园《医学从众录·痰饮》云："王节斋曰：痰之本，水也，原于肾；痰之动，湿也，主于脾。"该病中年以上为多见，《黄帝内经》云："年过四十，阴气自半。"总而言之，高尿酸血症为本虚标实之证，其标在痰湿浊瘀，其本在脾肾气虚。治疗上把握总的病机，当以健脾渗湿、温阳化气、化痰通络为主，痰饮水湿温化排出体外，旨在"脾运湿邪自去"，体现了张仲景"治痰饮者，当以温药和之"的治疗思想，以鼓动元阳，阴邪痰湿立消，从而减少血尿酸的生成和促进排泄，达到降低血尿酸、减轻痛风的发作，减少发作次数，防止各种并发症的发生，以达到治疗和控制本病的目的。

一、脾肾阳虚证

症状：仅见血尿酸升高，关节无肿痛，或有轻微关节症状，关节怕冷，面色㿠白，口淡不渴，喜热饮，或腰酸乏力，畏寒，小便清长，舌质淡胖，苔白或黄薄腻，脉沉细或濡细。

病机分析：先天脾肾阳气不足，气化、排泄水液的功能减弱，后天又过食肥甘厚味伤及脾胃，致水湿运化失常，湿浊内蕴。

治法：温阳健脾，化湿泄浊。

方药：五苓散（《伤寒论》），药用桂枝、猪苓、茯苓、泽泻、白术、甘草。

临证参考：关节疼痛者，加羌活、独活、川芎；饮食差，加鸡内金、党参、炒麦芽；痛风石，加胆南星、白芥子、炮穿山甲。

二、脾虚湿盛证

症状：无症状，或仅有轻微的关节症状，血尿酸高，体型偏胖，或见身困乏力，脘腹胀闷，纳食减少，舌质淡胖或舌尖红，苔白或黄厚腻，脉细或弦滑等。

病机分析：饮食不节，如嗜食生冷、酒醴、肥甘，或饥饱失常，损伤脾胃，脾胃运化失职，津液不得运化转输，停聚而生湿，痰湿壅盛，蕴结于体内。

治法：健脾化痰，渗湿通络。

方药：四君子汤（《太平惠民和剂局方》）加减，药用人参、茯苓、白术、土茯苓、金钱草、三七、天竺黄、滑石、薏苡仁。

临证参考：湿浊甚者，加猪苓、泽泻、车前子、防己、玉米须；脘腹胀闷、食少者加木香、砂仁、陈皮、法半夏；腰膝酸痛者，加黄芪、杜仲、桑寄生、骨碎补。

【用药分析】　痰浊内蕴为本病产生的病理基础，治疗需从病机化湿泄浊着手，要去其湿浊必给邪以出路，治湿不利小便非其治也，不健脾非治其本也，五苓散作为通阳化气、健脾利水的代表方剂，较好地吻合了高尿酸血症之病因病机。

五苓散在《伤寒论》中用来治疗太阳表邪未解，内传太阳之腑，以致膀胱气化不利，遂成太阳经腑同病之蓄水证，具有温阳健脾、化湿泄浊之功，全方由桂枝、猪苓、茯苓、泽泻、白术组成。在《金匮要略》中又用来主治癫眩之水气病，此方具有利水渗湿、温阳化气之功。方中用泽泻、茯苓、猪苓，取其甘淡性寒，健脾以淡渗利湿，三药相合，相互协同，导水下行而增强利水化饮之功；白术苦温燥湿利水，健脾益气，转输脾气以行水生津；桂枝辛温，通阳化气利水。五药相伍，可起到温阳化气、调畅三焦气机的功效，使气血津液输布有常，蓄留水饮痰湿诸疾自除。

对于脾虚湿盛者，可配伍四君子加减；对于偏肾阳虚者，可选济生肾气丸加减。上肢关节疼痛者，加羌活、白芷；下肢关节疼痛，加独活、怀牛膝；痛风石者，加金钱草、白芥子、胆南星；关节肿胀者，加防己、益母草；瘀血阻滞，加桃仁、红花、土鳖虫；

有化热征象者，加薏苡仁、土茯苓、萆薢。但温补之品不可以重用，以免助湿化热，或虚不受补。

【临证验案】

案例一：陈某，男，62岁，2010年7月12日初诊。

双膝、足背、第一跖趾关节肿痛反复发作10年，曾在多家医院诊断为"痛风"，未系统用药治疗。近1年以来，关节肿痛发作次数较以前明显增多，于2010年7月12日到我院就诊，求助中医药治疗。家族中弟弟有痛风病史。查体：体型偏胖，双膝、双踝、第一跖趾关节压痛，双踝略肿，触之皮温正常。刻下见：双膝、踝、第一跖趾关节略肿痛，行走时疼痛明显，活动不利，喜暖，怕冷，腰膝酸软，口淡，饮食欠佳，时有胃脘疼痛，大小便正常，舌质淡，苔白腻，脉沉细。查血尿酸556μmol/L，肾功能正常。西医诊断：高尿酸血症，中医证属：脾肾阳虚。治宜温阳健脾、利湿化浊。处方：桂枝15g，泽泻15g，白术15g，茯苓15g，猪苓10g，独活15g，怀牛膝15g，防己10g，薏苡仁30g，党参30g，鸡内金10g，桃仁10g，红花10g，甘草10g。5剂，每日1剂，关节疼痛较甚时可服双氯芬酸（扶他林）25mg，每日2次。同时告知患者多饮水，每日饮水在1500ml左右，忌豆类、火锅、动物内脏、啤酒等嘌呤含量高的食物，鞋子要宽松，注意休息和关节的保暖。服药一周后于2010年7月19日复诊，患者饮食及关节肿痛略有改善，仍感关节疼痛，活动欠利，舌质淡，苔白腻，脉沉细。在前方基础上加川芎15g，透骨草15g，继予5剂内服。一周后再次复诊，诸症均减，舌质淡，苔白，脉沉细，原方稍加减。后每1～2周复诊，据症状原方加减化裁，患者坚持门诊治疗3个月余，病情控制平稳，仅关节时有疼痛，休息后可自行缓解，复查血尿酸为376μmol/L，痛风一直未急性发作。此后长期间断至门诊调治善后。

按：患者年逾六旬，痛风病史10年，长期服用寒凉药物及非甾体抗炎药，日久内伤脾肾阳气，脾肾阳气不足，气化、排泄水液的功能减弱，水湿运化失常，湿浊内蕴而成高尿酸血症，若湿浊痹阻经络、关节，出现肢体关节疼痛、略肿、关节皮温正常、怕冷等症状，故予五苓散温阳健脾、利湿化浊，兼配伍祛风、除湿通络之品，温阳则湿浊得化，祛风除湿则经络自通。（录自云南省中医医院风湿病科案例）

【文献选读】

《景岳全书》："五脏之病，虽俱能生痰，然无不由乎脾肾。盖脾主湿，湿动则为痰；肾主水，水泛亦为痰。故痰之化无不在脾，而痰之本无不在肾。"

《张氏医通》："肥人肢节病，多是风湿痰饮流注……壮年人性燥亲嗜膏粱厚味。"

《万病回春·痛风》："凡骨节疼痛，如寒热发肿块者，是湿痰流注经络，与痛风同治法。若医迟不散，则成脓矣，外用敷药。"

《证治准绳·痿痹门·着痹》："丹溪曰：手麻是气虚，木是湿痰死血。十指麻木，胃中有湿痰死血。气虚者，补中益气汤，或四君子汤加黄芪、天麻、麦门冬、当归。湿痰者，二陈汤加苍、白术，少佐附子行经。死血者，四物汤加桃仁、红花、韭汁。戴人以苦剂涌寒痰，次与淡剂。白术（除湿）、茯苓（利水）、桂（伐木）、姜、附（寒胜加之）。"

参 考 文 献

[1] 吴生元，彭江云．中医痹病学 [M]．昆明：云南科技出版社，2013：377-391.
[2] 张乃峥．临床风湿病学 [M]．上海：上海科学技术出版社，1999：366-368.
[3] 施桂英．痛风及其药物治疗的策略 [J]．中华内科杂志，1995，34（2）：77-78.

第七节　痛痹（纤维肌痛综合征）

【概述】　纤维肌痛综合征（fibromyalgiasyndrome，FMS）是一种以全身多处肌肉疼痛及发僵为特征，并伴有疲劳、焦虑、睡眠障碍、头痛、肠道刺激症状、关节区发胀和麻木感等多种其他症状的非关节性风湿病。疼痛遍布全身各处，尤以中轴骨骼（颈、胸椎、下背部）、肩胛带及骨盆带较为常见，其次见于膝、头、肘、踝、足、上背、中背、腕、臀部、大腿和小腿。美国一项流行病学调查显示，一般人群的 FMS 患病率为 2%，其中男、女患病率分别为 0.5% 和 3.4%，女性多见，男女比例大约为 1∶7～10，按照美国制定的 FMS 诊断标准明确诊断的 293 例患者中，89% 为女性。国内有学者粗略统计，在风湿科门诊中，FMS 占 4.15%，但迄今国内缺乏该病的流行病学调查资料，尚未引起国内医师的高度关注，而临床发现 FMS 并不少见。

纤维肌痛综合征多发生在中青年女性，发病较为隐匿，常在急性扭伤等因素刺激后出现，然后逐渐累及身体其他部位，受累的关节和肌肉疼痛症状呈现持续性和进行性加重，休息后不能缓解。很多患者到医院就诊时，已有多年的不适症状，临床上病人主诉杂乱繁多，多次就诊于其他科医生，并且无阳性实验室检查，无明确诊断的"金标准"，给诊治带来困难，易造成临床误诊、误治。

当前纤维肌痛综合征的诊断采用美国风湿病协会（American rheumatism association，ARA）1990 年修订的纤维肌痛综合征的诊断标准：①周身弥漫性疼痛病史，包括身体两侧肩胛带和骨盆带、腰的上下部、中轴骨骼（颈椎或前胸或胸椎或下背）等部位同时疼痛，病史至少在 3 个月以上。②用拇指按压力为 4kg，按压 18 个压痛点中至少有 11 个或以上有压痛，这 18 个（9 对）压痛点的部位是：枕部（双侧枕骨下肌肉附着处）、下颈部（双侧 C5～C7 横突间隙前侧）、斜方肌部（双侧斜方肌上缘中点）、冈上肌部（双肩胛冈内缘冈上肌起点）、第 2 肋骨部（双侧第 2 肋骨与肋软骨连接部）、肱骨外上髁部（双侧肱骨外上髁下缘 2cm 处）、臀部（双侧臀外上象限，臀肌前皱襞处）、大转子部（双侧大转子突起的后缘）、膝部（双侧膝关节间隙上方内侧脂肪垫处关节折皱线的近侧）等。同时有受累肌肉痉挛或可触及结节，部分患者伴情绪波动和抑郁、记忆力减退或注意力难集中、长期疲倦、睡眠紊乱和对环境敏感。同时满足上述 2 个条件者，并排除其他风湿性疾病，如类风湿关节炎、骨关节炎、甲状腺功能减退症、恶性肿瘤等引起的疼痛，可诊断为纤维肌痛综合征。

中医学无纤维肌痛综合征的病名，从其周身多处肌肉疼痛的症状出发，相当于中医学"痹证"之"痛痹"范畴。

【从扶阳理论释因】　《素问·痹论》曰："风、寒、湿三气杂至，合而为痹也。其风气胜者为行痹；寒气胜者为痛痹；湿气胜者为着痹。""所谓痹者，各以其时，重感于风、寒、湿之气也。"这是对痛痹病因的记载和描述，提出风、寒、湿邪三气合而为痹论。更有《诸病源候论·风痹候》中说："痹者，由人体虚，腠理开，故受风邪也，病在阳曰风，病在阴曰痹。"《时方妙用·痹》说："深究其源，自当以寒与湿为主。盖风为阳邪，寒与湿为阴邪，阴主闭，闭则郁滞而为痛，是痹不外寒与湿。而寒与湿亦必假风以为师，寒曰风寒，湿曰风湿，此三气杂合之谈也。"文献阐述表明，风、寒、湿邪气是导致本病发生的重要外部因素，其中尤以寒湿邪气为主。

纤维肌痛综合征以全身多处肌肉疼痛和僵硬为发病特点，多好发于人体的颈、肩、背、臀等部位，此皆人体诸阳经经脉循行范畴，若阳经经脉阳气充裕，营卫调和，腠理不疏，则外邪不侵。该病女性患病率高，因"女子以血为本""以血为用"，女性经、孕、胎、产、乳等生理活动皆可使营血亏虚，"肝肾同源"，肾精不足，则肝血不足，冲、任、督、带气血不足。督脉统领背部之阳及诸阳经，为阳脉及全身经脉之海，督脉空虚，则诸阳经阳气不足，阴阳失调，腠理失密，卫外不固，则外邪乘虚而入，气血痹阻不通则发为痹痛。《济生方·痹》曰："皆因体虚，腠理空疏，受风、寒、湿气而成痹也"，概括阐明了正气不足、阴阳失调是本病的主要内因，正气不足，必然导致机体抵抗力下降而受外邪侵扰，这与西医学研究认为机体免疫能力低下是纤维肌痛综合征主要发病原因的认识是一致的。

究其痛痹的病因病机，多由于禀赋素虚，脏腑亏虚，正气不足，阴阳失调，或肝气郁滞，脾失健运，气血生化乏源，气血不足，致营卫失调，腠理不固，卫外不密，风、寒、湿三邪乘虚而入，气血凝滞不通，发为痛痹。故本病以正气不足、阴阳失调、卫外不和为本，风、寒、湿邪为标，形成本虚标实之证。

【用扶阳法论治】　纤维肌痛综合征的发病机制至今还不清楚，可能与丧失恢复性睡眠、神经生化异常、交感神经系统失控、局部组织因素、机体创伤、病毒感染和精神因素等有关。西医学对纤维肌痛综合征缺乏行之有效的治疗方法，而中医擅长通过辨证论治调节机体的整体功能来缓解局部症状，在临床治疗上有着独到的优势。

临床辨治纤维肌痛综合征，当审证求因，明辨阴阳，分清虚实。纤维肌痛综合征以风寒湿邪为标，正气不足，阴阳失调为本。寒邪为病，易壅遏阳气，气机壅滞不通，不通则痛。故治宜温散，宜用辛温之品，散寒驱邪，治疗当温阳宣通、祛风除湿、散寒止痛、行气活血，使外侵寒湿邪气得散，可振奋人体阳气，阳气得以恢复，调整人体阴阳平衡，平和气血，气机顺畅，达到脏腑和、经络通、痹痛除的目的。

风、寒、湿成痹日久，则脏腑气机紊乱，升降无序，导致脏腑经络功能失调，肝脏疏泄失常，肝郁脾虚；脾胃气虚，气血无以化生，阴血亏耗，终致阴血亏虚，故临证病情渐趋复杂。痛痹为络脉之病，既可以是"久病入络"，也可以是新病即起。在临证过程中不必拘泥于久病入络，新病也可疏经通络，使气机条畅而诸症自消。

一、风湿阻络证

症状：周身肌肉有剧烈触压痛、游走不定、遇寒加重、得热症减、昼轻夜重，伴发热恶寒、头身酸痛困重，胸膈痞闷，舌质淡、苔白腻，脉浮而滑。

病机分析：风湿为阴邪，乘虚侵袭机体，易伤阳气，经脉阳气受阻，则肌肉疼痛，遇寒痛增，喜暖；风善行而数变，故疼痛部位游走不定；湿性黏滞，则感头身困重。

治法：祛风除湿，行气和血。

方药：柴葛桂枝汤（吴生元教授验方），药用柴胡、葛根、细辛、炙麻黄、川芎、防风、羌活、独活、威灵仙、桂枝、大枣、甘草、生姜、白芍。

临证参考：若寒邪偏盛，可配伍附子，以增强温经散寒之力，恢复阳气。治疗期间应注意保暖，防止病情进一步加重，同时要加强心理调护。

二、阴血亏虚证

症状：全身多处肌肉触压痛、僵硬、迁延日久、行动艰难、时重时轻、失眠、面色萎黄无华，同时伴有心悸自汗、神疲、头晕乏力、唇甲淡白，手足麻木，心悸失眠，舌淡而嫩，脉细数。

病机分析：过劳，或久病，或伤津，肾精不充，阴血亏耗，肝肾同源，则肝血不足，加之女性经、孕、胎、产皆可使营血亏虚，冲、任、督、带气血不足，肌肉、筋脉失养。

治法：益气养血，通阳理气，宁心安神。

方药：养心汤（《医宗金鉴》），药用党参、黄芪、柏子仁、酸枣仁、茯苓、炙甘草、五味子、当归、川芎、炙远志、肉桂。

临证参考：若有风寒湿邪侵袭，配伍葛根汤，可根据病变部位不同，选择相应的引经药物。

三、寒凝血瘀证

症状：全身多处肌肉触压痛、痛如针刺、痛处固定。同时伴有肢体活动不利、头痛头晕、面色灰暗，唇舌紫暗、脉沉或细涩。

病机分析：寒邪日久，病情加重，寒邪深入血分，寒性凝滞，痹阻血脉，导致机体寒凝血瘀。

治法：温阳散寒，活血通络。

方药：当归四逆汤（《伤寒论》），药用当归、桂枝、白芍、细辛、川木通、丹参、大枣、甘草。

临证参考：寒邪偏盛，加制附片、制川乌，亦可选用附子桂枝汤加减（《伤寒论》方）；久病入络，瘀血痹阻，配伍蜈蚣、全蝎搜风通络；气滞，配伍制香附、川楝子、延胡索；睡眠差，配伍炒枣仁、首乌藤、合欢皮。

【用药分析】　纤维肌痛综合征属风寒湿邪痹阻之标实证，多见于疾病的早期、初期，风寒湿邪外袭肌表，痹阻经络是发病的关键，故治疗以温阳散寒、祛风除湿为首务，在此基础上，再兼以活血、化瘀等法，每每可提高疗效，因此临证应紧扣风寒湿邪之主要矛盾，"治病必求于本"，故立柴葛桂枝汤加减应用于临床。柴葛桂枝汤是云南省名中医吴生元教授的经验方，组方的用意是本着《伤寒论》的学术思想及组方原则拟订的，原文在《伤寒论》中以三阳为表，其中太阳、阳明、少阳三经表证，风寒邪气侵袭，多从太阳起始，继而阳明而少阳，本应依据所病何经再分别施治，但由于临床常因病情的变化难免邪未离太阳之表，又向它经传入，故拟本方一是解太阳肤表，二是解阳明肌表，三是借少阳之药柴胡枢转达邪，以防邪陷三阴。方中麻黄辛温散寒，桂枝汤解肌发表，调和营卫，配伍葛根升提阳明经气，防止邪传阳明，同时又能生津养液，虽发汗解表但不伤正。加入细辛、川芎、防风辛温散寒而祛风止痛。配伍羌活、独活、威灵仙祛风除湿止痛。生姜、大枣温中散寒。甘草调和诸药。临证加减：寒湿较甚者，可加制附片、制川乌、制草乌等；痛在上肢者加桑枝、片姜黄；痛在下肢者加怀牛膝；腰痛者加烫狗脊、续断、杜仲；湿邪偏重，加防己、苍术、薏苡仁。心烦者，加丹皮、栀子；睡眠差者，加炒酸枣仁、合欢皮、首乌藤。验之于临床，显示出其独到的疗效。

若寒邪日久，寒邪深入血分，寒性凝滞，痹阻血脉，气滞血瘀，多年迁延不愈，成为沉寒痼冷顽疾，病情加重。治宜温阳散寒，活血通络。以当归四逆汤加制附子、川乌等，或选用附子桂枝汤加减，以大辛大热之制附子、川乌逐沉寒、剔痼冷，温通血脉。又因"久病入络"，可配伍蜈蚣、全蝎搜风通络，配伍水蛭加强破血逐瘀、攻积除坚、疏经止痛之功。搜风通络、破血逐瘀之剂易耗气伤血，不宜久用，当中病即止。

【临证验案】

案例一：郭某，女，45岁，2008年9月8日初诊。

2007年7月无明显原因出现颈肩背部、臀部及双侧大腿肌肉关节酸痛，怕冷，喜暖，僵硬不适，天气变化时易加重，曾到多家私人诊所，予口服非甾体抗炎药口服和推拿、热敷、熏药等物理疗法治疗，疼痛可暂时缓解。之后关节肌肉疼痛仍感逐渐加重，伴失眠难以入睡和易早醒、心情焦虑、烦躁易怒、饮食下降、神疲乏力等症状。2008年9月8日到我院就诊，并收入院，查AKA、CCP、RF、ANA、心电图、肌酶谱、血生化、血沉等均正常，查体：精神欠佳，颈部、肩部、背部、大腿及臀部多个部位肌肉压痛，活动稍欠利，舌质淡，苔白，脉细紧。诊断为：纤维肌痛综合征。中医证属风寒湿痹证，予柴葛桂枝汤加减。药用：柴胡15g，桂枝20g，白芍15g，细辛6g，炙麻黄15g，川芎15g，防风15g，羌活10g，独活15g，威灵仙15g，葛根30g，炒酸枣仁15g，首乌藤15g，生姜3片，大枣10g，甘草10g，上方服用3剂，同时予艾司唑仑片1片/d口服，以改善睡眠。

二诊（2008年9月15日）：诸症稍减，睡眠仍较差，在原方基础上，加琥珀粉3g（吞服），肉桂15g，共投5剂。

三诊（2008年9月22日）：患者关节肌肉僵硬、怕冷喜暖症状明显缓解，活动可，睡眠已改善，精神转佳，仍感关节肌肉酸痛，舌质淡，苔薄白，脉沉细。患者风寒湿邪已消，中病即止，停用上方。由于痹证日久，气血乃亏，故改投补中桂枝汤加减连服20余剂，患者诸症皆除。

按：该患者为中年女性患者，经、带、胎、产、乳致其精血渐亏，气血不足，风寒湿邪外袭肌表，气血壅塞，痹阻经络，属本虚标实证。疾病初期，以标实为主，治疗以祛风除湿、通络止痛为法，方药取柴葛桂枝汤加减，疾病后期，邪去正虚，气血不足，治以补益气血，以补中桂枝汤加减治疗，分步治之，先祛邪，后扶正，可获良效（录自云南省中医医院风湿病科病案）。

案例二：王某，女，农民，51岁，2009年7月15日初诊。

因全身肌肉疼痛4年，伴失眠1年半、严重疲劳1年，无法下地劳动，于2009年7月中旬来我处中医门诊就诊。患者诉于2004年12月开始感觉膝关节和髋关节发凉，2005年4月腕关节、肘关节和肩关节也相继感觉发凉，至2005年11月，上述关节肌肉发凉钝痛。患者于村卫生诊断为风湿，经间断服用吲哚美辛、双氯芬酸（双氯灭痛）、泼尼松

（强的松）等抗风湿药物 1 年，疼痛稍微得到缓解。2006 年 12 月，患者全身多处肌肉疼痛，受寒加重，到某二级甲等医院经化验，排除类风湿关节炎，治疗 4 个月（药物：伊索佳、阿法骨化醇软胶囊、正清风痛宁片、复方玄驹胶囊），无效。

2007 年 11 月复诊，患者全身肌肉疼痛较前明显加重，呈持续性刺痛、烧灼痛，伴失眠、多梦、易醒、精神不振等，多项实验室检查均未发现异常，又治疗半年（药物：逍遥丸、维生素 B_1、维生素 B_6、阿普唑仑、舒思），效果不明显。2008 年 5 月，患者又到某三级甲等医院，检查 ESR、CRP、ASO、Ig、RF，均正常，血清 LDH、CK、CK-MB、自身抗体（－）、甲状腺功能测定正常，腹部 B 超、心电图、肌电图、胸片、脑电图、CT、下肢腓肠肌病检等均未发现异常，被诊断为原发性纤维肌痛综合征，用阿米替林、胺苯环庚烯治疗后，症状有所缓解，但效果欠理想，故寻求中药治疗。初诊见患者穿着厚衣外套（其时为夏季），自述受风受凉后全身疼痛更加剧烈，夜间失眠、易醒、多梦，白天严重疲乏，无法劳动，自觉踝、膝、腕、肘等关节肿胀。查体：面容憔悴无华，情绪低落，语言低怯，舌质淡、苔薄白，脉弦细而紧。全身各关节无肿胀、畸形，活动功能正常，关节周围无皮下结节。以拇指按压 9 对压痛点：包括枕骨下肌肉附着处、第 5 至第 7 颈椎横突间隙前方、冈上肌起始部、肩胛棘上方近内侧缘、肱骨外上髁远端 2cm 处、第二肋骨与软骨交界处（恰在交界处外侧上缘）、转子粗隆后方、膝内侧脂肪垫关节折皱线的近侧处等 14 个压痛点有明显压痛。中医辨证论治，处以温阳散寒、益气养血、祛风除湿、活血通络、豁痰散结之剂，自拟温阳定痛蠲痹汤：黄芪 60g，制川乌 9g（先煎 2h），桂枝 9g，麻黄 9g，当归 9g，白芍 9g，炙甘草 18g，细辛 3g，通草 6g，大枣 8 枚，白芥子 9g，蜈蚣 4 条等加减治疗，每日 1 剂，水煎，分 3 次口服，两周为 1 个疗程。两周后，患者诸痛大为减轻，夜晚睡眠、白天疲劳、精神状态明显改善，关节肿胀感消失。上方汤剂去蜈蚣，另用麝香 0.5g，蜈蚣 2 条，全蝎 3g，水蛭 3g 研粉冲服。继续治疗两个疗程，诸症消失，已收全功，随访 1 年半未见复发。

按：此病证由寒邪深伏血分，痹阻血脉，成为痛痹之证，且经多年迁延，成为沉寒痼冷顽症，非大辛大热温通十二经表里内外之川乌猛将不能胜任，遂投自拟温阳定痛蠲痹汤。本方由当归四逆汤合乌头汤，加虫类药蜈蚣、全蝎入络搜剔，白芥子豁痰散结，加水蛭破血逐瘀，合而为大辛大热，开冰解冻，益气破瘀，通络定痛之剂。方中黄芪为君，其药性和平，然非破格重用难以奏功，与当归、白芍益气活血，养血和营，使"气得血而足，血得气而运"。麻黄、桂枝宣通表里内外，与制川乌温通经脉、散寒止痛、发汗宣痹，与细辛合而祛风除内外之寒。白芍、炙甘草酸甘缓急，舒筋止痛，与大枣调和营卫。（周海核医案）

【文献选读】

《素问·痹论》："风、寒、湿三气杂至，合而为痹也，其风气胜者为行痹，寒气胜者为痛痹，湿气胜者为着痹也。"

《素问·举痛论》："脉涩则血虚，血虚则痛。""寒气入经则稽迟，涩而不行……客于脉中则气不通，故卒然而痛。""寒气客于经脉之中，与炅气相搏，则脉满，满则痛而不可按也。寒气稽留，炅气从之，因重中于寒则痛久矣。"

《素问·调经论》："寒独留，则血凝泣，凝则脉不通。""血气者，喜温而恶寒，寒则涩不能流，温则消而去之。"

参 考 文 献

[1] 张乃峥. 实用风湿病学 [M]. 上海：上海科技出版社，1999：11.

[2] 吴生元，彭江云. 中医痹病学 [M]. 昆明：云南科技出版社，2013：425-434.

[3] 周海核，王四平，王寅. 自拟温阳定痛蠲痹汤治疗原发性纤维肌痛综合征的临床分析 [J]. 成都医学院学报，2012，7（1）：125-126.

[4] 李梢. 王永炎院士从"络"辨治痹病学术思想举隅 [J]. 北京中医药大学学报，2002，1（25）：43-45.

[5] 王维祥，吴云川，刘征堂，等. 中医对纤维肌痛综合征病因病机浅析 [J]. 湖南中医药导报，2003，9（12）：8-9.

（狄朋桃）

第八节 大偻 (强直性脊柱炎)

【概述】 大偻，西医病命名为"强直性脊柱炎"，是一种主要侵犯脊柱（中轴关节），并可不同程度累及骶髂关节和周围关节的慢性进行性炎性自身免疫性疾病，属于血清阴性脊柱关节病的一种，有家族遗传现象，与 HLA-B27 阳性密切相关。

大偻是关节病中常见的疾病之一，在不同种族及国家，其人群患病率不尽相同，欧洲报告约 1‰～2‰，日本的一项 7000 人调查表明，患病率仅 0.1‰，我国学者在 80 年代进行的人群调查显示，患病率约 0.3%～0.4%，南方人群高于北方人群。据报道，发病年龄大多为 10～40 岁之间，发病高峰为 20～30 岁，40 岁以后及 8 岁以前发病者少见。男女发病比例约为 5：1，男性发病率明显高于女性，女性发病较缓慢、病情较轻。

大偻之名，首见于《素问·生气通天论》："阳气者……开阖不得，寒气从之，乃生大偻。"大偻，王冰注解："身体俯屈，不能直立。"《简明中医辞典》注解："指曲背俯身的症状。"大者，一指脊柱是人体最大的支柱；二指病情深重之意。偻者，即曲背也。结合《素问·痹论》中所说："肾痹者善胀，尻以代踵，脊以代头"等论述，可理解为"大偻"即是指病情深重，脊柱弯曲、背俯的疾病。中医学并无"强直性脊柱炎"这一病名的记载，最初将此病隶属于中医"痹病"范畴，但又区别于"痹病"学中的行痹、痛痹、着痹、热痹，是以脊柱、骨关节受损变形为特点，甚者可致残的一种痹病。现代中医名家焦树德教授认为将其命名为"大偻"作为本病病名，是符合中医理论的。

【从扶阳理论释因】 大偻的发病多为肾阳虚衰，寒邪入侵督脉，阳气开阖不得，寒气从之，乃生大偻。肾督阳虚是本病的内因，寒邪入侵是其外因，内外合邪，阳气不化，寒邪内盛，影响筋骨的荣养而致脊柱伛偻，形成大偻。

大偻的发生与肾阳虚密切相关。肾藏精，精生髓，肾在体合骨，骨的生长发育全赖髓的滋养，肾受邪则骨失所养，《素问·痹论》曰："五脏皆有合。病久而不去者……内舍于肾"，"肾痹者善胀，尻以代踵，脊以代头。"因此，肾阳充足则骨髓充盈，骨骼坚固。若阳不足，骨髓空虚，脊背腰胯无以濡养，则易致外邪侵袭，留滞筋脉，日久使脊骨受损、筋脉挛急，脊柱僵直、弯曲而致此病。

大偻的发生又与督脉密切相关。督脉行于身后，过脊柱，络肾，为阳脉之海，总督一身之阳气。《素问·骨空论》："督脉者，起于少腹……合少阴上股内后廉，贯脊属肾。与太阳起于目内眦……挟脊抵腰中，入循膂络肾。"而《素问·脉要精微论》指出"腰者，肾之府，转摇不能，肾将惫矣。"

足少阴肾经与足太阳膀胱经相表里，督脉络肾，因此督脉与肾经密切相关。肾虚邪侵，督脉失养，风、寒、湿、热等外邪乘虚侵袭，深入骨骱，留于脊柱而成本病；若邪气久留又可累及全身多个脏腑。

【用扶阳法论治】

一、肾虚督寒证

症状：腰骶、脊背、颈项疼痛，痛处固定，活动不利，喜暖畏寒，得温痛减，遇寒加重，神倦懒动，大便溏薄，小便清长。质淡苔白或白腻，脉沉细或沉弦。

病机分析：本证多因肾阳虚衰，或久病伤阳，累及肾脏，加之感受寒邪，邪气痹阻脊柱关节，而见腰骶、脊背、颈项疼痛，痛处固定，活动不利、遇寒冷则加重；肾阳不足，温煦失职，故畏寒怕冷、神倦懒动；寒湿困脾，脾失健运，故大便溏薄，小便清长；舌质淡、苔白或白腻、脉沉细或沉弦皆为肾虚寒凝之象。

治法：扶阳强督，散寒通络。

方药：补肾强督治偻汤（焦树德教授经验方）。药用骨碎补、补骨脂、熟地黄、淫羊藿、狗脊、鹿角胶、羌活、独活、川续断、杜仲、川牛膝、土鳖虫、桂枝、赤芍、白芍、知母、制附子、炙麻黄、干姜、白术、威灵仙、白僵蚕、炙穿山甲、防风。若寒甚疼重者加制川乌、制草乌；若舌苔白厚腻者去熟地，加苍术、炒白芥子、茯苓；若大便溏软者减羌活、川牛膝用量，加茯苓，白术用量；若久病关节强直，不能行走者加透骨草、寻骨风、自然铜。

临证参考：本证多因肾阳虚衰，或久病伤阳，累及肾脏，感受寒邪所致。在治疗中要抓住补肾助阳、强督祛寒之关键，只有肾气旺、精血足、髓生骨健，筋脉方能得以荣润，肾阳壮、督阳得以布化，寒湿之邪才易于温散。

二、风寒湿痹证

症状：腰骶、脊背、颈项疼痛，晨僵，强直畸形，屈伸不利，遇寒则疼痛加剧，局部畏寒怕冷，舌淡，苔薄白，脉沉紧。

病机分析：营卫失调，卫阳不固，外感风寒湿邪气，痹阻脊柱关节，气血壅滞，不通则痛，而发为关节疼痛，故见腰骶、脊背、颈项疼痛；寒性收引，寒客经络关节，则晨僵，强直畸形，屈伸不利，遇寒则疼痛加剧，局部畏寒怕冷；舌淡、苔薄白、脉沉紧亦为风寒湿邪痹阻之征象。

治法：散寒除湿，温阳活络。

方药：桂枝附子汤加减（《伤寒论》）。药用附片、桂枝、杭芍、炙麻黄、细辛、川芎、淫羊藿、薏苡仁、海桐皮、海风藤、杜仲、羌活、独活、生姜、大枣、甘草。若风寒较甚者，加防风、荆芥；若体质素虚者，加黄芪；若疼痛剧烈者，加威灵仙、片姜黄；若湿邪重，肢体酸楚甚者，加苍术、细辛。

临证参考：桂枝附子汤出自《伤寒论·太阳病脉证并治》，由桂枝、附子、大枣、生姜、甘草组成，主治太阳病类似证风湿盛于肌表。选方在此基础上加祛风除湿、散寒通络之药物而成。

三、风寒湿痹阻肢节证

症状：除脊柱关节疼痛外，兼见膝、踝、肩、肘等关节疼痛，或上下肢游走窜痛，痛处喜暖恶寒，舌淡苔白，脉沉弦。

病机分析：素体阳虚，卫阳不固，外感风寒湿等邪气，痹阻脊柱关节及外周关节，气血壅滞，不通则痛，而发为关节疼痛，故除脊柱关节疼痛外，兼见膝、踝、肩、肘等关节疼痛，痛处喜暖恶寒；风邪善行数变，可见上下肢游走串痛；舌淡苔白、脉沉弦亦为痹阻肢节证之征象。

治法：补肾强督，活血通络。

方药：补肾强督利节汤（焦树德教授经验方）。药用骨碎补、补骨脂、狗脊、鹿角胶、土鳖虫、杜仲、防风、羌活、独活、川牛膝、姜黄、桂枝、赤芍、白芍、知母、制附片、制草乌、炙麻黄、白术、青风藤、海风藤、松节、威灵仙、白僵蚕、伸筋草。若有化热征象者去草乌、麻黄，减附片、桂枝用量，加秦艽、炒黄柏；若同时关节疼痛喜凉爽者加忍冬藤、络石藤；若踝关节肿痛喜暖者加地龙、吴茱萸；若上肢关节痛重者加重羌活用量、加片姜黄；若上肢关节痛而不怕凉者加桑枝；若关节痛、喜暖怕冷明显者加制川乌。

临证参考：本证多因素体阳虚，卫阳不固，外感风、寒、湿等邪气，痹阻脊柱关节及外周关节所致。故选方在补肾强督治偻汤的基础上适加疏风散寒、通利关节之药物化裁而成。

【用药分析】　肾阳虚衰，寒邪入侵督脉是大偻的主要病因，治疗上多用温阳、补肾强督药。临床方选桂枝汤等加减。常用药有狗脊、附子、川乌、草乌、骨碎补、补骨脂等。其中狗脊能坚肾益血、壮督脉、利俯仰，为治疗大偻之要药。补肾阳亦须祛风湿、散寒，常用药有羌活、独活、生姜、威灵仙、雷公藤、伸筋草、海风藤等，使经络通、痹痛止。骨虽然由肾所主，但其营养与动力却完全依赖于气血的输注，若气血亏虚或运行不畅，则发生关节酸软疼痛，故应配伍补益气血药，如人参、党参、黄芪、白术、当归、熟地黄等。根据疼痛部位，脊背疼痛甚者加重羌活用量，腰痛明显者加重杜仲用量，脊背发僵者加片姜黄，下肢关节肿痛者加川牛膝，上肢关节肿痛者加桂枝或桑枝。

【临证验案】

案例一：许某，男，20岁，病历号，176745。1988年2月25日初诊。

患者于就诊前半年余，自觉腰骶部及双膝关节疼痛，遇热则痛减，伴僵直不舒。曾于当地医院查血沉70mm/h，予以青霉素、链霉素和吡罗昔康片（炎痛喜康片）等治疗无效。近日来腰髋关节疼痛，坐时尤著，腰椎僵直感明显，前弯、侧弯、后仰活动受限，双下肢无力，不能下床活动，生活不能自理。痛甚则用吲哚美辛栓（消炎痛栓）纳肛，汗出痛稍减。并自购服"尪痹冲剂"未见显效。故来北京中日友好医院就诊，收入院治疗。入院后查血沉45mm/h，类风湿因子阴性，腰骶椎正侧位片示：两侧骶髂关节改变，符合强直性脊柱炎的诊断。查体：腰椎旁压痛（＋）、腰背肌肉呈板状僵硬，双下肢肌肉萎缩，不能下地行走。舌质淡、苔白，脉细滑。西医诊断为强直性脊柱炎。特请焦树德教授会诊。辨证：四诊合参，知为风寒湿邪乘虚而入，寒邪深侵入肾，督阳不化，伤骨损筋，而成肾虚督寒之证。治法：补肾祛寒、强督壮阳、散风除湿、化瘀通络。方用补肾强督治偻汤加减。处方：补骨脂15g，狗脊30g，桑寄生15g，续断15g，制附片10g，桂枝10g，威灵仙15g，牛膝15g，白芍15g，赤芍15g，知母10g，伸筋草30g，独活10g，木瓜12g，泽兰12g，红花12g，鸡血藤10g，白僵蚕10g，炙山甲10g，茯苓20g。

服用上药约30剂后，自觉腰髋疼痛较前减轻，腰椎板直、关节僵硬感均好转，双下肢自觉较前有力，并能下床推轮椅车行走数十步，应家属要求于3月26日出院。回家后继续坚持服用以上处方。

1988年8月5日复诊：服药后腰、髋、膝关节疼痛明显减轻，僵直感显著好转，活动较前灵活，行走自如，能自行1里多路，可自行登楼梯上四层楼，精神好转，体力较前增加，生活能自理，纳食增，二便调。舌苔薄白，脉沉弦细、尺脉沉细。以原方继服。

1989年7月21日再诊：患者述服药后髋关节疼痛消失，生活能自理，仅有轻微腰部酸痛，双膝关节略痛。行走自如，可长达20余里，能骑自行车远行，能跑步百米以上。患者因自觉症状明显减轻，曾自行停服中药达两个月以上，病情仍稳定。查舌苔略白、脉沉略弦。嘱其继服中药，以巩固疗效。处方：补骨脂15g，杜仲15g，续断20g，鹿角胶9g，狗脊30g，淫羊藿10g，制附片10g，桂枝10g，赤芍15g，知母12g，红花10g，牛膝12g，泽兰12g，白僵蚕10g，炙山甲9g，透骨草30g，地鳖虫9g，生地20g，炒黄柏10g。

1990年7月3日再诊：患者现已恢复农业劳动，行走一天都不觉累，腰膝关节未发生疼痛，时有腰部微酸略痛，又曾自行停服中药3个月以上，病情一直稳定。

仍守7月21日原方加自然铜9g（醋淬、先煎），熟地20g，骨碎补18g，改续断为30g，改制附片为12g。以上方3剂共为细末，每服3g，每日2～3次温开水送服，巩固治疗。

按：补肾强督治偻汤以补骨脂补肾阳暖丹田为君药。羌活主治督脉之病、脊强而厥为臣药。狗脊补肾、壮腰膝、利俯仰，桂枝和营卫、通经络、助阳气，续断、桑寄生补肝肾、强筋骨，杜仲补肾壮腰、强健筋骨，独活搜少阴伏风，赤芍、白芍祛瘀补血，知母滋肾清热，以防温热药燥血生热，制附片助肾阳、逐寒湿，淫羊藿补肝肾、益精气，鹿角胶补督脉、养精血；透骨草、威灵仙通十二经脉，祛风邪，木瓜、炙山甲通经活络，泽兰、红花、鸡血藤活血化瘀，防风散风寒胜湿邪，白僵蚕祛风除僵结共为佐药。以川牛膝化瘀益肾、并能引药入肾为使药。（焦树德临床医案）

案例二：汪某，男，28岁。

患者肩、双膝、腰骶部疼痛7～8年，加剧半年，渐至行走，翻身，下蹲受限，伴发热，在当地医院检查，RF阴性，ESR：60mm/h，HLA-B27阳性，X摄片：右侧股骨头无菌性坏死，椎体融合，骨髓检查显示缺铁性贫血，现每天用吲哚美辛片（消炎痛片）、雷公藤片维持，刻下症见：夜间汗出，面色无华，二便正常，苔薄腻，脉细弦，诊为肾虚骨痹之大偻，治以益肾壮督、蠲痹通络，药用：①穿山龙50g，青风藤、仙鹤草、葎草、威灵仙、鸡血藤各30g，青蒿子、生地黄、熟地黄各15g，乌梢蛇、炙蜂房、䗪虫、广地龙、炙僵蚕、全当归各10g，甘草6g，水煎服，日1剂；②扶正蠲痹胶囊1～2号各服2枚，每日3次，饭后服；③吲哚美辛栓（消炎痛栓）30枚，剧痛时用1枚，塞入肛门内止痛，以上方出入，酌加生黄芪、生白芍、伸筋草、炒白术、制马钱子、徐长卿等服 180 剂，发热一直未作，体重增加，双腿有力，站立、行走、穿衣均复正常，唯关节疼痛未已，再嘱守方服 100 剂，诸证消失，行走、上下楼均自如，面转红润，舌脉正常，X 线摄片复查股骨头密度较前大有增加，再以原方去虫类药、制马钱子，配合扶正蠲痹胶囊巩固 2 个月，病情稳定，恢复工作。

按：朱良春教授博究本草，熟谙药性，处方用药常自出新意，别具一格。本案低热前医久治不退，乃因外邪深入经隧骨骱，久病入络。痰瘀壅阻经隧骨骱，非虫蚁之品殊难获效，朱良春教授在蠲痹通络、益肾壮督的主方中，选佐青蒿子疏透骨中之热，《本草正义》谓："青蒿子专治骨蒸，盖凡子皆重，故主里证，且清芬又能疏解血中之滞。"选青风藤泻下焦血分湿热，《本草汇言》云："青风藤散风寒湿痹之药也，能舒筋活血，正骨利髓，故风疾软弱无力，并颈强偏废之证，久服常服大建奇功。"又妙以仙鹤草、萆草为伍，仙鹤草苦辛而涩，能止能行，补涩之中寓有宣通之意，且有强壮强心之效，合诸药久用，颇能提高蠲痹通络之功；萆草甘寒，清热利尿、消瘀解毒，除用于散结除蒸，利水泄热之外，常以大剂量通络止痛，且此案重用并伍大剂量穿山龙，一寒一热，颇能提高通络止痛退热之功。萆草又有清退虚热之效，穿山龙除散寒止痛、祛湿利水、化痰消肿、活血解毒等功能之外，更有健胃消食、强壮扶正的作用。（朱良春临床医案）

【文献选读】

《素问·生气通天论》："阳气者，精则养神，柔则养筋。开阖不得，寒气从之，乃生大偻。"

《素问·脉要精微论》："夫五脏者身之强也。头者精明之府，头倾视深精神将夺矣。背者胸中之府，背曲肩随，府将坏矣。腰者肾之府，转摇不能，肾将惫矣。膝者筋之府，屈伸不能，行则偻附，筋将惫矣。骨者髓之府，不能久立，行则振掉，骨将惫矣。得强则生，失强则死。"

《素问·至真要大论》："太阳在泉，寒复内余，则腰尻痛，屈伸不利，股胫足膝中痛。"

《金匮要略·血痹虚劳病脉证并治》："人年五六十，其病脉大者痹侠背行，若肠鸣，马刀侠瘿者，皆为劳得之。"

《诸病源候论·背偻候》："肝主筋而藏血，血为阴，气为阳，阳气精则养神，柔则养筋，阴阳和同，则血气调适，共相荣养也，邪不能伤。若虚则受风，风寒搏于脊膂之筋，冷则挛急，故令背偻。"

《诸病源候论·腰痛不得俯仰候》："肾主腰脚，而三阴三阳、十二经、八脉，有贯肾络于腰脊者。劳损于肾，动伤经络，又为风冷所侵，血气击搏，故腰痛也。阳病者，不能俯；阴病者，不能仰，阴阳俱受邪气者，故令腰痛而不能俯仰。"

参 考 文 献

[1] 闫小萍．焦树德治疗强直性脊柱炎的经验．[J] 中医杂志，1994，35（7）：407-408.
[2] 焦树德．"大偻"刍议 [J]．中国中医药信息杂志，2000，7（6）：1-3.
[3] 邱志济，朱建平，马璇卿．朱良春治疗强直性脊柱炎用药特色选析—著名老中医学家朱良春教授临床经验系列之二十三 [J]．辽宁中医杂志，2001，28（11）：656-657.

（顾玲丽）

第九节　骨痹（骨关节炎）

【概述】　"骨痹"西医命名为"骨关节炎"，是一种退行性病变，是由于增龄、肥胖、劳损、创伤、关节畸形等多种因素引起关节软骨退化损伤、关节边缘和软骨下骨反应性增生。又称骨关节病、退行性关节炎、老年性关节炎、肥大性骨关节炎、增生性关节炎等，国内统一命名为"骨关节炎"。临床表现为缓慢发展的关节疼痛、压痛、僵硬、关节肿胀、活动受限和关节畸形等。以手的远端指间关节、肘、肩、膝关节及脊柱关节、髋关节容易受累，尤以膝和脊柱多见。

骨痹可分为原发性与继发性，原发性骨关节炎多发于中老年，无明确的全身或局部诱因，与遗传和体质因素有一定的关系，地区间无明显差异。继发性骨关节炎可发生于青壮年，可继发于创伤、炎症、关节不稳定、慢性反复的积累性劳损或先天性疾病等，某些继发性骨关节炎有一定的地域性差异。

痹首见于《黄帝内经》，《素问·痹论》云："风、寒、湿三气杂至，合而为痹，其风气胜者为行痹，寒气胜者为痛痹，湿气胜者为着痹……病在阴者命曰痹。"根据邪气侵入部位，分为骨、筋、脉、肌、皮五痹："痹在于骨则重，在于脉则血凝而不流，在于筋则屈不伸，在于肉则不仁，在于皮则寒。"骨痹属五痹之一。骨痹是由于肾阳不足，风、寒、湿邪痹着于骨，日久更伤阳气所致，以关节酸痛、肿胀、麻木、重着、屈伸不利等症为主要临床表现的一种疾病。其病因病机，内因为气血肾阳亏虚，外因为外邪、外伤、劳损等，内外合邪致经络阻滞，气血运行不畅，而发本病。

【从扶阳理论释因】　骨痹以肾虚立论首见于先秦两汉时期，《素问·痹论》言："以冬遇此者为骨痹。"指出此病好发于冬季，冬与肾相应，说明骨痹主要与肾相关。《素问·逆调论》云："太阳气衰，肾脂枯不长……肾者水也，而生于骨，肾不生则髓不能满，故寒甚至骨也……病名曰骨痹。"隋·杨上善在《黄帝内经太素》注释："足太阳肾腑又衰"，即肾阳虚。说明骨痹病因为肾阳虚。

魏晋时期《华氏中藏经·论骨痹》云："骨痹者，乃嗜欲不节伤于肾也……精气日衰，邪气妄入……下流腰膝，其象为不遂，旁攻四肢，则为不仁。"指出其本是"嗜欲伤肾"，导致肾气虚。肾为气之根，肾气虚而中上二焦随之气虚。

唐代孙思邈《备急千金要方》云："肾极者，主肾也，肾应骨，骨与肾合。"指出肾与骨的关系密切。

宋代《圣济总录·骨痹》记载："病名骨痹，是人当挛节也。夫骨者肾之余，髓者精之所充也。"肾水流行，则髓满而骨强。精气、元气藏于肾，肾精亏则无以化生元气，元气虚则不能发挥温煦功能，骨寒而成骨痹。

明代李时珍《本草纲目·诸水有毒》云："汗后入冷水，成骨痹。"王肯堂《证治准绳·杂病》对颈项强痛的病因病机的记载："人多有挫闪，及久坐失枕，而致颈项不可转移者，皆由肾虚不能生肝，肝虚无以养筋，故机关不利。"说明了骨痹的病位在骨，关键在于肾，同时还与肝、肺、脾有关。

清代戴绪安的《医学举要·杂症合论》记载："骨痹属肾，痛苦切心，四肢挛急，关节浮肿。"黄元御《四圣心源·杂病解下》记载："历节者，风寒湿之邪，伤于筋骨者也。"说明骨痹是由肾虚骨弱、风寒湿等外邪痹阻引起。

历代医家对骨痹的病因病机形成了比较统一的认识。骨痹为痹病之一，系肾阳不足，风、寒、湿邪痹着于骨，日久更伤阳气所致，并强调了骨痹的主要病因为肾虚。

【用扶阳法论治】

一、肾虚寒凝证

症状：关节肿胀疼痛、活动不利、晨僵，天气寒冷加重，畏寒怕冷，神倦懒动，腰背酸痛，俯仰不利，舌淡胖，苔白滑，脉沉细。

病机分析：本证多因素体阳虚，或久病伤阳，累及肾脏，加之感受寒邪，邪气痹阻筋脉关节，而见肿胀疼痛、活动不利、晨僵、遇天气寒冷则加重；肾阳虚衰，腰背失于温养，故见腰背酸痛；肾阳不足，温煦失职，故畏寒怕冷、神倦懒动；舌淡胖，苔白滑，脉沉细也皆为肾虚寒凝之象。本证以关节疼痛肿胀、晨僵、活动不利，伴见肾虚寒凝之征为辨证要点。

治法：温肾扶阳，散寒通络。

方药：桂枝附子汤（《伤寒论》）加味。药用附子、桂枝、白芍、细辛、羌活、独活、海桐皮、海风藤、伸筋草、淫羊藿、薏苡仁、生姜、大枣、甘草。若肾阳虚为主者，加肉桂、桑寄生；若风寒较甚者，加防风、荆芥；若疼痛剧烈者，加威灵仙、片姜黄；若四肢厥冷重，加细辛，并加大桂枝用量。

临证参考：桂枝附子汤出自《伤寒论·太阳病脉证并治》，由桂枝、附子、大枣、生姜、甘草组成，主治太阳病类似证风湿盛于肌表。选方在此基础上加温肾扶阳、舒筋通络之药物。

二、寒湿痹阻证

症状：肢体、关节酸痛重着，关节局部肿胀，屈伸不利，局部畏寒，皮色不红，触之不热，得热痛减，遇寒痛增，活动时疼痛加重。或伴腰膝酸软，四肢乏力；或纳食欠佳，大便溏薄，小便清长。舌苔薄白或白滑，脉弦紧或弦缓。

病机分析：营卫失调，卫阳不固，寒湿合邪为患，乘虚而入，寒性凝滞收引、湿性重浊黏滞，易致气机阻滞、气滞则血瘀，痹阻经络，不通则痛，故见肢体关节疼痛重着，屈伸不利。遇寒则气血凝滞加重，得热则气血流通，故遇寒痛增、得热痛减。寒湿困脾，脾失健运，故纳少，大便溏薄，小便清长。舌苔薄白或白滑，脉弦紧或弦缓属寒湿痹阻之象。

治法：散寒除湿、温阳活络。

方药：乌头汤（《金匮要略》）加味。药用制川乌、制草乌、麻黄、黄芪、白芍、细辛、川芎、防风、秦艽、海桐皮、海风藤、独活、怀牛膝、生姜、大枣、甘草。若寒邪偏盛者，加附片、干姜；若疼痛较剧者，加白花蛇；若湿邪偏盛者，加薏苡仁、苍术。

临证参考：乌头汤出于《金匮要略·中风历节病脉证并治》："病历节不可屈伸，疼痛，乌头汤主之。"原方中由乌头（制川乌、制草乌）、麻黄、白芍、甘草、黄芪、蜂蜜组成，诸药合用，达到温经祛寒、除湿止痛之功。选方在此基础上加温补肾阳、除湿通络药物。方中的细辛、乌头等对人体均有一定的毒性作用，临床应用中注意其用量及煎煮方法。

三、气血两虚证

症状：关节酸沉、隐隐作痛、屈伸不利，肢体麻木、四肢乏力，或伴形体瘦弱，面色无华，汗出畏寒，时感心悸，纳呆，尿多便溏。舌淡，苔薄白，脉沉细或沉虚而缓。

病机分析：素体虚弱，或患病日久不愈，耗伤气血，脏腑亏虚，风、寒、湿邪乘虚而入，痹阻经络、关节，故见关节酸沉，隐隐作痛，屈伸不利，肢体麻木、四肢乏力。舌淡，苔薄白，脉沉细或沉虚而缓，为气血两虚之象。

治法：益气养血，温阳活络。

方药：补中益气汤（《脾胃论》）加味。药用黄芪、党参、白术、陈皮、炙升麻、柴胡、当归、桂枝、白芍、细辛、川芎、独活、透骨草、淫羊藿、怀牛膝、巴戟天、大枣、甘草。若寒湿偏重者，加羌活、苍术、薏苡仁、附片；若血脉瘀阻者，加丹参、苏木、赤芍；若风邪偏盛者，加海桐皮、海风藤；若肾阳虚者，加附片。

临证参考：补中益气汤出自李杲《脾胃论》，是东垣根据《素问·至真要大论》"损者益之、劳者温之"的宗旨而定，为补气升阳、甘温除大热的代表方，全方由黄芪、炙甘草、人参、当归、橘皮、升麻、柴胡、白术组成。选方在此基础上加桂枝汤及温阳通络等药物。

【用药分析】 肾阳不足，风、寒、湿邪痹着于骨是骨痹的主要病因，治疗上多用温阳药。临床方选桂枝汤、乌头汤、当归四逆汤等加减。常用药有附子、川乌、草乌、干姜、肉桂、吴茱萸等。其中附子温阳散寒、通络止痛，为治疗骨痹之要药。补肾阳亦须祛风湿、散寒，常用药有羌活、独活、生姜、威灵仙、雷公藤、伸筋草、海风藤等，使得经络通、痹痛止。骨虽然由肾所主，但其营养与动力却完全依赖于气血的输注，若气血亏虚或运行不畅，则发生关节酸软疼痛，故应配伍补益气血药，如人参、党参、黄芪、白术、当归、熟地黄等。根据疼痛部位，痛在上肢加秦艽，痛在下肢者加怀牛膝，腰膝酸痛加杜仲、狗脊、巴戟天，下肢酸软加千年健、木瓜，关节僵硬变形加鹿角胶、炮穿山甲。

【临证验案】

案例一：患者王某，女，60岁，2010年4月3日初诊。

患者2年前冒雨出行后出现双膝关节冷痛，到附近医院行中药热敷治疗后疼痛缓解。此后常于天气变冷或下雨时出现双膝关节疼痛，畏寒明显，到市中医院门诊查双膝正侧位片：双膝关节骨质增生，关节间隙变窄；类风湿因子、血沉、CRP：（一），自购痛舒胶囊等中成药口服，症状无明显缓解。1周前因阴天下雨后感双膝关节疼痛加重，蹲起困难，遂来就诊。刻下症见：双膝关节疼痛，蹲起困难，手足冰冷，遇寒加重，畏寒怕冷，神倦懒动，纳眠欠佳，二便调。舌淡胖，苔白滑，脉沉细。中医诊断：骨痹（肾虚寒凝证）。西医诊断：双膝骨关节炎。方以桂枝附子汤加味以温肾扶阳、散寒通络。药用：附片30g（开水先煎3小时），桂枝20g，白芍15g，细辛6g，独活15g，海桐皮10g，海风藤10g，杜仲15g，淫羊藿15g，怀牛膝15g，薏苡仁20g，生姜10g，大枣10g，甘草10g。

2010年6月2日复诊：患者服上方20剂后感手足冰冷明显减轻，双膝关节疼痛缓解，畏寒怕冷、神倦懒动改善，下蹲后需拉扶手站起。舌淡，苔白滑，脉沉细。以原方继服。

2010 年 9 月 1 日再诊：患者服上方 30 剂后感双膝关节疼痛、手足冰冷、畏寒怕冷明显好转，已无神倦懒动，下蹲后站起已不需拉扶手。舌淡，苔白，脉沉。以原方继服。

2011 年 3 月 14 日再诊：患者感双膝关节已无疼痛，行走活动自如，已无手足冰冷、畏寒怕冷、神倦懒动症状，已停服中药 2 个月余。嘱患者避免劳累、注意保暖、定期复诊。

按：桂枝附子汤源自《伤寒论》，"治伤寒八九日，风湿相搏，身体疼烦，不能自转侧，不呕不渴，脉浮虚而涩者。"原方由桂枝、附子、生姜、大枣、甘草五味药组成，方中桂枝散风寒、通经络，附子祛风除湿、温阳散寒，二药相配，散风寒湿邪而止痹痛，生姜、大枣调和营卫，甘草补脾和中。五味合用，共奏祛风除湿、温经散寒之功。本案患者为老年女性，久病伤阳，复感寒邪，肾阳虚衰，温煦失职，结合其舌脉象为肾虚寒凝之象。故以桂枝附子汤祛风除湿、温经散寒，吴生元教授根据自己的临床经验，在原方基础上加白芍、细辛温通经脉而不伤阴，独活、怀牛膝祛风除湿、引药下行，杜仲、淫羊藿补肝肾，以助扶阳强督之功，薏苡仁健脾渗湿除痹，海桐皮、海风藤祛风除湿，诸药合用以达温肾扶阳、散寒通络之功。（吴生元教授临床医案）

案例二：患者刘某，女，57 岁，2010 年 6 月 19 日初诊。

半年前患者常于长时间行走后感双膝关节疼痛，休息后可缓解，未治疗。后双膝关节疼痛反复发作，并逐渐加重，到本市医学院第一附属医院骨科就诊，查双膝正侧位片示：双膝骨质轻度骨质增生，关节间隙未见明显狭窄，给予硫酸氨基葡萄糖钾胶囊、钙剂治疗，疼痛缓解不明显。1 周前患者因外出游玩后双膝关节疼痛加重，蹲起活动受限，遂来就诊。刻下证见：双膝关节酸软疼痛，肿胀不明显，蹲起活动受限，神疲乏力，纳眠可，二便调。舌质淡、苔薄白，脉沉细。中医诊断：骨痹（气血亏虚证）。西医诊断：双膝骨关节炎。方以补中桂枝汤加味以益气养血、化瘀通络。药用：黄芪 30g，桂枝 15g，党参 30g，白术 15g，白芍 15g，柴胡 15g，升麻 10g，当归 20g，陈皮 10g，杜仲 15g，怀牛膝 15g，淫羊藿 15g，千年健 15g，威灵仙 15g，薏苡仁 15g，生姜 10g，大枣 10g，炙甘草 10g。

2010 年 7 月 20 日复诊：患者服上方 15 剂后，感双膝酸软疼痛减轻，无肿胀，上下楼梯时疼痛明显，蹲起活动稍受限，神疲乏力改善。以原方继服。

2010 年 9 月 30 日再诊：患者诉双膝已无疼痛，上下楼梯及蹲起活动自如，神疲乏力改善。已停服中药半月余。以原方继服。

2010 年 11 月 1 日再诊：患者诉双膝已无疼痛，活动自如，无神疲乏力症状。嘱患者避免负重运动，减少或避免爬楼梯、手提或背负重物等，定期复诊。

按：《素问·痹论》指出："肾者，水脏也，今水不胜火，则骨枯而髓虚，故足不任厚，发为骨痹。"《张氏医通》云："膝痛无有不因肝肾亏虚者……筋骨失养，不荣则痛。"《张氏医通》云："膝为筋之府……膝痛无有不因肝肾虚者，虚则风寒湿袭之。"《证治准绳》亦云："膝痛有风，有寒，有闪挫，有瘀血，有痰积，皆实也，肾虚其本也。"《难经》二十二难云："气主煦之，血主濡之。"因此筋骨虽然由肝肾所主，但其营养与动力却完全依赖于气血的输注，若气血亏虚或运行不畅，则发生关节酸软疼痛。因而立法方药上以"益气养血、化瘀通络"为原则，并依此原则选药配方，组成补中桂枝汤加味。

此方为补中益气汤与桂枝汤合方加味，组方中黄芪补中益气，桂枝温经助阳、散寒通络，两药合用补中益气、温经通络之功更佳，共为君药；党参、白术、炙甘草补气健脾，白芍益阴敛营，共为臣药；当归养血和营，陈皮理气和胃，柴胡、升麻升阳举陷，杜仲、怀牛膝、淫羊藿通经络、强筋骨，千年健、威灵仙祛风湿、通经络、止痹痛，薏苡仁健脾除痹，生姜散寒和胃，大枣益气补中，共为佐药；炙甘草调和诸药，兼为使药。诸药合用，以达益气养血、化瘀通络之效（录自云南省中医医院风湿病科病案）。

【文献选读】

《素问·痹论》："风、寒、湿三气杂至，合而为痹也，其风气胜者为行痹，寒气胜者为痛痹，湿气胜者为着痹也。"

《素问·长刺节论》："痛在骨，骨重不可举，骨髓酸痛，寒气至，名曰骨痹。"

《圣济总录·骨痹》："病名曰骨痹，是人当挛节也。夫骨者，肾之余，髓者，精之所充也。肾水流行，则髓满而骨强。迨夫天癸亏而凝涩，则肾脂不长，肾脂不长，则髓涸而气不行，骨乃痹，而其证内寒也。虽寒不为冻栗，则以肝心二气为阳火，一水不能胜之，特为骨寒而已，外证当挛节，则以髓少而筋燥，故挛缩而急也。"

《外台秘要·骨极》："骨应足少阴，足少阴气绝则骨枯。足少阴者，冬脉也，伏行而濡滑，骨髓者也。故骨不濡，则肉不能着骨也。骨肉不相亲，则肉濡而却，肉濡而却，故齿长而垢，发无泽，发无泽则骨先死。戊笃已死，土胜水，医所不能疗。"

《金匮要略·中风历节病》："诸肢节疼痛，身体尪羸，脚肿如脱，头眩短气，温温欲吐，桂枝芍药知母汤主之。""病历节不可屈伸，疼痛，乌头汤主之。"

参 考 文 献

[1] 栗占国. 骨关节炎诊治指南（草案）[J]. 中华风湿病学杂志，2005，9：22-24.

[2] 张燕霞，张成博. 骨痹古代中医文献研究 [J]. 山东中医药大学学报，2012，36（3）：223-225.

[3] 李兆福，狄朋桃，刘维超，等. 吴生元教授辨治骨关节炎的经验 [J]. 风湿病与关节炎，2012，1（2）：76-78.

（顾玲丽）

第二章　扶阳理论在脾胃肠病中的应用

第一节　概　　述

脾胃肠病是指在感受外邪、内伤饮食、情志不遂、脏腑失调等病因的作用下，发生在食管、脾胃、肠道的一类内科病证。常见病有胃痛、腹痛、呕吐、泄泻、便秘等。脾、胃、肠的生理功能：脾主运化、主生血、主统血、主思虑，其运化功能包括运化水谷精微物质，灌溉五脏及四肢百骸，运化水液，促进水液的吸收及运转。胃主受纳腐熟水谷，与脾共同参与饮食的消化吸收、代谢，传入小肠进一步消化，泌别清浊，水谷精微在脾的作用下，升清上输于肺，由心肺布散全身，食物残渣转输下传至大肠，吸收水分，形成糟粕，排出粪便。脾、胃、肠如出现病变，功能失调，主要表现为运化、腐熟水谷、传导三方面的损伤，出现胃痛、纳呆、呃逆、腹痛、呕吐、泄泻、便秘等证。

一、病因病机

（一）病因

1. 外感邪毒　感受寒邪，或脘腹受凉，寒邪内客于胃，或过服寒凉药物，或恣食生冷，寒邪伤中，胃腑受寒，而成胃痛、腹痛、呕吐、泄泻。

2. 湿邪困脾　冒雨涉水，或久卧湿地，或恣食生冷肥甘厚味，致湿邪内阻，湿郁困脾，脾失健运，而成泄泻。

3. 食滞肠胃　暴饮暴食或饮食不节，食滞肠胃，损伤脾胃，运化失职，发为呕吐、泄泻等证。

4. 脾胃虚弱　素体脾胃虚弱或病久、饮食劳倦，损伤脾胃，脾胃虚弱，中气不足，失于濡养致胃痛、腹痛、呕吐、泄泻。

5. 脾阳虚衰　素体阳虚或脾病日久伤阳，或过服寒冷伤中，或肾阳不足，不能温煦脾胃，中脏虚寒，脾阳不足，而成泄泻、胃痛、腹痛、呕吐等证。

6. 胃阴不足　素体阴虚或热病日久，损伤津液，或久泻久痢，或吐下太过，津液耗伤，或过食辛辣香燥，损伤胃阴，胃失濡养而成胃痛、呕吐等。

7. 肝气犯胃　忧思恼怒，情志不遂，肝气郁滞，失于疏泄条达，横逆犯胃，致胃痛、泄泻等病证。

（二）病机

脾胃为后天之本，胃为气血水谷之海。脾胃同居中焦，脾主运化，主升清，脾为湿土，喜燥恶湿，为阳；胃主受纳腐熟，通降为顺，胃为燥土，喜润恶燥，为阴。气血生化、水精之输布，皆赖于此。脾胃互为表里，生理相互联系，脏腑合和，润燥相济，升降协调，阴平阳秘，气血生化源源不绝；病理相互影响，若脾胃运化功能失调，气血精微无以生成，脏腑四肢百骸失于濡养，清浊不分，升降失调。清气不能上输头面，布散全身，则头晕乏力，中气下陷则久泻脱肛，内脏下垂，浊阴不降，上逆致呕吐、恶心、嗳腐吞酸、呃逆、嗳气、食少、腹胀、泄泻。

阳气是人体生长、发育、繁殖之根源，阳气充盛则机体生机旺盛，阳气虚衰，人体生机亦随之而衰。五脏六腑生理功能活动的发挥正常，有赖于阳气的温煦、气化、蒸腾作用才得以生生不息；十二经脉运行、阴血津液的布散均有赖于阳气的激发、推动才得以循环往复，周而复始。

卢崇汉认为："阳气乃人体生命的活力，人体阳气存则生，失之则死。"脾、胃、肠功能也如此。《素问·经脉别论》曰："饮入于胃，游溢精气，上输于脾，脾气散精，上归于肺，通调水道，下输膀胱，水精四布，五经并行。"脾运化功能包括运化水谷精微物质，脾的运化功能越强健，脾之阳气越旺盛，精微物质生成得以保证，机体营养充足，有足够的物质基础，而如果脾气虚，脾阳不足，中脏虚寒，运化失调，则精微物质的生成、布散失调，消化吸收功能障碍，水液代谢异常，聚生水湿，生痰生瘀，发生腹胀、腹泻、纳呆食少、消瘦、肥胖、水肿等诸多证候。脾主气血，《灵枢·决气》篇云："中焦受气取汁，变化而赤，是为血。"脾气旺，则精微上输布于肺，达心化赤而成血，气血丰沛，濡养脏腑则目能视，耳能听，鼻能嗅，脑能思维；脾气旺，方能统摄血流，使血行于脉道之中而不外溢出脉外而出血，避免吐血、便血、崩漏等证的发生。如脾气郁结，脾运失常，气血生化乏源，心失所养，导致头目昏眩、健忘、心悸气短。胃为六腑之一，与脾胃同居中焦，为表里络属关系，胃主受纳，为"水谷气血之海"，是机体营养之源泉。胃之受纳功能强健，胃气盛则机体的气血化源充足，脾胃功能正常发挥，脾胃运化受纳功能协调有序，脾之清气能升，浊阴能降，共同完成饮食受纳、腐熟、消化、吸收功能。二者任何一个方面出现失调则易相互累及，影响正常生理功能，出现纳呆不思食、呕、泻或多食善饥、食后作胀、消瘦、乏力等症。肠（大、小肠）接受胃之传递食物，泌别清浊，使精微、水液、糟粕各行其道，使二便正常。阳气虚衰，肠之"受盛"功能失调，不能分辨"清浊"，影响脾输布精微，二便的传送与排泄失常，则出现便秘或泄泻或小便异常，另外，脾胃肠阳气健旺还有赖于肾气"少火"温煦，方能发挥正常生理功能，如肾阳虚衰，则生脾胃肠诸病。

李中梓《内经知要》中说："阴主内守，阳主外护，阳密于外，则邪不能相侵，而阴得以固于内也。"阴精能在内营养内脏，有赖于阳气的固密卫外功能，阳气不能固密，不能御邪于外，则外邪可入侵机体，损害脏腑，致脏腑气机紊乱而致病。人体阳气，自生命开始之时起，贯穿生、长、壮、老、已的全过程，脾胃肠病的发生也与阳气虚衰息息相关。当然如阴阳失衡，阳气偏盛，耗伤阴液（胃阴、肠阴），胃失濡养，肠失濡润，可致胃脘灼热疼痛，腹痛绵绵，口干口苦，呃逆干呕，反酸嘈杂，呕血便血，大便干结等病。

二、治疗方法

（一）扶阳法治疗脾胃肠病的原则

温阳扶正，治病求本。郑钦安认为阳虚有上、中、下三焦之分，真阳或不足于上，真阴之气即盛于上而成病，用药即当扶上之阳以协于和平；真阳或不足于中，真阴之气即盛于中而成病，用药即当扶中之阳以协于和平；真阳或不足于下，真阴之气即盛于下而成病，用药即当扶下之阳以协于和平（《医理真传·卷二》）。治疗以扶阳温中为法则，张仲景《伤寒论》所选之方在上者，用桂枝汤（桂枝汤或桂枝加味汤）以扶心阳；在中者，仲景用建中（大、小建中汤）、理中（理中汤或附子理中汤等）以扶脾阳；在下者，仲景用四逆（四逆汤或大、小回阳饮等）、白通（白通汤或白通加味汤等）以救肾阳（《医理真传·卷四》）。脾胃居于中焦，是人体气机升降出入运动的枢纽，脾之清阳升与胃之浊阴降二者是对立统一的，清阳升，有利于浊阴降；反过来，浊阴降，有益于清阳的升发。脾清气升，胃浊阴降，二者协调正常，则中焦气机转输畅达，平衡无虞。如升降失常，脾阳不升，脾虚气陷则致久泻、便血、脱肛，治当补气升阳，如脾胃内伤，浊阴不降，而呕吐、嗳气、呃逆，水津不布，肠失润泽而大便秘结，治当以降浊为主，佐以升阳，调节升降；气滞中焦，气机壅滞，清浊不别，上下升降失调则胃痛、呕吐、泄泻、脘痞，治当和胃通腑，降气泄浊，使清升浊降，恢复气机枢纽职能。若久病脾胃气虚，升降失调，致水火不济，心肾不交，惊悸、失眠、梦遗等，治疗以甘温扶阳，调节升降，使水火相济，心肾相交。脾胃升降失常，常常以脾阳不升为主，故治疗以升清阳为主，辅助以降浊阴。

（二）扶阳法治疗脾胃肠病的辨证要点

1. 注意辨别主症，把握本质 在诸多临床表现中，主症能反映疾病病性的本质，对病情发展起主导作用，均具有特征性的临床症状表现，有助于准确认识疾病特征，把握疾病本质及转化规律。如泄泻，黎明之前，脐腹作痛，肠鸣即泻，泻下完谷，泻后则安，为脾阳虚；形寒肢冷，腰膝酸软，为肾阳虚；晨起腹痛即泻，腹部冷痛，得温痛减，形寒肢冷，腰膝酸软，不思饮食，为脾肾阳虚。

2. 结合四诊，全面分析 辨证过程中要注意尽可能全面收集病史、症状、体征、舌脉变化，了解疾病发生的来龙去脉，有利于全面系统认识疾病，准确辨证，从而正确治疗。如泄泻中之久泻，说明病程长。泻下清稀、完谷不化、腹部畏寒、喜温喜按、乏力、形寒肢冷为脾肾阳虚之泄泻，治疗重在温肾健脾，涩肠止泻。而如果泄泻清稀，甚则如水样，兼见腹痛肠鸣，脘闷食少，舌淡，苔白腻，脉濡缓，为外感寒湿困脾之泄泻，治疗重在淡渗利湿，佐以疏风散寒。

3. 辨别疾病病性，虚实寒热 如久泻不止，泄泻清稀，完谷不化，舌淡，脉沉迟，多属于寒证，宜温中健脾止泻。如泻下急迫，泻而不爽，臭秽，口干渴，肛门灼热为湿热泄泻，属于实证，宜清热燥湿止泻。辨明寒热虚实本质，为辨证施治奠定基础。

4. 确定病位　在疾病辨证治疗过程中，诊断疾病、判断疾病虚证的同时还要确定病位之所在、在脏在腑、有无累及其他脏腑，只有正确认识了疾病是如何发生，如何演变，深浅、发展趋势如何，拟定治则、治法、方药时才具有针对性，做到事半功倍，防止失治、误治。

第二节　胃　　痛

【概述】　胃痛又称胃脘痛，是以上腹胃脘部近心窝处疼痛为主要症状的疾病。胃痛病因可由于饮食劳倦损伤脾胃之气、外邪犯胃（寒、暑湿）、忧思郁怒、肝木横逆犯胃所致；脏腑虚损，或禀赋不足，脾胃虚弱导致脾胃受纳运化失调，胃气阻滞，胃失和降，不通则痛；或胃阴不足，脾胃虚寒，胃腑失于濡养、温煦，不荣则胃脘疼痛。本病病位在胃，与肝、脾关系密切。西医学急慢性胃炎、胃溃疡、十二指肠溃疡、胃神经官能症、胃痉挛、胃黏膜脱垂等当以上腹胃脘疼痛为主要表现时可参考治疗。

【从扶阳理论释因】　胃痛病位在胃，位居中焦，属阳明，为多气多血之腑，胃主受纳，腐熟水谷，喜燥恶湿，燥不胜湿则寒湿内生，气血内虚则胃腑不能行受纳水谷之功能，出入转输失职，或胃虚外感寒湿之邪，或过食生冷，寒积胃脘或久病中阳虚寒，胃失于温养，胃痛发作。《景岳全书·心腹痛》："惟食滞、寒凝、气滞最多。""因寒者常居八九，因热者十惟一二。"强调寒、气滞是重要的致病因素。《临证指南医案·胃痛》篇指出："胃痛久而屡发，必有凝痰聚瘀。"《杂病源流犀烛·胃痛》说："胃痛，邪干胃脘病也。胃禀冲和之气，多气多血，壮者邪不能干，虚则着而为病。"病邪之所以能犯胃，胃腑虚弱必在先，正虚不御邪，邪方能侵犯胃腑致病。以上论述说明"虚"和"寒"是胃痛发病的重要因素。

【用扶阳法论治】　郑钦安认为阳虚有上、中、下三焦之分，故认为：真阳或不足于上，真阴之气即盛于上而成病，用药即当扶上之阳以协于和平；真阳或不足于中，真阴之气即盛于中而成病，用药即当扶中之阳以协于和平；真阳或不足于下，真阴之气即盛于下而成病，用药即当扶下之阳以协于和平（《医理真传·卷二》）。针对胃痛阳虚者，分为三个层次，一是因寒冷伤中，二是中阳虚弱，三是真阳亏虚。但究其原因，"阳虚—阳虚阴盛"是根本。治疗以扶阳温中为法则。火神派诸多医家吴佩衡、范中林、吴生元、吴荣祖等遣方用药多以理中汤为基础，擅长应用附子、肉桂、干姜温补脾肾之阳。吴生元治慢性胃炎强调养胃健脾、温化寒湿为先，在此治则治法基础上，据不同证型进行加减调整。如慢性胃炎脾胃虚弱型，寒象不甚，以六君汤为底加肉桂、公丁香、木香、砂仁、山楂、麦芽、生姜，寒象明显用桂附理中汤或大建中汤加木香、炒小茴香、菖蒲，治疗肝胃不和，小柴胡汤加公丁香、肉桂、佛手、香附、台乌药、炒小茴香，寒热错杂型以乌梅丸加吴茱萸、荜茇、炒小茴香、台乌药，调整脾胃阴阳，"补偏救弊"，固护后天之本。

一、寒邪客胃

症状：胃痛暴作，恶寒喜暖，遇寒加重，得温痛减，口不渴，或喜热饮，舌淡，苔薄白，脉弦紧。

病机分析：外感寒邪，损伤中阳，胃腑气机凝滞不畅，胃气不和，收引作痛。

治法：温胃散寒，理气止痛。

方药：良附丸加减（《良方集腋》）。药用高良姜、香附、吴茱萸、陈皮、生姜、炙甘草。寒重加干姜，气滞加木香，兼脾胃虚弱加党参、白术、茯苓补中益气。兼恶寒身痛表寒证加苏叶、桂枝、防风，疏风散寒。兼见呕吐，加半夏、砂仁，温胃降逆止呕。兼胃脘痞闷不食、嗳气、呕吐、食滞者，加枳壳、神曲、麦芽、鸡内金，消食导滞。

临证参考：临证需注意邪实者，以驱邪为主，正虚者应以扶正为先，虚实夹杂应祛邪扶正兼顾。胃寒较轻者可胃脘局部温熨、腹部热敷、服用生姜红糖汤止痛散寒。辛香理气之品，应中病即止，不可太过久服，以防伤津耗气。

二、寒凝血瘀

症状：胃脘刺痛、冷痛发作，痛有定处，按之痛甚，食后加剧，入夜尤甚，遇寒加重，或呕血、黑便，舌质紫暗或瘀斑，脉涩。

病机分析：寒凝阻滞气机，血行不畅，瘀阻胃络，不通则痛。

治法：散寒活血化瘀，通络止痛。

方药：失笑散（《太平惠民和剂局方》）合丹参饮（《医宗金鉴》）加附子、干姜、桂枝。药用蒲黄、五灵脂、丹参、当归、桃仁、延胡索、檀香、砂仁、香附、附子、桂枝、干姜、炙甘草。气虚者加黄芪、党参补中益气。痛甚加三棱、莪术并加枳壳、木香、郁金理气。伴呕血、黑便加三七、大蓟化瘀止血。

临证参考：实寒证，寒甚急当散寒，防止损失阳气，故用辛温大热之附子、干姜，大热除大寒。当出现呕血、黑便时要注意辨别虚实，要注意鉴别出血量大小，区分远血、近血，配合止血，以防失治、误治。

三、脾胃虚寒

症状：胃痛隐隐，喜温喜按，空腹痛甚，得食则缓，泛吐清水，神疲乏力，劳累或受凉加重或发作，手足不温，大便溏薄，舌淡，苔白，脉虚弱或迟缓。

病机分析：脾胃虚寒，胃失于温养，不荣则痛。

治法：温中健脾，和胃止痛。

方药：黄芪建中汤（《金匮要略》）加减。黄芪、饴糖、白芍、桂枝、高良姜、生姜、大枣、甘草。泛吐清水较重，加半夏、陈皮、干姜、吴茱萸，温胃化饮。寒甚可用大建中汤（《金匮要略》）（蜀椒、干姜、人参、饴糖），或附子理中丸（《太平惠民和剂局方》）温中散寒。若脾虚气陷，脘腹坠胀，加柴胡、升麻、党参升阳益气。若兼见腰膝酸软，头晕目眩，形寒肢冷肾阳虚衰症候，加附子、肉桂、巴戟天、仙茅，或用肾气丸、右归丸温补脾肾，和胃止痛。

临证参考：脾胃虚寒，中阳不运，导致水液代谢及脾胃升降功能失调，常常并见气虚气滞、痰湿内阻、寒食阻滞、寒凝血瘀等症，导致虚实夹杂，以脾胃虚寒为本，气滞、痰湿、食积、血瘀等为标的复杂证候。治疗要分清主次，在脾、在肾，虚寒程度，辨别病势急缓，据气滞、痰湿、食积、血瘀不同兼证，配合行气、化痰、消食、化瘀等治法。

【用药分析】　温中健脾法是用于脾胃虚寒之胃痛的常用治法，《伤寒后条辨》云："胃阳虚，即中气失宰，膻中无发宣之用，六腑无洒陈之功，犹如釜薪失焰，故下至清谷，上失滋味，五脏凌夺，诸症所由来也。"常选用干姜、高良姜、吴茱萸、蜀椒温中散寒，人参、党参、黄芪、白术补气健脾，温补脾胃，扶阳散寒，代表方如理中汤、小建中汤、大建中汤。气虚为阳虚之渐，阳虚为气虚之甚，故气虚为主时以补气健脾为主，常用黄芪、党参、人参、白术、扁豆、山药、大枣、甘草，常用方四君子汤、保元汤、异功散。气虚及阳，兼虚寒之象加干姜、肉桂，以温中扶阳。阳虚阴盛，聚生水湿常用桂枝、茯苓、半夏温化水湿。胃阳虚加公丁香、吴茱萸、肉桂、高良姜、荜茇之类，脾阳虚加白术、苍术、砂仁、炮姜。久病及肾，脾肾阳虚，虚寒甚，常用附子、肉桂、巴戟天、淫羊藿培补肾阳，从而恢复中焦阳气。

【临证验案】

案例一：徐某，男，年四旬余，云南省大姚县人，住滇南个旧市。

1923 年 10 月来昆明治病，就诊于余。询及由来，悉知患心胃痛证已二十余年，经中西药物屡治未效，近则病情日渐增剧，现症见：患者形体消瘦，面容不展。胸膈痞胀痛，两胁满闷不舒，脘腹灼痛，痛极则彻于胸背，固定不移，从心下至脐腹隆起板硬如石，按之亦痛，腰背如负薄冰，懔懔而寒。时而反酸，上冲咽喉，呕吐黄绿酸苦涎水，心中嘈杂，知饥而不能食，唯喜烫饮，饮而不多。大便干结难解，小便短涩，手足不温，少气无力，入夜难寐。舌淡，苔白滑腻，脉来沉迟，息间仅两至半，且短而弱。良由病久阳虚，真火内衰，阴寒内结，脾阳不运，无力以制水邪，肝郁不舒，挟寒水上逆犯胃凌心。阳虚为病之本，寒水泛溢为病之标，乃本虚标实之证，法当扶阳温散寒水之邪治之，先拟乌梅丸方一剂。药处：附片 100g（久煎），干姜 30g，桂尖 30g，细辛 10g，黄连 10g，黄柏 10g，当归 25g，川椒 3g，党参 3g，乌梅 2 枚。

二诊：服上方，痛稍减，呕吐酸苦水已少。此病历经二十余载，根深蒂固，邪实而症顽矣，欲除病根，必大剂辛温连进，方能奏效。以余多年临床体验，此证每于服药之后，或见脘腹增痛，或吐酸、便泻、小便色赤而浊等征象，可一时有所表露，此乃药与病相攻，驱邪之兆，若药能胜病，犹兵能胜敌，倘畏惧不专，虽欲善其事，而器不利也，何以克服！古人云："若药不瞑眩，厥疾弗瘳。"故将此理告病者，务期早除痛苦，渠则严然信守，遂以吴萸四逆汤加味治之。

药处：附片 150g（久煎），吴茱萸 18g，干姜 60g，上肉桂 18g（研末，泡水兑入），公丁香 5g，茯苓 30g，白胡椒 3g（研末，兑服），甘草 15g。

三诊：服药后果如余言，一剂则痛反较增，二剂则腹中气动雷鸣。三剂则涌吐大作，吐出黄绿苦水盈盂，吐后胸胃痞胀舒缓，白滑苔渐退。更照原方附片量增至 200g，每日一剂，连进十剂，愈服越见吐，痛不减反有所增之势，小便色赤，但较长，已十余日不大便，诊视则白滑苔已退尽，但舌本透白而无血色，脉转缓和稍有神，仍喜滚饮而畏寒，正邪交作，势均力敌。仍照前法，再进不怠。拟方白通汤加上肉桂。

药处：白附片300g（久煎），生盐附子150g（久煎），干姜150g，葱白9茎，上肉桂10g（研末，泡水兑入）。

四诊：连服二剂，大便始通，色黑如漆，腹痛、痞硬稍减，能略进饮食。再服数剂，大便则畅泻，色黑绿，臭不可当，脘腹疼痛及痞硬顿失其半，胃逆作酸已减少。此阴寒溃退，元阳渐复。照原方去葱白，加茯苓30g，砂仁15g，白术30g，甘草18g。

五诊：连进数剂，大便由稀而溏，色渐转黄，饮食渐增，舌质已略显红润之色，脉沉细，一息已四至，腹中痞硬已消去八九，唯胃脘中仍感灼辣疼痛，时而吐酸水一二口，复主以乌梅丸方。服三剂，吐止痛减，食量增加，背寒肢厥已回温。唯形体枯瘦，正气未充，精神尚差，胃中尚时而隐痛，继以桂附理中汤加黄芪，并兼服乌梅丸，每日三丸。每服均见好，连服十数余剂而愈，体健如常（《吴佩衡医案》）。

按：胃病不食，其病之关键就是其阳气不足。虽然开始用治疗厥阴病的乌梅汤，但治疗后有效却不能触动其本质，因此二诊以后改为大剂吴萸四逆汤加味而治，而且逐渐加用附子之量，病情得以迅速改变。由于是三阴同病的状态，治疗上吴氏也是交替变换方剂，三阴相兼而调治，最终顽疾得以治愈。不管其方剂如何调整，但扶助阳气之桂附始终如一，吴附子之雅号可略见一斑。（《火神派扶阳临证备要》）

案例二：顾某，男，年四旬，云南省鲁甸县人，上海马斯南路息庐三号。肾气虚，脾湿素重，时值酷暑炎热季节，常食西瓜凉饮，夜卧贪凉，复受冷风所袭，遂致脘腹疼痛不止，痛极则彻及心胸腰背、水米不下，汗出淋漓，辗转反侧，睡卧不安，时时呻吟。余诊之，颜面青黯，舌苔白滑，质含青色，脉来一息两至半，沉迟无力，手足厥冷。此乃肝肾之阴夹寒水，脾湿凝聚三焦，凌心犯胃，阳不足以运行，而成是状。先以上肉桂10g研末泡水与服之。服后旋即呕吐涎沫碗许，此为寒湿外除佳兆，继以吴萸四逆汤加味治之。

附片100g，干姜30g，上肉桂10g（研末，泡水兑入），公丁香6g，白胡椒6g（捣末，分次吞服），吴茱萸10g，甘草10g。

服一剂，涌吐酸苦涎水两大碗、痛减其半。再服一剂，又吐涎水两大碗，其痛大减，遂得安卧。次晚续诊，脉已一息四至，汗止厥回，诸痛俱瘥。继以桂附理中汤二剂调理而愈。

按：肾气虚，脾湿素重，脾肾阳虚，常食西瓜凉饮，脾阳愈伤，复感风寒，内外合邪，寒凝经脉，肝肾之阴夹寒水，脾湿凝聚三焦，凌心犯胃，不通则痛，故脘腹疼痛不止，痛极则彻及心胸腰背、水米不下，汗出淋漓，辗转反侧，睡卧不安，时时呻吟。病急当峻猛之剂荡涤中焦阴寒之邪，所用药物皆为辛热之品，阳气来复，经脉得以温养，痛止病愈。

案例三：周某，男，61岁，1970年4月初诊。

患者胃脘痛20余年，时吐酸，呃逆。开始几年，服药后可缓解；后10年渐重，饥则时疼。病情进行性加剧，持续疼痛，纳呆，体虚，大便色黑。急送某医院治疗，诊为"胃溃疡""胃癌待查"。建议手术，但考虑血红蛋白仅 45g/L，年老体衰，商定改由中医保守治疗。现症见：患者按腹弯腰，呻吟不已；呕吐酸水，时时呃逆，食不下，恶寒肢冷；舌淡，苔白腻浊。证属太阴虚寒邪盛。法宜温中散寒、消瘀止痛，方以四逆汤加味主之。

处方一：炙甘草 30g，炮姜 30g，制附片 30g（久煎），上肉桂 10g，公丁香 6g。

处方二：回生丹，日服 2 次，每次 3 粒，痛止停服。

二诊：1 周后来诊，疼痛大减，便血止，反酸、呃逆明显减轻。以甘草干姜汤加味缓服。处方：炙甘草 30g，炮姜 30g，上肉桂 10g，砂仁 10g，白蔻仁 10g，茯苓 20g，白术 20g。

三诊：服药调养月余，疼痛消失，饮食正常。

追访（1979 年 7 月 20 日）：数年来，曾轻度复发 1 次，服甘草干姜汤加味后愈，未再复发。现已七旬，尚可做一些轻活。

按：《素问·金匮真言论》篇云："人身之阴阳，则背为阳，腹为阴。"腹部之病，按其部位，分属太阴、少阴、厥阴。太阴为三阴之里，其脉从足入腹，属脾络胃。脾为湿土，阴中之至阴，凡伤于寒湿，则脾先受之。且与阳明胃相表里，脾虚胃亦虚，即所谓胃家不实，便是太阴病。此证显系属太阴虚寒邪盛。始终抓住太阴主证；而太阴温里宜四逆辈，故首投四逆汤加味，兼以行气通络、散滞化瘀为治，而病获愈（《范中林六经辨证医案选》《火神派扶阳临证备要》）。

案例四：张某，男，37 岁，汽车驾驶员，1973 年 4 月 6 日初诊。

患胃脘痛已十余年，在某医院作钡餐检查，提示胃下垂 7cm。其症上腹胀满，胃脘隐隐作痛，周身不适，肢酸乏力，二便尚正常，脉缓，右关弦，舌苔白厚腻。思患者系汽车驾驶员，起居寒热失调，饮食饥饱无常，以致脾胃运化功能受损，湿食互滞，阻碍气血运行，不通则痛，故选用具有温寒化湿、理气和血、消食健胃作用之五积散方治之。方如下。

麻黄二钱，苍术三钱，吴白芷二钱，白芍三钱，当归四钱，川芎三钱，枳壳三钱，桔梗三钱，桂枝三钱，炮姜三钱，茯苓五钱，甘草一钱，厚朴三钱，陈皮三钱，法半夏四钱，生姜三片。

上方连服三剂后，痛止胀消，脉息和缓，苔转薄白而润，此为积滞渐消，还当以舒肝和胃、理气活血之剂继续调治。方如下。

丹参五钱，檀香二钱（后下），砂仁三钱（捣，后下），百合五钱，台乌药三钱，川楝子二钱（炒），延胡索三钱（捣），白术五钱，法半夏四钱。

上方共服十余剂，胃脘胀痛至今未发。（《李继昌医案》）

按：久病体虚，饮食不调，损伤脾胃，胃体失养，不荣则痛，脾虚运化失职，气机阻滞，出现寒湿、气滞、血瘀兼夹，本虚标实互见，治疗宜补中寓行，散寒、行气、活血。

【文献摘要】

《素问·举痛论》："寒气客于肠胃之间，膜原之下，血不得散，小络急引，故痛。"

　　《景岳全书·心腹痛》："胃脘痛证，多有因食、因寒、因气不顺者，然因食因寒，亦无不皆关于气。盖食停则气滞，寒留则气凝。所以治痛之要，但察其果属实邪，皆当以理气为主。"

　　《证治汇补·心痛》："服寒药过多，致脾胃虚弱，胃脘作痛。"

第三节　腹　　痛

　　【概述】　腹痛指胃脘以下，耻骨毛际以上的部位发生疼痛的病证。病位在腹，有脐腹、胁腹、小腹、少腹。《症因脉治》云："痛在胃之下，脐之四旁，毛际之上，名曰腹痛。"

　　腹痛病因病机：由于腹内包括肝、胆、脾、肾、膀胱、大小肠、胞宫等脏腑，冲脉、任脉、带脉。手足三阴经、足少阳、足阳明经脉均循行于腹部，病变涉及多个脏腑，因此，凡外感六淫时邪、饮食不节、情志失调、脾肾阳气素虚或跌仆损伤均可导致脏腑气机不利，经脉气血阻滞，脏腑经络失养而引起腹痛。外感六淫，寒邪为主，外感风寒或寒冷积滞胃肠，中阳受损，气机不利，发为腹痛。饮食不节（洁），过食伤中，或过食肥甘厚味，酿生湿热，或过食生冷损伤脾胃，腑气壅滞，阻滞气机，导致腹痛。情志不遂，恼怒抑郁，肝气不舒，失于条达，肝气横逆犯胃，肝胃不和，脉络郁滞而腹痛。素体阳虚，或病后中阳虚寒，或阴血不足，脉络失于温煦、濡养，发作腹痛。病理性质分寒、热、虚、实。四者往往相互错杂，或寒热交错、或虚实夹杂；或为虚寒，或为实热。西医学如急慢性肠炎、胃肠痉挛、功能性胃肠病、消化不良，以腹痛为主要表现者，可参照本病辨证治疗。

　　【从扶阳理论释因】　腹痛病因复杂，涉及脏腑多，但因寒致痛、气滞致痛、食积腹痛为最多见。《灵枢·五邪》："阳气不足，阴气有余，则寒中肠鸣腹痛"。提出阳虚、寒邪客于肠胃是引起腹痛的原因。"寒气客于肠胃，厥逆上出，故痛而呕也。寒气客于小肠，小肠不得成聚，故后泻腹痛矣。"《灵枢·邪气脏腑病形》云："大肠病者，肠中切痛而鸣濯濯，冬日重感于寒即泄，当脐而痛……小肠病者，小腹痛，腰脊控睾而痛，时窘之后……膀胱病者，小腹偏肿而痛，以手按之，即欲小便而不得。"讨论强调阳虚阴盛、寒邪腹痛的病理特点，同时指出腹痛与大小肠、膀胱之间的病理联系。至宋代，对腹痛病因病机的认识更为全面，有较大提高。"虚""寒"既是导致腹痛的重要原因，也是腹痛病机转化的始动因素。与后世医家提出的扶阳学说，用扶阳法治疗虚寒病证不谋而合。

　　【用扶阳法论治】　《金匮要略》以腹痛按之疼痛与否来鉴别腹痛的虚实，开创了虚实辨证方法先河，创立了如小建中汤、黄芪建中汤、附子粳米汤治疗虚寒腹痛行之有效的方药，初步建立起腹痛病辨证论治体系，也为临床扶阳温中治疗腹痛奠定了基础。《景岳全书》详细记载了腹痛虚、实的鉴别辨证方法，"当察其可按者为虚，拒按者多实；久痛者多虚，暴痛者多实；得食稍可者为虚，胀满畏食者为实；痛徐而缓，莫得其处者多虚，痛剧而坚定不移者为实"。《医宗必读》提出补法治疗腹痛，是对"痛无补法"的反驳，也是对腹痛治疗的发展补充，是扶阳法治疗腹痛的理论依据之一。根据辨证的虚实寒热、在气在血确立治法。实则泻之，虚则补之，寒者热之，热者寒之，滞者通之，瘀者散之。散寒温中代表方：霍香正气散、正气天香散、良附丸、乌头桂枝汤。健脾温中代表方：理中汤、小建中汤、大建中汤。温补脾肾代表方：附桂理中汤、附子理中汤、温脾汤。

一、寒邪内积

症状：腹痛急暴，疼痛剧烈，得温痛减，遇冷更甚，兼见恶寒身倦，手足不温，口淡不渴，大便溏薄，小便清长，舌淡，苔薄白，脉弦紧。

病机分析：寒邪内侵，阳气不通，气血阻滞。

治法：温中散寒止痛。

方药：正气天香散（《证治准绳》引刘河间方）加减。药用干姜、苏叶、乌药、陈皮、香附。或附子理中汤（《太平惠民和剂局方》）、温脾汤（《备急千金要方》）加减。寒气上逆，用附子粳米汤（《金匮要略》）温中降逆。腹痛甚加木香、延胡索、高良姜温中止痛；恶寒身痛，夹表寒，加桂枝温经散寒解表；少腹拘急冷痛，寒凝肝脉，加炒小茴香、吴茱萸暖肝散寒。腹痛拘急，大便不通，寒实积聚，用大黄附子汤（《金匮要略》）（大黄、附子、细辛）通下寒积。兼四肢厥逆者，加附子、肉桂温肾通阳；若蛔虫攻痛伴见吐蛔或便蛔，用乌梅丸安蛔止痛。

临证参考：此型为实证寒痛。起病急骤，疼痛剧烈，若腹壁拘紧，压之痛甚，要注意鉴别排除外科腹痛，如为妇女小腹疼痛，要注意经、带、胎、产情况，应排除妇科腹痛，防止误治。寒最易伤阳，故应散寒祛邪，固护阳气，以免寒邪长驱直入，由实致虚。

二、血瘀腹痛

症状：少腹疼痛，痛势较剧，痛如针刺，固定不移，或尿血经久不愈，舌质紫暗，脉细涩。

病机分析：瘀血停滞，气机不畅，脉络痹阻不通。

治法：活血化瘀。

方药：少腹逐瘀汤（《医林改错》）。药用小茴香、干姜、延胡索、没药、当归、川芎、肉桂、赤芍、蒲黄、五灵脂。跌仆损伤，瘀血疼痛，可加酒口服或外敷三七粉、云南白药，或加用丹参、王不留行散瘀止痛。术后局部瘀血疼痛，加红花、桃仁。如下焦蓄血，黑便，以桃核承气汤加减。胁下结块，疼痛拒按，以膈下逐瘀汤软坚散结。

临证参考：气为血帅，血为气母，气滞则血瘀。寒凝也可导致血瘀，非气不行，非温不散，故在辨证基础上加用益气药，增加行血的动力，温经活血药减轻行血的阻力，扶阳气，补正气，有利于活血化瘀，阳生阴消，瘀去新生。调畅气血，气血平和，机体即能早日恢复生机。

三、中脏虚寒

症状：腹痛绵绵，时作时止，喜热恶寒，痛时喜温喜按，兼见饥饿劳累后更甚，得食或休息后稍减，神疲乏力，气短懒言，形寒肢冷，胃纳不佳，面色少华，大便稀溏，舌淡，苔白，脉沉细。

病机分析：中脏虚寒，失于温养，气血不畅，脉络失于温煦、濡养。

治法：温中补虚，缓急止痛。

方药：小建中汤（《伤寒论》）加减。药用桂枝、饴糖、生姜、大枣、芍药、炙甘草。若气虚乏力气短，加黄芪、党参、白术、干姜益气健脾。若腹中冷痛剧，呕吐，四肢怕冷，阴寒内盛，可用大建中汤（《金匮要略》）温中补虚，散寒止痛，降逆止呕。腹冷痛，肠鸣下痢不止，四肢逆冷，脉微，脾肾阳虚，可用附子理中汤（《太平惠民和剂局方》）加减，振奋中阳。腹冷痛大便难解，大肠虚寒，冷积便秘，可用温脾汤温中散寒，温散胁下冷积。

临证参考：病属虚寒，久病病程长，阳气虚衰，最易感寒，而寒邪易伤阳气，互为因果，反复难愈。治疗要辨明阳虚的程度，累及脏腑，病重药重，当热则热。《医法圆通·卷一》："病之当服，附子、大黄、砒霜，皆是至宝；病之不当服，参、芪、鹿茸、枸杞，都是砒霜，无奈今人之不讲理何……总要探求阴阳盈缩机关，与夫用药之从阴从阳变化法窍，而能明白了然，经方、时方，俱无拘执。久之，法活圆通，理精艺熟，头头是道，随拈二三味，皆是妙法奇方。"

【用药分析】 腹痛辨证治疗用药：健脾益气常用人参、党参、黄芪、白术，温经理气常用陈皮、制香附、乌药、木香、小茴香，行气用炒枳壳、炒枳实、炒厚朴，温中散寒用桂枝、肉桂、干姜、蜀椒、高良姜、吴茱萸，温肾用附子、肉桂，活血用桃仁、红花、蒲黄、五灵脂、没药、丹参、三七。

【临证验案】

案例一：张某之妻，年三十余岁，四川省会理县人。

1924年6月患病，请西医治疗，病情日剧，就诊于余。余视之，舌苔白滑兼灰黑色，脉细迟欲绝，十余日来饮食不进，微喜滚饮，虽恶寒但不见发热，心痛彻背。时时感觉腹中有气上冲心胸，心中慌跳，复见呕吐。触之，腹内有癥坚痞块，痛不可当。缘由前医曾于腹部注射某药一针，其后针处硬结突起，继而扩展大如碗口。此乃肝肾阴邪为患，复因针处被寒，阴寒挟水邪上逆，凌心犯胃，如不急为驱除，缓则必殆无救。遂拟四逆苓桂丁椒汤治之。

处方：附片130g，干姜60g，茯苓26g，公丁香13g，上肉桂13g（研末，泡水兑入），白胡椒6g（捣末，分次冲服），甘草6g。

服一剂则痛减其半，再剂则诸证渐退，痛止七八，稍进饮食。唯呕吐未止，此乃肝肾阴寒之邪未净，拟乌梅丸方治之。

处方：附片130g，干姜60g，当归26g，上肉桂13g（研末，泡水兑入），黄连13g，黄柏13g，北细辛6g，潞党参16g，川椒6g（炒去汗），乌梅3枚。

服一剂后，呕吐止。服二剂后，腹痛全瘳，腹内痞块渐散。继以回阳饮（即四逆汤加肉桂），兼吞服乌梅丸十余剂，始奏全功。（《吴佩衡医案·脘腹痛》）

案例二：张某，男，41 岁。于 1992 年 3 月 9 日来诊。

主诉：腹痛 5 日。

病史：5 日前不明原因出现脐腹隐痛，绵绵不断，喜热喜按，得温得按痛减，两天后出现大便稀溏，日行 2～3 次，饮食减少，食后腹胀。面色萎黄，形体消瘦，身倦神疲，短气乏力。舌体胖大，舌质淡红，苔白稍腻，脉沉细无力。

中医诊断：腹痛（脾胃虚寒）。

西医诊断：慢性肠炎。

治法：益气健脾，温中和胃。

处方：温中汤加减（李振华经验方）。党参 10g，白术 10g，茯苓 15g，泽泻 10g，桂枝 6g，白芍 15g，砂仁 8g，薏苡仁 30g，煨肉豆蔻 10g，诃子肉 10g，炙甘草 6g，干姜 10g，生姜三片，大枣 5 枚为引。5 剂，水煎服。

医嘱：忌食生冷、油腻之品。

二诊：1992 年 3 月 16 日。痛减泻止，食欲好转，腹中仍胀，身困无力、舌体胖大、舌淡，苔白，脉沉细。湿邪渐祛，脾胃运化渐复，但气滞腹胀仍在，故原方去补气收涩之药，加以理气和胃之品，使气行胃和而胀消。

处方：香砂温中汤加减（李振华经验方）。药用：白术 10g，茯苓 15g，橘红 10g，砂仁 8g，香附 10g，厚朴 10g，枳壳 10g，乌药 10g，焦山楂 12g，焦神曲 12g，焦麦芽 12g，炙甘草 6g，干姜 10g。5 剂水煎服。

三诊：1992 年 3 月 23 日。各种症状消失，食欲转好，腹中不胀，体力和精神较前明显好转，舌淡，苔薄白，脉沉缓。病已初愈，当以丸药巩固之。

处方：香砂养胃丸。每服 6g，日 3 次。（《李振华医案医论集》）

按：腹痛一病，可由感受六淫之邪、饮食伤中、情志不遂、外伤导致脏腑气机郁滞，血脉痹阻不畅，"不通则痛"，属实证。也有素体阳虚，脏腑经络失于气血温养而致"不荣则痛"，属虚证。虚实常常相互转化，相兼为病。本病起病 5 日，表现脐腹隐痛，绵绵不断，喜热喜按，得温得按痛减，两天后出现大便稀溏，日行 2～3 次，饮食减少，食后腹胀。面色萎黄，形体消瘦，身倦神疲，短气乏力。结合舌体胖大，舌质淡红，苔白稍腻，脉沉细无力。一派中阳不足，脾胃虚寒之象，可知患者素体脾胃虚寒，治以益气健脾、温中和胃。方拟温中汤加减（李老经验方）。党参、白术、茯苓，健脾益气，扶正补虚，桂枝、干姜、生姜，温中补虚，白芍、炙甘草，缓急止痛，泽泻淡渗利湿，薏苡仁、煨肉豆蔻，健脾燥湿，诃子肉止泻固涩。二诊，泻止腹胀，气机阻滞，去收涩药，防止留邪，健脾时不可过于滋腻，注意理脾行气，气运湿化，气机条畅，病情渐愈。

案例三：郭某，女，58 岁，1992 年 8 月 11 日初诊。

主诉：脐腹疼痛 2 个月余。

病史：六月初因贪食生冷，致腹痛泄泻，日行 2～3 次，住某医院诊断为急性肠炎，给予西药对症治疗。现已两个月余，病情时轻时重，未能彻底根治。现脐腹疼痛，痛时即泻，日行 2～3 次，脘腹闷胀，精神倦怠，肢体困乏，食欲欠佳，面色萎黄。舌淡红，苔白腻，脉沉细。

中医诊断：腹痛、泄泻（寒湿困脾）。

西医诊断：慢性结肠炎。

治法：健脾利湿、温中散寒。

处方：四君子汤加味：党参 10g，白术 10g，茯苓 15g，泽泻 10g，肉桂 10g，炮姜 10g，吴茱萸 6g，厚朴 10g，砂仁 8g，焦山楂 12g，焦神曲 12g，焦麦芽 12g，甘草 3g，薏苡仁 30g。5 剂，水煎服。

医嘱：忌食生冷油腻，饮食宜清淡且富含营养。

二诊：1992 年 8 月 16 日。痛泻均止。舌淡红，苔薄白，脉缓。

处方：桂附理中丸，每服 6g，日 3 次。

随访半年，病未复发。

按：暑季贪凉，过食生冷损伤中阳，运化失调，寒湿内生困脾，阻滞气机，腹痛泄泻并作，治疗重在健脾利湿，佐以温中散寒，恢复脾胃运化功能（《李振华医案医论集》）。

【文献选读】

《素问·举痛论》："寒气客于肠胃，厥逆而上，故痛而呕也。寒气客于小肠，小肠不得成聚，故后泄腹痛矣。"

《金匮要略·腹满寒疝宿食病脉证治》："病者腹满，按之不痛者为虚，痛者为实，可下之，舌黄未下者，下之黄自去。""腹中寒气，雷鸣切痛，胸胁逆满，呕吐，附子粳米汤主之。""胁下偏痛，发热，其脉紧弦，此寒也，以温药下之，宜大黄附子汤。"

《诸病源候论·久腹痛》："久腹痛者，脏腑虚而有寒，客于腹内，连滞不歇，发作有时。发则肠鸣而腹绞痛，谓之寒中。"

《脉因证治·心腹痛》："有客寒阻之不行，有热内生郁而不散，有死血、食积、湿痰、结滞，妨碍升降，故痛。"

第四节　呕　吐

【概述】　呕吐指胃失和降，气逆于上，胃内容物经食管和口腔吐出的一种病证。有物有声为呕，有物无声为吐，无物无声为干呕，呕与吐常同时发生，难以截然分开，合称为呕吐。

《景岳全书·呕吐》曰："呕吐或因暴伤寒冷，或因暴伤饮食，或因胃火上冲，或因肝气横逆，或因痰饮水气聚于胸中，或以表邪传里，聚于少阳、阳明之间，皆有呕吐，此皆呕之实邪也。所谓虚者，或其本无内伤，又无外感而常为呕吐者，此既无邪，必胃虚也。"简明阐述了呕吐发病病因及特点。呕吐病因有外感风、寒、湿邪，侵犯胃腑，胃失和降致呕吐，或饮食不节（洁），过食生冷油腻，食滞胃腑，运化失职，胃气上逆而呕吐，或情志失调，肝气郁滞，横逆犯胃，胃气上逆，或久病脾胃虚弱，劳倦内伤，中阳不振，运化无力，水湿寒浊停聚于中焦，阻碍胃气降浊，导致呕吐。实证胃气痞塞，升降不调，气逆作呕；虚证脾胃气阴亏虚，运化失常，胃失和降。诸多原因常兼夹致病。呕吐病位在胃，胃气和降与肝的疏泄条达、脾的运化密切相关。临证治疗据起病急缓、病程长短、病情轻重、呕吐物多少及伴随症状分为虚、实两类，暴病呕吐起病急、病程短、病情相对轻浅，呕吐物多酸腐臭秽，多伴恶寒头身疼痛等表证、夹食，属实证，治疗宜祛邪为主；久病呕吐起病缓、病程长、病情相对重、呕吐物量少，呕而无力，常伴随精神萎靡无力、气短倦怠、反复发作、时作时止，多属虚证，较为难治，治宜扶正为主。和胃理气降逆是治疗呕吐基本法则。西医学中急慢性胃炎、神经性呕吐、功能性消化不良、贲门痉挛、幽门痉挛、肝炎、胆囊炎、胰腺炎及某些急慢性传染病或梗阻等病，如以呕吐为主者，可参照本篇辨证论治。

【从扶阳理论释因】　呕吐首见于《黄帝内经》，《素问·举痛论》："寒气客于肠胃，厥逆上出，故痛而呕吐。"《素问·脉解》："太阴所谓……食则呕者，物盛满而上溢，故呕也。"《诸病源候论·呕哕候》："呕吐者，皆由脾胃虚弱，受于风邪所为也。"《三因极一病证方论·呕吐叙论》："呕吐虽本于胃，然所因亦多端，故有饮食、寒热、血气之不同，皆使人呕吐。"《医学正传·呕吐》："外有伤寒，阳明实热太甚而吐逆者；有内伤饮食，填塞太阴，以致胃气不得宣通而吐者……有胃寒而吐者；有久病气虚，胃气衰甚，闻谷气则呕哕者，有脾湿太甚，不能运化精微，致清痰留饮郁滞上中二焦，时时恶心吐清水者。宜各以类推而治之，不可执一见也。"阐述了呕吐可由诸多原因导致，但寒气及湿浊是常见且多发的原因。寒、湿均为阴邪，易伤人体阳气，脾胃阳气受损，运化功能失职，清阳不升，浊阴不降，上逆而成呕吐。

【用扶阳法论治】　张仲景在其著作中详细论述了呕吐之特征、辨证方法及其治疗方药。《金匮要略·呕吐哕下利病脉证治》："诸呕吐，谷不得下者，小半夏汤主之。""干呕吐逆，吐涎沫，半夏干姜散主之。""干呕，吐涎沫，头痛者，吴茱萸汤主之。"这些方药均针对寒湿或虚寒呕吐所设，吴茱萸、生姜、半夏是常用药物，扶阳温中补虚是要旨，佐以降逆止呕。孙思邈在《备急千金要方·呕吐哕第五》中对呕吐有很多精辟的论述："凡呕者多食生姜，此是呕家圣药。"生姜辛热，能温散水湿，散寒走表，具有简、便、廉、效的特点，这一用药经验也得到后世医家的大力推崇。至今仍为医家乃至普通百姓居家防病治病之常用药物之一。张介宾《景岳全书》将呕吐分为虚、实论述，系统完善了呕吐辨证治疗理论，为后世医家扶阳、温阳治疗呕吐奠定了理论基础。郑钦安《医理真传卷四·以病捷要总诀》："呕吐而欲饮极热者，寒隔于中也（宜理中加吴萸）。呕吐，身热头痛者，夹外感也（宜桂枝汤，倍生姜，加吴萸）。呕吐，身大热而无外感，尚欲饮热者，脾阳外越也（宜附子理中加吴萸）。凡吐症发热者多，因吐，气机向外，故身亦发热。以身不痛为据。"系统阐述扶阳温中法呕吐病之辨证治疗。

一、外邪犯胃

症状：突然呕吐，伴发热恶寒，头身疼痛，兼见胸腹满闷，舌淡，苔白腻，脉濡缓。
病机分析：外邪犯胃，内扰胃腑，阻遏胃气，浊气上犯。

治法：解表疏邪，和胃降逆。

方药：藿香正气散（《太平惠民和剂局方》）加减。药用藿香、紫苏、大腹皮、陈皮、茯苓、炒厚朴、白术、桔梗、白芷、半夏曲、甘草、生姜、大枣。夹风寒，恶寒无汗者，加荆芥、防风疏风散寒。兼食滞，嗳腐吞酸，腹胀矢气，去白术、甘草，加神曲、鸡内金、炒莱菔子，消食导滞。

临证参考：张仲景已认识到有时呕吐并不都是疾病所为，而是机体自我保护性方式，祛邪外出的一种表现，外邪犯胃呕吐多起病急，正气亏虚不明显，或不甚，治疗前注意区分呕吐是否由于误服有毒之物所致，如为机体祛邪反应，不可一味降逆止呕，甚至有时需催吐治疗，有利于毒物的排除。治疗时以祛邪为主，注意季节性，区分寒湿、暑湿，邪去正安。如《古今医统·呕吐哕门》所指出："卒然而呕吐，定是邪客胃腑，在长夏暑邪所干，在秋冬风寒所犯。"

二、痰饮中阻

症状：呕吐清水痰涎，胸脘痞满，不思饮食，头眩心悸，或呕而肠鸣有声，舌淡，苔白腻，脉滑。

病机分析：脾胃运化失调，痰饮内停，胃气不降，浊阴上犯。

治法：温化痰饮，和胃降逆。

方药：小半夏汤（《金匮要略》）合苓桂术甘汤（《金匮要略》）加减。半夏、茯苓、桂枝、白术、甘草、生姜。脘腹痞闷胀痛加炒枳壳、厚朴，行气除满。纳呆食少加砂仁、白蔻仁、苍术，醒脾开胃。清阳不升，浊阴上犯，头目昏晕，半夏白术天麻汤（《医学心悟》）加减。

临证参考：本证表现呕吐反复发作，呕吐物为清水痰涎，量多，水入即吐，头眩。为寒痰寒饮作祟，久病正虚明显，治疗扶阳温中，温化痰饮，可加紫苏子、白芥子，加大生姜用量，增强化饮之功，祛皮里膜外之痰湿。温中健脾，固护后天之阳气，杜绝生痰之源。饮食忌腥臭、甜腻、肥甘厚味。避免冒雨涉水。

三、脾胃气虚

症状：饮食不慎即可呕吐，大便溏薄，时作时止，面色不华，倦怠乏力，脘腹痞满，胃纳不佳，舌淡，苔白滑，脉缓无力。

病机分析：素体脾胃虚弱，运化失常，饮食不调，水谷停积中焦，胃气上逆。

治法：健脾益气，和胃降逆。

方药：香砂六君汤（《时方歌括》）加减。党参、白术、茯苓、陈皮、半夏、砂仁、木香。脾阳不振加附子、干姜振奋脾阳。胃虚气逆，心下痞硬，干噫食臭，旋覆代赭石汤（《伤寒论》）加减，降逆止呕。呕吐清水多加生姜、吴茱萸温散水湿。乏力倦怠，中气下陷，加补中益气汤（《脾胃论》）补中益气。

临证参考：脾胃为后天之本，也为生痰之源。脾胃虚弱，无力运化水谷，不能化生精微物质为气血，湿浊阻滞中焦，气机不畅，升降失常，导致呕吐。气虚温煦推动无力，气滞甚至中气下陷，治疗解决主要矛盾脾胃气虚，健脾益气匡扶脾胃正气。

四、脾胃阳虚

症状：饮食稍凉或稍多即可呕吐，时作时止，面色㿠白，喜温恶寒，肢冷，乏力倦怠，大便溏薄，舌淡，苔白，脉濡弱。

病机分析：脾阳不振，运化失职，致寒浊内生，浊阴上逆。

治法：温中健脾，和胃降逆。

方药：理中丸（《伤寒论》）加减。药用人参、干姜、白术、甘草。加公丁香、柿蒂温胃降逆止呕。畏寒肢冷，脾肾阳虚，加附子、肉桂，或附子理中丸温中健脾温肾。吐甚，加半夏、砂仁、旋覆花、代赭石。

临证参考：久病，脾病及肾，脾肾阳虚，呕吐在胃，泄泻在脾；呕者，胃气逆也，泄者，脾气不升也；总之源于脾胃升降失其常也。脾胃阳亏，中焦升降失常，故而当降不降，当升者不升，呕吐与泄泻作矣。脾肾阳虚患者，往往病情深重，既有寒又有湿，盘根错节，缠绵难愈。邪不易除，正不易复，理中汤、附子理中汤、桂附理中汤大方复治，温补脾肾之阳，先后天之阳同补，"扶阳助正，回阳返本"。

【用药分析】　胃气上逆，浊阴不降，选用方药以入脾胃经之温阳药为宜，半夏、生姜、陈皮均入胃经，温散水湿，燥湿和胃降逆，为止呕要药。大黄配合温阳药治胃肠寒湿积滞之呕吐。胃寒呕吐用伏龙肝、沉香，肺胃气逆用枇杷叶，健脾用人参、党参、白术、苍术、茯苓，脾阳不振加附子、干姜、肉桂、吴茱萸振奋脾阳。顽固性呕吐，采用重镇之法，首选代赭石。

【临证验案】

案例一：董某，男，43岁，1992年10月19日初诊。

胃痛5日，昨起恶心呕吐。胃脘疼痛已多年，时轻时重，经当地诊为慢性胃炎，病发时服维生素B、普鲁苯辛一类药物对症治疗。此次胃痛已5日，服西药无效，疼痛不减，晨起忽增呕吐，时时泛恶，吐出水液稀涎，口苦而黏，大便溏而不爽，嗳气酸腐，形体消瘦，面色少华。舌质紫暗，舌苔白腻，脉弦细。

中医诊断：呕吐（肝胃不和、中虚寒盛）。

治法：温中散寒，疏肝和胃。

处方：附子理中汤、六君子汤合左金丸加减。

药味：陈皮10g，半夏10g，苏梗10g，枳实10g，制附子6g，干姜10g，吴茱萸5g，黄连6g，大白10g，茯苓15g，白术10g，丁香5g，甘草3g。5剂，水煎服。

医嘱：忌食生冷、油腻。

二诊：1992年10月25日。呕吐止，仍有腹胀，大便不畅，得矢气较舒，舌淡红，苔薄白稍腻，脉沉细。

处方：香砂温中汤加减。

药味：白术10g，茯苓15g，陈皮10g，半夏10g，香附10g，砂仁8g，厚朴10g，枳壳10g，焦山楂12g，焦神曲12g，焦麦芽12g，乌药10g，西茴香10g，木香6g，甘草 3g。

三诊：1992 年 11 月 9 日。上方药连服 20 余剂，诸症消失，食欲转佳，精神恢复，胃痛、呕吐未犯。

案例二：葛某，女，41 岁，2005 年 3 月 5 日初诊。

恶心呕吐 8 年。8 年来昼夜频繁恶心呕吐，所吐为饮食物，但食欲尚可，头晕头胀，甚或头晕如坐舟船，全身及周围景物旋转颠倒，左少腹时有疼痛，左肩背痛，左胸第二肋软骨间疼痛，腰困，畏寒，大便正常，小便频而少，每日早晨起床时全身大汗出，但口不干。经多个医院住院检查诊断为胆囊息肉、左肾囊肿、肋软骨炎、神经性呕吐。舌苔白；脉弦紧。诊断：脾胃虚寒，水饮上冲呕吐。治法：温中健脾，化饮利水。方拟苓理汤加减。处方：附子 10g，肉桂 10g，干姜 10g，人参 10g，白术 10g，甘草 10g，泽泻 10g，猪苓 10g，茯苓 10g。5 剂，水煎服，将诸药置凉水中浸泡 30 分钟，水煎 2 次，每次 50 分钟，混合，置冰箱中候冷，频频少量服用。日 1 剂。

复诊：服药后，头晕呕吐大减，由昼夜频繁呕吐转为白天不吐，夜间不吐，仅早晨恶心，眼涩，左少腹疼痛。舌苔薄白，脉弦紧。效不更方，继服 7 剂。

三诊：服药后，头晕嗜睡乏力，且时有呕吐。察其：舌苔白，脉弦紧。余 5 剂改为每剂服 2 天。服完余药后，呕吐尽解，饮食如常。

按：此病 7～8 年频用止吐药，不但不止反而更甚，细审其法，本病脉象弦紧，饮食俱吐，而小便不利，为脾阳大伤，水饮停聚格拒饮食，故治以附桂理中以温脾阳，五苓散以利水化饮，在于一扶脾肾之阳，一利水饮，复以热药冷服者，在于反佐也。正如《医宗金鉴》所说：里微热，水邪坚，故水入格拒而上吐，用五苓散者，宣气化，布津液，利水道，水不停蓄，津液得布，则水入则吐可解。本证之始效因其阳虚寒盛也，至服药数剂，热郁而水仍坚反成火邪与水邪结，后改用小剂缓治，正复邪退，故愈也。（《朱进忠医案》）

【文献选读】

《素问·举痛论》："寒气客于肠胃，厥逆于上，故痛而呕也。"

《三因极一病证方论·呕吐叙论》："呕吐虽本于胃，然所因亦多端，故有饮食、寒热、血气之不同，皆使人呕吐。"

《医学正传·呕吐》："外有伤寒，阳明实热太甚而吐逆者。有内伤饮食，填塞太阴，以致胃气不得宣通而吐者。有胃热而吐者。有胃寒而吐者。有久病气虚，胃气衰甚，闻谷气则呕哕者。有脾湿太甚，不能运化精微，致清痰留饮郁滞上中二焦，时时恶心吐清水者。宜各以类推而治之，不可执一见也。"

第五节 泄 泻

【概述】 泄泻是以排便次数增多，粪质稀溏或完谷不化，甚如水状为主的病证。泄者，泄漏之意，为大便稀溏，时作时止，病势较缓；泻者，即倾泻之意，大便如水，倾注而直下，病势较急，二者难以截然区分，故合而论之，统称为泄泻。泄泻四季均可发生，以夏秋两季为多见。

泄泻病因包括外感、饮食不节、情志不调、脏腑虚损。外感以寒湿泄泻为最多，脾喜燥恶湿，外来寒湿易困脾土伤脾阳，升降失职，水液下趋导致泄泻发作。饮食过量阻滞胃肠，或过服生冷，损伤中阳，误食不洁，脾胃受损，化生食滞、寒湿，脾胃运化失职，升降失调，泄泻发作。情志失调，肝郁犯脾胃，致运化失调而泄泻。脏腑虚损，脾胃虚弱，运化失职，聚生水湿，或命门火衰，脾失温煦，运化失职，水谷不化导致泄泻。无论何种原因致泻，均与湿邪兼夹为患，故有"无湿不成泻"之说。泄泻基本病机：脾胃受损，运化失司，湿邪内盛，湿困脾土，肠道功能失司，导致清浊不分，并走大肠所致。泄泻病位在肠，主要病变脏腑在脾胃，同时与肝、肾密切相关。据病因、起病急缓、病程长短，将泄泻分为暴泻、久泻。暴泻属实，实证包括寒湿、伤食；久泻属虚，虚证有脾虚、肾虚；肝气乘脾属虚实夹杂之候。泄泻治疗原则以运脾祛湿为主，暴泻以祛邪为主，风寒外束宜疏解，饮食积滞宜消导，水湿内盛宜分利。久泻当以扶正为主，脾虚者，宜健脾益气，肾虚宜温肾固涩，肝旺脾弱者，宜抑肝扶脾，虚实相兼者，宜补脾祛邪并施。泄泻治疗应注意久泻不宜分利太过，以防津枯阳陷，补虚不可纯用甘温，太甘则生湿，以防湿浊壅滞，清热不可纯用苦寒，太苦则伤脾，兜涩不可太早，恐让余邪留滞。尤其老、幼、妇、孕及素体虚弱者，避免虚虚实实之弊。西医学急慢性肠炎、肠易激综合征腹泻型、功能性腹泻、内分泌紊乱之腹泻属寒湿证、虚寒证者可参照治疗。

【从扶阳理论释因】　《素问·至真要大论》说："诸病水液，澄彻清冷，皆属于寒。"湿为太阴之本气，湿为阴邪，外邪寒湿侵袭，从本气而化，易困脾土伤脾阳，产生水湿，脾喜燥恶湿，脾阳虚又最易内生湿邪，均可导致脾虚湿盛，发作泄泻。故《杂病源流犀烛·泄泻源流》说："湿盛则飧泄，乃独由于湿耳。不知风寒热虚，虽皆能为病，苟脾强无湿，四者均不得而干之，何自成泄？是泄虽有风寒热虚之不同，要未有不源于湿者也。"饮食不调，损伤脾胃，运化失职，脾胃升降失职，小肠分清泌浊失调，大肠传导失司，引起泄泻。《景岳全书·泄泻》所说："若饮食失节，起居不时，以致脾胃受伤，则水反为湿，谷反为滞，精华之气不能输化，乃致合污下降而泻痢作矣。"脾胃运化尤其与肾阳温煦密切相关，肾阳为元阳，脾阳有赖于肾阳的温煦补养，肾阳不足或虚衰，不能温煦脾阳，脾失健运，容易导致水湿内停而成泻。如《景岳全书·泄泻》曰："泄泻之本，无不由于脾胃。""肾为胃关，开窍于二阴，所以二便之开闭，皆肾脏之所主，今肾中阳气不足，则命门火衰，而阴寒独盛，故于子丑五更之后，当阳气未复，阴气盛极之时，即令人洞泄不止也。""久泻无火，多因脾肾之虚寒也。""脾弱者，因虚所以易泻，因泻所以愈虚，盖关门不固，则气随泄去。"愈泻愈虚，终致元气下陷，大肠滑脱不收。

【用扶阳法论治】　《医学入门·泄泻》："凡泻皆兼湿，初宜分理中焦，渗利下焦；久则升提，必滑脱不禁，然后用药涩之。其间有风胜兼以解表，寒胜兼以温中，滑脱涩住，虚弱补益，食积消导，湿则淡渗，陷则升举，随症变用，又不拘于次序，与痢大同。且补虚不可纯用甘温，太甘则生湿，清热亦勿太苦，苦则伤脾。每兼淡剂利窍为妙。"外感寒湿，困阻脾胃，本虚不明显，治疗以祛邪为主，温散表寒，芳香化湿，代表方如藿香正气散、胃苓汤、五苓散、纯阳正气散。本虚，阴气偏胜，则中阳被遏，脾失健运，升降失调，清浊不分，见脘闷食少、腹痛肠鸣、水泻便溏等寒证，宜健脾益气，升清止泻，选人参、党参、黄芪、白术、山药、白扁豆、炙甘草、大枣等药补气健脾，代表方如参苓白术散、香砂六君子汤、保元汤等。久病脾阳大虚，火不腐谷，则出现完谷不化或洞泻无度，常兼有腹中冷痛、畏寒肢冷等症状，治疗宜温中助阳，健脾止泻，脾阳虚泄泻日久，阳气更伤，每由脾及肾，病由中焦而入下焦，导致脾肾阳虚，而为五更泄泻，或下利清谷，此属阳虚火衰，火不温土所致，宜采用益火扶土的方法，温肾健脾止泻，常用补骨脂、吴茱萸、干姜、肉桂、附子等，代表方如四神丸、附子理中丸、右归丸、肾气丸等。若久泻不止，滑脱不禁，腹部胀坠，喜温喜按，导致肾阳虚衰或下焦不固，当用温肾助火或收敛固脱之法，温涩下焦方可收效。《济生方》："补脾不如补肾，肾气若壮，丹田火经上蒸脾土，脾土温和，中焦自治。"除用固涩收敛的诃子、五味子、肉豆蔻、赤石脂、罂粟壳、五倍子、禹余粮、莲子肉、芡实等药外，宜配党参、黄芪、白术、干姜、肉桂、附子、补骨脂等温补脾肾，代表方剂如真人养脏汤、桃花汤等。

一、寒湿下注

症状：泄泻清稀，甚则如水样，兼见腹痛肠鸣，脘闷食少，舌淡，苔白腻，脉濡缓。兼外感风寒，恶寒发热头痛，肢体酸痛，苔薄白，脉浮。

病机分析：寒湿内困脾胃，损伤阳气，阻滞气机，脾胃运化失司，肠失传化而泄泻。

治法：芳香化湿，温阳解表散寒。

方药：藿香正气散（《太平惠民和剂局方》）加减。药用藿香、紫苏、大腹皮、陈皮、茯苓、炒厚朴、白术、桔梗、白芷、半夏曲、甘草、生姜、大枣。寒重于湿，加桂枝、干姜，如腹冷痛，合理中汤（《伤寒论》）加减；湿重于寒，加猪苓、泽泻，或合胃苓汤（《丹溪心法》）健脾利湿；兼恶寒身痛，风寒束表，用荆防败毒散（《外科理例》）；夹食滞，加神曲、山楂、麦芽消食导滞；伴有呕吐加半夏、生姜，温胃降逆止呕。

临证参考：寒湿下注，兼夹风寒表证，表寒外束肌腠，内有寒湿困阻脾胃，本虚不明显，治疗以祛邪为主，注意寒、湿偏甚（寒重于湿、湿重于寒），有无兼表夹食，体质有无偏虚，治疗上要配合温阳燥湿、解表、消导、益气补虚之法。邪在半表半里，应逆流挽舟，透邪外出，不可见泻止泻。如夹黏液脓血，里急后重，要与痢疾鉴别。

二、脾胃气虚

症状：大便时溏时泻，水谷不化，迁延反复，进食油腻则大便次数增多，面色萎黄，神疲，嗳气食少，腹闷不舒，舌淡，苔白，脉细弱。

病机分析：脾胃气虚，纳运失司，升降失调，清浊不分，而致溏泻。

治法：益气健脾，化湿和中。

方药：参苓白术散（《太平惠民和剂局方》）或黄芪建中汤（《金匮要略》）加减。药用人参、白术、茯苓、扁豆、陈皮、山药、莲子、砂仁、薏苡仁、桔梗、甘草、大枣。脾阳虚衰，阴寒内盛，加桂枝、干姜或附子理中汤加减，扶阳温中散寒。脱肛、乏力、气短，属中气下陷，加补中益气汤（《脾胃论》）加减，补中益气，升清举陷，健脾止泻。

气陷滑脱不止，加诃子、肉豆蔻涩肠止泻固脱。夹饮食积滞，加焦山楂、焦麦芽、焦神曲、砂仁，消食化滞。

临证参考：脾胃气虚，属久泻，脾胃阳虚或中气下陷为本，病程长，病情顽固难愈，常兼见夹湿、夹食，成为本虚标实，虚实夹杂之证。治疗给予健脾为主，使水湿归正化，脾气得升，浊阴自降，化湿使水湿得祛，肠道转输恢复正常。

三、脾肾阳虚

症状：黎明之前，脐腹作痛，肠鸣即泻，泻下完谷，泻后则安，形寒肢冷，腰膝酸软，舌淡苔白，脉沉细。

病机分析：久泻，脾病及肾，或肾阳虚衰，脾阳失助，脾肾阳虚，阴寒内盛，水谷不化。

治法：温肾健脾，固涩止泻。

方药：四神丸（《证治准绳》）合附子理中汤（《太平惠民和剂局方》）加减。药用附子、人参、干姜、白术、炙甘草、补骨脂、吴茱萸、肉豆蔻、五味子。年老体弱，中气下陷，加黄芪、党参、白术益气健脾，柴胡、升麻升阳提气。

临证参考：此型特点为五更泻，完谷不化，形寒肢冷，腰膝酸软，属脾肾阳虚，五更之时，当升之清阳不升，反转为下降之势，故应时而泻。要与大便泻而不爽，大便臭秽，腹痛拒按，口黏腻，脉弦滑有力之五更泻实证鉴别。《症因脉治》云："五更泻多属肾虚。然亦有酒积、寒积、食积、肝火不同。"虚实有别，治疗有异，实证五更泻应攻逐寒邪，三物备急丸主之。

四、大肠滑脱

症状：日久泻不止，滑脱不禁，或脱肛不收，不思饮食，食后少顷即泻，畏寒，脐腹隐痛，喜暖喜按，气短神疲乏力，面色㿠白，舌淡、苔白，脉沉细无力。

病机分析：脾肾虚寒，久泻滑脱，元气下陷，不能固摄。

治法：涩肠固脱，温肾健脾。

方药：八柱散合桃花汤（《伤寒论》）加减。附子、人参、干姜、白术、炙甘草、罂粟壳、诃子、赤石脂、粳米。腹冷痛加台乌药、肉桂、白芍，温阳缓急止痛。脱肛不收，气短神疲乏力，加用参附龙牡汤（《世医得效方》），益气回阳固脱。

临证参考：此型病情多重笃，泄泻无度，易伤阴津，阳随阴脱，甚至亡阴亡阳，危及生命，治疗不可分利，辨证无实邪，宜果断收涩止泻，防止阴伤。

【用药分析】　人参、党参、黄芪、白术、苍术、山药、白扁豆、炙甘草、大枣补气健脾；干姜、肉桂、附子、补骨脂温肾；茯苓、猪苓、滑石、通草淡渗利湿；白蔻仁、砂仁、广藿香、佩兰芳香化湿；诃子、五味子、肉豆蔻、赤石脂、罂粟壳、五倍子、禹余粮、莲子肉、芡实固涩收敛。

【临证验案】

案例一：刘某，女，26岁，1978年8月1日初诊。

患者从幼儿起，常年腹泻，已迁延 20 余载，北京某医院诊断为慢性肠炎。经中西医长期治疗未愈。现症见：腹时痛，喜温喜按，下利稀薄，口不渴，不思饮食，神疲体弱，面色苍黄无泽，舌质淡，苔白厚腻。触诊肢冷甚，证属太阴虚寒证泄泻，法宜祛寒除湿、实脾固肾。先以四逆汤，继以理中汤加味主之。

处方一：制附片 60g（久煎），干姜 30g，炙甘草 30g。

处方二：制附片 60g（久煎），干姜 18g，炒白术 24g，茯苓 15g，炙甘草 30g，上肉桂 6g，大枣 30g。各 5 剂。

二诊（8 月 23 日）：服药后，腹泻止，精神、睡眠均好转，食量增加。面色略转红润，舌淡红，白腻苔减。多年陈疾，初获显效。但久病后，脾肾阳虚，不能骤复，宜继守原法，效不改方，加减再进。处方：制附片 60g（久煎），炒白术 24g，干姜 18g，炙甘草 15g，大枣 30g，上肉桂 6g（冲服），茯苓 15g。

三诊（8 月 26 日）：近半个月来，大便趋于正常。上方加减，嘱其继服一段时间，并注意忌食生冷，防止受凉，以资巩固。

随访：1979 年 4 月 20 日追访，患者说：自去年（1978 年）8 月服药后，从此未再腹泻。

按：《伤寒论》曰："自利不渴者，属太阴，以其脏有寒故也，当温之，宜服四逆辈。"患者肢冷，口不渴，舌质淡，苔白而厚腻，皆湿寒阻滞之象，为太阴虚寒之证。太阴在脏为脾，脾主运化，脾虚邪陷，则中阳不振；寒湿不化，气机阻滞，故腹满时痛；脾气不升，寒湿下注，故下利益甚；脾失健运，后天失调，故不思饮食。但必须指出，此证不仅在中州，长期泄泻，不可单责之于脾。所谓"五脏之伤，穷必及肾"。患者神疲恶寒，面色苍黄，显系下元亏损，命门火衰，肾阳不振。王和安云："但温其中，宜理中，温其中兼温其下，宜四逆。"故一诊即投之以四逆、理中相继为治。二诊以后，继续原方而治，共三诊而愈，并且远期疗效也比较巩固。（《范中林六经辨证医案选》《火神派扶阳临证备要》）。

案例二：韦某，男，36 岁。

患腹中雷鸣切痛一年，一痛即泻水，日七八次，每日天亮前必泻，食欲减退，稍多食则痛泻尤增，便中带不消化食物，虽屡服中西药不见起色，身体羸弱，面色㿠白，目光暗淡，少气懒言，舌淡，苔薄白，右脉沉微，左关则现弦象，为脾肾阳虚，木旺克土，又复伤风邪之候。按：五更作泻，乃命门火衰，火不生土，脾失健运所致，加之脾虚又易为肝木所克，外为风邪所伤，故腹中雷鸣切痛，先以培土泻木，温中固肾，祛风止泻之剂治之。

炒杭芍五钱，炒薏苡五钱，炒扁豆五钱，炒淮山药五钱，茯苓五钱，吴茱萸二钱，防风三钱，大枣三个，陈皮三钱，炮姜三钱，补骨脂五钱，肉蔻霜五钱，五味子一钱，炙甘草二钱，荷顶三个。

二诊：服上方二剂后，痛泻均止，腹鸣未已，以前方加苍术三钱，再服一剂。

三诊：腹鸣未已，守上方加潞党参五钱续治。

四诊：腹鸣虽未已，但食量增加，精神好转，守上方再加黑天雄五钱（开水先煎透)，连进二剂。

五诊：两关脉渐调，唯两尺脉仍微弱，腹鸣未已，大便先干后溏，食欲已大为好转，再以温补脾肾，升清举陷之剂为治。

潞党参五钱，淮山药五钱，炒杭芍五钱，益智仁五钱，茯苓五钱，炮姜三钱，粉葛三钱，防风三钱，苍术三钱，黑天雄五钱（开水先煎透），薏苡仁一两，大枣十个，荷顶三个。

六诊：上方服二剂后，诸症悉解，饮食精神日渐恢复，后因饮食不慎，以致痛泻复作，仍守上方加白术五钱、补骨脂五钱，并加重潞党参、黑天雄之量各为一两，连进二剂。

七诊：腹泻减至日一次，腹鸣缓解，饮食精神增加，守上方去白术，加龙眼十个，再服一剂。

八诊：泻止，腹微鸣，精神饮食倍增，再以扶脾固肾之剂调治。

潞党参一两，炒薏苡仁一两，黑天雄一两（开水先煎透），芡实五钱，益智仁五钱，菟丝子五钱，补骨脂五钱，吴茱萸三钱，上肉桂三钱（研末调服），荷顶三个。

月余后，患者来信作谢，年余之病已愈未发。

按：久病成痼痼疾，正气虚衰，治疗扶正固本，难以速效，故医患均应持之以恒，视病情变化，随证加减（《李继昌医案》）。

案例三：某某，女，42岁。

病脐腹疼痛，一痛即泻，日二三次，缠绵两个月，经某医院诊断为"慢性结肠炎"，治而未瘥。诊察患者舌淡苔白，脉弦，乃中阳不足，脾为湿困之候。宜温中健脾利湿治之。处方如下。

上肉桂三钱（研末调服），白术五钱，炮姜四钱，茯苓五钱，泽泻三钱，甘草二钱，吴茱萸二钱。

复诊：上方连服三剂后，痛泻均止，嘱其续服桂附理中丸，以巩固疗效。

按：脐腹疼痛，痛即欲泻，日2～3次，缠绵2个月，舌淡苔白，脉弦，属脾虚中阳不足，中土失于温养，脾为湿困，气机不畅，发为腹痛泄泻。本虚为病，治疗温中健脾止泻，肉桂、吴茱萸、炮姜温中，振奋中阳，白术健脾燥湿，茯苓、泽泻淡渗利湿。桂附理中丸温补脾肾，缓消中寒，固护后天之本（《李继昌医案》）。

案例四：吴某，男，29岁。

四年前曾患腹泻，未经医生治疗，服成药数日，腹泻次数减少。以后逐渐形成晨醒即急入厕便泻一次。初不介意，近两年则感体力日虚，消化无力，有时恶心，小便短少。舌苔白厚，六脉沉弱。辨证立法：鸡鸣之泻是属肾虚，肾司二便，故有便泻溲少。六脉沉弱，虚寒之征，舌苔白厚，寒湿不化，拟理中汤合四神丸加味治疗。

处方：补骨脂6g，五味子3g，炒吴茱萸5g，炒黄连5g，肉豆蔻6g，米党参10g，川附片5g，苍术炭6g，赤茯苓12g，白术炭6g，赤小豆12g，血余炭（禹余粮10g同布包）6g，干姜炭5g，炙甘草3g。

二诊：服药二剂，无变化，症如前，药力未及，前方姜、附各加5g。

三诊：服药十剂，见效，大便时间已可延至中午如厕，仍属便溏。体力较好，食欲增进，已不恶心，小便也多，改用丸剂。

处方：七宝妙灵丹，早晚各服半瓶，服二十日。

四诊：服上药后不如服汤药时效果明显，大便一日一次，仍溏泻，肠鸣不适，拟甘草干姜茯苓白术汤合四神丸治之。

五诊：前方服七剂，大便日一次，已成软便，肠鸣止，食欲强，拟用丸方收功。处方：每日早服四神丸10g，晚服附子理中丸1丸。后愈。

按：《证因脉治》："五更泻多属肾虚。"泄泻久作，损伤脾阳，脾病及肾或肾阳虚衰，脾失温阳，内生寒湿，脾肾阳虚，五更天清阳不升，阳气趋于下，发为五更泻。补骨脂、附片、干姜炭温补肾阳，炒吴茱萸温中祛寒，合而温补脾肾之阳，肉豆蔻、五味子固涩止泻，米党参、苍术炭、赤茯苓、白术炭健脾燥湿。诸味药物炭用，有吸附止泻之功。病急汤剂以求效速，效后拟用丸方收功，以图缓消缓散，彻底祛邪，以助正气恢复（《施今墨临床经验集》）。

案例五：刘某，女，汉族，48岁，已婚，河南省郑州市中原区人，2005年3月11日初诊。

主诉：大便时溏时泻15年余。

现病史：15年前因经常饮食不节致大便时溏时泻，虽长期服用多种抗生素（诺氟沙星、小檗碱等）治疗，但病情时轻时重，反复发作，且每因饮食不调或劳累使病症加重。1995年曾服中药及中药灌肠（具体药物不详），但终未痊愈。2004年10月因饮食生冷致病情加重，经省人民医院纤维结肠镜检查提示：肠黏膜充血水肿明显，有散在糜烂，诊断为"慢性结肠炎"。来诊时症见黎明前腹痛肠鸣，大便溏薄，甚或完谷不化，日3～5次。食少腹胀，肛门下坠，畏寒肢冷，身倦乏力。望之面色姜黄，呈慢性病容，形体消瘦。舌质淡，体胖大，苔薄白，脉细弱。

中医诊断：五更泻（脾肾阳虚，中气下陷）。

西医诊断：慢性结肠炎。

治法：温补脾肾，益气升阳。

处方：四神丸合补中益气汤加减。

肉豆蔻10g，吴茱萸5g，补骨脂12g，党参12g，白术10g，茯苓20g，炒白芍10g，生黄芪15g，柴胡6g，升麻6g，薏苡仁30g，诃子肉12g，砂仁8g，陈皮10g，泽泻10g，煨姜5g，制附子10g，炙甘草6g，生姜3片，红枣5枚。12剂，水煎服。

嘱：忌生冷、油腻及不易消化食物，勿劳累。

二诊：2005年3月25日。腹胀，畏寒肢冷减轻，大便日行1～2次，仍溏薄，于黎明之时仍需排便，左下腹胀痛。舌质淡，体胖大，苔薄白，脉细弱。

二诊辨证论治：药后腹胀、畏寒肢冷减轻，为脾肾之阳有渐复之象；大便次数减少，为中气渐充，脾胃运化吸收功能较前好转，但便质仍溏薄，于黎明之时仍需排便，左下腹胀痛，为久病不已，阴寒极盛，非短时可以温化消散；脾胃虚弱仍须补运以待来日。治法如前，加赤石脂12g甘温调中，固涩下焦，以增药力。12剂，水煎服。

三诊：2005 年 4 月 8 日。大便时而成形，时而溏薄，日行 1 次，多在晨起后排便，已无下坠感，饮食增加，腹胀大减，仍时感左下腹疼痛。舌质淡红，舌苔薄白，脉细弱。

三诊辨证论治：多在晨起后排便，五更泻已失，呈间断性便溏，日行 1 次，肛门已无下坠感及排便急迫感，此脾肾之阳愈益回复，湿邪已去大半，下陷之中气已显著复升。饮食增加，腹胀大减，表明脾胃已可纳运，故去升提中气之柴胡、升麻及利湿之泽泻。30 剂。水煎服。

四诊：2005 年 5 月 9 日。大便成形，日 1 次，诸症消失，饮食正常，面色红润，体重增加 3kg。舌质淡，舌苔薄白，脉细。

四诊辨证论治：患者复常，病已痊愈。继服香砂六君子丸、四神丸善后巩固。复查肠镜提示：肠黏膜光滑，色泽正常，病获痊愈。半年后随访，病未复发。（《李振华医案》）

按：《景岳全书》："关门不固，则气随泻去，气去则阳衰，阳衰则寒从中生。"脾虚湿盛，久泻伤阳，脾病及肾，脾肾阳虚，温煦失职，大便溏薄，甚或完谷不化，日 3～5 次。愈虚愈泻，愈泻愈虚，互为因果，脾肾阳气虚衰，并中气下陷，食少腹胀，肛门下坠，畏寒肢冷，身倦乏力。治疗以四神丸温补脾肾，补中益气汤加减益气升阳举陷，温补脾肾固护先、后天之阳气，配诃子肉、赤石脂固涩止泻，炒泽泻分利小便以实大便。三诊患者在晨起后排便，五更泻已失，呈间断性便溏，日行 1 次，肛门已无下坠感及排便急迫感，脾肾之阳得以恢复，湿邪已去大半，下陷之中气已显著复升。一味补气健脾有恐气机壅滞，过于渗利水湿易伤脾气，治疗调整，去升提中气之柴胡、升麻及利湿之泽泻。病愈后继服香砂六君子丸调理脾胃，健脾益气，脾运复健，杜绝水湿内生，四神丸温补脾肾，防止病情反复（《李振华医案》）。

【文献选读】

《伤寒论》："伤寒服汤药，下利不止，心下痞硬。服泻心汤已，复以他药下之，利不止，医以理中与之，利益甚。理中者，理中焦，此利在下焦，赤石脂禹余粮汤主之，复不止者，当利其小便。"

《济生方》："补脾不如补肾，肾气若壮，丹田火经上蒸脾土，脾土温和，中焦自治。"

《景岳全书·泄泻》："肾为胃关，开窍于二阴，所以二便之开闭，皆肾脏之所主，今肾中阳气不足，则命门火衰……阴气盛极之时，即令人洞泻不止也。""脾弱者，因虚所以易泻，因泻所以愈虚，盖关门不固，则气随泻去，气去则阳衰，阳衰则寒从中生。"

第六节 便 秘

【概述】 便秘是指大便秘结，排便周期延长，或周期不长，但粪质干结，排出艰难；或粪质不硬，虽有便意，但便而不畅的病症。本病中老年、女性多发。

《黄帝内经》称本病为"大便难"，《伤寒论》有"脾约""不大便""不更衣""大便硬""燥屎""胃家实"等诸多记载。便秘的分类，以病因分类有风秘、气秘、热秘、寒秘、湿秘、热燥、风燥、燥结、阴结、阳结之分；从病机分类，如《景岳全书·秘结》

曰："阳结邪有余，宜攻宜泻者也；阴结者正不足，宜补宜滋者也。知斯二者即知秘结之纲领矣。"说明邪实或正虚均可引起大便秘结不通，并提出治疗原则。张洁古首倡便秘分实秘、虚秘，认为实秘责物，虚秘责气，在此基础上，后世医家不断实践、验证、充实和发展，但虚实分类至今仍是临床概括便秘的纲领。

若肠胃积热、内伤饮食、情志或劳倦内伤，损伤脾胃，运化失调，气机升降失职，大肠传导功能不能正常发挥，糟粕排泄不畅，可导致便秘。素体阳盛，过食辛辣醇酒厚味，肺脏燥热，移热大肠，或情志不调，气机阻滞，肠道蠕动转输失职，可导致便秘。肺与大肠相表里，肺主气，主肃降，肺气的肃降有助于大肠传导，脾肺气虚，脾气不升，肺气失于肃降，大肠传导无力，也可导致便秘。肾阳的温煦，阴血的濡养，也是大肠传导化物功能正常发挥所必须的，肾阳虚衰，阴寒凝滞，阴血亏虚，肠失濡润，均可导致大便秘结不通。故胃肠积热—热秘，气机郁滞—实秘，导致邪滞肠胃，壅滞不通；阴寒积滞—冷秘，气血阴阳不足—虚秘，肠失温润，推动无力，便秘发作。虚、实之间常相互转化，因虚致实，或因实致虚。便秘病位在大肠，乃大肠传导失常所致。与肝、脾、肺、肾密切相关。病理性质包括寒、热、虚、实。治疗原则：分虚实，辨证论治。实者以驱邪为主，泻热、温散、通导为治本之法，辅以顺气导滞之品，标本兼治，邪去便通；虚者以养正为先，滋阴养血，益气温阳治本，辅以甘温润肠之药，正盛便通。西医学之习惯性便秘、肠炎恢复期、肠神经官能症、痔疮、肛裂、直肠炎等肛门直肠疾病所致便秘属寒凝、脾肾阳虚者可参照辨证治疗。

【从扶阳理论释因】　《黄帝内经》已认识到便秘与脾胃受寒有关。《金匮翼·便秘》说："冷秘者，寒冷之气，横于肠胃，凝阴固结，阳气不行，津液不通。"《景岳全书·秘结》曰："凡下焦阳虚，则阳气不行，阳气不行，则不能传送，而阴凝于下，此阳虚而阴结也。"阐述了阴寒凝滞或脾肾阳虚是导致便秘的病因之一，病机为阳气不通所致，影响大肠传导，糟粕阻滞于内。张仲景阴结、张洁古虚秘论述病因、治则也是扶阳理论治疗便秘之理论基础和依据之一。郑钦安《医法圆通·卷二》："因阳虚者，由下焦火衰，不能化下焦之阴，阴主静而不动，真气不能施其运行之力，故大便不利，其人定见无神，面目唇口青黑色，满口津液，不思茶水，虽十余日不便，而并无腹胀、烦躁不安等情，即有渴者，定喜热汤，冷物全然不受，他书称为阴结寒闭者，即此也。"

【用扶阳法论治】　阴寒凝滞之里寒证、下焦阳虚阴盛之脾肾阳虚证，糟粕凝结，如冬日冰河封冻，水凝不行，若单纯用攻下则易损伤阳气，阳气更虚则寒凝更甚，徒用温阳益气，肠腑气滞不行，则便结难开，必温阳与攻下相合，扶阳抑阴，通下寒闭，阳气运行，阴寒之气即消，以标本同治。如津血亏虚，燥屎内结，"无水舟停"，便秘更甚，纯养阴生津则燥结不开，单攻逐燥屎则复伤津血，必润下相合，"增水行舟"。

一、阴寒积滞

症状：大便艰涩，腹痛拘急，胁下胀满，疼痛拒按，手足不温，呃逆呕吐，舌苔白腻，脉弦紧。

病机分析：阴寒凝滞，胃肠传导失常，气机阻滞。

治法：温里散寒，通便止痛。

方药：大黄附子汤（《金匮要略》）。药用附子、大黄、细辛。腹胀加枳实、厚朴、木香行气助泻下之力，小腹冷痛加干姜、小茴香温经散寒止痛。如口噤暴厥，属大寒积聚者，可用三物备急丸（《金匮要略》）攻逐泻下寒积。

临证参考：本型便秘多由过服寒凉，阴寒内结，或恣食生冷，凝滞胃肠；或外感寒邪，积聚肠胃所致。本虚不明显，属于便秘实证之冷秘。治疗以温里祛寒除滞为主。中病即止，不可长期久服，以免克伐胃气，另外久用温热，易温燥伤阴，导致变生他证，如阴虚肠燥，也会便秘。调整饮食，进食热暖食物，慎服寒凉药物，调摄起居，防寒保暖，杜绝不良生活习惯诱发便秘，适当腹部热敷有助于疾病改善。

二、脾肺气虚

症状：粪质并不干硬，虽有便意，但临厕努挣乏力，便难排出，汗出气短，便后乏力，面白神疲，肢倦懒言，舌淡苔白，脉弱。

病机分析：脾肺气虚，脾气不升，肺气失于肃降，大肠传导无力致便秘。

治法：补气健脾，润肠通便。

方药：黄芪汤（《金匮翼》）加减。药用黄芪、白术、陈皮、火麻仁、白蜜。气虚甚加人参，益气健脾；气虚下陷脱肛，用补中益气汤（《脾胃论》）加减，补中益气，升阳举陷；伴阳虚加肉桂、肉苁蓉，温补肾阳；日久肾气不足，方用大补元煎（《景岳全书》）温补肾气。

临证参考：本型是以脾、肺气虚，或气虚下陷，大肠推动传导无力所致，属虚秘之一，常与其他疾病伴生，如咳、喘等。便秘病程较长，日久反复发作，可伴见气虚及阳或气虚下陷，每致脾阳虚或中气下陷之症，如肛门重坠，或脱肛不收、头晕目眩等，脾胃气虚，水谷运化无权，则纳少化迟，而易兼夹湿、夹滞之实象。大便不坚，虽便秘，而无腹胀腹痛，故不宜妄用通下之药，反伤气阴，故治疗益气同时，需配以润肠、养血、升提或温阳补益虚损，同时行气、化湿去标实，难以速效，如抽丝剥茧，需长时间治疗，方见疗效。如有其他疾患，需注意治疗原发疾患。

三、脾肾阳虚

症状：大便干或不干，排出困难，面色㿠白，四肢不温，腹中冷痛，得热则减，腰膝冷痛，小便清长，舌淡苔白，脉沉迟。

病机分析：脾肾阳虚，肠道失于温煦，阴寒凝滞，大肠传导失职，或阳不布津，肠道涩滞而致大便艰涩，排出困难。

治法：温补脾肾，润肠通便。

方药：温脾汤（《备急千金要方》）或济川煎（《景岳全书》）加减。药用附子、干姜、大黄、党参、肉苁蓉、当归、牛膝、泽泻、升麻、枳壳。若年老畏寒腰酸，手足不温，以半硫丸（《太平惠民和剂局方》）加减，温肾祛寒散结；寒凝气滞加肉桂、木香，温阳散寒行气；胃气不和伴呕吐，加半夏、砂仁、生姜散寒和胃降逆。

临证参考：本证属便秘虚证之冷秘。病程长，脾肾阳气虚衰为本，扶阳温补脾肾，鼓舞正气是治疗根本，不宜温燥太过，以防耗其津液，或阳损及阴，导致阴阳并虚之证。

【用药分析】　现在，部分医者或患者自行将番泻叶、大黄当做泻药专用，殊不知此乃苦寒之品，不可长期使用，特别是老弱之体，长年服用苦寒泻下之品，伤阳伤阴津，只看眼前疗效，不顾及长远，舍本求末。辨证准确，有是病宜是药，切勿惑于老、幼、附子、大黄之说。张仲景对便秘已有较全面的认识，拟大黄附子汤温里泻下，治疗阴寒积滞之冷秘，属于实秘。寒为阴邪，易伤阳气，附子大辛大热，扶阳温里散寒，大黄急下荡涤积滞，防止损失机体阳气。脾肾阳虚，扶阳固本，温补脾肾，润肠通便，代表方温脾汤、济川煎、肾气丸、半硫丸、回阳饮、白通汤加减。附子、肉桂、细辛、干姜、吴茱萸、肉苁蓉、牛膝、小茴香、乌药、川椒温阳散寒力强效佳。肺脾气虚，正气亏虚，导致气虚便秘，宜扶正补益脾肺之气，佐以润肠通便，代表方黄芪汤、补中益气汤、大补元煎。常用黄芪、人参、党参、白术、炙甘草益气健脾；破滞通腑用大黄、芒硝、巴豆、槟榔、枳实；润肠常用白蜜、火麻仁、桃仁、杏仁、黑芝麻；枳壳、厚朴、木香、陈皮、大腹皮、莱菔子行气；滋阴养血用当归、生地、熟地、枸杞、玄参、何首乌；柴胡、升麻升清举陷；炒谷芽、炒麦芽、神曲、鸡内金消食导滞。

【临证验案】

案例一：张某，男，32岁，昆明人。

便秘已一年余。初起大便难解，凡2～3日一行，干结不爽。平素头昏食少，脘腹痞闷不适，时常哕气上逆，冲口而出。医者以为阴虚肠燥，胃腑有热，连续治以清热苦寒、滋润通下之剂。每服1剂，大便通泻1次，其后又复秘结如故，脘腹痞闷终不见减。如此往复施治数月之久，愈见便秘。现症见：便秘甚者6～7日始一行。口苦咽干，纳呆食减，体瘦面黄，精神倦怠。舌苔厚腻，色黄少津，口气微臭，思饮不多，脉沉迟而弱。如此并非肠胃燥热之证，乃是气虚之便秘。因长期服用苦寒通下之品，脾肾之阳受戕，脾气虚弱，无力运化，肾气不足，难以化气生津，气机壅滞，胃肠传化失司，遂成便秘。当以温下之法，务使枢机运转，腑气自能通达。方用温脾汤加味。

处方：附片45g（久煎），大黄9g（后放），明党参15g，厚朴9g，杏仁9g，干姜12g，甘草6g。

煎服1次后即腹中肠鸣，气窜胸胁，自觉欲转矢气而不得。再服二次，则矢气频作，便意迫肛，旋即解出大便许多，其黑硬结如栗，奇臭无比。顿觉腹中舒缓，如释重负，呕哕已不再作。连服2剂后，大便隔日可解。口苦咽干已愈，食思转佳，腹中痞胀消去。厚腻黄苔已退，呈现薄白润苔，脉仍沉缓。遂照原方加肉桂9g，增其温化运转之力，连服四剂后，大便通调如常，精神、饮食明显好转，面色润泽。为巩固疗效，继以吴茱萸汤加肉桂、甘松温中健胃，调理二十余日，并嘱其常服桂附理中丸。三年后相遇，询及便秘之证已痊愈，迄今未复发。

按：大便难解，凡2～3日一行，干结不爽，甚至6～7日始一行，口苦咽干，舌苔厚腻，色黄少津，口气微臭，看似火热伤津，燥热内盛，肠失濡润，但治以苦寒清热、滋润通下不效，说明腑热、阴伤辨证与病机不符，细查纳呆食减，体瘦面黄，精神倦怠，思饮不多，脉沉迟而弱，久病脾气虚，运化失调，气不化津，肠腑推动无力，致便结难解，犹如冰封之河，水流滞塞，给予温脾益气扶正，好似春暖解冻，气能化津，肠腑得以濡润，转输正常，大便通畅，病乃愈（《吴佩衡医案》）。

案例二：郭某，男，19岁，学生，河南省郑州市金水区，1992年8月19日初诊。

大便秘结，六七日不大便。平素喜食生冷，半个月前因饮食过量引起脘腹疼痛，胀闷不舒，嗳气频作，食欲不振。最近六七天大便一直未解，腹胀如鼓。痛苦病容。嗳气频频，四肢不温。舌质淡红，舌苔薄白，脉沉弦。

诊断：中医：便秘（胃肠积滞）。

西医：便秘。

治法：消积导滞，温阳散寒。

方名：附子理中汤合小承气汤。

处方：太子参15g，白术10g，陈皮10g，川厚朴10g，枳实10g，大黄20g，番泻叶10g，当归10g，附子6g，干姜10g，槟榔10g，甘草3g。3剂，水煎服。

医嘱：忌生冷。

二诊：1992年8月22日。

服药后大便已通，腹痛腹胀消失，食欲渐振，每餐能食1个馒头。积滞已消，腑气已通。然仍畏寒、身痛、嗜睡，说明患者阳虚寒盛。舌淡红，舌苔薄白，脉弦。现脾胃虚寒为主。治疗宜温中健脾为主，佐以温阳通经，散寒止痛。

处方：桂附理中汤加味。

太子参15g，白术10g，茯苓15g，陈皮10g，法半夏10g，川厚朴10g，干姜10g，桂枝10g，麻黄5g，白芷10g，枳壳10g，桔梗10g，当归10g，川芎10g，酒白芍10g，附子10g，甘草3g。3剂。水煎服。忌生冷。

治疗结果：畏寒、肢冷、嗜睡解除，食欲转佳，精神恢复，大便正常，便秘痊愈。

按：《黄帝内经》曰："大肠者，传导之官，变化出焉。"又曰："饮食自倍，肠胃乃伤。"患者平素喜食生冷，发病又因饮食过量，脾胃与肠皆伤，胃肠饮食积滞，脾不运化，胃失和降，肠失传导，故见脘腹疼痛，腹胀大如鼓，嗳气频作，肤冷不温，食欲不振，大便六七日不解。治疗消积导滞，温阳散寒，通导大便。用附子理中汤温脾阳，散寒凝，合小承气汤加番泻叶，助大肠传导，承顺胃气下行而导滞通便；陈皮健脾胃，当归润下，槟榔消食。诸药合用，健脾胃而消积滞，温阳气而助传导，脾气健运，胃气和降，积滞下行，大便通畅。复诊脾胃虚寒，方取桂附理中汤温中健脾为主，合麻黄、白芷、桂枝、酒白芍、川芎温阳散寒，通经止痛，而便秘得愈。（《李振华医案》）

【文献选读】

《景岳全书·秘结》："凡下焦阳虚，则阳气不行，阳气不行，则不能传送，而阴凝于下，此阳虚而阴结也。"

《证治汇补·秘结》："如少阴不得大便，以辛润之，太阴不得大便，以苦泄之，阳结者清之，阴结者温之，气滞者疏导之，津少者滋润之。"

《杂病源流犀烛·大便秘结源流》："大便秘结，肾病也。经曰：北方黑水，入通于肾，开窍于二阴，盖以肾主五液，津液盛，则大便调和。"

《谢映庐医案·便闭》："治大便不通，仅用大黄、巴霜之药，奚难之有？但攻法颇多，古人有通气之法，有逐血之法，有疏风润燥之法，有流行肺气之法，气虚多汗，则有补中益气之法；阴气凝结，则有开水解冻之法；且有导法、熨法。无往而非通也，岂非大黄、巴霜已哉。"

参 考 文 献

[1] 傅文录．火神派扶阳临证备要［M］．北京：化学工业出版社，2011.

[2] 郑钦安著，余辉等点校．中医火神派三书［M］．北京：中国中医药出版社，2012.

[3] 吴佩衡．吴佩衡医案［M］．昆明：云南人民出版社，1979.

[4]《李继昌医案》整理小组．李继昌医案［M］．昆明：云南人民出版社，1978.

[5] 李振华，李郑生．中医脾胃病学［M］．北京：科学出版社，2012.

[6] 刘力红．思考中医［M］．南宁：广西师范大学出版社，2003.

[7] 王永炎．中医内科学［M］．上海：上海科学技术出版社，1997.

[8] 张声生，陈誩．名中医脾胃科绝技良方［M］．北京：科学技术文献出版社，2009.

[9] 詹文涛，吴生元．云南师承名老中医学术经验荟萃［M］．昆明：云南民族出版社，2004.

（曹艳萍）

第三章　扶阳理论在肺病中的应用

中医肺系疾病临床常见症状多为咳、痰、喘，所涉及的病种包括西医学的感冒、急性气管-支气管炎、慢性支气管炎、慢性阻塞性肺疾病、慢性肺源性心脏病、支气管哮喘等疾病。由于环境污染，经济发展，生活节奏的加快，不良生活方式等因素，哮病的发病率明显增加，咳嗽、肺胀的发病率也居高不下，肺痹、肺痿的诊断病例有增加的趋势，肺系疾病已经成为威胁全球的重要病证。近年来，中医对肺系病证进行了大量的研究，取得了一定的成就。

一、病因病机

肺系疾病其常见的致病因素为六淫外感、水饮、痰热内蕴、七情所伤、饮食不节、气虚气滞、痰瘀互结、肺肾亏虚等，肺系疾病的各种病理因素，都是在正虚的基础上产生的，或为肺肾气虚，或为脾肾阳虚，临床常虚实夹杂，应详加辨证。由于正虚邪实可以互为因果，彼此互相影响，因此病情缠绵而不易治愈。

1. 六淫外感　风、寒、暑、湿、燥、火六淫都可以引起肺系疾病，致病有两个途径：一是外感，一是上受。外感由皮毛而入，上受由口鼻而入。皮毛又为肺之外合。故皮毛不合，亦可致肺气不宣，肺之上窍不利。

2. 水饮、痰热内蕴　肺胀多因脾肾阳虚，以致水停痰凝而发。因脾为胃行其津液，上归于肺，若脾阳不足，则不能转输津液，水津停止，积而为饮，饮聚成痰，痰随气上逆，则咳喘不已，久则阻塞于肺而为肺胀。

3. 气虚气滞　气根于肾，主于肺，咳喘日久，积年不愈，必伤肺气，反复发作，由肺及肾，必致肺肾俱虚。肺不主气则气滞，肾不纳气而气逆，当升不升，当降不降，肺肾之气不能交相贯通，以致清气难入，浊气难出，滞于胸中，壅塞于肺而为膨膨胀满。

4. 痰瘀互结　肺胀咳逆，日久不愈，不仅损伤肺肾之气，而且势必导致瘀滞，气不煦则血不濡，而成气血瘀滞之证。

二、治则治法

清代程钟龄在《医学心悟》中提出："治病之法，八法尽之。"具体为温、补、清、消、汗、下、吐、和八法。临床上，肺系疾病常用温、补、清、消、汗五法，具体描述如下。

1. 辛温解表、宣肺平喘法　外感风寒，体实无汗者，治疗肺系疾病的实证。代表方剂麻黄汤，常用辛温解表发汗药物，如：麻黄、细辛、桂枝等。

2. 祛痰降逆、宣肺平喘法　湿痰上壅于肺，肺气不得宣降，出现咳、痰、喘、胸闷等症。代表方剂三子养亲汤、二陈汤。常用化痰除湿之类药物，如陈皮、黄芩、胆星、茯苓等。

3. 清金润燥、宣肺平喘法　此法用于感受秋令燥热之邪，燥热伤肺，清肃失司，出现痰中带血、口干、干咳等症，代表方剂：桑杏汤，常用润燥宣肺药，如桑叶、杏仁、沙参、麦冬等。

4. 健脾益气、补土生金法　此法用于脾肺两虚证，症见咳嗽、痰多、喘息、不思饮食等，代表方剂补中益气汤和生脉散，常用健脾补肺药，如：黄芪、人参、五味子、麦冬、白术等。

5. 温阳纳气法　此法用于肺病日久、肺肾两虚证，症见动则喘促、汗出肢冷、痰多清稀，精神萎靡等，代表方剂：金匮肾气丸。常用温肾补肺药，如：附片、桂枝、人参、紫苏子等。

第二节　肺胀（慢性阻塞性肺疾病）

【概述】　慢性阻塞性肺疾病（chronicobstructivepulmonarydisease，COPD）是以不完全气流受限，呈进行性发展为特征的一种可以预防和治疗的疾病。肺功能测定是诊断COPD 的金标准，吸入支气管舒张剂后第一秒用力呼吸量（FEV1）＜80％预计值，且FEV1/用力肺活量（FVC）＜70％者，可确定为不完全可逆的气流受限。近年来，COPD发病率及死亡率迅速上升，因此，加强研究 COPD 流行病学，对 COPD 易感人群预防和治疗具有积极的推动作用。

由于全球各地区人群特征和暴露因素不同，流行病学统计方法存在差异，目前世界各地的 COPD 流行病学报道的发病率不尽一致。同一项 COPD 流行病学调查资料，若分别按美国胸科学会（ATS）、欧洲呼吸学会（ERS）、COPD 全球创议（GOLD）对 COPD的诊断标准进行分析，成人 COPD 的发病率分别为 2.9％、14.3％和13.9％。通过分析近几年的资料发现，不同国家和地区 COPD 发病率存在差异。在中国预计有 2500 万例COPD 患者。COPD 发病率随年龄增大而增高，在我国 COPD 流行病调查的基础上，选取农村地区 40 岁以上的女性为分析对象，农村女性总体发病率为 5.4％。

慢性阻塞性肺疾病属于中医"肺胀""咳嗽""喘证"范畴。肺、脾、肾、心等脏腑的阳气衰微是其发病发展的重要因素；而以补阳和补气为本质的"扶阳"法可运用于治疗慢性阻塞性肺疾病的阳虚证。

【从扶阳理论释因】　慢性阻塞性肺疾病属中医学的肺胀、咳嗽、喘证等范畴，不管是"肺胀""咳嗽"还是"喘证"，其病位均在肺，继则影响脾、肾，后期病及心，其病机多为气虚、气阴两虚，发展为阳虚。由于肺系疾病的反复发作和有害气体或烟雾的长期刺激，致肺气宣降不利，久则肺气虚，肺病及脾，子耗母气，脾失健运，肺为气之主，肾为气之根，肺伤及肾，肾气衰惫，则摄纳无权，且肾主水，肾阳衰微，则气不化水，水邪泛溢则肿，肺与心脉相通，肺气辅佐心脏运行血脉，肺虚则治节失职，则血行涩滞，心阳根于命门真火，肾阳不振，进一步导致心肾阳衰。可见肺、脾、肾、心的阳气衰微，是慢性阻塞性肺疾病发生发展的一个重要因素。因此，用治疗肺、脾、心、肾阳气虚衰的方法可以在一定程度上延缓慢性阻塞性肺疾病的发展过程。

慢性阻塞性肺疾病阳虚证的病因病机主要有：素体阳虚，年老阳气亏虚，久病不愈，长期服药，损伤阳气。

1. 素体阳虚　由于先天禀赋不足，五脏虚弱；或后天失调，生化不足，脾肾虚损，素体阳虚，而出现阳虚体质者。

2. 年老阳气亏虚　老年人易出现阴阳亏虚，尤其是阳虚为主，而阳虚又多以肾阳亏虚为主。

3. 久病不愈　肺胀病人初期以肺气不宣、痰湿蕴肺为主。但久病不愈，导致阴损及阳而致阳虚。

4. 长期药物治疗　肺胀病人因病情反复，需长期药物的治疗，损伤人体正气。特别是治疗肺胀病的过程中，使用抗生素、激素，易伤人的正气，清肺化痰药物性多苦寒，从而使肺胀患者出现阳虚体质。

【用扶阳法论治】　扶阳法是郑钦安治疗阳虚证的总旨。著有《医理真传》《医法圆通》和《伤寒恒论》，其中，《医理真传》是其医学理论思想的集中体现，其"认证只分阴阳""阳主阴从，首重肾阳"，治病"首重扶阳，元气为本"，用药"擅用姜附"，形成了其独特鲜明的学术体系。

郑钦安在对肺胀病进行阐述道："肺胀……是论其内因也……由内而出者，气机之散也……散者宜收，回阳纳气，温补为先……治胀者，宜养气，宜补气，宜收气。"其对肺胀患者，采用"扶阳"的方法来恢复人体的"阳气"。

郑钦安的"扶阳"理论思想，为慢性阻塞性肺疾病用扶阳法治疗找到了理论依据，我们在临床实践中运用"补阳"和"补气"的方法治疗慢性阻塞性肺疾病，取得了一定的疗效，值得在临床中推广运用。临床常见证型如下。

一、肺肾两虚证

症状：面色白，咳喘无力，动则气短，倦怠，声音低怯，短气懒言，自汗怕冷，痰多清稀，或见面目浮肿，舌淡苔白，脉虚弱。

病机分析：肺主气，肾纳气，肺为气之主，肾为气之根，肺脾气虚则肺气不降，肾气不纳，清气难入，浊气难出，故胸满气短；肺气不足，故语声低怯；动则气耗，故见气喘；气虚则水停，故见面目浮肿。舌淡苔白，脉虚弱为肺肾气虚之征。

治法：补肺益肾，止咳平喘。

方药：人参蛤蚧散加减。方中蛤蚧补肺肾而益精血，定喘止嗽；人参大补元气；茯苓、甘草和中健脾；杏仁、贝母化痰下气；知母、桑白皮泻肺清金，对于久咳不止、肺肾两虚的肺胀者，尤为适用。

临证参考：本证为肺胀患者常见之证型，本虚标实证。痰湿为标，因此，化痰治疗贯穿始终。若喘较明显者，可加胡桃仁，以加强纳气归肾之功。若偏于阴虚者，可加百合、麦冬，以滋养肺肾。

二、脾肾阳虚证

症状：胸满气憋，呼多吸少，动则气喘，冷汗自出，四肢不温，畏寒神怯，小便清长，腹胀纳差，腹中冷痛，喜温喜按，四肢不温，大便软或稀薄，舌质淡嫩，舌苔白滑，脉沉细或沉迟。

病机分析：咳喘日久，脾肾阳虚，阴寒上逆，故见胸满，肾不纳气，故见呼多吸少，胸中气憋，动则气喘，肾阳不足，故见冷汗自出，四肢不温，畏寒神怯，小便清长，舌质淡嫩，舌苔白滑，脉沉细或沉迟，属脾肾阳虚之征。

治法：脾肾双补，温阳纳气。

方药：金匮肾气丸加减。方中熟地滋补肾水，而以泽泻宣泄肾浊以清之，山茱萸有温涩之力，而以丹皮清泄以佐之；山药为健脾补益之品，而以茯苓淡渗脾湿以和之。因此，上述六味为寓泄于补，补肾而利开合，合桂附温阳之力，以纳气归原。

临证参考：前贤治该证型的肺胀多从补肾着手，肾阳亏虚，命门火衰者宜温补下元，喜用附子温补命门之火，但附子一类过于辛热，且有毒，不可久服。方中熟地、山萸肉，滋阴益肾补肝，取"善补阳者，必于阴中求阳"之意。临证时一定要辨清阴阳的盛衰，在方中佐以少量滋阴之品，效果更佳。

【用药分析】 在对肺胀阳虚证的治疗中，主张用温热药来补阳，如附子、干姜、生姜、炮姜、肉桂、桂枝、吴茱萸等，其中补坎阳之药，以附子为主，为扶阳之首药，用于补肾阳；干姜为补脾阳主药；桂枝用于补心肺阳气主药；肉桂用以补下焦阳气；吴茱萸为补厥阴阳气主药。郑钦安在《医法圆通·肺病咳嗽》中说："从内而出者，皆是阳虚阴盛之候……审是从内之心肺阳衰者，扶其阳而咳嗽自止，如姜桂茯半汤、温肺饮之类是也。审是脾胃阳衰者，舒其脾胃而咳嗽自止，如半夏生姜汤、香砂六君汤、甘草干姜汤之类是也。审是肝肾阳衰，水邪泛上者，温其肾而咳嗽自止，如真武汤、滋肾丸、潜阳丹加吴黄之类是也。"组方原则均以温补脏腑阳气为主，并指出"人身立命全在坎中一阳"。"坎中一阳"，即肾阳。"下阳为上、中二阳之根"。特别强调肾中阳气的作用。认为"古人立方，皆是握定上、中、下三部之阴阳，而知药性之浅深功用，故随手辄效，得以名方"。在治疗上尤重肾阳，其常用方如"建中、理中、潜阳、回阳、封髓、姜桂诸方，皆从仲景四逆一方搜出。"可见"扶阳法"对阳虚证的治疗是按照上、中、下三焦来分证灵活运用论治，并首重下焦之阳。

【临证验案】

案例一：刘某，女，65 岁，云南铝厂职工，2013 年 10 月 20 日初诊。

患者 3 天前因受凉后起病，全身酸痛乏力，恶寒发热，鼻塞流涕，咽痛咳嗽，清稀白痰，喘促加重，体温 38℃，舌淡，苔薄白，脉浮而紧。

既往有 COPD 病史 5 年，每因感冒而加重。

西医诊断：急性上呼吸道感染；慢性阻塞性肺疾病。

中医诊断：感冒（风寒证）；肺胀（表邪郁遏，肺气不宣）。

治则治法：辛温解表，宣肺止咳平喘。

方药：柴葛桂枝汤加味。柴胡 15g，葛根 20g，桂枝 20g，荆芥 15g，生麻黄 15g，细辛 8g，防风 15g，杏仁 15g，陈皮 10g，法半夏 15g，茯苓 15g，桔梗 15g，生姜 20g，大枣 10g，甘草 10g。每日一剂，煎服 3 次，连服 2 剂，温覆而卧。

2013 年 10 月 24 日二诊，得汗而表解热退，咳减涕止，但喘促不减，痰多难咯，饮食减少。舌淡，苔薄白，脉细紧。用麻辛附子汤合玉屏风加减。处方：附片 50g，炙麻黄 15g，细辛 6g，陈皮 10g，茯苓 15g，法半夏 15g，防风 15g，生黄芪 30g，炙远志 15g，紫苏子 15g，白术 15g，公丁香 10g，桔梗 10g，五味子 10g，白蔻仁 15g，生姜 20g，大枣 10g，甘草 10g。附片开水先煎 4 小时。二日一剂。

2013 年 10 月 30 日三诊，患者上述症状均有不同程度减轻，效不更方，继用上方服用。

按：患者为慢性病患者，此次因外感而使原病加重，治疗过程中一定分步骤治疗，有表证要先解表，表证一解，固表益气尤为重要（录自云南省中医医院心肺科病案）。

案例二：毛某，男，78 岁，工人。2014 年 1 月 18 日初诊。

因反复咳嗽、喘促 10 年，再发加重 1 个月，经服抗菌、镇咳等中西药物治疗，咳嗽、喘促一直不好，故到中医院来寻求中医中药治疗。就诊时患者咳嗽频作，动则喘促，咽痒不适，有痰难咳，纳呆食少，大便不爽，舌质淡青，苔白根腻，脉沉弦带滑。

既往有 COPD 病史 10 年，每因感冒而加重。

西医诊断：慢性阻塞性肺疾病急性加重期（AECOPD）。

中医诊断：肺胀（肺肾两虚，痰浊壅肺）。

治则治法：补肺益肾，化痰止咳平喘。

方药：麻辛附子汤加味。附片 50g，炙麻黄 15g，细辛 6g，陈皮 10g，茯苓 15g，法半夏 15g，炙冬花 15g，炙远志 15g，紫苏子 15g，公丁香 10g，白果 15g，桔梗 10g，五味子 10g，桂枝 20g，白蔻仁 15g，生姜 20g，大枣 10g，甘草 10g。附片开水先煎 4 小时。三剂，二日一剂。

2014 年 1 月 25 日二诊，患者服药后咳喘减轻，痰较前易咳出，饮食增加，大便正常，舌质淡夹青，苔白根微腻，脉沉弦带滑。效不更方，继续服用上方。

按：患者为肺胀，慢性阻塞性肺疾病急性加重，因患者就诊前已用了抗生素治疗，加之久病，肺肾本虚为主，痰浊标实为次，但治疗时标本均应兼顾。

【文献选读】

《医理真传》："认证只分阴阳。""阳主阴从，首重肾阳。"治病"首重扶阳，元气为本"，用药"擅用姜附"。

《医法圆通·肺病咳嗽》："（咳嗽）从内而出者，皆是阳虚阴盛之候。""审是从内之心肺阳衰者，扶其阳而咳嗽自止，如姜桂苓半汤，温肺饮之类是也；审是脾胃阳衰者，舒其脾胃而咳嗽自止，如半夏生姜汤、香砂六君汤、甘草干姜汤之类是也；审是肝肾阳衰，水邪泛上者，温其肾而咳嗽自已，如真武汤、滋肾丸、潜阳丹加吴萸之类是也。"

《灵枢·胀论》："肺胀者，虚满而喘咳。"

参 考 文 献

[1] 葛均波，徐永健．内科学［M］．8 版．北京：人民卫生出版社，2013：21-27.

[2] 李树清，李帆．扶阳固本法治疗阳虚型慢性肺心病 86 例疗效观察［J］．云南中医中药杂志，2010，31（3）：17.

[3] 齐卫平，王真．郑钦安"扶阳法"对现代治疗慢性阻塞性肺疾病的启发［J］．浙江中医杂志，2009，44（2）：119-120.

第三节　肺痿（特发性肺纤维化）

【概述】　特发性肺纤维化（idiopathic pulmonary fibrosis，IPF）是指原因不明，以

普通型间质性肺炎为特征性病理改变的一种慢性炎症性间质性肺疾病，主要表现为播散性肺泡炎、肺泡单位结构紊乱和肺纤维化。IPF 可导致广泛肺纤维化，即疤痕组织，从而引起肺疤痕癌、肺泡细胞癌、腺癌等，导致患者因呼吸衰竭而死亡。

本病多为散发，估计发病率为 3～5/10 万，占所有间质性肺病的 65％ 左右。见于各年龄组，而作出诊断常在 50～70 岁之间，男女比例 1.5～2∶1。预后不良，早期病例即使对激素治疗有反应，生存期一般也仅有 5 年。

特发性肺纤维化病因不明，发病机制亦未完全阐明，但已有足够证据表明与免疫炎症损伤有关。不同标本所显示的免疫炎症反应特征不尽一致，周围血所反映出的是免疫异常比较突出，而支气管肺泡灌洗液显示炎症反应为主，而肺局部组织的异常又有所不同。因此在评估各种研究资料时，需要考虑到这种差异。

特发性肺纤维化系西医学病名，在中医传统文献中无与之完全对应的名称，尚未统一中医病名，但由于 IPF 以咳嗽、咳痰、呼吸迫促等为主要临床表现，又往往具有慢性经过或多年缓解的病理过程，故一般将其列入咳嗽、喘证、肺胀、肺痹、肺痿等范畴。

治疗方面，西医学治疗方法较单一，只有常规氧疗，对症处理，在病人出现低氧的情况下运用激素治疗，但效果不甚理想且不良反应明显。近年来，随着中医药对特发性肺纤维化认识的不断完善与深入，中医药治疗特发性肺纤维化的优势越来越彰显，中医药治疗特发性肺纤维化水平不断提高，在临床实践中，在扶阳理论的指导下，运用温阳、益气、活血法治疗特发性肺纤维化已经有了一定的疗效，值得临床进一步探究。

【从扶阳理论释因】　特发性肺纤维化可归属中医"咳嗽""喘证""肺胀""肺痹""肺痿"等范畴。该病的中医病名很多。"肺痹"概念源于《素问·痹论》："肺痹者，烦满喘而呕"，虽然"痹"在一定程度上有气虚血瘀，络脉不通的特点，但与其主证相差甚远。如《素问·痹论》曰："五脏皆有所合，病久而不去者，内舍于其合也……皮痹不已，复感于邪，内舍于肺，所谓痹者，各以其时重感于风、寒、湿之气也。"又云："凡痹之客五脏者，肺痹者，烦满喘而呕……淫气喘息，痹聚在肺……痹……其入脏者死。"指出五脏精气损伤，加之复感风寒湿气，则体痹内传相应之脏而成五脏痹；痹邪阻肺，宣降失常，故有烦闷喘呕之症。"肺痿"病名为汉代张仲景创立，《金匮要略·脏腑经络先后病脉证》："息张口短气者，肺痿唾沫。"痿者，与"萎"通假，取其软弱无力的病态之意，正如尤怡（在泾）所言，"痿者，萎也，如草木之枯萎不荣，为津烁而肺焦也"，此言很形象地描述了该病病因为津涸而致干枯皱缩。"肺痿"因其具有咳嗽、短气的临床症状，同时在病理上出现肺体萎缩、体积缩小，治疗上采用肺痿的常用治法即温阳、益气润肺、活血法往往能取得较好的疗效，据此推断特发性肺纤维化归属于中医肺痿的范畴。另外，中医病名多为症状诊断，在中医传统著作中，虽然对本病没有确切的记载，但是后世医家根据本病的临床表现将其归属为"咳嗽""喘证""痰饮"等亦为常见。

该病的病因病机多因先天禀赋不足，加之后天失养，阳气素虚，导致肺气不足，脾失健运，肾失温煦，痰瘀内生，阻滞于肺而形成。

一、肺肾气虚是内在病因

中医认为邪盛正衰、慢性消耗是肺间质纤维化的起始原因。先天禀赋不足是其发病的基础。正如《医门法律·肺痿肺痈门》所言："肺痿者……总由胃中真液不输于肺，肺失所养，转枯转燥，然后成之。"先天肺气不足，肺气耗损伤及肺阳；或虚热伤阴，阴损及阳，致肺虚有寒，气不化津，津液不得输布，津反为涎，肺失濡养，萎废不用。即所谓"上虚不能制下，此为肺中冷"者。正如尤在泾在《金匮要略心典·肺痿肺痈咳嗽上气病》中所总结的那样："盖肺为娇脏，热则气灼，故不用而痿；冷则气沮，故亦不用而痿也。"该病有遗传因素，中医认为遗传与肾密切相关，故随着病情发展，肺病及肾，致肺肾气虚，而痰蕴久化热，热伤阴津，且血瘀更加明显，渐成肺肾气虚夹痰浊、瘀血蕴肺。

二、瘀血痰浊等是诱因

气虚乏力无以运血，津亏脉涩，血为之滞。瘀血一旦形成，愈使病情加重。正如明代李梴在其所著的《医学入门》中所云："痰与瘀血碍气，所以动则喘急。"肺气虚不能温摄津液，脾胃上输之津液反聚为痰涎，大多数的肺系疾病都可以产生痰浊，肺间质纤维化的痰浊与瘀血闭阻肺络不同于其他疾病，而是深伏凝结于肺络之中，故可见喘息、咳嗽少痰、发绀等症。久病致瘀包括因虚成瘀、因寒成瘀、津涸成瘀等多个方面。从瘀血论述肺痿，并以活血化瘀法治疗肺间质纤维化，佐以补虚，或滋阴，或温肺等，每可获效。明代《普济方·咳嗽门》对此有较为全面的论述："有劳嗽一证，皆因肺虚，或苦风寒暑湿，及劳逸抑郁，忧思喜怒，饮食饥饱，致脏气不平，积微至著，以致渐成肺痿肺痈者。"指出本病是在肺虚的基础上，因于外界各种因素的诱发而成。

本病的病机较为复杂，难以用单一病机来阐释，近现代医家对本病的病因病机认识也是仁者见仁，智者见智。在不同的病理阶段，本病所表现出来的病机也不尽相同，在治疗过程中就需重视辨证论治。肺间质纤维化多为先天不足，禀赋薄弱，正气亏虚，外邪袭肺，气血循行受阻，致气滞血瘀，脉络失通；或咳喘日久，伤及肺肾，经久难愈；或病久耗伤气津，肺叶痿弱，宣降失司所致。肺脏受损，继而累及肾脏，造成肺肾俱虚，病位初在气，久则及血，终致肺叶萎弱，失其宣降功能，导致呼吸困难，吐纳失司，动则喘息。因此，该病病性以虚证为主，本虚而标实，虚在肺、肾、脾三脏之气虚或者阳虚，实在痰热瘀浊。临床上该病病机表现为外因与内因，气与阴津及痰浊、瘀血，肺与五脏相互影响，相合致病，连锁推进的错综交互，缠绵难愈的病理效应。由此可见，在该病的发病及演变的过程中，正气不足为本病之本，兼夹实邪乃病机关键，"虚""痰""瘀"贯穿于疾病的始终。

【用扶阳法论治】　扶阳法的理论源于《黄帝内经》，经云："凡阴阳之要，阳密乃固。"说明扶阳在阴平阳秘中的重要地位。至张仲景对扶阳法又有了进一步的阐述，扶阳气为贯穿于六经病中的基本思想之一，扶阳气包括保护阳气、资助阳气、调理阳气等多方面，其概念并非局限性的温阳，包含预防和治疗思想。在阳气未虚之前，治宜顾护阳气，当阳气已伤则应用扶阳的药物扶助阳气，使疾病痊愈。扶阳法的立足点在于阴阳辨证。针对该病的病因病机特点，其治疗有以下几个作用。

1. 扶阳以宣通　《黄帝内经》云："阳化气，阴成形"，痰瘀有形之邪易伤人阳气，故治当注重扶阳益气，具体言之包括以下几点。

（1）通阳化瘀：有形之邪诸如痰湿、血瘀皆属阴邪，痰浊之邪遭遇气郁，易瘀结于内，通过温化阳气，宣通气机，可以祛寒散结消瘀。近代"火神派"代表人物郑钦安曾比喻阳若阳光，阴覆弥漫，阳为阴遏，如离照当空，群阴退避，扶阳以宣布阳气，则生机益然。

（2）温化痰饮：《金匮要略》云："病痰饮者，当以温药和之。"痰饮乃阴邪，性属寒，通过温阳使得阳气宣布，则痰饮之邪消散。

（3）温阳利水：阳虚水泛者可予温阳以利水，代表方如真武汤；外受寒邪，肺有停饮者，以小青龙汤散寒蠲饮以通肺阳。

2. 扶阳以固本　机体五脏相互关联，气血阴阳互为根本，其中阳气又总管一身之本，通过温补阳气而资助气血的化生，调补五脏。具体就该病而言，主要是以下两个方面。

（1）补肺温肾：肺肾乃金水相生的关系，肾主纳气，宗气又主司呼吸，两脏乃呼吸之枢纽。气的推动赖于元阳的温助，通过扶阳益气可以温助肾之阳，调补肺之气。

（2）健脾益气：脾乃后天之本，主司气血化生，脾与肾、脾与肺又关系十分密切，在该病发病中起关键作用。通过温运脾阳有助于气血化生，气血充盈使得呼吸调匀。

3. 调整阴阳　扶正祛邪是调整阴阳的总则，其又以扶阳为主。祝味菊认为，在邪正消长之机，着重以阳气的盛衰为转归，通过扶阳以助正，可提高免疫功能和机体抗病能力，使邪去正安，阴阳平和。

本病的治疗原则应重在固其本、补其虚。在权衡标与本，攻与补的问题上，应重其本，补为优。虽然肺痿总属虚证，但不唯纯虚。因此应当结合临床具体情况而施攻补之法。只是在权衡标本缓急的辨证过程中，时时考虑肺痿本虚的病性特点。在对肺痿治疗原则的总体认识方面，明代李中梓可谓经验颇丰，在其《医宗必读·咳嗽总论》中指出肺痿的治则"皆以温养脾肺为主，稍稍治标可也。若欲速愈而亟攻其邪，因而危困者多矣，可不谨诸！"

因此，我们运用温阳法治疗特发性肺纤维化主要有以下方法：①健脾益气，温中祛寒；②温阳益气活血法；③寒热平调，寒温并用法；④调理肺肾，益气活血法。

一、脾肺虚寒证

症状：咳吐涎沫，其质清稀量多，形寒气短，动则加重，气不得续，咳则遗尿，小便数，大便稀溏，舌质淡润，脉象虚弱。

病机分析：脾肺虚弱，气不化津，故吐涎沫，内无虚火，水湿内停，故口不渴，阳不卫外，故见形寒；肺气虚，故见气短，上虚不能制下，膀胱失约，故见小便数，气虚有寒，故舌质淡润，脉象虚弱。

治法：健脾益气，温中祛寒。

方药：甘草干姜汤（《伤寒论》）加减。方中炙甘草倍干姜。

临证参考：特发性肺纤维化的脾肺虚寒证主要在脾肺两脏，为本虚之证，治疗中可根据肺、脾两脏虚损程度进行治疗，如以肺气虚为主，加黄芪、冬虫夏草、西洋参；以脾虚为主可合用补中益气汤加减。

二、阳虚血瘀证

症状：形寒肢冷，喜暖向阳，咳喘遇寒加剧，咳痰清稀，动则喘促尤甚，饮食减少，大便稀溏，小便数，口唇青紫，舌质淡青，苔薄白，脉沉细无力。

病机分析：肺肾阳虚故见形寒肢冷，喜暖向阳，咳喘遇寒加剧，咳痰清稀，动则喘促尤甚，小便数；脾虚故见饮食减少，大便稀溏；阳气虚，无力推动血液运行，故见口唇青紫，舌质淡青，苔薄白，脉沉细无力。

治法：温阳、益气、活血。

方药：附子桂枝汤合桃红四物汤加减。药用附片、桂枝、白芍、陈皮、茯苓、法半夏、炙远志、杏仁、公丁香、桔梗、紫苏子、桃仁、红花、川芎、丹参、白蔻仁。

临证参考：附片用量根据病人情况而定，最小用量为50g。煎煮方法要掌握，否则引起中毒等不良反应。若动则气喘加剧者，可加黄芪、五味子、三七、红景天、白果等。痰多可加炙紫菀、天竺黄。

三、寒热夹杂证

证候：咳吐涎沫，其质黏稠或清稀，口不渴或渴，形寒气短、饮食少、腹胀，舌质红，质干或淡润，脉象虚数或虚弱。

病机分析：虚寒及虚热症状可以同时出现，或虚热症状较多，或虚寒症状较多。若肺阴不足，虚火内炽，则出现虚热症状；若脾肺虚弱，则出现虚寒症状。

治法：寒热平调，寒温并用。

方药：麻黄升麻汤加减。方用麻黄、升麻以发浮热，用当归、桂、姜以散其寒；用知母、黄芩寒凉清其上热；用茯苓、白术以补脾；用白芍以敛逆气；用葳蕤、麦冬、石膏、甘草以润肺除热。

临证参考：临床上应根据症状，虚寒或虚热的偏颇，给予相应的治疗。偏于虚热者，应加清虚热之药，如龟甲、地骨皮等；若偏于虚寒者，应加温阳、补气药，如黄芪、桂枝、公丁香等。无论偏热还是偏寒，均应加入活血药。

四、肺肾两虚证

症状：喘促动则尤甚，胸满气短、口唇发绀、面色晦暗，或见面目浮肿，舌淡苔白，脉沉而弱。

病机分析：肺主气、肾纳气，肺气不降，肾气不纳，清气难入，浊气难出，故胸满气短，动则气耗则气短，面色晦暗为兼有瘀血之象；气虚则水停，故见面目浮肿；舌淡苔白，脉沉而弱是肺肾气虚之象。

治则：调理肺肾，益气活血。

方药：人参蛤蚧散加减。方中蛤蚧补肺肾而益精血，定喘止嗽；人参大补元气；茯苓、甘草和中健脾；杏仁、贝母化痰下气；知母、桑白皮泻肺清金，茯苓、桑白皮相伍，可利水消肿，甘草配贝母可润肺止咳。

临证参考：温阳补气活血应贯穿于治疗的始终，因此，治疗中应加丹参、三七、红景天、桂枝、黄芪等药。

【用药分析】　特发性肺纤维化其主要病机为肺肾气虚和气虚血瘀，临床上多采用"调理肺肾，温阳益气活血"的治法，因此常用三类药治疗，一是补益肺气药，如：人参、黄芪；二是温里药，如附片、桂枝等；三是活血化瘀药，如丹参、三七、红景天、桃仁等。

【临证验案】

案例一：患者李某，男，78岁。于2013年01月11日收入院。

主因"喘息、气短、动则加重、伴咳嗽2年，加重2天"入院。患者于2年前无明显诱因出现活动后气短，伴咳嗽，阵发性发作，自行口服抗炎止咳药无好转，就诊于昆医附一院，经胸部CT检查诊断为"肺间质纤维化"，抗感染治疗2周，咳嗽减轻，活动后气短无改善，呈进行性加重。后间断于昆华医院、附一院及我院住院治疗，一个月前因受凉后上述症状加重，伴发热，于社区医院住院抗感染治疗 10 天好转。5 天后病情反复，到我院时喘息，气短明显，动则喘甚，咳嗽剧烈，痰黏色黄，不易咳出，伴鼻塞、流涕、发热。

查体：T：37.2℃，P：88 次/分，R：32 次/分，BP：170/90mmHg，SaO_2（未吸氧）：64%。神志清楚，精神差，舌淡，苔白腻，脉沉滑紧涩，口唇发绀，双肺呼吸音粗，两肺可闻及 Velcro 音及湿啰音。心率 88 次/分，律齐，心音有力，心脏各瓣膜听诊区未闻及病理性杂音。腹软，无压痛及反跳痛，双下肢轻度水肿。

血常规：WBC：$7.6×10^9$/L，GRA%：62.4%，C 反应蛋白：69mg/L。

胸部 CT 平扫示：胸部 CT 扫描见胸廓对称，双肺纹理明显增多，分布紊乱，肺野透过度明显下降，呈广泛磨玻璃影，部分近于实变，右肺上叶后段结节影，边界清晰，伴有钙化及局部胸膜粘连，两肺小叶间隔增厚，胸膜下见广泛网状及多囊状影，呈蜂窝状改变，支气管壁不规整，支气管血管束毛糙，纵隔脂肪间隙内未见肿大淋巴结，肺动脉增宽，两侧胸腔内未见积液。①符合弥漫性间质性肺病；②右肺钙化小结节。心电图：窦性心律 89 次/分。

西医诊断：弥漫性间质性肺病，特发性肺纤维化，Ⅰ型呼吸衰竭。

中医诊断：肺痿（肺肾两虚）。

治法：调理肺肾，温阳益气活血。

方药：人参蛤蚧散加附片 50g，桂枝 20g，红景天 20g，丹参 20g，白蔻仁 15g。

附片开水先煎 4 小时，再与其他药一起煮沸 20 分钟，两天一剂。配合抗感染、止咳化痰等药物治疗。

采用上述中西医结合治疗 2 周后，患者自觉症状明显减轻，可适当室内活动，咳嗽次数减少，咳少量白色泡沫样痰，易咳出，神志清楚，精神状态良好，口唇无发绀，双下肺闻及 Velcro 啰音较前明显减少，心率 76 次/分，无杂音，双下肢水肿消退，查体：T：36.6℃，P：76 次/分，R：24 次/分，BP：130/80mmHg，SaO_2（吸氧 2L/min 状态下）：96%。提示Ⅰ型呼吸衰竭已纠正。停用所有西药治疗，仅给予吸氧和服中药汤剂治疗。一周后出院继续门诊服中药治疗，效不更方，在门诊继续用上述方药治疗。患者去年一年病情稳定，日常生活无影响，能适当进行室外活动。

按：本病例为肺间质纤维化合并呼吸衰竭，因此在低氧症状明显时，应以中西医结合治疗为主，纠正低氧后以中医中药治疗。患者年老体弱，久病更虚，虚瘀共存，因此，在调补肺肾之虚的同时，一定要加活血化瘀药。（录自云南省中医医院心肺科案例）

案例二：王某，男，67 岁，2013 年 3 月 11 日初诊。

2012 年 8 月 8 日出现高热，T：39℃，即到昆华医院就诊，当时胸片"未见异常"，使用"抗生素"治疗（具体药名不详）1 周后体温降至正常，住院十天出院，但仍有咳嗽、气短；于 9 月 5 日在云大医院就诊，主诉气短、乏力、汗出，有痰难以咳出。CT 示："左肺上叶纤维化"。抗感染治疗一个月，痰量减少，余症如前；12 月 17 日复到昆华医院就诊，CT："左肺上叶尖后段可见条片状软组织密度影，边缘较清晰，其内可见气管聚拢，周围可见索条状影与卫星灶，局部胸膜受牵拉，局部纤维化改变"，WBC：$5.84×10^9$/L，NE：55.3%，LY：31.0%，EO：7.5%。继续给予输液"抗感染治疗"，症状持续存在。其后多次到昆明多家医院专家门诊中西药治疗，症状改善的效果均不明显。于2013年3月11日来诊，气短、乏力、汗出，形寒肢冷，痰清稀量多，饮食、二便调，无明显咳嗽，自诉易感冒。舌淡青，苔白，脉沉细。

西医诊断：左肺上叶纤维化。

中医诊断：肺痿（阳虚血瘀）。

治则：温阳益气活血。

方药：附子桂枝汤合桃红四物汤加减。药用附片50g（先煎4小时），桂枝20g，白芍15g，陈皮10g，茯苓15g，法半夏15g，炙远志10g，杏仁10g，公丁香10g，桔梗10g，紫苏子15g，桃仁10g，红花10g，川芎15g，丹参20g，白蔻仁15g。

2013年3月20日二诊：患者服5剂后，气短、乏力、汗出，形寒肢冷减轻，动则仍喘，痰多，舌淡青，苔白，脉沉细。调整处方：原方加黄芪30g，白果15g，炙桑白皮15g。减去桔梗、川芎，加红景天15g。

2013年4月5日三诊：患者症状均有减轻，舌质淡微青，脉细。效不更方，继续服上方10剂。

上方加减服用半年后，患者体质明显好转，半年未发生感冒，能适当进行室外活动。停服中药汤剂，给予口服补肺活血胶囊。

按：选择中医药治疗本病时，仍应着眼整体调整，给予个体化的辨证论治，本例患者在给予大剂量补肺益肾方药后，长期感冒得到明显好转，体质得以改善即是例证。肺纤维化的治疗以虚证居多，尤以气虚、阳虚为主，在补虚的同时多应活血祛瘀。（录自云南省中医医院心肺科病案）

【文献选读】

《素问·痹论》："肺痹者，烦满喘而呕。"

《金匮要略·脏腑经脉先后病脉证治》："息张口短气者，肺痿唾沫。"

《医门法律·肺痿肺痈门》："肺痿者……总由胃中真液不输于肺，肺失所养，转枯转燥，然后成之。"

《金匮要略》："病痰饮者，当以温药和之。"

《黄帝内经》："凡阴阳之要，阳密乃固。"

《医宗必读·咳嗽总论》："皆以温养脾肺为主，稍稍治标可也。若欲速愈而亟攻其邪，因而危困者多矣，可不谨诸！"

参 考 文 献

[1] 葛均波，徐永健. 内科学 [M] .8版.北京：人民卫生出版社，2013：89-92.

[2] 方统念，赵静. 浅谈扶阳法在呼吸衰竭治疗中的应用 [J] . 中国中医急症，2007，16（8）：954-958.

[3] 韩向莉，娄志杰. 中医药治疗特发性肺纤维化研究概况 [J] . 河北中医，2011，33（5）：789-792.

（肖　泓）

第四章 扶阳理论在心病中的应用

第一节 概　述

心病一般是指中医学中的心系病证，属脏腑病证范畴。心为十二官之主，主血脉，藏神明，其华在面，开窍于舌，在液为汗，在志为喜，与小肠相表里。心、血脉和神明的变化是心病研究的基础，心的病理表现主要是血脉运行的障碍和情志思维活动的异常，而心主神明、主血脉均有赖于心阳的温煦和推动，故扶阳理论在治疗心病中具有重要意义。此外心病还涉及汗液代谢、小肠、舌、经络等。同时，心为五脏六腑之大主，其他脏腑病变常累及于心，而血脉运行与神志失常亦与其他脏腑有关，临证当联系互参。

一、病因病机

（一）病因

心病的病因，或外感于六淫或其他秽气毒邪，或内伤于情志、饮食、劳逸失度，或为先天禀赋不足、年老脏衰，以及创伤、药物影响等因素。

1. 寒邪内传或直中　风寒之邪多由口鼻或皮毛侵袭人体，一般首先引起肺卫功能失常，出现恶风寒、发热等表证；若失治误治，病邪不去，则可内传入里，侵犯心脏，耗伤心阳，扰乱心神。

2. 情志失调　外在环境的变化过于强烈，致使情志过激或持续不解，超越了人体的生理和心理适应能力，或人体正气衰弱，脏腑精气本虚，则对情志刺激的适应调节能力低下，导致心神被扰，脏腑功能失常，阳气郁闭，气血失调，从而诱发疾病。

3. 饮食不节　进食不洁，骤伤肠胃，或饮食偏嗜，导致机体气血阴阳不足，脾胃中阳受损，肠胃气机失常，运化失司，或水湿不化，或清气不升均可导致心病。

4. 劳逸失度　过度体力劳作则耗伤阳气，劳心太过则暗耗阴血，房劳太过则耗伤肾精；过度安逸，阳弱血行不畅，亦会导致心病。

5. 禀赋不足　先天不足之体，心之本脏功能低下，抵御外邪能力不足，一旦受袭，更易发为心病。禀赋不足，是心病发病的常见因素。

6. 年老脏衰　年老肾气渐衰，肾阳虚衰则不能鼓舞五脏之阳气，可致心气不足或心阳不振，而心阳不振，又可致气血运行失常，引起心病。

（二）病机

引起心病的病因虽有不同，但均可导致心脏气、血、阴、阳的不足或失调，加之气滞、血瘀、寒凝、热结、痰饮等病邪的影响，最终造成血脉不畅或闭阻、心神被扰或失守的病证。

1. 心气亏乏　指心气耗损，鼓动无力，心神不安，出现以心悸、怔忡、气短为特点的证候。主要临床表现为心悸怔忡，气短胸闷，动则尤甚，神倦乏力，常自汗出，面色㿠白，舌淡苔白，脉虚无力。

2. 心血不足　多由于失血、或血液生化不足，或情志内伤，耗损心血等所致，心血不足则血脉空虚而心无所主，可见脉细无力；血虚不能滋养心神，则神志衰弱，可见神思难以集中，甚则神思恍惚，血虚不能涵敛心阳，阳不入阴，则神不守舍，而见失眠多梦；血虚心失所养，则心悸不安，甚则惊恐；血虚不能上荣于面，可见面色苍白无华，舌质淡等。

3. 心阴不足　多由劳心过度，久病失养，耗伤心阴；或情志内伤，心阴暗耗；或心肝火旺，灼伤心阴所致。心阴虚则阴不制阳，心阳偏亢，可见五心烦热；阴不敛阳，阳气浮动，则见神志不宁，或虚烦不得眠；心阴不足，则见脉细数，舌质红等。

4. 心阳不振　指心肾阳气不足，温煦失司，鼓动无力，形成以阴寒内盛、血行不畅、水湿内停为特征的证候。主要临床表现为心悸怔忡，尿少水肿，畏寒肢冷，精神萎靡，喘促气短，胸闷作痛，唇甲发绀，舌质淡白或紫黯，苔白滑，脉沉微而数，或迟涩无力。

5. 血脉瘀阻　心阳不振，运血无力，而致血瘀痹阻，心脉瘀阻，故见心悸怔忡。阳气不宣，血行无力，心脉阻滞不通，故心胸憋闷疼痛。瘀阻心脉以刺痛为特点，伴见舌黯，或有青紫色斑点，脉细涩或结或代等瘀血内阻的症状。

6. 饮邪内伏　因肺、脾、肾气化失调，水饮内停，上凌于心胸，阻遏心阳所出现的以心悸、气短、水肿为主要特征的证候。主要临床表现为心悸怔忡，胸闷气短，眩晕恶心，小便不利，水肿，舌苔白腻，脉沉弦或细滑。

二、治疗方法

心病的发生与发展，与自然气候、地理环境有着密切的关系，中医重视治病求本，权衡缓急，理法方药具备，下面就以重视顾护阳气的扶阳理论常用治法分论如下。

1. 通阳宣痹　适用于过食肥甘，贪杯好饮，痰湿郁滞，胸阳痹阻，痰滞脉络，以致胸闷短气，或心痛彻背，喘促，肢体沉重，形体肥胖，舌胖大有齿痕，苔腻，脉弦滑。常用药为瓜蒌、薤白、半夏、石菖蒲、郁金、胆南星等，常用方如瓜蒌薤白半夏汤。

2. 温里散寒　适用于寒邪侵袭，胸阳不振，心脉凝滞，以致卒然心痛如绞，形寒肢冷，手足不温，心悸短气，遇冷加剧，甚则冷汗出，心痛彻背，背痛彻心，脉紧，苔薄白等。常用药为附子、乌头、桂枝、细辛、干姜，方如乌头赤石脂丸。

3. 回阳固脱　适用于心阳欲脱之证。其主要表现为心悸怔忡，呼吸微弱，短气喘促，大汗淋漓，四肢厥逆，面色苍白，口唇发绀，神志模糊，甚则晕厥昏迷，脉微细欲绝。常用药为人参、附子、肉桂、干姜、甘草等，方如独参汤、参附汤、人参四逆汤。

4. 温阳利水　适用于痰饮停聚，积于胸中，阻遏心阳或肾阳虚衰不能制水，水饮凌心，以致心悸，眩晕，泛恶欲吐，呕吐痰涎，胸脘痞满，形寒肢冷，或咳喘不能平卧，小便不利，浮肿，舌苔白滑，脉沉滑。常用药为茯苓、桂枝、白术、附子、半夏、陈皮等，方如苓桂术甘汤、真武汤或用真武汤合葶苈大枣泻肺汤加减。偏于心脾阳虚而以心悸气急，腹胀纳呆为主者，亦可选用保元汤合茯苓泽泻汤加减。

5. 温阳通络　适用心肾阳气不足，鼓动无力，寒从中生，以致血行不畅，停于脉中。主要表现为：心悸，胸闷刺痛，唇甲发绀，腰膝无力，舌紫黯或有瘀点，苔白滑，脉迟涩无力。常用药附子、桂枝、桃仁、红花、赤芍、川芎等，方如桃仁红花煎加减。

6. 补益心阳　适用于心阳虚证。心阳虚证往往由心气虚进一步发展，损及心阳所致。其主要表现为在心悸、气短、乏力、自汗基础上，又出现形寒、肢冷等寒象。常用药为人参、附子、桂枝等，常用方如参附汤、桂枝甘草汤、桂枝甘草龙骨牡蛎汤。

7. 温肾助阳　适用于不足，火衰证。年老或久病气衰神疲，畏寒肢冷，腰膝软弱，遗精，或阳衰无子，或饮食减少，大便不实，或小便自遗，舌淡苔白，脉沉而迟。常用药为：附子、肉桂、熟地、山茱萸等，方如右归丸。

第二节　胸　痹

【概述】　胸痹是指以胸部闷痛，甚则胸痛彻背，喘息不得卧为主症的一种疾病，轻者仅感胸闷如窒，呼吸欠畅，重者则有胸痛，严重者心痛彻背，背痛彻心。甚至出现剧烈而持久的胸骨后疼痛，伴喘促、肢冷、汗出、面色苍白等症状，又称真心痛，如《灵枢·厥病》谓："真心痛，手足清至节，心痛甚，旦发夕死，夕发旦死。"

本病又常称为"胸痹心痛"，临床相当于冠状动脉粥样硬化性心脏病（心绞痛、心肌梗死），但其他疾病如心包炎、二尖瓣脱垂综合征、病毒性心肌炎、心肌病、慢性阻塞性肺气肿、慢性胃炎等，出现胸闷不畅、心痛彻背、喘促短气不得平卧等症状者，亦可按胸痹进行辨证论治。

中医学认为本病的发生多与寒邪内侵、饮食失调、情志失节、劳倦内伤、年迈体虚等因素有关。主要病机多为心脉痹阻，病位在心，但常常涉及肝、肺、脾、肾等脏。心主血脉，肺主治节，两者相互协调，气血运行自畅。心病不能推动血脉，肺气治节失司，则血行瘀滞；肝病疏泄失职，气郁血滞；脾失健运，聚生痰浊，气血乏源；肾阴亏损，心血失荣，肾阳虚衰，君火失用，均可引致心脉痹阻，胸阳郁遏而发为胸痹。

【从扶阳理论释因】　胸痹从阳虚阴寒立论始于汉代，医圣张仲景在《金匮要略·胸痹心痛短气病脉证治》中正式提出"胸痹"的名称，并进行了专门的论述，把胸痹病因病机归纳为"阳微阴弦"，即上焦阳气不足，下焦阴寒气盛，认为乃本虚标实之证。历代医家虽多有发挥但仍以阳虚阴寒为基本病机，如《备急千金要方》"寒气卒客于五脏六腑，则发卒心痛胸痹"。《诸病源候论》"寒气客于五脏六腑，因虚而发，上冲胸间，则胸痹"。《医门法律·中寒门》："以太过之阴，乘不及之阳，即胸痹心痛，然总因阳虚，故阴得乘之……今胸中之阳，痹而不舒，其经脉所过，非缓即急，失其常度，总因阳气不运，故致然也。"《类证治裁·胸痹论治》："胸痹，胸中阳微不运，久则阴乘阳位，而为痹结也……故知胸痹者，阳气不用，阴气上逆之候也。"明清医家总结了前人的经验，提出了活血化瘀的治疗方法，其病理基础也多因阳气不足，血运无力而出现心血瘀阻。

【用扶阳法论治】　胸痹从扶阳论治的理论依据，是《金匮要略·胸痹心痛短气病脉证治》关于胸痹的论述："夫脉当取太过不及，阳微阴弦，即胸痹而痛，所以然者，责其极虚也。今阳虚知在上焦，所以胸痹、心痛者，以其阴弦故也。"在治疗上以辛温通阳或温补阳气为治疗大法，根据不同证候，制定了瓜蒌薤白白酒汤等方剂，为后世医家所宗。《太平圣惠方》《普济方》等书中收集治疗胸痹的方剂较多，但其制方，多以芳香、温通、辛散之品驱散阴寒，配以益气温阳之品扶其中阳，相互为用，标本兼顾。至近代，云南名医吴佩衡认为此病病机为"土虚无以制水，阳衰不能镇阴"，多以四逆辈加减治之，心阳振奋，阴寒自消。

一、心血瘀阻证

症状：心胸疼痛，如刺如绞，痛有定处，入夜为甚，或痛引肩背，胸闷气短，舌质紫黯或有瘀斑，苔薄，脉弦涩，或结代。

病机分析：体内阳气衰微，气血鼓动无力，血行不畅，阻滞于内，不通则痛，故见心胸疼痛，如刺如绞，痛有定处；阴气入夜为甚，则夜间痛甚；阳气不足，瘀血痹阻，气行不畅则见胸闷；舌脉均为瘀血阻脉之征。

治法：温阳通络，化瘀止痛。

方药：血府逐瘀汤（《医林改错》）加减，药用川芎、桃仁、红花、赤芍、柴胡、桔梗、枳壳、牛膝、当归、生地、降香、郁金。

临证参考：活血化瘀是治疗胸痹的重要治法，但不可不加辨证，一味地活血化瘀。其瘀血的形成有多种原因，多为阳气虚衰，寒凝气滞所致，故临床常需在活血化瘀中配伍温阳益气、散寒行气等药物。本证在临床上可选用三七、川芎、丹参、当归、红花、苏木、赤芍、泽兰、牛膝、桃仁、鸡血藤、益母草、水蛭、王不留行、山楂、丹皮等活血化瘀药物，应注意选用养血活血之品，慎用破血攻伐之品，以防进一步伤及正气。

二、痰浊闭阻证

症状：胸闷重而心痛微，形体多肥胖，气短痰多，肢体沉重，遇阴雨天而易发作或加重，倦怠乏力，或伴有纳呆便溏，舌体胖大边有齿痕，苔浊腻或白滑，脉滑。

病机分析：肥胖之人常常阳气不足，水湿不化，易生痰浊，胸阳不展，痰凝壅滞，痹阻心脉，故见胸闷重而心痛微；痰浊内阻，胸阳不展，气机不畅则气短痰多；痰为阴邪，痰湿困脾，则见肢体沉重，倦怠乏力，阴雨天易发或加重，或伴有纳呆便溏；舌体胖大边有齿痕，苔浊腻或白滑，脉滑均为痰湿内盛之象。

治法：通阳泄浊，豁痰宣痹。

方药：瓜蒌薤白半夏汤（《伤寒论》）加减，药用瓜蒌、薤白、半夏、茯苓、白术、桂枝、石菖蒲、陈皮、枳实、甘草。

临证参考：痰浊因过食肥甘，贪杯好饮，伤及脾胃，聚湿生痰；痰为阴邪，其性黏滞，易伤阳气，阻滞血行，而致本病。治疗应着重健运脾胃，温化痰湿，胸中阳气运转，痰化气行，诸症自消。若痰浊郁而化热，可用温胆汤加减治之。

三、寒凝心脉证

症状：卒然心痛如绞，心痛彻背，喘不得卧，多因气候骤冷或骤感风寒而发病，伴形寒，甚则手足不温，冷汗自出，胸闷气短，心悸，面色苍白，苔薄白，脉沉紧或沉细。

病机分析：寒气客于背俞之脉，胸阳失展，心脉不通，不通则痛，故见卒然心痛如绞，多因气候骤冷或骤感风寒而发病；阴寒内盛，寒凝胸中，心阳痹阻，则胸闷气短，手足不温，冷汗出，面色苍白；苔脉均为阴寒之象。

治法：辛温散寒，宣通心阳。

方药：瓜蒌薤白白酒汤（《伤寒论》）加减，药用附片、桂枝、细辛、干姜、瓜蒌、薤白、芍药、大枣、甘草、枳壳、厚朴。

临证参考：本证当以芳香走窜、温通行气类药物治疗为主：桂心、吴茱萸、干姜、麝香、细辛、花椒、丁香、木香、安息香、苏合香等。近几年研制的喷雾剂、含化剂等速效、高效制剂，可用于急救。但此类药物具有辛香走窜之弊，不宜长时间服用，应中病即止，以防耗伤阳气。

四、心肾阳虚证

症状：心悸而痛，胸闷气短，动则更甚，自汗，面色㿠白，神倦怯寒，四肢欠温或肿胀，舌质淡胖，边有齿痕，苔白或腻，脉沉细迟。

病机分析：心肾阳虚，鼓动无权，下焦寒水不化，上犯心胸，心悸而痛，胸闷气短，动则更甚；心肾阳虚，气血不荣，故见自汗，面色㿠白，神倦怯寒，四肢欠温，阳虚水停则四肢肿胀，舌质淡胖，边有齿痕，苔白或腻，脉沉细而迟均为心肾阳虚之征。

治法：温补肾阳，振奋心阳。

方药：参附汤（《圣济总录》）合右归饮（《景岳全书》）加减，药用人参、附子、肉桂、炙甘草、熟地、山茱萸、淫羊藿、补骨脂。

临证参考：若伴气滞血瘀可加用薤白、降香、檀香、砂仁、泽兰、红花、桃仁、延胡索等药；若阳虚较甚者可加用鹿角、花椒、细辛、川乌、赤石脂等；若伴水饮上凌心肺，水肿喘促较甚者可以真武汤加防己、猪苓、车前子、五加皮。

五、心阳暴脱证

症状：心胸绞痛，胸中憋闷或有窒息感，喘促不宁，面色苍白，冷汗淋漓，烦躁不安或表情淡漠，甚则神志昏迷，四肢厥冷，脉微欲绝。

病机分析：胸中阳虚不运，血脉痹阻，故见心胸绞痛，胸中憋闷或有窒息感；阳不附阴，宗气骤泄则喘促不宁；阳气暴脱则面色苍白，冷汗淋漓，烦躁不安或表情淡漠，阴阳离散则神志昏迷，四肢厥冷，脉微欲绝。

治法：回阳救逆，益气固脱。

方药：四逆加人参汤（《伤寒论》）加减，药用附子、干姜破阴逐寒，回阳救逆；山茱萸、龙骨、牡蛎固肾摄精，收敛元气；人参、炙甘草大补元气，滋阴和阳。

临证参考：阴竭阳亡，合生脉散。并可急用独参汤灌胃或鼻饲，或参附注射液50ml，不加稀释直接静脉注射，每15分钟1次，直至阳气回复，四肢转暖，改用参附注射液100ml继续静脉滴注，待病情稳定后，改用参附注射液100ml用5%或10%葡萄糖注射液250ml稀释后静脉滴注，直至病情缓解。

【用药分析】　扶阳法论治胸痹是采取通阳温阳救阳等方法，使胸阳振奋，气血流通，通则不痛，主要有以下两大类治法。

辛温通阳法适用于素体阳虚，阴寒凝滞，气血痹阻，心阳不振之证，临床方选枳实薤白桂枝汤、当归四逆汤、乌头赤石脂丸等加减。常用药物有桂枝、细辛、瓜蒌、薤白、荜茇、细辛、高良姜、乌头、附子、干姜、花椒、赤石脂。其中桂枝、细辛，温散寒邪，通阳止痛；瓜蒌、薤白，化痰通阳，行气止痛；乌头，雄烈刚燥，散寒通络止痛；附子、干姜、细辛、高良姜，温阳逐寒；花椒，温经下气而开其郁；赤石脂可固涩收敛心之阳气，药理学研究发现赤石脂含丰富的 Mg^{2+}，能启动 Na^+-K^+ 泵，从而加强心肌收缩力。本证当以芳香走窜、温通行气类药物治疗为主：桂心、吴茱萸、干姜、麝香、细辛、花椒、丁香、木香、安息香、苏合香等。实验研究证实，芳香温通类药物大多含有挥发油，具有解除冠状动脉痉挛，增加冠状动脉血流量，减少心肌耗氧量，改善心肌供血作用，同时对血液流变性、心肌收缩力均有良好的作用。但此类药物具有辛香走窜之弊，应中病即止，以防耗伤阳气。

补气温阳法适用于纠正脏腑之偏衰，补益心阳之不足，临床方选参附汤、右归饮等加减。常用药物有淫羊藿、巴戟天、补骨脂、菟丝子、肉苁蓉、鹿茸、人参、附子、干姜、肉桂、熟地、山茱萸，其中淫羊藿、巴戟天、补骨脂、菟丝子、肉苁蓉、鹿茸等温经散寒，温肾助阳；人参，大补元气；附子、干姜，温补真阳；肉桂，振奋心阳；熟地、山茱萸、淫羊藿、补骨脂，温养肾气。现代药理学研究证实，人参含有人参皂苷，与黄芪含有的黄芪皂苷具有增加心肌收缩力和心排血量、减慢心率，降低心肌耗氧量，提高心肌细胞的耐缺氧能力，促进心肌细胞 DNA 合成的作用，对劳损心肌超微结构有保护作用，且两者均有抗脂质过氧化和消除自由基的作用。

【临证验案】

案例一：丁某，女，61 岁，退休工人。1993 年 5 月 13 日初诊。

既往有高血压、冠心病病史，近年来房颤频繁发作，多发于早晚，每日发作 1～3 次，平时亦觉心悸不宁，常苦胸闷隐痛，头昏目眩，头疼牙痛，颈强不和，两目干涩，易汗，下肢清冷不温，舌质淡紫，苔薄，脉细弦滑，三五不调。辨证为心肾两虚，阴阳失调，心营不畅，心神失养。方选桂甘龙牡汤、生脉散化裁。药用制附片 5g，淫羊藿 10g，黄连 3g，炙桂枝 6g，炙甘草 5g，生龙牡各 20g（先煎），党参 15g，生地 10g，麦冬 10g，丹参 15g，川芎 10g，红花 10g，葛根 15g，石菖蒲 10g。水煎服，每日一剂。

二诊：1993 年 5 月 20 日。药进 7 剂，心慌得止，胸闷痛稍减，呼吸欠畅，怕冷减轻，食纳欠佳，余症如前。上方去葛根，加砂仁 3g（后下）、甘松 10g 行气醒脾。

三诊：1993 年 7 月 23 日。服上方 2 月，房颤控制，胸闷痛及心慌能平，下肢冷感消失，头昏眩晕减而未已，胃冷腹热。仍从心肾两虚，阴阳失调论治，以资巩固。药用制附片 5g，淫羊藿 10g，黄连 3g，炙桂枝 6g，炙甘草 5g，龙牡各 20g（先煎），生地 10g，丹参 15g，天麻 10g，枸骨叶 10g，甘松 10g，炙黄芪 15g，枸杞子 10g。

按：本例冠心病房颤，以胸闷隐痛，心悸不宁，脉来结代为主症，并见寒热错杂，虚实相兼，病情复杂。心悸不宁，胸闷隐痛，脉来结代，为心阳受损、心神失养的表现。故选方《伤寒论》之桂甘龙牡汤，用桂枝、甘草辛甘化阳，温补心阳，温通血脉；龙骨、牡蛎重镇安神宁心，以平冲逆，制悸动，缓急迫。头昏目眩，头痛牙痛，两目干涩，系肾阴亏虚，水不济火，火热炎上所致；下肢清冷不温，则是心火独亢，不能下济于肾阳的表现。故周师认为本案既有阴虚阳亢火炎之象，又有下焦阳虚阴盛之征，概括其基本病机为心肾亏虚，阴阳失调。治以补益心肾，调和阴阳。除用桂甘龙牡汤温通心阳外，更以淫羊藿配地黄，仿二仙汤意，补益肾之元阴元阳；黄连清泄郁热；丹参、川芎、红花、石菖蒲祛瘀化痰，通行血脉；党参、麦冬、生地补益心之气阴。诸药合用，而令寒热平调，阴阳相济。结合兼证，略施加减，得收佳效（录自云南省中医医院心肺科病案）。

案例二：杨某，年五十余。

某年 2 月患胸痹心痛证，曾服桂附理中汤，重用党参、白术并加当归，服后病未见减。每于发作之时，心胸撮痛，有如气结在胸，甚则痛彻肩背，水米不进。痛急则面唇发绀，冷汗淋漓，脉息迟弱，昏绝欲毙，危在旦夕。方用四逆汤合瓜蒌薤白汤加味。天雄片100g，干姜30g，薤白10g，瓜蒌10g，公丁香10g，上肉桂10g（研末，泡水兑入），甘草5g，一剂痛减其半，二剂加茯苓30g 以化气行水，则痛减七、八分，三剂后胸痛若失。《吴佩衡医案》

按：吴佩衡谓："此乃土虚无以制水，阳衰不能镇阴，致下焦肝肾阴邪夹寒水上凌心肺之阳而成是状。然寒水已犯中官，骤以参术当归之峻补，有如高筑堤堰堵截水道，水邪无由所出之路，岸高浪急，阴气上游，势必凌心作痛。斯时不宜壅补过早，法当振奋心阳，使心气旺盛，则阴寒水邪自散矣。"实乃一语中的（《吴佩衡医案》）。

【文献选读】

《金匮要略·胸痹心痛短气病脉证治》："胸痹，心中痞，留气结在胸，胸满，胁下逆抢心，枳实薤白桂枝汤主之，人参汤亦主之。""心痛彻背，背痛彻心，乌头赤石脂丸主之。""胸痹之病，喘息咳唾，胸背痛，短气，寸口脉沉而迟，关上小紧数，栝楼薤白白酒汤主之。""胸痹不得卧，心痛彻背者，栝楼薤白半夏汤主之。"

《圣济总录·心痛总论》："卒心痛者，本于脏腑虚弱，寒气卒然客之。""复因风寒暑湿客忤邪恶之气，乘虚入于机体，流注经络，伏流脏腑，毒击心包，时发疼痛。""脏腑虚弱，阴阳不和，风邪冷气，攻注胸中。"

《仁斋直指方附遗·方论》："心之正经果为风冷邪气所干，果为气血痰水所犯，则其痛掣背。"

《寿世保元·心胃痛》："其有真心痛者，大寒触犯心君，又有污血冲心，手足青过节者，旦发夕死，夕发旦死，非药所能疗焉。"

《证治汇补》："心痛在歧骨陷处，胸痛则横满胸间，胃脘痛在心之下。"又云："有心痛者，卒然大痛，如有刀割，汗出不休，舌强难言，手足青至节，旦发夕死，夕发旦死。"

《证治准绳》："真心痛者，心脏自病而痛，故旦发夕死，夕发旦死，无治也。厥心痛者，他脏病，干之而痛，皆有治也。"

《证治汇补》："谓之厥者，诸痛皆是逆上冲，又痛极则发厥。"

《症因脉治》："同是痰饮死血，酒食损伤，忧思郁结，究其轻重，则胸痹为重，以胃痛实症居多，实者易平，胸痹起于日久，损伤难治耳。""痹于躯壳之内胸胁之间者，胸痹之类是也……""若夫胸痹，但因胸中阳虚不运，久而成痹……""若热因诸胸痹，则栀连二陈汤、小陷胸汤、川连枳橘汤、加味二陈汤可以选用也。"

《医宗必读》："胸痛，肝虚者，痛引背胁，补肝汤。肝实者，不得转侧，喜太息，柴胡疏肝散。有痰，二陈汤加姜汁。"

《医述》:"如离照当空,旷然无外,设地气一上,则窒塞有加。故知胸痹者,阴气上逆之候也。仲景微则用薤白、白酒以通其阳;甚则用附子、干姜以消其阴。"

《医学入门》:"心痹引背,脉微而大,寸沉而迟,关紧数锐。阳微虚在上焦,所以胸痹痛。"

《重订通俗伤寒论》:"蓄血在上焦者。属心包络。证必脉细肢厥。胸痹痛厥。故曰血结胸。法宜横开旁达。加味桂枝红花汤。"

《金匮要略心典》:"阳主开。阴主闭。阳虚而阴干之。即胸痹而痛。痹者闭也。"

《类证治裁·胸痹》:"胸痹,胸中阳微不运,久则阴乘阳位,而为痹结也,其症胸满喘息,短气不利,痛引心背。由胸中阳气不舒,浊阴得以上逆,而阻其升降,甚则气结咳唾,胸痛彻背。夫诸阳受气于胸中,必胸次空旷,而后清气转运,布息展舒。胸痹之脉,阳微阴弦,阳微知在上焦,阴弦则为心痛,以《金匮》、《千金》均以通阳主治也。"

参 考 文 献

[1] 吴勉华,王新月. 中医内科学 [M]. 北京:中国中医药出版社,2012.
[2] 卫生部心血管疾病防治研究中心. 中国心血管病报告 2005 [M]. 北京:中国大百科全书出版社,2006.
[3] 周仲瑛,中医内科学 [M]. 2 版. 北京:中国中医药出版社,2007:135-145.
[4] 焦树德,路志正. 实用中医心病学 [M]. 北京:人民卫生出版社,2001.
[5] 袁园,过伟峰. 周仲瑛教授从五脏辨治胸痹的经验 [J]. 云南中医学院学报,2009,32 (3):47-49.

(钱　锐)

第三节　心　衰

【概述】　心衰是指心病日久,阳气虚衰,心气耗竭,血瘀水停而导致的喘促乏力,气短心悸,动则喘甚,不能平卧,全身浮肿,小便不利,咳吐痰涎等为主症的一类疾病。《圣济总录·心脏门》首先提出"心衰"病名:"心衰则健忘",但此处"心衰"与现代中医描述有出入。目前所指心衰根据主要证候表现大致分属于中医古籍所述的心水、心痹、惊悸、怔忡、水肿、喘证、痰饮等范畴。如《黄帝内经》所述:"心痹者,脉不通,烦则心下鼓,暴上气而喘。""心气始衰,苦忧悲,血气懈惰,故好卧。""夫不得卧,卧则喘者,是水气客也。""赤脉之至也喘而坚……名曰心痹。"《金匮要略·水气病脉证并治》说到:"水之为病,其脉沉小,属少阴。""心水者,其身重而少气,不得卧,烦而躁,其人阴肿。"等等。

本病相当于现代医学的慢性心力衰竭,是一种复杂的临床症状群,它既是一个疾病的诊断,也是一组症状的组合。由于任何原因的初始心肌损伤(如心肌梗死、心肌病、血流动力学负荷过重、炎症等),引起心肌结构和功能的变化,最后导致心室泵血和(或)充盈功能低下。主要表现是呼吸困难、疲乏无力和液体潴留。慢性心力衰竭为各种心脏病的后期,或称之为严重阶段,其发病率高,据 2007 年《心力衰竭指南》认为 5 年存活率与恶性肿瘤相仿。我国一项对 35~74 岁城乡居民共 15518 人随机抽样调查的结果显示：心力衰竭患病率为 0.9％，按此计算我国约有 400 万心衰患者，女性高于男性。随着年龄增长，心力衰竭的患病率显著升高，城市高于农村，北方高于南方。这种城乡比例和地区分布，与我国冠心病和高血压的地区分布相一致，而这两种疾病正是目前我们国家心力衰竭的主要病因。

心衰实为心之阳气衰竭，不能鼓动血脉、温化水气所致，故病位在心，但与肺、脾、肝、肾均有密切的关系：肺虚不能通调水道，脾虚不能运化水湿，肾虚气化失司，肝失疏泄气机不畅，均可以导致心衰，出现气促水肿等症。本病病机属本虚标实，虚实夹杂。病初以气虚、阳虚为主，因病者体质不同，可兼有阴血亏虚；随病情发展，心阳日渐衰竭，血瘀、水结逐渐加重，故在心衰的中、后期，则表现为虚实夹杂。具体而言，心肺气虚证，治宜补益心肺；心肾阳虚证，治宜温补心肾；痰瘀互阻证，治宜化痰活血；阳虚水泛证，治宜温阳利水；水凌心肺证，治宜温阳化饮。心阳欲脱证，治宜回阳固脱。

【从扶阳理论释因】　大多学者认为心衰多为风、寒、湿、热等外因和饮食失宜、七情内伤、脏腑内伤等内因导致，总属本虚标实、虚实错杂之证。但心为君主之官，位居上，属阳脏，心衰发病虽与肺、脾、肝、肾四脏功能失调相关，但总以心之阳气虚衰为本。清·尤在泾在《金匮要略心典》有论述："心阳脏，而水困之，其阳则弱，故身重少气也。"陈可冀院士亦明确指出："充血性心力衰竭属于中医学中'心水'范畴。是由于心为阳脏，阳弱水围和水围阳弱，故见身重少气等症状。"正是阳气虚衰导致血脉不运、痰浊不化、水饮内停。所以中医对心衰病因病机的认识已基本趋于一致，即心之阳气虚衰是心衰的病理基础，气虚血瘀贯穿于心衰始终，痰饮水停是心衰的病理产物。气虚阳衰、瘀血、水停，三者密不可分。

【用扶阳法论治】　《黄帝内经》记载："水在心，心下坚筑、短气，是以身重少气也。"以及《金匮要略·水气病脉证并治》描述："水之为病，其脉沉小，属少阴。""水在心，心下坚筑，短气，恶水不欲饮。""水停心下，甚者则悸，微者短气。"等心衰表现，《伤寒论》提出茯苓四逆汤等名方。《证治准绳》在此基础上进一步提出温阳利水的法则，指出："若心气不足，肾水凌之，逆上而停心者，必折逆气，泻其水，补其阳。"现代名医李可认为心衰病人病情错综复杂，不但阳气衰微，而且阴液内竭，心衰重症，命在旦夕，非破格重用附子纯阳之品的大辛大热之性，不以雷霆万钧之力，不能斩关夺门，破阴回阳，而挽垂绝之生命。自创"破格救心汤"回阳固脱，用于心衰重症，疗效卓著。

一、寒饮射肺证

症状：外感引发，咳喘气急，痰涎上涌，张口抬肩，不能平卧，颜面青灰，心悸烦躁，全身浮肿，舌质紫黯，舌苔白腻而厚，脉沉滑而数。

病机分析：素体阳虚，复感风寒，表寒引动内饮，寒饮射肺，肺失清肃则咳喘气急，痰涎上涌，张口抬肩，不能平卧。颜面青灰，心悸烦躁，全身浮肿，为阳虚水泛之象。舌质紫黯，舌苔白腻而厚，脉沉滑而数均为阳虚水停之证。

治法：温肺化饮，泻肺逐水。

方药：小青龙汤《伤寒论》合葶苈大枣泻肺汤《金匮要略》加减，用药：麻黄、白芍、细辛、干姜、炙甘草、桂枝、半夏、五味子、葶苈子、大枣、川芎、茯苓皮。

临证参考：如无外感风寒症状，可以用炙麻黄，风寒束表则改用生麻黄，若兼有热象，则加石膏，是为寒温并用，以使水热俱去。阳虚水停甚者，加附片温阳散寒，化气利水。少阴病，发热脉沉者可与麻黄附子细辛汤合用。

二、瘀水互结证

症状：心悸胸闷，气短神疲，全身浮肿，肤色较暗，面色淡白或晦滞，或胸痛如刺，周身困乏，口唇发绀，舌淡暗或有紫斑，脉沉。

病机分析：气虚血运不畅，阳虚水湿不化，瘀水互结于内，胸中气机不畅故见心悸胸闷，气短神疲；水湿流注四肢则全身浮肿；周身困乏为水湿重浊之表现；口唇发绀，舌淡暗或有紫斑，脉沉均为瘀水互结之征。

治法：温阳益气，活血利水。

方药：保元汤《博爱心鉴》合五苓散《伤寒论》加减，药用黄芪、人参、桂枝、甘草、生姜、茯苓、泽泻、丹参、车前子、益母草。

临证参考：阳虚较甚可加附片助阳化气，若胸痛重者，加枳壳、降香、郁金理气活血止痛。

三、水饮凌心证

症状：胸闷憋喘，甚则不能平卧，心悸脘痞，畏寒肢冷，全身浮肿，或咯清稀泡沫痰，舌质淡暗，苔白滑，脉沉细。

病机分析：中阳不足，寒水不化，水饮上犯凌心，则见胸闷憋喘，甚则不能平卧，心悸脘痞；水饮内停，流注四肢则全身浮肿；饮停于肺，咯清稀泡沫痰；心阳被抑，阳虚不能达于四肢，充于肌表则畏寒肢冷；舌质淡暗，苔白滑，脉沉细均为中阳不足，水饮凌心之象。

治法：振奋心阳，化气利水。

方药：苓桂术甘汤《金匮要略》加味，药用茯苓、桂枝、白术、炙甘草、益母草、车前子。

临证参考：若气虚甚者，加生晒参、黄芪以益气；若水肿重者，加五加皮、茯苓皮利水消肿。

四、心肺气虚证

症状：心悸怔忡，咳喘气短，动则加剧，下肢浮肿，晨起减轻，头晕神疲乏力，面色㿠白，胸闷自汗，声音低怯，痰液清稀，舌淡苔白，脉沉弱或结代。

病机分析：久病体虚，宗气生成不足，心脉不畅，肺气不宣，故见心悸怔忡，咳喘气短，动则加剧；日久损及心阳，心肺之阳气耗伤，温化无力，水湿不化则下肢浮肿，晨起减轻；胸中气阳不足，气血不能上荣，则头晕神疲乏力，面色㿠白，胸闷自汗，声音低怯；舌淡苔白，脉沉弱或结代均为心肺气虚之象。

治法：补益心肺。

方药：养心汤《医方集解》合补肺汤《云岐子保命集》加减，药用炙黄芪、人参、白茯苓、茯神、半夏曲、当归、川芎、炙远志、桂枝、柏子仁、酸枣仁、五味子、炙甘草。

临证参考：若寒痰内盛，可加款冬花、苏子温化寒痰；气阴不足者，可加沙参、苏条参、百合益气养阴；如水饮内停，怔忡心悸甚者，加槟榔、赤茯苓；阳虚甚者加熟附片。

五、心肾阳虚证

症状：心悸怔忡，气息短促，形寒肢凉，神疲欲睡，小便不利，肢面浮肿，下肢为甚，唇甲淡暗发绀，舌淡暗或青紫，苔白滑，脉沉微。

病机分析：心肾阳虚，鼓动无权，寒水上泛，凌心则心悸怔忡，射肺则气息短促。阳气虚衰，不能温养四肢则畏寒肢凉，不能温运血脉则唇甲淡暗发绀。不能温化水饮则小便不利，肢面浮肿，下肢为甚。阳虚不能出于外则神疲欲睡，舌淡暗或青紫，苔白滑，脉沉微为心肾阳虚之征。

治法：温补阳气，利水消肿。

方药：真武汤《伤寒论》合五苓散《伤寒论》加减，药用附子（炮）、白芍、白术、茯苓、生姜、桂枝、炙甘草、泽泻、猪苓。

临证参考：若水肿重者，加车前草、五加皮等利水消肿；气虚明显者，加红参、黄芪益气，命门火衰甚者加淫羊藿、补骨脂。

六、心阳欲脱证

症状：心悸喘促，面色苍白，神志淡漠，甚则神志模糊，倚息不能平卧，大汗淋漓，周身漫肿，四肢厥冷，咳唾泡沫或咯血，舌质黯淡，脉微欲绝。

病机分析：心衰重症，宗气骤泄，体内真阳不附于阴，呈欲脱之象，故见心悸喘促，面色苍白，倚息不能平卧，阳气外越故大汗淋漓，神随气散则神志淡漠，甚则神志模糊，阳气不达四末则四肢厥冷，舌质黯淡，脉微欲绝均为心阳欲脱之证。

治法：回阳救逆，益气固脱。

方药：参附汤《圣济总录》加龙骨、牡蛎，药用人参、附子、生龙骨（先煎）、生牡蛎（先煎）、磁石。

临证参考：可急用独参汤灌胃或鼻饲，或参附注射液 50ml，不加稀释直接静脉注射，每 15 分钟 1 次，直至阳气回复，四肢转暖。大汗不止者加山茱萸，肢冷如冰者加桂枝、干姜。

【用药分析】　以扶阳法论治心衰主要就是以辅助阳气为目的，通过助阳温阳救阳的方法，在临床中采取不同的用药加减变化来达到散寒、化气、行水、活血等作用，从而使心阳振奋，阴霾自消，水气得化，心衰逆转。主要的治法及用药有以下几个方面。

一、温阳解表法

主要用于心衰素体阳虚，水饮内停，复感外寒之证。临床主要选择小青龙汤、麻黄附子细辛汤、越婢汤等方剂加减。常用药物有麻黄、附子、桂枝、细辛、干姜、杏仁、生姜、甘草等。本类药物以辛温解表药物为主，主要功效是以其辛温发散，宣通透达，使外邪由表而解。现代研究证明，此类药物多有发汗、平喘、利尿等作用。

二、活血利水法

主要用于心衰阳气不足，瘀水不化，互结于内之证，临床主要选择苓桂术甘汤、五苓散、桃红四物汤、血府逐瘀汤等。常用药物为茯苓、白术、桂枝、猪苓、泽泻、泽兰、川芎、红花、益母草、白芍等。鉴于此证瘀水互结是标，阳虚是本，故使用上述药物应根据不同情况加用不同的温阳药物，阳气充盛才能血行水化。

三、温里散寒法

主要用于心衰阳虚阴寒之证，临床多选择四逆辈方剂进行加减，常用药物有附子、乌头、肉桂、干姜、吴茱萸、花椒、丁香等。此类药物多辛温大热，有温通全身阳气，以消阴翳之效。现代研究表明，此类药物分别含有乌头碱、挥发油，具有明显的强心作用。

四、回阳救逆法

主要用于心衰亡阳厥脱之证，临床常用四逆汤等方剂煎汤频服，且剂量宜较平素大，方能速回散失之元阳，力挽厥脱危候于俄顷。常用附子与干姜、甘草、人参、肉桂、山茱萸、龙骨、牡蛎等药物，共奏回阳救逆、益气固脱之功。

【临证验案】

案例一：郝某，女，36 岁。

21 岁结婚后不久发现心悸气短，偶尔咯血。某院诊断为风湿性心脏病，二尖瓣狭窄，心房纤颤。经过治疗后，症状逐渐改善。3 年多以前，怀第二胎后，病情突然加重，至产后病情更加严重，反复咯血，乃急至北京某医院进行手术治疗。手术之后，虽然咯血已经停止，但却出现心房纤颤，心力衰竭，气短，心悸，水肿，腹水，尿少。医以强心苷、抗心律失常药、利尿药，以及抗生素等进行治疗，约两年不见减轻。乃嘱患者转请中医进行治疗。察其证见呼吸极度困难，不能平卧，心悸心烦，全身浮肿，胸腹腔积液，发绀，口干口渴，舌质紫暗，苔少，脉细数促，手足心烦热而指趾反见厥冷。某医诊后认为系心肾阴虚，急予滋阴清热。处方：生地 20g，麦冬 10g，元参 15g，石斛 15g，龟甲 20g，茯苓 10g，知母 10g，黄柏 10g，五味子 10g。上药服 1 次后不久患者即感腹部坠胀，气短难续，并时见神昏谵语。

为此又急邀李翰卿先生诊治。云：此病阴阳大衰，病重而剧，正虚邪实，攻补两难，若不急救心肾之阳，则病者不久于人世也。急处：附子 0.3g，茯苓 1g，白术 0.3g，白芍 3g，人参 1g，杏仁 1g，桂枝 1g。服药 2 个小时后，气短心悸好转，1 个小时后开始排尿，其后又连续排尿 4 次。次日再诊，患者已可以平卧睡眠，呼吸困难明显好转，全身浮肿、腹腔积液亦明显减轻。效不更方，继进 3 剂，浮肿全消，饮食增进，并能下地活动。

一医云：如此危重之疾，竟用如此之剂，病重药轻，岂能顶事？急处下方：附子 15g，人参 15g，白芍 15g，茯苓 30g，白术 20g，生地 15g，麦冬 15g，五味子 15g。服药 1 剂，病情又剧，尿少浮肿，呼吸难续。

再邀李翰卿先生诊治。云：《内经》曰：壮火食气，少火生气，壮火散气。附子等药少则生气，多则散气，此病如此之重，只可生气，不可散气，再散其气则阴阳离绝也。再处：附子 0.1g，茯苓 1g，白术 1g，白芍 1g，生姜 1 小片，人参 1g，杏仁 1g。

次日再诊，病情大见好转。（《中医临证经验与方法》）

按：本例李翰卿先生虽云"附子等药少则生气，多则散气"，然观其治法均以扶阳为法，前医虽有加大附子等药剂量导致病情反复，但加减配伍不同，所以不能全然用附子剂量多少来概括。在西南地区，使用制附片的剂量一般为 10～30g，多至 60g，100g 以上用量亦不鲜见（《中医临证经验与方法》）。

案例二：孝义县吴西庄学校教师张某，40 岁。1980 年夏来诊。

病史：风湿性心脏病，二尖瓣狭窄、闭锁不全，心房纤颤，心衰Ⅲ度；冠状动脉供血不足；肺淤血已 10 年。北京阜外医院拟行二尖瓣分离手术未果。现症：心悸、气喘、咯血，动则更甚。每进食必心中大动。故每次吃饭时，忧心忡忡；端起饭碗，提心吊胆。为免心悸，吃吃停停，一餐常延搁二三小时之久。心率常在 170～210 次/分左右。脉促，四肢厥冷，胸闷刺痛，唇、指、舌发绀。自汗淋漓，腰困如折。血压 70/50mmHg。入夜不能左侧卧，否则呛咳喘悸不停。纵观见证，为心之阴阳皆虚，阳虚偏重。久病成损，脾胃中气大伤，子盗母气，故进餐心悸加重。渐至五脏失养，先天肾气被耗，故见腰困如折（肾将惫）、喘（肾不纳气）、汗（真阳失固）、厥逆（命火不主温煦四末）、败脉（七急八败，散乱，雀啄）。且虚必夹瘀，瘀阻心脉，故胸闷刺痛。拟炙甘草汤、参附龙牡救逆汤、丹参饮合方化裁，加肾四味及桃仁、红花，温肾回阳，通脉化瘀，滋液救心为治：炙甘草 30g，附子 30g，生地、麦冬、红参（另炖）、五灵脂、生龙牡粉各 15g，丹参 30g，檀香、降香、沉香各 10g，砂仁（捣）5g，阿胶（烊化）20g，桂枝、桃仁、红花、五味子各 10g，肾四味 120g，生姜 10 片，大枣 10 枚，胡桃 4 枚（打），21 剂，每旬 7 剂。

一月后，悸止喘定，肢厥、发绀消失，纤颤未发，腰困亦愈。进食已不心跳，胸闷刺痛在服至 10 剂时痊愈。脉细弱，心率 92 次/分，唯月初曾出现反复。穷追细问，始得知 10 年来每经期必感冒，每感冒 1 次，病情加重。其症，月经前 1 日突然寒热如疟，呕吐，经净自愈。此乃六淫外邪久羁，由表入里，深伏血分不能透达，即《伤寒论》热入血室之证，当因势利导，予小柴胡汤加味，提透血分伏邪：丹参、当归、益母草、生半夏各 30g，赤芍 15g，泽兰叶、酒香附各 12g，柴胡、红参（另炖）、五灵脂、川芎、酒黄芩、干姜（炒）、桃仁、炙草各 10g，荆芥穗 6g，生姜 10 片，枣 10 枚，6 剂，每月经前一日，连服 3 剂。另：全胎盘 100g，鹿茸、冬虫夏草、红参各 30g，蛤蚧 6 对，三七 100g，琥珀 30g，制粉常服，培元固本。

1983 年 12 月，患者偕长女专程从孝义来家致谢。据诉，服二诊方后，经前感冒得以根除。除风湿性心脏病仍存在外，已无自觉症状。体质增强，步行如常人，拟在最近恢复工作云。（《李可老中医急危重症疑难病经验专辑》）

按：李可老中医是当代善用温阳补肾之法、力挽危急重症的名家。李老认为本患者"心之阴阳皆虚，阳虚偏重"，同时"虚必夹瘀"。故确定治法"温肾回阳，通脉化瘀"，有是法用是方，一月悸止喘定。本例还有一个用药特点，即诊后处方剂数为 21 剂，可服用一月，提示在临床中应用温阳之法时应详辨阴阳，认识疾病自身发生发展的规律，不能急于求成或因疗程未到效果不显而动摇信心。

【文献选读】

《素问·痹论》："脉痹久，复感三气，内舍于心，则脉不通……盖心合脉而痹人之，故脉不通，不通则心气郁，故鼓暴。鼓暴则气逆而喘，故上气。心脉起心中，上挟胃挟咽，故咽干善噫。厥为阴气，心火衰而邪乘之，故神怯而恐也。"

《素问·逆调论》："夫不得卧，卧则喘者，是水气之客也。"

《素问·脉解》："所谓胸痛少气者，水气在脏腑也。"

《灵枢·胀论》："夫心胀者，烦心短气，卧不安。"《素问·评热病论》云："诸水病者，故不得卧，卧则惊，惊则咳甚也。"

《灵枢·刺节真邪》："宗气不下，脉中之血，凝而留止。"

《华佗神方》："心有水气，则身肿不得卧，烦躁。邪气客于心，则梦烟火。心胀则短气，夜卧不宁，时有懊侬，腑气来往，腹中热，喜水涎出。"

《伤寒论》："太阳病，发汗，汗出不解，其人仍发热，心下悸，头眩，身𥄎动，振振欲僻地，真武汤主之。""少阴病二、三日不已，至三、四日，腹痛，小便不利，四肢沉重疼痛，自下利者，此为有水气，其人或咳，或小便利，或下利，或呕者，真武汤主之。"

《金匮要略》："心水者，其身重而少气，不得卧，烦而躁，其人阴肿。""心气不足，吐血衄血。""凡食少饮多，水停心下，甚者则悸，微者短气。""心水为病，其脉沉，属少阴。""支饮不得息，葶苈大枣泻肺汤主之。""夫短气有微饮，当从小便去，苓桂术甘汤主之，肾气丸亦主之。""膈间支饮，其人喘满，心下痞坚，面色黧黑，其脉沉紧，得之数十日，医吐下之不愈，木防己汤主之。"

《脉经》："心水者，其人身体重，而少气，不得卧，烦而躁，其阴大肿。肾乘心，必癃。心胀者，烦心，短气，卧不安。"

《三因方》："短气，不得卧，为心水。"

《备急千金要方》："心衰则伏。""心下有水气，胁下痛引缺盆，设若有实者必躁，其人常倚伏，小青龙加石膏汤主之方：石膏干姜桂心细辛（各二两）麻黄（四两）芍药甘草（各三两）半夏（半升）五味子（一升）上九味咀，以水一斗，先煮麻黄，减二升，去沫，下药，煮取二升半，强者服一升，赢者减之，小儿服四合。"

《医学启源》："心有水气，身肿不（得）卧，烦躁。"

《脉因证治》："按其腹随手而起，如裹水之状，短气不得卧者，为心水；烦心短气，卧不安，为心胀。"

《证治准绳》："短气不得卧，为心水。"

《杂病源流犀烛》："怔忡或由阳气内虚，或由阴血内耗，或由水饮停于心下，水气乘心或事故烦冗，用心太劳或由气郁不宣而致心动，以上皆怔忡所致之由也。""若心水病，必兼身重，少气不得卧，烦而躁，其阴必大肿。"

《医灯续焰》："心水者宜防己茯苓汤、当归散之类。"

《济生方》："肾水不流，脾舍埂塞，是以上为喘呼咳嗽，下为足膝衍肿，面浮腹胀，小便不利，外肾或肿，甚则肌肉崩溃，足胫流水。"

《医碥》："悸者，心筑筑惕惕然，动而不安也。一由于停饮，水停心下，心火为水所逼，不能下达而上浮，故动而不安也，必有气喘之证，肾水上浮凌心，义亦如之，而治有异，肾阴上泛之水，宜益火。"

《景岳全书》："虚喘者，慌张气怯，声低息短，皇皇然若气欲断……劳动则甚，而惟急促似喘，但得引长一息为快也。"

《石室秘录·喘病治法》："凡人有气喘不得卧，吐痰如泉涌者，舌不燥而喘不甚，一卧则喘。"

《医林改错》："元气既虚，必不能达于血管，血管无气，必停留而瘀。"

参 考 文 献

[1] 吴勉华，王新月. 中医内科学［M］. 北京：中国中医药出版社，2012.

[2] 张伯礼，薛博瑜. 中医内科学［M］. 2版. 北京：人民卫生出版社，2012.

[3] 焦树德，路志正. 实用中医心病学［M］. 北京：人民卫生出版社，2001.

[4] 朱进忠. 中医临证经验与方法［M］. 北京：人民卫生出版社，2005.

[5] 李可. 李可老中医急危重症疑难病经验专辑［M］. 太原：山西科学技术出版社，2005.

（钱　锐）

第四节　心　悸

【概述】　心悸是指病人自觉心中悸动，惊惕不安，甚则不能自主的一种病证，临床一般多呈发作性，每因情志波动或劳累过度而发作，且常伴有胸闷、气短、失眠、健忘、耳鸣等症。病情较轻者为惊悸，病情较重者为怔忡，可呈持续性。心悸的发生多因体质虚弱、饮食劳倦、七情所伤、感受外邪及药食不当等，以致气血阴阳亏损，心神失养，心主不安；或痰、饮、水、火、瘀阻滞心脉，扰乱心神。其病机不外乎气血阴阳亏虚，心失所养；或邪扰心神，心神不宁。其病位在心，而与肝、脾、肾、肺四脏关系密切。其病机特点是本虚标实，本虚是气、血、阴阳亏虚，以心阳不足为多，标实是痰浊、瘀血、气滞、水饮。

【从扶阳理论释因】　《素问·生气通天论》云："阳气者若天与日，失其所，则折寿而不彰。"说明阳气是影响人体生命健康的关键。扶阳的含义有二：其一，"扶"有扶助之义，即保护、补养阳气，针对寒邪、失治、误治损伤阳气所致的阳虚证。其二，"扶"有调理之义，即通调、治理阳气，针对寒邪、痰饮、水湿之邪阻遏阳气所致的阳气郁滞之证。

扶阳理论具体到心悸的证治，也表现为温补阳气和温通阳气两个方面，涉及脏腑主要为心，亦与脾和肾等相关。金·成无己《伤寒明理论》云："心悸之由，不外二种，一者气虚也，二者停饮也。"心悸因于阳气虚者，治疗有温补心阳、温建中阳、温通肾阳之别，还可兼见阳虚水泛等本虚标实之证；因于痰饮者，以痰饮为阴邪，轻者阻遏阳气，重者耗伤阳气，故仲景《金匮要略·痰饮咳嗽病脉证并治》指出："病痰饮者，当以温药和之。"此处的温药应该指发越阳气和温补阳气，使阳气布散，痰饮蠲除，心悸自愈。这是其对应用扶阳理论辨治心悸经验的精辟总结。

【用扶阳法论治】　心悸从扶阳论治的理论依据，是《内经》《伤寒论》关于心气的理论和心生理特点的阐述。心悸初期以心气虚为常见，可表现为心气不足，心血不足，心脾两虚、气阴两虚等证，病久则表现为心阳不振、脾肾阳虚等证。临床常见以下证型进行论治。

一、心血不足证

症状：心悸气短，头晕乏力，自汗，舌淡苔白，脉细弱。

病机分析：心气不足不能鼓动血液正常运行，心失所养故心悸气短，脉细弱无力。

治法：补血养心，益气安神。

方药：归脾汤加减，药用黄芪、党参、白术、生地黄、当归、龙眼肉、茯神、远志、酸枣仁、木香、炙甘草等。

临证参考：前贤治心悸多从温补着手，若心气虚进一步发展为心阳虚，则需加入温阳药，如附片等。同时应加入安神药。如气阴两虚者可用炙甘草汤加减益气滋阴，补血复脉。

二、心阳不振证

症状：心悸不安，胸闷气短，动则尤甚，面色苍白，形寒肢冷，舌淡苔白，脉细弱无力。

病机分析：心阳虚衰，心神失养。

治法：温补心阳，安神定悸。

方药：参附汤合桂枝甘草龙骨牡蛎汤加减。药用附子、桂枝、党参、黄芪、麦冬、枸杞子、龙骨、牡蛎、炙甘草等。

临证参考：若形寒肢冷甚者，可以易党参为人参，加重黄芪和附子用量，再伍肉桂，增强温阳散寒之力；大汗出者，重用人参、黄芪、煅龙骨、煅牡蛎、山茱萸益气敛汗，或用独参汤煎服；饮邪内停者，加用葶苈子、车前草、泽泻等化饮利水；夹有瘀血者，加用丹参、赤芍、川芎、桃仁、红花；心阳不振，以致心动过缓者，可加炙麻黄、补骨脂，重用桂枝以温通心阳。

三、水饮凌心证

症状：心悸眩晕，胸闷痞满，小便短少，下肢浮肿，形寒肢冷，舌淡胖，苔滑白，脉沉细而滑。

病机分析：脾肾阳虚，水饮内停，上扰于心，扰乱心神。

治法：振奋心阳，化气行水，宁心安神。

方药：苓桂术甘汤加减，药用桂枝、茯苓、泽泻、白术、猪苓、车前子、黄芪、党参、炙甘草。

临证参考：本证还可酌加五加皮，葶苈子以利水。此外，浮肿较重也可用真武汤加减治疗。

四、瘀阻心脉证

症状：心悸不安，胸闷不舒，心痛时作，痛如针刺，唇甲发绀。舌质紫暗，脉涩。

病机分析：血瘀气滞，心脉瘀阻，心阳被遏，心失所养。

治法：活血化瘀，理气通络。

方药：血府逐瘀汤加减，药用桃仁、红花、川牛膝、当归、生地、柴胡、枳壳等。

临证参考：在运用本方时，须根据患者情况随证加减，在常规基础上应加入补气药或者温阳药。

【用药分析】　心悸的临床用药常以温补心阳，温通肾阳，宣通阳气的药物为主。在辨证论治的基础上，温补心阳常重用桂枝、甘草，二药合用，辛甘化阳，温通心阳，补虚定悸，桂枝在这里又有走表固护卫阳之义；温通肾阳常用附子辛温回阳；宣通阳气常治以等分的麻黄和半夏，一者升散发越阳气而利水，一者沉降开结散水，二药升降相因，辛温相合，宣发阳气，蠲饮降逆，使水饮得除、阳气得通，则心悸得平。

【临证验案】

田某，62岁。

2012年冬感冒后，出现心悸不安，脉律不齐，劳累后加重。曾在第一人民医院就诊，心电图提示：频发室性前期收缩，二度房室传导阻滞。疑为心肌炎后遗症，求中医治疗。症见：心悸阵作，乏力头晕，胸闷不适，神疲纳差，舌质淡，脉沉细无力。

证属：心血亏虚，心阳不足，心肾不交。

治则：益心气，助心阳，补心气，交通心肾。

方药：生脉散合桂枝甘草汤加味，药用党参、麦冬、五味子、柏子仁、桂枝、黄芪、炙甘草等。

临证参考：心悸证属阳虚，但本病多由阴精先伤，后损及阳。阳虚补阳固当重要，但也必须注意滋阴。总之，治法忌用凉润辛散，宜甘温益气之品，不可纯用补阳，若补阳太过，反使心悸势重。

参 考 文 献

[1] 何伟，张明雪. 张仲景"扶阳气"思想与心悸证治 [J]. 河南中医，2009，29（5）.
[2] 周仲瑛. 中医内科学 [M]. 北京：中国中医药出版社，2007.

（肖　泓）

第五章 扶阳理论在肾病中的应用

第一节 概　述

中医学认为肾为先天之本，为脏腑阴阳之本，生命之源。肾元激发、维持着全身各脏腑正常的生理功能，而各脏腑活动异常亦会影响到肾脏。中医对肾的认识还包括主水，藏精，主生殖生长发育，主骨生髓充脑，与肺、脾、肝、三焦、膀胱、小肠共同完成人体水液代谢。

肾气有阴阳之分。肾气中物质性的、内敛的、起滋养濡润作用的物质称为肾阴，肾为先天之本，其对机体各脏腑组织起滋养濡润作用时即为元阴、真阴；肾气中功能性的、向外的、起推动和温煦作用的物质称为肾阳，当其对机体各脏腑组织功能起到推动和温煦作用时即为元阳、真阳。阴阳的对立平衡一旦被破坏，即产生阴虚阳亢之征、或阳虚阴盛之象。如出现潮热盗汗，头昏耳鸣，腰膝酸软，遗精梦交的肾阴虚证，或出现形寒肢冷，疲倦乏力，腰膝冷痛，小便清长或不利，阳痿早泄，宫冷不孕的肾阳虚证。

古人认为"肾病多虚证"，因此可以把肾虚看成是一切肾脏病发病的病理基础。从临床看来，无论是肾脏病的水肿、蛋白尿，还是肾病所表现的淋浊、癃闭等都与肾虚病理有着密切的关系。在治疗方面，采用补肾法是治疗肾脏病最重要的基本法则之一。

探讨扶阳理论在肾脏常见病方面的运用，首先应着重了解肾脏常见的病因—肾阳虚损，以及五脏之阳与肾阳之间的相互影响，尤其是后天之本脾与先天之本肾的相互影响，导致阳虚，从而产生一系列以阳气虚损为主要表现的病证，如水肿、癃闭、腰痛、淋证、虚劳、阳痿等。

一、病因病机

肾脏疾病病因不外乎外感、内伤、不内外因三种。外因主要涉及风、寒、湿、热之邪；内因主要包括先天禀赋、七情失常、饮食失宜、劳逸失度等；还包括外伤、药物损伤。

（一）六淫致病

六淫致病在肾脏病的发生发展中占有重要的地位。风邪客于肌表，肺气郁闭，津液不能宣发于肌表成汗，亦不能下输于膀胱成尿，导致水湿内停，水泛溢肌肤而成水肿。寒为阴邪，易伤阳气，其性凝滞、收引。寒为水气，通于肾，肾为寒水之脏，寒邪致病，肾为其冲，故有云"寒喜中肾"。临床上寒邪犯肾分为外感和内生寒邪伤肾两类。寒邪损伤肾中阳气，致肾脏气化功能失常而水液潴留，泛溢肌表，内充胸腹，病发浮肿。若寒邪伤及肾脏经络，易导致经脉收引，气血运行不畅，脉络瘀滞以致肾之开阖失司而精微外漏、浊邪内留。由此可见，寒邪侵及人体与肾脏病联系紧密。湿为阴邪，易阻气机，损伤阳气，其性重浊、黏滞、趋下，易袭阴位。肾居下焦，为主水之脏。"伤于湿者，下先受之"（《素问·太阴阳明论》），湿邪为病易于损伤肾脏，而湿邪又有水湿、寒湿和湿热之分。寒与湿皆为阴邪，二者相合侵犯人体，必致阳虚阴盛，而致肾脏疾病。临床上，若寒邪夹湿，或湿邪化寒而成寒湿之邪，袭于肾，则肾阳虚衰。

（二）内伤致病

1. 先天禀赋　父母之精不足或妊娠调摄失宜，则致子女肾中精气亦虚，每遇致病因素，则易引起肾脏功能失调，肾阳虚，开阖失司，气化不行，最终导致水湿内停，发为水肿。

2. 七情失常"恐伤肾"　恐惧是引起肾脏损伤的主要情志因素，过度恐惧则耗伤肾精，日久肾精亏虚，肾气不足，发为腰痛、水肿、淋证等。情志失调还可引起气机紊乱，气郁化火，灼伤肾阴致肾阴不足，或者气滞血瘀，肾络受损。七情亦可以通过其他脏腑，间接影响肾脏导致肾脏损伤。如肺属金，肾属水，悲忧伤肺，可致金不生水；肝属木，肾属水，水生木，怒伤肝，可致子病及母；脾属土，肾属水，思伤脾，可致土虚水侮发为水肿。

3. 饮食失宜　饮食失宜包括饮食不节、饮食不洁、偏嗜等。过饥则气血生化乏源，后天之精无以充养先天之精，久则肾精亏虚。过饱日久则脾运失健，气血生化乏源，肾精失于充养；营养过盛，积于体内，日久则痰湿内生，阻滞气血，损伤阳气，终至肾虚。咸先入肾，饮食过咸会引发肾脏疾病或加重病情。

4. 劳逸失度、过度　体力劳动导致体力的过度消耗而伤及肾气。过度房劳，可使相火偏旺伤阴，或命门火衰伤阳。过度安逸则气滞，脾胃功能呆滞，经络气血瘀阻，从而引起或加重肾脏疾病。

5. 病理产物　痰饮、瘀血、结石等，这些病理产物反过来亦可作为新的致病因素引起多种病理变化。痰饮聚于机体，导致三焦不利，肾之气化功能受阻，水道不畅，引发或者加重肾脏疾病。瘀血阻滞经脉，脏腑功能减退，加重阴阳亏损、气血耗伤。结石阻塞排尿管道，则发为癃闭，且疼痛难忍；若结石划伤血管，就会发生血尿。

（三）外伤及药物损伤

1. 外伤　包括跌打损伤，持重努伤，金刃伤和枪弹伤等。重则损伤内脏，最终损伤脉络，使血行不畅，形成瘀血而加重肾病；或者外伤使人受惊吓，造成气机紊乱使肾气受损，导致水肿、尿浊、血尿。

2. 药物损伤　一是误补误治加重原有的肾阴或肾阳虚损；二是药物毒性损伤肾中元阴元阳。

（四）脏腑失调

肾病中常见的正气虚衰以肝、脾、肾三脏为常见。

1. 肾阳虚　肾阳乃一身阳气之本，肾阳旺盛，则能推动和激发脏腑经络的各种机能，温煦全身脏腑形体官窍。肾阳虚衰，则温煦推动功能减退；气化无权，封藏不固，则腰膝冷痛、水肿、尿浊。

2. 肾气虚　若肾气不固，则精津水液的运化和输布不受调节和控制，表现为小便失禁，生殖之精外泄，精微物质漏出等。肾有摄纳肺所吸入的自然界之清气，保持呼吸深度，防止呼吸表浅的作用。若肾气不足，摄纳无权，则可出现喘促日久，呼多吸少，动则喘甚。

3. 脾肾阳虚　肾为先天之本，脾为后天之本。脾需要肾阳的温煦，肾依赖脾气的充养，脾运化水液有赖于肾气的蒸化和肾阳的温煦作用。而肾司开阖而主二便，小便通利，大便通畅也有赖于脾阳对水湿的转运输布功能的正常。脾阳虚弱，水湿内停，久病可发展为肾虚水泛；肾虚蒸化温煦失司，水湿内蕴，也可影响脾脏的运化水湿的功能；导致水肿、癃闭、关格。

4. 心肾阳虚　心阳衰弱，血行不畅，则内生阴寒，直犯肾经，而致肾失所养，肾气不足，肾阳失助而至心肾阳虚；肾阳不足，命门火衰，失于温煦，阴寒内生，上逆于心，耗伤心阳，心阳虚衰，久病终致心肾阳虚。临床表现面浮水肿、尿少、癃闭。

5. 肝肾阴虚　肝肾同源，肝主藏血而肾主藏精，肝主疏泄而肾主封藏。若肝阴血亏虚，则肾失所养，或者木燥生风化火，灼伤肾阴，均造成肝肾阴虚。若肾精不足，则肝失所养，造成肝阴亦虚，或者肾阴虚，虚火上炎，灼伤肝阴，甚至肝阴受损，化燥生火，复煎熬肾阴，共致肝肾阴虚。

二、治疗方法

1. 温补肾阳法　主要用于肾阳不足而见腰痛腿软，畏寒肢冷，少腹拘急，小便不利或小便反多，舌淡胖、脉虚弱者。代表方为金匮肾气丸（《金匮要略》）、右归丸（《景岳全书》）。

2. 温肾利水法　主要用于肾阳衰微，不能化气行水，水湿停聚之证。症见肢体浮肿、小便不利、四肢重痛、恶寒腹泻、苔白脉沉者。代表方为真武汤（《伤寒论》）、济生肾气丸（《济生方》）等。

3. 温阳通腑法　主要用于脾肾阳虚，阳气不行，冷积阻于肠间表现为便秘腹痛、手足不温、脉沉弦者。代表方为温脾汤（《备急千金要方》）、大黄附子汤（《金匮要略》）等。

4. 温肾健脾法　主要用于脾肾阳虚，水湿停聚之证。症见肢体浮肿、小便不利、四肢不温、腰膝冷痛、食少纳呆，苔白脉沉者。代表方为实脾饮（《济生方》）等。

5. 温阳利水法　主要用于水湿内停，膀胱气化不利而见水肿、淋浊、癃闭等症。代表方如五苓散（《伤寒论》）、五皮饮（《证治准绳》）等。

6. 补中益气法　主要用于脾胃气虚，中气不足，运化乏力而致四肢无力，精神疲倦，动则气不接续，懒于言语，饮食无味，久泻久痢、脱肛、子宫脱垂、气虚发热，脉虚大无力等症。亦可见于中气不足者。代表方为四君子汤（《太平惠民和剂局方》）、补中益气汤（《脾胃论》）等。

7. 益气通阳利水法　多见于微恶风、颜面浮肿、小便不利、脉浮等气虚外感之风水证。代表方如防己黄芪汤（《金匮要略》）。

8. 益气温阳摄血法　主要用于正气亏虚，统摄无权，以致血液妄行，溢于脉外，以尿血、贫血、紫癜为主要表现。代表方为四君子汤（《太平惠民和剂局方》）、补中益气汤（《脾胃论》）、当归补血汤（《内外伤辨惑论》）、归脾汤（《济生方》）等。

9. 疏风宣肺、通阳利水法　主要用于风邪犯肺，阻遏卫气，肺失宣降，通调失常而见水肿、小便不利等症。代表方如越婢加术汤（《金匮要略》）、麻黄连翘赤小豆汤（《伤寒论》）等。

10. 活血通阳利水法　主要用于阳气不足，气化不利而见水肿、气短咳逆，胁下癥块、口唇发绀、舌暗有瘀点等症。代表方如当归芍药散（《金匮要略》）或桃红四物汤（《医垒元戎》）合四苓散（《明医指掌》）。

第二节　关格（慢性肾衰竭）

【概述】　慢性肾衰竭（Chronic Renal Failure，简称 CRF）是指各种原发性或继发性慢性肾脏疾患所致的进行性肾功能损害，发展到晚期所出现的代谢产物和毒物的潴留，水、电解质紊乱和酸碱平衡失调以及某些内分泌功能异常为主要表现的临床严重症候群。严重威胁人类生命健康。

根据 200 万城镇人口统计资料结果推测，我国慢性肾衰竭发病率为 586/百万，男性和女性的发病率分别为 458/百万和 620/百万，以 50～60 岁年龄组发病率最高。我国目前还没有慢性肾衰竭病因大规模调查的资料，但从现有文献来看，慢性肾衰竭的病因仍以慢性肾小球肾炎为主。近年来由于生活方式的改变，糖尿病和高血压发病率的逐年升高，由二者所致慢性肾衰竭的患者数量也大幅增加。

慢性肾衰竭在我国古代无相对应的病名，根据其症状及临床表现，可归属于中医学"水肿""溺毒""虚劳""腰痛""关格""癃闭""肾风"等范畴。目前国家中医药管理局发行的《中医诊疗方案》对应的西医病名为"慢性肾衰"。《黄帝内经》最早将肾衰竭少尿、无尿症状，称之为"癃"或"癃闭"。《素问·宣明五气》："膀胱不利为癃，不约为遗溺。"并指出其病机以膀胱不利的实证多见。《素问·风论》："肾风之状，多汗恶风，面庞然浮肿，脊痛不能正立。"《素问·奇病论》："有病庞然如有水状，切其脉大紧，身无痛者，形不瘦，不能食，食少，……，病生在肾，名为肾风，肾风而不能食，善惊，惊已，心气萎者死。"指出肾风是以面部浮肿为主症，兼有腰膝酸痛、身体重着、少尿或无尿，肤色黯黑、不能饮食的一类疾患。类似于慢性肾衰竭的临床症状。关格为小便不通与呕吐同时出现的疾病，《伤寒论·平脉法》对其脉象及临床表现进行了补充："寸口脉浮而大，浮为虚，大为实，在尺为关，在寸为格。关则小便不通，格则吐逆"。在《重订广温热论验方妙用》中对尿毒症脑病进行了描述，将慢性肾衰竭称为"溺毒"："溺毒入血，血毒攻心，甚则血毒上脑，证见头痛而晕，视力朦胧，耳鸣耳聋，恶心呕吐，气带溺臭，间或发癫痫状，甚则神昏痉厥，不省人事，循衣摸床撮空，舌苔起腐，间有黑点，其证极危。"此与尿毒症期精神、神经症状相似。而肾衰之名见于清·程杏轩《医述·五脏外形》："肾主骨，齿落则肾衰矣。"

中医学认为，慢性肾衰竭虽由多种肾脏疾患转化而来，因其原发病的不同，病因病机也有差异，但总体来说，属本虚标实，虚实夹杂之证。正虚以脾肾阳虚为本，包括脏腑、气血、阴阳的虚损；邪实主要指瘀血、浊毒、湿浊。感受外邪、饮食不当、劳倦过度、药毒伤肾常常是其诱发及加重的因素。

慢性肾衰竭早期多表现为脾肾两虚，以正虚为主。后期虚实错杂，肾阳虚衰，浊邪壅盛。外邪侵袭，或素体正虚复因外感触发，或药物伤肾脏，或饮食、劳倦内伤，房室不节，致脾肾亏损，浊毒内生。肾病既久，失治误治，导致肾阳虚衰，真阴耗伤，致使肾精亏虚，气血阴阳虚衰，脾、肺、肝、心虚损。慢性肾衰竭病程缠绵，病位在肾，波及脾、胃、肺、心、肝、三焦诸脏腑。肾虚导致肾的开阖气化失常，而见尿少、尿闭、尿多；肾气虚，固摄失司，精微下泄而见蛋白尿；肾虚主水不利，三焦气化失司，水湿泛溢肌肤发为水肿，浊邪水湿不能排出体外，溺毒内停，浊邪阻滞可致恶心、呕吐。脾虚可致水谷不能化生精微而为湿为浊，失其健运，气血生化乏源，可致贫血。脾肾阴阳衰惫，致肾的气化开合失司，肺失通调水道之能，脾失运化水湿之功，而使水湿内蕴，日久化浊成毒，毒滞成瘀，湿、浊、瘀、毒相互交结，壅结于内，进一步加重脏腑的损害。肾络瘀阻是慢性肾衰过程中又一重要环节，多数学者认为瘀阻是慢性肾衰竭的主要病机之一，病久脏器损伤，气虚气滞均可导致血瘀。

【从扶阳理论释因】　慢性肾衰竭以肾虚立论发端于《黄帝内经》。关于肾与肾风理论，《素问·奇病论》云："有病痝然如有水状，切其脉大紧，身无痛者，形不瘦，不能食，食少，……，病生在肾，名为肾风，肾风而不能食，善惊，惊已，心气萎者死。"关于肾阳虚与水肿的理论有肾气不利，水聚为肿，《素问·水热穴论》说："肾者胃之关也，关门不利，则聚水而从其类也，上下溢于皮肤，故为胕肿。胕肿者，聚水而生病也。"关于阳气虚而四肢肿者的理论有：《素问·生气通天论》认为："因于气，为肿，四维相代，阳气乃竭。"《灵枢·脉度》关于关格的论述则认为："阴气太盛，则阳气不能荣也，故曰关。阳气太盛，则阴气弗能荣也，故曰格。阴阳俱盛，不得相荣，故曰关格。关格者，不得尽期而死也。"指出脾肾阳衰，阳不化湿，浊邪壅塞，三焦不行为关格的根本。《素问·通评虚实论》有云"精气夺则虚"，指出虚劳的病机，同时又提出"虚则补之""劳者温之""损者温之"的治疗原则。

汉代张仲景则较早地将扶阳法用之于肾病临床，较多应用辛温辛热之品，创立了四逆汤、真武汤等方剂。《金匮要略·血痹虚劳病脉证并治》首先提出了"虚劳"的病名，在治法上着重温补，还提出了扶正祛邪、祛瘀生新等新的方法。"虚劳腰痛，少腹拘急，小便不利，八味肾气丸主之"，其扶正祛邪、温补脾肾等治法至今仍是治疗虚劳、延缓慢性肾衰竭进展的有效方药。宋·严用和《济生方·水肿论治》云："水肿之病，皆由真阳怯少，劳伤脾胃。"认为水肿与肾阳不足，脾胃虚弱等有关。李东垣《脾胃论》善用温补调理脾胃虚损，创补中益气汤等治疗虚劳名方。关格的病机《景岳全书》中说："总由酒色伤肾，情欲伤精，以致阳不守舍，故脉浮气露之象，亢极如此，此则真阴败竭，元海无根，是诚亢龙有悔，最危之候。""关格所伤，根本已甚，药饵固不可废……然必须远居别室，静养澄心假以岁月，斯可保全。"

【用扶阳法论治】　慢性肾衰竭从扶阳论治的理论依据，是《黄帝内经》关于肾气的理论和肾生理特点的阐述以及对肾风、水肿、关格、虚劳等疾病的病机认识。《素问·宣明五气》云："五气所病，……下焦溢为水。"《素问·阴阳别论》云："三阴结谓之水"。指出肾主藏精，主水液，为先天之本，肾阳为一身阳气之本，肾阳虚是水肿的根本。按《伤寒论》六经辨证，本病属"三阴病"，少阴肾、太阴脾所谓根本，阳气衰微，太阴阳微则阴寒盛，故寒湿浊毒内生，少阴阳微，虚阳越，阳根拔，生命动摇。治疗当以扶助脾肾之阳为本，待阳气足，气化得行，则清者自藏，浊者自泄，湿浊瘀毒自消，所谓"离照当空，阴霾四散"也。张景岳倡导"阳非有余，阴常不足"之说，重视人体的元阳之气。他在《大宝论》一文中，更进一步地阐发了扶阳抑阴，阳非有余之说。

一、脾肾阳虚证

症状：畏寒肢冷，腰膝酸软或腰冷痛，夜尿频多清长，倦怠乏力，气短懒言，纳呆食少，脘腹胀满，下肢或周身浮肿，大便不实，口淡不渴，舌淡苔白，脉沉细无力。

病机分析：由于久病不愈，阳虚不复，肾阳亏虚，失于温煦则畏寒肢冷、腰冷痛；肾虚主骨生髓不利则腰膝酸软；肾阳虚膀胱气化不利，则夜尿频多清长；肾主水，肾阳虚水道不利，溢于肌肤发为水肿；脾为后天之本，失于先天温养，日久则脾阳虚衰，致脾肾阳虚，脾阳虚，运化失常则脘腹胀满，脾虚气血生化不足，机体失养则倦怠乏力、气短懒言；舌淡苔白，脉沉细无力均为阳气不足之征。

治法：温补脾肾。

方药：真武汤（《伤寒论》）合五皮饮（《证治准绳》）加减。药用附片、生姜、白芍、陈皮、生姜皮、茯苓、大腹皮、白术、桑白皮等。若脾阳虚重者，加党参、白术、茯苓、黄芪、山药等益气健脾；若肾阳虚为主者，加肉桂、桑寄生、续断、狗脊、淫羊藿、杜仲、牛膝、益智仁等。

临证参考：前贤治脾肾阳虚多从温补脾肾着手，喜用附子、干姜温补先天命门之火及后天脾土，但附子、干姜一类过于辛热，久服易致生热。宗"善补阳者，必于阴中求阳"，临证时一定要辨清阴阳的盛衰，在方中佐以少量滋阴之品（如生地、石斛、山茱萸、枸杞子）效果更佳。

二、肾阳衰微证

症状：遍身浮肿，畏寒神倦，四肢厥冷，表情淡漠，腰冷痛酸重，胸脘痞闷，口中有氨味，口唇青黑，气喘不能平卧，纳差，恶心呕吐，尿少，舌质胖，色淡苔白，脉沉细。

病机分析：病久寒毒邪气亢盛，气滞血瘀，口唇青黑；肾阳衰微，水气内停，膀胱气化不利则尿少，遍身浮肿；肾阳衰微，失于温煦则腰冷痛酸重、四肢厥冷、畏寒神倦、胸脘痞闷；脾肾阳虚，水湿阴寒之气停滞，则纳差、恶心呕吐；水饮内停上凌心肺则气喘不能平卧，口有氨味；舌质淡、苔白、脉沉细均是肾阳衰微之象。

治法：温肾壮阳、活血利水。

方药：四逆汤（《伤寒论》）、金匮肾气丸（《金匮要略》）合五苓散（《伤寒论》）加减。药用附片、干姜、肉桂、熟地、山药、丹皮、山茱萸、茯苓、泽泻、猪苓、甘草、杜仲、巴戟天等。若浮肿较重者，加葶苈子、大腹皮；若恶心呕吐较重加生姜、法半夏；四肢厥冷重，加细辛、桂枝。此外，如兼有中焦虚寒者也可用右归饮（《景岳全书》）合真武汤（《伤寒论》）加减治疗。

临证参考：若出现昏迷不醒，可静脉滴注醒脑开窍的中药注射剂；若狂躁痉厥，可服用紫雪丹；若心阳欲脱，可用参附龙牡汤急煎服。

三、阴阳两虚证

症状：精神萎靡，极度乏力，头晕眼花，腰膝酸冷，手足心热，泛恶呕吐，少尿或无尿，大便稀溏，舌质苔白而干，脉沉细。

病机分析：患者肾病日久，阴虚为主则阴损及阳，阳虚日久则阳损及阴，致阴阳两虚。阴阳俱虚，机体失养故精神萎靡、极度乏力；肾阳虚失于温煦则腰膝酸冷；脾阳虚，失于健运，清浊相干，升降失司则泛恶呕吐；阴虚生内热则手足心热；肾虚膀胱气化失司则少尿或无尿；脾肾阳虚，运化失常则大便稀溏；舌质苔白而干，脉沉细为阴阳两虚之征。

治法：阴阳双补。

方药：桂附八味丸（《金匮要略》）加减。生地、山茱萸、山药、泽泻、茯苓、丹皮、肉桂、附片。若阳虚重者，加仙茅、淫羊藿、杜仲；若阴虚重加龟甲、石斛、枸杞子；若泛恶呕吐明显，加生姜、法半夏。

临证参考：本方附子、肉桂温补肾阳，以六味地黄丸（《小儿药证直诀》）滋阴补肾，补阴药与补阳药并用则阳得阴助而生化无穷，阴得阳生而泉源不竭，从而阴阳并补。

四、水气不化证

症状：水肿腰以下为甚，胸腹胀满，畏寒肢冷，腰膝酸软，大便溏薄，小便短少，舌质淡，苔腻，脉沉迟或沉细。

病机分析：阳虚不能化气行水，留居体内发为水肿；阳虚失温则畏寒肢冷；脾阳虚运化失职则大便溏薄；水气不化，不能下注膀胱则小便短少；舌质淡，苔腻，脉沉迟或沉细为阳虚水湿内停之象。

治法：温阳利水。

方药：实脾饮（《济生方》）加减。炮附子、干姜、厚朴、茯苓、白术、大腹皮、猪苓、泽泻、丹参、川芎、益母草、车前子。

临证参考：本证还可酌加肉桂、巴戟天以温肾阳。此外，也可用真武汤（《伤寒论》）合五苓散（《伤寒论》）加减治疗。

【用药分析】　扶阳法治疗慢性肾衰竭，一是温补脾（胃）阳，临床方选实脾饮、苓桂术甘汤、温胆汤等加减。常用药有炮附子、干姜、厚朴、法半夏等。一是温补肾阳，是治疗肾阳亏虚所致慢性肾衰竭的方法。临床方选桂附八味丸、四逆汤、真武汤等加减。常用药有附子、肉桂、干姜、巴戟天、淫羊藿、仙茅、杜仲等。"善补阳者，阴中求阳"。故补肾阳亦须补肾水，阳得阴助而生化无穷，故临床应用常在一派温补肾阳之剂的同时使用地黄、山茱萸等补肾阴之品，取壮水之意。

【临证验案】

案例一：黄某，女，45岁。于2004年5月初诊。

腰酸痛、乏力时轻时重2年。畏寒肢冷，腰膝酸软或腰冷痛，夜尿频多清长，倦怠乏力，气短懒言，食少纳呆，脘腹胀满，下肢明显水肿，大便不实，口淡不渴，舌淡苔白，脉沉细无力。曾服金匮肾气丸、金水宝及中草药疗效不佳。有慢性肾小球肾炎病史。化验血肌酐468μmol/L，尿蛋白定性3＋，血红蛋白109g/L。辨治：患者久病肾阳亏虚，脾为后天之本，失于先天温养，日久则脾阳虚衰，致脾肾阳虚。治以温补脾肾：附片 30g（先煎 3 小时），生姜 15g，白芍 15g，陈皮 10g，生姜皮 10g，茯苓 20g，大腹皮 20g，白术 10g，桑白皮 20g，淫羊藿 15g，厚朴 15g，草果仁 10g。进药 7 剂即症状明显减轻。又于前方加川芎 15g，丹参 20g，服药 15 剂后，畏寒肢冷，腰膝酸软或腰冷痛较前明显减轻，腹胀、水肿减轻。上方加减服用半年后，患者阳虚症状缓解，水肿消退，饮食转佳，仍有腰膝酸软、倦怠乏力，但不影响日常生活。化验血肌酐在 $392\sim438\mu mol/L$ 之间波动，尿蛋白定性 2+，血红蛋白 $120\sim138g/L$。

按：本例慢性肾衰竭证属阳虚，但本病多兼有水湿、浊毒、瘀血。故治疗扶正不忘祛邪，在温补脾肾的基础上予以利水、活血，方能达到正复邪祛、阴平阳秘之功。（云南省中医医院肾病科医案）

案例二：李某，男，58 岁，于 2007 年 3 月初诊。

乏力时轻时重 3 年，加重伴恶心、呕吐 10 余天。精神萎靡，极度乏力，头晕眼花，口中尿臭，恶心、呕吐，腹胀纳差，腰膝酸冷，下肢明显水肿，大便稀溏，舌质胖，脉沉细。曾服尿毒清、金水宝及肾衰宁疗效不佳。有糖尿病肾病病史，常服滋阴清热之品。化验血肌酐 $708\mu mol/L$，尿蛋白定性 3+，血红蛋白 $78g/L$。辨治：患者久病糖尿病辨为阴虚内热，阴阳互根，阴虚日久则阳气受损，同时患者常服滋阴清热之品，日久则加重阳气损伤致阴阳两虚；治以阴阳双补：肉桂 15g、附片 30g（先煎 2 小时），淫羊藿 15g，黄芪 30g，仙茅 20g，生地 15g，山茱萸 10g，山药 20g，泽泻 20g，茯苓 20g，丹皮 15g，法半夏 12g，厚朴 10g。进药 3 剂即症状有所减轻。又于前方加砂仁 10g、石斛 20g，服药 10 剂后，口中尿臭，恶心、呕吐，腹胀纳差，腰膝酸冷，较前明显减轻，大便稀溏缓解。上方加减服用半年，患者症状明显减轻，饮食转佳，仍有腰膝酸软、倦怠乏力。化验血肌酐在 $603\sim715\mu mol/L$ 之间波动，尿蛋白 2+，血红蛋白 $100\sim113g/L$。

按：本例慢性肾衰竭属阴阳两虚证，患者久患肾病，肾阴阳不足，所谓阴虚为相对而言，久用寒凉则更伤脾阳，脾胃为中土，乃阳气升降之枢纽，脾阳虚衰，太阴不能行三阴之气则脾肾阳虚更甚，久则阴阳两虚。故治疗当阴阳并重，助阳扶阴，方能达到阴阳双补之功。（云南省中医医院肾病科医案）

【文献选读】

《素问·宣明五气》："膀胱不利为癃，不约为遗溺。"

《素问·风论》："肾风之状，多汗恶风，面庞然浮肿，脊痛不能正立。"

《素问·奇病论》："有病痝然如有水状，切其脉……肾风而不能食，善惊，惊已，心气萎者死。"

《素问·水热穴论》："肾者胃之关也，关门……胕肿者，聚水而生病也。"

《灵枢·脉度》："阴气太盛，则阳气……尽期而死也。"

《金匮要略·血痹虚劳病脉证并治》："虚劳腰痛，少腹拘急，小便不利者，八味肾气丸主之。"

《重订广温热论验方妙用》："溺毒入血，血毒……其证极危。"

《济生方·水肿论治》："水肿之病，皆由真阳怯少，劳伤脾胃。"

《景岳全书》："总由酒色伤肾，情欲……最危之候。""关格所伤，根本已甚，药饵固……斯可保全。"

参 考 文 献

［1］谭永红. 扶阳温肾培元固脱方治疗尿毒症［J］. 中国民间疗法，2011，19（6），28-29.

［2］洪德慧. 浅析甘温扶阳法及应用初探［J］. 中国现代药物应用，2010，4（3），179-180.

（张春艳　吉　勤）

第三节　水肿（原发性肾病综合征）

【概述】　肾病综合征（nephrotic syndrome，NS）是肾小球疾病中的一组临床症候群。典型表现为大量蛋白尿、低白蛋白血症、水肿、伴或不伴高脂血症。本病最基本的特征为大量蛋白尿，根据病因分为原发性和继发性。

原发性肾病综合征（primary nephrotic syndrome，PNS）是指原发性肾小球疾病引起的肾病综合征，病因目前尚不清楚。本病有多种病理变化，以微小病变肾病、系膜增生性肾小球肾炎、膜性肾病、局灶节段性肾小球硬化、系膜毛细血管性肾小球肾炎五种临床-病理类型最为常见。其中儿童和少年以微小病变肾病较多见，而中年以膜性肾病多见。虽然微小病变、膜性肾病早期常见单纯性肾病综合征的表现，但病理改变与临床表现之间无肯定的因果关系，因此，原发性肾病综合征的临床和病理两种分类方法不能相互取代。

综上所述，肾病综合征是由多种疾病导致的肾小球病变而形成的临床现象，而不是一个独立的疾病。在除继发性肾病综合征之外，方可明确原发性肾病综合征的诊断。但某些病因如肿瘤、乙肝等在早期难于确定，药物、过敏、毒物等因素有些患者遗忘或难以获得，故对原因不明的肾病综合征，肾穿刺活检有助于明确病因。

原发性肾病综合征中医学古代没有相应病名，但根据水肿、腰酸痛等主要临床表现，可属于中医学"水肿""腰痛"等范畴。目前国家中医药管理局发行的《中医诊疗方案》对应的病名为"水肿病"。

水肿相似记载始见于《内经》，如《灵枢·水胀》称为"水"，指出："水始起也，目窠上微肿，如新卧起之状，其颈脉动，时咳，阴股间寒，足胫肿，腹乃大，其水已成矣。"详细描述了水肿的症状。《素问·水热穴论》曰："勇而劳甚则肾汗出，肾汗出逢于风，内不得入于藏府，外不得越于皮肤，客于玄府，行于皮里，传为胕肿，本之于肾，名曰风水。"指出水肿的病因外有风邪为患，内在根本在伤肾。《素问》云："五气为病，……下焦溢为水。""三阴结谓之水""五脏之阳气，非此不能发"。肾为先天之本，肾阳为一身阳气之本，若肾阳不足，各脏腑阳气则无法得以温养，发展到肾阳虚的阶段，则能见脏寒之象。《金匮要略》称本病为"水气"。《诸病源候论·水肿病诸候》中提出"水病无不由脾肾虚所为"，"脾与胃合，相为表里。胃为水谷之海，今胃虚不能传化水气，使水气渗溢经络，浸渍腑脏。脾得水湿之气，加之则病，脾病则不能制水，故水气独归于肾。三焦不泻，经脉闭塞，故水气溢于皮肤而令肿也。"指出脾肾虚是导致水肿的内因。

《华佗中藏经》提出"肾气虚则水散于皮。又三焦壅塞，荣卫闭格，血气不从，虚实交变"。《济生方·水肿论治》说："水肿之病，皆由真阳怯少，劳伤脾胃。"认为水肿与肾阳不足，脾胃虚弱等有关。《丹溪心法·水肿》将水肿分为阴水和阳水两大类，指出"若遍身肿，烦渴，小便赤涩，大便闭，此属阳水"，"若遍身肿，不烦渴，大便溏，小便少，不赤涩，此属阴水"。这些描述均与本病相似。清·喻昌《医门法律·水肿论》认为"然则水病，以脾肺肾为三纲矣"。"脾土一旺，水有所制"，"肾本肺标，子母俱病也"。指出水肿病，其本在肾，其标在肺，其制在脾。

　　肾病综合征的病因包括素因、主因和诱因。因素体禀赋薄弱，脾肾亏虚为本病素因。风寒湿热外袭、湿毒浸淫，或饮食不节、劳倦太过、情志失调等为本病的主因或诱因。

　　本病以水肿为特征，是全身气化功能障碍的一种表现，与肺、脾、肾、三焦功能失常密切相关。三焦为水液运行之道路，三焦气化正常与否，直接与肺、脾、肾三脏的功能有关。另外肝主疏泄，肝气失于条达，亦可使三焦气机壅滞，决渎无权，而致水湿内停，因此间接与肝的功能有关。因以上诸种因素使肺、脾、肾三脏功能失调，脏腑气血阴阳不足，致水液输布失常，水湿停聚体内，脾肾失于固摄，精微物质外泄而发本病。病初偏于邪盛，多与风热、湿毒、气滞、水停有关。病至后期，邪气戕伐正气，正气愈虚，脾肾俱虚；气滞水停，"久病入络"、"水病及血"，形成瘀血，故疾病日久，形成湿瘀内阻，脾肾亏虚的病变。体虚不固而又易感受风湿等外邪，由此形成恶性循环，使得疾病反复发作，缠绵难愈，不断恶化。

　　由此可见，肾病综合征是以正气虚弱为本，邪实蕴郁为标，属本虚标实、虚实夹杂的疾病。其中正虚主要是脾肾两虚，邪实主要是湿瘀交阻。水湿是贯穿病程始终的病理产物，可以阻碍气机运行，又可伤阳、化热，使瘀血形成。其病情演变，多以肺肾气虚、脾肾阳虚为主，病久不愈或反复发作或长期使用激素者，可阳损及阴，肝失滋养，出现肝肾阴虚或气阴两虚之证。在肾病综合征治疗中，激素初用阶段以阴虚火旺、湿热内蕴为主要证候，治以养阴、清利湿热为主；激素撤减阶段以脾肾气虚、气阴两虚、脾肾阳虚为主要证候，治以益气养阴，温补脾肾；激素维持阶段以脾肾阳虚为主要证候，治以温阳为主；水湿内蕴、瘀血内阻贯穿整个疾病过程，因此全程中要酌加利湿、养血活血之品。

　　【从扶阳理论释因】　水肿在《黄帝内经》中称为"水"，《诸病源候论》正式提出"水肿"的病名。中医很早就认识到水与肺、脾、肾三脏有关，《黄帝内经》谓"其本在肾，其末在肺"，"诸湿肿满，皆属于脾"。后世对水肿病因病机不断补充，认识到水肿与外感、饮食、情志、过劳等因素密切相关。《素问·水热穴论》曰："肾者，至阴也，至阴者，盛水也；肺者，太阴也，少阴者，冬脉也；故其本在肾，其末在肺，皆积水也。……肾者，胃之关也，关门不利，故聚水而从其类也。上下溢于皮肤，故为胕肿。胕肿者，聚水而生病也。"《灵枢·五癃津液别》曰："三焦不泻，津液不化，水谷并行肠胃之中……水溢则为水胀。"此皆说明脏腑失调会导致水液代谢失常，从而产生水肿。

　　《华佗中藏经》提出"十水"之名。在水肿病因方面指出：有因嗽而得者，有因劳而生者，有因凝滞而起者，有因虚而成者，有因五脏而出者，有因六腑而来者。病机方面主张："肾气虚则水散于皮。又三焦壅塞荣卫闭格，血气不从，虚实交变，水随气流，故为水病。""此良由上下不通，关窍不利，气血痞格，阴阳不调，而致之也。"提出肾虚为本，肾不制水，上下不通，三焦壅塞，关窍不利，气血痞格，阴阳不调等致水肿的病机。《金匮要略·水气病脉证并治》曰："趺阳脉微而迟，微则为气，迟则为寒，寒气不足，则手足逆冷；手足逆冷，则营卫不利；营卫不利，则腹满肠鸣相逐，气转膀胱，营卫俱劳。"膀胱为津液之府，寒气入侵则营卫不和，膀胱气化不利，水气内停发为水肿。指出水肿病的形成与阳气的盛衰密切相关。

隋·巢元方《诸病源候论》提出"水病者，由肾脾俱虚故也。肾虚不能宣通水气，脾虚又不能制水，故水气盈溢，渗溢皮肤，流遍四肢，所以通身肿也""脾与胃合，相为表里。胃为水谷之海，今胃虚不能传化水气，使水气渗溢经络，浸渍腑脏。脾得水湿之气，加之则病，脾病则不能制水，故水气独归于肾。三焦不泻，经脉闭塞，故水气溢于皮肤而令肿也"等观点，指出了脾肾虚弱为水肿病的发病根本，同时强调脾胃虚弱在水肿发病中的重要性。宋·严用和认为水肿与肾阳不足，脾胃虚弱等有关。在《济生方·水肿论治》说道："水肿之病，皆由真阳怯少，劳伤脾胃。"《太平圣惠方》中亦指出："夫风水肿者，由脾肾气虚弱所为也。"

明·秦景明所著《症因脉治》论述了寒湿水肿之因为"或时令阴雨，天气寒冷；或居处阴湿，阴寒之气，袭于肌表；或因汗出遇水，水寒所伤，则寒湿肿之症成矣"。日·丹波元坚《杂病广要》中云："水者肾之制也，肾者人之本也。肾气壮则水还于海，肾气虚则水散于皮。"清·李中梓认为肾阳不足为水肿的重要原因。在《医宗必读·水肿胀满》指出："水虽制于脾，实统于肾，肾本水脏而无元阳寓焉。命门火衰，既不能自制阴寒，又不能温养脾土，则阴不从阳而精化为水，故水肿之证，多属火衰。"

【用扶阳法论治】　肾病综合征从扶阳论治的理论依据是《黄帝内经》治疗水肿病所用的温阳、通阳、振阳等法。《素问·汤液醪醴论》曰："微动四极，温衣"，"五阳已布"，阳气振奋，运化有权，则水肿自消等。汉代张仲景则较早地将扶阳法用之于肾病水肿临床，较多应用辛温辛热之品，创立了四逆汤、真武汤等方剂。《金匮要略·水气病脉证并治》篇言："水，发其汗即已，脉沉者，宜麻黄附子汤"，提出以温阳宣肺利水治疗水肿病的方法。真武汤是用来治疗少阴病的方剂。"少阴病，二三日不已，至四五日，腹痛，小便不利，四肢沉重疼痛，自下利者，此为有水气。其人或咳，或小便利，或下利，或呕者，真武汤主之。"肾者主水，肾阳虚不能制水，水饮内停为水气。

《医宗金鉴》云："小青龙汤治表不解有水气，中外皆寒实之病也；真武汤治表已解有水气，中外皆寒虚之病也。真武者，北方司水之神也，以之名汤者，赖以镇水之义也。"《内台方议》注解真武汤云："用茯苓为君，白术为臣，二者入脾走肾，逐水祛湿；以芍药为佐，而益脾气；以附子、生姜之辛为使，温经散寒也。"历代医家对真武汤的认识均认为此汤为温阳利水重要方药。而苓桂术甘汤是温运脾阳治疗水肿病的代表方剂。《金匮要略·痰饮咳嗽病脉证并治》"心下有痰饮，胸胁支满，目眩，苓桂术甘汤主之"，"夫短气有微饮，当从小便去之，苓桂术甘汤主之"。宋·严用和强调治疗水肿当先辨别阴阳。阴水为病当温。《济生方》云："阴水为病，脉来沉迟，色多青白。不烦不渴，小便涩少而清，大腑多泄，此阴水也，则宜用温暖之剂，如实脾散、复元丹是也"。《景岳全书·肿胀》认为："凡水肿等证，乃肺、脾、肾三脏相干之病。盖水为至阴，故其本在肾；水化于气，故其标在肺；水惟畏土，故其制在脾。""水肿证以精血皆化为水，多属虚败，治宜温脾补肾，此正法也。"因此总结出扶阳法治疗水肿病有温补脾肺肾的不同，从肺论治温阳宣肺利水，从脾论治温运脾阳利水，从肾论治温肾利水。

明·秦景明《症因脉治》认为："寒湿身肿之治：恶寒身痛，先宜温经散湿，冬月麻黄桂枝汤，余月羌独败毒散。湿气窒滞者胜湿汤。肺经浸湿，喘咳水肿，导水茯苓汤。"

一、肺气虚寒证

症状：浮肿颜面肿甚或一身悉肿，畏寒，四肢厥冷，咳嗽，咳吐白色稀痰，气短乏力，舌淡苔白、脉沉细。

病机分析：肺为水之上源，肺气虚寒，通调水道失职，水液潴留发为浮肿；肺气虚寒，不能敷布水谷精微于百脉则气短乏力，不能煦运于四肢则畏寒，四肢厥冷；肺气失于宣肃上逆为咳，水湿留而为饮，聚而生痰，则咳吐白色稀痰，舌淡苔白、脉沉细为虚寒之象。

治法：温阳散寒、宣肺利水。

方药：苓甘五味姜辛汤加半夏杏仁《伤寒论》加减。药用茯苓、甘草、干姜、细辛、半夏、杏仁、五味子。

临证参考：如兼有表证恶寒、头痛，可加用麻黄附子汤《伤寒论》；如汗出恶风兼有表虚者，则可合用防己黄芪汤《金匮要略》。

二、水湿浸渍证

症状：全身浮肿，下肢明显，按之没指，纳呆，胸闷脘胀，身体困重，泛恶，舌淡苔白腻或白滑，脉沉缓。

病机分析：久居潮湿之地，冒雨涉水，湿衣过久，水湿内侵，困遏脾阳，脾失健运，水湿运化不利，水道壅滞发为浮肿。脾主升清，脾阳不振，运化失职，清气不升，浊气上逆则泛恶、胸闷脘胀、纳呆；湿性重浊，故身体困重；舌淡苔白腻或白滑，脉沉缓为湿浊内阻之象。

治法：运脾化湿、通阳利水。

方药：胃苓汤合五皮饮《证治准绳》加减。药用苍术、厚朴、陈皮、草果仁、桂枝、白术、茯苓、猪苓、泽泻、桑白皮、大腹皮、茯苓皮、生姜皮。若胸闷不得卧，加苏子、葶苈子降气行水；若脘胀较重，加椒目、干姜温脾化湿；若小便短少，加车前子利水消肿。

临证参考：方中苍术、厚朴、陈皮、草果仁燥湿健脾醒脾，桂枝、白术、茯苓、猪苓。泽泻温阳化气行水，桑白皮、大腹皮、茯苓皮、生姜皮化湿行水。

三、脾阳虚衰证

症状：下肢浮肿甚或一身悉肿，腰以下肿甚，按之凹陷不易恢复，食少纳呆，腹胀便溏，面色不华，神疲倦怠，小便短少，舌淡苔白腻或白滑，脉沉缓或沉弱。

病机分析：饮食不节，损伤脾胃，或营养不足，脾气失养，脾失健运，脾失转输，水湿运化不利，水道壅滞发为浮肿。脾阳虚，运化失常则食少纳呆、腹胀便溏；脾虚气血生化不足，机体失养则面色不华、神疲倦怠；舌淡苔白腻或白滑，脉沉缓或沉弱为阳气不足兼有水湿之象。

治法：温阳健脾利水。

方药：实脾饮《济生方》加减。药用干姜、附子、草果仁、白术、茯苓、泽泻、车前子、木瓜、木香、厚朴、大腹皮、炙甘草、生姜、大枣、杜仲。若气虚较重，加人参、黄芪健脾益气；若小便短少较重，加桂枝、泽泻通阳利水；若便溏较重，加山药健脾止泻。

临证参考：脾阳虚弱，应以温阳健脾治疗为要，但脾肾为先后天关系，相互温养，脾虚日久肾失后天温养则肾阳亦虚，故于温补脾阳之时不忘稍佐温补肾阳之品，则事半功倍。

四、肾阳衰微证

症状：面浮身肿日久，腰以下为甚，按之凹陷不易恢复，尿量减少或夜尿清长，腰膝酸软，腰部冷痛，畏寒厥冷，神疲倦怠，面色㿠白，甚者心悸胸闷，喘促难卧，腹大胀满，舌淡胖，苔白，脉细或沉迟无力。

病机分析：先天禀赋不足，脾肾亏虚，或因劳倦过度，久病产后，失治误治，损伤脾肾，脾失转输，肾失开合，水湿输布失常，泛溢肌肤发为浮肿。肾虚膀胱气化不利，故尿量减少或夜尿清长；腰为肾之府，肾阳虚，外府失于温养则腰部冷痛；肾主骨生髓，肾虚则骨髓不充，故腰膝酸软；水湿停聚，阻滞气机则腹大胀满，水饮凌心射肺则心悸胸闷、喘促难卧；舌淡胖，苔白，脉细或沉迟无力为阳虚之征。

治法：温肾助阳、化气行水。

方药：济生肾气丸（《济生方》）合真武汤（《伤寒论》）加减。药用附子、肉桂、生地、茯苓、山药、泽泻、山茱萸、车前子、牛膝、生姜、白芍。若夜尿清长，去泽泻、车前子，加芡实、补骨脂温固下元；若形寒肢冷、腰部冷痛重，加巴戟天、淫羊藿、杜仲或合右归丸（《景岳全书》）温补肾阳；若水肿较重，可合五皮饮（《证治准绳》）加减利水消肿。

临证参考：水肿日久，肾阳久衰，阳损及阴导致肾阴亏虚，出现阴阳两虚，因此在温补肾阳同时，不忘顾护阴液，稍加白芍、生地等养阴之品。

【用药分析】　扶阳法治疗肾病综合征，一是温阳宣肺利水，临床选方麻黄附子汤、小青龙汤、防己黄芪汤等加减。常用药物有麻黄、附子、细辛、桂枝、半夏、生姜、防己、黄芪、白术等。二是温补脾（胃）阳利水，临床方选实脾饮、苓桂术甘汤、胃苓汤等加减。常用药有桂枝、干姜、厚朴、法半夏、附子、草果仁等。三是温补肾阳利水，是治疗肾阳衰微所致肾病综合征的方法。临床方选济生肾气丸、金匮肾气丸、真武汤、右归丸等加减。常用药有附子、肉桂、干姜、巴戟天、淫羊藿、仙茅、杜仲、牛膝、生姜、山药、山茱萸等。"善补阳者，阴中求阳"。故温阳亦须顾阴，阳得阴助而生化无穷，故临床常在温阳的同时使用白芍、地黄等补阴之品，防止温阳太过耗伤阴液。同时水湿困脾亦可导致水肿，此时当以运脾化湿、通阳利水为治，方选胃苓汤，药用苍术、厚朴、陈皮、草果仁、桂枝、白术、茯苓以健脾运、化水湿，阳气通利则水湿自除。

【临证验案】

案例一：李某，女，36岁，于2008年6月初诊。

颜面、双下肢浮肿30天。1月前雨淋后出现发热、全身浮肿，外院化验24小时尿蛋白定量5.8g，血清白蛋白23g/L，肾功能正常。诊为"肾病综合征"。患者拒绝使用激素及肾穿刺活检。现症见：全身水肿，下肢明显，按之没指，纳呆，胸闷脘胀，身体困重，泛恶，咽痛，咳嗽，咯吐白痰，舌淡苔白腻，脉沉缓。曾服肾炎康复片、黄葵胶囊及中草药疗效不佳。既往体健。辨治：患者冒雨，水湿内侵，困遏脾阳，脾阳不振。治以运脾化湿、通阳利水：苍术 12g，厚朴 10g，陈皮 10g，草果仁 15g，桂枝 10g，白术 10g，茯苓 30g，猪苓 15g，泽泻 20g，桑白皮 20g，大腹皮 20g，茯苓皮 20g，生姜 15g，炙麻黄 5g，桔梗 10g。进药 7 剂咽痛、咳嗽缓解，水肿、身重、纳呆好转。又于前方加泽兰 15g，川芎 20g，山药 30g，服药 10 剂后，水肿较前又有减轻。上方加减服用半年后，患者症状缓解，仅有下肢轻度水肿，饮食转佳。化验 24 小时尿蛋白定量 1.0～2.3g，血清白蛋白 29～32g/L，蛋白尿定性＋～2＋，肾功能正常。

按：本例原发性肾病综合征证属水湿困脾，但本病兼有瘀血。故治疗扶正不忘祛邪，温运脾阳为主，同时予以活血、利水，方收脾阳得舒、水湿自去之效。（云南省中医医院肾病科医案）

案例二：元某，男，55 岁，于 2009 年 5 月初诊。

双下肢水肿时轻时重 2 年。2 年前外感后出现全身浮肿，外院化验 24 小时尿蛋白 8.5g，血清白蛋白 19g/L，肾功能正常，肾穿刺活检示 II 期膜型肾病。予强的松、环磷酰胺治疗病情有所好转，最好时尿蛋白定性＋，24 小时尿蛋白定量 0.906g。5 月前强的松停用。10 天前患者劳累后出现下肢水肿，之后逐渐加重，患者不愿再服激素及使用免疫抑制剂。现症见：下肢水肿，按之凹陷不易恢复，食少纳呆，腹胀便溏，腰酸痛，面色不华，神疲倦怠，小便短少，舌淡苔白腻或白滑，脉沉缓。尿蛋白定性 3＋，24 小时尿蛋白定量 3.6g，血清白蛋白 25g/L，肾功能正常。辨治：患者久病，药伤脾胃，脾阳亏虚，劳更伤气，脾阳不振，运化失司，土不制水。治以温阳健脾利水：附子 20g（先煎），草果仁 15g，白术 12g，茯苓 30g，泽泻 15g，车前子 30g，木瓜 15g，木香 6g，厚朴 12g，大腹皮 20g，生姜 5g，杜仲 15g，芡实 30g，红花 15g，丹参 20g。进药 10 剂水肿减轻。又于前方去木瓜、木香，加干姜 10g，黄芪 30g，山药 30g，服药 20 剂后，水肿较前又有减轻。上方加减服用一年后，患者症状缓解，仅有下肢轻度水肿，饮食转佳。化验 24 小时尿蛋白定量 0.56～1.25g，血清白蛋白 32g/L，尿蛋白定性＋，肾功能正常。

按：本例原发性肾病综合征患者久服激素损伤脾胃，激素减撤后阳虚显露，劳累伤阳耗气，证属脾阳虚衰，但本病日久肾阳亦受损。故治疗以温运脾阳为主，同时兼顾温补肾阳，方能达到后天脾阳得补、先天肾阳得充，则正复邪去。（云南省中医医院肾病科医案）

【文献选读】

《灵枢·水胀》："水始起也，目窠上微肿，如新卧起之状，其颈脉动，时咳，阴股间寒，足胫肿，腹乃大，其水已成矣。"

《灵枢·五癃津液别》："三焦不泻，津液不化，水谷并行肠胃之中，别于回肠，留于下焦，不得渗膀胱，则下焦胀，水溢则为水胀。"

《素问·水热穴论》："勇而劳甚则肾汗出，肾汗出逢于风，内不得入于藏府，外不得越于皮肤，客于玄府，行于皮里，传为胕肿，本之于肾，名曰风水。""肾者，至阴也；至阴者，盛水也。肺者，太阴也，少阴者，冬脉也。故其本在肾，其末在肺，皆积水也。""肾者，胃之关也，关门不利，故聚水而从其类也。上下溢于皮肤，故为胕肿。胕肿者，聚水而生病也。"

《素问·宣明五气》:"五气为病,下焦溢为水。""三阴结谓之水。""五脏之阳气,非此不能发。"

《诸病源候论·水肿病诸候》:"水病无不由脾肾虚所为。""脾与胃合,相为表里。胃为水谷之海,今胃虚不能传化水气,使水气渗溢经络,浸渍腑脏。脾得水湿之气,加之则病,脾病则不能制水,故水气独归于肾。三焦不泻,经脉闭塞,故水气溢于皮肤而令肿也。"

《金匮要略·水气病脉证并治》:"趺阳脉微而迟,微则为气,迟则为寒,寒气不足,则手足逆冷,手足逆冷,则营卫不利,营卫不利,则腹满肠鸣相逐,气转膀胱,营卫俱劳。"

《华佗中藏经》:"肾气虚则水散于皮。又三焦壅塞,荣卫闭格,血气不从,虚实交变。""此良由上下不通。关窍不利。气血痞格。阴阳不调。而致之也。"

《济生方·水肿论治》:"水肿之病,皆由真阳怯少,劳伤脾胃。"《太平圣惠方》中亦指出:"夫风水肿者,由脾肾气虚弱所为也。"

《丹溪心法·水肿》:"若烦渴,小便赤涩,大便闭,此属阳水。""若不烦渴,大便溏,小便少,不赤涩,此属阴水。"

《医门法律·水肿论》:"然则水病,以脾肺肾为三纲矣。""脾土一旺,水有所制。""肾本肺标,子母俱病也。"

《症因脉治》:"或时令阴雨,天气寒冷;或居处阴湿,阴寒之气,袭于肌表;或因汗出遇水,水寒所伤,则寒湿肿之症成矣。"

《杂病广要》:"水者肾之制也,肾者人之本也。肾气壮则水还于海,肾气虚则水散于皮。"

《医宗必读·水肿胀满》:"水虽制于脾,实统于肾,肾本水脏而无元阳寓焉。命门火衰,既不能自制阴寒,又不能温养脾土,则阴不从阳而精化为水,故水肿之证,多属火衰。"

参 考 文 献

[1] 宋锦华.加味真武汤治疗肾病综合征 76 例 [J].中国当代医药,2011,18 (8):95-96.
[2] 郑集元.潜阳封髓丹治疗原发性肾病综合征 36 例临床观察 [J].中国医药导报,2009,6 (32):145-146.

(张春艳　李　娜)

第四节　劳淋 (慢性尿路感染)

【概述】　尿路感染是指尿路内有大量微生物繁殖而引起的尿路炎症,以细菌性感染为主,极少数是真菌、病毒、原虫等。可分为下尿路感染(主要是指膀胱炎、尿道炎)和上尿路感染(主要是指肾盂肾炎)。

尿路感染是临床常见疾病,根据病程长短可分为急性尿路感染和慢性尿路感染。慢性尿路感染是指上、下尿路非特异性感染所引起的泌尿系统慢性炎症,对普通人群尿路感染发病率的情况调查,发病率约 3.52%,多见于 20~40 岁的女性,50 岁以上的男性,女性婴幼儿也常见。女性发病率明显高于男性，男女之比约1：10。慢性尿路感染最常见的致病菌是肠道革兰氏阴性杆菌，其中又以大肠杆菌最为常见。

尿路感染根据其症状及临床表现，相当于中医的淋证，慢性尿路感染反复发作、缠绵难愈相当于淋证中的劳淋。淋证之名，始见于《黄帝内经》，《素问·六元正纪大论》谓之"淋""淋溲""淋满"等。汉代张仲景称其为"淋秘"，《金匮要略·五脏风寒积聚病脉证并治》云："其病中热胀……小便黄赤，甚则淋。"并在《金匮要略·消渴小便不利淋病脉证并治》中对本病的症状作了描述："淋之为病，小便如粟状，小腹弦急，痛引脐中。"华佗在《中藏经》对淋证进行了分类，为冷、热、气、劳、膏、砂、虚、实八种。唐代孙思邈在《千金要方》中将淋证归纳为石、气、膏、劳、热五淋。北宋姚僧坦在《集验方》中提出"五淋者，石淋、气淋、膏淋、劳淋、热淋也"。清代医家分类淋证或五淋、六淋或八淋，不外气、血、砂、石、膏、劳、冷、热的范畴。当代医家根据淋证的临床表现，与西医学所指的急、慢性尿路感染联系起来。

淋证的发生，由多种因素引起，有外感湿热、饮食不节、情志失调、禀赋不足或劳伤久病，其中临床上以湿热之邪最为常见。如过食辛辣肥甘之品，或嗜酒太过酿成湿热下注膀胱；或下阴不洁秽浊之邪侵入膀胱；或是恼怒伤肝，气郁化火或火郁下焦，膀胱气化失司而发病。淋证的病位主要在肾与膀胱。淋证初起和急性发作期多以邪实为主，多属膀胱湿热实证，后期多因湿热未尽而正气已伤，以正虚为主，多为正虚邪恋的虚实夹杂证。如病延日久，湿热每易耗伤气阴，或阴伤及阳，而为阴阳两虚或肾阳虚衰。劳淋病机多为本虚标实，标实为膀胱湿热，本虚为肾（气）阳不足。其临床表现为久患淋证，症情反复，小便赤涩或小便频数不甚赤涩，淋沥不已时作时轻，神疲乏力，每因劳累，受凉复发。病位在肾与膀胱，日久必及脾，甚及心肺。

【从扶阳理论释因】 淋证以小便异常为主要表现。尿液乃为人体津液排泄主要途径。《素问·逆调论》称"肾者水脏，主津液"，肾气的蒸化作用，将津液分为清浊两部分，其中浊者则成为尿液，所以尿液的产生依赖于肾气的蒸化功能。膀胱的贮尿和排尿，取决于肾气的盛衰。肾气充足，蒸化及固摄功能正常则尿液能正常生成，贮于膀胱并有度排泄。隋代巢元方在《诸病源候论·诸淋病候》中指出："诸淋者，由肾虚而膀胱热故也。"又云："肾虚则小便数，膀胱热则水下涩。数而且涩，则淋沥不宣。故谓之淋。""肾虚"为本，"膀胱热"为标的病机观点，成为后世临床上诊治淋证的主要病机理论。

关于劳淋《中藏经》："劳淋者，小便淋沥不绝，如水滴漏而不断绝腰部酸软，劳累加重。"《诸病源候论》有云"宿病淋，今得热而发者"，已认识到淋证有反复发作的情况。同时提出"劳淋者，谓劳伤肾气，而生热成淋也"，"小便淋沥不断、涩痛不甚，遇劳即发"，认为肾气虚为劳淋的主要病机，特点为遇劳即发，症状初期较轻。因脏腑不同有肾劳、脾劳、心劳之分。张景岳在《景岳全书·淋浊》谓"淋之初病，则无不由乎热剧，无容辨矣，但有久服寒凉而不愈者，又有淋久不止及痛涩皆去，而膏液不已，淋如白浊者，此惟中气下陷及命门不固之证也，故必以脉以证，而察其为寒为热为虚，庶乎治不致误"。指出淋证初期为邪热致病，久则出现气虚、阳虚的证候。《证治准绳·杂病·淋》："劳淋者，劳倦即发。"劳淋为淋之虚证，又可由其他淋证发展而成。《医碥·淋》中记载了各脏腑劳淋的病因及治法："劳淋，劳则动火，热流膀胱所致。"

【用扶阳法论治】 张景岳在《景岳全书·淋浊》云："凡热者宜清，涩者宜利，下陷者宜升提，虚者宜补，阳气不固者宜温补命门。"提出在淋证的治疗中匡扶正气、随证施治的原则。而又有寒邪损伤阳气，阳虚失于温煦，气化不利而致淋闭者，治疗当温阳化气方能奏效。如《古今医统大全》记载："伤寒后脱阳，小便不通，用生姜自然汁调茴香末敷小腹上，又服益智茴香丸调益元散送下……有肾虚极而淋者，当补肾精而利小便，不可独用利水药……"，"治劳淋，水道不利，腰脚无力、虚烦，人参饮方。"明代《医宗粹言·淋闭》对淋证忌补提出异议，认为："淋证不可用补药……，此言一出，人皆以为治淋病者，不过渗湿、清热、利水而已。殊不知邪气蕴结膀胱者，固不可补，若气虚则渗泄之气不行，必须参、芪补气。大抵肾虚宜补肾，以四物汤加知柏，或煎下滋肾丸；若气虚于下而不通者，宜补而升之。"《医碥·淋》中记载劳淋的治法："脾劳（劳倦所伤）补中益气合五苓。肾劳（色伤），阳虚肾气汤，阴虚知柏地黄汤。心劳（思虑所伤），清心莲子饮。"

一、脾气虚弱证

症状：尿频，余沥不尽，少腹坠胀，遇劳则发，气短乏力，神疲懒言，食少纳呆，舌质淡，苔薄白，脉沉细。

病机分析：素体脾虚或久淋不愈脾气虚升提无力则尿频、余沥不尽、少腹坠胀；脾失健运则纳呆食少，机体失养则乏力，神疲懒言；舌淡苔白，脉沉细无力均为脾气虚弱之象。

治法：补脾益气、利湿通淋。

方药：补中益气汤加减（《脾胃论》）。药用黄芪、白术、党参、陈皮、升麻、白芍、当归、瞿麦、萹蓄、甘草。加减：乏力甚者重用黄芪、党参；尿少者加车前子、通草；尿浊者加萆薢、山药；少腹坠胀明显加乌药、木香；兼便溏加山药、芡实；兼血尿者加血余炭、墨旱莲。

临证参考：淋证日久正气虚弱，但湿热之邪尚有留恋，故在补脾、健脾的同时不忘利湿以清除余邪。本证还可选用参苓白术散（《太平惠民和剂局方》）合八正散（《太平惠民和剂局方》）加减，或者以黄芪建中汤（《金匮要略》）加清热利湿之品治疗。

二、脾肾气虚证

症状：尿频，余沥不尽，少腹坠胀，遇劳则发，腰酸，乏力，神疲懒言，面、足轻度浮肿，舌质淡，苔薄白，脉沉细。

病机分析：由于素体脾虚或久淋不愈致肾气亏虚，脾肾气虚失于固摄则尿频、余沥不尽；脾气虚升提无力则少腹坠胀；肾气虚外府失养则腰酸；脾肾气虚，机体失养则乏力，神疲懒言；脾虚水湿不运，肾虚主水不利，水泛肌肤则面、足轻度浮肿。舌淡苔白，脉沉细无力均为气虚之象。

治法：健脾益肾、利湿通淋。

方药：六味地黄汤（《小儿药证直诀》）加黄芪合四君子汤《太平惠民和剂局方》加减。药用黄芪、生地、茯苓、牡丹皮、山茱萸、山药、泽泻、党参、白术、瞿麦、萹蓄、甘草。加减：乏力、纳差甚者加西洋参；尿少者加车前子、通草；尿浊者加萆薢、山栀子；少腹坠胀明显加乌药、柴胡；兼尿痛者加灯芯草、路路通；兼血尿者加白茅根、墨旱莲。

临证参考：淋证日久先后天俱损，正虚明显，热邪已清，治当脾肾双补为主，健脾益肾之中少佐利湿之品，此时避免利湿过当更伤正气。用党参不用人参或红参防过燥伤阴生热。

三、脾肾阳虚证

症状：久患淋证，病情反复，小便频不甚赤涩，淋沥不已，时轻时重，神疲乏力，少腹冷痛，畏寒肢冷，腰膝酸软，每因劳累、受凉即复发。舌淡苔白，脉沉迟无力。

病机分析：久淋不愈致正气亏虚，日久则阳气亏虚。气虚失于固摄则尿频、余沥不尽；阳虚失于温煦则少腹冷痛；肾主骨生髓，肾虚失养则腰膝酸软；脾肾气虚，机体失养则神疲乏力；劳则耗气，受凉易诱发。舌淡苔白，脉沉迟无力均为阳气虚之象。

治法：温补脾肾、利湿通淋。

方药：金匮肾气丸（《金匮要略》）加减。药用附子、桂枝、山茱萸、生地、山药、茯苓、泽泻、牡丹皮、小茴香、杜仲、瞿麦、萹蓄。加减：乏力甚加党参；少腹冷痛明显加艾叶；尿频较重可加益智仁、芡实；兼血尿者加墨旱莲；畏寒肢冷明显加巴戟天、桑寄生。

临证参考：淋证日久损伤阳气，治当温补，但温补不能太过，防止生热，热与余邪夹杂易导致急性发作。本证还可以右归丸（《景岳全书》）、真武汤、济生肾气丸合八正散加减使用。

【用药分析】　扶阳法治疗尿路感染，一是温脾胃阳气，临床方选补中益气汤、参苓白术散、黄芪建中汤等加减。常用药有黄芪、党参、白术、甘草等。二是温补肾阳，临床方选真武汤、济生肾气丸、金匮肾气丸等加减。常用药有附子、肉桂、巴戟天、益智仁、芡实、淫羊藿、仙茅、桑寄生、杜仲等。"善补阳者，阴中求阳"。故补肾阳亦须补肾阴，阳得阴助而生化无穷，故临床应用常在一派温补肾阳之剂的同时使用地黄、山茱萸等补肾阴之品，取"阴中求阳"之意。

【临证验案】

案例一：常某，女，69 岁。于 2010 年 5 月初诊。

小便频急涩痛反复发作 40 余年。患者 40 年前因受凉出现小便频急涩痛，尿少，腰痛，当时诊断为"尿路感染"，予对症治疗缓解。但 40 余年反复发作。尤其近 10 年每年发作 3～5 次。曾在西医医院诊为"膀胱腺肌症"。现症见：小便频急涩痛，尿少，余沥不净，腰酸痛，体倦乏力，胃脘隐痛，小腹坠胀，睡眠欠佳，大便可。舌质淡，苔薄白，脉沉细。尿常规显示：隐血（＋），红细胞（2＋），白细胞（3＋）。辨治：患者久淋不愈致正气亏虚，以脾虚为主。治以补脾益气、利湿通淋：黄芪 15g，白术 15g，党参 15g，茯苓 20g，陈皮 10g，升麻 10g，柴胡 15g，白芍 20g，乌药 15g，木香 5g，瞿麦 15g，萹蓄 15g，甘草 5g 等。共 7 剂，冷水煎服日一剂。嘱患者清淡饮食，服药前后忌食生冷酸辣。多喝水，勤排尿。进药 7 剂即症状明显减轻，以小腹坠胀、乏力改善最为明显。尿常规示：隐血（＋），红细胞 30 个/μl，白细胞 65 个/μl。续予上方 10 剂。患者小便频急涩痛、胃脘隐痛、小腹坠胀消失，腰酸痛、体倦乏力明显好转，尿常规正常。遵上方加减间断服用半年，停药后仅复发 1 次，自行以前方药房取药服用 10 剂后即缓解。

按：本例劳淋证属脾气虚弱，兼夹湿热，故治疗应以补脾益气、利湿通淋为主。故治疗补脾扶正，同时不忘利湿祛邪。扶正的药物要防止过燥伤阴，选用平和的黄芪、党参；利湿要防止过寒伤正，尽量不选用苦寒之品。（孟如教授临床医案）

案例二：邓某，女，71岁，2012年10月初诊。

尿频、急，伴小便颜色异常反复发作10余年。小便频数不甚赤涩，淋沥不已，神疲乏力，少腹冷痛，手足不温，腰膝酸软，大便稀溏。舌淡红苔白腻，脉沉迟无力。尿常规（2012-10-16）显示：隐血（＋），尿白细胞（2＋），红细胞（＋）5.28p/μl，白细胞（2＋）122.76p/μl。辨治：患者年老久淋不愈致正气亏虚，以脾肾阳虚为主。治以温补脾肾、利湿通淋：附子10g（先煎3小时），桂枝15g，山茱萸10g，生地15g，山药30g，茯苓20g，泽泻15g，牡丹皮15g，小茴香10g，艾叶15g，杜仲15g，瞿麦15g，萹蓄15g。3剂后，尿频、尿急、小便色红、灼痛症状明显减轻，大便调。继续服用上方5剂症状消失，之后断续服用上方加减30余剂以巩固疗效，至今未复发。

按：本例劳淋证属脾肾阳虚，兼夹湿邪，故治疗应以温补脾肾为主。本例湿邪不重，阳虚明显，故以金匮肾气丸温补脾肾为主，稍佐利湿祛邪之品。临证时要辨清正邪关系，如阳虚与湿邪并重则选用金匮肾气丸或右归丸合八正散加减；如湿热重于阳虚则真武汤合八正散加减。（云南省中医医院肾病科医案）

【文献选读】

《素问·逆调论》："肾者水脏，主津液。"

《金匮要略·五脏风寒积聚病脉证并治》："其病中热胀……小便黄赤，甚则淋。"

《金匮要略·消渴小便不利淋病脉证并治》："淋之为病，小便如粟状，小腹弦急，痛引脐中。"

《中藏经》："劳淋者，小便淋沥不绝，如水滴漏而不断绝腰部酸软，劳累加重。"

《诸病源候论·诸淋病候》："诸淋者，由肾虚而膀胱热故也。""宿病淋，得热而发者。""劳淋者，谓劳伤肾气，而生热成淋也。""小便淋沥不断、涩痛不甚，遇劳即发。"

《集验方》："五淋者，石淋、气淋、膏淋、劳淋、热淋也。"

《景岳全书·淋浊》谓："淋之初病，则无不由乎热剧，无容辨矣，但有久服寒凉而不愈者，又有淋久不止及痛涩皆去，而膏液不已，淋如白浊者，此惟中气下陷及命门不固之证也，故必以脉以证，而察其为寒为热为虚，庶乎治不致误。"

《证治准绳·杂病·淋》："劳淋者，劳倦即发。"

《医碥·淋》："劳淋，劳则动火，热流膀胱所致。"

参 考 文 献

[1] 刘舒音.中医治疗尿路感染的证治探讨与疗效观察［J］.中医药学刊，2006，24（5）：969-970.
[2] 中国国家药典委员会.中华人民共和国药典［M］.第1版.北京：化学工业出版社，2000.

（张春艳）

第五节　慢肾风（慢性肾小球肾炎）

【概述】　慢性肾小球肾炎（Chronic Glomerulonephritis，CGN）简称慢性肾炎，多

以蛋白尿、血尿、水肿、高血压为主要临床表现。起病隐匿、病情迁延、病变进展缓慢，同时可有不同程度的肾功能减退，最终常进展至肾衰竭。临床上以尿异常改变（蛋白尿、血尿及管型尿）和水肿、高血压、肾功能损害等为特征。

本病发病率较高，多见于青壮年，男性居多。随着病情的发展，患者可出现肾衰竭。据统计，目前我国引起慢性肾衰竭的原发病因中，慢性肾小球肾炎占 64.6%。

慢性肾小球肾炎的病因尚不明确，少数慢性肾炎是由急性肾炎发展而至（直接迁延或临床痊愈若干年后再现），据统计，约占慢性肾炎的 15%～20%。部分患者无明显肾炎表现，但肾炎缓慢发展，若干年后发展为慢性肾炎，约占总数的 50%～70%。

慢性肾炎在古代中医学中没有相应的病名，目前国家中医药管理局《中医诊疗方案》对应的病名为"慢肾风"。《黄帝内经》中所谈的水病、水气及《金匮要略》中所谈的正水、石水均与慢性肾炎之水肿相似。《素问·水热穴论》有："……水病下为胕肿大腹，上为喘呼，不得卧者，标本俱病。"《素问·平热论篇》说"诸有水气者，微肿先见于目下也"。《金匮要略·水气病脉证并治》记述："正水，其脉沉迟，外证自喘。""石水其脉自沉，外证腹满不喘。""脾水者，其腹大，四肢苦重，津液不生，但若少气，小便难。"又如《丹溪心法·水肿》提出："若遍身肿，不烦渴，大便溏，小便少，不涩赤，此属阴水。"此描述与慢性肾炎之水肿极为相似。由于肾脏位于腰部，故肾小球炎症可表现为中医学所讲的腰痛病。正如《金匮要略·水气病脉证并治》所云："肾水者，其腹大，脐肿腰痛，不得溺，阴下湿如牛鼻上汗，其足逆冷，面反瘦。"此处描述的腰痛与慢性肾炎腰痛相似。慢性肾炎持续发展，蛋白不断丢失，肾功能不断损伤，全身功能减退即可出现中医学所说的"虚劳"症状；此外，慢性肾炎常常并发高血压，因此又可表现为"头痛""眩晕"等病症。

慢性肾炎的发生与先天禀赋不足、饮食劳倦、情志不遂、风邪外袭、感受寒湿有关。多由于外邪侵袭，内伤脾肾，但外因必须通过内因而起作用，即"正气存内，邪不可干"，因此脾肾虚损实为本病的内因。本病病机为本虚标实，本虚以肺脾肾虚损为主，日久损及心、肝，标实为湿热、瘀血、痰饮。

先天禀赋不足，后天失养，房劳过度，生育不节等导致肾气内伐，肾精亏损。肾虚则封藏失职，气化失司或精微下泄，水液潴留而成水肿。饮食不节或思虑过度，日久伤肾。脾失健运，水湿内停，泛溢肌肤而成水肿；脾虚不能升清而致精微下泄。脾虚失摄，血溢脉外而成尿血；脾胃虚弱，气血生化不足，日久而成虚劳。情志不遂致肝失疏泄、气机不畅，日久则引起血瘀水停。肝郁则日久化热，耗气伤阴，继而出现肝肾阴虚或气阴两虚。阴虚或瘀血阻络均可导致尿血。风邪外袭，肺失宣降，水道不通则致风遏水阻，风水相搏，泛溢肌肤发为水肿。在肺肾气虚不能卫外的情况下，又外受风寒湿热等邪气，客而不去，而脾虚运化水湿之职失司，致水湿稽留体内，外溢于肌肤则发水肿，积于胸则可出现胸闷、气短、喘咳，中滞于腹则见脘腹胀满。久居湿地或冒雨涉水，或嗜食生冷均可导致水湿内停，脾气受困，脾失健运则水湿泛溢而发为水肿。而水湿内阻日久可化热伤阴，阻遏气机致气滞、血瘀、湿热等邪实之证，久则伤正，阴阳气血亏虚，出现腰痛，虚损等证候。患者长期蛋白尿、血尿，精微漏出，耗伤元气，损伤脾肾，而致脾肾虚损，其中尤以脾肾气虚为其本证。

【从扶阳理论释因】　水肿一词最早见于《内经》，又称"水病、水气"。《素问·水热穴论》云"肺为喘呼，肾为水肿"。《灵枢·水胀》指出"水始起也，目窠上微肿，如新卧起之状，其颈脉动，时咳，阴股间寒，足胫肿，腹乃大，其水已成矣。以手按其腹，随手而起，如裹水之状，此其候也"。《素问·水热穴论》说"勇而劳甚则肾汗出，肾汗出逢于风，内不得入于藏府，外不得越于皮肤，客于玄府，行于皮里，传为胕肿。本之于肾，名曰风水。"《金匮要略·水气病脉证并治》云"脾水者，其腹大，四肢苦重，津液不生，但苦少气，小便难"；"肾水者，其腹大，脐肿腰痛，不得溺，阴下湿如牛鼻上汗，其足逆冷，面反瘦"。提出五脏水即心水、肝水、肺水、脾水、肾水。《诸病源候论·水病诸候》明确指出"水病者，由脾肾俱虚故也。肾虚不能宣通水气，脾虚又不能制水，故水气盈溢，渗溢皮肤，流遍四肢，所以通身肿也"。《丹溪心法·水肿》云"若遍身肿，烦渴，小便赤涩，大便闭，此属阳水；若遍身肿，不烦渴，大便溏，小便少，不赤涩，此属阴水"，首次将水肿分为阴水和阳水，"阴水"与慢性肾炎之水肿相似。《医宗必读·水肿胀满》指出"阳证必热，热者多实；阴证必寒，寒者多虚"，提出水肿应辨虚实。《症因脉治·肿胀总论》曰："寒湿身肿之因，或时令阴雨，天气寒冷，或居处阴湿，阴寒之气袭于肌表，或因汗出遇水，水寒所伤，则寒湿肿之证成矣。"指出寒湿可导致水肿。

慢性肾炎持续发展，机体失养会出现"虚劳"的表现。《灵枢·邪气脏腑病形》载"若醉入房，汗出当风，则伤脾。……若入房过度，汗出浴水，则伤肾。"指出劳倦过度伤肾。王冰注《素问·评热病论》最早记述"肾劳"一词，"劳，谓肾劳也"。《金匮要略·血痹虚劳病脉证并治》有"男子脉虚沉弦，无寒热，短气里急，小便不利，面色白，时目瞑，兼衄，少腹满，此为劳使之然"。《脾胃论·脾胃虚则九窍不通论》曰："真气又名元气，乃先身之精气也，非胃气不能滋之。"《脾胃论·脾胃虚实传变论》曰："脾胃之气既伤，而元气亦不能充，而诸病之所由生也。""胃虚则五脏六腑、十二经、十五络、四肢皆不得营运而百病生焉。"指出肾中精气需脾胃滋养，脾胃虚损则肾失所养，此为肾病从脾胃治疗提供了理论依据。

慢性肾炎患者多伴血尿。《内经》称为"溲血""溺血"，如《素问·四时刺逆从论》说："少阴……涩则病积溲血。"《诸病源候论·血病诸候》认为"风邪入于少阴则尿血"。

《素问·风论》有"肾风之状，多汗恶风，面庞然浮肿，脊痛不能正立，其色炲，隐曲不利，诊在肌上，其色黑"，提出"肾风"的概念。是与慢性肾炎的症状相似。

【用扶阳法论治】

《素问·汤液醪醴论》指出："平治于权衡，去苑陈莝，……开鬼门，洁净府。"《金匮要略·水气病脉证并治》指出"诸有水者，腰以下肿，当利小便；腰以上肿，当发汗乃愈。"《血证论》曰："瘀血化水，亦发水肿，是血病而兼水也。"总之，应根据"本虚标实"的病机特点，标本兼治。

《济生方》云："阴水为病，脉来沉迟，色多青白。不烦不渴，小便涩少而清，大腑多泄，此阴水也，则宜用温暖之剂，如实脾散、复元丹是也。"《景岳全书·肿胀》认为："水肿证以精血皆化为水，多属虚败，治宜温脾补肾，此正法也。"因此总结出扶阳法治疗水肿病有温补脾肺肾的不同，从肺论治温阳宣肺利水，从脾论治温运脾阳利水，从肾论治温肾利水。明·秦景明《症因脉治》认为："寒湿身肿之治：恶寒身痛，先宜温经散湿，冬月麻黄桂枝汤，余月羌独败毒散。湿气窒滞者胜湿汤。肺经伤湿，喘咳水肿，导水茯苓汤。"

一、肺肾气虚证

症状：颜面浮肿或肢体肿胀，疲倦乏力，少言懒语，自汗出，易感冒，腰脊酸痛，面色萎黄，舌淡，苔白润，脉细弱。

病机分析：由于先天禀赋不足或久病耗伤致肺肾亏虚。肾气虚主水不利，水溢肌肤则颜面浮肿或肢体肿胀；肺气虚弱，卫表不固，则自汗、易感冒；肺为气之主，肾为气之根，肺肾气虚则少言懒语；肾虚外府失养则腰脊酸痛；气虚失于濡养则面色萎黄。舌淡，苔白润，脉细弱均为气虚之象。

治法：补益肺肾。

方药：玉屏风散（《医方类聚》）合金匮肾气丸（《金匮要略》）加减。药用黄芪、熟地、防风、肉桂、白术、山茱萸、怀山药、丹皮、茯苓、泽泻。

临证参考：若见血尿者加墨旱莲、茜草、白茅根，若见蛋白尿者加芡实、金樱子等。

二、脾肾气虚证

症状：腰脊酸痛，神疲乏力，面色㿠白，头面或四肢浮肿，纳少便溏，尿频或夜尿多，舌淡边有齿痕，苔薄白，脉细。

病机分析：由于素体脾虚或久病不愈致肾气亏虚，脾肾气虚失于固摄则尿频或夜尿多；脾气虚升提无力则少腹坠胀；肾虚外府失养则腰脊酸痛；脾肾气虚，机体失养则神疲乏力；脾虚水湿不运，肾虚主水不利，水泛肌肤则头面或四肢浮肿；脾失健运则纳少便溏；面色㿠白，舌淡苔白，脉沉细无力均为脾肾气虚之象。

治法：益气健脾，渗湿消肿。

方药：参苓白术散（《太平惠民和剂局方》）加减。药用黄芪、党参、白术、茯苓、莲子、薏苡仁、白扁豆、山药、砂仁、桔梗、甘草。

临证参考：若水肿甚者，可加泽泻、冬瓜仁增强利水之功；若纳少腹胀甚者，可加陈皮、大腹皮，以增强理气祛湿之力。

三、脾肾阳虚证

症状：面色苍白，形寒肢冷，腰膝酸软，尿少浮肿，甚则出现胸腹水，神疲乏力，腹胀纳差，大便稀溏，性功能低下或月经失调。舌淡胖、有齿印，苔白滑，脉沉细或沉迟无力。

病机分析：久病不愈致脾肾阳气亏虚，肾阳虚膀胱失于温煦，膀胱气化不利则尿少；脾阳虚水湿不运，肾阳虚主水不利，水泛肌肤则浮肿、胸腹水；阳虚失于温煦则面色苍白、形寒肢冷；肾主骨生髓，肾虚失养则腰膝酸软；脾肾气虚，机体失养则神疲乏力；脾失健运则纳少便溏；肾阳虚失于温煦则肾亏精冷，故性功能低下或月经失调；舌淡胖、有齿印，苔白滑，脉沉细或沉迟无力均为脾肾阳虚之象。

治法：温补脾肾。

方药：偏肾阳虚者以真武汤（《伤寒论》）加减，偏脾阳虚者以实脾饮（《济生方》）加减。药用附子、人参、白术、干姜、炙甘草等。

临证参考：若肾阳虚甚、形寒肢冷、大便溏薄明显者，可加补骨脂、肉桂以温补肾阳；水肿明显者，可用实脾饮合真武汤加减以温阳利水；伴有胸水而咳逆上气、不能平卧者，合用葶苈大枣泻肺汤，泻肺利水、下气平喘；若伴腹水者，可合用五皮饮以利水；若脾虚甚者可加生黄芪补气利水。

【用药分析】　扶阳法治疗慢性肾炎主要体现在温肾、健脾、补肺。一是温补肾阳，临床方选真武汤、济生肾气丸、金匮肾气丸、右归丸、右归饮等。常用药有附子、肉桂、淫羊藿、仙茅、杜仲、肉豆蔻、菟丝子、补骨脂、益智仁、芡实等。二是健脾，温补脾阳，临床方选参苓白术散、黄芪建中汤、香砂养胃丸（《万病回春》）等加减。常用药有黄芪、党参、白术、茯苓、甘草、桂枝、木香、砂仁、山药等。三是温补肺气，临床方选玉屏风散、苓桂术甘汤等加减。常用药有黄芪、防风、细辛、生姜、桂枝、胡桃肉等。

【临证验案】

案例一：赵某，男，39岁。于2011年3月初诊。

双下肢水肿伴乏力时轻时重5余年。患者5年前因受凉发热后出现双下肢水肿、乏力、腰痛，化验尿常规：尿蛋白（2＋），红细胞（2＋）。诊为"急性肾小球肾炎"，予对症治疗后水肿消失，尿蛋白（＋），红细胞（＋）。但每于感染、劳累后病情加重。现症见：双下肢浮肿，泡沫尿，疲倦乏力，少言懒语，自汗出，易感冒，腰脊酸痛，面色萎黄，舌淡，边有瘀点，苔白润，脉细弱。尿常规示：隐血（＋），红细胞（2＋），尿蛋白（2＋）。辨治：患者久病致肺肾亏虚，治以补益肺肾：黄芪25g，熟地20g，防风15g，肉桂10g，白术10g，山茱萸10g，怀山药30g，丹皮15g，茯苓20g，泽泻15g，墨旱莲15g，茜草20g，炒蒲黄15g。共14剂，水煎服日一剂。二诊自汗、乏力、腰脊酸痛明显减轻。续予上方20剂。患者症状均减轻。尿常规示：隐血（＋），红细胞15个/μl，尿蛋白（＋）。遵上方加减间断服用半年。患者仅感冒1次，尿蛋白（2＋），红细胞（＋）。

按：本例慢性肾炎证属肺肾气虚，兼夹瘀血，故治疗应以补益肺肾为主，佐以活血。活血药物应选用具有活血止血作用的药物，如炒蒲黄、三七等，防止活血致出血加重。（孟如临床医案）

案例二：李某，女，62岁，2012年5月初诊。

腰脊酸痛、下肢水肿反复发作10余年。泡沫尿，腰脊酸痛，神疲乏力，双下肢浮肿，时有腹胀，胃脘隐痛，纳少便溏，尿频，舌淡，边有齿痕，苔白腻，脉细。尿常规（2012-5-10）示：蛋白（2＋）。辨治：患者年老久病致正气亏虚，以脾肾气虚为主。治以益气健脾，渗湿消肿：黄芪30g，党参15g，白术10g，茯苓20g，莲子15g，薏苡仁20g，陈皮10g，白扁豆15g，山药30g，砂仁5g，芡实20g，苍术5g，甘草5g。7剂后，腰脊酸痛、神疲乏力症状明显减轻，大便调。继续服用上方加减20剂胃脘隐痛缓解，腹胀消失，纳食好转，水肿减轻。之后断续服用上方加减半年以巩固疗效，尿常规示尿蛋白（2＋），症状缓解。

按：本例慢性肾炎属脾肾气虚，兼夹湿邪，故治疗应以温补脾肾为主。本例湿邪不重，阳虚明显，且以脾阳虚为主，故以参苓白术散加减益气健脾，渗湿消肿。方中加黄芪与党参共为君药，健脾益气，黄芪有补气升阳、益卫固表、利水消肿之功，现代药理研究黄芪具有降尿蛋白、提高肾小球滤过率、调节免疫淋巴细胞、增加肝脏白蛋白合成及改善高凝状态等作用。黄芪能部分纠正肾脏的高灌注、高滤过状态。（云南省中医医院肾病科医案）

【文献选读】

《素问·水热穴论》："故水病下为胕肿大腹，上为喘呼，不得卧者，标本俱病，故肺为喘呼，肾为水肿，肺为逆不得卧，分为相输俱受者，水气之所留也。"

《素问·评热病论》："勇而劳甚，则肾汗出；肾汗出逢于风，内不得入于藏府，外不得越于皮肤，客于玄府，行于皮里，传为胕肿。本之于肾，名曰风水"。

《灵枢·水胀》："水始起也，目窠上微肿，如新卧起之状，其颈脉动，时咳，阴股间寒，足胫肿，腹乃大，其水已成矣。以手按其腹，随手而起，如裹水之状，此其候也。"

《素问·宣明五气论》："五劳所伤：久视伤血，久卧伤气，久坐伤肉，久立伤骨，久行伤筋。"

《素问·风论》："肾风之状，多汗恶风，面庞然浮肿，脊痛不能正立，其色炲，隐曲不利，诊在肌上，其色黑。"

《素问·汤液醪醴论》："平治于权衡，去苑陈莝，……开鬼门，洁净府。"

《灵枢·邪气脏腑病形》："若醉入房，汗出当风，则伤脾……若入房过度，汗出浴水，则伤肾。"

《素问·四时刺逆从论》："少阴一涩则病积溲血。"

《金匮要略·水气病脉证并治》："正水，其脉沉迟，外证自喘。""石水其脉自沉，外证腹满不喘。""脾水者，其腹大，四肢苦重，津液不生，但若少气，小便难。""肾水者，其腹大，脐肿腰痛，不得溺，阴下湿如牛鼻上汗，其足逆冷，面反瘦。""男子脉虚沉弦，无寒热，短气里急，小便不利，面色白，时目瞑兼衄，少腹满，此为虚劳使之然。"

《金匮要略·水气病脉证并治》："诸有水者，腰以下肿，当利小便；腰以上肿，当发汗乃愈。"

《诸病源候论·水病诸候》："水病者，由脾肾俱虚故也。肾虚不能宣通水气，脾虚又不能制水，故水气盈溢，渗溢皮肤，流遍四肢，所以通身肿也。"

《诸病源候论·血病诸候》："风邪入于少阴则尿血。"

《丹溪心法·水肿》："若遍身肿，不烦渴，大便溏，小便少，不涩赤，此属阴水。"

《脾胃论》："脾胃之气既伤，而元气亦不能充，而诸病之所由生也。""胃虚则五脏六腑、十二经、十五络、四肢皆不得营运而百病生焉。""真气又名元气，乃先身生之精气也，非胃气不能滋之。""脾胃之气既伤，而元气亦不能充，而诸病之所由生也。"

《济生方》："阴水为病，脉来沉迟，色多青白。不烦不渴，小便涩少而清，大腑多泄，此阴水也，则宜用温暖之剂，如实脾散《济生》、复元丹《三因极一病证方论》是也。"

《景岳全书·肿胀》:"水肿证以精血皆化为水,多属虚败,治宜温脾补肾,此正法也。"

《医宗必读·水肿胀满》:"阳证必热,热者多实;阴证必寒,寒者多虚。"

《症因脉治·肿胀总论》:"寒湿身肿之因,或时令阴雨,天气寒冷,或居处阴湿,阴寒之气袭于肌表,或因汗出遇水,水寒所伤,则寒湿肿之证成矣。""寒湿身肿之治:恶寒身痛,先宜温经散湿,冬月麻黄桂枝汤,余月羌独败毒散。湿气窒滞者胜湿汤。肺经伤湿,喘咳水肿,导水茯苓汤。"

参 考 文 献

[1] 卢晓峰,黄海燕.黄芪治疗肾脏疾病的药理研究进展[J].现代中西医结合杂志,2008,17(27): 4369-4371.

[2] 祁忠华,林善锬,黄宇峰.黄芪改善糖尿病早期肾血流动力学异常的研究[J].中华糖尿病杂志, 1999,7(3):147-149.

(张春艳)

第六章　扶阳理论在内分泌疾病中的应用

第一节　概　　述

内分泌代谢疾病可由多种原因引起，表现为功能亢进和功能减退，常见病如糖尿病、甲状腺疾病、肥胖症等。中医学对相同或相似于本系统疾病的各种病证有详尽的记载，并形成了独特的理论体系。针对这类疾病的病因、病机、证候、防治和预后转归等，都有精辟的论述。成书于东汉末年的《伤寒杂病论》中记载了消渴、虚劳、水肿、血痹、痰饮、惊悸、脏躁、百合病、黑疸等病证。内分泌代谢疾病的病因和发病机制十分复杂，而阴阳失调是基本病机。《素问·阴阳应象大论》云："阴阳者，天地之道也，万物之纲纪，变化之父母，生杀之本始，神明之府也，治病必求于本。"阴阳调和则身健体壮，阴阳失调则百病丛生。阴盛则阳病，阳盛则阴病。阴胜则寒，阳胜则热。阴虚则热，阳虚则寒。阴阳在生理上互根互用，病理上互相影响。故察色按脉，首辨阴阳。阴阳之盛衰、互损、格拒、亡失导致了许多内分泌代谢疾病或疾病某个阶段的病情变化。扶阳气就是根据"寒者热之""虚则补之"的原则，以甘温辛热的药物为主组成方剂，治疗阳虚里寒证，该治疗方法在内分泌代谢疾病功能减退者和老年患者中运用广泛。

一、病因病机

内分泌代谢疾病的致病因素主要有饮食不节、情志失调、劳逸失度、禀赋不足等。饮食不节主要为过食肥甘或偏嗜肥甘厚味；情志失调以怒、思、恐为多见；劳逸失度主要指房劳过度、久坐少动、调摄失宜等；禀赋不足是指先天气血阴阳脏腑功能活动的偏盛偏衰。禀赋不足为内因，其他因素是外因，内外因相互作用而致病。

1. 饮食不节　《黄帝内经》曰："饮食自倍，肠胃乃伤。"又说："肥者令人内热，甘者令人中满。"若暴饮暴食、过食肥甘、饮食偏嗜，或寒温失宜，可损伤脾胃，脾胃运化失司，水湿凝聚成痰，痰蕴日久，化热伤津而成消渴；痰湿膏脂聚于腠理肌肤则发为肥胖；脾之运化失常，气血生成不足，日久可导致虚劳。

2. 情志失调　情志不畅，肝失疏泄，则中焦气机郁滞，出现肝脾不调或肝胃不和，进一步影响到脾胃的运化功能，饮食滞而生热，水湿壅而成痰，热伤津液发为消渴，痰浊停聚可发为肥胖。

3. 劳逸失度　久坐久卧，缺乏劳作运动，是产生消渴、肥胖等病的重要因素。《黄帝内经》云："久卧伤气，久坐伤肉"，伤气伤肉可造成脾虚，脾气虚弱则运化功能减退，水湿不化，聚湿生痰，形成肥胖；痰湿郁久化热伤津，则发为消渴。素体阴虚，复因房劳过度，精血耗损，则出现阴虚火旺，上蒸肺胃而发为消渴。妇女产后出血过多，失于调护，气随血耗，精随血失，导致精气血虚，日久成虚劳；或先天禀赋不足，或早婚、房事不节等也可损伤肾阳，耗伤气血，气血阴阳失调，可引起虚劳。

4. 禀赋不足　《灵枢·五变》曰："五脏皆柔弱者，善病消瘅。"先天禀赋不足，五脏失养，肾精亏虚，精血虚弱，终至津亏液竭而发为消渴。脾阳虚弱则运化无力，水湿不化，清浊升降不分，痰湿留滞体内而发为肥胖。先天不足，体质薄弱，若再遇后天失养，则脏腑气血阴阳亏虚日甚，发为虚劳。

5. 其他因素　年老体弱，久病亏虚，治疗失当等因素，亦可引起脏腑气血阴阳的损伤，而发为虚劳、肥胖或消渴等内分泌代谢疾病。

二、治疗方法

清代程钟龄在《医学心悟》中提出："治病之法，八法尽之。"具体为温、补、清、消、汗、下、吐、和八法。临床上，内分泌代谢疾病较少使用汗吐二法，其余六法常用，具体描述如下。

1. 温阳益气法　脾肾阳虚，中焦虚寒或命门火衰，机体失于温煦，导致消渴、虚劳、肥胖诸病，治疗宜温补脾肾之阳为主，代表方剂为附子理中丸、右归丸之类。常用温补脾肾药物如附子、干姜、肉桂、人参、白术、鹿茸、巴戟天、仙茅、淫羊藿、菟丝子、肉苁蓉等。

2. 补血滋阴法　阴血不足，不能滋养全身，导致消渴、虚劳诸病者，治疗宜滋阴补血为主，代表方剂为四物汤、六味地黄丸、左归丸之类。常用滋阴补血的药物如熟地、当归、白芍、麦冬、玄参、枸杞子、山茱萸等。

3. 清热降火法　消渴、虚劳、肥胖诸病中见阴虚火旺或五脏六腑实热者，治疗宜清热泻火或滋阴降火，常用的代表方剂为白虎汤、知柏地黄丸等。常用清热之品有生石膏、知母、桑白皮、栀子、黄柏、黄芩、黄连等；阴虚火旺者，应以滋阴药为主，佐以清热降火之药。

4. 消积化痰法　因饮食不节，或食物积滞，脾胃运化失司，导致体内痰湿阻滞或痰湿壅盛，引发消渴、肥胖等疾病，治疗宜消食化积，健脾化痰为主，常用的代表方剂为保和丸、二陈汤之类。常用健脾消食化痰药如山楂、谷芽、麦芽、神曲、莱菔子、白术、陈皮、茯苓、半夏等。

5. 下法　在内分泌代谢疾病病程中，出现有形之邪积于胃肠的便秘证者，可用通腑泻下之法来治疗，常用的代表方有大承气汤、小承气汤、调胃承气汤、麻子仁丸等，但下法的药物峻猛，使用时要务必辨证准确，仔细斟酌。

6. 和法　因肝郁脾虚、肝胃不和、营卫不和或寒热错杂等证，引起体内气血生化不足或阴阳平衡失调，导致消渴、虚劳、肥胖病，治疗宜采取疏肝健脾，调和营卫，寒热平调等法，常用的代表方剂为逍遥散、桂枝汤、半夏泻心汤之类。

第二节　消　　渴

【概述】　糖尿病是一组由于胰岛素分泌缺陷及其生物学作用障碍引起的、以高血糖为特征的代谢性疾病。由于体内胰岛素分泌缺陷或胰岛素抵抗，或两者同时存在，引起糖、脂肪、蛋白质代谢紊乱而出现各种脏器，尤其是眼、肾、神经及心血管的长期损害，导致功能不全和衰竭。

糖尿病归属中医"消渴病"范畴，中医对消渴病的认识、治疗、预防的历史源远流长。消渴病是以多尿、多饮、多食、消瘦、尿有甜味等为主要临床表现。一般认为，其发病机理主要是禀赋不足，阴津亏虚，燥热偏胜。治疗消渴病不能单纯养阴，适当运用温阳法十分必要。

【从扶阳理论释因】　中医认为消渴病的病因病机主要是禀赋不足，阴津亏损，燥热偏胜。故清热润燥、养阴生津之法，成为治疗消渴病之主流。然古代文献早有温阳法治疗消渴病的记载，肾虚致消学说首见于《黄帝内经》。《灵枢·本藏》认为五脏虚弱易致消渴，如"脾脆则善病消瘅易伤。"，"肾脆则善病消瘅易伤。"《灵枢·邪气藏府病形》云："肾脉微小为消瘅。"肾为人体的先天之本，肾中精气所化之肾阴、肾阳是人体阴阳的根本，五脏之阳非此不能发，五脏之阴非此不能滋。故消渴病当从肾论治。若肾阳不足，气化失常，津液有降无升，则口渴多饮而溲多；肾阳不足，不温脾阳，水谷精微不布五脏而下趋，故多食而消瘦。医圣张仲景首开温阳补肾治疗消渴病之先河，《金匮要略·消渴小便不利淋病脉证并治》记载："男子消渴，小便反多，以饮一斗，小便一斗，肾气丸为主。"《伤寒论·辨太阳病脉证并治》云："脉浮，小便不利，微热消渴者，与五苓散。"用温通阳气法治疗消渴病给后人以极大启示。唐代王焘的《外台秘要》云："消渴者，原其发动，此则肾虚所致……腰肾既虚冷，则不能蒸于上，谷气则尽下为小便者也，故味甘不变，其色清冷，则肌肤枯槁也。"指出消渴病病机在于"腰肾虚冷"。论及消渴病之消瘦症状则云："消渴疾者，下泄为小便，此皆精气不实于内，则便羸瘦也。"口渴症状是由于肾阳虚不能蒸腾津液上承引起，"譬如釜中有水，以火暖之，其釜若以板盖之，则暖气上腾，故板能润也；若火无力，水气不能上，此板终不可得润也"。

1. 素体阳虚　由于先天禀赋不足，五脏虚弱；或后天失养，生化不足，脾肾虚损，素体阳虚，而出现阳虚体质者。

2. 年老阳气亏虚　老年人易出现阴阳亏虚，尤其以阳虚为主，而阳虚又多以肾阳亏虚为主。

3. 饮食偏嗜伤阳　饮食偏嗜，喜食瓜果生冷，容易损伤脾胃阳气；酒为湿热之品，长期嗜酒，生痰生湿，阻遏气机，使气机升降失常。湿为阴邪，阴胜则阳病，故其侵犯人体，最易损伤阳气，可导致阳虚。

4. 肥胖患者容易阳虚　肥胖人的病理属性是本虚标实，气虚阳虚为本，多痰多湿为标。糖尿病肥胖者多有痰湿见证，其体质常见是虚证。

5. 久病不愈导致阳虚　有些病人发病初期，以阴虚燥热为主。但长期治疗不愈，病程日久，可阴损及阳，导致阳虚。

6. 长期药物治疗可导致阳虚　长期药物的治疗，损伤人体正气。特别是治疗消渴病的过程中，使用养阴清热药物性多苦寒，长期过用苦寒伤阴之品，终致阴虚及阳虚，从而使消渴患者出现阳虚体质。

7. 五志所伤导致阳虚　喜伤心，忧伤肺，思伤脾，怒伤肝，恐伤肾，情志不调，使人体气机紊乱，脏腑阴阳气血失调，导致疾病的发生。故情志所伤也可导致阳虚。

8. 房劳所伤　《外台秘要·消渴篇》云："房事过度，致令肾气虚耗故也。下焦生热，热则肾燥，肾燥则渴。"说明房事过度，耗伤肾气，肾精亏损，虚火内生，则火因水竭而益烈，水因火烈而益干，终致消渴。

【用扶阳法论治】　西医在控制患者血糖方面具有无可比拟的优势，但血糖控制良好并不能完全阻止并发症的发生。中医在论治糖尿病时，多从阴虚燥热立论，病机阴虚为本、燥热为标。清热润燥、养阴生津为治疗消渴病之常法。但有临床实践显示，部分消渴病的病机实为阳虚枢机不利为本，阴虚燥热为标，在治疗中要注重温补脾肾阳气，畅达阳气运行环境。根据阴阳互根的原理，阴损必及阳，阳损必及阴，终至阴阳两虚，故在扶阳时不宜过于刚燥以耗阴；育阴时不宜过于滋腻以碍阳。

消渴病温阳法主要有：温补脾阳法、温补肾阳法、阴阳双补法、温阳益气法、温阳活血法、温补脾肾法、温阳利水法、回阳固脱法等。

一、脾阳虚证

症状：身冷畏寒，饮一溲一，胃脘冷痛，脐腹作痛，或肠鸣即泻，泻下完谷不化，可有大便失禁，伴乏力倦怠，身体消瘦，腰膝酸软，舌淡苔白，脉沉细无力。

病机分析：消渴日久阳气虚衰，寒自内生则见身冷畏寒；阳虚寒凝，气机不畅则见脘腹疼痛；脾阳亏虚，脾失运化，导致腹泻；脾阳虚损及肾阳，命门火衰，不能助脾胃腐熟水谷，运化精微，则泻下完谷不化或有大便失禁；脾虚气血生化无源则见乏力倦怠，身体消瘦；久病及肾，腰为肾之府，肾虚则腰膝酸软；舌淡苔白，脉沉细无力均为脾阳亏虚之证。

治法：温补脾阳。

方药：附子理中汤（《太平惠民和剂局方》）加减。药用炮附子、黄芪、党参、白术、粳米、半夏、甘草、大枣、吴茱萸、干姜。泻下滑脱不禁，或虚坐努责，加用木香、肉豆蔻、罂粟壳。

临证参考：消渴病腹泻的主要病机是脾肾俱伤。脾虚不能运化水谷精微，则水湿停留，下泻于大肠；若脾虚不能升清别浊，也可导致泄泻。久泄不止，就会伤及脾肾阳气。临证施治要着眼于脾肾，常用理中汤、补中益气汤、胃苓汤、参苓白术散、四神丸等。对寒热错杂证之腹泻，可加葛根芩连汤或白头翁汤以寒热平调，兼肝郁者加痛泻要方。若为慢性泄泻，则应汤剂、丸剂和散剂交替应用。汤剂吸收快，发挥药效迅速，用于病情较重或病情不稳定之时，丸剂和散剂吸收较慢，但药效持久，服用方便。

二、肾阳虚证

症状：身寒畏冷，神疲懒言，腰膝乏力，尿如脂膏，尿意频频，或小便不利，甚或点滴不出，或小便清长，阳痿，或全身浮肿，舌质淡胖，舌色黯淡，苔白滑，脉沉弱无力。

病机分析：消渴病日久肾阳亏虚，蒸腾气化功能失常，既可出现"关门不利"的小便量少，尿意频频，又可出现气不化水的小便清长。若肾阳不足，气化失司，膀胱阖而不开，则发生癃闭。脾肾虚则水妄行，盈溢皮肤而全身浮肿。《圣济总录》曰"消渴病久，肾气受伤，肾主水，肾气虚衰，气化失常，开阖不利，能为水肿"。肾阳衰败，浊毒内停，肾不藏精，可见小便混浊，夜尿增多；肾虚气化无力致脾气不足，心血不长，清阳不升，则身寒畏冷，神疲懒言，腰膝乏力，舌质淡胖，舌色暗淡，苔白滑，脉沉弱无力为肾阳不足之象。

治法：温补肾阳。

方药：金匮肾气丸（《金匮要略》）加减。药用附子、桂枝、熟地黄、山茱萸、山药、泽泻、茯苓、丹皮。小便不利重者酌加王不留行、车前子；寒邪重者可加细辛、葛根、桂枝、巴戟天、肉苁蓉；疼痛剧烈者可加川乌、干姜，或酌量使用马钱子；瘀血重者可加五灵脂、炒蒲黄、水蛭，或同时服用桂枝附子汤，其药物组成是：桂枝、附子、生姜、甘草、大枣。

临证参考：消渴病神经性膀胱炎属中医的"淋证"和"癃闭"范畴，为消渴日久，导致三焦气化功能失常，与肾、脾、心有关，多为虚证。可用补中益气汤，重用黄芪合用二仙汤或济生肾气丸、苓桂术甘汤加减。肾阴亏虚，症见小便滴沥或不通，尿少色赤，头晕目眩，腰膝酸软，五心烦热，口燥咽干，神疲倦怠，夜梦遗精，舌红苔薄，脉细数，方用滋肾通关丸。

三、气虚血瘀证

症状：手足发麻，犹如虫行，肢体末端疼痛，下肢尤甚，短气乏力，倦怠嗜卧，懒于活动，下肢酸软，或面色苍白，自汗畏风，易感冒。舌淡黯，苔白，脉细涩。

病机分析：消渴日久，气阴暗耗或患者年迈，气阴亏虚，气为血之帅，气虚则血行无力，血脉瘀阻，不通则痛，加之筋脉失于濡养，故而肢体麻木疼痛。气虚血少可见体倦、面色无华等症。气虚无力固摄肌表，则自汗畏风，易感冒。舌淡黯，苔白，脉细涩为气血亏虚、血脉瘀阻之象。

治法：温阳益气。

方药：补阳还五汤（《医林改错》）加减。药用生黄芪、当归、赤芍、桃仁、红花、地龙、鸡血藤、路路通。病变以上肢为主加桑枝、桂枝，以下肢为主加川牛膝、木瓜。若四末冷痛，得温痛减，遇寒痛增，下肢为著，入夜更甚，可选用当归四逆汤（《伤寒论》）合黄芪桂枝五物汤（《金匮要略》）化裁。肢体瘙痒者可加地肤子、白鲜皮、何首乌；肢体拘挛者可加木瓜、白芍、赤芍、伸筋草；肢体浮肿者可加防己、桂枝、茯苓。

临证参考：消渴病周围神经病变属于中医学"痹证"及"血痹"范畴。治疗当视脏腑、气血、阴阳辨证施治。气虚较严重的患者选用西洋参，用量一般30~60g；阳虚可选用红参，但用该药时注意剂量适中，并适量加用养阴清热之药以防燥热伤津；阴虚选用生晒参、沙参，用量一般15~60g；脾虚多选用太子参，用量30~60g；血瘀轻则选用桃仁、红花，用量15~30g，重则选用水蛭、穿山甲，用量15~30g；瘀血阻于上焦者多选用川芎、桃仁、红花，阻于中焦者多选用莪术、蒲黄、五灵脂；瘀血阻于下焦者多选用穿山甲、水蛭、血竭、泽兰。

四、脾肾阳虚证

症状：神疲畏寒，肢冷，腰酸膝软，肢体浮肿，下肢为甚，小便清长或短少，夜尿增多，尿浊，小便不甚赤涩，但淋沥不已，时作时止，遇劳即发；或脘闷腹胀，纳呆便溏，甚或五更泄泻，舌淡体胖边有齿痕，脉沉迟无力。

病机分析：本证多因消渴日久，正虚体弱，或年老体虚，致脾虚中气下陷，肾虚膀胱气化不力，故小便淋漓不尽；脾阳不振，运化无权，气不化水，水湿泛溢，以致全身浮肿，腰以下肿甚，伴脘闷腹胀，纳呆便溏；腰为肾之府，肾虚而水气内盛，则腰痛酸重；肾阳衰微，则腰膝以下浮肿，按之凹陷不起；肾阳虚惫，命门火衰，不能温养肢体则肢冷。舌淡体胖边有齿痕，脉沉迟无力为脾肾阳虚表现。

治法：温补脾肾。

方药：附子理中丸（《三因极一病证方论》）合真武汤（《伤寒论》）加减。药用制附子、干姜、党参、炒白术、炙甘草、茯苓、白芍、黄芪、淫羊藿、仙茅、牛膝、车前子、益母草等。若肾阳虚甚者加补骨脂、菟丝子温补肾阳，水肿甚者加玉米须、大腹皮利尿消肿，瘀血重、便秘者加生大黄、川芎、红花、当归、桃仁、肉苁蓉活血化瘀，润肠通便。少腹坠胀，可配合补中益气汤加减；腰膝酸软、怕冷甚，可配合右归丸加减治疗。舌红少苔，可配合知柏地黄丸加减治疗。

临证参考：消渴病肾病的中医辨证应是不断变动发展的，临床上必须抓住其动态演变规律，才能收到良好效果。就气阴两虚而论，有以气虚偏重，有以阴虚偏重，有气虚、阴虚大致相同，临床上必须辨别清楚。气阴两虚偏阴虚，可以转化为肝肾阴虚。气阴两虚偏气虚，既可以转化为脾肾气虚，也可转化为阴阳两虚。反之，原来脾肾气虚或肝肾阴虚者，均能转化为气阴两虚。治疗上应顺应疾病本身的动态变化灵活辨证论治，随证加减。肝肾阴虚型，治宜滋养肝肾，方选知柏地黄丸加减：知母、黄柏、生地、山药、茯苓、丹皮、泽泻、山茱萸。尿频、尿急者加赤小豆、白茅根、淡竹叶；头晕甚者加菊花、钩藤、决明子。气阴两虚型，治宜益气养阴，方选生脉散加减：党参、麦冬、五味子、黄芪、玄参、生地、赤芍、山药、山茱萸。口渴者加花粉，多尿者加木瓜，腰酸者加杜仲、牛膝，内热者加知母、生石膏。脾肾气虚型，治宜健脾补肾，方选水陆二仙丹合补中益气汤加减：金樱子、芡实、黄芪、白术、党参、陈皮、当归、茯苓、山药，易感冒者加防风。阴阳两虚型，治宜温阳化气利水，方选金匮肾气丸加减：制附子、肉桂、熟地、泽泻、山茱萸、茯苓、山药，肾阳虚甚者加淫羊藿、补骨脂、菟丝子，水肿甚者加车前子、大腹皮或大黄，瘀血重者加益母草、川芎、红花。

五、气虚阳脱证

症状：突然心悸大汗淋漓，或汗出如油，声短息微，神疲不支，面㿠神疲，四肢厥冷，或不省人事，舌淡少津、脉虚大无力或微细欲绝。

病机分析：消渴病日久，脏腑功能失调，气阴两虚。阴津耗竭，阴损及阳，元阴元阳欲绝，髓海空虚，元神失守则见神疲不支，面㿠神疲，甚或不省人事；气虚无力固摄津液，气随汗脱而阴阳俱亡，而见大汗淋漓、四肢厥冷等症；舌淡少津、脉虚大无力或脉微细欲绝为气虚阳脱表现。

治法：益气固脱。

方药：参附龙牡救逆汤（《中医儿科学》）加减。药用人参、制附子、生龙骨、生牡蛎、黄芪、炙甘草、麦冬、五味子、石菖蒲、山茱萸等。汗出不止重用山茱萸、黄芪、煅龙骨、煅牡蛎。

临证参考：消渴病合并低血糖症归属于中医脱汗、晕厥、虚风等范畴，因禀赋虚弱、病后体虚、脾胃不健或气血乏源而导致心肝失养、元神失主，进而引发此病。阳不敛阴，汗液大泄而大汗淋漓，或汗出如油；即阳随汗泄，出现亡阳；气随汗脱而阴阳俱亡，则声短息微，神疲不支，面色苍白，四肢厥逆，脉虚大无力，或脉微欲绝。证属亡阴亡阳之脱汗，多见于低血糖症伴循环衰竭，治以益气回阳固脱。

若见四肢抽搐，常因气血不足，血不养筋。气为血之帅，气行则血行，气滞则血滞，气以阳气为根，阳气不足，气血不能上荣于脑，而头晕目眩，幻觉幻想，痴呆不语，两眼发直，不知饥饱；气阴俱虚则神疲自汗，以上诸症属气虚阳脱证，多见于低血糖症伴脑功能障碍。治以益气养血，回阳救逆。

六、心肾阳虚证

症状：猝然心痛，宛若刀绞，胸痛彻背，胸闷气短，畏寒肢冷，心悸怔忡，自汗出，四肢厥逆，面色㿠白，舌质淡或紫黯，苔白，脉沉细或沉迟。

病机分析：消渴病经久不愈，损伤气阴，心阳受损，元气暗耗，心病及肾，导致心肾阳虚，阳虚寒凝，心脉闭阻，故见猝然心痛，痛如刀绞，汗出肢厥等。"久病入络"，气虚血瘀，血运不畅，或气滞血瘀，心络瘀阻，故胸中刺痛，甚者胸痛彻背、背痛彻心。重则虚阳欲脱，阴竭阳绝，阴阳离决而见大汗淋漓、四肢厥冷、脉微欲绝。

治法：益气温阳，通络止痛。

方药：参附汤（《校注妇人良方》）合真武汤（《伤寒论》）加减。药用人参、附子、白术、茯苓、白芍等。面色苍白、四肢厥逆者重用人参、制附子，大汗淋漓加黄芪、煅龙骨、煅牡蛎。

临证参考：消渴病以少气乏力，自汗口干为主要症状，常用黄芪配山药，苍术配玄参，生地配熟地，丹参配葛根。阴虚型以一贯煎为主方，阴阳两虚型以桂附八味丸为主方。兼有冠心病加生脉散；胸痛加厚朴配郁金，血压高加夏枯草、紫石英或三石汤（生石膏、石决明、代赭石）；对少数血糖升高者，可重用黄芪60g，生地、熟地各30g。

七、水气凌心证

症状：气喘，咳嗽吐稀白痰，夜睡憋醒，或夜寐不能平卧，心悸，动则加剧，畏寒，肢冷，腰酸，尿少，面色苍白或见发绀，全身浮肿，舌淡胖，苔白滑，脉沉细或结代。

病机分析：消渴病后期，元气虚弱，肾阳不足，气化不利，水气上逆，凌犯心肺，故见心悸，胸闷，气喘，或倚息不能卧，浮肿等。重则虚阳欲脱，阴竭阳绝，阴阳离决而见大汗淋漓、四肢厥冷、脉微欲绝等。

治法：温阳利水。

方药：葶苈大枣泻肺汤（《金匮要略》）合真武汤（《伤寒论》）加减。药用葶苈子、制附子、茯苓、白术、人参、白芍、桂枝、五加皮等。胸腹腔积液加桑白皮、大腹皮。

临证参考：本证以气血阴阳亏虚为本，气滞、痰浊、血瘀、寒凝为标。本虚者心胸隐痛而闷，因劳累而发，多属心气不足；绞痛兼见胸闷气短，四肢厥冷，则为心阳不振；隐痛时作时止，缠绵不休，动则加剧，则属气阴两虚。标实者闷重而痛轻，兼见胸胁胀痛者多属气滞；胸部窒闷而痛，多属痰浊；胸痛如绞，遇寒则发，为寒凝心脉；刺痛固定不移，夜间多发，舌紫黯或有瘀斑，由心脉瘀滞所致。采用活血通络、健脾祛痰、宣痹通阳、祛寒通络、温阳利水等标本同治的原则。发作期患者应立即卧床休息，缓解期患者要注意适当休息，保证充足睡眠，坚持力所能及的活动，做到静中有动。重视精神调摄，避免过于激动，不宜大怒、大喜、大悲，保持心情愉快。

【用药分析】　《素问·阴阳应象大论》曰："形不足者，温之以气；精不足者，补之以味。"《素问·生气通天论》曰："凡阴阳之要，阳密乃固。"肾气丸中，用肉桂、附子温补命门真阳，山药、熟地、山茱萸补肾中之阴，纳阳气于命门，又可制附子之燥烈，方中茯苓补脾益气，丹皮可凉血活血。仲景立方"存津液，保卫气，扶阳气"，可辨证运用于消渴病以及消渴病肾病、消渴病心脏病、消渴病周围神经病变、消渴病视网膜病变等。消渴病每虚中夹瘀。《血证论·发渴》说："瘀血发渴者，以津液之生，其根出于肾水……瘀血，则气为血阻，不得上升，水津因不能随气上布。"是以阴虚内热，耗津灼液而成瘀血，或病损及阳，阴阳两虚，阳虚则寒凝，亦可导致血瘀。应用现代科学技术手段对糖尿病的研究表明，瘀血证常是糖尿病加重和产生并发症的主要因素。并发症系因瘀血阻络，循环障碍，脏器灌注减少，组织缺血缺氧而生。对血瘀之证，《伤寒论》、《金匮要略》均载有治则和方药。如《伤寒论》239条云："阳明病，其人喜忘者，必有蓄血。所以然者，本有久瘀血，故令喜忘……宜抵当汤下之。"《金匮要略·血痹虚劳病脉证并治》云："五劳虚极羸瘦，腹满不能饮食，食伤、忧伤、饮伤、房室伤、饥伤、劳伤、经络营卫气伤，内有干血，肌肤甲错，两目黯黑。缓中补虚，大黄䗪虫丸主之。"在临床中辨证治疗2型糖尿病，常佐以大黄、䗪虫、水蛭、桃仁、红花、全蝎、蜈蚣等，每收良效。

唐代孙思邈《备急千金要方·消渴》指出消渴病阴损于阳，可用"鹿茸二寸，踯躅、韭子各一升，桂心一尺，附子大者三枚，泽泻三两，浆服五分匕，日三"。因"鹿茸，味甘酸，温，益气强志，生齿不劳，疗虚劳，腰脊痛，小便利"，可峻补温阳填精。另外，治"消中日夜尿七八升方：鹿角炙令焦，末，以酒服五分匕，日二"，取"鹿角，益气力，强骨髓，补绝伤，令人轻身"之力。宋代窦材认为消渴病成因为"此病由心肺气虚，多食生冷，冰脱肺气或色欲过度，重伤于肾，致津不上荣，而成消渴。"在治疗上立倡补肾阳顾护阳气，"……方书作热治之，损其肾元，误人甚多，正书春灸气海三百壮，秋灸关元二百壮，日服延寿丹十丸，二月之后，肾气复生，若服降火药，暂时有效，日久肺气渐衰，变成虚劳而死矣。"陈言《三因方》治疗肾虚消渴、小便无度，用鹿茸丸，方中即为温补肾阳之品。金代刘元素治消渴在清热泻火之时不忘温阳，也提到"桂、附从四时加减"。明代赵献可在治疗上主张用七味白术散、八味肾气丸温补脾肾，反对见消渴概用寒凉，"其间纵有能食者，亦是胃虚引谷自救，若概用寒凉泄火之药，如白虎承气之类，则内热未除，中寒复生，能不未传鼓胀耶"。

明代张景岳以温补著名，创用温补肾阳，"釜底加薪"之法治疗消渴，处方如右归丸、右归饮，为后世从阳（气）虚论治消渴提供了理论依据。李中梓在《证治汇补》中也指出："盖五脏之津液，皆本于肾。故肾气上升而肺润，肾冷则气不升而肺枯"；"故肾气丸为治消渴病之良方也。"清代郑钦安、林佩琴等医家也十分重视温阳之法治疗消渴。郑钦安在《医法圆通》中论及"更有先天真火浮游于上，而成上消，浮游于中，而成中消，浮游于下而成下消，即以辨阳虚诀辨之，法宜导龙归海，如潜阳、封髓二丹，或四逆、白通皆可酌用。"根据《黄帝内经》理论，张锡纯首先提出了气虚论，言"消渴之证，多由于元气不升"，"胸中大气下陷。"故治消渴，张氏喜用健脾益气法，药用黄芪、山药、葛根，并创制治消渴之名方"玉液汤"。

消渴病肾病发展至肾病综合征期，常出现脾肾气阳两虚，临床主要表现为神疲乏力、面足浮肿、腰膝冷痛、大便溏薄。舌胖质暗，有齿痕，脉沉细或沉迟无力。本型肾气虚为本、水湿泛滥为标，当先治其标，兼顾其本。方用真武汤合苓桂术甘汤加减。糖尿病神经病变用补肾益气、温阳活血法，处方常选用黄芪、当归、鹿角胶、淫羊藿、熟地、当归、山茱萸、生地、麻黄、地龙、桃仁、红花、赤芍、炮山甲、姜黄、三棱、莪术、巴戟天、桂枝等。以黄芪为君药，选用鹿角胶、淫羊藿温肾补阳，熟地、当归补血，山茱萸、生地补肝肾，佐以麻黄、地龙、桃仁、红花、赤芍、炮山甲等通络祛瘀。糖尿病性心脏病变与血瘀证的发生和发展有一定的联系，气虚是导致患者血瘀的重要因素，心气不足、心阳亏虚证宜补益心气、宣通心阳，方以保元汤加减（人参、黄芪、桂枝、甘草、丹参等）。心肾阳虚、水气凌心证宜温阳利水，方以苓桂术甘汤加减（茯苓、白术、桂枝、甘草、制附子、牛膝、车前子、泽泻、白芍等）。糖尿病足属中医"消渴脱疽"的范畴，在治疗糖尿病足方面以温阳散寒、活血通脉，方用阳和汤加味。糖尿病性视网膜病变从瘀血立论，治疗以温养阳气以祛瘀，方用补元煎加减：人参、茯苓、白术、甘草、芡实、金樱子、山药、远志、五味子、肉桂、制附子。糖尿病神经源性膀胱可用益气健脾、温阳化瘀的中药治疗。

【临证验案】

案例一：冯某，女，72岁，2008年6月12日来诊。

患糖尿病20余年，有高血压和中风后遗症病史。现服用苯磺酸氨氯地平、格列美脲、六味地黄丸。血糖：餐前7.2mmol/L，餐后10.5mmol/L。查体：血压156/90mmHg。症见身冷畏寒，神疲懒言，腰膝乏力，尿浊、尿意频频，肢体麻木疼痛，舌质淡胖，舌黯，苔白滑，脉沉弱无力。

西医诊断：糖尿病，中风后遗症。

中医诊断：消渴，中风（气虚血瘀）。

治法：益气活血通络。

处方：补阳还五汤（《医林改错》）加减。生黄芪30g，当归15g，桂枝15g，赤芍15g，桃仁10g，红花5g，地龙15g，鸡血藤20g，路路通10g，桑枝30g，川牛膝15g，木瓜15g。日1剂，送服水蛭粉6g。停用六味地黄丸，改用金匮肾气丸。其他药继服。

2008年6月27日二诊：血压135/70mmHg，夜尿减为2～3次，小便变清，脉沉，舌淡红苔白、有瘀斑。处方：金匮肾气丸；生黄芪30g，当归15g，桂枝15g，赤芍15g，桃仁10g，红花5g，地龙15g，鸡血藤20g，路路通10g，桑枝30g，川牛膝15g，木瓜15g，石菖蒲10g，乳香、没药、水蛭各6g。

2008年7月28日三诊：血糖：餐前6.1mmol/L，餐后9.2mmol/L。语言清楚，自觉四肢较前有力。效不更方，续服金匮肾气丸和其他药物。

2008年11月23日四诊：血糖、血压正常，诸症明显减轻，生活完全自理，但舌仍见瘀象。嘱其长服金匮肾气丸和血塞通滴丸。后随访3次，血糖控制良好，无其他变证。

按：本患者年老病久，病久暗耗气血，气血虚弱，已出现中风、神经病变等急慢性并发症，症状及舌脉均表现为气血虚弱及瘀血入络之征象，故选王清任之补阳还五汤最为合适。本方重用黄芪为君，配伍当归大补气血，佐用活血通络之品，加服肾气丸，标本兼治，收效满意。（录自云南省中医医院内分泌科案例）

案例二：徐某，男，68岁，2012年6月21日初诊。

自述多饮多尿8年余，反复浮肿2年，加重半个月。曾因2型糖尿病肾病、慢性肾衰、糖尿病心脏病多次住院治疗。现用胰岛素治疗（每日28个单位，分4次），口服肾衰宁等。检查：血压140/80mmHg。面色晦暗，颜面轻度浮肿，双下肢膝以下凹陷性浮肿，行走困难，手指关节肿大、浮肿，皮肤瘙痒，唇轻度发绀，睑结膜苍白，夜尿7～8次，小便浑浊。血糖：空腹5.3mmol/L，餐后8.6mmol/L，肌酐283.9mmol/L，尿素氮18.1mmol/L。尿常规：白细胞（0～3），红细胞（3～6个），管型颗粒（＋），Pro（2＋），OB（＋）。舌暗红无苔、有瘀斑，左脉沉细，右脉大而有力。

西医诊断：2型糖尿病；糖尿病肾病；慢性肾衰；糖尿病心脏病。

中医诊断：消渴；水肿（阳虚水泛）。

治法：补肾温阳利水。

处方：以肾气丸合真武汤加减。药用生黄芪60g，附片、桂枝、生姜各10g，山药、茯苓、玄参、白术、白芍各20g，山茱萸、泽泻、生地各15g，益母草30g。3剂。

6月28日二诊：浮肿减轻，精神好转，夜尿3～4次。于上方加党参30g，丹参20g，3剂。后每周复诊时，均在首诊方上加减治疗。

7月28日再诊：关节疼痛轻微，下肢微有浮肿，皮肤已不瘙痒，夜尿2～3次，病情稳定，继续原方案巩固治疗。

按：本例患者反复水肿多年。面色晦暗，颜面轻度浮肿，双下肢膝以下凹陷性水肿，手指关节肿大、浮肿，唇发绀，睑结膜苍白，夜尿多，小便浑浊，舌无苔、有瘀斑，左脉沉细，右脉大而有力，均为肾阳不足，水溢肌肤之征象。选择真武汤合肾气丸，温补肾阳利水；重用黄芪，益气助阳，合奏温阳利水之功。（录自云南省中医医院内分泌科案例）

案例三：高某，女，38岁。2008年4月28日初诊。

因反复恶心呕吐5年，1型糖尿病史12年就诊。患者12年前无明显诱因出现多饮、多尿、消瘦，在当地医院检查发现血糖升高，诊断为"1型糖尿病"。2002年开始出现恶心呕吐并诱发多次酮症酸中毒，严重时出现昏迷，胃镜检查考虑为"糖尿病胃瘫"，予胰岛素治疗，血糖控制尚可，恶心呕吐，腹泻腹痛症状未消除。就诊时症见：恶心呕吐，晨起明显，腹痛腹泻，约一周一次，反酸，嗳气味臭，纳差，睡眠欠佳。舌淡，苔白，舌底瘀滞，脉细弦涩。

西医诊断：1型糖尿病；糖尿病胃瘫。

中医诊断：消渴；呕吐；腹泻（中焦虚寒，胃虚气逆）。

治法：温中降逆止呕。

处方：附子理中汤、小半夏汤合连苏饮加减。附片 30g（先煎 3 小时），干姜 30g，茯苓 60g，清半夏 15g，红参 15g（单煎兑入），白芍 30g，苏叶 9g，紫苏梗 9g，黄连 15g（单包），炙甘草 15g。

2008 年 5 月 5 日二诊：服上药 7 剂。腹泻减轻，腹泻由每日 10 余次减至 2 次，晨起呕吐程度及次数减轻，进食后呕吐次数明显减少，仍反酸、胃脘灼痛，呕吐后减轻。饮食睡眠好转。舌淡，苔白，舌底瘀滞，脉细弦紧数。调整处方：

附片 30g（先煎 3 小时），干姜 30g，广藿香 9g，煅瓦楞子 30g（先煎），黄芪 45g，桂枝 30g，白芍 60g，炙甘草 15g。

2008 年 5 月 20 日三诊：服上药 14 剂。腹泻基本缓解，每日 1～2 次，多成形，呕吐减轻明显，已 1 周未发生呕吐。反酸及胃脘灼痛消失，纳眠可。

上方加减服用 3 月，患者复诊时诉 3 个月内未发生呕吐，已无不适症状。停服中药，以胰岛素治疗为主。

按：此患者为 1 型糖尿病胃瘫。恶心呕吐，反酸，嗳气味臭，纳差，睡眠欠佳，可见胃中虚火存在，有热象。规律腹痛腹泻，且舌淡，苔白，舌底瘀滞，脉细弦涩，显示脏腑虚寒之象。针对患者脏腑虚寒，胃失和降，方用附子理中汤、小半夏汤合连苏饮加减治疗。

方中大剂量附片以达到回阳补肾作用，尽管 30g 用量超出常规剂量，但长时间煎煮，同时配伍干姜、炙甘草可制约其毒性而留温阳之性。另外一特点就是，半夏与附片两反药配伍使用，温阳降逆止呕功效更甚，在多年临床实践中，细心观察，并认真随访，未发现二药同用引起的毒副作用。（录自全小林《重剂起沉疴》）

【文献选读】

《灵枢·五变》："五脏皆柔弱者，善病消瘅。"

《金匮要略·消渴小便不利淋病脉证并治》："男子消渴，小便反多，以饮一斗，小便一斗，肾气丸主之。"

《外台秘要》："消渴者，原其发动，此则肾虚所致—腰肾既虚冷，则不能蒸于上，谷气则尽下为小便者也，故味甘不变。"

《太平圣惠方》："三消者，本起肾虚或食肥美之所发也。腰肾冷者阳气以衰。不能蒸上谷气，尽下而为小便。阴阳相隔，气不相荣，故阳阻阴而不降，阴无阳而不升，上下不交，故成病矣。"

《景岳全书·新方八阵·补略》："善补阳者，必于阴中求阳，则阳得阴助而生化无穷；善补阴者，必于阳中求阴，则阴得阳升而泉源不竭。""三消之火多有病本于肾，而无不由乎命门者。夫命门为水火之腑，凡水亏证，固能为消为渴，而火亏证，亦能为消为溺者。何也？盖水不济火，则火不归原。"

《医贯》："盖命门火衰，不能蒸熟水谷，水谷之气，不能熏蒸，上润乎肺，如釜底无薪，锅盖干燥故渴。至于肺亦无所禀，不能四布水精，并行五经，其所饮之水，未经火化，直入膀胱，正谓饮一升，溺一升，饮一斗，溺一斗，试尝其味，甘而不咸可知矣。"

《证治汇补》："盖五脏之津液，皆本于肾。故肾气上升而肺润，肾冷则气不升而肺枯。""……故肾气丸为治消渴病之良方也。"

《石室秘录》："实火可以寒消，虚火必须火引，又须补肾中之火，火温于命门，下热而上热顿除矣。"

《医门法律》："治消渴病，用寒凉太过，乃至水胜火湮，犹不知反，渐成肿满不救，医之罪也。"

《医法圆通》："更有先天真火浮游于上，而成上消，浮游于中，而成中消，浮游于下而成下消，即以辨阳虚诀辨之，法宜导龙归海，如潜阳、封髓二丹，或四逆、白通皆可酌用。"

《医学衷中参西录》："消渴之证，多由于元气不升"，"胸中大气下陷。"

参 考 文 献

[1] 郑筱萸．中药新药临床研究指导原则（试行）[M]．北京：中国医药科技出版社，2002：234-237.

[2] 林兰．糖尿病的中西医结合治疗 [M]．北京：北京科学技术出版社，1992：289.

[3] 周仲瑛．中医内科学 [M]．2 版．北京：中国中医药出版社，2007：407-412.

[4] 陈灏珠．实用内科学 [M]．北京：人民卫生出版社，2005：1015.

[5] 南征，高彦彬，钱秋海．糖尿病中西医综合治疗 [M]．北京：人民卫生出版社，2002：173-174.

[6] 中国中西医结合学会糖尿病专业委员会．中西医结合糖尿病诊疗标准（草案）[J]．中国中西医结合杂志，2005，25（1）：94.

[7] The Expert Committee on the Diagnosis and Classification of Diabetes Mellitus. Report of the Expert Committee on the Diagnosis and Classification of Diabetes Mellitus [J]. Diabetes Care，2002，25：5-20.

[8] 朱静．"消渴以肾为本"现代研究 [J]．浙江中西医结合杂志，2002，12（5）：328.

[9] 李小娟，王昕．中医治疗 2 型糖尿病胰岛素抵抗的思路与方法 [J]．中医药学报 2004，23（4）：660

[10] 梁幼雅．从调理脾胃升降之枢论治糖尿病 [J]．新中医，2002，34（4）：5.

[11] 孙维峰，孙桂华，李丽娜等．升降散治疗糖尿病性胃轻瘫 31 例 [J]．安徽中医学院学报，2000，19（4）：10-11.

[12] 秦柏林．桂枝加术附汤对外周组织胰岛素抵抗性的影响 [J]．汉方最新治疗，2005，14（1）：5-92.

[13] 李德珍，刘恒岳．施今墨论治糖尿病经验初探 [J]．甘肃中医，2001，14（4）：6-7.

[14] 张刘河，赵新广．温阳益气法治疗老年性糖尿病体会 [J]．河南中医，2005，25（3）：34.

[15] 傅立宁．温阳运脾法治疗糖尿病验案 2 则 [J]．安徽中医临床杂志，1998，10（1）：2.

[16] 赵焕秋，马法芹．中药治疗糖尿病神经源性膀胱 40 例 [J]．中国民间疗法，2005，13（5）：54.

[17] 文小敏．浅谈糖尿病视网膜病变中瘀血病理机制初探 [J]．陕西中医，2003，24（10）：960.

[18] 韦巧玲，史奎钧．治疗糖尿病足经验 [J]．浙江中医杂志，2005，12（3）：104-105.

[19] 化莉．中西医结合治疗糖尿病足临床观察 [J]．辽宁中医杂志，2005，25（3）：36.

[20] 陈景亮．益气温阳通络法治疗糖尿病周围神经病变临床观察 [J]．中国中医急症，2005，14（5）：427-428.

[21] 宋志敏．补肾益气温阳活血法治疗糖尿病神经病变体会 [J]．河北中医药学报，2003，18（20）：18.

[22] 徐生生．温阳化瘀法治疗老年糖尿病周围神经病变疗效观察 [J]．辽宁中医杂志，2004，31（5）：376.

（刘学兰　李海洋）

第三节 甲状腺功能减退症

【概述】 甲状腺功能减退症（hypothyroidism）简称甲减，是由于甲状腺激素合成和分泌减少或组织利用不足导致的全身代谢减低综合征。本病发病隐匿，病程较长，症状主要表现以代谢率减低和交感神经兴奋性下降为主，成人发病的称为"成人甲减"，重者表现为黏液性水肿，故又称"黏液性水肿"，昏迷者称为"黏液水肿性昏迷"；胚胎期或婴儿期发病者，严重影响大脑和身体生长发育，成为痴呆侏儒，称"呆小病"或"克汀病"。根据病变的发生部位可分为原发性甲减、中枢性甲减及甲状腺激素抵抗综合征三类。继发性甲减指病变不在甲状腺，而在垂体或下丘脑，也称中枢性甲减。原发性甲减病变部位在甲状腺本身，如甲状腺先天异常、甲状腺自身免疫性疾病、缺碘、甲状腺手术或放射治疗后等，此类甲减占全部甲减患者的95%以上。在诸多引起原发性甲减的病因中，自身免疫、甲状腺手术和甲状腺功能亢进症治疗三大原因占到了90%以上。成人甲减最常见的病因是自身免疫性疾病，女性发病较男性多见，且随年龄增加，患病率呈上升趋势。

中医学没有甲状腺功能减退症的病名，根据其颈部增粗、乏力、怕冷、浮肿、小儿发育迟延、心悸等症认为属于"瘿病""虚劳""水肿""五迟""心悸"等范畴。本病以"脾肾阳虚"为主，初期兼肝郁、中期重在脾虚、后期以肾虚为著。

【从扶阳理论释因】 本病之病因多由先天禀赋不足，后天失养，肾阳亏虚；或久病不愈，脾肾失养，阳气不足；或放疗以后，伤于气血，脾肾亏虚、肾精不足等诸多因素致使全身功能不足而发为本病。

1. 先天禀赋不足 肾为先天之本，内寓元阳，人身五脏诸阳皆赖肾中元阳以生发。先天禀赋不足，肾阳虚衰，易致其他脏腑阳气衰弱。阳气虚损贯穿甲减病程始终。

2. 饮食不节或用药不当 过食寒凉或药物苦寒太过，损伤脾胃，以致脾阳亏虚，日久累及肾阳，易致甲减。

3. 情志因素 甲状腺所在部位为足厥阴肝经所属，情志失调，肝失条达，肝郁脾虚是甲减初期的重要病机；脾气亏虚日久致脾阳虚是甲减中期的主要病机。

4. 劳逸过度 劳逸过度日久伤及阳气，易致甲减。《黄帝内经·生气通天论》云"阳气者，烦劳则张"，阳气升发不及而致甲减。

综上所述，本病的病机关键为脾肾阳虚。初起脾虚则气血生化无源，而致气血两虚，出现倦怠乏力、面色无华、少言寡语；脾虚运化失司，水湿停滞，泛溢肌肤，发为浮肿；若水饮之邪上犯于心，心阳虚则见胸闷憋气，心悸气短，脉结代等症；脾虚未能为胃行其津液且气虚无力推动大肠，则大便秘结；日久肾阳虚衰则不能主水，二便失摄，周身失于温养，则生内寒，症见畏寒肢冷、腰膝酸软、男子性欲减退甚或阳痿、女子经少甚或闭经；阳气亏虚，无力鼓动血脉，血行瘀滞，症见肌肤甲错，肢麻或肢体疼痛，舌质紫黯或有瘀斑、口唇发绀、脉涩滞或结代；肾精不充、髓海空虚则见反应迟钝、记忆力减退、神情淡漠；阳损及阴，肌肤毛发失于濡润，则出现皮肤苍白多屑，毛发枯稀脱落等症。病程日久或失治误诊，肾阳虚极，阳气欲脱，可见畏寒，四肢厥冷，神昏，呼吸低微，脉微欲绝等危重症候。甲减是在阳虚基础上产生瘀血、痰浊、水湿等病理产物，瘀血、痰浊、水湿又会进一步加重阴阳失衡，从而导致甲减证候上的虚实夹杂。

【用扶阳法论治】　中医对甲减的治疗根据其辨证以"补气、温阳、养精"为三大法则，兼湿者利之，兼瘀者化之。补脾气、温肾阳为治疗甲减的基本法则，即所谓先后天同治。甲减早期尤其是亚临床甲减患者常无明显的症状体征，但其对人体的潜在危害已被大量临床和实验研究所证实。甲减一旦发生，即呈慢性进展，日久易夹杂水湿、痰浊、瘀血等为患，痰浊其性黏滞，难以速去，治疗周期较长，早期治疗至关重要。早中期如不及时调治，极易发展为脾肾阳虚证。

一、肝郁脾虚证

症状：情志抑郁，善太息，胸胁或少腹胀满，或月经量少、痛经，面色不华或虚浮、眼睑浮肿，肢体倦怠，轻度体重增加，大便秘结，舌淡苔白，脉弦细或缓。

病机分析：甲状腺所在部位为足厥阴肝经所属，情志不疏，肝失条达则见情志抑郁，善太息，胸胁或少腹胀满；肝郁脾虚则气血生化无源，而致气血两虚，出现倦怠乏力、面色无华、月经量少，少言寡语；脾虚运化失司，水湿停滞，泛溢肌肤，发为浮肿；脾虚未能为胃行其津液且气虚无力推动大肠，则大便秘结；舌淡苔白，脉弦细或缓为肝郁脾虚征象。

治法：疏肝健脾、升阳益气。

方药：逍遥散（《太平惠民和剂局方》）合升阳益胃汤（《内外伤辨惑论》）加减。药用柴胡、白芍、人参、白术、当归、茯苓、枳壳、桂枝、黄芪、陈皮、郁金、夏枯草、牡蛎、大枣、甘草等。脘闷纳呆，加神曲、半夏、陈皮、茯苓、厚朴健脾理气化痰。

临证参考：甲减初期多归因于情志不遂，郁怒伤肝，肝郁及脾；治宜疏肝解郁，方用逍遥散加减。中期表现为脾阳虚弱，气血不足，治宜温阳健脾，补气生血，方用补中益气汤加味。晚期表现为肾阳虚衰，水湿内停，治宜温肾健脾，通阳利水，方用金匮肾气丸合五皮饮加减。

二、肾阳不足证

症状：畏寒，面色无华，腰膝酸冷，小便清长或遗尿，浮肿，以腰以下肿甚，阳痿遗精，女子带下清冷，宫寒不孕，舌质淡，苔白，尺脉沉细或沉迟。

病机分析：患者肾阳虚衰不能主水，二便失摄，周身失于温养，则生内寒，症见畏寒肢冷、腰膝酸软、男子性欲减退甚或阳痿、女子经少甚或闭经，带下清冷，宫寒不孕；阳气亏虚，无力鼓动血脉，血行不畅则见面色无华，小便清长或遗尿，浮肿，以腰以下肿甚，舌质淡，苔白，尺脉沉细或沉迟为阳气不足之象。

治法：益气敛阴，温中补虚。

方药：济生肾气丸（《严氏济生方》）加减。药用制附子、肉桂、茯苓、白术、熟地黄、山药、山茱萸、枸杞子、茯苓、牛膝、丹皮、车前子等。酌加鹿角胶、枸杞子、菟丝子、淫羊藿、黄芪、女贞子温阳益肾。

临证参考：甲减胶囊：由生黄芪、当归、制附子、淫羊藿、肉桂、茯苓、白术等组成。制附子，仙灵脾、肉桂共奏温补肾阳以治阳虚之本；茯苓、白术温脾化湿，佐补肾之品以行水；生黄芪、当归健脾益气养血，协补肾之味以补虚；白芍滋阴，以阴中求阳，并可防药物过燥。上药共奏温补脾肾、益气养血、行水消肿之功。助阳温肾汤，由党参、炙黄芪、仙茅、淫羊藿、菟丝子、熟地等组成。适用于甲状腺机能减退之肾阳不足，随证加减：阳虚甚加制附片、肉桂、桂枝；浮肿明显加茯苓、泽泻。

三、阴阳两虚证

症状：畏寒喜卧，腰痠腿软，腰以下冷凉，小便不利或反多，口干咽燥，但喜热饮，眩晕耳鸣，男子阳痿，女子不孕，带下量多，肌肤麻木不仁，皮肤苍白多屑，毛发枯稀脱落，手足无力，四肢不温，舌质淡，舌体胖大，苔中部色白，脉沉细。

病机分析：肾阳虚衰周身失于温养，则生内寒，症见畏寒肢冷、腰膝酸软、男子性欲减退甚或阳痿、女子经少甚或闭经；阳气亏虚，无力鼓动血脉，血行瘀滞，则见肌肤甲错，肢体麻木或疼痛；阳损及阴，肌肤毛发失于濡润，则出现皮肤苍白多屑，毛发枯稀脱落等症。阴阳两虚津液不能上承则口干咽燥；舌质淡，舌体胖大，苔中部色白，脉沉细为阴阳两虚表现。

治法：温肾补阳，调补阴阳。

方药：金匮肾气丸（《金匮要略》）加减。药用制附子、肉桂、茯苓、白术、黄芪、丹皮、泽泻、茯苓、熟地、山茱萸、枸杞子、女贞子、当归、甘草、淫羊藿、仙茅。口干加麦冬、五味子；脉沉迟弱加麻黄、细辛；脉微结代加人参、枳实；头昏肢软加升麻、柴胡、桂枝。

临证参考：甲减系阳气虚衰到一定程度，阳损及阴，造成阴阳俱虚。临床上无热象者为阳气虚型，症见畏寒、纳呆、浮肿、神情呆滞、精神萎靡、体温偏低、头昏嗜睡、乏力气短等，可选用"补中益气汤"加减。

四、脾肾阳虚证

症状：神疲乏力、畏寒肢冷、记忆力减退、头晕目眩、耳鸣耳聋、毛发干燥易落、面色苍白、少气懒言、厌食腹胀、纳少便秘、男子遗精阳痿、女子月经量少、舌淡胖有齿印、苔白、脉弱沉迟。

病机分析：脾虚则气血生化无源，而致气血两虚，出现倦怠乏力、面色无华、少言寡语；脾虚未能为胃行其津液且气虚无力推动大肠，则厌食腹胀便秘；日久及肾，肾阳虚衰周身失于温养，则生内寒，症见畏寒肢冷、腰膝酸软、男子性欲减退甚或阳痿、女子经少甚或闭经；阳气亏虚，无力鼓动血脉则脉弱沉迟。

治法：温肾健脾。

方药：金匮肾气丸（《金匮要略》）合补中益气汤（《脾胃论》）加仙茅、淫羊藿。药用制附子、熟地黄、肉桂、仙茅、淫羊藿、杜仲、山茱萸、山药、枸杞子、菟丝子、黄芪、白术、茯苓、人参、白术、干姜、炙升麻、当归等。腹胀呕恶可加砂仁、半夏、陈皮温中和胃降逆。

临证参考：甲减常为先天禀赋不足、胎中失养、体质虚弱，或久病失养、积劳内伤，渐致脾气亏损，气血生化不足，临床常表现出一派脾气亏虚、中阳不足的证候，治疗当以健脾益气，温补中阳为主。"内伤脾胃，百病由生"，脾胃之气损伤，不能化生气血，气血亏虚，临床表现以脾阳虚及气血亏虚为主。"损者益气""劳者温之"，且因甲状腺位处阳明、少阳经，上行于颈额，故用补中益气汤，取其引阳明、少阳清气上升之功。因肾阳不足脾阳亦虚，欲补脾阳必益肾阳，原方基础上加淫羊藿、巴戟天以温补肾阳。

五、心肾阳虚证

症状：形寒肢冷，心悸怔忡，尿少肢肿，面色白虚浮，动作懒散，身倦欲寐，唇甲发绀，或有胸闷、胸痛。舌淡色暗，舌苔薄白，脉沉迟细弱，或见结代。

病机分析：患者久病损伤心阳，君火不能下潜，肾阳不足，不能温化水液，停而为饮，水饮之邪上犯于心，心阳亦虚则见胸闷憋气，心悸怔忡；阳气亏虚，无力鼓动血脉，血行瘀滞，则见胸闷、胸痛，舌质紫黯或有瘀斑，口唇发绀、脉涩滞或结代等；肾阳虚衰周身失于温养，则见形寒肢冷、动作懒散，身倦欲寐。

治法：温补心肾，通阳利水。

方药：真武汤（《伤寒论》）合苓桂术甘汤（《金匮要略》）加减。药用黄芪、猪苓、茯苓、白芍、白术、人参、丹参、炮附子、桂枝、生姜、车前子、淫羊藿、炙甘草等。心悸、唇绀明显，重用附子和丹参温阳化瘀。以肉桂、吴茱萸适量药末同生姜汁调膏，敷神阙穴，隔日1次。适用于甲减阳虚水肿者。

临证参考：心肾阳虚证型，治宜温补心肾，利水消肿，常用真武汤合苓桂术甘汤加减；形寒肢冷明显者，加淫羊藿。痰瘀较重者可合血府逐瘀汤加减。

【用药分析】 甲减以阳虚为其主要病机，阳气虚损贯穿甲减病程的始终，因此扶阳为甲减治疗之根本。温肾健脾为疗疾之大法，化痰祛瘀为增效之途径，心理调摄为愈病之需要，规范长期用药是愈病之保障。

先天禀赋不足、胎中失养、体质虚弱，或久病失养、积劳内伤，渐致脾气亏损，气血生化不足，早中期常表现出一派脾气亏虚、中阳不足的证候，治疗当以健脾益气，温补中阳为主。"内伤脾胃，百病由生"，脾胃之气损伤，不能化生气血，气血亏虚，临床表现以脾阳虚及气血亏虚为主。"损者益气""劳者温之"，以补中益气汤为治疗该病的基础方。因肾阳不足脾阳亦虚，欲补脾阳必益肾阳，原方基础上加淫羊藿、巴戟天以温补肾阳。景岳有言"善补阳者，必于阴中求阳，则阳得阴助而生化无穷"，故加黄精以补脾气，益肾精。药物组成：生黄芪、白术、党参、陈皮、柴胡、升麻、当归、生甘草、淫羊藿、黄精、巴戟天。

重用黄芪，味甘微温，补中益气，利水消肿；淫羊藿味辛、甘、性温，补肾阳以助脾阳，共为君药。配伍党参、炙甘草、白术补气健脾，以助后天生化之源，与黄芪合用以增强其补中益气之功，为臣药。巴戟天以补肾阳，益精血；黄精以补脾肺肾之气，益脾肺肾之阴；血为气之母，气虚时久，营血亏虚，故用当归养血合营，协党参、黄芪以补气养血；以陈皮理气和胃，既助参、芪、术、草以补脾，又使诸药补而不滞，共为佐药。纳升麻、柴胡于大量补气健脾药中，为佐使药，取其辛散之性，以升发脾胃之清阳、少阳之清气，若脾胃升降功能恢复正常，阴阳气血也自然会相对协调，诸药合用，共凑温阳健脾，气血双补之效。

中后期脾阳虚日久可损及肾阳，或久病失养，或失治误治，损伤肾之精气，必生多种疾病。又肾为先天之本，中寓元阳真火，人身五脏诸阳皆赖肾中元阳以生发，肾阳虚衰，可导致其他脏腑阳气衰弱：如肾阳不足，命门火衰，火不生土，不能温煦脾阳，或肾虚水泛，土不制水而反为所侮，脾阳受伤，而出现脾肾阳虚，命门火衰，日久则肾阳极度亏损，阳损及阴导致肾之阴阳两亏。临床表现复杂多样，辨证时必须分清主次，灵活用药。主方金匮肾气丸加减。兼见消瘦乏力，嗜睡倦怠，腰腹冷痛，面浮肢肿甚或全身浮肿，压之凹陷不起，食少腹胀，下利清谷或五更泄泻，小便频数或小便不利，舌质淡胖或边有齿痕，脉沉细或沉迟等症。治宜温肾健脾，通阳利水。主方合防己黄芪汤、五皮饮加减。兼见心悸怔忡，胸闷憋痛，神倦嗜卧，面白唇紫，小便不利，舌质淡黯或青紫，苔白滑，脉沉微。可用上方合苓桂术甘汤加减。形寒肢冷明显者，加淫羊藿。

【临证验案】

案例一：胡某，女，36 岁，2011 年 8 月 25 日初诊。

乏力、眼睑浮肿半年余。半年前无明显原因自觉全身倦怠乏力，眼睑浮肿，于外院查甲状腺功能三项及甲状腺抗体：游离三碘甲状腺原氨酸（FT$_3$）为 1.34pmol/L（正常值 3.6～6.0pmol/L）、游离四碘甲状腺原氨酸（FT$_4$）为 4.15pmol/L（正常值 9.0～22.5pmol/L），促甲状腺激素（TSH）＞100mIU/L（正常值 0.34～5.6mIU/L）。甲状腺球蛋白抗体（TGAb）66.85IU/ml（正常值 0～40IU/ml）、甲状腺过氧化物酶抗体（thyroid peroxidase antibody，TPOAb）653.53IU/ml（正常值 0～60IU/ml）。甲状腺彩超示：甲状腺回声粗糙，彩色血流减少。症见：乏力，畏寒，咽干，纳差，大便干。查：面色无华，双眼睑肿胀，睑结膜色淡，口唇色淡，甲状腺无肿大。心率：55 次/分，律齐，心音低钝，双下肢无水肿，舌质淡红，舌苔薄白，舌体胖大，边有齿痕，脉沉细无力。

西医诊断：自身免疫性甲状腺炎并甲减。

中医诊断：虚劳（脾气不足，气血两亏）。

治法：补益气血、升举清阳。

处方：补中益气汤加减治疗。黄芪 40g，党参 30g，白术 15g，当归 15g，升麻 5g，柴胡 5g，制附片 15g，肉苁蓉 30g，枸杞子 25g，炙甘草 15g。日 1 剂，水煎早晚各 1 次饭后服。同时配合口服左甲状腺素钠片 25μg，日 1 次。

1 周后，患者诉上述症状有缓解，排便正常，上方肉苁蓉量减少为 15g，口服左甲状腺素钠片 50μg，日 1 次，余不变。

半月后复诊，患者诉仍感周身乏力，下肢怕冷，其他症状明显缓解，舌暗苔白，舌体胖大，齿痕未消失，脉沉细。化验甲状腺功能及抗体：FT$_3$：3.85pmol/L，FT$_4$：13.98pmol/L，TSH：38.46mIU/L、TGAb＜42.2IU/ml、TPOAb：580.00IU/ml。将上方黄芪加至 60g，加入淫羊藿 20g。

一月后畏寒肢冷症状基本消失，乏力感不明显，化验甲状腺功能三项正常。随访半年，症状未复发。

按：补中益气汤为金元医家李东垣所创，补中益气，升阳举陷，又可培土生金；其配方特点为重用黄芪，量轻则效力不足；参、术、草甘温益气、健脾益胃；陈皮理气行滞；当归补血和营；小量升麻、柴胡协同黄芪、参升举下陷之阳气，缺此二味则不能升举。本患者以全身疲乏无力起病，日久继而出现水肿，西医检查诊断为自身免疫性甲状腺炎并甲减，实为中焦气虚无力化水所致。选用补中益气汤切中病机，补益中气，中气足则乏力除、水自消。（录自云南省中医医院内分泌科案例）

案例二：张某，女，42岁，职员，2010年3月20日就诊。

怕冷、浮肿、心悸、腹胀2月余。患者2个月前开始出现怕冷、少汗、乏力、心悸、腹胀、纳差伴毛发脱落、月经延期、量少等症状。查：表情淡漠，面色苍黄，头发干枯稀疏，眼睑及双下肢非压陷性浮肿，全身皮肤明显干燥、增厚，粗糙落屑；心率56次/分，舌淡胖边有齿印，苔白，脉弱沉迟。甲状腺功能：FT$_3$：1.6pmol/L，FT$_4$：0.78pmol/L，TSH：12.3mIU/L。

西医诊断：甲状腺功能减退症。

中医诊断：虚劳（脾肾阳虚，痰湿内停）。

治法：温肾益气，健脾化痰，利水消肿。

处方：济生肾气丸加减。制附片24g，熟地24g，山药15g，山茱萸15g，杜仲15g，菟丝子15g，肉桂10g，泽泻10g，茯苓10g，牡丹皮10g，车前子20g。

每日1剂，水煎服。卧床休息，加服左甲状腺钠素片，50μg/日。

服用7剂后复诊，怕冷、心悸等症状明显缓解，尿量明显增多，浮肿亦明显消退，苔薄白，脉有力，心率65次/分。原方加炙黄芪20g、当归15g、大腹皮12g。且左甲状腺钠素片每日增加1/2片（75μg）。

服用14剂后复诊，临床症状大多缓解，心率70次/分，浮肿消失，心悸腹胀亦消失。服用3个月后，上述症状明显缓解，查甲状腺功能已恢复正常，后服用自制中药丸剂以善后，随访6个月未复发。

按：本患者怕冷、少汗、乏力、心悸、腹胀、眼睑及双下肢非压陷性浮肿、舌淡胖边有齿印，苔白，脉弱沉迟，均为脾肾阳虚的典型表现，一方面有阳气不足的畏寒怕冷，一方面又有阳虚无力蒸腾化水而表现为浮肿。根据张景岳"益火之源，以消阴翳"的治疗原则，选择济生肾气丸，标本兼治。（录自谢春光教授治疗甲状腺功能减退症经验）

案例三：王某，女，45岁。2010年1月5日初诊。

以畏寒肢冷2年，加重伴腹胀2周为主诉就诊，症见畏寒肢冷，腹胀，皮肤干燥粗糙，饮食二便可，夜寐可。舌质淡苔白，脉沉细无力。该患者2年前于外院诊为桥本氏病（甲减期），现服用左甲状腺素钠片75μg/天替代治疗中。查体：血压120/70mmHg，心率70次/分，双侧甲状腺不大。理化检查：甲状腺功能示：FT$_3$：3.82pmol/L（参考值3.1~6.8pmol/L）、FT$_4$：8.94pmol/L（参考值12~22pmol/L）、TSH：41.48mIU/L（参考值0.27~4.2mIU/L）、TPOAb＞600IU/mL（参考值0~34IU/mL）、TGAb：236IU/mL（参考值0~115IU/mL）。

西医诊断：桥本氏病（甲减期）。

中医诊断：虚劳（脾肾阳虚）。

治法：补益脾肾，温阳行气。

处方：右归丸加减。黄芪20g，巴戟天15g，补骨脂15g，淫羊藿15g，女贞子20g，菟丝子20g，知母15g，枸杞子15g，山茱萸15g，泽泻20g，车前子20g，黄精30g，莱菔子30g，槟榔25g，枳壳20g。14剂，日1剂水煎服。

二诊患者腹胀、畏寒肢冷症状缓解，但时有恶心，予原方去车前子、知母、泽泻，加鸡内金30g，焦三仙各30g。6剂日1剂，水煎服。随诊半年患者症状明显缓解。

按：本患者畏寒肢冷2年，病程较长，是典型的桥本氏病病程的末期，甲减期，表现出一派的脾肾阳虚征象。选择张景岳的右归丸加减治疗，以温补脾肾之阳为主，且配伍部分滋阴药，在阴中求阳，最终达到阴阳双补，阴阳平和的目的。（录自《于世家教授治疗原发性甲状腺功能减退症经验撷菁》）

【文献选读】

《素问·阴阳应象大论》："阴阳者，天地之道也，万物之纲纪，变化之父母，生杀之本始，神明之府也，治病必求于本。"

《素问·至真要大论》："诸湿肿满，皆属于脾。"

《金匮钩玄·六郁》："郁者，结聚不得发越也，当升者不升，当降者不降，当变化者不得变化也。"

《血证论·脏腑病机论》："木之性主于疏泄，食气入胃，全赖肝木之气以疏之，而水谷乃化。"

《圣济总录·瘿瘤门》："石瘿、泥瘿、劳瘿、忧瘿、气瘿五瘿，石与泥则因山水饮食而得之；忧、劳、气则本于七情。"

《景岳全书·血证》："血……源源而来，生化于脾。""血即精之属也，但精藏于肾，所蕴不多，而血富于冲，所至皆是。"

《血证论·脏腑病机论》："木之性主乎疏泄。食气人胃，全赖肝木之气以疏泄之，则水谷乃化。设肝不能疏泄水谷，渗泄中满之证在所难免。"

《读医随笔·气血精神论》："夫血者，水谷之精微，得命门真火蒸化。"

《冯氏锦囊秘录》："足于精者，百病不生，穷于精者，万邪蜂起。"

《类经附翼·求正录》："命门水火，即十二脏之化源。故心赖之，则君主以明；肺赖之，则治节以行；脾胃赖之，济仓廪之富；肝胆赖之，资谋虑之本；膀胱赖之，则三焦气化；大小肠赖之，则传导自分。"

参 考 文 献

[1] 刘学兰，张芸，李莉．常见老年代谢病的综合治疗［M］．北京：科学出版社，2006．

[2] Degroot L J. The Thyroid and Its Dis 4thed［M］. New York：John Wiiey&Sone，1975，405.

[3] 周仲瑛．中医内科学［M］．第 2 版．北京：中国中医药出版社，2007：428-436．

[4] 黄泰康，孙勤国，刘学耀．内分泌代谢病中医治疗学［M］．北京：中国医药科技出版社，2002，319-302．

[5] 白耀．甲状腺病学：基础与临床［M］．第 1 版．北京：科学技术文献出版社，2003．

[6] 师新颖．于世家教授治疗原发性甲状腺功能减退症经验总结［D］．沈阳：辽宁中医药大学，2009．

[7] 都静，于世家．于世家教授治疗原发性甲状腺功能减退症经验撷菁［J］．实用中医内科杂志，2011，25（2）：12．

[8] 中华医学会内分泌学分会．甲状腺疾病诊治指南—甲状腺功能减退症［J］．中华内科杂志，2007，46（11）：968．

[9] 梁苹茂，甄红旦，王学文，等．原发性甲状腺功能减退症辨治体会［J］．新中医，2007，39（6）：96．

[10] 徐锦平，徐德凤．辨治甲状腺功能减退症经验［J］．辽宁中医杂志，2006，33（2）：149-150．

[11] 李静．高天舒教授治疗原发性甲状腺功能减退症经验［J］．新中医，2007，39（11）：8-9．

[12] 裴倩，王芳芳，朱章志．甲状腺疾病责之阳气异常［J］．辽宁中医药大学学报，2011，13

（3）：93.

[13] 黎应新，陈如泉．陈如泉教授用温阳化瘀法治疗甲状腺相关疾病治验拾萃 [J]．光明中医，2011，26（3）：446.

[14] 朱铁英，李贵满，陈路德．中西医结合削减甲状腺激素用量改善甲状腺功能临床观察 [J]．中国中医药信息杂志，2006，13（10）：13.

[15] 刘娇萍，左新河．从脏气论甲亢与甲减的病理变化 [J]．光明中医，2011，26（7）：1346.

[16] 张舒，王旭．原发性甲状腺功能减退症的中医治疗近况 [J]．中国中医急诊，2009，18（4）：615.

[17] 徐蓉娟，葛芳芳，李红．中医辨治甲状腺功能减退症 [J]．上海中医药大学学报，2007，21（6）：42-43.

[18] 莫崇念，康晓燕，邓丽莎．谢春光教授治疗甲状腺功能减退症经验 [J]．湖南中医杂志，2012，28（1）：28.

[19] 贾锡莲．甲状腺功能减退症的中医治疗与实验研究进展 [J]．医学综述，2007，13（9）：716-717.

[20] 卢秀莺．曲竹秋教授辨证论治甲状腺功能减退症 [J]．天津中医学院学报，2000，19（2）：5.

（刘学兰　李海洋）

第四节　肥　　胖

【概念】　肥胖症是指身体中含有过多的脂肪组织，一般在成年女子身体中的脂肪含量超过 30%，成年男子超过 20%～25%，即可确认为肥胖。肥胖症是由于能量的摄入超过能量的消耗而导致人体脂肪的过多积累，确切的肥胖定义是指体内脂肪异常增多，而非体重的超标。根据病因可分为单纯性肥胖和继发性肥胖两类。单纯性肥胖是指只有肥胖而无任何器质性疾病的肥胖症。单纯性肥胖又可分为幼年起病的体质性肥胖和成年起病的获得性肥胖。单纯性肥胖可能与遗传因素、中枢神经系统的食欲调节、内分泌功能改变、代谢因素以及静坐、多食的生活习惯等有关。继发性肥胖多继发于某些疾病如下丘脑-垂体的炎症、肿瘤、创伤、皮质醇增多症、甲状腺功能减退症、性腺功能减退症、2型糖尿病早期、胰岛素瘤等。其中，单纯性肥胖症又有不同的分类方法。根据程度分为轻、中、重三级；根据脂肪分布部位分为全身性肥胖、向心性肥胖、腹型和臀型肥胖；根据脂肪细胞的特点分为增殖性肥胖和肥大性肥胖。增殖性肥胖是指脂肪细胞数目增加。其特点是肥胖多从儿童期开始，青春发育期肥胖进一步加重，终生都肥胖；脂肪堆积在身体周围，故又称周围型肥胖，到成年可同时伴有肥大型肥胖；肥大型肥胖只有脂肪细胞贮积脂肪量增多，脂肪细胞数目不增加。其特点为肥胖多从中年时期开始，脂肪堆积在身体中央，故又称中央型肥胖。

肥胖在中医古籍中无专门的病名，但早在汉代以前就有相关症状、病因病机及危害性的记载。如《黄帝内经》"肥贵人"及"年五十，体重，且目不聪明矣"；《金匮要略·血痹虚劳病脉证并治》"夫尊荣人骨弱肌肤盛"；《素问·奇病论》"肥者令人内热，甘者令人中满"；《素问·宣明五气论》"久卧伤气，久坐伤肉"等，认为过食肥甘及缺乏运动是肥胖的重要原因之一。

【从扶阳理论释因】　肥胖自古有之，其形成在中医看来，与先天禀赋、地理环境、过食肥甘、疏于劳作、七情过度、脾胃虚弱、痰饮水湿等有关。《灵枢·卫气失常》即把肥胖人分为膏型、脂型、肉型。宋代杨仁斋正式指出"肥人气虚生寒，寒生湿，湿生痰，故肥人多寒湿。"元代朱丹溪首次提出"肥白人多痰湿"的观点。清代《石室秘录》"肥人多痰，乃气虚也，虚则气不运行，故痰生之"，强调肥胖人痰湿的形成与阳气不足的关系。清代叶天士指出："夫肌肤柔白属气虚，外似丰溢，里真大怯，盖阳虚之体，惟多痰多湿……"阐明肥胖人的病理属性是本虚标实，气虚阳虚为本，多痰多湿为标。陈修园说："大抵素禀之盛，从无所苦，惟是痰湿颇多。"《张聿青医案》更是明确指出："形体丰者多湿多痰"。均强调形体肥胖之人，其体质类型多偏于痰湿。胖人多虚，在临床上多表现为以阳虚为主，与脾、肾二脏的关系比较密切。究其原因除特异体质和病理因素外，与活动量不足、睡眠过多、饮食不当等不良生活方式有直接关系。现代文献认为痰湿体质肥胖患者多夹"血瘀"，认为肥人多气虚、多痰湿，但随着病程的延长，气虚血瘀或痰瘀互结是病理发展的必然结果。临床上以活血化瘀方法治疗肥胖症也取得了较好的疗效。

肥胖人痰湿的发生与饮食因素有关。多饮多食，脾失健运，酿湿生痰，故"饮食自倍，肠胃乃伤"（《素问·痹证》）；另一方面，水谷精微超过机体的生理需要，滞留体内而聚湿生痰。故有"膏粱过厚之人，每多痰"（《张氏医通》）及"饮啖过度，好食油麦猪脂，以致脾气不利，壅滞为痰"（《杂病源流犀烛》）之证。痰湿的形成，与脾之运化功能密切相关。脾主运化，包括运化水谷和运化水湿两个方面。饮食内伤、素体脾胃虚弱均是形成痰湿内盛的重要因素。《诸病源候论》曰："劳伤之人脾胃虚弱，不能克消水浆，故为痰饮也。"《景岳全书》曰："夫人之多痰，悉由中虚而然，不观之强壮之人，任其多饮多食，则随食随化，未见其为痰也；惟是不能食者，反能生痰。此以脾虚不能化食，而食即为痰也。""正以脾气愈虚，则全不能化，而水液尽为痰也。""惟脾虚饮食不能消化而作痰者，其变最多，但当调理脾胃，使其气强，则自无食积之虑。而痰饮即皆血气矣，若脾气微虚，不能制湿，或不能运化而为痰者，其证必食减、神倦，或兼痞闷等症。"可见脾气虚损，运化功能失健，以致痰湿内生，是肥胖人痰湿体质的内在根源。

综上所述，肥胖是各种因素导致脾阳亏虚，痰湿、瘀血、膏脂等病理产物异常积聚的结果。

【用扶阳法论治】　中医治疗肥胖症以调理脾肾和脾胃为主，根据临床表现兼化湿、祛痰、利水、活血、润导、疏肝利胆、健脾、温阳等法，这与西医的治法采用控制饮食、加强运动、提高能量消耗、促进脂肪动员与分解等方法，本质上是一致的，为中西医结合治疗肥胖症奠定了理论基础。

一、脾虚痰湿证

症状：形体肥胖，面色少华，精神倦怠，神疲乏力，肤色白、面色淡黄而黯，多伴有口黏、胸闷、身重不爽、目窠微肿、腹部肥满松软、困倦、苔白腻、舌胖、脉滑。

病机分析：脾主运化，为后天之本，痰湿的产生与肺、脾、肾三脏功能有密切的关系，三脏之中尤以脾的功能最重要。由于多饮多食及素体脾胃虚弱致痰湿内盛则见形体肥胖。脾气虚损，运化功能失健，气血不足可见面色少华，精神倦怠，神疲乏力，肤色白、面色淡黄而黯，脾虚湿滞则见口黏、胸闷、身重不爽、目窠微肿、腹部肥满松软、困倦、苔白腻、舌胖、脉滑。

治法：健脾益气，化痰祛湿。

方药：防己黄芪汤（《金匮要略》）合参苓白术散（《太平惠民和剂局方》）加减，药用防己、黄芪、茯苓、党参、白术、山药、砂仁、薏苡仁、法半夏、车前子、白扁豆。气虚重者加太子参；腹胀者加厚朴、枳壳；纳呆，食滞不化者加焦山楂、莱菔子。

临证参考：肥人多痰湿。痰湿阻滞，气血运行不畅是其主要病理变化。处方用药的作用点是抑制体内脂肪的合成，促进体内脂肪的转化，调整体液的代谢和平衡。常用防己、黄芪、茯苓、党参、白术、山药、砂仁、薏苡仁、法半夏、车前子、白扁豆健脾益气，化痰祛湿。肝气郁结者加郁金、柴胡、枳实；胃热湿阻者加黄连、石菖蒲；气滞血瘀者加生香附、茺蔚子。亦可每日用生山楂30g，夏枯草10g，开水浸泡代茶饮服。

二、痰瘀互结证

症状：形体肥胖，神疲乏力、胸闷身重，尤以入夜尤甚，月经不调或闭经，经色暗红或有血块，肤色黯，大便溏，舌黯，或有瘀斑瘀点，脉滑。

病机分析：饮食不节，嗜食肥甘厚腻，脾失健运，痰浊壅阻中焦，浊气充塞，故身体肥胖、胸闷身重、神疲乏力；痰湿内阻，气机升降出入受阻，终则导致血瘀，瘀滞既成，脂积瘀阻则见月经不调或闭经，经色暗红或有血块，肤色黯，大便溏，舌暗，或有瘀斑瘀点，脉滑。

治法：化痰祛湿，活血化瘀。

方药：二术二陈汤（《古今医统》）合桃红四物汤（《医宗金鉴》）加减，药用苍术、白术、陈皮、半夏、茯苓、党参、白术、当归、赤芍、柴胡、薄荷、桃仁、红花、川芎、甘草。若心烦易怒，失眠多梦者，可加用黄连温胆汤或丹栀逍遥散。胸膈满闷者加瓜蒌仁、砂仁；嗳腐吞酸，脘胀纳呆，加莱菔子、神曲；小便不利者加泽泻；食欲亢进者加黄芩。

临证参考：临床上肥胖多以脾胃气虚为本，痰浊膏脂为标，兼有气滞血瘀，主要累及脾、胃、肝、肾等脏腑，每多虚实相兼。实证为主者侧重通便利水，宣散活血，兼以补虚扶正，健脾温肾。虚证为主者则以补虚为主，兼以祛邪。常用的药物有黄芪、党参、白术、茯苓、仙茅、淫羊藿、何首乌、肉桂、桂枝、熟附子等。活血化瘀贯穿始终，可配伍健脾温肾，或利水通便而酌情加减，常用药物为丹参、赤芍、当归、川芎、莪术、蒲黄等。

三、脾肾两虚证

症状：形体肥胖，疲倦无力，腰膝酸痛、喜暖畏寒，肢冷，头昏气短，阳痿阴冷，下肢浮肿，舌淡体胖，苔薄，脉沉细。

病机分析：老年或久病，肾气由盛转衰，或脾病及肾，脾肾阳虚，不能化气行水，水湿运化无权加重体内湿浊，泛溢肌肤而发肥胖。脾肾阳虚不能温煦肢体可见疲倦无力、腰膝酸痛、喜暖畏寒，肢冷，头昏气短，阳痿阴冷；舌淡体胖，苔薄，脉沉细为脾肾两虚证。

治法：益气健脾，温阳益肾。

方药：真武汤合金匮肾气丸（《金匮要略》）加味。药用黄芪、茯苓、白芍、白术、制附片、干姜、肉桂、地黄、山茱萸、山药、泽泻、丹皮、益智仁、桑螵蛸、菟丝子、淫羊藿、泽兰。水肿者加车前子，便溏者加佛手、苍术；腰膝酸软者加桑寄生、牛膝、杜仲。

　　临证参考：肥胖与肾气、命门之火的盛衰有关，若阳气衰微，气化失职，不能化气降浊，则津液不能化生、输布和排泄。脏腑中肾为先天之本，水火之根，司开阖；脾为后天之本，主运化。若肾气虚损及阳，脾阳不足，脾失运化，则水湿停聚，聚于肌肤而体形肥胖。脾肾阳虚是女性肥胖病中较为重要的证型之一。同时，脾肾阳虚，水湿不化，冲任受阻，经隧不通，以致经血不得下行而成闭经。痰湿渐祛，体重渐降，闭经也随之恢复正常。可用淫羊藿、黄芪、肉桂、续断、白术、泽泻、茯苓、山药、当归、泽兰。淫羊藿合肉桂、续断温补脾肾，肾阳得充能温煦脾阳，再加黄芪、山药使脾能健运，则痰湿无以生化。茯苓健脾化湿，合泽泻利水消脂；当归、泽兰活血通络，泽兰并有较好的利水功效，全方共奏温肾健脾、化痰利湿、消脂减肥之功。加减：带下多者加菟丝子，带下清稀者加补骨脂。

　　【用药分析】　针对肥胖本虚标实的特点，治疗当以补虚泻实为原则。补虚常用健脾益气法；脾病及肾，可结合益气补肾。泻实常用祛湿化痰，结合行气、利水、消导、通腑、化瘀等法，以祛除体内多余的痰浊、水湿、痰热、瘀脂等。其中祛湿化痰法是治疗本病的最常用方法，贯穿治疗过程的始终。

　　肥胖症内因为脾胃虚弱，运化功能失司，外因为嗜食肥甘厚味，外源性脂质摄入过多，二者共为因果致使运化失常，影响水谷精微的代谢，痰湿瘀浊内生，脂质沉积所致。可用二术二陈汤合泽泻汤加减治疗：泽泻、苍术、陈皮、生山楂、薏苡仁、竹茹、冬瓜皮、茯苓、大腹皮、车前子、香附、半夏、大黄。30天为一疗程，治疗2个疗程。该方用半夏、泽泻、陈皮、茯苓、白术、苍术、薏苡仁、竹茹以健脾利湿，使湿无所生，祛痰降脂；加香附、大黄，和胃消食化积，行气活血化瘀，荡涤肠胃，安和五脏，使多余的膏脂消除，气顺痰消血畅；再用车前子、冬瓜皮、大腹皮利水渗湿，以助上药之力，使水湿得利，无以困脾，脾气健运，精微归于正化。诸药合用，健脾利湿，和胃化积，祛痰降脂，行气活血，使气血流畅，多余的膏脂得以祛除，从而达到治疗肥胖的目的。

　　肥人多痰湿，与肾气、命门之火的盛衰有关。若肾阳虚衰，损及脾阳，脾失运化，则水湿停聚，聚于肌肤而体形肥胖。可见脾肾阳虚是肥胖病中较为重要的证型之一，主用真武汤合肾气丸加味。黄芪、茯苓、白芍、白术、制附片、干姜、肉桂、地黄、山茱萸、山药、泽泻、丹皮、益智仁、桑螵蛸、菟丝子、淫羊藿、泽兰。制附片、肉桂、菟丝子、淫羊藿、益智仁、桑螵蛸温补脾肾，肾阳得充能温煦脾阳，再加黄芪、干姜、白术、山药温中健脾，脾能健运，则痰湿无以生化。茯苓健脾化湿，合泽泻利水消脂；地黄、山茱萸和泽兰，能养血滋肾，活血通络，泽兰有较好的利水功效，全方共奏温肾健脾、化痰利湿、消脂减肥之功。

　　【临证验案】

　　案例一：李某，男，45岁，2009年7月13日就诊。

　　患者4年间体重增加11kg。4年前因工作原因及饮食不节体重开始增加，就诊时体重已增加11kg，曾服中药调理，效果不佳来诊。查：身高171cm，体重81kg，体重指数27.7kg/m²，腰围89cm。症见身困体胖，神疲乏力懒言，汗出畏风，纳呆腹胀，便溏，腰膝酸痛，下肢微肿，舌淡胖，苔白滑，脉沉缓。

中医诊断：肥胖症（脾肾气虚）。

治法：健脾益肾，温化水湿。

处方：四君子汤合肾气丸加减。制附片（先煎 2 小时）20g，干姜 15g，桂枝 15g，红参 15g，黄芪 30g，茯苓 20g，白芍 15g，白术 15g，山茱萸 20g，山药 20g，泽泻 15g，车前子 20g，炙甘草 10g。7 剂，每日一剂，水煎内服，嘱患者饮食规律，适当运动。

7 月 21 日二诊：神疲乏力，汗出畏风等症状减轻，治疗对症，守上方继续治疗。15 剂。

8 月 8 日三诊：纳呆腹胀，身困等症状好转，体重下降 1kg，下肢浮肿已消。病情向好，继续原方案治疗。

原方加减治疗 5 个月后，诸症消失，体重下降至 72kg，腰围 84cm，体重指数减为 24.6kg/m²。

按：本患者因饮食不节及工作情况导致脾胃受损，脾胃运化功能失调，气血生化不足，日久脾病及肾，成为脾肾两虚之证。《仁斋直指方》曰："肥人气虚生寒，寒生痰，湿生痰……故肥人多寒湿。"沈金鳌在《杂病源流犀烛》中说："人之肥者必气虚。"古代文献指出了肥胖者多由气虚、寒湿所致。故治疗宜用补益阳气，温化寒湿之法，药用桂枝、黄芪、茯苓、白术之类，如此则能切证合法而收效（录自云南省中医医院内分泌科案例）。

案例二：张某，女，47 岁，2010 年 4 月 12 日来诊。

肥胖 2 年。体重指数 28kg/m²，血压 130/80mmHg。症见面目浮肿，畏寒，神疲懒言，腰膝乏力，尿频，舌胖，舌色黯淡，苔白，脉沉。

中医诊断：肥胖症（脾肾阳虚）。

治法：健脾化痰，补肾利水。

处方：真武汤合肾气丸加味。制附片 20g，干姜 10g，肉桂 5g，黄芪 30g，淫羊藿 15g，茯苓 15g，白芍 15g，白术 15g，生地黄 15g，山茱萸 20g，山药 20g，泽泻 15g，丹皮 15g，益智仁 15g，桑螵蛸 10g，菟丝子 15g，泽兰 10g，车前子 20g。

4 月 18 日复诊：诸症减轻，治疗对症，守上方继续治疗。

5 月 8 日复诊：体重下降 3kg，颜面浮肿已消，夜尿 2 次，病情稳定，继续原方案治疗。半年后体重指数降为 24.5kg/m²。

按：脾运化水湿，肾气化水液，两脏阳虚，水液代谢障碍，产生痰浊膏脂，表现为肥胖浮肿；阳虚则内寒，故而畏寒肢冷；脾主四肢，腰为肾之府，脾肾不足，故而疲乏无力、腰膝酸软；舌暗淡，苔薄白，脉沉，均为之征。治疗时，用经方真武汤合肾气丸加减，佐燥湿化痰之药，温补脾肾利水，燥湿化痰而收效明显（录自云南省中医医院内分泌科案例）。

【文献选读】

《灵枢·逆顺肥瘦》："肥人肉薄厚皮而黑色，其血黑以浊，其气涩以迟。"

《金匮要略·血痹虚劳病脉证并治》："夫尊荣人，骨弱肌肤盛。"

《仁斋直指方》："肥人气虚生寒，寒生湿，湿生痰，故肥人多寒湿。"

《脾胃论》："脾胃俱旺，则能食而肥；脾胃俱虚，则不能食而瘦。或少食而肥，虽肥而四肢不举。"

《诸病源候论》："气短好眠，为诸痰之候。"

《读医随笔》："终日劳动，及静息反困倦身痛者，是劳动之时气鼓痰行，静息时痰凝阻其气也。"这是由于痰湿过盛或脾虚生痰，阻遏脾阳的结果。

《医学入门》："痰乃津血所成，随气升降，气血调和则流行不聚，内外伤则壅逆为患。"说明气的运动对痰的形成有很大的影响。

《丹溪心法》："肥白之人，沉困怠惰是气虚。""脾气者，人身健运之阳气，理脾则如烈日当空，痰浊阴凝自散。"

《景岳全书》："何以肥人反多气虚？盖人之形体，骨为君，肉为臣也。肥人者，柔胜于刚，阴胜于阳也。且肉以血成，总属阴类，故肥人多有气虚之证。"

《景岳全书》："津液者血之余，行乎脉外，流通全身。若血浊气浊，则凝聚而为痰。"

《香岩塘医话》："肥人之病，虑虚其阳。"

《杂病源流犀烛》："人之肥者必气虚。"

参 考 文 献

[1] 黄贵心，庄日喜. 内分泌疾病中西医结合诊治 [M]. 第1版. 北京：人民卫生出版社，2002.

[2] 刘学兰，张芸，李莉. 常见老年代谢病的综合治疗 [M]. 第1版. 北京：科学出版社，2006.

[3] 王琦，盛增秀. 中医体质学说 [M]. 南京：江苏科学技术出版社，1982：46.

[4] 冯建华，郭宝荣. 内分泌与代谢病的中医治疗 [M]. 第1版. 北京：人民卫生出版社，2001.

[5] 李军（译）. 肥胖临床的最新进展 [J]. 日本医学介绍. 2004，25（3）：134-136.

[6] 董玉梅，杨玉珍（主译）. 内分泌与代谢性疾病手册 [M]. 第1版. 沈阳：辽宁科学技术出版社，2003.

[7] 刘福平. 肥胖的治疗进展 [J]. 医学理论与实践，2001，14（10）：991-992.

[8] 杨泽，郑宏，等. 超重、肥胖及其与糖尿病的患病风险分析 [J]. 中华内分泌代谢杂志，2003，19（3）：177-180.

[9] 中国肥胖问题工作组数据汇总分析协作组. 我国成人体重指数和腰围对相关疾病危险因子异常的预测价值：适宜体重指数和腰围切点的研究 [J]. 中华流行病学杂志. 2002，23：5-10.

[10] 戴昕. 肥胖发生机制的研究进展 [J]. 首都体育学院学报，2004，16（2）：97-98.

[11] 王德全，唐宽晓. 肥胖症的诊治进展 [J]. 山东医药，2000，40（24）：56-57.

[12] 殷之放. 针刺治疗肥胖症40例 [J]. 四川中医，2000，18（3）：55.

（刘学兰　高娅丽）

第七章　扶阳理论在老年病中的应用

　　老年疾病是指人在老年期所患的、与衰老有关的、并且有自身特点的疾病。它所包含的疾病范围相当广泛，大体可分为3类。一是由于机体老化而导致的疾病，如老年性白内障、绝经后阴道出血症、前列腺增生症、老年性痴呆等，多发生于老年期。其次是与机体老化后抗病能力下降有关的疾病，如冠心病、慢性支气管炎、高脂血症、恶性肿瘤、中风、脑萎缩症等。三是具有不同于青、中年期发病特点的疾病（其中不少是青、中年时期疾病的延续），如老年性肺炎、消化性溃疡、慢性胃炎、慢性肾炎、糖尿病、类风湿关节炎、肺气肿、颈椎病等。

　　中医学认为老年病的发生有其基本特点，多以身体虚衰，抗病能力弱为诱因。"虚"对老年人来讲，表现尤为突出，故老年病的特点之一是"正虚"。由于老年人抗病能力弱，正气不足，所以病久缠绵，不愈者多，患慢性疾病者多，故老年病的另一特征是病程长。又因为体虚而病，病后正气愈虚，则一处有病而处处皆病，周身脏腑气血阴阳失调，虚实夹杂，寒热交错，甚至几个脏腑同时出现病变，病情错综复杂成为老年病的特点。显然，老年时期和人的衰老使人易患老年病，而老年病又是使人折寿、导致死亡的直接原因。因此，加强老年病的防治，是延长寿命的关键。

　　我国已经进入老龄化社会，慢性疾病、多系统疾病是老年疾病谱的特点，而这些老年慢性病患者，即"扶阳"学说所说的"久病与素禀不足之人"，正是温扶阳气法的最佳适应人群。实践证明，如能充分认识"阳气"在老年生理、疾病产生、演变及保健中的重要地位，在疾病的诊断中能准确辨识阳虚证，在遣方用药时合理应用好温通类药物，则老年慢性病、疑难病的疗效将得到显著的提高。现将"扶阳"理论对中医老年病学的认识、诊疗特色和用药经验进行介绍。

　　【从扶阳理论释因】　从古人的哲学观和《黄帝内经》的医学观来看，人体的正常生命活动是以阳为主导的、阴阳二者相对平衡的结果。而人体疾病的发生和发展，主要是阳气为主的阴阳对立统一协调遭到破坏所致。人体阳气的生理病理在《黄帝内经》中就有比较系统的认识，并把阳气置于非常重要的地位，如《素问·生气通天论》说："阳气者，若天与日，失其所，则折寿而不彰，故天运当以日光明……。"今人通过研究，还观察到日全食中病人产生的症状，都可以用阳虚或阳气受到干扰来解释，更印证了阳气犹如张景岳在《类经附翼·大宝论》中所比喻的人体内的"一丸红日"。故扶持和保护阳气，应是防治疾病的基本精神。就如扶阳派著名医学家郑钦安先生在《医理真传》中说："子不知人之所以立命者在活一口气，气者阳也，阳行一寸，阴即行一寸，阳停一刻，阴即停一刻，可知阳者阴之主也，阳气流通，阴气无滞，自然百病不作。阳气不足，稍有阻滞，百病重生。"著名中医学家卢铸之、卢永定也在著述中所述："人之生成，纯在于天地之中，阴阳之内，五行之间，一切动静都随阴阳之气机而转，业医者须识得《内经》所论，凡阴阳之要，阳密乃固、阳气者，若天与日，失其所则折寿而不彰……"等学术观点，强调阴阳之虚实、变化之盈缩时刻都随五行运化，上下内外息息相通，无一刻停滞，随日月昼出夜入，昼作夜息，为养生治病之一原则也。这个"原则"，本质上是提示人们要认识到人体阳气的极端重要性。在以上理论指导下，先贤倡导扶阳，在辨证论治之中，始终遵循扶阳为治病要领；并强调医生应以"治未病"为本，治病开方，所用药物多以辛温扶阳益气之品为主，使人体的机体五脏六腑安和，经脉畅通，气血调畅，生机勃发，乃达祛病延年，健康长寿的最终目的。

　　阴阳学说是中医学术的理论核心，元阴元阳为人身生命之根本。扶阳理论与其他中医学术流派具有本质区别的是认为在阴阳两纲中，二者虽说是互根的关系，但关键在阳气，阳为主，阴为从。只有阳密于外，阴才能内守。故"扶阳"学派认为"阳主阴从"是阴阳学说的核心。《素问·生气通天论》就指出："阳气者若天与日，失其所，则折寿而不彰，故天运当与日光明……。"，强调了阳气在人体生命活动中处于主导的地位。一旦失去了阳气的生化温煦，阴也不可能成长存在。亦即《素问·阴阳应象大论》所论之"阳生阴长，阳杀阴藏"也。阳气旺盛可以促进机体精微易吸收，化源得充分，阴精能形成，阴形牢固，人体健壮。反之，阳气一旦衰弱，营养吸收，阴精的化生成形也就必然减弱、停顿甚至消亡，导致机体虚弱，百病变生。现代社会人的寿命延长，老年人群及老年病患者持续增加。在老年病的认识上扶阳派提出人的衰老和老年病的产生根本上就是人体阳气逐渐递减的结果。《素问·上古天真论》论述道："女子……五七，阳明脉衰，面始焦，发始堕。六七，三阳脉衰于上，面皆焦，发始白。七七，任脉虚，太冲脉衰少，天癸竭，地道不通，故形坏而无子也。""丈夫……五八，肾气衰，发堕齿槁。六八，阳气衰竭于上，面焦，发鬓颁白。七八，肝气衰，筋不能动，天癸竭，精少，肾藏衰，形体皆极。八八，则齿发去。"形象地描述了随着人体年龄的增加，脏气功能逐渐衰退，人的容颜、形体和生理功能均随之出现衰老退化的现象。孙思邈也在《千金翼方》中认为："人年五十以上，阳气日衰，损与日至。"上述论述均明确地指出"阳气"在人体自然衰老过程中居于主导地位。同理，老年患者，由于种种先后天因素的影响，自身阳气不足或受到损耗，又未能及时充养，不仅会出现自然衰老进程加速的现象，还会变生出各系统疾病。总之，阳气的不足和过度损耗，正是老年人衰老和患病的关键因素。正如《扁鹊心书》指出的"阳精若壮千年寿，阴气加强必毙伤"。老年人的健康和长寿主要依赖于自身阳气的充足和温养。《内经知要》论述道："天之运行惟日为本，天无此日则昼夜不分，四时无序，晦明幽暗，万物不彰矣。在于人者，亦惟此阳气为妥，苟无阳气，孰分清浊？孰布三焦？孰为呼吸？孰为运行？身何由生？食何由化？与天之无日等矣，欲保天年，其可保乎？"即指出了人从出生之时，就一刻不停地依赖阳气，也消耗着阳气，人体新陈代谢的过程也就是阳气气化的过程。人的一生，是阴阳消长的一生，前半生以阳长阴消为主，后半生则以阴长阳消为主。阳气在中年以后随年岁的增长而消退，生命的终止则是阴阳运动的停止，主要是阴盛阳竭。人操劳一生及至暮年，阳气耗损，失于调摄则百病丛生。老年病的产生也即《素问·经脉别论》所说的"生病起于过用"。"过用"，就是过度地消耗了自身的阳气而得不到补充。当"阴平阳秘"的平衡被打破时就导致疾病内生，邪气外犯。郑钦安在《医法圆通·万病一气论》中说"病有万端，发于一元，一元者，二气浑为一气者也，一气盈缩，病即生焉，有余即火，不足即寒……病此气也。气也者，周身躯壳之大用也。用药以治病，实以治气也。"对"气"的性质，他又做了阐述："气者，阳也，阳行一寸，阴即行一寸，阳停一刻，阴即停一刻，可知阳者，阴之主也……阳气不足，稍有阻滞，百病丛生。"所以对于老年病的诊治，虽疾病有万种，治法有八法，"扶阳"理论首重扶阳，兼用他法，即"治之但扶真阳"。在治疗过程中时时处处顾护人体的阳气。以守阳扶阳为要，这样就抓住了老年病治疗之精要，乃"握要之法"。不致陷入头痛医头、脚痛医脚的流弊之中。

老年病阳虚之病因有：素体阳虚，年老阳虚，饮食偏嗜，久病不愈，长期服药，五志过极，房劳过度。

一、素体阳虚

由于先天禀赋不足，素体阳虚；或后天失调，生化不足，脾肾虚损，而出现阳虚体质者。

二、年老阳气亏虚

老年人易出现阴阳亏虚，尤其是阳虚为主，而阳虚又多以肾阳亏虚为主。

三、饮食偏嗜伤阳

饮食偏嗜，喜食瓜果生冷，容易损伤脾胃阳气；酒为湿热之品，长期嗜酒，生痰生湿，阻遏气机，使气机升降失常。湿为阴邪，阴胜则阳病，故其侵犯人体，最易损伤阳气，可导致阳虚。

四、久病不愈导致阳虚

久病失治误治，长期治疗不愈，病程日久，可导致阳虚。

五、药物损伤导致阳虚

长期药物的治疗，损伤人体正气。特别是治疗过程中，使用养阴清热药物性多苦寒，长期过用苦寒伤阴之品，终致阳虚。

六、五志所伤导致阳虚

喜伤心，忧伤肺，思伤脾，怒伤肝，恐伤肾，情志不调，使人体气机紊乱，脏腑阴阳气血失调，导致疾病的发生。故情志所伤也可导致阳虚。

七、房劳所伤

房事过度，耗伤肾气，肾精亏损，阳气内绝。

【用扶阳法论治】　应用扶阳理论指导治疗老年病，首要的问题就是如何辨识阳气不足，于纷繁复杂的老年疾病临床表现中甄别出阳气虚衰的症候，确立阳气虚衰的证型，确立温扶阳气的法则，避免"虚虚实实"之误。临床辨证之难，实难在辨识阴阳，阴阳既明，纲举目张。《医理真传》"郑钦安用药盒针"中的论述："无论一切上中下诸病，不同男女老幼，但见舌青，满口津液，脉息无神，其人安静，唇口淡白，口不渴，即渴而喜热饮，二便自利者，即外见大热，身疼头痛、目肿，口疮，一切诸症，一概不究，用药专在这先天立极真种子上治之，百发百中……若见舌苔干黄，津液枯槁口渴饮冷，脉息有神，其人烦躁，即身冷如冰，一概不究，专在这先天立极之元阴上求之，百发百中。"此论述是辨识疾病阴阳之"秘诀"。简而言之，在诊治老年疾病时，如见脉沉、迟、细、弱、紧或浮而无力者；舌质见淡白，黯红夹青，舌体胖、质嫩、多齿痕，舌苔润者；症见口和不渴，即渴亦饮水不多，多饮不适，或饮水也是喜热恶冷者；症见面白无神、畏寒自汗、困倦欲卧、动则心慌气喘、溺清便溏者，但见二、三脉症，即为阳气不足。其中尤以舌脉和饮水的辨识为要，而不必囿于口干、便秘、苔黄、脉数、舌红等"热性"症征的有无，均可予温扶阳气为法的治疗。

临床中任何疾病都存在损阳伤正的情况，如外感病中损阳伤正的病变产生于邪正相搏的各个阶段中，因此要消除病理性损阳，必须谨守病机，充分重视祛邪。在六经病中，他们各自的病变特点又使消除损阳的方法不尽一致。正气斗争剧烈，采用清、下等治疗方法，由于邪热盛实的病机本身即能耗气伤津，而且，一旦正气不支，则病有入阴的可能，甚或津枯亡阳，清、下两法能祛邪泄实，则津液自保，阳气亦能因之而安。少阳病，正气稍弱，邪入半表半里之间，枢机不利，以和法代表，既枢转气机，又祛除邪气，排除了"三阳为尽，三阴当受邪"的可能。三阴病以阴邪盛，阳气不足的病机为主，故多采用温散寒邪、温扶阳气等治疗方法，使阳复寒去，达到扶阳的目的。

扶阳学派擅用温热药物，其中尤以擅用附子等药为特点，前提是辨证准确，对证施治。阳气虚衰、阴盛寒凝者，多以附子、干姜、桂枝配伍麻黄、细辛等药温通阳气，逐阴散寒；阳虚气衰者，多以附子配伍黄芪、人参等药温扶元阳、大补元气；阳气虚衰，又兼见阴血亏虚，呈现阴阳气血俱虚者，多以附子配伍熟地、麦冬、当归等养阴补血之品以阳中求阴，阴阳双补；正气素虚或邪盛正伤，火热内炽或复感热毒者，可于清热攻邪方药中佐入附子扶正以助驱邪。老年病患者脏器功能多处于代偿或失代偿状态，很多疾病如心衰、肾衰、肺功能不全、糖尿病、高血压病的治疗是终生的，所以温扶阳气的调治也是长期甚至是终生的。这就决定了在老年病治疗中不仅使用附子机会较多，而且疗程较长。也只有这样，才能取得稳定的疗效。值得注意的是，善用温法，不应忽视其他治法；善用温药，也不能排斥其他药物，一切以辨证论治为原则。

一、心阳虚证

症状：心悸，自汗，胸闷气短，神倦嗜卧，形寒肢冷，面色苍白，舌质淡或紫黯，脉细弱或沉迟。

病机分析：心阳不足，多因久病体弱，年高脏气虚衰；或汗出太过，耗伤心阳；或禀赋不足，而致心阳不振，不能温运气血；或思虑过度，劳伤心神；或心阴亏耗日久，阴损及阳，导致心阳不足。本证在临床上常表现为危急重症。本病病位在心，多属虚证，常可影响肺、脾、肾三脏功能。当病理产物痰饮、瘀血产生后则为虚实夹杂的证候。

治法：益气温阳。

方药：参附龙牡汤（《方剂学》）加味，药用制附片（先煎 2 小时）、党参（或红参）、黄芪、龙骨、牡蛎、山茱萸、肉桂。本方适用于心阳暴脱偏于亡阳者。或芪附汤（《赤水玄珠》）加味，药用制附片、黄芪、西洋参、麦门冬、五味子、山茱萸。本方适用于心阳暴脱兼见亡阳者。

临证参考：喘急不能卧者可于基本方中加黑锡丹、蛤蚧粉，以益元补肾，摄纳肾气。若见阴伤，症见舌质偏红，脉细数无力加玉竹、天门冬、太子参养阴生津。若兼见胸部闷窒者，加沉香、檀香理气舒胸。若兼见痰浊阻滞，胸满闷痛、舌苔腻浊加陈皮、枳壳、胆南星、佛手理气化湿，疏畅气机。若兼见心胸疼痛剧烈者加丹参、红花、郁金、三七或用冠心苏合丸 1 粒以活血化瘀，理气止痛。若兼见心气贯脉不匀，脉见结代者可在参附龙牡汤中重用炙甘草、桂枝、麦冬、苦参等。

二、脾阳虚证

症状：面色萎黄，食少，形寒，神倦乏力，少气懒言，大便溏泻，肠鸣腹痛，每因受寒或饮食不慎而加剧，舌质淡，苔白，脉弱。

病机分析：此证多由脾胃气虚发展而来，或久病伤脾，或饮食失调，过食生冷或过用寒凉药物损伤脾阳所致。其病位在脾，属虚证、里寒证。常伴水湿内生，气机壅滞证。

治法：温阳祛寒，益气健脾。

方药：附子理中汤（《三因极一病证方论》）。制附子（先煎 3 小时）、人参、白术、干姜（炮）、炙甘草。

临证参考：脾阳虚衰多由脾气虚弱发展而来，脾阳虚与脾气虚常相互参见。故临床治疗用温中运脾之治时，常与健脾补气药如人参、饴糖、白术、炙甘草等配合使用。脾阳虚引起的浮肿，可用实脾饮加减：制附子、茯苓、白术、大腹皮、干姜、草果、厚朴、猪苓、泽泻、车前子、牛膝，温运脾阳，以利水湿。原则上忌用峻下逐水之法。此法峻烈泻下，使水湿从大便出，浮肿虽一时消减，但亦伤正，浮肿常可反复。使用补脾益胃的药物，方可使得脾气康复，水湿得以运化，中焦斡旋得力，水津湿浊各归其道，加之中阳日旺，虽不泻水，而水湿自消。若兼见腰膝酸软，头晕目眩，形寒肢冷等肾阳虚证者，可加肉桂、巴戟天、仙茅，或合用肾气丸、右归丸之类助肾阳以温脾和胃。

三、肾阳虚证

症状：腰膝酸软，畏寒肢冷，尤以下肢为甚，头目眩晕，精神萎靡，面色白，或黧黑，或阳痿，妇女宫寒不孕，或大便久泄不止，完谷不化，五更泄泻，或浮肿，腰以下为甚，按之凹陷不起，甚则腹部胀痛，心悸咳喘。舌淡胖苔白，脉沉弱。

病机分析：肾与命门本同一气，为人身阴阳消长之枢纽。肾阳主导一身之阳气，火衰则阳虚之证迭出。肾阳虚多因先天不足，肾阳素虚，或年老体弱，命门火衰，或房劳过度，或久病不愈而伤及肾阳，以致元阳虚损，温煦无力，阴寒内生，或气化无权，寒湿内盛。证属虚证、寒证，病位在肾，并常涉及脾、心、肺等脏。

治法：温补肾阳。

方药：右归丸（《景岳全书》），药用制附子（先煎 2 小时）、熟地、菟丝子、当归、山药、枸杞子、杜仲、山茱萸、鹿角胶、肉桂。本方宜于肾阳不足，年老久病及阳痿、滑精者。或金匮肾气丸（《金匮要略》），药用制附子、熟地、山药、山茱萸、泽泻、茯苓、丹皮、肉桂。本方宜于阳虚之喘促、水肿者。

临证参考：阳痿，遗精，滑精，遗尿，不育者，于右归丸中加淫羊藿、金樱子、阳起石、煅龙骨、煅牡蛎、海狗肾；崩漏、宫寒不孕者，可于右归丸中加淫羊藿、黄芪、续断、炮姜炭、紫河车、龟甲。浮肿而尿少者，于金匮肾气丸中加车前子、白茅根、益母草、牛膝。喘促日久，动则加剧，可于金匮肾气丸中加人参、五味子、补骨脂、淫羊藿、核桃仁。

四、肝阳虚证

症状：懈怠疲劳，忧郁胆怯，畏寒肢冷，面色惨白，口唇发绀，男子阳痿，女子少腹冷痛，月经不调或崩漏，舌质淡苔白，脉沉迟无力。

病机分析：本证多由寒邪直中脏腑，折损阳气，或阴（精）血不足，阴损及阳，或肝阳虚损，无以升发，阴寒之气充斥脏腑而发病。其病位在肝，累及于肾。

治法：温补肝阳。

方药：温阳补肝汤（《偏方验方》）加减，药用黄芪、党参、肉桂、白芍、肉苁蓉、巴戟天、胡芦巴、杜仲。本方适用于肝阳虚之本证。或当归补血汤（《内外伤辨惑论》）加味，药用当归、黄芪、党参、白芍、桂枝、细辛、鹿茸、甘草。本方适用于肝阳不足，阴血亏虚者。或肾气丸（《金匮要略》）加味，药用制附片、肉桂、熟地、山药、山茱萸、泽泻、茯苓、丹皮、乌药、沉香、小茴香。本方适用于肝肾阳虚之证。

临证参考：若畏寒肢冷，巅顶阵痛者，温阳补肝汤中加吴茱萸、生姜。若面色惨白，口唇发绀，加川芎、人参。若妇人经闭，胁肋少腹寒痛，不孕，带下清冷，崩漏，加川芎、香附、法半夏。懈怠疲劳者，当归补血汤中加羊肝或鸡肝、猪肝等。若阳痿阴囊湿冷，下肢不温者，肾气丸中加鹿茸、菟丝子。肝阳虚，精寒肾冷，滑精无梦者，加五味子、覆盆子、菟丝子、枸杞子。

五、肺气虚证

症状：咳吐涎沫，质清稀量多，形寒肢冷，自汗，背寒如掌大，易感受风寒，或稍作劳累即作哮喘，或作喘促，或作感冒。平素神疲乏力，短气不足以息，头昏，口不渴。舌质淡，苔白滑润，脉迟缓或虚弱。

病机分析：本证多见年高体弱或阳虚之人。多因久咳、久哮、久喘，使肺气耗损而致。每于冬寒季节病情加剧。因肺阳不足，气虚卫外不固，肺气虚寒，气不化津，清阳不布，故表现肺痿、哮证、喘证、肺胀、感冒等疾病。

治法：温肺益气。

方药：甘草干姜汤（《伤寒论》）合四君子汤（《太平惠民和剂局方》）加减，药用干姜、细辛、五味子、人参、白术、茯苓、紫菀、桑白皮、甘草。

临证参考：咳吐涎沫多，且尿频加煨益智仁；喘促短气加钟乳石、五味子，另吞蛤蚧粉；若喘咳日久及肾，畏寒肢冷，腰膝酸软，加胡桃肉、沉香、附子、补骨脂。如喘咳痰多，气急胸闷苔腻，加苏子、陈皮、半夏、前胡；若伴血瘀，颈脉动甚，而唇发绀，加丹参、当归、苏木；若肺阳虚而卫外不固，反复感冒，症见无汗恶寒较甚，发热较轻，脉不浮反沉，可去桑白皮、茯苓、紫菀，加麻黄、制附子、细辛。肺阳虚多由肺气虚发展而成，其治疗应用温肺散寒的干姜、细辛、胡桃肉、冬虫夏草、钟乳石等药为主，还须配合补益肺气的人参（党参）、黄芪、白术之品，组合成方，机圆法活，以治其本。肺疾虚证多责阴虚，然咳嗽、哮喘、肺胀、肺痨、肺痿等病屡见阳虚，并且易伴外寒、痰饮、或肺肾阳气俱虚。其治疗常温肺化饮，解表散寒，方用小青龙汤化裁，麻黄、白芥子、黄芩、甘草、桂枝、干姜、法半夏、五味子、苏子、厚朴、细辛；或温肺健脾化痰，方拟六君子汤加味，党参、焦术、茯苓、法半夏、陈皮、干姜、五味子、厚朴、杏仁、莱菔子、甘草、细辛、桂心；或温补肺肾，肾气丸化裁，熟地、山药、党参、胡桃肉、茯苓、附片、枣皮、丹皮、桂心、干姜、五味子等。本证多属积渐而成，病程缠绵，而久病归肾，使患者表现咳喘、咳痰清稀外，易伴面浮身肿、心悸、面唇发绀、舌胖、苔白滑等阳虚水停之危重之证，可用补肾利水之品以治。

【用药分析】　扶阳之品主要是制附子、干姜、生姜、炮姜、肉桂、桂枝、吴茱萸等，辅助用药主要有甘草、砂仁、半夏、丁香、茯苓等。其中，附子补阳为主，是首选药物。干姜用为补脾阳主药。桂枝用为补心肺阳气主药。肉桂用以补下焦阳气，兼善气化，吴茱萸为厥阴主药。温扶阳气的药物首推附子。附子一药，受到古今众多名医推崇。如明代名医张景岳把附子列为"药中四维"之一，称之"大能引火归原，制伏虚热，善助参芪成功，尤赞术、地建效。无论表证里证，但脉细无神，气虚无冗所当急用"。清代名医陆懋修称附子为"药能起死回生者"。《医学正传》对附子的论述最为形象"附子禀雄壮之质，有斩关夺将之气，能引补气药行十二经，以追复散失之元阳；引补血药入血分，以养不足之真阴；引发散药走腠理，以逐在表之风寒；引温暖药达下焦，去在里之冷湿"。郑钦安则提出"凡一切阳虚诸症"均可应用，不必等到病至少阴方用。云南名医吴佩衡则把附子列为"中药十大主帅"之首。自吴佩衡以来，喜用、擅用、善用附子成为云南中医界的一大特色，形成流派。然也有不少医家和患者"终身视附子为蛇蝎"。民间甚至部分医生惧畏附子，多是担心中毒的缘故。附子的疗效取决于辨证准确与配伍得当，而避免附子中毒的关键在于煎煮方法正确。故学习和应用"扶阳"理论，不能偏执僵化。临床应用附子既不必"畏而远之"，也不能逢病就用，每方必用，甚至以好使用大剂量附子作为"特色"炫耀。"温阳"治法应法随证立，温药的剂量和配伍更应药随证出。应用附子的根本目的是取其"温扶阳气"的功效，同时也要合理配伍，尽量避免其毒副作用。应用之关键在于认证准确，配伍得当。

在老年病的临床实践中，常用制附片 15～100g，疗程长短不一，依病情在数月至十数个月之间，甚则达数年之久，疗效显著。综合历代医家的论述并结合多年实践，避免服用附子中毒的关键是要把附子"煮透"，服食"煮透"的附子中毒的可能性微乎其微。煎煮附子简便的方法：制附片不拘多少，先以冷水浸泡 2～3 小时，待附片浸透变软时用高压锅加压煎煮。待"上汽"后再持续煮约 30～40 分钟，熄火待其自然冷却。开盖后一定要观察附子是否"煮透"，以口尝附片心不麻口为"煮透"的标准。依处方用量之多少取部分附子与汤汁加入其他药物，按常法煎煮即可服用。高压锅煮出剩余的附子与汤汁可置于冰箱中冷藏防止变质，以备后几剂药使用。服药后不必刻意增衣避风和禁触冷水，不影响正常生活与工作。依上法煎服既能消除附子的毒性，又节约了煎煮药物的时间，免去了病家守火煎熬之苦，增加了患者服药的依从性，也即提高了疗效。

　　关于方剂，四逆汤、白通汤、理中汤、建中汤诸方，能治一切阳虚症候；有当轻清以扶阳者，大小建中之类是也。有当温养以扶阳者，甘草干姜汤、理中汤之类是也。有当辛温辛热以扶阳者，四逆汤、白通汤之类是也。其中尤以四逆汤作为"补火种之第一方"最常用。

　　其他温补肾阳药，偏重于"补益"，也是治疗肾阳亏虚所致老年病症的方药。常用药有巴戟天、肉苁蓉、淫羊藿、仙茅、蛇床子、韭菜子、菟丝子、补骨脂、杜仲、鹿角胶、肉桂、附子等。其中巴戟天、淫羊藿、仙茅、补骨脂、韭菜子、蛇床子入肝肾、补肾壮阳；菟丝子温补肾阳而固精；杜仲补肝肾强筋骨；鹿角胶、鹿茸补肾生精；肾为水火之脏，阴阳之宅，补肾阳亦须补肾水，阳得阴助而生化无穷，故临床应用常在一派温补肾阳药中，配合熟地黄、山药、山茱萸、枸杞子等补肾填精而又性温之品，取"善补阳者，阴中求阳"之意。肉桂、附子虽为温补下元之要药，但用量不可过大，以免"壮火食气"。补肾必须强精，肾精亏虚，则肾气不足，而命门火衰，故用时常加血肉有情之品，如鹿茸、鹿角胶以补肾生精而助阳。肾为先天之本，脾为后天之本，脾肾之阳互资互生，共同温煦机体，故临床在补肾阳药中亦常加党参、黄芪、怀山药之类，以后天之气而补先天之阳。肾为水火之脏，主生殖，作强之官，肝肾之源，同为藏血藏精之脏，两者互相关联。补益肝肾是治疗肾阳虚的方法之一。常用药有：小茴香、吴茱萸、乌药等。小茴香、吴茱萸、乌药皆温燥疏肝理气之品，能使肝寒得散，肝阳得展，使肝气不妄行而疏泄，肾阳得以固藏；临床若见肾精不足，肾阴亏虚，阴不制阳，肝阳亢盛者，配合养阴潜阳之品，如天门冬、女贞子、龟甲、鳖甲、牡蛎等。若阴血偏虚者，常加当归、白芍等，以滋阴补血。临床方选右归丸、肾气丸、人参鹿茸丸等加减。

【临证验案】

　　案例一：李某，男，72岁。

　　因"二尖瓣脱垂并发心功能衰竭（心衰Ⅲ°）"入住某综合医院胸外科拟手术治疗。其间病情恶化并发急性肾衰竭，建议放弃手术治疗转寻中医保守治疗。就诊时心脏彩超左室射血分数42%，左心房内径45mm，左室舒张末径59mm，室间隔厚度13mm，左室后壁厚度12mm。血肌酐206μmol/L（正常值小于127μmol/L），尿蛋白定性＋～2＋之间。症见：面容枯槁，双目少神，动则气喘目眩、语低声微、足肿尿少、口不渴、纳呆便秘、舌红夹青、苔黄腻水滑、脉沉、细、紧、促。证属：阳气虚衰、水湿内蕴。治予温阳化气，化湿利水为法。处方：四逆汤合黄芪平胃散加减。药用：制附片60g（先煎3小时），黄芪40g，干姜15g，肉桂15g，葶苈子15g，茯苓20g，苍术15g，厚朴15g，法半夏15g，陈皮10g，炙甘草20g。治疗2周后附子剂量增加至100g，患者出现面赤、烘热、烦躁症状，于原方中加葱白三根，每次服药滴入猪胆汁3滴，3天后面赤、烘热、烦躁症状消失，患者精神逐渐好转，尿蛋白定性转阴。治疗至第8个月时血肌酐降到93μmol/L并稳定。患者已能连续步行1～2公里。治疗至第12个月时曾停服附子1个月，患者自诉有"胸闷、力不从心"之感，遂又恢复附子治疗，每剂60g，上述症状缓解。至第18个月时复查心脏彩超提示左室射血分数58%，左心房内径40mm，左室舒张末径56mm，室间隔厚度12mm，左室后壁厚度11mm。患者能连续步行2～4公里。现已坚持中医治疗4年余（录自云南省中医医院老年病科病案）。

　　案例二：李某，女，78岁。

反复咳嗽、气喘 15 年，再发加重伴发热 3 天。胸部 CT 诊断为"双肺肺炎"，经抗生素静脉输液治疗 5 天，体温已降至正常，但咳喘缓解不明显。症见咳嗽，咯大量白色稀痰，喘促汗多，鼻塞恶寒，口干不欲饮水，舌质黯红，苔薄白腻，脉沉、紧。查体：双肺底可闻及湿性啰音，双肺散布哮鸣音。证属：阳虚感寒、痰饮伏肺。治予宣肺解表、温肺化饮。方选小青龙汤加附子。药用：制附片（开水先煎 2 小时）30g，干姜 6g，桂枝 10g，麻黄 10g，细辛 6g，五味子 5g，紫菀 20g，黄芪 20g，山茱萸 20g，甘草 5g。3 天后咳嗽、咳痰减少，喘促减轻，原方加减继服 10 天咳止痰无。查体：右肺底可闻及少量湿啰音，左肺湿罗音和双肺哮鸣音消失（录自云南省中医医院老年病科病案）。

案例三：姜某，男，82 岁。

右下肢放射性疼痛、麻木 2 年，加重半月。症见：右下肢放射性疼痛、麻木，夜间痛甚，站立、行走加重，肢冷便秘，口干不思饮水，舌体胖大，苔薄白腻，脉紧。腰椎 CT 及磁共振提示 L_{2-3}、L_{3-4}、L_{4-5} 椎间盘突出、硬脊膜囊受压。证属：阳虚寒凝。治予温阳散寒。方选麻黄细辛附子汤加减。药用：制附片（开水先煎 2 小时）60g，黄芪 30g，干姜 10g，麻黄 20g，细辛 10g，白芍 40g，炙甘草 30g，独活 15g，乌梢蛇 20g，薏苡仁 50g。1 周后疼痛明显减轻，可以短距离步行，苔薄白，脉细弱。原方去白芍、薏苡仁，减量为麻黄 10g，细辛 6g，炙甘草 10g，加淫羊藿 20g，骨碎补 15g，熟地 30g，怀牛膝 30g。坚持治疗 20 余日，右下肢麻木疼痛基本消失，生活可以自理（录自云南省中医医院老年病科病案）。

案例四：刘某，女，69 岁。

患 2 型糖尿病 6 年，服二甲双胍、阿卡波糖治疗，血糖控制尚可。近半年来血糖波动，空腹血糖 8～9mmol/L，餐后 2 小时血糖 10～11mmol/L。患者拒绝再增加西药，要求中药配合治疗，在外院中医治疗 1 月疗效不满意。检视既往所服处方均为滋养肝肾，益气生津，清热降火类中药。症见：面目虚浮，腰膝酸软，午后烘热，口干喜热饮，气短肢冷，舌光红无苔，脉细。证属：肾阴阳两虚。治予温阳补气、滋肾益精。方选全真一气汤加减。药用：制附子（开水先煎 2 小时）20g，黄芪 30g，生晒参 10g，麦冬 20g，五味子 5g，熟地 30g，怀牛膝 15g，白术 15g。嘱患者控制饮食。服药 1 周患者短气腰酸、烘热口干症减轻。继续治疗半月后上述症状基本缓解，舌淡红苔薄白。空腹血糖 6～8mmol/L，餐后 2 小时血糖 8～10mmol/L（录自云南省中医医院老年病科病案）。

【文献选读】

《素问·生气通天论》："阳气者若天与日，失其所，则折寿而不彰，故天运当以日光明。"

《中藏经》："阳者生之本，阴者死之基，阴宜常损，阳宜常益，顺阳者生，顺阴者灭。"

《医理真传》："气者，阳也，阳行一寸，阴即行一寸，阳停一刻，阴即停一刻，可知阳者，阴之主也……阳气不足，稍有阻滞，百病丛生。"

《医理真传》："无论一切上中下诸病，不同男女老幼，但见舌青，满口津液，脉息无神，其人安静，唇口淡白，口不渴，即渴而喜热饮，二便自利者，即外见大热，身疼头痛、目肿、口疮，一切诸症，一概不究，用药专在这先天立极真种子上治之，百发百中……若见舌苔干黄，津液枯槁口渴饮冷，脉息有神，其人烦躁，即身冷如冰，一概不究，专在这先天立极之元阴上求之，百发百中。"

《内经知要》："阴主内守，阳主外护，阳密于外，则邪不能相侵，而阴得以固于内也。"

《医学正传》："附子禀雄壮之质，有斩关夺将之气，能引补气药行十二经，追散失之元阳；引补血药入血分，以养不足之真阴；引发散药走腠理，以逐在表之风寒；引温暖药达下焦，去在里之冷湿。"

《吴佩衡医案》："世有畏麻、桂如蛇蝎者，以为其性温而易伤津化燥，不知表寒实证无麻黄之辛散，何以开发腠理，驱邪外出。无桂枝之温通，何以助阳温经而散寒？不畏邪之伤于人，而畏药性之辛温，实为姑息养奸之弊也。盖用药不在医家之喜恶，而在于审证之明确，有是证用是药，用之得当则药到病除。用之不当，易变化莫测。阳热偏胜者，辛温固不宜用，营血不足，里虚内伤等证，亦不宜汗。倘确属寒邪束表之症，当用而不用，反以清凉苦寒抑其热，势必助邪伤正，表寒不解，热势更张，斯时宜以麻桂等剂因势利导，驱邪外出，切勿坐失良机而至表邪传里为患，此乃祛邪即所以扶正之法也。"

《吴佩衡医案》："附子、半夏，生者具有毒性，固不能服，只要炮制煎煮得法，去除毒性，因病施用，孕妇服之亦无妨碍……此乃有是病而用是药，所谓有病则病当之，故孕妇无殒，胎亦无殒也。余临证数十年，思循经旨，多有所验，深感得益不少。"

《扶阳讲记》："三阳之中，太阳为寒水之经，若病邪深入于腑，而导致主水障碍，可造成蓄水证……通阳化气行水，使水道通畅，阳气气化正常则诸证可除……太阴篇所述八条条文，全都含有中阳虚损的病机在内，故治疗"当温之"，用方不离四逆汤、理中汤，以温扶脾肾之阳，燥湿祛寒而痊愈。少阴病以'脉微细，但欲寐'为纲。其病机不外心肾阳气虚衰，气血不足，阳虚不能振奋精神。少阴病变以损阳伤正为主，故温扶阳气极为重要。厥阴病……故其病当阴寒极盛……他的病机虽然错综复杂……只要阳气复，乃可愈……治当温扶阳气极为重要。"

参 考 文 献

[1] 郑钦安. 医法圆通 [M]. 北京：中国中医药出版社，1993.
[2] 郑钦安. 医理真传 [M]. 北京：中国中医药出版社，1993.
[3] 吴佩衡. 吴佩衡医案 [M]. 昆明：云南人民出版社，1979.
[4] 张存悌. 中医火神派探讨 [M]. 2 版. 北京：人民卫生出版社，2010.
[5] 吴生元. 著名中医学家吴佩衡学术思想研讨暨纪念吴佩衡诞辰 120 周年论文集 [M].
[6] 卢崇汉. 扶阳讲记 [M]. 北京：中国中医药出版社，2006.
[7] 孙洽煦. 黄元御医学全书 [M]. 北京：中国中医药出版社，1998.

（杜义斌）

第八章 扶阳理论在男科病中的应用

第一节 概 述

男科疾病主要分性功能障碍、前列腺疾病、男性不育症、生殖道感染及男科杂病等。有调查表明，在我国3亿多成年男性中，患有性功能障碍的有1亿人，患有不育症的育龄男性至少有5000万，患有前列腺疾病男性约1亿5千万。关于男科疾病的最早记载见于1973年在马王堆出土的成书于春秋时代的《五十二病方》，其中记载了癃闭、疝等一些男科疾病的病名和治法。《黄帝内经》对男科疾病的病名、病因病机、诊疗方法及预防保健都有明确的认识，提出了以肾为中心的男科学说，旁及五脏六腑、十二经络，建立了较系统的有关中医男科学的理论框架，为后世中医男科学的发展奠定了理论基础。东汉杰出医学家张仲景的《伤寒杂病论》对失精、不育、阴冷、劳复等若干男科疾病的诊断和治疗作了精辟的论述，所创男科名方如真武汤、肾气丸等，千百年来，皆历验不衰。《诸病源候论》首次对不育、遗精、阳痿、阳强等10余种男科病进行了专门论述，指出精冷、精稀、不射精为男性不育之病源。宋金元时期，男科的发展主要表现在方剂和治法的研究方面，其中朱丹溪对男科学影响最大，认为精血阴气最易耗损，重视保阴养精，强调平时要着意维护阴气，极言滋阴泻火的重要性，所制新方大补阴丸，补肾水，降阴火，为治阴虚火旺之梦遗、赤白浊等症的名方。明清时期，男科病的辨证论治进一步完善，对男科病各相关概念、鉴别诊断、诊治方药等认识的深度均远远超出上述各个历史时期，首先是"肾学说"的理论和实践日臻深入和完善。张景岳集明代以前诸家之大成，根据"阴阳互根"的理论，提出"善补阳者，必于阴中求阳，则阳得阴助而生化无穷；善补阴者，必于阳中求阴，则阴得阳升而泉源不竭"的独到见解，依此独创左归饮、右归饮等方剂，从而丰富了中医男科临床治疗的内容。

一、病因病机

1. 肝气郁结 七情不遂，忧愁思虑，致使肝之气机不舒。肝脉环阴器，结于茎。肝气郁滞，疏泄失常，可引起阳痿、不育、不射精、失精、早泄、男性更年期综合征等。

2. 脾肾阳虚 过食生冷，苦寒太过，大病久病等均可致脾肾阳气虚弱。脾肾阳虚，可影响肾功能的维持、精液的生成，从而导致不育、失精、阳缩、阴冷、阴汗、早泄、阳痿等疾病。阳虚水湿不运，下注前阴，又可引起水疝、阴肿等疾病。

3. 肾精亏乏　先天禀赋不足，后天耗损太过，均可致肾之精气不充或亏耗。肾藏精，主外肾及生殖发育。肾之精气亏乏，则天癸衰少，精液不足，可以导致天宦、阳痿、阳强、早泄、失精、不育、少精或无精等。

4. 心肾不交　男性的种子功能、精液的产生，外肾的营养与功能，必须在心肾相交、水火既济的基础上才能正常进行。烦劳过度，久病伤心而损心阴，心阴虚耗则君火亢盛，不交于肾，精失所摄，玉茎失煦，可引起失精、早泄、阳痿、不射精、不育等病。

总之，男科病的病因是因精、气、血的功能失调所引起。但精、气、血三者来源于脏腑，脏腑功能正常，则精与气血调顺而诸病不生；脏腑功能失常，则精与气血三者的功能障碍。反之，气、血、精三者功能失调也会导致脏腑功能的失常而发生疾病。故在临证时，须细心体察，明其先后，识其本末，谨守病机，调和精与气血或脏腑功能，令其调达。

二、治疗方法

1. 补肾填精法　该法主要用补肾益精的药物，来达到补肾生精、促进精子生长、使精液量增多、提高性功能、抗衰老等作用。主要用于无精子症、少精症、阳痿、早泄、更年期综合征、性欲淡漠、房劳、早衰、先天发育不良等症。在治疗慢性前列腺炎、前列腺增生、阴茎发育不良等症中，亦常加入补肾益精药物。在以其他治法（如固肾涩精法、补益气血法、回阳救逆法、健脾补心法、温补脾肾法等）为主的治疗中，补肾填精法亦常作为兼治法加入。补肾填精法亦有偏温偏凉的不同。偏凉者，主要用于偏肾阴虚者，药如熟地、鸡子黄、制首乌、天冬、龟板胶、黑芝麻、海参、紫河车、阿胶、乌龟、黄精、猪脊髓、雄鳖肝等；偏温者，主要用于偏肾阳虚者，药如肉苁蓉、鹿茸、菟丝子、枸杞子、蚕蛾、雀卵、蛤蚧、海马、腽肭脐、黄狗肾、雀肉、冬虫夏草、羊鞭、雀脑、蚂蚁、蛤舌、牛骨髓等。方用龟鹿补肾汤：治疗阳痿（肾阳虚者），药用鹿角胶（熔化）、龟板胶（熔化）、枸杞子、肉苁蓉、炙黄芪、熟地黄、淫羊藿、益智仁、巴戟天、阳起石（打碎先煎）。水煎服。或龟鹿五子地黄汤：治疗不育症，药用熟地、怀山药、山茱萸、丹皮、茯苓、泽泻、五味子、车前子、菟丝子、枸杞子、覆盆子、龟胶、鹿胶。水煎服。

2. 固肾涩精法　该法主要用固肾涩精的药物，来恢复精关开启功能，达到控制精室容易开启的目的。主要用于肾虚所致的遗精、滑精、早泄等。在治疗慢性前列腺炎、不育、阳痿、男子更年期综合征、房劳等病中，亦常加入补肾固精药。单独运用固肾涩精法者较少，常辅以补肾阴、或补肾阳、或健脾益气、或清利法。常用的固肾涩精药如五味子、金樱子、莲子、山茱萸、桑螵蛸、肉豆蔻、赤石脂、芡实、覆盆子、益智仁、煅龙骨、煅牡蛎、刺猬皮等。方选金锁固精丸、秘精丸等。

3. 补益气血法　该法主要用补气补血的药物，来恢复身体气血虚弱状态，从而达到强壮身体，恢复性功能，提高精液质量的作用。主要用于气血虚弱所致的阳痿、遗精、早泄、早衰、精液质量不佳等症。在治疗慢性前列腺炎、更年期综合征、不育、生殖系结核等病中亦常加入此类药物。常与补肾法、固涩肾精法、活血化瘀法、软坚散结法合用。常用的补益气血药物有党参、黄芪、炙甘草、沙参、人参、当归、白芍、熟地、鸡血藤、阿胶、何首乌、紫河车等。方选补气黄芪汤（黄芪、人参、茯神、麦冬、白术、五味子、肉桂、熟地、陈皮、阿胶、当归、白芍、牛膝、炙甘草，为散服）。

4. 回阳救逆法　该法主要用温阳益气药，来峻补暴脱之阳，从而达到回阳救急散寒的作用。主要用于阳气暴脱、元气不固所致的房事昏厥、缩阳症。常用燥烈温阳散寒药与峻补元气之药组成。常用的回阳救逆药物：人参、黄芪、附片、肉桂、干姜等，方用四逆加人参汤。

5. 健脾补心法　该法主要用健脾养心安神的药物，来恢复脾脏的运化功能、脾气的涩摄功能及心神的安定，从而达到气旺神安的作用。主要用于思虑过度，或体力劳动过久造成心脾亏虚，心神不安所致的阳痿、遗精、早泄、性欲淡漠等症。在不育、更年期综合征的治疗中，亦常用该法，并常与补肾法、固肾涩精法、疏肝解郁法联合运用。常用的健脾补心药物如党参、人参、龙眼肉、牡蛎、龙骨等，方如归脾汤。

6. 温补脾肾法　该法用温补脾肾之药，来恢复人体脾肾之阳，恢复人体衰弱的阳气，具有振奋精神，恢复体力，提高精子活力与性功能的作用，主要用于久病脾肾阳虚，或脾阳虚日久损及肾阳，或年老阳气渐衰，或房劳等阴损及阳所致的性欲淡漠、阳痿、滑精、尿频、尿失禁、前列腺增生症、先天性睾丸发育不良、小阴茎、无精子症、死精症、精子活力低下、阴冷等症。在更年期综合征、房劳、生殖系结核、睾丸鞘膜积液、生殖系肿瘤、房事眩晕、房事尿床、性快感不足、性幼稚、低肌张力症候群等症中亦常用温补脾肾法。常与滋阴填精、益气养血、活血化瘀、疏肝解郁、化痰、软坚等法联合运用。常用的温补脾肾药如干姜、荜澄茄、附子、肉桂、鹿茸、肉苁蓉、淫羊藿、蛇床子、补骨脂、益智仁、蛤蚧、冬虫夏草、巴戟天、锁阳、胡桃仁、仙茅、韭菜子、阳起石等，方如寒谷春生丹（熟地、白术、当归、枸杞子、杜仲、仙茅、巴戟肉、山茱萸、淫羊藿、韭菜子、肉苁蓉、蛇床子、制附子、肉桂，蜜丸，盐汤或温酒送服）。

7. 疏肝解郁法　该法运用疏肝理气和血的药物来解除肝气郁结所致的各类男科疾病。因肝气郁结，则致气滞血瘀，所以理气活血是疏肝必不可少的治法。具有解除精神抑郁，使心情畅达、宗筋气血通利的作用。主要用于因各种情志因素，使心理压力长期不得缓解，或一时性的抑郁过激，或恐惧等所致肝气抑郁而造成的阳痿、早泄、不射精、性欲淡漠、阴茎异常勃起等症。因肝主宗筋，又男科许多疾病造成患者心理压力大，情志不舒，且许多男科疾病病程较久，气血疑滞。所以在用其他治法治疗男科疾病中，亦常加入疏肝之法。常用的疏肝解郁药物如柴胡、郁金、刺蒺藜、白芍、青皮、川芎、香附、枳壳、蜈蚣、合欢皮、川楝子等，方如柴胡疏肝散、逍遥散、四逆散等。

8. 活血通精法　该法主要运用活血化瘀理气的药物，达到活血通精的目的，具有畅通精道、改善精液瘀滞状态的作用。主要用于不射精症、阻塞性无精症（或精道的不完全阻塞）、少精子症、精瘀症、阴茎异常勃起症等。在治疗不育症、阳痿、精索静脉曲张、慢性附睾炎等症中，亦常用此法。并常与益气法、补肾填精法、清热利湿法、疏肝解郁法合用。活血通精法常用药物有急性子、路路通、牛膝、地龙、水蛭、穿山甲、桃仁、笔头灰、木香、白芷、丁香、蜈蚣、延胡索、郁金、青皮、三七等，方如活血通精汤。

9. 温肝散寒法　该法主要运用温阳与散寒之药，来治疗生殖系统受寒而发之疾病。主要用于寒邪直中肝经所致的阳痿、缩阳、阴囊汗多、阴冷等症。常用的温肝散寒药有附子、肉桂、干姜、小茴香、乌药、苍术、硫黄、吴茱萸、炮姜、丁香、蛇床子等，方如九仙灵应散。

10. 交通心肾法　该法运用泻心火、安心神、滋肾水的药物来治疗心肾不交所致的男科疾病。在正常情况下，心阳下交于肾阴，肾阴上济于心阳，阴阳彼此协调平衡，维持正常的生理活动。若肾阴不足心火独亢，或心火亢于上不能下交于肾，心肾阴阳失去了协调既济的功能，即为心肾不交。如因心神过劳，耗血伤阴，心火日旺，肾阴耗损，不足以上济心阳，即出现遗精、早泄、阳强等症。治疗这类病症，宜交通心肾法，两脏同治。常用药物有黄连、栀子、竹叶、灯芯草、莲子心、茯神、远志、龙眼肉、龙齿、生地、熟地、山茱萸、天门冬、枸杞子、墨旱莲等，方如黄连阿胶汤。

第二节　阳　痿

【概述】　勃起功能障碍，是指男性除未发育成熟或已到性功能衰退期以外，性交时阴茎不能勃起，或虽勃起但勃起不坚，或勃起不能维持，以致不能完成性交全过程的一种病症。阳痿是常见的男性性功能障碍。20 世纪 80 年代末，欧美普通男性人群中阳痿约占 8%，但 1994 年时城乡 40～70 岁普通男性人群中有 52% 患有不同程度的阳痿。国内最新结果表明我国城市男性的阳痿总患病率为 26.1%，而 40 岁以上中老年男子阳痿的患病率为 40.2%～73.1%，且随年龄增长而上升，60 岁以上者上升幅度尤为明显。

阳痿的病因病机比较复杂，如情志所伤，肝失调达，疏泄不利，阳气不伸；或劳伤心脾，心阳不能下煦外肾，脾虚不运精微下养于茎；或湿热流注下焦，灼伤宗筋；或脾胃不足，不能输布精微以养宗筋；或气滞血瘀，宗筋受血不足；或药毒损伤肝肾，宗筋失养；或色欲过度，肾气亏损，筋纵失于温养等，均可致宗筋失养或弛缓，则病阳痿。总之，与肝、肾、心、脾功能失调密切相关。年龄较小，或体质强壮者，其病多与心肝相关，是心神与情志之变；年龄较大，或体质衰弱者，又多与脾肾相联系，是虚损之疾。

临床上单凭病史即可确立阳痿的诊断，其表现主要是成年男性虽有性的要求，但临房阴茎不能勃起，或虽举而不坚，或不能保持足够的勃起时间，阴茎不能进入阴道完成性交。可伴有头晕、心悸、精神不振、夜寐不安等症状。患者多思虑无穷、多疑善感，精神压力大。西医根据勃起功能国际问卷（IIEF-5）进行评分来诊断是否阳痿，将问卷评分>21 分诊断为无勃起功能障碍，≤21 分提示患者有阳痿，其敏感度为 98%，特异性为 88%。同时，根据得分情况将阳痿病情程度分为轻、中、重三度，得分 12～21 分者为轻度，得分 8～11 分者为中度，得分 5～7 分者为重度。根据病史可初步获得鉴别功能性和器质性阳痿印象。功能性阳痿往往有精神心理诱因，表现为突发性或间断性，而非性交时如夜间、清晨、手淫等可有正常勃起，性欲与射精功能多无变化，无影响勃起的外伤手术史，未患过可能会影响勃起的各种疾病及未服用药物，吸烟与酗酒比例低等，这些特点有助于与器质性阳痿（神经性、血管性、内分泌性、海绵体性等）的鉴别。

虽然阳痿机理较为复杂，证候虚实不一，但年轻而体壮者，病多在心肝，实证占多数，治以调和心肝为主；年老而体弱者，病多在脾肾，虚证或虚实夹杂证占多数，治以调补脾肾为先。阴茎之举，全靠血充，不论何因或病程新久，均可适当加入和血之品。具体而言，肝气郁结证，治宜疏肝解郁；心脾两虚证，治宜补益心脾；湿热下注证，治宜清热利湿；脾虚胃弱证，治宜补脾益胃；气滞血瘀证，治宜理气活血、化瘀通络；心肾惊恐证，治宜宁神益肾；肾阳亏虚证，治宜补肾壮阳；肾阴亏虚证，治宜滋阴补肾。

同时，还要给以必要的性知识和医学知识的解释，正确运用心理疏导方法配合治疗。

【从扶阳理论释因】　阳痿以肾虚立论发端于《黄帝内经》中肾与生殖关系的思想及房事过度与阳痿关系的理论指导。《素问·痿论》指出："思想无穷，所愿不得，意淫于外，入房太甚，宗筋弛纵，发为筋痿。"隋代巢元方是最早明确提出阳痿病属肾虚的医家，如《诸病源候论·虚劳病诸候·虚劳阴痿候》说："肾虚不能荣于阴器，故痿弱也。"这一思想成了后世医家辨治阳痿的宗旨。唐宋时论阳痿承袭巢氏之说，从肾虚立论，如《备急千金要方》《外台秘要》《太平圣惠方》《圣济总录》等。明清时虽单以肾虚论阳痿者明显减少，但仍认为肾虚是引起阳痿的重要因素，如《景岳全书·杂证谟·阳痿》论阳痿虽有三因，却着重指出阳痿一病"但火衰者十居七八，而火盛者仅有之耳"。此语一出，后世诸多医家视为金科玉律，影响深远至今。古人从肾虚立论阐述阳痿病机的基础是因动作劳伤或恣情纵欲，耗伤肾之阴阳。阴虚则阴茎失去充养，阳虚则"肾气不能发动"，从而导致阴茎痿软。

【用扶阳法论治】　阳痿从扶阳论治的理论依据是《黄帝内经》关于肾气的理论和肾生理特点的阐述。《素问·上古天真论》指出："丈夫……二八，肾气盛，天癸至，精气溢泻，阴阳和，故能有子。"说明"肾气盛"才能"天癸至"，具有精气充盛的物质基础，才能够男女和合。《诸病源候论》首先阐述阳痿病机为肾阴阳两虚，指出："肾开窍于阴，若劳伤于肾，肾虚不能荣于阴器，故痿弱也。诊其脉，瞥瞥如羹上肥者，阳气微；连连如蜘蛛丝者，阴气衰。阴阳衰微，风邪大于肾经，故阴不起，或引小腹痛也。"故巢氏是最早主张阳痿从肾虚立论的医家，为后世阳痿从肾论治奠定了基础。唐《备急千金要方》《外台秘要》和宋《圣济总录》《太平圣惠方》等均从肾论治阳痿，收载了大量的从肾论治的方剂，且大多有论有方。如《备急千金要方》："治肾气虚寒，阴痿，腰脊痛，身重缓弱，言音混浊，阳气顿绝方（地黄、苁蓉、白术、巴戟天、麦冬、茯苓、甘草、牛膝、五味子、杜仲、干姜、车前子）"；《外台秘要》："《经心录》雄鹅散（雄鹅、石斛、巴戟、天雄、五味子、蛇床子、菟丝子、牛膝、远志、苁蓉），疗五劳七伤阳痿。十年阳不起，皆缘少小房多损阳。"《圣济总录》："治肾脏虚损，精气衰竭，阳道痿弱"，用五味子丸（五味子、菟丝子、鹿茸、巴戟、苁蓉、杜仲）等。明代是补肾法治疗阳痿的鼎盛时期。张景岳集前人补肾法治疗阳痿之大成，认为"阳气者，若天与日，失其所则折寿而不彰""肾者主水，受五脏六腑之精而藏之"，倡"阳非有余，真阴不足"论；宜"壮水之主，以制阳光；益火之源，以消阴翳"，在"六味""八味"启发下，创"阴中求阳""阳中求阴"之左归、右归，以峻补肾阴肾阳治疗阳痿，提出"凡男子阳痿不起，多由命门火衰，精气清冷……但火衰者，十居七八，而火盛者，仅有之耳"的著名论断。清代医家从肾论治阳痿者也多承前人之说，但《证治汇补》认为治疗阳痿"火衰者，桂附八味丸；火郁者，知柏六味丸；如肾经火郁而阴痿者，合服知柏清火坚肾之品，宜见甚效。须临证审查，不可偏盛为火衰也"，指出从肾论治阳痿，不仅要看到火衰寒甚的一面，又要注意阴虚火炽的一面，是对从肾论治阳痿的一个发展。

一、命门火衰证

症状：阳事不举，精薄清冷，头晕耳鸣，面色黄白，精神萎靡，畏寒肢冷，腰膝酸软，夜尿频数，舌淡苔白，脉沉细无力。

病机分析：房事不节，恣性纵欲，肾精亏虚，肾气虚衰，以致命门火衰，则阳事不振，精薄清冷；腰为肾之府，肾主骨填精，下元虚弱，则腰膝酸软，头晕耳鸣；肾阳虚衰，温煦失职，故面色黄白，精神萎靡，畏寒肢冷；舌淡苔白，脉沉细无力均为阳气不足之征。

治法：温补下元，益肾兴阳。

方药：右归丸（《景岳全书》）加减。药用熟地、山茱萸、枸杞、鹿角胶、菟丝子、杜仲、当归、肉桂、附子、淫羊藿、肉苁蓉、韭菜子、仙茅、巴戟天等。加减：若阴茎完全不举者，加阳起石；若火不甚衰，只因气血薄弱者，加炙黄芪以补益气血，或用左归丸加减治疗。

临证参考：前贤治阳痿多从补肾着手，肾阳亏虚，命门火衰者宜温补下元，喜用附子温补命门之火，但附子一类过于辛热，且有毒，不可久服。方中熟地、当归、枸杞子、山茱萸，滋阴益肾补肝，取"善补阳者，必于阴中求阳"之意。临证时一定要辨清阴阳的盛衰，在方中佐以少量滋阴之品效果更佳。

二、惊恐伤肾证

症状：阳痿不振，举而不坚，胆怯多疑，心悸易惊，房事怵惕不宁，心情不畅，胸闷不舒，寐不安宁。舌淡，苔薄白，脉弦。

病机分析：环境因素遭遇不测，或因房事突然惊恐，恐则伤肾，心肾气结，肾不作强，渐至阳痿不振，举而不坚，胆怯心悸，心情不畅，寐不安宁；抑郁伤肝，肝郁气滞则胸闷不适，苔薄白，脉弦细。

治法：宁神安志，益肾振阳。

方药：大补元煎（《景岳全书》）、宁志丸（《证治准绳》）加减。熟地、山茱萸、杜仲、枸杞子、党参、当归、茯苓、石菖蒲、远志、酸枣仁、香附、巴戟天、肉桂、蜈蚣。

临证参考：本证还可酌加升麻、柴胡以升阳。此外，也可用启阳娱心丹加减治疗。本型临床并不多见，治疗时应以调补心神为主，并注意情志疏导，只要疏导得法，可以不药而愈。

三、寒滞肝脉证

症状：阳痿伴见少腹牵引睾丸坠胀冷痛，或阴囊收缩引痛，受寒则甚，得热则缓。舌苔白滑，脉沉弦或迟。

病机分析：感受寒邪，凝滞肝脉，宗筋无以屈伸则为阳痿。肝之经络循行于前阴及小腹，寒性收引，寒邪客于肝脉，则少腹牵引睾丸坠胀冷痛，或阴囊收缩引痛；寒为阴邪，易伤阳气，寒滞肝脉，遇寒则伤阳更甚，故受寒则甚，得热则缓。舌苔白滑、脉沉弦或迟均为寒滞肝脉之征象。

治法：温肾暖肝散寒。

方药：暖肝煎（《景岳全书》）加减。药用小茴香、肉桂、乌药、沉香、枸杞子、当归、茯苓、山茱萸、九香虫、仙茅、淫羊藿、巴戟天等。

临证参考：方中小茴香、肉桂温经祛寒止痛；乌药、沉香温肾散寒行气；枸杞子、当归滋补肝肾；茯苓健脾补中扶正。加山茱萸、九香虫、仙茅、淫羊藿、肉桂温肾壮阳，祛肝脉之寒邪。

【用药分析】　治疗肾阳亏虚所致阳痿，临床方选右归丸、肾气丸、人参鹿茸丸等加减。常用药有巴戟天、肉苁蓉、淫羊藿、仙茅、蛇床子、韭菜子、菟丝子、补骨脂、杜仲、鹿角胶、肉桂、附子等。其中巴戟天、淫羊藿、仙茅、补骨脂、韭菜子、蛇床子入肝肾、补肾壮阳；菟丝子温补肾阳而固精；杜仲补肝肾强筋骨；鹿角胶、鹿茸补肾生精；肉桂、附子温补肾阳（命门之火），而益火之源。肾为水火之脏，阴阳之宅，补肾阳亦须补肾水，阳得阴助而生化无穷，故临床应用常在一派温补肾阳药中，配合熟地黄、山药、山茱萸、枸杞子等补肾阴之品，取"壮水"之意，善补阳者，阴中求阳。肉桂、附子虽为温补下元之要药，但用量不可过大，以免"壮火食气"。补肾必须强精，肾精亏虚，则肾气不足，而命门火衰，故用时常加血肉有情之品如鹿茸、鹿角胶以补肾生精而助阳。肾为先天之本，脾为后天之本，脾肾之阳互资互生，共同温煦机体，故临床在补肾阳药中亦常加党参、黄芪、怀山药之类，以健脾益肾，得后天之气而补先天之阳。肾为水火之脏，主生殖，作强之官。肝肾之源，同为藏血藏精之脏，两者互相关联。补益肝肾是治疗肾虚阳痿的大法之一。方用六味地黄丸、杞菊地黄丸、左归饮等。常用药有：熟地、山茱萸、怀山药、枸杞子、杜仲、菟丝子、紫河车、何首乌。其中熟地黄滋阴补血，生精填髓，壮水之主，为主药。山茱萸固精敛气，收敛虚火，使肝不妄行疏泄，肾精得以固藏；怀山药补脾固精，以后天养先天，乙癸同源，养肝阴亦即补肾阴，二药共助熟地滋补肾阴。又得枸杞子、菟丝子、何首乌、紫河车，滋补肝肾，益精壮筋。临床若见肾精不足，肾阴亏虚，阴不制阳，肝阳亢盛者，配合养阴潜阳之品，如天门冬、女贞子、龟甲、鳖甲、牡蛎等。若阴血偏虚者，常加当归、白芍等，以滋阴补血。

【临证验案】

案例一：田某，32岁。

阴茎举而不坚，不能性交2年。腰酸沉，全身畏冷，舌体胖大，苔薄白。曾服六味地黄丸、五子衍宗丸、知柏地黄丸、鸡血藤膏、男宝等治疗无效。有性生活过频史。检查前列腺（－）；阴茎血压比值0.79（正常值＞0.65）；放射免疫法检查：促卵泡成熟激素2.7U/L（正常值2～5.0），促黄体生成素6.6U/L（正常值2.5～9.8），睾酮65μmol/L（正常值25±6μmol/L）。辨治：房劳伤肾，阴损及阳，命门火衰。治以温补肾阳命门之火：山药、山茱萸各10g，淫羊藿15g，桑螵蛸15g，九香虫6g，蜂房12g。进药10剂即告：阴茎能自动勃起，可勉强性交，五六天1次。又于前方加肉苁蓉15g，白蒺藜20g，服药50剂后，阴茎挺坚，性生活5天1次，持续5分钟。化验精液常规（6天未射精）精子数每毫升0.48亿，活动率45％。随访4个月，性生活正常。

按：阳痿属阳虚证，但本病多由阴精先伤，后损及阳。阳虚补阳固当重要，但也必须注意配阴。总之，治法忌用凉润辛散，宜甘温益气之品，不可纯用补阳，若补阳太过，反使阳痿势重。《神农本草经疏》曰："阳痿属命门火衰，下焦虚寒，忌下泄、破气、发散、辛寒、苦寒、淡渗、燥、补肾水苦寒药，宜益真阳之气，甘温，咸温，甘热，酸收。"（录自云南省中医医院男科案例）

案例二：张某，42岁，于2002年3月初诊。

阳事不举5年余，先后服用育亨宾、万艾可，药后能举，停药复然，后经负压吸引治疗一段时间，仍无改善，面色无华，神疲乏力，腰膝酸软，畏寒肢冷，舌淡苔薄白，脉细无力。辨证为肾阳不足，命门火衰，治以温补肾阳。还少丹原方加桂附。28 剂后，阳事已兴，夫妻感情改善，复诊改予金匮肾气丸口服半年病愈。

按：本例为典型的命门火衰、肾阳不足之阳痿。按肾阳乃人身之根本，若不足，势必未老而身先衰。肾阳衰微则生土无权，脾胃因之虚寒；由于肾阳温煦无力，气血生化不足而神无所养。还少丹出自《洪氏集验方》，历沿多年，屡用屡验。方中枸杞子、杜仲、牛膝能补益肝肾、强筋壮骨；山茱萸、巴戟天、肉苁蓉可补肾以助阳事；熟地补精益髓、养血滋阴；五味子滋肾涩精；山药脾肾两助。因脾胃虚寒，方中除补肾阳外，又用枳实、茯苓、小茴香健脾益气，理气和中；远志、石菖蒲有宁神开窍之功效。因本例肾阳虚明显，故复入纯阳无阴之肉桂、附子，大增暖肾兴阳之力。肾阳温、脾胃暖、心神安而诸症自愈（录自云南省中医医院男科案例）。

案例三：杨某，51 岁。

5 年前老伴去逝，后再婚，有高血压史，平时头晕耳鸣，面色㿠白，精神不振，畏寒肢冷，腰膝酸软，小便短数，渴喜热饮，晨醒有勃起现象，但临事则痿，少腹阴冷，精液稀薄。方用熟地二香汤加减。处方：熟地、锁阳、阳起石、仙茅、淫羊藿、枸杞子各10g，丁香、木香各 6g，蜂房 10g，蜈蚣 2 条。服药 4 周后阳物能举，并能同房，但时间较短，再以前方出入巩固治疗，症状基本告愈。

按：本例属肾阳不足，命门火衰，拟熟地二香汤加减。方中仙茅、淫羊藿、锁阳、阳起石、枸杞子温肾壮阳，以壮阳事之活动；熟地滋补阴精；丁香、木香以温通宗筋；加蜂房、蜈蚣使补中有通，以助其用。全方配合可使肾阳亏虚得以纠正，从而阳物得举（录自云南省中医医院男科案例）。

案例四：田某，35 岁，1981 年 3 月 9 日初诊。

患者 2 年前先有阴茎外伤史，后出现阳痿，屡服温肾补阳、活血化瘀等中药年余，未见好转，乃来就诊。诊得患者阳事不举，举而不坚，旋即痿软，不能行房。同时伴有午后潮热，口干喜饮，两下肢酸软乏力，脉平，舌质偏红略紫。辨证为阴虚火旺，兼有血脉瘀滞，宗筋失养而致。治拟滋阴降火为主，以验方二地鳖甲煎治之。处方：生熟地各10g，菟丝子 10g，茯苓 10g，五味子 6g，枸杞子 10g，金樱子 10g，丹皮参各 10g，天花粉 10g，川断 10g，桑寄生 10g，鳖甲（先煎）20g，牡蛎（先煎）20g。进服 10 剂，阳事渐兴渐坚，潮热告退，精神转振，唯牙龈易肿。原方加地骨皮 12g。再服 10 剂，诸恙悉愈，每次性交达 10 分钟之久。再以原法续施，以资巩固疗效。

按：阳化气，阴成形。阴为阳之基，阳为阴之使。阴精亏损，阳无所依，阴虚及阳，"水去而火亦去"，此阴虚成痿必然之理。自制验方二地鳖甲煎，用生熟地、鳖甲、牡蛎、丹皮、天花粉、金樱子以滋阴降火，而不用龙胆草、黄柏等清泄相火之泻药，并配桑寄生、川断以补肾壮腰；滋阴降火药中少佐枸杞子、菟丝子等补肾温阳之品，而不用阳起石、锁阳等纯阳无阴之壮阳药，并佐五味子、茯苓以宁心安神，冀其心肾相交。如此，则阴助阳以兴，阳得阴而举，阳痿可愈。诚如张景岳说："善补阳者，必于阴中求阳，则阳得阴助而生化无穷；善补阴者，必于阳中求阴，则阴得阳升而源泉不竭。"再者，本方非但对阴虚阳痿有效，而且对糖尿病性阳痿和药物性阳痿（如高血压长期服用降压药）亦有效。此异病同治之理也（录自云南省中医医院男科案例）。

案例五：袁某，28 岁。

阳痿1月。患者新婚半年，新婚当夜因过度紧张而勃起不能，后每临房事，均由于胆怯而不能挺举，自感无能，心理负担较重，夜寐不安，心悸易汗，遗精频频，偶有勃起但旋即痿软，久则腰酸无力，苔薄白，舌红，脉弦。方用起痿3号加减。处方：茯神、酸枣仁、炙远志、杜仲、巴戟天、怀牛膝、枳实各10g，山药30g，龙牡各20g，石菖蒲3g。同时解除精神负担，明确诊断为功能性阳痿，心理治疗2周，勃起成功，恢复信心，性生活正常，心情舒畅。

按：胆气不足，易受惊恐，伤及肾精，肾气失助，难充其力，故而萎弱不举，选用起痿3号方加减，方中茯神、酸枣仁、炙远志、龙牡共奏宁神定志的作用；杜仲、巴戟天温肾壮阳；石菖蒲引诸药至患处；怀牛膝补益肾精。全方共奏补肾宁神之效（录自云南省中医医院男科案例）。

案例六：某男，48岁。

于1年前，阵发性小腹冷痛，继而引至睾丸、阴囊上抽，疼痛难忍，有时发生于步行之时，蹲下用手捂压可缓，伴有性淡漠，阴茎举而不坚，一年仅有3次房事，房事后睾丸发胀，对性生活有恐惧感。舌正常，脉尺弱。证属：寒凝肝脉。处方：乌药9g，当归10g，茯苓15g，小茴香9g，荔枝核15g，枸杞子15g，川楝子15g，肉桂3g。服上药12剂，无明显疗效，遂于上方加白芍20g，三棱、莪术各9g，萆薢12g，炙甘草15g，以缓挛急，破坚利水。服6剂，症大减，夜半后阴茎频举。又服上药10剂，症状基本消除，附睾略大于对侧，予茴香橘核丸善后。

按：寒凝肝脉，常是阳痿之因，故须早期防治。在就诊于男性门诊的阳痿患者中，有相当部分患者早期均有不同程度的少腹、腹股沟、阴囊睾丸抽搐胀痛，遇冷加重，房事后症状发作。正如《灵枢·经筋》所说："足厥阴之筋……，阴器不用，伤于内则不起，伤于寒则阴缩入。"本证肝肾同虚是其根本，根据"肝肾同源"之生理病理关系，治疗时应祛寒暖肝，并佐以柔肝、益气、补肾温阳之品（录自云南省中医医院男科案例）。

【文献选读】

《素问·五常政大论》："太阴司天，湿气下临，肾气上从……阴痿，气大衰，而不起不用。"

《诸病源候论·虚劳阴痿候》："肾开窍于阴，若劳伤于肾，肾虚不能荣于阴器，故痿弱也。诊其脉，瞥瞥如羹上肥者，阳气微；连连如蜘蛛丝者，阴气衰。阴阳衰微，风邪入于肾经，故阴不起，或引小腹痛也。"

《太平圣惠方·治肾脏虚损阳气萎弱诸方》："夫肾者，元气之本，精志之藏。内主于骨，气通于阴。若人动作劳伤，情欲过度，气血衰损，阴阳不和，脏腑即虚，精气空竭，不能荣华，故令阳气萎弱也。"

《太平圣惠方·治虚劳阴痿诸方》："夫虚劳阴痿者，缘肾气通于阴，若阴伤于肾，肾虚不能荣于阴气，故萎也。"

《明医杂著·男子阴痿》："男子阴痿不起，古方多云命门火衰，精气虚冷，固有之矣。然亦有郁火甚而致痿者，经云壮火食气。譬如在暑热而倦怠痿弱，遇冬寒而坚强也。"

《杂病源流犀烛·前阴后阴病源说》："凡人色欲过度，精髓耗败，伤于肾元，遂致阴痿不起。""又有精出非法，或强忍房事，有伤宗筋，亦致阴痿不起。""有阴湿伤阳，阳气不能伸举，亦致阴痿不起。" "又有失志之人，抑郁伤肝，肝木不能疏达，亦致阴痿不起。"

《慎斋遗书·阳痿》："阳痿，多属于寒，锁阳固精，肉从蓉壮阳，菟丝子添精，杞子升发阳气，或建中汤以温之。" "阳痿，少年贫贱之人犯之，多属于郁，宜逍遥散以通之，再用白蒺藜炒去刺成末，水法丸服，以其通阳也。"

《证治准绳·阴痿》："仲景八味丸，治阳事多痿不振。此法可治伤于内者。" "阴痿弱两丸冷，阴汗如水，小便后有余滴，膅气，尻臀并前阴冷，恶寒而喜热，膝亦冷，此肝经湿热，宜固真汤，柴胡胜湿汤。此法可治湿土制肾者。"

《冯氏锦囊秘录·阳痿》："老年多欲者寿，以其阳强而固也。则少年阳痿而夭之义已寓于中矣。" "至于痿者，阳气败绝，阴道消亡，阴阳内竭之候。一则能动而心以节之、摄之；一则心欲动而物不为用也。" "若不内填精血，固注元阳，求其至理而充之，误取外治辛热强阳之法益竭其内，尤非保生良法矣。"

第三节　早　泄

【概述】　早泄是指性交时间极短，甚则在阴茎尚未插入阴道前即已射精，且不能自我控制，以致不能继续进行性交的病症，是一种较常见的性功能障碍。早泄为中医、西医通用之病名。此外西医又称为射精过早症，中医又称为鸡精。早在《辨证录·种嗣门》中就有"男子有精滑之极，一到妇女之门，即便泄精，欲勉强图欢不得，且泄精甚薄，人以为天分之弱也，谁知心肾两虚乎"的记载，强调了遗精日久是造成早泄的病因，心肾两虚是其病机所在。《秘本种子金丹》中说："男子玉茎包皮柔嫩，少一挨，痒不可当，故每次交合阳精已泄，阴精未流，名曰鸡精。"指出早泄与男子阴茎包皮有关，并提出了鸡精之名。

射精发生在阴茎插入阴道以前或刚插入阴道时，为公认的早泄现象，但由于性反应的快慢程度，个体差异很大，对阴茎插入阴道后多长时间内射精就算早泄，目前尚无统一标准，有认为性交不足2分钟或不足5分钟者，有认为阴茎在阴道内抽插次数不足10次者，有认为性交中不能适当控制射精者，有认为性交中使性功能正常的女性至少在50%的正常性交中得不到满足者等等。需要指出的是，不能仅以女方性满足与否来判断是否早泄，因为男子的性冲动出现较快，性交时易出现性高潮，故完成性交时间也快；而女性的性冲动和性高潮出现较慢，所以男女性反应有一个很明显的时间差别，这种差别往往造成性生活的不和谐，但这不能与早泄之病相混淆。一些患者由于不能及时治疗，或由于一二次的过早射精，而造成精神上的恐惧、焦虑，甚则认为是性功能衰竭，进一步加重了病情，以致于出现阳痿、性欲低下等。由于该病与精神因素有密切关系，所以心理疏导非常重要。中医认为早泄主要为湿热或相火扰动，或肾气亏虚，精关失固，精液封藏失职而成。疾病初期及青壮年发病者，以实证、热证为多，久病及体虚年老者，多为虚证、寒证。对该病的治疗，应根据不同病机分别采用清利湿热、清泻相火，补肾固精等法。临床上早泄亦常与阳痿、遗精等有关，治疗上也可同时兼治。

【从扶阳理论释因】

1. 阴阳失调，肾精亏损　多由房事不节，阴阳失和，至精虚火动，心肾受伤，君相火盛，扰动精室，阳事易举而走泄，或念动即泄出。

2. 阴液虚空，肾阳不足　多因禀赋虚弱，手淫频繁，迷恋色情，房事过度，或久病体衰，精气亏损，阴液虚空，肾阳不足，致心脾肾受伤，气虚神弱，阳物不振，引起早泄。

3. 阳气不畅，精关不固　多为肝肾阴阳失调，肝气不畅，心气欠和，肾气不利，精气不安，精关开阖失常，发为早泄。

【用扶阳法论治】

一、阳虚火游证

症状：入房早泄，精液薄冷，性欲淡漠，阴茎勃起迟缓，兼或面色㿠白，畏寒肢冷，精神萎靡，夜尿频多，尿后余沥，或遗精滑精，舌淡胖、苔薄白，脉沉细。

病机分析：禀赋不足，或房劳过度，天癸受损，阴液虚空，肾阳不足，肾精亏损，致心脾受伤。心气亏损，脾气虚弱，肾气虚衰，虚阳火游，封藏无力，故入房早泄，精液薄冷，性欲淡漠，阴茎勃起迟缓；脾肾亏弱，先后天同虚，阴寒内生，阳气不足，因而面色㿠白，畏寒肢冷，精神萎靡，夜尿频多，尿后余沥；肾阳不足，肾精亏虚，致肾虚精关不固，故可见遗精滑精；脾肾阳虚，阴寒内盛，精气无以荣舌充脉，因而舌淡胖、苔薄白，脉沉细。

治法：温阳补肾。

方药：白胶灵芝汤（经验方）加减，药用鹿角胶、肉苁蓉、制附子、灵芝、菟丝子、熟地黄、益智仁、肉桂、柴胡、龙骨、茯苓。

临证参考：临床宜重点温养阴液，和益调神，调补肾精，故用鹿角胶（即白胶）、灵芝调补肾阴肾阳，为方中之主药；以肉苁蓉、附子、熟地黄、益智仁温肾益精，为之辅药；更以肉桂、柴胡、龙骨温中兼清，涩中兼散，和调阴阳，阴阳和则精关开阖自如，为之佐药；用菟丝子、茯苓温阳健脾，为之使药。如恐惧而有悲观者，去益智仁，肉桂易炙桂枝，加淮小麦、炒白芍宁心神，定魂魄。

二、气郁火伏证

症状：房事早泄，常伴情志抑郁，胸闷太息，胁肋或少腹或会阴或睾丸胀痛，少寐多梦，不思饮食，舌质黯滞、苔多薄白，脉象弦滑。

病机分析：阴阳失调，元神不安，致肝心肾受伤。肝失条达，心失安宁，肾失封藏，精关开阖失常，故房事时即发早泄；肝失疏泄，气机失畅，胸胁、小腹、会阴、睾丸均为肝经所循之处或相联系，因而出现情志抑郁，胸闷太息，胁肋或少腹或会阴或睾丸胀痛；阳气不畅，心神不宁，扰动心胆，而为少寐多梦；元神不安，致脾气郁结，故不思饮食。舌黯滞、苔薄白，脉弦滑亦为阴阳失调，心肝气血不畅的表现。

治法：疏肝宁心，温肾止泄。

方药：合欢柴胡白芍汤（经验方）加减。药用合欢皮、柴胡、白芍、牡蛎、当归、郁金、牡丹皮、栀子、橘核、生鸡内金、莲子、肉桂、菟丝子等。

临证参考：以合欢皮、柴胡调阳气，安心神，开郁安神，为方中之主药；用白芍、牡蛎、当归、鸡内金、莲子柔肝和血，益肾涩精，为之辅药；取牡丹皮、栀子、郁金、橘核清火开郁，散结调气，用肉桂，菟丝子温阳，为之佐使药。诸药合用以清中调气，涩中有通，使气郁伏火得解，精关失常得复。若元神不安，欲火偏旺者，可加龙胆、琥珀安神宁心，清泻欲火。

【临证验案】

案例一：梁某，男，44 岁。2003 年 8 月 2 日。

自述身体向来虚弱，平时常服地黄丸。近 5 年来工作繁忙，心烦事多，夫妻性生活不多，每月 2~3 次。3 个月来逐渐出现阴茎易举，交合时间短暂甚至不到 1 分钟即射精，性欲意愿相反增加，常有阳物勃起，但交而即泄，甚或未入阴道精液即泄出。患者精神十分紧张，并伴有头晕耳鸣，记忆减退，夜间少寐，心烦不安，腰酸腿软，小便短黄，手足心热，口干咽燥，舌质红、苔薄黄，脉象细数。证属阴阳不调，肾精亏损，致心肾受伤，虚火扰动精室，治宜安神益精，兼以清火滋肾，平敛欲火。处方：炙龟甲（先煎）、金樱子、首乌藤各 30g，枸杞子、石莲子、车前子、覆盆子各 20g，生白芍、生地黄各 15g，炒黄柏、炒知母各 10g，五味子 5g，7 剂，并嘱其静以养身，清心寡欲，近一段时间不要同房。

二诊：心烦少寐、手足心热、口干咽燥均有所好转，小便转淡，原方去车前子，加淮小麦 30g，14 剂。三诊：情绪紧张明显好转，心烦少寐十减八九，头晕耳鸣减半，原方去知母，加茯苓 20g，14 剂。四诊：服药月余，诸症尽除，已同房 2 次，交合时已延长至 15 分钟左右才射精，精液量有所增多。原方再服 14 剂以巩固疗效，并嘱注意劳逸结合，烟酒少进，房事适度，否则旧疾易于复发。（录自云南省中医医院男科案例）

案例二：颜某，男，47 岁。1993 年 3 月 9 日诊。

据述少年时有手淫史，25 岁结婚，并育一女。且说性欲一直不强，阴茎勃起缓慢，近 3 年来工作忙而不顺利，精神疲惫，且有寒冷感，性欲淡漠，勉强行房，进而不深，精液即泄，甚至将行之时，精液泄出。诊时面色㿠白，夜尿偏多，尿后余沥，舌淡胖、苔微白，脉沉细尺弱。此为素体亏弱，阴液虚寒，元神不足，致心脾肾受伤，阳虚火游，封藏无力，治宜温阳气，益元神，补肾精，兼顾心、脾、肾。处方：鹿角胶（烊化分冲）、制附子、柴胡各 10g，肉苁蓉、菟丝子、熟地黄、益智仁、炒白芍各 15g，桂枝 6g，煅龙骨、灵芝各 30g，桑螵蛸 12g，炙甘草 5g，7 剂。并嘱服药期间避免过度劳累，不进生冷凉滑之品以及少行房事。

二诊：药后精神好转，畏寒怯冷减少，纳食增加，效不更方，原方续服 14 剂。

三诊：夜尿好转，1 周来每夜仅 1 次，尿后余沥基本消失，并行房 1 次，未出现早泄，原方桂枝易肉桂，去柴胡、益智仁，加金樱子 30g，14 剂。四诊：据述半月来又行房 2 次，均满意，阴茎勃起较快，交合时间约 20 分钟后射精，精神振作，情怀开朗，面色已华，余如常人。原方去龙骨、白芍，加山茱萸 15g、茯苓 20g，两日 1 剂，续服 14 剂告瘳（录自云南省中医医院男科案例）。

【文献选读】

《辨证录·种嗣门》："男子有精滑之极，一到妇女之门，即便泄精，欲勉强图欢不得，且泄精甚薄，人以为天分之弱也，谁知心肾两虚乎。"

《秘本种子金丹》："男子玉茎包皮柔嫩，少一挨，痒不可当，故每次交合阳精已泄，阴精未流，名曰鸡精。"

第四节　遗　　精

【概述】　遗精是指在非人为情况下发生精液频繁遗泄之症。其中有梦而外遗者，常称为"梦遗"；无梦而遗者，则称为"滑精"。遗精为中医病名，西医虽也称遗精，但认为遗精仅是某些疾病的临床症状。此外，中医又有失精、精时自下、漏精、溢精、精漏、梦泄精、梦失精、梦泄、精滑等名称。本病早在《黄帝内经》中就有记载，如《灵枢·本神》称"精时自下"。《金匮要略·血痹虚劳病脉证并治》称"梦失精"。《诸病源候论·虚劳病诸候》又有"精溢""失精""梦泄精"等名称。历代医家对本病均有所认识，如戴元礼之《证治要诀·遗精》："有用心过度，心不摄肾，以致失精者；有因思色欲不遂，精色失位，输泻而出者；有欲太过，滑泄不禁者，有年壮气盛，久无色欲，精气满泄者。"说明本病有思虑劳心过度而伤肾，有精神心理因素而思色不遂，有恣情纵欲而滑泄不禁，有年壮气盛精气盈满而泄者，所以遗精有虚损因素，有心理因素，有生理现象。至于遗精与滑精的病变区分，一般认为"有梦为心病，无梦为肾病"。《医学心悟》则认为"大抵有梦者，由于相火之强，不梦者由于心肾之虚"。朱震亨认为本病不仅是虚证，还有湿热阻于精室的实证，故《丹溪心法·遗精》说："精滑专主湿热。"

遗精有生理和病理之分。一般正常的未婚成年男性或婚后长期分居者，平均每月遗精1～2次且不伴有其他不适感的，均为正常的生理现象。据统计80%以上的青春期后未婚男性或婚后长期分居者，均有遗精现象，即所谓"精满则溢"。由于青春期后的男性生理、心理迅速发育成熟，特别是性生殖系统显著变化，睾丸体积增大，体内雄激素水平明显提高，在睾丸、精囊、前列腺、尿道旁腺等组织器官作用下，不断产生精液，当积聚到一定量，处于饱和状态时，就要通过遗精方式向体外排泄，这是正常的生理现象，对人体健康无害。若成年男子遗精次数频繁，每周2次以上，或在清醒状态下有性意识活动即出现射精，并伴有头晕、耳鸣、神疲乏力、腰酸、失眠等症状，则为病理性遗精。病理性遗精可见于西医的性神经官能症、前列腺炎、阴茎包皮炎、精囊炎、精阜炎及某些全身性慢性疾病，所以也可以认为遗精只是某些疾病的临床症状。若出现病理性遗精，则应找出病因，及时医治。病理性遗精是本篇讨论的主要内容。

中医认为遗精之病，以肾虚精关不固，或热扰精室为主要病机，病变可涉及五脏，其中与心、肝、肾关系尤为密切。遗精单纯属虚证者较少，尤其是病变初期，多为虚实夹杂，甚则以实证为主，故对遗精的治疗切忌一味补肾固涩，当分清虚实进行补泻。本病初期及青壮年患者以实证或虚实夹杂为主，故当泻实或兼以补虚；若年老体衰，或遗精频繁，日久不愈，甚则形成滑精不固者，又当以补虚固精为主。

【从扶阳理论释因】

1. 情志所伤　心有所慕，情动于内，意淫于外，所愿不遂，心阴暗耗，心阳独亢，寐则神不守舍，淫梦所扰，精关失固而外泄；或心火亢盛，不能下交于肾，肾水不能上济于心，心肾失交，水亏火旺，下扰精室亦令梦遗。如《金匮翼·遗精滑精》说："动于心者，神摇于上，则精遗于下也。"《折肱漫录·遗精》说："梦遗之证，其因不同……大半起于心肾不交。凡人用心太过则火亢而上，火亢则水不升而心肾不交矣。"即指此而言。

2. 禀赋不足　先天不足，肾气素亏或久病及肾，房劳过度或年老体衰，肾气虚损，肾不能藏精，闭藏失职，以致精液遗泄。故《景岳全书·遗精》说："有素禀不足而精易滑者，此先天元气之单薄也。"

3. 气不摄精　思虑过度损伤心脾，或饮食不节，脾虚气陷，失于固摄，精关不固，精液遗泄。正如《景岳全书·遗精》篇说："有因用心思虑过度而辄遗者，此中气有不足，心脾之虚陷也。"

【用扶阳法论论治】　遗精病的初期以实证为主，多见心火亢盛，肝火偏旺或湿热下注，临床可见遗精、心烦多梦、小便赤涩或混浊、口苦咽干、面红目赤、会阴潮湿等。由于热盛伤阴及久遗伤精，日久必致阴精亏虚，进一步则阴损及阳而见阴阳两虚，此时可见遗精频繁，甚则滑精，劳则加重，头晕乏力，腰酸身倦，面色少华或阳痿、早泄，以正虚为主。也有一些年老体弱或素体亏虚者，或房劳过度所致者，病变初期即表现出虚证；而一些脾肾亏虚患者由于水湿不能健运，郁而化热，亦可表现出湿热特征，故应据具体情况进行论治。

一、肾气虚心神不宁证

症状：滑精频作，兼有面色苍白，精神萎靡，少寐怔忡，畏寒肢冷，腰膝酸软，小便余沥，舌淡苔白，脉沉尺弱。

病机分析：肾精亏损，元神不宁，致肾气虚冷，心神不安，精关不固，故滑精频作，精神萎靡，少寐怔忡，畏寒肢冷；肾气虚弱，气血亦随之不足，因而面色苍白；腰为肾之府，肾又主骨，肾虚腰府不坚，膝骨不强，而为腰膝酸软无力；肾气不足，膀胱气化无力，因而小便余沥不尽。舌淡苔白，脉沉尺弱均为肾气不足，阳气不振，阴寒偏盛的征象。

治法：补肾气，宁心志。

方药：红参五子汤（经验方）加减。药用红参（另炖冲入）、补骨脂、五味子、菟丝子、覆盆子、制附子、金樱子、桑螵蛸、熟地黄、山茱萸、龙骨、制远志、灵芝等。

临证参考：以补肾精为主，兼调阴精与阳气，安神定志为宗旨。取红参、桑螵蛸补益天癸阴精，收涩精气，为方中之主药；以补骨脂、覆盆子、五味子、菟丝子、金樱子补益阴精，和养阳气，且能固涩肾气，为之辅药；用远志、灵芝宁心安神，附子、龙骨温阳固涩，熟地黄、山茱萸补肾涩精为之佐使药。如兼气血亏耗者，可加黄芪、当归补气养血，多方面调补天癸。

二、心脾肾气虚不能摄精证

症状：梦遗时作，甚则滑精，心悸健忘，神疲乏力，面色无华，纳呆食少，舌淡苔薄，脉象虚弱。

病机分析：思虑劳神，肾气虚弱，肾精亏损，伤及心脾。心虚则心中气血暗耗，脾虚则气血来源匮乏，肾虚则精关不固，故梦遗时作，甚则滑精；心悸健忘，为阳气不足，元神亏虚，心中气血不足所致；神疲乏力，面色无华，纳呆食少，为脾气虚弱，营血不足所致。舌淡苔薄，脉象虚弱咸为气血亏虚，不能荣舌充脉的征象。

治法：助阳气，安元神，益肾精。

　　方药：当归安神汤（经验方）加减。药用黄芪、党参、当归、制远志、酸枣仁、莲子、补骨脂、桑螵蛸、芡实、金樱子、炙鸡内金、煅龙骨。

　　临证参考：方以黄芪、远志、桑螵蛸补元气，益阴精，安元神（其中黄芪既补阳气，又能益天癸之阴精），为方中之主药；党参、莲子、补骨脂益至气，补阴精，恢复心脾肾之气，为之辅药；当归、酸枣仁既养血益心脾，又能畅通天癸道路，为之佐药；芡实、金樱子、鸡内金、龙骨既益肾固精，宁心安神，又可补肾精，安元神，为之佐使之药。如兼畏寒易惊，可去补骨脂、党参，加桂枝、炒白芍、煅牡蛎调和阴阳，安魂涩精。

　　【临证验案】　黄某，男，32岁，2005年11月9日诊。

　　据述结婚5年未育，少年时曾手淫。婚后前3年，房事频多，未见遗精，但觉神疲乏力。今年春节后出现滑精，次数逐渐增多，甚至前半夜已行房事，黎明前又有滑精。诊时精神萎靡，畏寒肢冷，少寐怔忡，腰酸膝软，小便余沥，舌质淡，脉细尺弱。1年前西医曾诊断为慢性前列腺炎、神经衰弱。证属肾精亏损，虚阳妄动，元神不安，致肾气虚弱，精关失固，治宜补肾精，固虚阳，宁元神，兼顾益肾涩精，宁心安志。处方：红参（另炖兑服）、北五味子、炙甘草各6g，补骨脂、覆盆子、山茱萸各15g，制附子、炙桑螵蛸各10g，制远志5g，金樱子、煅龙骨各30g，灵芝20g，7剂。并嘱节欲和慎食生冷寒滑之物。

　　二诊：药后即感精神大振，小便余沥显著好转，滑精未作，原方续服14剂，并劝勉注意休息，静以养身。

　　三诊：自述服药后滑精未作，小便畅通，排尿有力，畏寒肢冷消失，怔忡少寐，腰酸膝软均除。舌淡红，脉缓滑，原方去红参、附子、龙骨，加熟地黄20g，砂仁5g，再服14剂，以资巩固（录自云南省中医医院男科案例）。

　　【文献选读】

　　《证治要诀·遗精》："有用心过度，心不摄肾，以致失精者；有因思色欲不遂，精色失位，输泻而出者；有欲太过，滑泄不禁者，有年壮气盛，久无色欲，精气满泄者。"

　　《医学心悟》："大抵有梦者，由于相火之强，不梦者由于心肾之虚。"

　　《丹溪心法·遗精》："精滑专主湿热。"

　　《金匮要略·血痹虚劳病脉证并治》："夫失精家，少腹弦急，阴头寒，目眩、发落，脉极虚芤迟，为清谷、亡血、失精。脉得诸芤动微紧，男子失精，女子梦交，桂枝龙骨牡蛎汤主之。"

　　《诸病源候论·虚劳梦泄精候》："肾虚为邪所乘，邪客于阴，则梦交接。肾藏精，今肾虚不能制精，因梦感动而泄也。"

　　《普济本事方》卷三："梦遗有数种，下元虚惫、精不禁者，宜服茴香丸；年壮气盛，久节淫欲，经络壅滞者，宜服清心丸；有情欲动中，经所谓所愿不得，名曰白淫，宜良方茯苓散。"

　　《丹溪心法·遗精》："精滑专主湿热，黄柏、知母降火；牡蛎粉、蛤粉燥湿。"

　　《景岳全书·遗精》："梦遗、滑精总皆失精之病，虽其证有不同，而所致之本则一，盖遗之始，无不由乎心，正以心为君火，肾为相火，心有所动，肾必应之，故凡以少年多欲之人，或心有妄思，或外有妄遇，以致君火摇于上，相火炽于下，则水不能藏而精随以泄，初泄者不以为意，至再至之，渐至不已。及其久而精道滑，则随触皆遗，欲遇其不能矣，斯时也，精竭则阴虚，阴虚则气无以致为劳损，云死不远，可无畏乎·盖精之藏制虽在肾，而精之主宰则在心，故精之蓄池，无非听命于心，儿少年初省人事，精清未实者，明知惜命先惜精，尚欲惜精先宜净心。"

第五节　不　育

【概述】　男子不育，又称男子绝子、无子、无嗣、生育力低下、授胎不能等，是指处在生育年龄的男女，结婚并经常同居2～3年以上，未采取避孕措施，因男方原因致使女方不能受孕的一种疾病。不育症的分类方法较多，根据不育史分类有原发性不育和继发性不育，前者指婚后从未生育者，后者指婚后曾有过生育而又因某种因素发生不育者；根据预后分类有绝对不育和相对不育，前者指男方有先天或后天解剖生理缺陷致女方不能受孕，且治疗较困难，后者指有生育可能，但因某种原因阻碍受孕或降低生育能力，致女方不能受孕，且治疗可能获效；根据不育原因的持续时间分类有永久性不育和暂时性不育；根据不育原因性质分类有生理性不育和病理性不育、器质性不育和功能性不育、先天性不育和后天性不育；根据引起不育的病变器官分类有局部原因性不育和全身原因性不育。其病主要与肾关系密切，与心、脾、肝也有联系，病机主要是肾精失调，治以补肾调精为总则。本节只讨论男性不育症的少精子症、弱精子症及精液不液化症。

【从扶阳理论释因】

1. 肾气亏虚　《黄帝内经》说："丈夫……二八，肾气盛，天癸至，精气溢泻，阴阳和，故能有子。""肾者主蛰，封藏之本，精之处也。"可见生殖机能主要受肾气的支配和控制。肾气旺盛，真阴充足，男方精成，两精相合，即能成胎。若少时长期手淫，或早婚，或婚后房事无度，纵欲频频，损伤肾气；或大病、久病，损伤肾精；或身体亏虚，肾气不充，命门火衰，而精冷精乏等，终因肾精不足，精虫稀少，而不能授胎成孕。

2. 脾气不足　久病体虚，劳累过度，损伤脾气，脾运失司，以致气血生化无权。因先天肾精靠后天脾气滋养，精由血化，脾气虚则气血不充，精血生化不足，致使肾精亏乏而不育。

总之，男性不育的原因虽多而杂，但其病在肾，与肝、脾相关，其机理主要是肾精不足，不能授胎成孕。

【用扶阳法论治治】　不育症的病机关键乃肾精不足，故治疗应以补益肾精为总则。但不育之病，临床证型多样，有精亏、精寒、精热、精瘀、肝郁、痰湿、脾虚等不同，故又宜根据相应证候佐以填精、温精、清精、通精、解郁、除痰、益脾等治法。

一、肝郁肾虚证

症状：婚后不育，精液中无精子或少精子，兼有抑郁沉闷，胸胁胀痛，或少眠胆怯，性欲淡漠，精神不振，舌质黯，脉弦细。

病机分析：阳气失调，肾精不足，致肝郁肾虚，睾丸失养，精子来源匮乏，故精子衰少，甚至无精子；气机不调，致肝气郁结，心阳被阻，因而抑郁沉闷，胸胁胀痛，或少眠胆怯；阳气失调，肾精受伤，肝郁肾虚，而为性欲淡漠，精神不振；心肝气郁，肾气不足，气血不畅，故见舌质黯，脉弦细。

治法：疏肝益肾。

方药：柴胡菟丝汤（经验方）加减。药用炒柴胡、川郁金、制远志、白芍、当归、巴戟天、菟丝子、淫羊藿、鱼鳔胶、合欢皮、牡丹皮、茯苓等。

临证参考：取柴胡、郁金、远志、合欢皮调阳气，兼疏肝、悦心脾；以当归、白芍、牡丹皮、茯苓养肝血，清郁热；用巴戟天、菟丝子、淫羊藿、鱼鳔胶补至精，充肾阳，益肾气，生精子。如兼久病瘀阻痰滞者，可适加桂枝、红花、白芥子活血祛瘀，消痰散结，有助于化生精子；兼夹郁热酿毒者，可加败酱草、白花蛇舌草清热解毒。

二、脾肾虚弱证

症状：婚久不育，精子活力低下，性欲减退，行房时射精少力，兼有神疲体倦，形体肥胖，大便溏薄，舌质淡、苔薄白，脉沉弱。

病机分析：肾气虚弱，肾精不足，致脾肾受伤，脾虚湿阻，肾虚精亏，故精子活力低下，性欲减退，行房精射少力；肾气亏损，致脾气虚弱，水谷不能运化，痰湿内阻，而为神疲体倦，形体肥胖；脾肾亏弱，阳气不足，因而舌质淡、苔薄白，脉沉弱。

治法：补肾益脾。

方药：黄芪补益汤（经验方）加减。药用炙黄芪、淫羊藿、炒白术、炒党参、巴戟天、肉豆蔻、菟丝子、黄柏、茯苓、红曲、白芥子、炙甘草等。

临证参考：以黄芪、淫羊藿补元气，益肾精，且能补益脾肾，为方中之主药；用党参、白术、巴戟天、肉豆蔻、菟丝子调补肾气，充养肾精，兼能健脾益肾，为之辅药；取黄柏、茯苓、红曲、白芥子、炙甘草调和阴阳，活血祛痰通络，为之佐使之药。久病多瘀多痰，络脉易于滞阻，故补剂中适加化瘀祛痰之品，往往可获奇效。临床以补为主，以消为辅，辅而通之，寓有推陈出新之意，不可一味蛮补。

三、肾气肾精俱虚证

症状：婚久不育，精子活力低下，或精液清冷，兼有性欲减退，阳痿早泄，射精无力，精神疲惫，畏寒怯冷，面色黧黑或㿠白虚浮，舌淡红、苔薄白，脉沉细弱。

病机分析：阴精亏损，不能温养精子精液，故精子活力低下，精液清冷，婚久不育；肾精不足，肾气虚弱，因而性欲减退，或阳痿早泄，射精无力，精神疲惫；肾阳不足，阴寒所胜，而为畏寒怯冷；肾中精气不足，不能荣面华舌充脉，故见面色黧黑或㿠白虚浮，舌淡红、苔薄白，脉沉细弱。

治法：补肾生精。

方药：巴戟鱼鳔汤（经验方）加减。药用巴戟天、鱼鳔胶（烊化冲服）、鹿角胶（烊化冲服）、熟地黄、菟丝子、五味子、覆盆子、沙苑子、茯苓、砂仁、黄柏、甘草等。

临证参考：以巴戟天、鱼鳔胶、鹿角胶大补阴精，又益肾气肾精，为方中之主药；取熟地黄、菟丝子、五味子、覆盆子、沙苑子益肾精，滋肾阴，补肾气，促使化生精子，增强精子活力，为之辅药；用茯苓、砂仁、黄柏、甘草，意取封髓丹之补之调之清，配茯苓之和之安，为之佐使药。如肾阳衰弱，手足清冷，可加熟附子温阳散寒；阳痿日久，可适加淫羊藿温至精，助阳道，但不可过用；早泄精滑，可适加金樱子、芡实固精止滑。此外，本证若兼寒湿热毒瘀痰内阻者，当及时兼治，甚至先标后本，病邪不去，正气何以独安？寒毒者可加附子、桂枝之类，湿毒者可加苍术、萆薢之类，热毒者可加败酱草、七叶一枝花之类，瘀毒者可加红花、桃仁等，痰毒者可加浙贝母、胆南星等，随症加减。

【临证验案】

案例一：郭某，男，30岁，2007年6月8日就诊。

婚后3年，夫妻同居不育，配偶健康。经当地医院多次检查为精子偏少，活力低下，见抑郁寡欢，胸胁不适，少寐多梦，性欲淡漠，精神不振，舌黯红、苔薄白，脉关弦尺细弱。此为素体不足，情怀不畅，元神失调，损及阴精，致肝郁肾虚，精子化生乏源，治宜调元神，益阴精，兼以疏肝补肾。处方：炒柴胡、川郁金、合欢花、鱼鳔胶（另煎烊化分冲）各10g，炒当归、巴戟天、菟丝子、淫羊藿各15g，制远志5g，牡丹皮12g，枸杞子20g，炙甘草6g，14剂。并嘱近期节制房事，心情乐观。

二诊：药后精神大振，睡眠好转，抑郁胸闷消失，舌仍黯红，脉仍尺弱，上方去远志，加红花6g，14剂。

三诊：面色转华，目光有神，每日清晨阳物易举，性欲增强，上方去淫羊藿、郁金，加山茱萸15g，金樱子30g，14剂，隔日服1剂，并嘱继续节欲保精。

四诊：诸症均除，舌淡红，脉缓滑有力，原方去鱼鳔胶，加熟地黄30g，缩砂仁5g，20剂，仍隔日服1剂。半年后来信说，其妻已怀孕2个月，并深表谢意（录自云南省中医医院男科案例）。

案例二：徐某，男，33岁，2003年7月5日就诊。

自述结婚5年，前3年避孕，后2年未避孕，妻子健康。并说新婚时房事过多，逐渐出现阴茎不坚，继而阳痿早泄，抑或房事成功，但射精无力。诊时面色晦暗，精神疲惫，腰膝酸软，小便余沥，夜尿较多，手足欠温。经某医院多次检查，诊断为慢性前列腺炎、精子活力低下。舌淡微紫、苔薄白腻，脉沉细尺弱。此属至精亏损，寒湿内聚，久而化毒，治以补益肾精，温养肾气，兼以祛寒解毒。处方：巴戟天、菟丝子、沙苑子、益智仁各15g，鱼鳔胶（另煎烊化分冲）、鹿角胶（另炖分冲）、制附子各10g，熟地黄、茯苓、灵芝各20g，败酱草30g，炒当归、川牛膝各12g，7剂。并嘱安心静养，少思寡欲，近期不要同房，平时不要憋尿，不食辛辣刺激之物，更不可酗酒，戒除吸烟。

二诊：药后小便余沥、夜尿频多明显减轻，精神有所振作，余症如前。是证不能急功近效，只可缓缓图治，原方续服14剂。

三诊：面色晦暗好转，已露荣润，睡眠安宁，食欲增加，阴器湿冷消失，舌淡红、苔薄白，脉象细缓，原方去鱼鳔胶、巴戟天、牛膝，加肉苁蓉15g，金樱子、大血藤各30g，14剂，并嘱每月房事控制在两次以内，余者如前。

四诊：阳痿早泄现象消失，阴茎勃起增强，射精有力，腰膝酸软已除，手足不凉，心情也随之欢畅，原方去大血藤、沙苑子，加淫羊藿15g，炒黄柏10g，14剂。以后又来诊5次，均以第一方加减服用。后因不久其妻怀孕，恶阻症状较重而来就诊乃得知病愈（录自云南省中医医院男科案例）。

【文献选读】

《黄帝内经》："丈夫……二八，肾气盛，天癸至，精气溢泻，阴阳和，故能有子。""肾者主蛰，封藏之本，精之处也。"

《灵枢·本神》："恐惧而不解则伤精。"

《诸病源候论》："精不射出，但聚于阴头，亦无子。"

第六节　缩　阴　症

【概述】　缩阴症又称"缩阳症"，是指患者自觉阴茎抽痛缩入、阴囊上缩抽动、睾丸上提、少腹拘挛疼痛的一种疾病。本病常突然发作，来势急迫，极凶极危，治疗不当或不及时，可危及生命。历代医家对本病的认识，大致认为是本虚标实，由伤寒直中，或沉寒痼冷，或病后劳复等所致，或肝经寒滞，或肾阳虚衰，或心肾俱虚、痰热内郁，或邪中三阴、真阳亏损，或血虚寒凝、阴寒内盛所引起。其病主要与肝、肾相关，以寒居多，治以温经散寒为主。

【从扶阳理论释因】　肾开窍于二阴，为作强之官。先天禀赋不足，肾阳虚弱，命门火衰，阴寒内盛；或房事不节，恣情纵欲，肾精亏损，阴损及阳，复感寒湿，凝结宗筋，前阴失于温煦而内缩。《医法圆通》说："久病与素禀不足之人，忽然囊缩腹痛，此厥阴之寒太甚，阳气虚极也。"又说："睾丸与阴囊上缩，必是阴盛"。或因起居不慎，劳倦过度，或大病久病之人，正气不支，外感寒邪；或由于久居阴寒之地，或长期贪凉饮冷，寒邪直中入里，下客厥阴肝脉，寒性凝滞收引，筋脉拘急而发病。

【用扶阳法论治】

一、肾阳虚衰证

症状：多见于素禀不足之体，或见于房劳之后。症见阴茎内缩疼痛，阴囊抽缩，睾丸冰冷，小腹拘急冷痛，畏寒肢冷，腰膝酸痛，身重少气，小便频数，或淋漓不尽，舌淡白，脉沉细。

病机分析：肾阳虚衰，无以温煦，内寒痼结，则腰膝酸痛，身重少气；肾虚失其固摄，膀胱失约，则尿频或不禁；阳虚不能温煦肢体，则畏寒肢冷，甚则四肢厥逆；阴寒内盛，气血阻滞，筋脉挛缩，则小腹拘急冷痛，阴器内缩；舌淡白，脉沉细为肾阳虚衰之候。

治法：温补肾阳，散寒除湿。

方药：阴缩温养汤（经验方），药用制附子、肉桂、干姜、胡芦巴、荔枝核、小茴香、熟地黄、砂仁、石菖蒲、炙甘草、大枣。

临证参考：本方以《寿世保元》之三仙汤（附子、肉桂、干姜）加味组成。取三仙汤温振阳气，胡芦巴暖至精，为方中主要部分；以熟地黄、砂仁、荔枝核益至精，暖肾气；石菖蒲、甘草、大枣安心神，调心志；小茴香散结止痛，又为之引经报使之品。诸药相合，以温养肾精，和调心神，伸展阳气，弛缓收引。

二、寒滞肝脉证

症状：多见于儿童感受寒邪后，起病急骤，睾丸、阴囊、阴茎内缩，畏寒肢冷，舌卷唇青，体静倦卧，语声低沉，口鼻气冷，小便清长或不禁。舌质淡或紫暗，脉沉迟或沉紧。

病机分析：寒邪直入厥阴，筋脉拘挛，故见阴囊、睾丸、阴茎缩入；寒主收引凝滞，气血阻滞厥阴经脉，则致少腹拘急而冷痛；阳虚寒盛，畏寒肢冷，加之外寒侵袭，故见身体重疼；厥阴之脉，环唇内，络舌本，邪在厥阴，重则唇青舌卷。舌质淡或紫黯，脉沉迟或沉紧，皆阴虚寒中之象。

治法：温经散寒，活血通络。

方药：阴缩散寒汤（经验方），药用制附子、吴茱萸、小茴香、延胡索、乌药、柴胡、桂枝、炒当归、细辛、炒白芍、炙甘草。

临证参考：本方以当归四逆汤加吴茱萸生姜汤加减组成。取附子、吴茱萸温至液，利至气，使寒淫得散，肝经得温，收缩松弛，为方中之主药；用桂枝、细辛、茴香、延胡索、乌药散寒温阳，行气和血，为之辅药；当归、白芍活血养血，和阴缓急，为之佐药；以柴胡疏肝理气，再用甘草调和诸药。

【临证验案】　段某，男，36岁，1998年10月21日诊。

自述阴茎内缩、阴囊紧缩已发作5次，其中有4次，均在房事后洗冷水澡时发作，仅有1次在突然受惊吓后出现，但阴缩较轻，小腹亦无冷痛，稍事休息，并饮热糖茶一杯，阴缩即消失。又述，昨晚房事后略感疲劳，但有洗澡习惯，开始洗时无感觉，约5分钟后身觉寒冷，继而战栗，阴茎内缩较剧，阴囊亦紧缩，小腹冷痛，即用热水擦洗后卧于床，十分痛苦。诊时面色白，精神差，手指不温，阴茎仍有内缩，小腹觉冷，略有隐痛，舌淡白，脉细尺弱。此为泄精受寒，致肾阳衰少，阴寒偏胜所致。处方：制附子、鹿角胶（另炖兑服）、石菖蒲各10g，肉桂4g，干姜8g，胡芦巴15g，荔枝核20g，熟地黄30g，砂仁、小茴香、制远志、炙甘草各5g，7剂，并嘱近期少房事，多休息，避免受寒，多洗温水澡。

二诊：药后阴缩诸症完全消失，体力欠佳，面色少华，原方续服7剂。

三诊：体力增强，面色转荣，或清晨与傍晚有畏寒感，中午时有呵欠，舌淡红，脉沉少力，前方去小茴香、石菖蒲、远志，肉桂易桂枝6g，加淮小麦30g，大枣20g，炒白芍15g，14剂。

四诊：房事多次，并仍洗凉水澡，未见阴缩出现，小腹亦无不适，精神振作，食欲如常，原方再服14剂，并嘱避免受寒，最好洗温水澡，节制房事等（录自云南省中医医院男科案例）。

【文献选读】

《圣济总录》："寒邪客于厥阴之经，阳气不能自温，故令诸筋拘急，阴器紧缩而肿痛也。肝者筋之合也，筋者聚于阴器而络于舌本，脉不营及筋缩急，筋缩急则引卵与舌。故舌卷卵缩者，皆厥阴为病也。"

《奇效良方》："此厥阴经证，其经脉循阴器，络舌本。厥阴经受病，其筋脉动急，故舌卷囊缩者难治。治用当归四逆汤、吴茱萸生姜汤主之。"

《证治准绳》："扁鹊曰：舌卷囊缩者死。孙真人曰：阴阳易病卵缩则舌吐出死。凡囊缩，有热极而缩者，有冷极而缩者。凡热极者可下，冷极者宜急温之。下之宜大承气汤，温之宜附子四逆汤加茱萸汤并艾灸关元、气海、葱熨等法治之。"

第七节　癃闭（前列腺增生症）

【概述】　前列腺增生症是增生的前列腺压迫前列腺尿道或膀胱尿道口梗阻，出现尿频、排尿困难，甚则尿液无法排出的病症，是老年男性的常见疾病。其发病年龄一般在50岁左右开始，其发病率随着年龄增长而增加，并有年轻化和逐年递增的趋势，一般50～70岁较为常见，尤以60～70岁最为高发。据有关尸检资料表明，75％肉眼可见前列腺增生变化，若经组织学检查，除因睾丸功能丧失外，病变者接近100％。前列腺增生症属中医"精癃、癃闭"范畴。"癃闭"首见于《灵枢·本输》："三焦者……实则癃闭，虚则遗溺。"其排尿困难为癃，癃者，小便不利，点滴而短少，病势较缓；其急性尿潴留为闭，闭者，小便闭塞，点滴不通，病势较急。根据西医学认识，BPH 发病年龄在50岁左右，发生原因与睾丸激素密切相关。中医对男子生理的认识，如《素问·上古天真论》："丈夫……七八，肝气衰，筋不能动，天癸竭，精少，肾藏衰，形体皆极。"中医认为，本病的病因病机是，男子"七八"之年，肾气虚衰，肾之阴阳不足气化不利，血行不畅，易致前列腺瘀血阻滞而增生肥大。治疗应以调补阴阳，活血化瘀为原则。

【从扶阳理论释因】　年老阳气衰弱，运血无力，寒湿凝滞，气血瘀阻不畅，则腺体肿硬。肾阳不足，气化不及州都，则排尿无力或癃闭，《医学衷中参西录》说："阳分虚损，气弱不能宣通，致小便不利"。房事不节，经常手淫，色劳伤肾，阴精亏损，以致濡养不足而小便不利；又云："阴分亏损，血亏不能濡养，故小便不利。"

精癃是男子进入"七八"之年，肾气虚衰，肾之明阳不足所致。病位在膀胱、精室，但与肺、脾、肝、肾及三焦密切相关。多因年老肾元亏虚，膀胱气化无力，加之瘀血、败精、湿热等瘀阻下焦，乃成癃闭。其病以肾元亏虚为本，以气滞血瘀、痰凝湿阻为标，肾虚血瘀水阻，膀胱气化失司是其基本病机，本虚标实是本病的病机特点。其证候的出现，除与增生的前列腺压迫因素有关外，与肾之明阳偏衰（体质因素）、病理产物的形成亦有密切关系。

【用扶阳法论治】

肾阳不足证

症状：尿意频频而量少，小便排出无力，尿线细，射程短，甚至滴沥不爽，严重者尿闭不通。伴面色㿠白，畏寒肢冷，神疲乏力，腰膝酸软，小腹发凉。舌淡体胖，苔白，脉沉细弱。

病机分析：肾阳虚，不能化气行水，膀胱气化无力，见尿意频频而量少，小便排出无力。前列腺增生压迫尿道变窄，加上肾阳虚推动无力，故尿线细，射程短，甚至滴沥不爽；严重者，膀胱气化无能，小便闭而不通；面色㿠白，畏寒肢冷，神疲乏力，腰膝酸软，小腹发凉，舌淡体胖，苔白，脉沉细弱均为肾阳不足之象。

治法：温肾助阳，化气行水。

方药：金匮肾气丸（《金匮要略》）加减。药用附子、桂枝、地黄、山药、山茱萸、茯苓、泽泻、丹皮、海藻、昆布、牡蛎、莪术、水蛭等。

临证参考：附子、桂枝温阳化气，合地黄、山药、山茱萸调补阴阳；茯苓、泽泻利水通阳；丹皮活血化瘀，与桂枝相合温通血脉，缓解挛急。肾阳不足者，前列腺增生多大而软，加海藻、昆布、牡蛎化痰散结；若质地偏硬，加莪术、水蛭破瘀散结，或合用桂枝茯苓丸消瘀散结。

【临证验案】

沈某，男，68岁，2007年8月25日就诊。

曾在某大医院诊断为前列腺增生症（精癃），超声检查示：前列腺6.0cm×5.4cm×4.7cm。现症见：尿频滴沥不畅，排尿无力，夜尿增多，且排尿时间延长难尽，逐渐加重，伴腰酸痛，膝软乏力，四肢怕冷，舌质黯淡，脉沉弱。辨证：肾阳不足，痰瘀互结。治以温肾调气，化痰消瘀。方药：乌药15g、益智仁15g、肉桂6g、覆盆子15g、山茱萸10g、五味子6g、穿山甲12g、海藻30g、浙贝母30g、沉香3g。水煎日服1剂。服6剂后排尿较前通畅，时间缩短，夜尿减少，腰酸膝软，四肢畏寒等症明显减轻。上方加莪术12g、黄芪45g，继服20余剂，排尿基本通畅。

本案患者年逾六旬，肾气亏虚则腰膝酸软，尿频畏寒；痰瘀互结，尿路阻塞则排尿滴沥不畅，时间延长难尽。方以乌药、益智仁为主，以温肾调气；肉桂、沉香一气一血，以补命门之火而纳肾气司开合；山茱萸、五味子、覆盆子助益智仁益肾固精而缩尿；穿山甲、莪术消瘀散结；海藻、浙贝母化痰软坚。诸药合用，使肾气得温，膀胱开合有度，痰化瘀消故病症得愈（录自云南省中医医院男科案例）。

【文献选读】

《诸病源候论》："夜尿甚者，则内阴气生是也。"

《罗氏会约医镜》："所以少壮者，阴阳两足，夜少小便；及至老年，夜多小便者，水火俱不足也，治以八味地黄丸，去泽泻，加骨脂，即右归饮亦妙。"

第八节　男子阴冷

【概述】　阴冷，又称阴寒、阴头寒、虚劳阴冷等，指阴茎、阴囊、睾丸等外生殖器部位有寒冷感而言，其特征为阴部寒冷而无其他特殊不适和体征。阴冷之名最先见于《金匮要略》，张仲景首先提出了"阴头寒"的概念，并认为与"失精"有关。其病与肝肾相关，其病机主要是阳不温煦，寒邪凝滞外肾。治疗以温阳散寒为总则。本病多为自觉症状，体检时常无异常改变，中药治疗具有较好的疗效，多数病人一经治疗，不久便可治愈。

【从扶阳理论释因】　产生阴冷的病因主要与外受寒邪，如手淫过度，坐卧当风，久坐寒湿之地，乘凉洗冷，以及过食生冷有关。其病机主要是肾阳虚衰，寒滞肝脉。肾阳虚衰者，多因先天禀赋素弱，肾气不足，或房事不节，或手淫过度，斫伤肾精，使肾阳虚衰或阴阳俱虚。肾阳不足，寒自内生，气血不能相荣，故致前阴寒冷。寒滞肝脉者，多因突遭冰雪侵袭，或久卧冰冷之地，寒邪凝滞肝脉，宗筋失于温养，亦可致阴冷。总之，本病虽病位在外阴，然病变在肝肾，其病机乃阳虚寒凝。

【用扶阳法论治】

一、肾阳不足证

症状：起病缓慢，阴茎、阴囊自觉寒冷，精神倦怠，腰膝无力，肢冷畏寒，五更泄泻，小便清长，阳痿，遗精。舌体胖嫩，脉沉迟。

病机分析：肾主骨，开窍于二阴，肾阳虚弱、寒自内生，不能温养腰膝、骨骼及前阴，故见阴囊、阴茎寒凉，腰膝酸软；阳气不足，气衰神疲，故见精神倦怠；肾阳不足，脾阳失温，运化无权，则五更泄泻，小便清长；肾主生殖、肾阳不足，命门火衰，故见阳痿；肾精不固，则遗精。

治法：温肾壮阳。

方药：扶命生火丹（经验方）加味。药用鹿茸、巴戟天、附子、肉桂、肉苁蓉、杜仲、熟地、山茱萸、五味子、人参、黄芪、白术等。

临证参考：方中鹿茸、巴戟天、附子、肉桂、肉苁蓉、杜仲等温肾壮阳以补命门之火；熟地、山茱萸、五味子等滋补肾精以养阴血，以达阴阳相济，阳得阴助则生化无穷的目的；人参、黄芪、白术等益气健脾，补脾气以助肾阳。

二、寒滞肝脉证

症状：起病急骤，阴茎及睾丸寒凉，疼痛，甚至内缩，面色黄白，倦卧，伴少腹冷痛。舌淡苔白而滑润，脉沉弦或迟。

病机分析：足厥阴肝脉绕阴器、抵少腹，寒邪凝滞肝脉，则宗筋失温，故阴茎睾丸寒凉；寒凝肝脉，寒主收引，肝脉拘急不通，故少腹及阴器疼痛，如《素问·举痛论》说："寒气入经而稽迟，泣而不行，客于脉外则血少，客于脉中则气不通，故卒然而痛。"阴寒邪盛，阳气不能外达以温煦形体，故形寒肢冷、倦卧。舌淡苔白而滑润，脉沉弦或迟，为寒客肝脉之征。

治法：补肾暖肝，温经散寒。

方药：暖肝煎（《景岳全书》）合椒桂汤（经验方）加减。药用肉桂、川椒、吴茱萸、小茴香、沉香、乌药、青皮、柴胡等。

临证参考：方中肉桂、川椒、吴茱萸、小茴香等暖肝、温经、散寒；沉香、乌药、青皮等行气止痛；柴胡疏达肝气，引诸药归经。如腰膝酸冷甚者，可加杜仲、续断补肾强腰；或配合外用蛇床子、川椒、黄连、滑石煎汤外洗或坐浴，能增强疗效。

【临证验案】

案例一：陈某，男，46 岁。

症见阴器寒冷，经久不已，精神衰疲，畏寒肢冷，腰膝酸冷无力，面色苍白，五更泄泻，小便清长，阳事不举，遗精滑泄，精液清冷，舌淡胖，脉沉缓。治宜温肾阳，补命火，方选十补丸（《杂病源流犀烛》方：附子、巴戟天、胡芦巴、肉桂、补骨脂、木香、川楝子、延胡索、荜澄茄、茴香。如腰膝酸冷甚者，可加杜仲、续断补肾强腰；肾中精气虚甚者，可去川楝子、延胡索、木香，加熟地黄、山茱萸、菟丝子补精气，益肾阳；若遗精滑泄时作者，可去川楝子、延胡索，加龙骨、牡蛎、金樱子涩精止滑（录自云南省中医医院男科案例）。

【文献选读】

《金匮要略·血痹虚劳病脉证治》："夫失精家，少腹弦急，阴头寒，目眩，发落，脉极虚芤迟，为清谷亡血、失精，脉得诸芤动微紧，男子失精，女子梦交，桂枝加龙骨牡蛎汤主之。"

《诸病源候论·虚劳阴冷候》："阴阳俱虚弱故也。肾主精髓，开窍于阴。今阴虚阳弱，血气不能相荣，故使阴冷也，久不已，则阴萎弱。"

《张氏医通》："阴萎弱而两丸冷，阴汗如水，小便后有余滴臊气，尻臀并前阴冷，恶寒而喜热，膝亦冷，此肝经湿热。"

参 考 文 献

［1］王琦. 王琦男科学［M］. 第 2 版. 郑州：河南科学技术出版社，2007.

［2］何清湖，秦国政. 中西医结合男科学［M］. 北京：人民卫生出版社，2005.

［3］贾金铭. 中国中西医结合男科学［M］. 北京：中国医药科技出版社，2005.

［4］陈志强，江海身. 男科专病中医临床诊治［M］. 北京：人民卫生出版社，2000.

［5］秦国政. 男科理论与临床［M］. 北京：中国医药科技出版社，1997.

［6］程绍恩. 男科证治心法［M］. 北京：北京科学技术出版社，1998.

［7］郭军，常德贵. 中西医结合男科治疗学［M］. 北京：人民军医出版社，2003.

［8］戴西湖. 男科辨病专方专药治疗学［M］. 北京：军事医学科学出版社，2007.

［9］李曰庆. 实用中西医结合泌尿男科学［M］. 北京：人民卫生出版社，1995.

［10］苏礼. 古今专科专病医案男性病［M］. 西安：陕西科学技术出版社，2004.

［11］秦国政. 实用中医男科学［M］. 北京：中国工人出版社，1994.

［12］秦国政. 中医男科学［M］. 北京：中国中医药出版社，2012.

［13］陆拯. 天癸病论与临床［M］. 北京：人民卫生出版社，2011.

［14］徐福松. 徐福松实用中医男科学［M］. 北京：中国中医药出版社，2009.

［15］冷方南. 中医男科治疗学［M］. 北京：人民军医出版社，2011.

（张春和）

第九章　扶阳理论在妇科病中的应用

第一节　概　述

人体以脏腑、经络为本，以气血为用。脏腑、经络、气血的活动，男女基本相同，但是女性在脏器上有胞宫，在生理上有月经、带下、胎孕和产育等，这些与男性的不同点便构成了女性的生理特点。

中医学认为，胞宫是行经和孕育胎儿的脏器；天癸是肾中产生的一种促进人体生长、发育和生殖的物质；气血是行经、养胎、哺乳的物质基础；脏腑是气血生化之源；经络是联络脏腑、运行气血的通路。其病因、病机、转归等都有独自的特点和规律，自成体系。女性在月经、带下、胎孕、产育的生理活动中，容易受到寒、热、湿邪的伤害；亦容易受到各种生活因素的困扰；同时由于先天禀赋的不同，后天营养状态和生活习惯的影响，形成了不同类型的体质。当以上诸多因素损伤了冲、任、督、带脉的功能时就会发生经、带、胎、产、杂病。

探讨扶阳理论在妇科常见病方面的运用，首先应着重了解以阳气损伤为主的病因——寒邪，以及肾、脾胃脏腑失调导致气阳亏虚的病理。这样才能阐明这一理论在中医妇科，包括经、带、胎、产、杂病等方面的意义。

一、病因病机

导致妇女疾病的病因有六淫因素、情志因素、生活因素、体质因素及脏腑功能失常。六淫致病以寒、热、湿为多发；情志致病以怒、思、恐为常见；生活致病主要指早婚多产、房事不节、饮食失调、劳逸过度、跌仆损伤、调摄失宜等；体质是指人的脏腑、经络、气血功能活动的盛衰。《素问·评热病论》说"邪之所凑，其气必虚"，正说明了外因是变化的条件，内因是变化的根本，外因通过内因而起作用。现将妇科常见多发病与扶阳理论有关的病因及致病特点分述于下。

1. 六淫因素　寒为阴邪，收引凝涩，易伤阳气，影响气血运行。若感受寒邪、冒雨涉水、过食生冷，则血为寒凝，血行不畅，胞脉阻滞，可出现月经后期、痛经、闭经、癥瘕等。素体阳气不足，寒自内生，脏腑功能失常，影响冲任、胞宫的功能，可出现痛经、带下病、妊娠腹痛、宫寒不孕等。血寒兼湿者，寒湿凝滞，瘀阻冲任，血行不畅，可致痛经、闭经、妇人腹痛；寒湿客于冲任，痰瘀交阻，阴部肌肤失养，可致阴疮。

2.情志因素　喜、怒、忧、思、悲、恐、惊七种情志变化本属正常的生理反应，如七情太过，易导致肝的功能失常和气血失调发生妇科疾病。情志致病，以怒、思、恐为害尤甚。怒，抑郁忿怒，使气郁气逆，可致月经后期、闭经、痛经、不孕、癥瘕；思，忧思不解，每使气结，发为闭经、月经不调、痛经；惊恐伤肾，每使气下，可致月经过多、闭经、崩漏、胎动不安、不孕。

3.生活因素

(1)房劳多产：妇女若先天禀赋不足，或早婚、房事不节等都可损伤肾气，耗伤气血。肾气不足，气血失调，可引起各种月经病、带下病、胎动不安、堕胎小产、不孕等。

(2)饮食失节：若暴饮暴食、过食肥甘、饮食偏嗜，或寒温失宜，可损伤脾胃，引起脾气虚、脾阳虚，而脾之化源不足和运化失常导致闭经、月经过少、经行腹泻等病。过食寒凉生冷食物，可致痛经、闭经、带下病等。

(3)劳逸过度：妇女在月经期、妊娠期和产育期时，若过劳则耗气、伤脾，过力则伤肾。

(4)调摄失宜：如过度节食减肥，服减肥药物，或长期口服短效避孕药都会对女性身心造成伤害，可致月经后期、月经过少，甚至闭经以及崩漏的发生。

4.体质因素　吴德汉《医理辑要·锦囊觉后篇》说："要知易风为病者，表气素虚；易寒为病者，阳气素弱；易热为病者，阴气素衰；易伤食者，脾胃必亏；劳伤者，中气必损。需知发病之日，即正气不足之时。"人体由于先天禀赋的不同，后天营养状态和生活习惯的影响，可以形成不同类型的体质。有的人素禀阳盛，经常便秘、手足心热；有的人损伤了命门真火，而表现为肾阳虚衰诸证，如经行泄泻、带下、子肿、不孕等；有的湿邪从阴化寒，表现为寒湿诸证，如寒湿凝滞型痛经、闭经等。

5.脏腑功能失常　脏腑功能失常可以导致气血失调，影响冲任督带和胞宫的正常功能，导致妇科经、带、胎、产诸病的发生，其中与肾、肝、脾胃的功能失常关系密切。

(1)肾：肾藏精，主生殖，胞络系于肾。五脏之真，唯肾为根，若先天不足、早婚多产、房事不节、烦劳或惊恐过度均可损伤肾气，影响冲任、胞宫的正常功能而发生妇科疾病。

若肾气不足，则冲任不固，系胞无力，可致子宫脱垂；冲任不固，胎失所系，可致胎动不安；冲任不固，封藏失职，可致崩漏；冲任不固，血海失司，蓄溢失常，可致月经先后无定期；冲任不固，不能摄精成孕，可致不孕等病。

若肾阳不足，冲任失于温煦，胞脉虚寒，可致痛经、妊娠腹痛、胎动不安、不孕等；冲任失于温煦，胞脉虚寒，血行迟滞，可致月经后期、月经过少，甚至血海不满而致闭经；经期血气下注冲任，冲任失养，可致经行泄泻；气化失常，湿浊下注冲任，带脉失约，可致带下病；孕期冲任养胎，胎阻气机，湿浊泛溢肌肤，可致妊娠肿胀等病。

(2)脾：脾主运化，与胃同为气血生化之源，为人体后天之本；脾统血司中气，对血液有收摄、控制和保护作用。

若脾气不足，则冲任不固，血失统摄，可致月经先期、月经过多、崩漏等；冲任不固，胎失所载，可致胎动不安、胎漏、堕胎、小产等；冲任不固，系胞无力，可致子宫脱垂。

若脾阳不振，痰浊内停，下注冲任。痰浊阻滞胞脉，可致月经后期、闭经，甚至不能摄精成孕而致不孕；湿浊下注冲任，带脉失约，任脉不固，可致带下病；孕期冲脉气盛，挟痰饮上逆，可致妊娠呕吐；孕期冲任养胎，胎阻气机，湿浊泛溢于肌肤，可致妊娠肿胀。

二、治疗方法

1. 温肾助阳　肾阳虚，命门火衰，冲任失于温煦，导致经、带、胎、产、杂诸病，治疗宜温肾助阳、温养冲任为主，代表方剂为金匮肾气丸、温胞饮、右归丸之类。常用补肾药物如鹿茸、巴戟天、仙茅、淫羊藿、菟丝子、肉苁蓉、熟地等，而温经药有附子、肉桂、吴茱萸、炮姜、茴香、桂枝、艾叶之类。

2. 温阳行水　肾阳虚气化失常，水湿内停，水湿下注冲任或泛溢肌肤，导致带下病、妊娠肿胀等疾病，治疗宜温肾助阳、化气行水为主，代表方剂为真武汤、五苓散之类。常用温肾助阳药物配以利水祛湿药物如白术、苍术、茯苓、猪苓、泽泻、薏苡仁、车前子、大腹皮、茵陈之类以温阳行水。

3. 温肾健脾　脾肾阳虚，水湿内停或日久化为痰浊，可导致经行泄泻、妊娠肿胀、带下病、月经后期、闭经、不孕等病。治疗宜温肾健脾、补益冲任为主，常用的代表方剂为四神丸合健固汤、温胞饮之类。常用补肾药配以温经药、燥湿利水药。同时根据水湿、痰浊的不同情况兼用燥湿、化痰之品。

4. 健脾扶阳　脾阳不振，运化失职，导致经行泄泻、浮肿等疾病，治疗宜健脾扶阳、温养冲任为主，常用的代表方剂为参苓白术散、健固汤之类。常用健脾益气药物配以温经助阳药如吴茱萸、干姜、肉豆蔻、丁香、高良姜，巴戟天、补骨脂之类。

5. 健脾利湿　脾阳不振，湿浊内停，甚至湿浊下注冲任，导致妊娠肿胀、带下病等疾病，治疗宜健脾利湿、通调冲任，常用的代表方剂为全生白术散、完带汤之类。常用健脾扶阳药如人参、白术、白扁豆、茯苓、山药、莲子肉，配以利水祛湿药泽泻、猪苓、木通之类。

6. 健脾豁痰除湿　脾阳不振，湿浊停聚，化为痰湿，壅塞胞脉，导致月经后期、闭经、不孕等妇科疾病，治疗宜健脾豁痰除湿、通利冲任，常用的代表方剂为丹溪治湿痰方、启宫丸之类。常用药物为健脾利湿药，常与化痰药如半夏、陈皮、天南星、胆南星、前胡、瓜蒌、贝母、竹茹、海藻之类配伍应用。

7. 温中和胃　胃中积寒，受纳失权，导致经行泄泻，妊娠呕吐等病，宜温中和胃，常用的代表方剂为理中汤、半夏茯苓汤，常用药物为砂仁、肉豆蔻、藿香、丁香、炮姜、吴茱萸之类。

第二节　崩　　漏

【概述】　崩漏，是指经血非时而下，或阴道突然大量出血，或淋漓下血不断者。前者称为"崩中"，后者称为"漏下"。若经期延长达两周以上者，应属崩漏范畴，称为"经崩"或"经漏"。

崩漏的发病是肾-天癸-胞宫生殖轴的严重失调，其主要病机是冲任损伤，不能制约经血。如脾虚血失统摄，甚则虚而下陷，冲任不固，不能制约经血，发为崩漏；或早婚多产，房事不节，损伤肾气，耗伤精血，则肾阴虚损，阴虚内热，热伏冲任，迫血妄行，以致经血非时而下；或命门火衰，肾阳虚损，封藏失司，冲任不固，不能制约经血，亦致经血非时而下，遂致崩漏；或素体阳盛，或情志不遂，肝郁化火，或感受热邪，或过食辛辣助阳之品，火热内盛，热伤冲任，迫血妄行，非时而下，遂致崩漏；或经期产后，余血未尽，过食生冷，感受寒、热之邪，寒凝或热灼致瘀血，或七情内伤，气滞血瘀，瘀阻冲任，血不循经，非时而下，发为崩漏。

崩漏的主要表现是月经周期紊乱，出血量时多时少，甚至大量出血，持续时间超过2周以上甚至数月不止；有时先有停经数周或数月，然后突然暴下不止或淋漓不尽；常有不同程度的贫血。临床上据此可确立崩漏的诊断。

【从扶阳理论释因】 崩漏以经乱无期的阴道出血为特点，多见于更年期妇女，或青春期之少女，前者多为天癸渐竭，肾气虚弱；后者多属发育未全，肾气未充所致。若失治误治，日久可致脾肾阳气虚衰。治宜温肾助阳，健脾益气，固冲止血，待肾充本固，则崩漏自愈。治疗应根据病情的缓急轻重、出血的久暂，采用"急则治其标，缓则治其本"的原则，灵活运用塞流、澄源、复旧三法。

【用扶阳法论治】

一、肾阳虚证

症状：经血非时而下，出血量多，淋漓不尽，色淡质稀，腰痛如折，畏寒肢冷，小便清长，大便溏薄，面色晦黯，舌淡黯，苔薄白，脉沉弱。

病机分析：肾阳虚衰，冲任不固，血失封藏，故经血非时而下，出血量多，淋漓不尽；肾阳不足，经血失于温煦，故色淡质稀；肾阳虚衰，外府失荣，故腰痛如折，畏寒肢冷，膀胱失于温化，故小便清长；不能上温脾土，则大便溏薄。面色晦黯，舌淡黯，苔薄白，脉沉弱，均为肾阳不足之征。

治法：温肾助阳，固冲止血。

方药：大补元煎（《景岳全书》）加减。药用人参、山药、熟地、杜仲、当归、山茱萸、枸杞子、炙甘草、补骨脂、鹿角胶、艾叶炭。方中人参、山药、杜仲补肾气以固命门；山茱萸、枸杞子补肾填精而生血；当归养血益阴；甘草调和诸药。全方共奏补肾益气、养血调经之效。或选用黄土汤（《金匮要略》）。方中熟地、白术、附子以温阳健脾，阿胶、黄芩、灶心土养血止血，全方共奏温阳健脾，养血止血之功。

临证参考：若阴道大量出血，肢冷汗出，昏不知人，脉微欲绝者，急宜补气固脱，方用独参汤（《景岳全书》）；若症见四肢厥逆，冷汗淋漓，多为亡阳之候，治宜回阳固脱，方用参附汤（《校注妇人良方》），药用人参、附子、生姜、大枣等。

二、脾虚证

症状：经血非时而下，量多如崩，或淋漓不断，色淡质稀，神疲体倦，气短懒言，不思饮食，四肢不温，或面浮肢肿，面色淡黄，舌淡胖，苔薄白，脉缓弱。

病机分析：脾气虚陷，冲任不固，血失统摄，故经血非时而下，量多如崩，或淋漓不断；脾虚气血化源不足，故经色淡而质稀；脾虚中气不足，故神疲体倦，气短懒言；脾主四肢，脾虚则四肢失于温养，故四肢不温；脾虚中阳不振，运化失司，则不思饮食；

甚或水湿泛溢肌肤，故面浮肢肿。面色淡黄，舌淡胖，苔薄白，脉缓弱，也为脾虚之象。

治则：健脾益气，固冲止血。

方药：固冲汤（《医学衷中参西录》）加减，药用白术、黄芪、煅龙骨、煅牡蛎、山茱萸、白芍、海螵蛸、茜草根、棕榈炭、五倍子。方中黄芪、白术健脾益气以摄血；煅龙骨、煅牡蛎、海螵蛸固摄冲任；山茱萸、白芍益肾养血，酸收止血；五倍子、棕榈炭涩血止血；茜草根活血止血，使血止而不留瘀。全方共奏健脾益气、固冲止血之效。

临证参考：若出血量多者，酌加人参、升麻；久漏不止者，酌加藕节、炒蒲黄；若便溏者酌加干姜、苍术、山药、茯苓、薏苡仁以扶阳健脾止泻；若兼肝阳虚者可选用吴茱萸汤、当归四逆汤、乌梅汤、附子汤、乌头煎、暖肝煎、补肝汤等。

【用药分析】　崩，首见于《素问·阴阳别论》："阴虚阳搏谓之崩。"其病机是冲任不固，不能制约经血，使子宫藏泻失常，多由肾虚、脾虚、血热、血瘀等所致，而肾阳虚衰，命门火衰，失于温煦，血无气护时，症见血崩如注，经血非时而下，出血量多，淋漓不尽，选方用药当扶阳固本，益气固脱，常用人参、黄芪、升麻等升阳举陷之品，大补元气；出现神志昏沉，头仰则晕等元阳虚脱之症时，首选人参、附子等益气回阳之品以救逆，温阳止崩。

【临证验案】

案例一：周某，女，50岁。1999年11月24日就诊。

月经紊乱2年余，阴道流血20余天不尽。患者平时月经周期30余天一行，经期8～10余天，如此反复流血，量多夹大血块；近半年因大流血不止曾两次清宫，病检为"子宫内膜单纯性增生，局部轻度非典型增生"。反复用中药及成药治疗，偶血止。现又阴道流血20天，经量多色黯夹血块，症见头昏头晕、腰酸、肢软食少、眠差，大便少而溏，口淡无味，贫血貌，面色㿠白少华，舌淡胖瘀斑，苔薄少津，脉细弱。经查血红蛋白8.0g/L。诊断：崩漏。辨证：脾气虚冲任不固夹瘀，治法：温阳健脾、升气固冲、祛瘀止血，方药：1.独参汤（吉林红参10g/日，代水频服）。2.黄土汤加炙黄芪40g，炒卷柏15g。

复诊：服药后下瘀血块较多，以后流血停止。拟益气固本，选固冲汤加党参、炙升麻、酸枣仁、小红参、血竭以益气固冲摄血，连服4剂；

三诊诸症减轻，精神明显好转，舌脉如前，改用黄芪建中汤加续断、沙苑子、山茱萸、砂仁补气养血健脾连服7剂巩固疗效而愈。（录自云南省中医医院妇科案例）

按：本案为久病伤阳，致气阳两虚，冲任失固的妇科疑难急重病例，经峻补回阳益气，健脾温阳以及调固冲任之法，方中选用吉林红参甘、温，补气固脱，以奏固本止崩之效，后续以温阳健脾之法，益气固本，终获痊愈（易修珍临床医案）。

案例二：患者张某，女，48岁。2011年3月18日就诊。

月经淋漓不尽，色红无血块，小腹隐痛，面色晦黯，畏寒肢冷，精神疲倦，小便清长。舌质淡红，苔薄白，脉细弱。化验出凝血时间正常，腹部B超示子宫均匀增大，辨证：肾气亏虚，冲任不固，治以温肾调经汤：制附子（先煎）10g，肉桂6g、熟地、山药各20g，山茱萸6g，枸杞10g，鹿角胶（烊化）6g，当归、杜仲、菟丝子各10g，加川断10g，熟地20g，炒黄芩10g，仙鹤草30g，荆芥炭10g，三七粉（兑服）6g，服2剂后症状均减，又加醋白芍15g，阿胶（烊化）10g，服3剂，症状消失，已不出血。以后继服上方加何首乌、淫羊藿、茯苓各10g，6剂，以补肾固冲，2年后随访未复发。

按：本案属肾阳虚寒凝冲任之崩漏，肾阳虚失于温煦，胞宫失养，冲任不固，故经血暴注，温肾调经汤中制附子、肉桂温补命门之火，以强壮肾气；杜仲、菟丝子温补肾阳，鹿角胶温肾养髓，兼固冲任，熟地、山茱萸、枸杞子补养精血；山药补脾益气；当归辛温活血，共奏温肾扶阳，温经固冲之效。（录自云南省中医医院妇科案例）

案例三：田某，女，50岁。2003年5月28日就诊。

阴道出血30多天未止，经量多，色红，伴头晕，面色苍白，神疲气短，经对症止血药等西药处理，病无好转。诊时伴恶风畏寒，舌淡、苔薄白、脉细弱。选温阳益气固脱法，方用参附汤（高丽参10g，制附子8g）。服药后身暖舒畅，经量明显减少。

第二天复诊时患者诉服上药2剂后，经血已完全停止。后予归脾丸善后调理，随诊3个月余未见复发。经亦就此停行。

按：辨证属气阳虚冲任不固的案例，首先采用温阳益气固脱法选参附汤治疗，待经血减少至停止和诸症改善后，则以归脾汤善后（录自云南省中医医院妇科病案）。

案例四：李某，女，44岁。2008年8月10日就诊。

因经血暴注3天求诊。患者平素行经期较长，常10余天方止。本次行经5天，突然出现阴道大量出血，伴头晕、乏力、畏寒肢冷，经色鲜红，夹有少量血块，舌淡，脉沉涩。诊为崩漏，证属阳气虚衰。治以温阳益气、疏肝止崩，方以黄土汤加减：党参、制附子（先煎）、炒白术、续断炭、生地黄、茯苓、阿胶（烊化）各15g，黄芩、干姜各9g，黄芪20g，甘草、益母草各6g。嘱其先取红砖一块打碎，用冷水浸泡5小时，将渣滤尽，以此水煎药。3剂，每天1剂，水煎服。

二诊：经血已止，但仍感畏寒乏力，嘱其以肾气丸合补中益气丸，口服1周。后患者病情出现反复，均以此方加减获效，调治半年，经行正常。随访未复发。

按：本案是典型的暴崩后致阳气虚衰的案例，按照"塞流、澄源、复旧"的治崩原则，急期以温阳益气、疏肝止崩为主，血止后以温阳补土，养血止崩方法收功（录自云南省中医医院妇科病案）。

【文献选读】

《素问·阴阳别论》："阴虚阳搏谓之崩"。

《金匮要略·妇人杂病脉证并治》："妇人陷经，漏下黑不解，胶姜汤主之。""妇人年五十所，病下利，数十日不止，暮即发热，少腹里急，腹满，手掌烦热，唇口干燥……，当以温经汤主之。"

《兰室秘藏·妇人门》："'阴阳别论'云：阴虚阳搏谓之崩。妇人脾胃虚损，致命门脉沉细而数疾，或沉弦而洪大有力，寸关脉亦然。皆由脾胃有亏，下陷于肾，与相火相合，湿热下迫，经漏不止。"

《傅青主女科·女科上卷》："妇人有五十外或六七十岁忽然行经者，或下紫血块，或如红血淋，……谁知是血崩之渐乎！……然经不宜行而行者，乃肝不藏脾不统之故也。"

《傅青主女科·血崩》："少妇产后半月，血崩昏晕，……夫产后业逾半月，虽不比初产之二三日，而气血初生，尚未全复，……是心肾两伤，不特胞胎门户已也。精泄神脱……舍大补其气与血，别无良法也。方用救败求生汤。人参二两，当归二两、酒洗，白术二两、土炒，九蒸熟地一两，山茱萸五钱、蒸，山药五钱、炒，枣仁五钱、生用，附子一分或一钱、自制，水煎服。……此方补气以回元阳于无何有之乡，阳回而气回，自可摄血以归神，生精而续命矣。"

《傅青主女科·血崩》："妇人有一时血崩，两目黑暗，昏晕在地，不省人事者，人莫不谓火盛动血也。然此火非实火，乃虚火耳。世人一见血崩，往往用止涩之品，虽亦能取效于一时，但不用补阴之药，则虚火易于冲击，恐随止随发，以致经年累月不能痊愈者有之。是止崩之药，不可独用，必须于补阴之中行止崩之法。方用固本止崩汤。大熟地一两（九蒸），白术一两（土炒焦），黄芪三钱（生用），当归五钱（酒洗），黑姜二钱，人参三钱，水煎服。一剂崩止，十剂不再发。"

《丹溪心法·崩漏八十九》："血崩，东垣有治法，但不言热，其主在寒，学者宜寻思之。急则治其标，用白芷汤调百草霜末，甚则用棕榈灰，后用四物汤加干姜调理。因劳者，用参芪等升补药。因寒者，用干姜。因热者，用黄芩。崩过多者，先用五灵脂末一服，当分寒热，盖五灵脂能行能止。紫色成块者热，以四物汤加黄连之类。妇人血崩，用香附白芷丸服。气虚血虚者，皆以四物汤加参、芪。若漏下仍热而虚，四物加黄连。……若劳伤过极，脏腑俱伤，冲任之气虚，不能约制其经血，故忽然而下，谓之崩中暴下。治宜当大补气血之药，举养脾胃，微加镇坠心火之药，治其心，补阴泻阳，经自止矣。"

第三节　闭　　经

【概述】　女子年逾 16 周岁尚未初潮，或已建立了月经周期又中断达 6 个月以上者，称为闭经，前者称为原发性闭经，后者称为继发性闭经。月经过少、闭经虽然主症表现不同，病情程度也有所不同，但月经过少多为闭经的前驱症状，病情进一步发展可导致闭经。也就是说大部分月经过少的患者发展的最后结局是闭经。而临床上一些闭经患者经治疗后月经恢复，有的往往经水涩少，一段时间后逐渐恢复正常，也有的患者月经过少、闭经交替存在，不可截然分开。

【从扶阳理论释因】　闭经病因复杂，证型繁多，但不外虚、实两端。虚者多因先天禀赋不足，肾气未盛，精气未充，肝血虚少，冲任失于充养，无以化为经血；或素体阴虚，虚热内生，灼津燥血，水亏精少，冲任干涸乃致经闭；或肾阳亏虚，脾阳不振，脏腑失于温养，精血化源不足，经血衰少，导致血海不盈；实者多由于瘀血内停，痰湿阻滞，经脉壅阻，血不畅行，甚则闭经。

经源于肾，虚与实均和肾及冲、任、督三脉有关，故其治疗之补与泻，仍本乎肾，如寒湿凝滞而引起经闭不行，为实闭之证，治宜温肾扶阳，佐以通行之剂。盖肾为水脏，是元阳之所出，肾阳温煦，其气蒸腾，则寒湿自化。常用《伤寒论》附子汤加益母草、巴戟天、益智仁、牛膝之类，取其扶阳、祛寒、化湿之功，从而达到温通经行之目的。

【用扶阳法论治】

一、肾阳虚证

症状：月经初潮来迟，或月经后期量少，渐至闭经，头晕耳鸣，腰痛如折，畏寒肢冷，小便清长，夜尿多，大便溏薄，面色晦黯，或目眶黯黑，舌淡，苔白，脉沉弱。

病机分析：肾阳虚衰，脏腑失于温养，精血化生之源不足，冲任气血虚弱，血海不能满溢，故月经初潮来迟，或后期量少，渐至停闭；肾阳虚衰，阳气不布，故形寒肢冷；肾阳虚，不足以温养髓海、外府，故头晕耳鸣，腰痛如折；肾阳虚膀胱气化失常，故小便清长，夜尿多；肾阳虚不能温运脾阳，运化失司，故大便溏薄；肾在色为黑，肾阳虚，故面色晦黯，目眶黯黑。舌淡，苔白，脉沉弱，也为肾阳虚之征。

治法：温肾助阳，养血调经。

方药：十补丸（《济生方》）加减，药用熟地黄、山药、山茱萸、泽泻、茯苓、牡丹皮、肉桂、五味子、炮附子、鹿茸。方中鹿茸、炮附子、肉桂温肾壮阳，填精养血；熟地黄、山茱萸补肾益精血，山药以资生化之源；佐以泽泻、茯苓渗湿利水；牡丹皮清泄虚火，与温肾药配伍，使补而不滞，温而不燥；五味子助肉桂引火归源，纳气归肾。全方共奏温肾助阳，滋养精血之功。

或选用阳和汤（《外科全生集》）加减，药用熟地、肉桂、麻黄、鹿角胶、白芥子、炮姜、甘草。方中炮姜、肉桂温中有通，麻黄辛温开腠理，白芥子祛痰，鹿角胶补精而助阳，熟地养血而滋阴，甘草调和诸药。全方共奏补肾温通、养血调经之效。

临证参考：阳和汤中选用麻黄，取其温开腠理之功，《本草正》曰"若寒邪凝滞经脉，深入少阴（手心，足肾）、厥阴（手心包、足肝）之间，非麻黄、官桂不能逐也……"。《神农本草》称其"破癥坚积聚，去宫中之寒"，"调血脉"等专主积痰凝血，散寒通滞，重在配伍。

二、寒凝血瘀证

症状：月经停闭数月，小腹冷痛拒按，得热则痛缓，形寒肢冷，面色青白，舌紫黯，苔白，脉沉紧。

病机分析：寒邪客于冲任，与血相搏，寒凝致瘀，瘀阻冲任，气血不通，血海不能满溢，故经闭不行；寒客胞中，血行不畅，"不通则痛"，故小腹冷痛拒按，得热后血脉暂通，故腹痛得以缓解；寒伤阳气，阳气不达，故形寒肢冷，面色青白。舌紫黯，苔白，脉沉紧，也为寒凝血瘀之征。

治法：温经散寒，活血通经。

方药：温经汤（《金匮要略》）加减。药用桂枝、吴茱萸、川芎、当归、白芍、丹皮、法半夏、麦冬、人参、生姜、阿胶、甘草。方中桂枝、吴茱萸、生姜温经散寒，通脉调经；阿胶、当归、白芍、麦冬养血滋阴；人参甘温补气，助桂枝通阳散寒；牡丹皮、川芎活血祛瘀，法半夏健脾除痰，甘草缓急止痛，和调诸药。全方共奏温经散寒、活血调经之效。

临证参考：若小腹冷痛者，酌加巴戟天、艾叶、小茴香、姜黄以温经暖宫止痛；若四肢不温者，酌加制附子、补骨脂以温肾助阳；若月经过少者，酌加丹参、益母草、鸡血藤养血活血调经；若月经错后，经量少，色淡质稀，小腹隐痛，喜热喜按，小便清长，面色白，舌淡，苔白，脉沉迟无力。治宜温经扶阳，养血调经。可选大营煎（《景岳全书》）：当归、熟地黄、枸杞子、炙甘草、杜仲、牛膝、肉桂；若月经期错后，经量少，经色紫黯有块，小腹冷痛拒按，得热痛减，畏寒肢冷，舌黯，苔白，脉沉紧或沉迟，可选温经汤（《妇人大全良方》）：人参、当归、川芎、白芍、肉桂、莪术、牡丹皮、甘草、牛膝。

月经具有周期性、节律性，是女性生殖生理过程中阴阳消长、气血盈亏规律性变化的体现。调理月经周期法，是根据中医学关于"肾主生殖"理论，吸收现代医学卵巢周期性变化及对胞宫功能的影响而创立的周期性用药疗法，即分别于相当月经卵泡期、排卵期、黄体期、行经期选方用药，以达到调经种子的目的，属肾阳衰惫、冲任虚寒者，可参照以下辨证用药：①促卵泡方药：仙茅、淫羊藿、当归、淮山药、菟丝子、巴戟天、肉苁蓉、熟地。②促排卵方药：当归、丹参、茺蔚子、桃仁、红花、鸡血藤、续断、香附、桂枝。③促黄体方药：阿胶、龟胶、当归、熟地、制首乌、怀山药、菟丝子、续断。④活血调经方药：当归、熟地、丹参、赤芍、泽兰、川芎、香附、茺蔚子。

【用药分析】 肾阳虚衰，脏腑失于温养，精血化生之源不足，冲任气血虚弱，血海不能满溢，故月经停闭；选用方药以温肾助阳，养血调经之品为宜，仙茅、淫羊藿、当归、巴戟天、肉苁蓉等药专入肾经，为温肾助阳佳品，配合鹿茸、紫河车等血肉有情之品，以及枸杞子、熟地、覆盆子等益精养血之品，温肾助阳，益肾填精，使冲任得养，血海渐盈，经行复常。

【临证验案】

案例一：胡某，女34岁。2006年2月20日就诊。

结婚4年余未孕，月经量少，后渐至闭经3年，伴头晕耳鸣，腰痛如折，畏寒肢冷，小便清长，夜尿多，大便溏薄，肢体畏寒，困倦，舌体胖，多毛，舌淡黯，苔薄而滑，脉细濡。曾先后经外院各种检查诊断为多囊卵巢综合征（PCOS），曾反复用人工周期及枸橼酸克罗米芬（CC）促排卵治疗无效。诊断：闭经、不孕。辨证：脾肾阳虚、痰瘀互结阻滞胞宫。治法：温补脾肾、祛瘀化痰通经，选用：阳和汤加四物加黄芪、淫羊藿、巴戟天、胆南星、牙皂、皂角刺、桃仁，连服16剂。

二诊改用补阳还五汤加肉苁蓉、淫羊藿及上药以补气活血、养血通络，连服1个月；三诊改用暖肝煎再服1个月；四诊改用调经汤加二仙、海马以及祛痰通络之剂而月经恢复。后即怀孕并剖宫产1子。

按：本案为典型的脾肾阳虚、痰瘀阻胞的 PCOS 致月经不调、不孕4年的疑难案例，通过温补脾肾、攻逐顽痰祛瘀法，首选补阳还五汤加牙皂、胆南星等治疗，三诊后改暖肝煎、调经汤善后，最后成功怀孕产子（录自云南省中医医院妇科病案）。

案例二：朱某，女，21岁。2010年4月10日就诊。

16岁月经初潮，每届衍期，甚至数月一行，经量少色淡。现经信4月未至，自觉小腹发凉，畏寒肢冷，腰膝酸软，白带清稀而多，神疲纳少，舌胖，脉沉细。B超检查示子宫幼小。证属阳虚经闭。治拟温阳补肾，健脾通经。处方：附子（先煎）、肉苁蓉、白芍、茯苓、白术、桃仁各15g，淫羊藿、生姜、当归各10g，艾叶6g。水煎，日1剂，分2次服。服7剂后诸症明显减轻，但小腹时有胀感，原方加乌药、香附各10g，益母草15g。再进7剂后月经复潮，但经量较少；再守原方随证加减，调理2月余，自觉症状消失，经水准时而下，色、量均可。B超复查示子宫已趋正常大小，随访半年，月经正常。

按：本案为肾阳虚月经后期案例，治以温阳补肾，健脾通经，方中附子、肉苁蓉、淫羊藿温肾助阳，填精益髓，茯苓、白术健脾调经，白芍柔肝，生姜温经通脉，艾叶暖宫散寒，配以当归、桃仁活血化瘀通经，经辨证加减治疗后痊愈（录自云南省中医医院妇科病案)。

【文献选读】

《素问·上古天真论》云:"女子七岁,肾气盛,齿更发长,二七而天癸至,任脉通,太冲脉盛,月事以时下,故有子……七七任脉虚,太冲脉衰少,天癸竭,地道不通,故形坏而无子也。"

《校注妇人良方·调经门》:"血虚者,多因脾气衰弱,不能生血,皆当调补脾胃之气。"

《景岳全书·妇人规》:"血枯之与血隔,本身不同;盖隔者,阻隔也,枯者,枯竭也,阻隔者,因邪气之隔滞,血有所逆也;枯竭者,因冲任之亏败,源断其流也。凡妇女病损,至旬月半载之后,则未有不闭经者,正因阴竭所以血枯。"

《张氏医通·卷十》:"经脉不行,经血阴血也,属冲任二脉,上为乳汁,下为血水。其为患,有因脾衰不能生血,或郁结伤脾而血损者;有因胃火而血烁者;有因劳伤心脾而血耗者;有因积怒伤肝而血闭者;有因肾水不能生肝而血少者;有因肺气虚伤,不能统血而经不行者。治疗之法,损其肺者,益其气;损其心者,调其营卫;损其脾胃者,调其饮食,适其寒温;损其肝者,缓其中;损其肾者,益其精。审而治之,庶无误矣。室女、妇人诸病,以调经为先,调经以理气为要。盖气不和则血不流,故经闭。"

《金匮要略·妇人杂病脉证并治》:"妇人之病,因虚、积冷、结气,为诸经水断绝,至有历年,血寒积结胞门,寒伤经络,凝坚在上。"

《仁斋直指方论·妇人论》:"经脉不行,其候有三:一则血气盛实,经络遏闭;……一则形体憔悴,经络涸竭;……一则风冷内伤,七情内贼,以致经络痹滞。"

第四节 痛 经

【概述】 凡在经期或经行前后出现周期性小腹疼痛或痛引腰骶,甚至剧痛晕厥者,称为"痛经"。亦称"经行腹痛"。现代医学把痛经分为原发性痛经和继发性痛经,前者又称功能性痛经,系指生殖器官无明显器质性病变者;后者多继发于生殖器官的某些器质性病变,如子宫内膜异位症、子宫腺肌病、慢性盆腔炎、宫颈口粘连狭窄等。

痛经病位在子宫、冲任,以"不通则痛"或"不荣则痛"为主要病机。其病机主要有气滞血瘀,瘀阻于胞宫胞脉,经血流通不畅,不通则痛,发为痛经。或因平时贪凉饮冷,致寒湿内侵,寒为阴邪,易伤阳气,血失温煦则行迟,血遇寒则凝滞,阻于冲任胞脉,经血流通不畅,不通则痛。或经期、产后,胞脉正虚,调摄不当,感受湿热之邪,或脾虚湿盛,水湿内生,湿邪蕴久化热。湿热之邪稽留冲任,与血相结而成瘀,胞脉阻痹,不通则痛。或先天禀赋不足或后天房劳多产,大病久病,损伤肾气。胞脉系于肾,肾阳不足,阴寒内盛,胞宫失于温煦,则为痛经。或幼时大病,气血虚弱,经行时,经血下泻,气血更虚,冲任胞脉失养则作痛。素体虚弱,肝肾亏虚,或房劳多产,或幼时大病,精血耗伤,精血不足,经行血海更虚,冲任胞脉失于濡养故痛经。

【从扶阳理论释因】 因平时贪凉饮冷,致寒湿内侵,寒为阴邪,易伤阳气,血失温煦则行迟,血遇寒则凝滞,阻于冲任胞脉,经血流通不畅,不通则痛;或先天禀赋不足或后天房劳多产,大病久病,损伤肾气,以致精亏血少,胞脉失于濡养,"不荣则痛";

胞脉系于肾，肾阳不足，阴寒内盛，胞宫失于温煦，胞脉失养则为痛经。素体虚弱，肝肾亏虚，或房劳多产，或幼时大病，精血耗伤，精血不足，经行血海更虚，冲任胞脉失于濡养故痛经。

【用扶阳理论论治】

一、寒凝血瘀证

症状：经前或行经期间，小腹下坠冷痛，温熨则痛减；或经量少，经色黯滞，挟有小血块，或经期延后，面色青白，四肢不温，畏寒身痛；舌淡黯，苔白滑，脉沉紧。

病机分析：寒客冲任，血为寒凝，瘀滞冲任，气血运行不畅，经行之际，气血下注冲任，胞脉气血壅滞，"不通则痛"，故痛经发作；寒客冲任，血为寒凝，可见周期延长，经血量少，色黯有块，得热则腹痛减轻；寒伤阳气，阳气不能敷布，故畏寒肢冷，面色青白。舌黯，苔白，脉沉紧，为寒凝血瘀之征。

治法：温经散寒，化瘀止痛。

方药：少腹逐瘀汤（《医林改错》）加减。药用肉桂、干姜、没药、小茴香、当归、川芎、赤芍、延胡索、蒲黄、五灵脂。方中小茴香、干姜、肉桂温经散寒；当归、川芎、赤芍养血活血行瘀；没药、蒲黄、五灵脂、延胡索活血化瘀止痛，全方共奏温经散寒，化瘀止痛之功。

临证参考：若患者经期或经前小腹冷痛拒按，得热痛减或经期延后，月经量少，经色瘀黯、有块，或畏寒身痛，手足欠温，面色清白，舌黯苔白润或腻，脉沉紧。治以暖肝煎（当归、枸杞子、小茴香、肉桂、乌药、沉香、茯苓、生姜）（《景岳全书》）加吴茱萸、巴戟天、皂刺、郁金。

二、胞宫虚寒证

症状：经期或经后小腹冷痛而喜按，得温则舒，或经行后期量少，经色淡红而质稀；形寒怕冷，面色苍白，腰膝酸冷，口淡纳差，大便溏薄，小便清长或夜尿多；舌色淡红，苔薄白，脉沉细迟。

病机分析：经后气血亏虚，易感寒邪，导致胞宫不荣，冲任失于温煦，则见经期或经后小腹冷痛而喜按，得温则舒；脾肾阳气虚，化源不足，故见经行后期量少，经色淡红而质稀；阳虚失于温煦，故见形寒怕冷，面色苍白，腰膝酸冷，口淡纳差，大便溏薄，小便清长或夜尿多；舌淡红，苔薄白，脉沉细，也为胞宫虚寒之征。

治法：温经散寒，养血止痛。

方药：温经汤（《金匮要略》）加减，药用桂枝、吴茱萸、川芎、当归、白芍、丹皮、法半夏、麦冬、人参、生姜、阿胶、甘草。或选用艾附暖宫丸（《寿世保元》），药用艾叶炭、制香附、吴茱萸、肉桂、当归、川芎、白芍、炙黄芪、续断。方中艾叶、吴茱萸、肉桂为辛热之品，能温肾祛寒止痛；当归、生地黄、白芍、川芎可补血和血；香附、吴茱萸、白芍相配伍，可疏肝理气、缓急止痛；续断助肉桂温阳补肾；黄芪补气，与当归相配又可补血。全方共奏温阳暖宫、补血调经止痛之效。

临证参考：艾附暖宫丸有理气补血、温暖子宫、调经止痛的作用。遇肾阳虚衰、下元虚冷、阴寒内盛、寒邪直中、气血亏虚等所引起的不孕、痛经、带下等症，或者腹痛、泄泻、尿频等症，均可随症加减治疗，效果满意。

【用药分析】 阳虚失于温煦，胞宫虚寒，不荣则痛，治疗以温暖胞宫、冲任为主，药用温经散寒止痛之肉桂、干姜、小茴香，同时阳虚则易寒凝，致血瘀，选方用药除温阳之品外，亦不乏当归、川芎、赤芍等养营活血之品及蒲黄、五灵脂、没药、延胡索等化瘀止痛之药，兼有血瘀常合并气滞，故方中多加用行气活血之香附、枳壳等。

【临证验案】

案例一：冯某，女，38岁。2001年6月29日就诊。

2年来，经期腹冷痛，且逐月加重，痛时喜热喜按，难以忍受。经量少，经色紫暗，平时四肢发冷，舌淡苔少，脉沉细，经彩超诊断为子宫腺肌症。诊为肾阳不足，下元虚冷之痛经。给艾附暖宫丸合当归片口服，服药20天后经来腹痛较前明显减轻，已能忍受，嘱继续服用。痛经逐月减轻，半年后痛经得愈，B超检查子宫恢复正常。

按：本案是一则肾阳虚，下元寒凉之痛经，经用妇科经典方艾附暖宫丸加减治愈（录自云南省中医医院妇科病案）。

案例二：患者，女，40岁。2005年5月19日就诊。

曾做过"巧克力囊肿"剥除术，术后服"孕三烯酮"近半年，停药后出现经来腹痛，疼痛难忍，影响正常生活工作，得热缓解，平素畏寒肢冷，舌淡黯苔薄白。中医诊断为痛经。证属肾阳虚。治宜温肾助阳，活血化瘀，通络止痛。药用：淫羊藿、当归、川芎、桃仁、红花、益母草、桂枝、川牛膝、香附、吴茱萸、炒小茴香、延胡索、续断、白芍、炙甘草。水煎服，每于经前1周开始服药至经净。连续治疗3个月经周期，疼痛逐渐减轻并停止发作，半年后随访疼痛未作。

按：本例患者属妇科疑难病子宫内膜异位症，虽经手术及激素治疗，痛经等症状仍反复发作，中医四诊合参，辨证属肾阳虚证，治以温肾助阳，散寒止痛，方中淫羊藿温肾助阳，桂枝、吴茱萸温经通络止痛；配以川牛膝、续断补肾固本；当归、桃仁、红花活血化瘀止痛；佐以香附、炒小茴香、延胡索行气活血止痛，终获痊愈（录自云南省中医医院妇科病案）。

案例三：患者，女，25岁。2009年3月10日就诊。

结婚2年未孕，痛经4年多。患者于17岁月经初潮时即感小腹疼痛，经期经常推后，经量少，色黑，夹有血块。见患者形体瘦小，面色少华，苔薄白、舌淡，脉细涩。证为冲任虚寒，寒凝血瘀。治以温经散寒、活血止痛。处方：当归13g，白芍9g，赤芍12g，吴茱萸6g，肉桂5g，炮姜6g，延胡索10g，法半夏10g，巴戟天9g，山药9g，制香附7g，丹参15g，甘草6g，9剂。于经前一星期开始服用。1月后复诊告知，服上药后，月经前腹痛大减，经期亦准。仍按上方加党参15g，于经前连续服药2个月已有孕。

按：本案患者月经初潮17岁，诊时见形体瘦小，素体肾虚，冲任失养，血海不能按时满溢，故月经常退后；胞宫不能摄精成孕，故不孕；不荣则痛，故痛经；选用金匮温经汤加减治疗冲任得温，胞宫得养，月经如期而至，痛经症减，效如桴鼓（录自云南省中医医院妇科病案）。

【文献选读】

《素问·举痛论》："寒气入经而稽迟，泣而不行，客于脉外则血少，客于脉中则气不通，故卒然而痛。""寒气客于厥阴之脉，……则血泣脉急，故胁肋与少腹相引痛矣。"

《诸病源候论·妇人杂病诸候》首立"月水来腹痛候"，并探讨其成因为："妇人月水来腹痛者，由劳伤血气，以致体虚，受风冷之气，客于胞络，损冲任之脉，手太阳少阴之经。冲脉、任脉皆起于胞内，为经脉之海也。手太阳小肠经、手少阴心经也，此二经其为表里，主下为月水。其经血虚，受风冷，风冷与血气相击，故令痛也。"

《太平圣惠方·治妇人月水来腹痛诸方》："治妇人胞络夙夹风冷，每至月事来时，脐腹多痛，蓬莪术散方"。"治妇人月信来时，脐腹痛如锥刀所刺，麒麟竭散方"。

《妇人大全良方·调经门》："妇人经来腹痛，由风冷客于胞络冲任，或伤手太阳、少阴经，用温经汤、桂枝桃仁汤、地黄通经丸；若血结成块，用万病丸。"

《傅青主女科·调经》："妇人有经前腹痛数日，而后经水行者，其经来多是紫黑块，人以为寒极而然也，谁知是热极而火不化乎！……方用宣郁通经汤"。"妇人有经水将来三五日前而脐下作疼，状如刀刺者；或寒热交作，所下如黑豆汁，人莫不以为血热之极，谁知是下焦寒湿相争之故乎！夫寒湿乃邪气也。……方用温脐化湿汤。"

第五节　经断前后诸症

【概述】　部分妇女在绝经期前后，围绕月经紊乱或绝经出现如眩晕耳鸣、烘热汗出、心悸失眠、烦躁易怒、潮热、面目下肢浮肿、纳呆、便溏、情志不宁等症状，称为绝经前后诸证，亦称"经断前后诸证"。这些证候往往轻重不一，参差出现，持续时间或长或短，短者数月，长则一年甚至迁延数年，甚者可影响生活和工作。

本病的病因是妇女在绝经前后，肾气渐衰，冲任二脉虚衰，天癸渐竭，妇女由于体质差异及生活环境等的影响，使阴阳失衡，脏腑气血失调，因而出现一系列证候。

【从扶阳理论释因】　本病以肾虚为主，素体肾阳虚衰，经断前后，肾气更虚，或房事不节，命门火衰，脏腑失于温熙，或阴阳两虚，常可累及心、肝、脾致本病发生。

【用扶阳法论治】

一、肾阳虚证

症状：经断前后，头晕耳鸣，腰痛如折，腹冷阴坠，形寒肢冷，甚者冷汗淋漓，小便频数或失禁，带下量多，月经不调，量多或少，色淡质稀，精神委靡，面色晦暗。舌淡，苔白滑，脉沉细而迟。

病机分析：经断前后，肾气渐衰。肾主骨生髓，腰为肾府，肾虚则髓海、外府失养，故头晕耳鸣，腰酸腿软；肾阳虚下焦失于温煦，故腹冷阴坠；阳虚甚，卫表不固，故致冷汗淋漓；膀胱气化失常，关门不固，故使小便频数或失禁；阳虚不化，水湿内停，下注冲任，约固无力，故带下量多；肾阳虚冲任失司，故月经不调，量多或少；血失阳气温化，故色淡质稀；肾阳虚命门火衰，中阳不振，故形寒肢冷，精神萎靡；肾阳虚肾水上泛，故面色晦黯。舌淡，苔白滑，脉沉细而迟，也为肾阳虚衰之征。

治法：温肾壮阳，填精养血。

方药：右归丸（《景岳全书》）加减。药用肉桂、附子、山药、枸杞子、熟地黄、杜仲、山茱萸、鹿角胶、菟丝子、当归。方中附子、肉桂、鹿角胶、杜仲、菟丝子温肾补阳；熟地、山茱萸、枸杞子滋肾益阴；山药健脾益气；当归养血和血。全方共奏温肾壮阳、滋养精血之功。

临证参考：若脾肾阳虚者，宜温肾健脾。方用健固汤（《傅青主女科》）合四神丸（《校注妇人良方》），以温肾健脾，化湿止泻。药用人参、白术、茯苓、薏苡仁、巴戟天、补骨脂、吴茱萸、肉豆蔻、五味子、生姜、大枣。方中补骨脂、巴戟天温肾助阳；吴茱萸温中和胃；人参、白术健脾益气止泻；茯苓、薏苡仁健脾渗湿；肉豆蔻、五味子固涩止泻。全方使肾气温固，脾气健运，湿浊乃化，泄泻遂止。

二、脾虚湿盛证

症状：面浮肢肿、疲乏无力、双目浮肿、胸脘痞闷、纳呆口淡、大便溏、舌淡红苔白腻、脉弦滑。

病机分析：脾气虚弱，运化失司，湿邪下注，损伤任带，使任脉不固，带脉失约而为带下过多；脾虚中阳不振，则疲乏无力；脾虚失运，则双目浮肿、胸脘痞闷、纳呆口淡、大便溏，舌淡红苔白腻、脉弦滑均为脾虚湿盛之征。

治则：益气健脾除湿。

方药：苓己汤（易修珍经验方）加减，药用黄芪、白术、茯苓、桂枝、防己、桑白皮、大腹皮、醋半夏、陈皮、薏苡仁、甘草。

临证参考：苓己汤是由苓桂术甘汤和防己黄芪汤加味组成，方中黄芪、白术、茯苓补气健脾除湿为君；桂枝温化水湿，防己利水除湿，桑白皮、大腹皮宣肺利水为臣；醋半夏、陈皮、薏苡仁除痰湿为佐；甘草和调诸药为使；全方具有益气健脾，除湿利水之功。

【用药分析】　绝经之年，肾气渐衰，阴阳俱虚。肾阳虚愈，命门火衰，阳气不能外达，或胞脉、冲任失于温煦，则可出现诸多证候。选方用药应注重平调肾中阴阳，温阳亦不忘滋阴。用药除仙茅、淫羊藿、巴戟天等温补肾阳之品外，不忘墨旱莲、女贞子、制首乌等补肾育阴之品；同时，肾为先天之本，肾虚常导致各脏腑失养，出现诸如心悸、失眠、双目干涩等心肝失养之症，拟方时常需配伍滋肾宁心安神，滋肾养肝之品，如百合、天麻、钩藤、珍珠母等方奏良效。

【临证验案】

案例一：施某，女，40岁。1997年10月27日就诊。

患者月经稀少一年余，伴烘热汗出。无明显诱因月经周期2～3月一行，经期2～5天，量少（染纸），随之出现烘热汗出症状。曾到几家西医院检查确诊为"卵巢功能早衰"，用过西药人工周期治疗，无明显改善。患者平素烘热汗出、带少、阴道干涩、面部褐斑明显、纳食及二便正常，舌质红夹瘀，少苔少津，脉细弦。辨证为肝肾亏虚夹瘀，滋肾二仙汤加减：熟地 15g，当归 15g，川芎 12g，白芍 15g，女贞子 15g，麦冬 15g，淫羊藿 15g，仙茅 15g，菟丝子 15g，莪术 6g，益母草 15g，三七粉 10g，甘草 10g。2 日 1 剂，随症加减，服药 3 个疗程，烘热汗出、带少等症状消失。巩固治疗半年后，月经亦按月来潮，经量增多，随访病情稳定。

　　按：本案患者 40 岁及出现月经稀少，烘热汗出、面部褐斑等一派肝肾亏虚夹瘀之象，经西医诊断为"卵巢功能早衰"，通过运用滋补肾中阴阳之二仙汤，加当归、川芎、莪术、益母草、三七粉等活血调经之品成功治愈该病（录自云南省中医医院妇科病案）。

　　案例二：邸某，女，52 岁，退休干部。2002 年 8 月 13 日就诊。

　　曾因月经量多，色黑有块，经行小腹冷痛，腰痛难忍，经服止血、止痛药物血止痛减而闭经，渐出现情绪不稳，心烦，动则气喘，善恐易惊，惊则喘甚，四肢发冷，小便自遗，伴精神萎靡，面色晦黯，纳差，便溏，舌质淡，苔薄白，脉细沉。既往曾患支气管哮喘病。B 超检查：子宫、附件未见异常。诊断为更年期综合征（肾阳虚型）。予右归丸合苏子降气汤加减：熟地黄 20g，山茱萸 15g，制附子 9g，肉桂 10g，苏子 10g，前胡 6g，麻黄 3g，枸杞子 15g，山药 15g，甘草 10g。服 3 剂得效，续服 10 剂后悉减，未发惊喘，予右归丸合天王补心丹交替服用以资巩固。

　　按：本案为年过七七仍未经绝，却诸症烦扰的病例，患者既往曾患支气管哮喘，诊时诉动则气喘，惊则喘甚，经辨证采用温补肾阳的经典方右归丸加降气平喘之苏子、前胡、麻黄治疗后症状改善（录自云南省中医医院妇科病案）。

【文献选读】

《证治要诀类方·卷二》："经事来而腹痛者，经事不来而腹亦痛者，皆血之不调故也，欲调其血，先调其气，四物汤加吴茱萸半钱、香附子一钱。和气饮加吴茱萸半钱亦可用。痛甚者，玄胡索汤。"

《校注妇人良方·卷七》："前症若气寒血结，用威灵仙散；气滞血凝，用当归散；肝经血虚，用四物汤，加参、术、柴胡；肝经湿热，用龙胆泻肝汤；肝脾气虚，用六君子汤加柴胡、芍药；肝脾虚寒，用六君子汤加柴胡、肉桂；若兼呕吐，加木香；四肢逆冷，再加炮姜。"

《景岳全书·妇人规》："若其既崩之后，则当辨其有火无火。有火者因火逼血……无火者因隔而决，或其有滞，当去其故而养其新……然后各因其宜，可养则养……可固则固。"

<h1 style="text-align:center">第六节　不　孕　症</h1>

【概述】　女子婚后夫妇同居 2 年，配偶生殖功能正常，未避孕而未受孕者；或曾孕育过，未避孕又 2 年未再受孕者，称为"不孕症"。前者称为"原发性不孕"，后者称为"继发性不孕"。中医称前者为"全不产""无子""绝嗣""无嗣"，后者为"断绪""断续"。

男女双方在肾气盛天癸至，任通冲盛的条件下，如月事以时下，男子精气溢泻，两精相合，便可媾成胎孕。不孕常因肾虚、肝郁、痰湿和血瘀引起，其主要病机与肾气亏虚，冲任气血失调有关。

【从扶阳理论释因】　由于先天肾气不足，房事不节，久病大病致肾虚冲任虚衰；素体脾肾阳虚或劳倦思虑过度，饮食不节伤脾或肝木犯脾，致痰湿阻滞等均可导致不孕。

【用扶阳法论治】

一、肾阳虚证

症状：婚久不孕，月经后期，量少色淡，甚则闭经，平时带下量多，腰痛如折，腹冷肢寒，性欲淡漠，小便频数或不禁，面色晦黯，舌淡，苔白滑，脉沉细而迟或沉迟无力。

病机分析：肾阳不足，命门火衰，冲任失于温煦，不能摄精成孕，故致不孕；阳虚气弱，不能生血行血，冲任亏虚，血海不能按时满盈，故使月经后期，量少色淡，甚则闭经；肾阳虚，气化失常，水湿内停，伤及任带，故带下量多；肾阳不足，命门火衰，胞脉失煦，故腰痛如折，腹冷肢寒，性欲淡漠；肾阳不足，气化失常，关门不固，故小便频数或不禁。面色晦黯，舌淡，苔白滑，脉沉细而迟或沉迟无力，为肾阳不足之征。

治法：温肾助阳，化湿固精。

方药：温胞饮（《傅青主女科》）加减，药用巴戟天、补骨脂、菟丝子、肉桂、附子、杜仲、白术、山药、芡实、人参。方中巴戟天、补骨脂、菟丝子、杜仲补肾助阳而益精气；肉桂、附子温肾助阳以化阴；人参、白术健脾益气而除湿；山药、芡实补肾涩精而止带。全方共奏温肾助阳，填精助孕之效。

临证参考：若小腹冷甚，可于上方加艾叶、吴茱萸、仙茅、淫羊藿等温阳散寒暖宫之品；若为不孕症患者，当B超检测卵泡示优质卵泡在18～19mm时，可用补肾温通促排卵治疗，常用药有左归饮加羌活、丹参、肉桂、卷柏，每每有效；若脾肾阳虚，火不温土，脾虚失蕴，生化不足，可致月经不调，带下日久而致不孕，治疗宜温肾健脾，方选健固汤（《傅青主女科》）人参、白术、茯苓、薏苡仁、巴戟天，或参苓白术散（《和剂局方》）；若婚久不孕，伴经行大便泄泻，畏寒肢冷，带下多者，可用四神丸（《校注妇人良方》）药用补骨脂、吴茱萸、肉豆蔻、五味子、生姜、大枣。

二、寒凝血瘀证

症状：婚久不孕，月经后期，量少或多，色紫夹块，经行腹痛，舌紫黯，或舌边有瘀点瘀斑，脉弦涩。

病机分析：瘀血内停，冲任受阻，胞脉不通，则致多年不孕。瘀阻冲任，气血不畅，血海不能如期满盈，故经行后期量少，色紫有块，腹痛拒按。舌紫黯，或舌边有瘀点瘀斑，脉弦涩，均为瘀血内阻之征。

治法：活血化瘀，温经通络。

方药：少腹逐瘀汤（《医林改错》）加减，药用小茴香、干姜、延胡索、没药、当归、川芎、肉桂、赤芍、蒲黄、五灵脂。方中小茴香、干姜、肉桂温经散寒；当归、川芎、赤芍养血活血化瘀；没药、蒲黄、五灵脂、延胡索活血化瘀止痛。

临证参考：不孕症的辨证分型不外肾虚、肝郁脾虚、寒客胞宫、气滞血瘀、痰湿凝滞等五种，治疗上始终围绕着强壮肾阳，在疏肝、活血、祛湿的同时，不失时机的加入附子，往往收到意想不到的效果。附子辛温燥烈，峻补下焦之阳，逐在里之寒湿，又能外达皮毛而散在表之风寒，故而用于不孕症，有虚可以壮其阳，有瘀可以活其血，更以大热而燥其湿为功；不孕症患者多系先天肾气不足或素体阳虚，或房劳过度，或人流过多，或大病久病之后，命门火衰，不能温煦胞宫，冲任失养，胞脉不通，不能摄精成孕。伴见月经初潮迟晚，月经延期，经量少，色淡质稀，腰膝酸软，形寒畏冷，性欲淡漠。舌苔薄白，脉沉迟。治宜振督暖宫，佐以化瘀生新、畅盛冲任气血。处方：紫石英、鹿角片、肉苁蓉、菟丝子、当归、仙茅、淫羊藿、巴戟天、杜仲、路路通、香附、茺蔚子、肉桂。同时配合艾条灸气门穴，每日1次，每次15分钟，经期停灸。若兼血虚者，伴头晕眼花，心悸少寐。治宜养血活血，方用调经种玉汤（《万氏妇人科》）。

【用药分析】　温经汤是现有文献记载的第一调经种子之方。《金匮要略·妇人杂病脉证并治》温经汤条下说："亦主妇人少腹寒，久不受胎。"《神农本草经》紫石英条下记载"女子风寒在子宫，绝孕十年无子"。由此可见不孕症的选方用药多以温肾暖宫，调补冲任之剂为主，常用药物为巴戟天、补骨脂、菟丝子、杜仲、肉桂、附子、紫石英等温肾助阳之品，同时辅以滋养肾阴之品，如龟甲、山茱萸、紫河车、制首乌等，体现阴阳互根，阴中求阳，则"阳得阴助而生化无穷"。

【临证验案】

案例一：蒲某，女，33岁，2009年4月7日就诊。

结婚三年，继发未孕2年。患者月经初潮14岁，3～4天/26～33天，末次月经日期2009年3月3日，经量少（5片巾），色黯红，无血块，有痛经。白带正常。0-0-4-0（2006年、2008年均孕2月余稽留流产清宫）。纳可，眠差，梦多，二便调。舌淡红，苔薄黄腻，脉细。男方精液正常。诊断：1. 继发性不孕，2. 滑胎；辨证：肾虚冲任失养。方药：左归饮合四物汤加党参15g，茺蔚子15g，茵陈15g，延胡索15g，杜仲15g，胡芦巴15g，6剂。4月13日复诊：B超显示：D10左侧15mm×14mm，D13 18mm×16mm，A期，舌淡白，脉细。拟方药：温经汤合四物汤加菟丝子15g，补骨脂15g，川续断15g，9剂。4月30日复诊，末次月经日期2009年4月1日，查尿妊娠实验（＋），确诊早孕，后足月产1健康男孩。

按：本属案为肾虚所致的婚久不孕，首先以滋补肝肾、养血填精为主，待卵泡成熟则改用温经汤加减以暖宫助孕一举成功（录自云南省中医医院妇科病案）。

案例二：张某，女，30岁。2009年4月25日就诊。

婚后4年不孕。月经16岁初潮，经期5～8日，周期32～40日，末次月经4月8日，经色紫黯有血块，经行小腹冷痛，腰痛如折，得温稍缓，曾服月月舒疗效不佳。平素失眠，多梦，乏力，心烦易怒，带下清稀、量多，性欲冷淡；口干欲冷饮，但饮后腹痛，口燥不缓解，经期尤甚，手足不温，掌心热，月经延期，舌质淡，苔薄白，脉沉。B超显示子宫、附件未见明显异常。诊为肾阳虚不孕证（肾阳虚型）。治宜温肾暖宫，引火归原。予右归丸加减：熟地黄 20g，山茱萸 10g，枸杞子 15g，山药 15g，当归 10g，白芍15g，杜仲 20g，巴戟天 10g，鹿角胶 10g，制附子 5g，肉桂 10g，菟丝子 10g，香附 9g，水煎服，日 1 剂。7 剂后月经来潮，诸恙悉减。遂以原方去川芎、香附、当归，附子倍量，加远志 20g，茯神 15g，续服 10 剂后，以右归丸合柏子养心丸交替服用 1 个月。嘱患者调畅情志，解除顾虑。9 月 26 日复诊：服药后 3 个月，精神可，睡眠佳，月经如期而至，经色、质、量无明显异常，诸症悉除，近 1 周来周身乏力，恶心呕吐，月经过期不至，查尿妊娠试验（＋），后喜得一子。

按：本案准确辨证后严守肾阳虚不孕的病机，始终以温肾暖宫，引火归原的右归丸方加减治疗而收功（录自云南省中医医院妇科病案）。

案例三：王某，女，25 岁。2009 年 4 月 6 日就诊。

婚后不孕，月经后期或数月而至，量中，疲劳后经量偏多或淋漓难净，平时感腰酸、肢冷，形体偏胖。基础体温无双相。B 超提示：多囊卵巢综合征。末次月经 3 月 15 日方净，舌苔薄，脉虚细。此乃督脉虚寒，湿阻胞宫之征象。重用温督填任，佐以祛风除湿。处方：淫羊藿 12g，仙茅 9g，巴戟天、胡芦巴、当归各 9g，赤小豆 30g，威灵仙、皂角刺各 15g，鹿角（先煎）15g，川芎 6g，肉桂末（兑冲）2g，紫河车粉（睡前服）3g。期中加花椒 3g，炮姜 6g，升麻 9g，太子参 15g。经 2 个疗程治疗，症状明显改善，基础体温呈双相，B 超监测出现优势卵泡，次年妊娠，足月生产一女婴。

按：本案属督脉虚寒，湿阻胞宫而致不孕，表现为月经后期，形体偏胖，肢冷，经温补督脉，填补冲任助孕方法收效显著（录自云南省中医医院妇科病案）。

【文献选读】

《素问·骨空论》："督脉者……此生病，……其女子不孕。"

《石室秘录·论子嗣》："十病维何？一胞胎冷也，一脾胃寒也，一带脉急也，一肝气郁也，一痰气盛也，一相火旺也，一肾水衰也，一任督病也，一膀胱气化不行也，一气血虚而不能摄也。"

《校注妇人良方·卷九》："窃谓妇人之不孕，亦有因六淫七情之邪，有伤冲任，或宿疾淹留，传遗脏腑，或子宫虚冷，或气旺血衰，或血中伏热，又有脾胃虚损，不能营养冲任……。"

《脉经·平带下绝产无子亡血居经证第四》："妇人少腹冷，恶寒久，年少者得之，此为无子。年大者得之，绝产。"

《诸病源候论·无子候》："若风冷入于子脏，则令脏冷，致使无儿。""然妇人夹疾无子，皆劳伤血气，冷热不调，而受风寒，客于子宫，致使胞内生病，或月经涩闭。或崩血带下，致阴阳气不和，经血之行乖候，故无子也。""子脏冷无子者，由将摄失宜，饮食不节，乘风取冷，或劳伤过度，致风冷之气，乘其经血。结于子脏，子脏则冷，故无子。月水不利而无子者，由风寒邪气客于经血。则令月水痞涩，血结子脏，阴阳之气不能旋化，所以无子也。月水不通而无子者，由风寒邪气客于经血，……冷热血结搏子脏而成病，致阴阳之气不和，月水不通而无子也。"

《圣济总录·妇人无子》："妇人所以无子者，冲任不足，肾气虚寒也。"

《妇人大全良方·求嗣门》："然妇人无子……虽调摄失宜，乘风袭冷，结于子脏，亦令无子也。"

《张氏医通》："妊娠脉弦为虚寒虚阳外散故发热，阴寒内逆故胎胀。腹痛恶寒者，其内无阳，子脏不能司闭藏之令，故阴中觉寒气习习如扇也，用附子汤温其脏，则胎自安。世人皆以附子为堕胎百药长，仲景独用以安胎圣药，非神而明之，莫敢轻试也。"

第七节　妇人腹痛

【概述】　妇女不在行经、妊娠及产褥期间发生的小腹或少腹疼痛，甚则痛连腰骶者，称为"妇人腹痛"，亦称"妇人腹中痛"。本病的主要病机为冲任阻滞，胞脉失畅，"不通则痛"，及冲任虚衰，胞脉失养，"不荣则痛"。

【从扶阳理论释因】　素体禀赋薄弱，肾阳不足，或久病伤阳，或命门火衰，或由于经期或产后调摄失当，手术后损伤冲任，感受风寒，寒邪入里，与气血相结，蕴积胞宫、胞脉，冲任失于温养，影响气血运行，不通则痛。

【用扶阳法论治】

一、肾阳虚衰证

症状：小腹冷痛下坠，喜温喜按，腰酸膝软，头晕耳鸣，畏寒肢冷，小便频数，夜尿量多，大便不实。舌淡，苔白滑，脉沉弱。

病机分析：肾阳虚衰，冲任失于温煦，胞脉虚寒，故见小腹冷痛下坠，喜温喜按；阳虚不能外达，故形寒肢冷；肾虚髓海不足，外府失荣，则头晕耳鸣，腰酸膝软；肾阳虚衰，膀胱气化失常，则小便频数，夜尿量多；火不暖土，则大便不实。舌淡，苔白滑，脉沉弱，为肾阳虚衰之征。

治法：温肾助阳，暖宫止痛。

方药：温胞饮（《傅青主女科》）加减，药用巴戟天、补骨脂、菟丝子、肉桂、附子、杜仲、白术、山药、芡实、人参。或当归芍药散（《金匮要略》），药用当归、白芍、川芎、白术、茯苓、泽泻。或艾附暖宫丸（《寿世保元》），药用艾叶炭、制香附、吴茱萸、肉桂、当归、川芎、白芍、炙黄芪、续断。

临证参考：若出现小腹绵绵作痛，头晕心悸，失眠多梦，面色萎黄，舌淡，苔薄白，脉细滑，可选当归芍药散加党参，方中当归、川芎养血活血，行血中之滞；白芍养血缓急止痛；党参、白术、茯苓健脾益气，以资生化之源。全方共奏养血健脾、止痛之效；若血虚甚者，酌加枸杞子、制首乌、菟丝子滋肾养血，濡养胞脉；心悸失眠甚者，酌加酸枣仁、龙眼肉、五味子养血宁心安神。

二、寒凝血瘀证

症状：小腹冷痛，痛处不移，得温痛减，带下量多，色白质稀，形寒肢冷，面色青白，舌黯，苔白腻，脉沉紧。

病机分析：寒湿之邪，重浊凝滞，客于冲任、胞中，与血搏结，瘀阻经脉，血行不畅，故小腹冷痛，痛处不移；得温则瘀滞稍通，故痛减；寒湿下注，任带失约，故带下量多，色白质稀；寒易伤阳，故形寒肢冷，面色青白。舌黯，苔白腻，脉沉紧，为寒湿凝滞之征。

治法：散寒除湿，化瘀止痛。

方药：少腹逐瘀汤（《医林改错》）加减，药用小茴香、干姜、延胡索、没药、当归、川芎、肉桂、赤芍、蒲黄、五灵脂。或桂枝茯苓丸（《金匮要略》），药用桂枝、茯苓、赤芍、牡丹皮、桃仁。

临证参考：方中桂枝温通血脉止痛，配茯苓健脾除湿行瘀，牡丹皮、赤芍合桃仁活血祛瘀；共奏散寒除湿，化瘀止痛之效。

【用药分析】 肾阳虚衰，冲任失于温煦，胞脉虚寒；或寒湿之邪，客于冲任、胞中，与血搏结，瘀阻经脉，血行不畅，均可致妇人腹痛，选方以温肾助阳，散寒止痛之剂为主，常用药物如巴戟天、补骨脂、菟丝子、肉桂、附子、杜仲、艾叶炭等，寒凝胞宫，胞脉失养均可致气血运行不畅，瘀血阻滞，故方中常加用制香附、枳壳等行气之品，及当归、川芎、赤芍等活血化瘀之品。

【临证验案】 案例：李某，女，30岁，2004年4月10日就诊。

结婚4年，再婚要求生育2胎，未避孕近2年未孕，伴少腹胀痛。

患者月经7/30天，量中等，无痛经，带多异味，末次月经2月10日。1-0-2-1（2006年10月再婚，未避孕）。2003年宫外孕行右侧输卵管切除术。妇检：外阴阴道正常，宫颈光滑，宫体平位，大小正常，质中等。附件：右附件增厚压痛，左侧（一）；3月20日行"晶氧介入术"示："左侧输卵管欠通畅"。舌红苔薄黄，脉细弦。诊断：继发性不孕。治以调肝健脾，祛瘀除湿通络，拟方丹栀逍遥散合二妙散加苍术、黄柏、王不留行、黄芪、皂角刺，4剂。3月16日月经来潮，经量多，伴头昏，舌淡苔薄白，脉细。拟方：温经汤，以温经散寒，养血祛瘀，4剂；月经5天后干净，拟方当归补血汤合四物合五子衍宗丸加减，以促进精卵发育，促进血海充盈以及子宫内膜增长，填精助孕，6剂。4月24日复诊，停经38天，尿妊娠实验：阳性，B超示：早孕约5周（录自云南省中医医院妇科病案）。

按：本案为妇人腹痛引起的不孕症。初诊辨证属肝郁脾虚夹瘀证，选用丹栀逍遥散合二妙散加减治疗；二诊月经量多，伴头昏，结合舌脉象，辨证属胞宫虚寒，寒凝血瘀，选方补血汤合五子衍宗丸加减，既补气养血，又填精助孕，终达治愈不孕症之初衷（录自云南省中医医院妇科病案）。

【文献选读】

《妇人大全良方·妇人血气腹疼痛方论第十六》："夫妇人小腹疼痛者，此由胞络之间夙有风冷，搏于血气，停结小腹，因风虚发动与血相击，故痛也。""治妇人久冷，气滞血刺，小腹疼痛，威灵仙散。"

《证治要诀类方·卷二》："经事来而腹痛者，经事不来而腹亦痛者，皆血之不调故也，欲调其血，先调其气，四物汤加吴茱萸半钱、香附子一钱。和气饮加吴茱萸半钱亦可用。痛甚者，玄胡索汤。"

《校注妇人良方·卷七》："前症若气寒血结，用威灵仙散；气滞血凝，用当归散；肝经血虚，用四物汤，加参、术、柴胡；肝经湿热，用龙胆泻肝汤；肝脾气虚，用六君子汤加柴胡、芍药；肝脾虚寒，用六君子汤加柴胡、肉桂；若兼呕吐，加木香；四肢逆冷，再加炮姜。"

第八节　癥　瘕

【概述】　凡妇人下腹部有结块，伴有或痛、或胀、或满、甚或阴道异常出血者，称为癥瘕。癥者，坚硬不移，痛有定处；瘕者，推之可移，痛无定处。就临床所见，二者不能截然分开。

常见的癥瘕有子宫肌瘤、子宫内膜异位症、卵巢良性肿瘤等病。

本病病机主要责于脏腑功能失调，以及气滞、血瘀、痰浊、湿热单独或合并作用于机体而致病。

【从扶阳理论释因】　癥瘕形成后，邪气愈甚，正气愈伤，故本病后期，往往虚实错杂，或脾肾气虚，或阳气虚衰形成痼疾。

【用扶阳法论治】

寒凝血瘀证

症状：小腹有包块，积块坚硬，固定不移；疼痛拒按，肌肤少泽，口干不欲饮，月经延后或淋漓不断，面色晦黯，舌紫黯，苔厚而干，脉沉涩有力。

病机分析：瘀血积结，冲任气血不畅，胞脉停瘀，故小腹有包块，积块坚硬，固定不移，疼痛拒按；瘀阻脉络，肌肤失养，则肌肤少泽，且面色晦黯；瘀血内阻，津液不能上承，则口干不欲饮；瘀阻冲任，甚则血不归经，故经期错后，或淋漓不止。舌紫黯，苔厚而干，脉沉涩有力，为血瘀之征。

治法：活血破瘀，散结消癥。

方药：桂枝茯苓丸（《金匮要略》）加减，药用桂枝、茯苓、赤芍、牡丹皮、桃仁。或阳和汤（《外科全生集》）加减，药用熟地、肉桂、麻黄、鹿角胶、白芥子、炮姜、甘草。方中桂枝温通血脉，配茯苓益脾渗利行瘀，牡丹皮、赤芍合桃仁活血祛瘀消癥；续断、杜仲固肾，共奏祛瘀消癥之效。

临证参考：若积块坚牢者，酌加鳖甲、穿山甲以软坚散结，化瘀消癥；疼痛剧烈者，酌加延胡索、莪术、姜黄以行气活血止痛；小腹冷痛者，酌加小茴香、炮姜以温经散寒；若月经过多，崩漏不止者，酌加三七粉、炒蒲黄、血余炭等化瘀止血；若血瘀甚者，兼肌肤甲错，两目黯黑，用大黄䗪虫丸（《金匮要略》）。

【用药分析】　寒凝血瘀之癥瘕，主因素体阳虚，复感寒湿之邪，导致寒湿凝滞，血行不畅，结而成块所致。选方以温阳通络，活血破瘀为法，应用桂枝茯苓丸，方中桂枝温通血脉，配茯苓益脾渗利行瘀，牡丹皮、赤芍合桃仁活血祛瘀消癥；续断、杜仲固肾，共奏祛瘀消癥之效。若阳虚偏甚，寒瘀阻，应选用阳和汤加减。方中重用熟地养血生发，辅以鹿角胶温肾助阳，填精补髓，肉桂激发肾之机能，佐以炮姜破阴和阳，温中有通，化瘀行血，白芥子消痰结，以及麻黄开腠达表，使邪有出路；甘草而调和诸药。全方共奏暖宫散寒，补肾养血，破瘀消癥之功效。

【临证验案】

案例：顾某，女，28岁，2012年6月20日就诊。

痛经10年，加重，伴不孕3年。患者诉平素月经规律，经期3～7天，周期23～24天，经量中等，夹少量血块，末次月经日期2012年5月27日，近10年来经行小腹痛，并放射至腰背部，近3年来症状加重，且未避孕未孕。近2年来经期外阴疼痛，放射至臀部皮肤，纳差，睡眠欠佳，小便调，大便溏。舌淡红，苔薄白，脉细。妇检：外阴婚型，阴道畅，分泌物量中等，色质可；宫颈柱状，光滑。宫体后位，增大，表面凹凸，活动可，无压痛。附件：未触及明显异常。B超检查：多发性子宫肌瘤（壁间）。既往史：碘造影示：右侧输卵管壶腹部、伞部慢性炎症，加压后疏通，左侧输卵管各段通畅。诉2011年连续3月用"克罗米芬（100mg）＋HMG"促排卵治疗，有优势卵泡生长但发生"未破裂卵泡黄素化综合征"，一直未孕。

中医诊断：不孕症，癥瘕（气虚夹血瘀）。

西医诊断：继发不孕；盆腔子宫内膜异位症并肌瘤。

拟方：1. 理冲汤加山茱萸15g，炒菟丝子15g，枸杞子15g，茯苓15g，牡蛎20g，槟榔10g，砂仁6g，补骨脂15g。另配蜈蚣配方颗粒1袋、全蝎配方颗粒1袋、水蛭配方颗粒1袋，分3次兑服1日中药。

2. 妇科如意散，酒水调敷少腹患处，8剂。

二诊：月经来潮，经量中等，色黯，无血块，经前半天出现下腹隐痛，持续3天，现行经第6天，经量少，色黯，已无腹痛，纳眠尚可，大便稀溏，小便调。舌红，苔薄白，脉沉。拟方芪断温经汤加炒续断15g，炙延胡索15g，炒蒲黄10g，夏枯草12g，炙鳖甲20g，牡蛎20g，8剂。

三诊：末次月经日期9月12日，经量中等，色黯红，无血块，伴痛经甚，至今未净，舌淡红，苔薄白，脉细。拟方芪断汤合桂枝茯苓丸加蜈蚣2条，骨碎补15g，水蛭5g，山茱萸15g，莪术10g，牡蛎20g，肉苁蓉15g，木香10g。大黄䗪虫丸口服。

10月24日停经42天，自测尿妊娠实验（＋），B超示：宫内早孕。血绒毛膜促性腺激素36459mIU/mL，血孕酮38.27ng/mL。诊断：早孕。

按：本案是一个非常棘手的盆腔子宫内膜异位症并继发性不孕的案例，经辨证调治分别选用理冲汤、桂枝茯苓丸、温经汤方加减运用以益气、温阳、活血、消癥，调治达4个月而取效（录自云南省中医医院妇科病案）。

【文献选读】

《灵枢·水胀》："石瘕生于胞中，寒气客于子门，子门闭塞，气不得通，恶血当泻不泻，衃以留止，日以益大，状如怀子，月事不以时下，皆生于女子，可导而下。"

《景岳全书·妇人规》："瘀血留滞作癥，惟妇人有之。其证则或由经期，或由产后，凡内伤生冷，或外感风寒，……则留滞日积而渐以成癥矣。"

《校注妇人良方·卷九》："窃谓妇人之不孕，亦有因六淫七情之邪，有伤冲任，或宿疾淹留，传遗脏腑，或子宫虚冷，或气旺血衰，或血中伏热，又有脾胃虚损，不能营养冲任……。"

第九节　滑　胎

【概述】　凡堕胎、小产连续发生 3 次或以上者，称为"滑胎"，亦称"数堕胎"。

本病以连续自然发生堕胎、小产，即"屡孕屡堕"为特点。且每次发生堕胎、小产的时间多在同一妊娠月份，即"应期而堕"。本病主要病机为冲任损伤，胎元不固，或胎元不健，不能成形，故而屡孕屡堕。现代医学的习惯性流产可参考本病辨证。

【从扶阳理论释因】　《诸病源候论》云"妊娠数堕胎候：气血虚损者，子脏为风冷所居，则气血不足，故不能养胎，所以致胎数堕，候其妊娠，而恒腰痛者，喜堕胎也。"常由于肾气亏损和气血两虚所致。

【用扶阳法论治】

肾气亏损证

症状：屡孕屡堕，甚或如期而堕胎，精神萎靡，头晕耳鸣，腰酸膝软，夜尿频多，目眶黯黑，或面色晦黯，舌淡，苔白，脉沉弱。

病机分析：先天禀赋不足，或孕后不节房事，损伤肾气，冲任虚衰，系胎无力，而致滑胎；或肾中真阳受损，命门火衰，冲任失于温养，宫寒胎元不固，屡孕屡堕，而致滑胎；或大病久病累及肾，肾精匮乏，冲任精血不足，胎失濡养，结胎不实，堕胎、小产反复发作，而成滑胎。

治法：补肾益气，固冲安胎。

方药：补肾固冲丸（《古今名方》），药用菟丝子、续断、巴戟天、杜仲、当归、熟地黄、鹿角霜、枸杞子、阿胶、党参、白术、大枣、砂仁。方中菟丝子、续断、巴戟天、杜仲、鹿角霜补肾益精，固冲安胎；当归、熟地黄、枸杞子、阿胶滋肾填精，养血安胎；党参、白术、大枣健脾益气以资化源；砂仁理气调冲安胎，使补而不滞。全方共奏补肾健脾、安胎之功。

临证参考：若妊娠小腹冷痛，喜温喜按，形寒肢冷，倦怠无力，面色㿠白，舌淡，苔白，脉细滑。属素体阳虚，孕后胞脉失于温煦，故小腹冷痛，喜温喜按；中阳不振，则倦怠无力；阳气不能外达，故形寒肢冷，面色白。舌淡，苔白，脉细滑，为虚寒之征。治疗法则暖宫止痛，养血安胎。可选胶艾汤（《金匮要略》），药用阿胶、艾叶、当归、川芎、白芍、地黄、甘草。

【用药分析】　宋代《女科百问》首次提出滑胎病的临床特点为应期而下，并认识到补肾安胎是治疗滑胎之关键。肾气受损，冲任虚衰，系胎无力，而致滑胎；应用补肾固冲丸（《古今名方》）以补肾益气，固冲安胎。若肾中真阳受损，命门火衰，冲任失于温养，宫寒胎元不固，屡孕屡堕，亦致滑胎；选方应用肾气丸（《金匮要略》）去泽泻，加菟丝子、杜仲、白术。方中地黄滋阴补肾，寓"阴中求阳"之意；山茱萸、山药补肝脾益精血；附子、桂枝助命门以温阳化气；白术、茯苓健脾渗湿安胎；丹皮清肝泻火，菟丝子、杜仲补肾安胎。

【临证验案】

案例：李某，女，41岁。2009年7月18日就诊。

辅助生殖后3次孕堕，现第4次辅助生殖后妊娠40余天阴道少量流血5天。诊时阴道流血量少，色黯红，无腹痛，但腰酸明显，无恶心呕吐，纳食减少，大便稀溏；舌淡红苔薄白，脉细滑。诊断：滑胎、胎动不安，证属脾肾两虚，治宜益肾健脾安胎，方选补肾固冲丸加制艾叶5g，山药15g。服药4剂后阴道流血停止，续守原方加减治疗，并嘱患者多卧床休息，坚持治疗至妊娠晚期并足月分娩。

按：本例患者之前屡次辅助生殖助孕单纯西药保胎治疗均孕堕，再次受孕诊时又出现先兆流产征兆，辨证属脾肾气阳不足，胎元失固，经补肾固冲加制艾叶以暖宫治疗而流血停止。（录自云南省中医医院妇科病案）。

【文献选读】

《诸病源候论·卷四十一》："若血气虚损者，子脏为风冷所居，则血气不足，故不能养胎，所以致胎数堕。"

《太平圣惠方·治妊娠数堕胎诸方》："胎数落而不结实者，此是子宫虚冷所致。"

《妇人大全良方·卷之十三》："若血气虚损者，子脏为风寒所苦，则血气不足，故不能养胎，所以数堕胎也。其妊娠腰痛者，喜堕胎也。"

《圣济总录·卷第一百五十七》："若冲任气虚，将摄失宜，子脏风冷，不能滋养于胎，故每有妊则数致伤堕也。"

《医学衷中参西录·治女科方》："寿胎丸"治滑胎。"胎在母腹，若果善吸其母之气化，自无下坠之虞。且男女生育，皆赖肾脏作强。肾旺自能荫胎也。"

第十节 带下过多

【概述】 带下病是指带下的量明显增多，色、质、气味发生异常，或伴全身或局部症状者。带下病系湿邪为患。该病多见于女性生殖器官炎症。

【从扶阳理论释因】 湿有内外之别。外湿指外感湿邪，如经期涉水淋雨，感受寒湿，或产后胞脉空虚，摄生不洁，寒湿之气乘虚内侵胞宫，以致任脉损伤，带脉失约；内湿当脾虚运化失职，水湿内停，下注任带；肾阳不足，气化失常，水湿内停；又关门不固，精液下滑。总之，脾肾功能失常是发病的内在条件。

【用扶阳法论治】

肾阳虚证

症状：带下量多，色白清冷，稀薄如水，淋漓不断；头晕耳鸣，腰痛如折，畏寒肢冷，小腹冷凉，小便频数，夜间尤甚，大便溏薄，面色晦黯；舌淡润，苔薄白，脉沉细而迟。

病机分析：肾阳不足，命门火衰，气化失常，寒湿内盛，致带脉失约，任脉不固，故带下量多，色白清冷，稀薄如水，淋漓不断；肾阳虚胞络失于温煦，故小腹冷凉；膀胱失于温煦，气化失常，故小便频数，夜间尤甚；火不温土，则大便溏薄；阳虚寒从内生，故畏寒肢冷；肾阳虚外府失荣，故腰痛如折；肾虚髓海不足，故头晕耳鸣，面色晦黯。舌淡润，苔薄白，脉沉细而迟，为肾阳不足，虚寒内盛之征。

治法：温肾助阳，涩精止带。

方药：内补丸（《女科切要》）加减，药用鹿茸、菟丝子、沙苑子、黄芪、白蒺藜、紫菀、肉桂、桑螵蛸、肉苁蓉、制附子。方中鹿茸、肉苁蓉、菟丝子温肾填精益髓；沙苑子、桑螵蛸补肾涩精止带；附子、肉桂温肾壮阳补火；黄芪益气固摄；白蒺藜疏肝泄风；紫菀温肺益肾。全方共奏温肾助阳、涩精止带之效。

临证参考：若腹泻便溏者，去肉苁蓉，酌加补骨脂、肉豆蔻；若精关不固，精液下滑，带下如崩，谓之"白崩"，治宜补脾肾，固奇经，佐以涩精止带之品，方选固精丸（《济阴纲目》），药用牡蛎、桑螵蛸、龙骨、白石脂、茯苓、五味子、菟丝子、榧子；若慢性宫颈炎、宫颈息肉经各种物理疗法局部治疗后，会出现大量的排液现象，超过7天，甚至半月以上由水样分泌物转为血性分泌物；老年性阴道炎、慢性盆腔炎表现为带下色黄清稀者、反复不愈者，临床上患者亦多兼疲乏无力、腰酸等症。名医易修珍认为属气阳虚夹湿热所致，可用易老经验方固气利湿汤（黄芪、川断、沙苑子、柴胡、苍术、黄柏、砂仁、萆薢、薏苡仁、甘草）加减运用以扶阳益气、除湿清热。

【用药分析】　《女科撮要》提出带下过多乃由脾胃亏损、阳气下陷所致，主张升阳止带。肾阳不足，命门火衰，封藏失职，精液滑脱而下，故致带下过多。选方应用内补丸（《女科切要》）温肾培元，固涩止带，侧重温肾培元。若兼脾气虚，则选完带汤（《傅青主女科》）以健脾益气，升阳除湿。

【临证验案】

案例一：张某，女，29岁。1997年7月18日就诊。

带下色黄质清稀半年未愈，伴腰酸痛、倦怠、纳差、二便调；舌淡红、苔薄白、脉沉细。生育史：孕1产1。妇检：阴道分泌物量多、色黄、质稀，宫颈中度柱状上皮异位，宫体平位大小正常，附件双侧增厚压痛。诊断：带下过多，证属气阳虚湿热下注，治宜益气固本、清热除湿。以验方固气利湿汤加臭椿皮15g、芡实15g、川楝子10g、郁金12g，连服8剂后带下正常，伴随症状消失，再予4剂以巩固疗效。

按：本案为顽固性带下病，病程缠绵，带下量多半年余，病本由气阳两虚，运化、升提不利所致，兼夹湿热之邪，故治疗以益气固本为主，兼清热除湿。易老以其经验方固气利湿汤治疗，连服8剂后奏效（录自云南省中医医院妇科病案）。

案例二：申某，女，29岁。1998年10月26日就诊。

婚后4年未孕。初潮较迟，平时畏寒，精神疲倦，月经50天一行、量少，每次经净后即有透明如丝、拉之不断的白色棉丝状带下出现，每于大小便前后较多，约20天净。

伴见腰酸乏力沉重，转侧不利，小腹部有空冷感，性欲淡漠，面色淡黑，舌淡、苔白，脉沉细。证属阳虚、冲任虚寒。治宜温阳补血，散寒调理冲任，方用阳和汤加减。处方：熟地黄、菟丝子各 30g，肉桂、白芥子、炙甘草各 6g，鹿角胶 12g，炮姜 3g，山茱萸 15g，每天 1 剂，水煎分服。服药 5 剂后棉丝状带下明显减少，腰酸小腹空冷感稍好，守方再服 10 剂，诸症消失。次月月经未至，妊娠试验阳性。后足月顺产 1 男婴，母子健康。

按：本案属于阳虚冲任虚寒所致的带下病、不孕症，诊时除带下量多外，伴见腰酸乏力沉重，小腹冷痛等肾阳虚衰之症，方选温阳散寒、补血调冲之阳和汤加减治疗，诸症逐渐缓解而收功（录自云南省中医医院妇科病案）。

【文献选读】

《诸病源候论·妇人杂病诸候》："带下者，由劳伤过度，损动经血，致令体虚受风冷，风冷入胞络，搏其血之所成也。阴阳过度，则伤胞络，故风邪乘虚而入于胞"，"冷则多白，热则多赤，故名带下"。

《圣济总录·带下》："劳伤血气，伤于风冷，损伤冲任"的理论，载治妇人白带方两首：白薇丸、当归散方（当归、白龙骨、白术、鹿角胶、附子），前者兼清血分之热，后者温阳散寒化湿。

《济生方·卷下》："妇人赤、白带下，此由劳伤冲任，风冷居于胞络。妇人平居，血欲常多，气欲常少，而疾不生。或气倍于血，气倍生寒，血不化赤，遂成白带。"

《仁斋直指方论·卷二十六》对于白带属风冷寒邪为病的治疗指出：用"官桂、干姜、细辛、白芷，先与散其寒邪，然后为封固，用二术、人参以补气"。

《兰室秘藏·妇人门》："白带久下不止，脐腹冷痛，阴中亦然"。又载助阳汤，一名升阳燥湿汤，健脾益气，温中燥湿。亦治寒湿白带。

《女科撮要·带下》提出治带下以壮脾胃、升阳气为主，佐以各经见证之药，云："色白属肺，补中汤加山栀。……气血俱虚，八珍汤；阳气下陷，补中汤；湿痰下注，补中加茯苓、半夏、苍术、黄柏；气虚痰饮下注，四七汤（紫苏叶、厚朴、茯苓、半夏）送六味丸。"

《妇科玉尺·带下》："下如鸡子白状，脾肾虚也。腰腿酸疼，面目浮肿，必脾肾双补，宜归脾丸、八味丸。"

参 考 文 献

[1] 张玉珍. 中医妇科学 [M]. 北京：中国中医药出版社，2002：100-221.

[2] 尤昭玲，袁家麟. 中医妇科学 [M]. 北京：中国中医药出版社，2005：71-380.

[3] 乐杰. 妇产科学 [M]. 北京：人民卫生出版社，2009：13-301.

[4] 马宝璋，齐聪等. 中医妇科学 [M]. 北京：中国中医药出版社，2012：46-238.

[5] 江苏新医学院编. 中药大辞典 [M]. 上海：上海科学技术出版社，1997：10-4832.

[6] 周蜻，苗晓玲，陈林兴. 中医妇科常见病诊疗常规及云南名医诊治特色 [J]. 昆明：云南科技出版社，2006：15-239.

[7] 王相才，王广，王吉亮. 自拟温肾调经汤治疗肾阳虚崩 98 例 [J]. 辽宁中医学院学报，2004，61

（3）：200.

[8] 余育承，郑秀东，吴玉兰. 肾阳虚型崩漏 28 例 [J]. 福建中医药，2002，33（4）：27.

[9] 秦钟，马卫东. 浅谈肝阳虚与温阳理肝治崩漏 [J]. 新中医，2007，39（2）：88.

[10] 秦钟，杨坷，王亨飞. 暖肝煎治疗痛经的理论及临床探讨 [J]. 现代中西医结合杂志，2004，13（23）：3157-3158.

[11] 冯文萍. 艾附暖宫丸临床应用举例 [J]. 河南中医，2007，27（10）：66-67.

[12] 王春霞，李永伟. 温经汤加减治疗不孕症 2 例分析 [J]. 中国误诊学杂志，2007，7（2）：12.

[13] 杨丽影. 右归丸在妇科疾病中的应用体会 [J]. 河北中医，2001，23（8）：607-608.

[14] 郭海涛. 附子在不孕症中的应用举隅 [J]. 陕西中医，2010，31（5）：610.

[15] 郑剑薇. 辨证论治黄体功能不健性不孕症 [J]. 浙江中医杂志，2010，45（1）：24.

[16] 李军，王必勤. 郭志强教授论妇人"阴常不足，阳非有余"[J]. 北京中医药大学学报（中医临床版），2009，16（4）：23.

[17] 赵研. 阳和汤新用 [J]. 新中医，2003，35（7）：65-66.

[18] 欧阳惠卿，罗颂平. 中西医妇科新理论新技术 [M]. 北京：人民军医出版社，2002：31-36，43-45.

[19] 王幸儿. 温督填任法治疗卵泡发育不良 56 例 [J]. 浙江中医学院学报，1997，21（4）：18-19.

[20] 孙丽群，朱玲. 月经病从肾辨治体会 [J]. 实用中医药杂志，2002，18（8）：36.

（周　蜻　胡红娟　罗福兰　彭强丽　牛红萍　万茜茜）

第十章 扶阳理论在其他疾病中的应用

第一节 汗 证

【概述】 汗证为中医病名，又称为自汗、盗汗，是指由于阴阳失调，腠理不固而导致汗液外泄的一种病证。汗为心液，属于中医范畴五液之一。出汗是人体功能活动中的生理现象，是指阳气蒸腾、津液从腠理出于体表的代谢产物。如果人体阴阳气血、津液以及脏腑等生理功能出现异常；或者病邪引起机体皮肤、腠理开阖失司，出现异常出汗，就属于中医的汗证。临床上常分为自汗、盗汗、黄汗、头汗、手足汗等。本节所述之汗证，以阳虚自汗、阳虚盗汗为主。

自汗指白昼时时汗出，动则尤甚；盗汗指寐中汗出，醒来自止。中医学对自汗、盗汗最早的认识首见于《黄帝内经》。《素问·平人气象论》云："尺濇脉滑，谓之多汗。"《素问·脏气法时论》曰："肾病者，腹大胫肿，喘咳身重，寝汗出，憎风。""多汗"即自汗之意，"寝汗"即盗汗之意。一般认为，自汗多由于阳虚、气虚为主，患者常伴有汗出恶风、体倦、肢冷、舌淡苔薄白、脉沉细等阳虚之证，治疗以温阳益气为主；盗汗多由于阴虚火旺和心血不足，盗汗在临床上多伴有心烦、失眠、脉细数、舌红苔少等阴虚内热之证，故多数医家常称"阴虚盗汗"，在治疗上多予滋阴降火，补血养心为法。《医学正传·汗证》云："盗汗者，寐中通身如浴，觉来方知，属阴虚，营血之所主也……宜滋阴降火。"直至《景岳全书·汗证》方谓："然自汗亦有阴虚，盗汗亦多有阳虚。所以自汗盗汗亦各有阴阳之证。不得谓自汗必属阳虚，盗汗必属阴虚也。"自汗、盗汗论治才趋于完整。

【从扶阳理论释因】 《医宗金鉴》曰："心之所藏，在内者为血，发于外者为汗，汗者心之液也。"《素问·阴阳别论》曰："阳加于阴谓之汗"，阳气蒸化津液，从腠理达于肌表而成汗。《素问·生气通天论》曰："阳者，卫外而为固也。"阳气能够温煦机体，抗御外邪，助气化固涩。阳虚失去卫外功能，卫外不固，汗液外泄，故而自汗；人体睡眠时阳气内敛，卫外不固，肌腠疏松，以致藩篱失固而津液无所约束，外泄而引起盗汗。机体一旦阳气不足，不能正常蒸化津液，可导致汗出异常。而肾阳为人体阳气之本，肾阳虚衰，不能统摄肾阴，阴不敛阳，虚阳外越则汗出不止。临床因阳虚而自汗、盗汗者并不少见，应治以温补肾阳、固表敛汗。

【用扶阳法论治】 自汗、盗汗是中医病证名，西医学中可以引起自汗、盗汗的疾病有很多，比如：甲亢、糖尿病、结核病、肿瘤、低血糖症、系统性红斑狼疮、多汗症、心内膜炎等疾病以及术后体虚、精神紧张、心理压力等因素都可能引起。西医认为自汗多由于交感神经过度兴奋导致汗腺异常分泌引起；盗汗是自主神经功能紊乱引起的，其发病机制主要是交感神经异常兴奋所致，治疗上西医多以调节自主神经功能或摘除汗腺为主。中医认为自汗多为阳虚、气虚；盗汗内热为多，一是脾胃积热，一是阴虚内热，热逼津液外出。治疗上自汗以温阳益气为主，多认为欲除盗汗，必须清热养阴。

大量文献以及临床实践显示盗汗病机，亦分阴阳。盗汗病机，郑钦安于《医理真传》中认为："夜分乃阳气潜藏之时，然而夜分实阴盛之候，阴盛可以逼阳于外，阳浮外亡，血液随之，故汗之，曰盗汗。医者不知其为阳虚，不能镇纳阴气，阴气外越，血液亦出，阴盛格阳于外，阳不得潜，亦汗出。"自汗、盗汗实质上是在整个疾病过程中所出现的一个特殊症状，是由于阳气亏耗日久不能固护津液，心液不能内藏而外泄所致。若拘泥成法，不加辨证，认为只有阴虚才会导致盗汗，而一味滋阴降火，不去扶阳益气，则不仅无功，反而有害。因此，在治疗盗汗时，应细加详察，握定阴阳实据，辨清阴阳属性，然后方可施药。

一、阳虚自汗证

症状：白昼汗出，动则尤甚，汗出清冷，或形寒恶风，乏力，易于感冒，多见于久病或吐泻后的患者；阳虚自汗既有乏力等的表现，又有怕冷等阳虚的症状。舌淡苔薄白，脉沉细或弱。

病机分析：素体虚弱，久病体虚之人，正气不足，阳气虚弱，腠理不密，卫外不固，稍事劳累即见自汗。舌淡苔薄白，脉沉细或弱为阳虚之象。

治法：温阳益气，固表止汗。

方药：玉屏风散（《医方类聚》）合桂枝附子汤（《伤寒论》）加减。

药用：黄芪30g，防风、白术、桂枝、煅龙骨、煅牡蛎、白芍、生姜各15g，附子、大枣、五味子、甘草各10g。

临证参考：郑钦安云："因阳虚者，由其人素秉阳虚，或用心过度而损心阳，心阳衰不能统摄心中之液而汗出；或脾胃阳衰，不能收摄脾胃中之血液而汗出；或肝肾阳衰，不能收束肝肾中血液而汗出。上、中、下三部阳衰，皆能出汗，统以阳虚名之，其人定多嗜卧，少气懒言为准，法宜扶阳，阳旺始能镇纳群阴，阴气始得下降，阳气始能潜藏，乃不外亡，法宜回阳收纳温固为要"。

二、阳虚盗汗证

症状：夜间盗汗，汗出量较多，浸湿内衣，醒后即收。自感腰膝酸软，手足欠温，脘腹冷痛，大便溏，小便清长，口淡不渴，伴有神疲乏力、心悸气短。舌质淡胖，边有齿印，苔白滑，脉沉细无力等。

病机分析：久病耗损阳气者或素体阳虚之人或年老阳气久亏之人，阳气日益亏损，肌腠疏松，卫外不固，以致藩篱失固而津液无所约束，外泄而引起盗汗，舌质淡胖，边有齿印，苔白滑，脉沉细无力也为阳虚之表现。

治法：温肾扶阳，固表止汗。

　　方药：右归丸（《景岳全书》）合桂枝甘草龙骨牡蛎汤（《伤寒论》）加减，药用熟地黄25g，山药、山茱萸、枸杞子、巴戟天、菟丝子各15g，炮附子、肉桂、桂枝、白芍、甘草各10g，黄芪、生龙骨、生牡蛎各30g。

　　临证参考：先贤郑钦安曰："盗汗属阳虚之征，各书俱称盗汗为阴虚者，是言其在夜分也。"其以"阴阳至理"来划分盗汗，则醒为阳，睡为阴，非寒与热之阴阳，如张景岳曰："汗出怕冷为阳虚，汗出怕热为阴虚。"所以不论自汗、盗汗，甚至乎万病，都有阴虚与阳虚两种不同证候，当需从整体上辨证。少神乏力，寐差梦多，口干不欲饮，腰酸膝软，手足欠温，诊其舌脉，苔薄白舌淡红，舌体微胖，边有齿痕，脉细数无力，四诊合参，分析判断此盗汗非阴虚火旺所致，乃由阳虚使然，遂拟扶助真阳，敛液止汗之法。

　　【用药分析】　《素问·阴阳别论》曰："阳加于阴谓之汗"即是说，汗发于阴而出于阳，汗的根本在于阴中的营血，营血在内为心所主，此所谓"汗乃心之液"；阳主气，在肌肤之间，职司开阖，汗孔的启闭又在于阳之卫气。汗出过多，既可伤津耗血，亦可损伤阳气。柯琴曰："是方（桂枝附子汤）以附子加入桂枝汤中，大补表阳也。表阳密，则自止，自罢矣。汗止津回，则小便自利，四肢自柔矣。汗漏不止与同，从而化变病则异。"《伤寒论》桂枝甘草汤证，桂枝甘草龙骨牡蛎汤证，桂枝去芍药加蜀漆牡蛎龙骨救逆汤证，桂枝加桂汤证及茯苓桂枝甘草大枣汤证，均为太阳病发汗太过或不当发汗伤及心阳而现的系列变证，《伤寒论》桂枝加附子汤证为发汗太过伤及卫阳的证候。所以临床发汗太过或不当思虑均可伤及心阳、卫阳及津血。

　　关于阳虚盗汗的治疗，《景岳全书·汗证》有详细论述："若睡中盗汗而无火者，宜参苓散、独参汤主之；若阳气俱虚者，宜参附汤、大建中汤之类主之。若气虚火衰之甚者，宜大补元煎、六味回阳饮之类主之。"

　　【临证验案】

　　案例一：夏某，男，29岁，2014年8月2日初诊。

　　患者近5年来，头面、颈部日间反复汗出如雨，服药无数、未见明显改善。西医全身检查无特殊发现，排除结核、甲亢、风湿病。现症见：日间头面、颈部汗出如雨，浸湿衣领，脑力劳动后或与人沟通中，汗出更多。精神睡眠差，乏力。近1年来，患者自觉状态不错，但工作中常出差错，夫妻两地分居、关系不和、欲离婚。饮食可，二便调。舌淡红润苔薄白，脉细缓。经辨证属营卫不和之汗证，治以玉屏风散合桂枝汤加减，调和营卫，清心敛汗，处方：黄芪30g，防风、白术、桂枝、煅龙骨、煅牡蛎、倒提壶、白芍、生姜各15g，莲子心、阿胶、大枣、黄芩、五味子、甘草各10g，三剂。

　　二诊：患者自汗减少，仍觉精神睡眠差、乏力倦怠。舌淡苔薄白，脉缓。辨证为心脾两虚，血不养心，投归脾汤加减以健脾益气，养心安神，五剂。

　　三诊：患者自汗明显减少，睡眠改善，大便稀溏，一日1次。舌淡苔薄白，脉缓。辨证为心脾两虚，投补中益气汤加炙远志、砂仁、茯神各10g。

　　按语：汗证是人体阴阳失调，营卫不和，腠理不固而致汗液外泄失常的病证。尽管引起自汗和盗汗的原因各异，但病机总属阴阳失其协调，不是"阴失其守"，就是"阳失其固"，治疗主要使机体营卫和调。

　　本案属于体虚营卫不和、腠理开阖不利所致，故用桂枝汤合玉屏风散加减来治疗。该患者由于病史较长，汗如雨下，出汗量大，初诊时，已初现乏力、精神差等"气随汗泄"之端倪，若不尽快敛汗，防止阴津进一步流失，恐酿"津由汗脱"、"血因汗减"甚至"汗出偏沮使人偏枯"之祸，故在桂枝汤合玉屏风散调营和卫，益气固表基础上，加用了煅龙骨、煅牡蛎、五味子、倒提壶固涩、敛汗之品以求速固阴液、改善症状，体现了急则治其标和既病防变之思想。

汗为心之液，虚汗不固，久则耗阴，易致心阴受损，加之患者"脑力劳动后或与人沟通中，汗出明显"的特点以及心理、情感压力因素，故在方中加入少量黄芩、莲子心、煅龙骨、煅牡蛎等清心敛汗为佐使之剂，则敛汗不伤心阴。阿胶养血益心均为佐药。炙罂粟壳、倒提壶有收敛虚汗之功，系个人多年临床经验所得。

二诊时，患者汗出减少，但精神睡眠差、乏力倦怠，为心脾两虚，血不养心之外候，故投归脾汤加减以健脾益气，养心安神。方剂明显瘦身，并削减了固涩、敛汗之品，但毫不影响临床效果。三诊时的诸症明显缓解便是明证，侧面说明了"原不可以执方，亦不可以执药，贵在认证之有实据耳"的道理。

案例二：蔡某，女，27岁，2015年6月7日初诊。

患者剖宫产后一月，寐后全身烘热汗出如洗，醒后汗止，汗后乏力肢凉，曾服归脾汤、玉屏风散类数剂，症无进退。平素纳差、怕冷，口淡不渴。盛夏季节就诊，仍衣着棉衣，头带绒帽。形体消瘦，面色少华，唇淡，舌淡红、润少苔，脉虚数。辨证属脾肾阳虚，营卫不固。桂枝加附子汤合玉屏风散加减，温阳益肾，固卫敛汗，处方：熟附片30g，黄芪、山药、补骨脂、大枣、肉桂、白术、白芍、倒提壶各10g，防风、生姜15g，浮小麦20g，五剂。

二诊：连服5剂后出汗明显减少，纳食增，手足转暖，脉来和缓，继服5剂后盗汗已止，诸症俱瘥。

按语：本患平素禀赋薄弱，产后精血阳气愈伤，致卫表不固，肌肤腠理开泄，津液不能内守。卫气仍根于肾，肾阳不足，卫气虚惫，入寐时卫气入于里则卫表益虚，使腠理开泄而汗出。方中熟附片、补骨脂、干姜、肉桂温肾助阳，黄芪、白术、山药益气健脾，白芍敛阴，倒提壶、浮小麦收涩止汗，全方配伍温肾暖脾，固表止汗。若执前人"阳虚自汗，阴虚盗汗"之说，误用滋阴降火，危贻立至。

案例三：王某，女，56岁，退休，2005年12月11日初诊。

患者诉反复夜间盗汗半年多，严重时一觉醒来浑身湿透，衣被几如水渍，天气暖和时还好，寒冷季节其苦自不待言，以至惧怕入睡，经多方诊治无效。患者面色白，神疲气怯，气短懒言，手足欠温，大便溏，小便清长，舌质淡，边有齿印，苔白滑，脉沉细。辨证为脾肾阳虚，阳虚不摄之盗汗证。治以温肾扶阳，固表止汗。方用右归丸合桂枝甘草龙骨牡蛎汤加减：熟地黄25g，山药、山茱萸、枸杞子、巴戟天、菟丝子各15g，炮附子、肉桂、桂枝、白芍、甘草各10g，黄芪、生龙骨、生牡蛎各30g。水煎服，日1剂，连服7剂。随诊自述服药后诸症好转，夜间盗汗明显减少。

按：一般认为，盗汗多责之于阴虚火旺和心血不足，恒以滋阴降火，补血养心为治，然以余临床所见，因阳虚而盗汗者并不少见，本案即是其例，缘由阳虚阴盛，格阳于外，虚阳外越，津液随之外泄所致，诚如郑钦安所云："此为阳欲下交而不得下交，阳浮于外，故汗出，法宜扶阳，阳旺而阴不敢与争，阳气始得下交……"（《医法圆通·卷二》）。故以右归丸合桂枝甘草龙骨牡蛎汤加减治之而收效显著（录自云南省中医医院风湿病科案例)。

案例四：李某，女，54岁。

因烘热汗出，头晕目胀1年就诊，患者1年前绝经后出现心烦易怒，头晕目胀，烘热汗出，汗出后头痛，夜间尤甚，汗出湿衣被，渐身倦乏力，夜不能寐，口干苦不喜饮，舌红绛少苔，脉沉弦，经中药针灸治疗1年，诸症无明显好转并全身出现红色斑疹，瘙痒，时起时伏。经辨证属阴阳失调，虚阳浮越于外。治以潜阳丹（《医理真传》）合桂枝汤，温阳摄纳，调和营卫。药用：制附子10g，龟甲10g，砂仁10g，炙甘草10g，桂枝10g，炒白芍10g，半月后诸症缓解，饮食睡眠佳，斑疹亦消失。

按：烘热汗出，心烦易怒，悲伤善哭是妇女更年期常见症状，给患者带来极大的痛苦。此期天癸已竭，阴阳失调，阴阳俱亏，通过临床观察，大多以阳虚为主。元阳亏虚，不能镇纳阴气，阴气上僭，虚阳浮越于外，故烘热汗出。"真气命根也，火种也，藏于肾中，沉潜为顺，上浮为逆"。故用温阳摄纳的方法治疗，阴气下降，阳气正常潜藏，阴平阳秘，津液就不异常外泄，诸症随之亦除。这也为更年期综合征提供了一个新的思路（录自张存芳《扶阳法治疗汗证临床探析》）。

【文献选读】

《素问·脏气法时论》："肾病者，腹大胫肿，喘咳身重，寝汗出，憎风。"

《医宗金鉴》："心之所藏，在内者为血，发于外者为汗，汗者心之液也。"

《素问·生气通天论》："阳者，卫外而为固也。"

《医理真传》："夜分乃阳气潜藏之时，然而夜分实阴盛之候，阴盛可以逼阳于外，阳浮外亡，血液随之，故汗之，曰盗汗。医者不知其为阳虚，不能镇纳阴气，阴气外越，血液亦出，阴盛格阳于外，阳不得潜，亦汗出。"

《医法圆通·卷二》："此为阳欲下交而不得下交，阳浮于外，故汗出，法宜扶阳，阳旺而阴不敢与争，阳气始得下交……"

《素问·阴阳应象大论》："阳加于阴谓之汗。"

《素问·藏气法时论》："肾病者，寝汗出，憎风。"

《灵枢·本藏》："卫气者，所以温分肉，充皮肤，肥腠理，司关合者也……卫气和则分肉解利，皮肤调柔，腠理致密矣。"

《景岳全书·汗证》："自汗、盗汗亦各有阴阳之症，不得谓自汗必属阳虚，盗汗必属阴虚。"

《诸病源候论·卷三·虚劳盗汗候》："盗汗者，因眠睡而身体流汗也，此由阳虚所致。"

《景岳全书·汗证》："若睡中盗汗而无火者，宜参苓散、独参汤主之；若阳气俱虚者，宜参附汤、大建中汤之类主之。若气虚火衰之甚者，宜大补元煎、六味回阳饮之类主之。"

参 考 文 献

[1] 周仲瑛.中医内科学［M］.2版.北京：中国中医药出版社，2007：415-416

[2] 张盛林.浅析阳虚盗汗［J］.江西中医药，2002，33（3）：15.

[3] 王波.温补肾阳治盗汗［J］.山东中医杂志，2012，30（2）：48-49.

[4] 沈耿杨．郑钦安扶阳思想对盗汗症治疗的启示 [J]．四川中医，2002，21（12）：755.

[5] 吴润秋．内经选读 [M]．北京：北京大学医学出版社，2012：123-148.

[6] 巢元方．诸病源候论 [M]．北京：华夏出版社，2008：57.

[7] 李志庸．张景岳医学全书 [M]．北京：中国中医药出版社，2009：1015.

第二节　不　寐

【概述】　不寐通常指患者对睡眠时间和（或）质量不满足并影响白天社会功能的一种主观体验，是现代都市生活中常见病及多发病，严重影响着人们的生活质量，是临床常见的病症之一。随着我国社会的发展，生活节奏不断加快，来自社会的各种竞争不断加剧，作为社会成员的人们生存压力逐渐加大，失眠的发病率逐年上升，这引起了国内医学界的重视。偶尔失眠对身体影响不大，但如果长期严重失眠，会对身体和精神产生不利影响，国内有研究资料显示严重失眠症的发病率为 9.38%。

中医认为不寐，亦称"不得眠"、"不得卧"、"目不瞑"等，是因为外感或内伤等病因致使人体阴阳不交，营卫不和，脏腑功能紊乱，导致经常不得入寐的一种病证。长期以来中医治疗不寐多从"热"入手，认为总属于阳盛阴衰、阴阳失调，治疗总以滋阴抑阳、清热养心为主，少有从阳虚论治者。临床上，属阴虚火旺者有之，属阳虚者也不少见，且所占比例不低。

【从扶阳理论释因】　《灵枢·营卫生会》曰："营在脉中，卫在脉外，营周不休，五十而复大会，阴阳相贯，如环无端。卫行于阴二十五度，行于阳二十五度，分为昼夜，故气至阳而起，至阴而止。""壮者之气血盛，其肌肉滑，气道通，营卫之行，不失其常，故昼精而夜寐。"白天卫气运行于外，人体阳气盛，温煦全身，各脏腑发挥生理功能，机体完成日常生活；夜间卫气收敛，运行于阴血及五脏，各脏腑功能减弱，暂时处于宁静状态，人静而寐。此乃"阴平阳秘，精神乃治"。

【用扶阳法论治】

《难经》指出："老人血气衰，肌肉不滑，荣卫之道涩，故昼日不能精，夜不得寐也。"这奠定了阳虚论治失眠的理论基础。

《灵枢·大惑论》曰："卫气不得入于阴，常留于阳，留于阳则阳气满……不得入于阴则阴气虚，故目不得瞑矣。"《灵枢·寒热病》曰："阳跷、阴跷，阴阳相交，阳入阴出，阴阳交于目锐眦，阳气盛则瞋目，阴气盛则瞑目。"即在病理情况下："营卫不和，阳不入阴"，任何因素使阳气失去正常运行，阴阳跷脉失去协调，从而使阳不交阴，都会引发失眠。这里明确指出人的睡眠与阳气（卫阳）正常运行相关，强调失眠的主要病因就是阳气（卫阳）运行失常，不能入阴。

后世医家受《难经》《黄帝内经》的影响，提出"营卫失和，阳不入阴"而致不寐的发病病机。清·郑钦安《医法圆通》曰："不卧一证，因内伤而致者，由素秉阳衰，有因肾阳衰而不能启真水上升以交于心，心气即不得下降故不卧。"

从以上的论述来看，温阳法是治疗阳虚不寐的正治之法，扶阳一派善用附、桂、姜，风格突出，疗效奇特。近代名医章次公曾提出："失眠患者，单纯应用养阴、安神、镇静药物效果不佳时，适当加入桂、附一类兴奋药时，每收佳效。"

阳虚不寐证

症状：经常彻夜难以入寐或多梦易醒，健忘，头晕头昏，耳鸣、昼夜神疲乏力、心悸怔忡、记忆力下降，下肢发凉、精神萎靡、性欲减退，纳差，甚至神志恍惚，舌胖质黯淡，脉沉。阳虚甚者伴有怕冷、腰酸膝冷，小便清长，大便稀溏等症。

病机分析：阳虚型不寐多由于素体阳虚，或年高肾亏，或房劳过度，或过食生冷，或误用苦寒药物，或久病伤阳等导致阴阳阻格不通，或虚阳外越，阳不入阴，阴阳失交，不能由动转静，心神不安而致不寐病证，舌胖质暗淡，脉沉均为阳虚之表现。阳虚甚者可见畏寒怕冷、腰酸膝冷，小便清长，大便稀溏等症。

治法：益气温阳，潜降安神。

方药：附子桂枝甘草龙骨牡蛎汤（《金匮要略》）加减，药用附片、桂枝、黄芪、党参、龙骨、牡蛎、丹参、石菖蒲、茯苓、远志、酸枣仁、夜交藤、黄连。方中附片温阳驱寒，桂枝温通助阳，黄芪、党参、丹参益气活血以助温阳，龙骨、牡蛎重镇安神、潜阳敛阴，茯苓、远志、石菖蒲、酸枣仁、夜交藤定志安神。兼肝郁者加柴胡、郁金等；兼有脾虚湿盛者加半夏、白术、薏苡仁、白豆蔻等；兼血瘀者加桃仁、红花等；而口干舌少津者可加当归、芦根、石斛等。

临证参考：早在《黄帝内经》就有"目不瞑""不好卧""不得眠"等有关不寐的论述。我国古代之人崇尚天人合一，日出而作，日落而息，遵从自然规律合理安排作息时间，白天劳作则消耗阳气，夜间入睡补充阳气，现今之人通过实验研究证实，优质睡眠可以使人体免疫功能恢复。如果长期的睡眠不足，阳气得不到休养，阳气必然虚衰，机体状态就不佳。明代戴思恭在《证治要诀·虚损门》中也提出了"年高人阳虚不寐"之论，由于阳气不足，故白天精神萎靡，神疲乏力，夜间，由于虚阳外越，或阳虚不能入于阴，阴阳失交则不寐。《灵枢·邪客》云："补其不足，泻其有余，调其虚实，以通其道，而去其邪。"阳虚不寐证治疗当以益气温阳为主，辅以潜降安神。选药可立温阳之要药如桂枝、肉桂、附子等为君，配以黄芪、党参、白术、茯苓益气健脾为臣，佐以龙骨、牡蛎、远志、石菖蒲、酸枣仁、夜交藤等镇静安神定志。

【用药分析】　用温阳药治疗阳虚不寐，在中医古代书籍中早有记载。《伤寒论》61条有云："下之后，复发汗，昼日烦躁不得眠，夜而安静，不呕，不渴，无表证，脉沉微，身无大热者，干姜附子汤主之。"指出因误汗下后所导致的烦躁不得眠之症，是因治法不当误伤阳气所致，阳气大伤，肾阳虚衰，虚阳被盛阴所逼，应当用温热的干姜附子汤治疗。又《金匮要略·血痹虚劳病脉证并治》有言："夫失精家少腹弦急，阴头寒，目眩，发落，脉极虚芤迟，为清谷，亡血，失精。脉得诸芤动微紧，男子失精，女子梦交，桂枝加龙骨牡蛎汤主之。"此桂枝甘草龙骨牡蛎汤，方中桂枝、甘草辛甘化阳，芍药、甘草酸甘化阴，龙骨、牡蛎引阳入阴起到潜阳之作用，大枣、生姜调胃气，全方阴守阳固而起安眠之效。

历代医家应用温阳法治疗失眠也多有阐述，如《医学心悟·不得卧》曰："有寒气在内而神不安者，温之而神自藏。"再如清·汪蕴谷《杂症会心录》说："倘其人本体阳虚，虚阳浮越而不寐，又宜归脾、八味之属，阴阳相济，益火之源，盖阳生阴长，逆治则水藏而心神自安其位耳。"《灵枢·邪客》曰："治之奈何？伯高曰：补其不足，泻其有余，调其虚实,以通其道而去其邪。"阳虚之证治当以温阳为主,用桂枝、肉桂、附子、仙茅、淫羊藿等之属为君,振奋脾肾之阳,配以黄芪、党参、白术、茯苓健脾益气为臣,佐以龙骨、牡蛎等镇静安神。需要特别指出的是,"善补阳者,当阴中求阳",温阳方剂中从来不缺滋阴药物,如桂甘龙牡汤、桂枝汤中芍药、甘草酸甘化阴,桂附地黄丸就是滋阴代表方六味地黄丸加肉桂、附子。阳虚失眠的治法当温阳祛寒,益气养阴,调和阴阳。当代名家陈苏生、朱良春等也常用附子、桂枝、淫羊藿、磁石等药温阳镇摄,或应用桂枝加龙骨牡蛎汤加减治疗顽固性失眠,每每取得效验。

【临证验案】

案例一:王某,男性,42岁,公务员,2012年9月10日来诊。

失眠3年余。入睡困难、睡眠表浅、多梦易醒,每天睡眠不足4小时,甚至通宵难眠,次日感到头昏乏力、精神不振、嗜睡、烦躁不安,纳可,二便自调。舌质淡暗红,边有齿印,苔薄白微腻,脉象沉细。曾服艾司唑仑片治疗,初期有效,近期自觉无效。患者平素自觉肢凉、怕冷,此乃阳气不足,阴不敛阳,阳气浮越导致失眠,治疗当益气温阳,潜降安神,兼健脾益气。方用附子桂枝甘草龙骨牡蛎汤加减,药用:附片15g(另包先煎1小时),桂枝10g,黄芪30g,党参15g,生龙骨、生牡蛎各30g(先煎),白芍15g,丹参15g,炒白术15g,法半夏15g,茯神20g,陈皮10g,炒酸枣仁15g,夜交藤15g,远志10g,郁金10g,甘草10g,7剂。服药后患者诉睡眠有明显改善,没有特殊不适反应,停服安眠药,每天能睡4~5小时。

二诊:头晕耳鸣,肢凉怕冷等症改善,原方加薏苡仁20g,石菖蒲10g,继服14剂。睡眠基本正常,每天能睡6小时左右。

三诊:自觉上述症状渐缓解,上方黄芪减为15g,加柴胡15g,郁金10g,反佐以黄连5g,再服10剂,巩固疗效。随访已3个月,患者睡眠如常,每天7~8小时。

按:该患者长期失眠,阳气不入阴分,日久必损阳气,出现阳气虚弱,心阳虚衰,虚阳上浮,阳浮于上,精孤于下,心神浮越,或心肾阳虚,致心肾不交,治疗当益气温阳、调和阴阳。临证施治,辨证求因,运用温潜法治疗,方能药到病除(录自云南省中医院名医馆病案)。

案例二:张某,女,60岁,退休干部,1997年1月10日就诊。

自述3年前出现失眠多梦,夜间睡眠最多3小时,有时连续2~3天彻夜不眠。曾服用安定、佳乐啶、多虑平等药物,起初夜间睡眠可达6小时,后再服需较大剂量才有效。1年前又就诊中医,服用中药百余剂无显效。近日来失眠加重,彻夜不寐,伴有心悸及头痛,全身乏力,饮食可,大小便正常,舌质黯红,淡胖,苔薄润,脉沉弦。观病人所服中药之处方,有交泰丸、黄连阿胶汤、镇肝息风汤、十全大补汤、血府逐瘀汤等,均无疗效。按阳虚试投3剂,选用附子理中汤(《太平惠民和剂局方》)加味,处方:熟附子15g,党参20g,白术15g,干姜15g,甘草5g,当归20g,珍珠母30g,夜交藤30g。日1剂,早晚服,晚上为睡前半小时服。

1月14日再诊,病人述睡眠可达2小时,其他症状也减轻,遂疏原方6剂继服。药后睡眠达4小时,后以本方加减服20剂,睡眠达6小时,其他症状完全消失,后病人间断服用10剂以巩固疗效,随访半年无复发。

按:失眠常见有肝胆湿热、痰热内扰、血虚血瘀、阴虚火旺、肝阳上亢等证型,而阳虚所致失眠文献少有记载。此案从病人临床症状及舌苔脉象来看，确为阳虚证的表现，故运用附子理中汤加味而愈。《黄帝内经》云："阳入于阴则寐"，阳虚阴寒较盛可以迫虚阳外越而不入于阴，故阳虚亦可不寐。心阳虚衰，阴寒盛而内扰心神，心神不宁则难以入寐，因此虚热内扰心神可以不寐，阳虚阴寒较盛内扰心神亦可不寐，失眠不无阳虚（录自刘延良、辛孟言《阳虚失眠治验》）。

【文献选读】

《难经》："老人血气衰，肌肉不滑，荣卫之道涩，故昼日不能精，夜不得寐也。"

《灵枢·营卫生会》："营在脉中，卫在脉外，营周不休，五十而复大会，阴阳相贯，如环无端。卫行于阴二十五度，行于阳二十五度，分为昼夜，故气至阳而起，至阴而止。""壮者之气血盛，其肌肉滑，气道通，营卫之行，不失其常，故昼精而夜寐。"

《灵枢·大惑论》："卫气不得入于阴，常留于阳，留于阳则阳气满……不得入于阴则阴气虚，故目不得瞑矣。"

《灵枢·寒热病》："阳跷、阴跷，阴阳相交，阳入阴出，阴阳交于目锐眦，阳气盛则瞋目，阴气盛则瞑目。"

《灵枢·邪客》："治之奈何？伯高曰：补其不足，泻其有余，调其虚实，以通其道，而去其邪。"

《伤寒论》："下之后，复发汗，昼日烦躁不得眠，夜而安静，不呕、不渴、无表证，脉沉微，身无大热者，干姜附子汤主之。"

《金匮要略·血痹虚劳病脉证并治》："夫失精家少腹弦急，阴头寒，目眩发落，脉极虚芤迟，为清谷亡血失精。脉得诸芤动微紧，男子失精，女子梦交，桂枝加龙骨牡蛎汤主之。"

《证治要诀·虚损门》："年高人阳虚不寐。"

《医学心悟·不得卧》："有寒气在内而神不安者，温之而神自藏。"

《杂症会心录》："倘其人本体阳虚，虚阳浮越而不寐，又宜归脾、八味之属，阴阳相济，益火之源，盖阳生阴长，逆治则水藏而心神自安其位耳。"

《医法圆通》："不卧一证……因内伤而致者，由素秉阳衰，有因肾阳衰而不能启真水上升以交于心，心气即不得下降故不卧。"

参 考 文 献

[1] 于守臣，宋彦，张忠山，等. 黑龙江省 6 个城市 4 种职业人群睡眠障碍的流行病学调查 [J]. 中国神经精神疾病杂志，1994，21（4）：207-9.

[2] 李培生. 伤寒论讲义 [M]. 上海：上海科学技术出版社，1988：60.

[3] 李克光. 金匮要略讲义 [M]. 上海：上海科学技术出版社，1988：68.

[4] 蔡燕蓉. 从阴阳气血失调辨治不寐 [J]. 山东中医杂志，2005，24（3）：186.

[5] 肖森茂. 百家配伍用药经验采菁 [M]. 北京：中国中医药出版社，1992.

[6] 朱良春. 章次公医案 [M]. 南京：江苏科学技术出版社，1980：231-232.

第三节 头 痛

【概述】 头痛是中医科门诊常见疾病之一，通常指由于外感或内伤，致使脉络拘急或失养，清窍不利所引起的、以头部疼痛为主要临床特征的疾病。西医学中的偏头痛、周期性偏头痛、紧张性头痛、丛集性头痛及慢性阵发性偏头痛等，都可视作中医的头痛病。中医药治疗头痛历史悠久，历代医家在研究头痛的防治中积累了大量文献资料和方法，对治疗和预防头痛有独特的经验和疗效，临床多从风、火、痰、虚、瘀等方面论治，其中虚多主阴虚，但有相当一部分病人从阳虚论治临床疗效令人满意。

【从扶阳理论释因】　《素问·生气通天论》曰："阳气者若天与日，失其所则折寿而不彰。"说明人之阳气能温煦振奋、促进血脉畅行、温暖四肢，对维持机体的生理机能起着重要作用。《灵枢·海论》曰："髓海不足，则脑转耳鸣，胫酸眩冒，目无所见，懈怠安卧。"头为神明之府，诸阳之会，若阳气不足、阴寒内盛，致阳气不升、浊阴不降、寒邪收引凝滞经脉、气血滞而不通、不通则痛。《素问·生气通天论》曰："阳不胜其阴，则五藏气争，九窍不通。"

先贤张介宾在其著作《景岳全书》提出："凡头痛属里者，多因于火，此其常也，然亦有阴寒在上，阳虚不能上达而痛甚者，其证则恶寒呕恶，六脉沉微，或兼弦细，诸治不效，余以桂、附、参、熟之类而愈之，是头痛之有阳虚。"《普济方》曰："气血俱虚，风邪伤于阳经，入于脑中，则令人头痛。"清代高士宗在《医学真传》中提出："阳虚头痛乃阴寒蔽日，逆于髓海，不能上巅置顶，以行于背，反从阳入阴，以行于腹，是以头痛不已则心烦，心烦者阳光逆于气海也；心烦不已则呕吐，呕吐者，阳光逆于谷海也；呕吐不已则神昏，神昏者阳光逆于血海也。头痛至神昏，则入阴之尽，如日沉海底矣。在天则万方崩陷而大荒，在人则阳光绝灭而身死。"清·陈士铎《辨证玉函》曰："头痛之症，人以为阳之病也。然阳虚而头痛与阳实而头痛者有殊。盖阳虚之病，即阴虚之症也。阳气之虚，以致阳邪之旺，倘阴气不衰，则阳邪有制何能作祟乎？然则头痛不可尽言阳症也，吾今辨明有阳虚之头痛，有阴虚之头痛"。

【用扶阳法论治】　头痛既是一种常见病证，也是一个常见症状，可以发生于多种急慢性疾病过程中。目前现代医学对头痛的发病机理尚不十分明确，大多认为本病的发生与脑血管的收缩、舒张功能异常和生化因素、内分泌因素、精神因素等有关。中医学则认为其发生与风、火、痰、虚、瘀等有关，但大量文献资料及临床实践提示，嗜食冷饮，寒伤其阳；嗜食肥甘厚味，脾胃失运，湿邪内生，湿盛则阳微；起居不慎，感受非其时而受其气，伤及人之阳气；情志失调，肝气郁滞，失其条达，肝为刚脏，喜条达恶抑郁，逆之则伤肝，夏为寒变；好逸恶劳，阳气不得升发，郁滞于内，故阳气亏虚，阴寒内生，凝滞经脉；或阳气亏虚，清阳不升，脑髓失养；或阳气亏虚，风邪侵袭，上扰清窍，均可导致头痛。

阳虚头痛证

症状：头痛痛势不剧，隐痛为主，时作时止，病程长，反复发作；受寒或劳累后发作或加重；伴有面色无华，头晕头昏，精神不振，倦怠乏力，口淡不渴或渴喜热饮，小便清长，昼日嗜睡或夜间寐差，肘膝冰冷，畏寒恶风，舌质淡胖、苔白或白腻，脉沉迟或沉细或虚大无力。

病机分析：患者或素体阳气不足，或年高阳气亏虚，或过用寒凉，克伐阳气，或久病阴损及阳，导致阳气亏虚阴寒内生，凝滞经脉；或阳气亏虚，清阳不升，髓海失养；

或阳气亏虚，风邪侵袭，上扰清窍，出现头痛。

治法：扶阳抑阴，温经通络。

方药：处方以当归四逆汤（《伤寒论》）加吴茱萸生姜汤（《伤寒论》）加减。药用当归、桂枝、白芍、炙甘草、细辛、通草、大枣、黄芪。

临证参考：阳虚头痛病位虽在头，但病机却是阳虚阴胜，寒凝血脉，经气不舒，脉络瘀阻，故当归四逆辈之辛温通阳之方治疗阳虚头痛，如当归四逆汤、麻黄附子细辛汤、吴茱萸汤、补坎益离丹等。如头痛日久，伴有上肢麻木不仁，合用黄芪桂枝五物汤养血通脉；如伴见面色少华，舌淡苔薄白，脉沉细无力可合用当归补血汤补气养血。临床当随症加减，灵活运用，不离其证，不失其则，方能曲尽其妙。

【用药分析】 《景岳全书·杂证谟·头痛》曰："阳虚头痛，即气虚之所属也，亦久病者有之，其证必戚戚悠悠，或羞明，或畏寒，或倦怠，或食饮不甘，脉必微细，头必沉沉，遇阴则痛，逢寒亦痛，是皆阳虚阴胜而然，治宜扶阳为主，如理阴煎、理中汤、十全大补汤、补中益气汤之类，皆可择用，或五福饮、五君子煎加川芎、细辛、蔓荆子之类，升达阳气，则为最善之治也。"《临证指南医案·头痛》亦记载："阳虚浊邪阻塞、气血瘀痹而为头痛者，用虫蚁搜逐血络，宜通阳气为主。"

《医法圆通·头痛》云："若内伤日久，七情过度，阳虚阴虚亦能作头痛……因阳虚日久，不能镇纳浊阴，阴气上腾……法宜回阳收纳为要，如大剂白通、四逆之类。"《伤寒论》第351条云："手足厥寒，脉细欲绝者，当归四逆汤主之。若其人内有久寒者，宜当归四逆加吴茱萸生姜汤。"当归四逆加吴茱萸生姜汤加减：方中桂枝、细辛合用辛温通阳，温经化气；桂枝、甘草合用辛甘化阳；当归、白芍活血养血；通草通利九窍血脉关节；甘草、大枣合用培补后天，健其中气；吴茱萸温胃散寒、开郁化滞，兼下气降浊；生姜温胃散寒。诸药合用，共奏温阳散寒、通利血脉之功，使阳气得复，阴寒自退，血脉通利，头痛自除。如阳虚寒甚者可加熟附子、干姜，寓四逆汤之意；疼痛部位在枕部及后项以太阳经为主者，加用葛根、羌活、蔓荆子、防风；痛在前额以阳明经为主者，加用白芷、半夏；痛在两侧少阳经为主者，加用川芎、柴胡；痛在巅顶厥阴经为主者，加用吴茱萸、藁本；少阴头痛者重用细辛；太阴头痛者常加苍术；兼有痰浊者加天麻；气血虚者，重用当归、黄芪，养血以补气，补气以生血。

【临证验案】

案例一：林某，女，32岁，2011年1月21日初诊。

自诉头痛1年余。患者1年多前于感寒后反复出现头痛，呈跳痛，有搏动感，以两颞部为主，经期或劳累后加重，痛不可忍，常需服消炎痛等止痛药物，痛时有轻度干呕，头部恶风畏寒、遇风寒加重，四肢不温。证见面容惨淡忧郁，少气懒言，饮食睡眠差，大便溏，舌淡而胖嫩、苔薄白，脉弦紧。

西医诊断：偏头痛。

中医诊断：头痛，证属阳气亏虚，寒凝脑脉。

治法：温通经脉，佐以养血祛风。

方剂：当归四逆汤（《伤寒论》）加减。

处方：桂枝、白芍各20g，当归40g，细辛6g，通草10g，大枣、炙甘草、干姜、川芎、附子（先煎2小时）各15g，吴茱萸9g，黄芪60g。7剂，每天1剂，水煎，早晚服。

服上方后，头痛发作次数明显减少，无需服止痛药物，仍有恶风、疲倦。后以此方加减，继服 30 剂，痊愈。随访至今，头痛未有发作。

按：该患者头痛缠绵，因感寒而发，头部恶风畏寒、遇风寒加重，四肢不温，面容惨淡忧郁，少气懒言，饮食睡眠差，大便溏，舌淡而胖嫩、苔薄白，脉弦紧。乃一派阳虚寒象，诊为阳虚头痛。故用当归四逆加吴茱萸生姜汤加减。方中重用附子、黄芪温补肝肾之阳，散寒镇痛，正如名医张锡纯说："重用附子、北芪，不但能温肾阳，且能温肝阳。"桂枝、细辛辛温通阳，温经化气；桂枝、甘草合用辛甘化阳；当归、白芍活血养血；通草通利九窍血脉关节；甘草、大枣合用培补后天，健其中气；吴茱萸温胃散寒、开郁化滞，兼下气降浊；生姜温胃散寒。诸药合用，共奏温阳散寒、通利血脉之功，使阳气得复，阴寒自退，血脉通利，头痛自除。（录自张致远、高振中《阳虚论治慢性头痛临床体会》）

案例二：李某，男，46 岁，2006 年 5 月 30 日就诊。

自诉 30 年前感受风寒未治愈，后每当感受风邪即恶风畏寒而头痛，时轻时重，久痛不愈，烦劳则引发或加重，服止痛片可暂时缓解，记忆力差，精神不振，头昏脑涨，体力逐年下降。脑电图、脑血流图、脑 CT 等各项检查均无异常。遍治罔效。现症见头昏沉，伴隐痛，常呵欠，清涕自出，昼夜思睡，四肢欠温，腰膝无力，小便清，大便软，舌淡、苔白，脉沉微。

西医诊断：偏头痛。

中医诊断：头痛，证为表里俱寒的阳虚证型。

治法：宣上温下，助阳解表。

方药：麻黄附子细辛汤（《伤寒论》）加味：麻黄 10g，附子（先煎 2 小时）15g，细辛、红参、川芎、橘络各 9g，鹿角霜、白芍、蒺藜、柴胡各 12g。每日 1 剂，共 7 剂。水煎，分 2 次内服。

2006 年 6 月 8 日二诊：诸症明显好转，上方去红参、川芎，加黄芪 18g，当归、白术各 10g。每日 1 剂，7 剂。水煎，分 2 次内服。病情稳定，随访 2 年未复发。

按：脑为髓海，肾主骨生髓，下焦阳虚，肾气不能上达，故头空痛、腰膝无力；头为诸阳之会，阳虚阴盛，阴寒上逆，故头痛剧烈；肾气虚弱，命门火衰，不能温暖中土，故四肢不温，清涕常出；舌淡苔白、脉沉微，为阳虚阴盛的征象。病在太阳脉当浮，但今脉沉，故知非纯属太阳而是少阴阳虚兼太阳外感所致，故以麻黄附子细辛汤双解表里，方中麻黄、细辛辛温解表，是治表寒证的主药；配辛热的附子以振奋阳气，助阳解表；佐鹿角霜以益肾助阳，人参补元气，白术温补中阳，白芍敛阴和阳；如久病入络用当归、川芎养血活血，黄芪益气，蜈蚣息风止痛，蒺藜平肝潜阳，橘络宣通经络、行气化痰，柴胡开清透邪，祛邪而正气复，其病可愈。（录自周忠华《阳虚头痛治验一则》）

【文献选读】

《素问·生气通天论》："阳气者若天与日，失其所则折寿而不彰。""阳不胜其阴，则五藏气争，九窍不通。"

《灵枢·海论》："髓海不足，则脑转耳鸣，胫酸眩冒，目无所见，懈怠安卧。"

《普济方·头痛附论》："气血俱虚，风邪伤于阳经，入于脑中，则令人头痛。"

《景岳全书》："凡头痛属里者，多因于火，此其常也，然亦有阴寒在上，阳虚不能上达而痛甚者，其证则恶寒呕恶，六脉沉微，或兼弦细，诸治不效，余以桂、附、参、熟之类而愈之，是头痛之有阳虚。""阳虚头痛，即气虚之所属也，亦久病者有之，其证必戚戚悠悠，或羞明，或畏寒．或倦怠，或食饮不甘，脉必微细，头必沉沉，遇阴则痛，逢寒亦痛，是皆阳虚阴胜而然，治宜扶阳为主，如理阴煎、理中汤、十全大补汤、补中益气汤之类，皆可择用，或五福饮、五君子煎加川芎、细辛、蔓荆子之类，升达阳气，则为最善之治也。"

《辨证玉函》："头痛之症，人以为阳之病也。"

《医学真传》："阳虚头痛乃阴寒蔽日，逆于髓海，不能上巅置顶，以行于背，反从阳入阴，以行于腹，是以头痛不已则心烦，心烦者阳光逆于气海也；心烦不已则呕吐，呕吐者，阳光逆于谷海也；呕吐不已则神昏，神昏者阳光逆于血海也。头痛至神昏，则入阴之尽，如日沉海底矣。在天则万方崩陷而大荒，在人则阳光绝灭而身死。"

《临证指南医案·头痛》："阳虚浊邪阻塞、气血瘀痹而为头痛者，宜通阳气为主。"

《医法圆通·头痛》："若内伤日久，七情过度，阳虚阴虚亦能作头痛……因阳虚日久，不能镇纳浊阴，阴气上腾……法宜回阳收纳为要，如大剂白通、四逆之类。"

参 考 文 献

[1] 田德禄．中医内科学［M］．北京：人民卫生出版社，2002：256.

[2] 周忠华．阳虚头痛治验一则［J］．浙江中医杂志，2009，44（4）：263.

[3] 鲍艳举，吕文良，花宝金．经方辨治头痛临床体悟［J］．中华中医药杂志，2011，26（1）：106-108.

[4] 庄卫生．杨志敏从阳虚论治头痛经验介绍［J］．新中医，2007，39（9）：17-18.

[5] 王尚均．四逆汤加味治疗阳虚寒盛型头痛34例临床观察［J］．海南医学，2006，17（4）：113-114.

[6] 郜峦，库宇．《医学真传》从温补论治头痛探析［J］．中医杂志，2011，52（2）：172-173.

第四节　感　冒

【概述】　感冒俗称"伤风"，是机体感触风邪或时行疫毒，由口鼻或皮毛而入，引起的肺卫功能失调。本病四季均可发生，尤其以春、冬为多见。因春冬两季气候多变，春为风令，风为六淫之首，善行数变，极易犯人；冬为寒水司令，朔风凛冽，风寒相合，更易伤人。中医学对感冒的认识可追溯到《黄帝内经》。《素问·骨空论》曰："风者，百病之始也……风从外入，令人振寒，汗出头痛，身重恶寒"，后隋·巢元方在《诸病源候论》中说："风热之气，先从皮毛入于肺……其状恶寒，目欲脱，涕唾出，有青黄脓涕"。直至北宋·杨士瀛《仁斋直指方》始有"感冒"之病名。

感冒初起多见鼻道和卫表症状，鼻咽部痒而不适、鼻塞、流涕、喷嚏、声重而嘶、头痛、恶风恶寒等。常伴有发热、咳嗽、咽痛、肢节酸痛不适等症状，一般病程较短，无传变3～7日即愈。而体质较差的患者，或病久后体弱，正气亏耗，病毒、细菌或其他病原微生物侵袭容易发生反复感冒，即中医所说的"虚人感冒"。

【从扶阳理论释因】　中医认为感冒是感受风邪所导致的常见外感疾病，以春、冬多见，病位在皮毛（卫表），其病机关键为"卫表不和"，有虚实之分，实证乃风寒、风热、暑湿之外感，虚证乃气、血、阴、阳之不足。张仲景在《伤寒论》中，麻黄汤表实无汗，桂枝汤表虚有汗，为外感太阳病临床治疗立纲立方。《蒲辅周医疗经验》曰："五脏皆有阴虚阳虚之别，肺阳虚则易感冒，因卫气虚，抵抗力弱。"《素问·生气通天论》有曰："阳气者若天与日，失其所则折寿而不彰"，又："阳者，卫外而为固也"。《卫生宝鉴》有云："盖阳为卫，卫气者，所以温肌肉，充皮毛，肥腠理，司开阖，此皆卫外而为固也。"这一中医理论充分说明肺阳固护机表失常，卫阳受损，邪气侵袭伤及皮毛，最终导致感冒。"

【用扶阳法论治】　普通感冒是临床常见病、多发病，西医主要以抗病毒、抗菌为主，大约一周左右，多数可治愈。但有的患者反复发作，并出现一派肺卫阳虚证候，如手足凉或畏寒肢冷、气短、倦怠乏力、痰液稀薄或吐涎沫、舌质淡或舌质黯淡、苔薄白或白润等。患者出现迁延不愈，影响生活、工作和学习，造成经济负担和精神压力。对于这种反复的感冒，西医没有满意的治疗措施。

平素阳气虚弱者感冒后多为阳虚感冒，以老年人或素体阳虚者为多。因年老或素体阳虚者，感邪后多从寒化，出现虚实夹杂阳虚感冒之证。《素问·生气通天论》指出："阳者，卫外而为固也。"阳虚感冒为阳气不足之人，阳虚则卫外之功能减弱，最易感受风寒邪气，或感邪后最易寒化，故平素最易感冒。《医法圆通·卷一》曰："从外感而致者，感受外来之客邪，客于肺经，闭其清道，肺气不得下降，清涕是出。其人定现发热、恶风、恶寒、头疼、身痛等。法宜宣散，如桂枝汤、麻黄汤、葛根汤之类。"

阳虚感冒证

症状：患者可先有感冒之症，复见发病突然，发热较轻，恶寒重，无汗或自汗，头身疼痛，喜热饮，少气懒言，语声低微，倦怠嗜卧，面色苍白，四肢不温，舌质淡或紫黯，苔薄白，脉浮无力或沉弱。

病机分析：患者多系素体气虚或阳虚，卫外不固，易被寒邪所侵袭，卫阳被遏，邪阻太阳经络，经气不利，营卫失调而出现上述临床症状。此类患者常易反复感冒或迁延不愈，这说明素体阳虚之人平时新陈代谢低下，能量来源不足而出现一派寒象。此种患者若按风寒或风热感冒的常规处理不易奏效，有的反使病情加重，使病人更加衰弱。

治法：温经散寒，益气解表。

方药：麻黄附子细辛汤（《伤寒论》）加减，药用麻黄、附片、细辛、桔梗、生姜、甘草等。

临证参考：阳虚感冒病人多为年老体弱或病后正虚之人，体健新病者少见。临证只要注意这类证型的症状特点，以及患者素体情况，生活史，既往史，即可准确辨证。常用方剂麻黄附子细辛汤、再造散、参苏饮、麻黄人参芍药汤等。

【用药分析】　《太素》曰："卫出上焦。"《灵枢·痈疽》曰："上焦出气，以温分肉……通腠理。"《血证论》曰："肺阳布护，阴翳自消，一切寒怯虚悸之症自除。"《郑钦安医书阐释》指出："由于上焦之真阳不足，致津液外越而为，大剂四逆汤以大补其真阳，诚为对症之方。封髓丹能纳气归肾；能治一切虚火上冲之症；姜桂汤扶上焦之阳，化水寒，摄津液，故均能治此病。"郑钦安《医法圆通》认为："凡阳虚之人，多属气衰血盛，无论发何疾病，多缘阴邪为殃，切不可再滋其阴，若更滋其阴，则阴愈盛而阳愈消，每每酿出真阳外越之候，不可不知。"

发热较轻，恶寒重，无汗或自汗，是外感表虚的特征。喜热饮，少气懒言，语声低微，倦怠嗜卧，面色苍白，四肢不温，舌质淡或紫黯，苔薄白，脉浮无力或沉弱，是阳虚之候。发热较轻，恶寒重，是阳气衰弱，阴寒内盛，互相格拒，阳微而浮越于外的反映。阳虚感冒兼四肢不温，为阴盛阳微，阴阳之气不相顺接，此应"四逆汤主之"。四逆汤主治的是阳虚内伤虚证，无外感表证，方中附子温肾助阳，干姜温中祛寒，甘草调和中焦，补益脾胃，三药共有回阳救逆之功。有自汗者，则治以温阳解表之法，方用《伤寒论》桂枝加附子汤，即桂枝汤加附子，固阳以摄阴，治表虚自汗，桂枝汤是治外感风邪在表的表虚证，附子大辛大热入肾经，温补肾阳，助表阳，并能温一身之阳，用于阳虚证。若无汗，则治以温经助阳散寒解表之法，方选《伤寒论》麻黄附子细辛汤，鼓动阳气，驱邪外出，发汗不伤正，温阳不耗液，方中麻黄发汗解表，炮附子温经助阳，细辛通彻表里，助麻黄发汗解表，协炮附子外散阴寒，故用于素体阳虚，复感风寒之证，诸药合用，使邪去正复而肾阳虚感冒治愈。

【临证验案】

案例一：张某，男，42岁，1929年9月某日就诊。

患者于1929年9月2日返家途中，时值阴雨，感冒风寒而病。初起即身热恶寒，头疼体痛，沉迷嗜卧（即少阴病但欲寐之病情也），兼见渴喜热饮不多，脉沉细而兼紧象。舌苔白滑，质夹青紫，由于肾气素亏，坎阳内弱，无力卫外固表以抵抗客邪，以致寒风乘虚直入少阴，阻塞真阳运行之机，而成是状。

西医诊断：上呼吸道感染。

中医诊断：感冒（肾阳虚衰、风寒袭表）

治法：温经解表、扶正除邪。

处方：麻辛附子汤。黑附片30g，麻黄10g（先煮数沸，去沫），北细辛5g，桂尖13g。3日，服上方1剂即汗，身热已退，唯觉头晕咳嗽、神怯。

1929年9月某日二诊：唯觉头晕、咳嗽、神怯，表邪虽解，肺寒尚未肃清，阳气尚虚，以四逆合二陈加细辛、五味子，扶阳温寒主之。处方：黑附片50g，干姜26g，甘草10g，广皮10g，法半夏13g，茯苓13g，北细辛4g，五味子2g。1剂尽，咳嗽立止，食量增加，精神恢复，病遂痊愈。

按：患者肾气素亏。肾象一坎卦，二阴在外，一阳在内，此一阳乃元阳，坎之主持耳，亦肾之主持耳。肾主封藏，即将此一元龙火封藏于水宅之内，故能藏精而起亟。患者肾气素亏，即此一元真火之不足，风寒袭表，无力抗邪，寒邪长驱直入，直入太阳底面少阴，故病之初起即见沉迷嗜卧，兼有表证存在，复有身热恶寒，头疼体重之征。患者阳虚故喜热饮，然阳虚不用水，又饮而不多，脉沉细而紧，舌白滑，质夹青紫，乃为里寒之象，遂以仲圣麻辛附子汤表里两解。1剂则身热已退，唯觉头晕、咳嗽、神怯，此乃表邪已解，里寒尚存，故以四逆加细辛、五味子温阳散寒，1剂而诸证皆愈，良可叹也！古人云："一剂知二剂已。"概言此也。（录自吴佩衡著，吴生元，吴元坤整理《吴佩衡医案》）

案例二：王某，女，30岁，农民，2013年1月14日初诊。

患者有类风湿关节炎病史8年，素体虚弱，易患感冒，反复服用"克感敏"。此次感冒持续近一个月，发热轻，恶寒重，体温 38.2℃，头身疼痛，畏风自汗，四肢不温，语声低微，面色白，心悸，小便频数大便溏，舌淡苔白，脉沉无力。

西医诊断：上呼吸道感染，类风湿关节炎。

中医诊断：感冒，尪痹（肾阳虚衰、卫外失固）

治法：温肾解表、益气固卫。

处方：麻黄附子细辛汤合防己黄芪汤（《金匮要略》）加减。附片 30g、麻黄 10g、桂枝 15g、黄芪 30g、炙甘草 9g、羌活 9g、防风 9g、细辛 3g。1 剂，先煎附子 2 小时后再与诸味药同煎，共煎二次，去渣混合后分二次温服。

1月16日复诊：畏风消失，恶寒大减，发热退，头身疼痛渐去，仍时有汗出，倦怠无力，不思饮食，脘腹胀满，食后胀甚，四肢不温。此乃阳虚之体，脾阳不足，运化失司故出现纳差腹胀等。据《伤寒论·辨太阳病脉证并治》"发汗后腹胀满者，厚朴生姜半夏甘草人参汤主之"，以厚朴 9g，半夏 9g，炙甘草 6g，生晒参 6g（自备），附片 15g，生姜 9g。1 剂，水煎服，煎煮方法同上。

1月19日再诊：服药后恶寒去，脘腹胀满减轻，纳食欠佳，四肢乏力，手足欠温，大便不实，舌质淡，脉沉濡。治宜温脾阳补中气。方药：党参 15g、炒白术 15g、附片 15g、干姜 3g、肉豆蔻 10g、五味子 10g。服 3 剂痊愈。

按：《素问·生气通天论》指出："阳者，卫外而为固也。"阳虚则卫外功能减弱，故患者平素易患感冒。此次感冒将近一月汗出不解，腠理空虚。此乃肾阳亏虚，不能温煦固卫，故用附子、桂枝温通阳气，阳虚可致气虚，故用生晒参、黄芪、炙甘草益气，辅以羌活、防风、细辛解表散寒。此方可温阳益气，固表止汗，调和营卫，复诊继而温脾阳、补中气、利湿邪，终告痊愈（录自云南省中医医院风湿科案例）。

【文献选读】

《素问·骨空论》："风者，百病之始也……风从外入，令人振寒，汗出头痛，身重恶寒"。

《伤寒论·辨太阳病脉证并治》："发汗后腹胀满者，厚朴生姜半夏甘草人参汤主之。"

《卫生宝鉴》："盖阳为卫，卫气者，所以温肌肉，充皮毛，肥腠理，司开合，此皆卫外而为固也。"

《医法圆通》："从外感而致者，感受外来之客邪，客于肺经，闭其清道，肺气不得下降，清涕是出。其人定现发热、恶风、恶寒、头疼、身痛等。法宜宣散，如桂枝汤、麻黄汤、葛根汤之类。""凡阳虚之人，多属气衰血盛，无论发何疾病，多缘阴邪为殃，切不可再滋其阴，若更滋其阴，则阴愈盛而阳愈消，每每酿出真阳外越之候，不可不知"。

《郑钦安医书阐释》："由于上焦之真阳不足，致津液外越而为，大剂四逆汤以大补其真阳，诚为对症之方。封髓丹能纳气归肾：能治一切虚火上冲之症；姜桂汤扶上焦之阳，化水寒，摄津液，故均能治此病。"

参 考 文 献

[1] 张伯礼，薛博瑜．中医内科学［M］．2 版．北京：人民卫生出版社，2012：27-32.

[2] 黄永生．中医内科教学与临床［M］．北京：人民卫生出版社，1999.

[3] 吴佩衡著，吴生元，吴元坤整理．吴佩衡医案［M］．北京：人民军医出版社，2010：3，5.

［4］中国中医研究院．蒲辅周医疗经验［M］．北京：人民卫生出版社，2005.

［5］清・郑钦安著，周鸿飞点校．中医火神派三书［M］．北京：学苑出版社，2007：1，253.

［6］汉・张仲景著．伤寒论［M］．北京：中医古籍出版社，1997：53.

［7］张存悌，吴佩衡医案选．辽宁中医杂志［J］．2007，34（8）：1148-1149.

［8］张存悌，吴佩衡医案选．辽宁中医杂志［J］．2007，34（10）：1465-1466.

第五节　内伤发热

【概述】　健康人的体温相对恒定的，发热是指机体体温调节系统异常。细菌或其他微生物所产生的外源性致热源或由微生物、抗原-抗体复合物或其他刺激物激发而释放的内源性致热源均可引起发热，使体温升高超过正常范围。发热是最常见的临床症状之一，就发热本身来说不是疾病而是机体对疾病的一种反应。

中医学对于发热认识由来已久，在临床上多分为外感发热和内伤发热。外感发热是指感受六淫之邪或温热疫毒之气，导致营卫失和，脏腑阴阳失调，出现病理性体温升高的一类外感病证。内伤发热是以劳倦、饮食、情志、瘀血、湿热等因素为病因，脏腑功能失调，气血阴阳亏虚为病机的发热。

阳虚发热属内伤发热范围，其发生机制和辨证论治理论已得到公认，但在临床上的报道并不多见，其证候也不易辨认，故本节以论述阳虚发热为主。

【从扶阳理论释因】　在慢性病发展过程中，由于正气衰退，常常出现阴虚血虚，或阳虚气虚，或兼气郁，或有夹湿，或有夹瘀等脏腑阴阳气血失调的不同表现，使病情变得复杂。然经过历代医家的探索总结，已为日后内伤发热的分型及辨证施治奠定了基础，其中阳虚发热同样也得到历代医家的重视，《吴佩衡医案》中阳虚发热的成功案例也充分证明了这一点。

《景岳全书・火证》说："阳虚者，亦能发热，此以元阳败竭，火不归原也。"认为阳虚发热的根本在元阳衰竭。肾为先天之本，藏精生髓，是人体生命活动的源泉，"五脏之阴非此不能滋，五脏之阳非此不能发"，若先天不足，后天失养，或久病耗伤，肾脏藏精不足，"水亏其源，则阴虚之病叠出；火衰其本，则阳虚之证叠生。"平素阳气不足，或寒证日久伤阳，或误用、过用寒凉，以致肾阳虚衰，阴寒内盛，或为戴阳，或为格阳，虚阳浮于外而见发热。脾为后天之本，脾与肾相互滋养，相互为用，脾虚化源不足，则五脏精少而肾失所藏，脾肾气虚，发热日久亦可导致脾肾阳虚成为阳虚发热。

【用扶阳法论治】　阳虚发热的辨治，关键在于辨证准确与治疗得当。外感内伤，实证与虚证，是发热辨证的首要环节。外感日久不愈，导致气血阴精亏虚，脏腑功能失调，可转化为内伤，实证亦可转化为虚证。与实证性质不同的虚证，是中医较之西医更具特色的辨证论治角度。年老体衰，病程日久多虚证；畏寒肢冷，口干不渴饮或渴喜热饮，饮而不多为阳虚。至于热势高低，不能成为鉴别阳虚发热和阴虚发热的主要症状，阳虚也可见高热。因此阳虚发热的辨证，并非一定是内伤之因，也可由外感转化为内伤，由实证转化为虚证。阳虚发热的治疗，以温阳散寒，健脾益肾，扶正祛邪为主。"治病必求其本"，本固而标自立矣，不可一见发热便用发散或苦寒之剂，以致耗气伤津，伤败胃气或化燥伤阴，反使病情加重。

阳虚发热证

症状：高热或低热，恶寒，口干不渴或渴喜热饮、饮而不多，兼有四肢不温、头晕嗜卧、腰膝酸痛、少气懒言、舌淡胖、脉沉细或脉浮大无力等。

病机分析：患者或平素阳气不足，或寒证日久伤阳，或误用、过用寒凉，以致脾肾阳虚，失于温煦为。阳虚阴盛，格阳于外，阳气不得潜藏，浮越于外，而致发热；阴盛于内则恶寒、口干不渴饮或渴喜热饮，饮而不多；脾肾阳虚，阳气不能达于四末则形寒怯冷，四肢不温，腰膝酸痛；阳为阴困则头晕嗜卧；舌淡胖、脉沉细为阳气衰弱之象，脉浮大无力则为虚阳外越之征。

治法：温阳散寒，扶正祛邪。

方药：白通汤加减。药用附片60～100g，干姜15g，葱白、陈皮各10g，法半夏15g，茯苓15g，细辛8g，砂仁10g，银柴胡10g。

临证参考：郑钦安《医法圆通》认为"凡阳虚之人，多属气衰血盛，无论发何疾病，多缘阴邪为殃，切不可再滋其阴，若更滋其阴，则阴愈盛而阳愈消，每每酿出真阳外越之候，不可不知"。因此，阳虚发热忌用滋阴之药物。所以治疗阳虚发热，初期应当扶阳抑阴，忌用滋阴，后期由于阴阳消长转化难免出现阴阳两虚的表现，根据临床症状，适当佐以滋阴药物，可使正胜邪祛，阴阳无偏盛，发热自退。

【用药分析】 白通汤为仲景《伤寒论》方，"方中附子、干姜回阳散寒，葱白宣通上下阳气"。附子、干姜用量较大以增强回阳散寒之力，附子启下焦之阳上承于心，干姜温中土之阳以通上下，葱白通上焦之阳下交于肾，使姜附辛热之性易于建功。配细辛温散三焦寒邪，二陈汤燥湿化痰，理气和中；砂仁行气宽中，健脾化湿，能纳五脏之气而归肾，诸药合用，共奏温阳散寒、交通心肾、燥湿化痰、理气健脾之效，使全身阳气通达，阴寒散尽，故热退病愈。

【临证验案】

案例一：患者于某，男，73岁，离休干部，1997年10月28日来诊。

午后低热半月。自诉半月前受凉后出现发低热、头痛、流清涕等症，经西药抗感冒、抗炎治疗病情无明显好转，反出汗增多，体温在37～37.5℃，午后较高，伴畏寒，身困倦，口干渴喜热饮，双手冷，咳，少量白色黏痰，睡眠差，饮食少，二便调，血常规回报：白细胞计数$6.9×10^9$/L，嗜中性粒细胞62.3%，红细胞计数$4.98×10^{12}$/L，HGB：156g/L，血小板计数$163×10^9$/L。胸片提示：慢性支气管炎，肺气肿。中医辨证：发热，阴盛于下，格阳于上，投以白通汤加味，以温阳散寒、交通心肾之阳。处方：白附片100g，干姜15g，细辛8g，陈皮10g，法夏15g，茯苓15g，砂仁10g，银柴胡15g，葱白3茎，连服2剂。

10月30日复诊，自诉发热减轻，体温最高37.3℃，畏寒缓解，手冷出汗减轻，睡眠仍差，饮食增加，二便正常，舌淡苔薄白，脉沉缓，仍用白通汤加减，处方：白附片100g，干姜15g，茯苓15g，砂仁10g，桂枝15g，炙远志10g，炒枣仁10g，炒黄芩10g，葱白3茎，继服3剂。体温恢复正常，诸症平息。

按：该患者外感风寒，寒证日久不愈而致阴寒偏盛，阳气已虚，阴乘阳位，使已虚之阳浮越于外，而呈现外热内寒之真寒假热证，予以阳热之剂，唯恐格拒不受，故加入银柴胡一味，取其苦寒反佐，从阴引阳，导阳热之药易于直达病所，乃仲景白通加猪胆汁汤所寓之意（录自云南省中医医院风湿科病案）。

案例二：李某，女，35 岁。2002 年 10 月 12 日来诊。

一年前分娩后大出血，出现发热，体温达 38～39℃，在医院抗感染治疗后出院。出院后反复出现发热，体温波动于 37.7～38℃之间，午后为甚，形寒肢冷，发热欲近衣，纳差，时有咳嗽，期间曾作检查，未发现明确感染病灶，自行用各种抗生素及清热苦寒药，无明显疗效，遂到我院门诊就诊。现症见：恶寒，低热，体温 37.7℃，汗出，形寒肢冷，身困乏力，不思饮或喜少量热饮，大便稀溏，舌质青乌苔白腻，脉沉细紧。中医辨证：发热，阴盛格阳。治以扶阳抑阴，回阳收纳，交通心肾，投以白通汤加味治疗：附片 50g，干姜 15g，葱白 3 个，银柴胡 15g，陈皮 10g，法半夏 15g，茯苓 10g，砂仁 10g，猪胆汁 10 滴。

服上方 3 剂后体温降至 37.5℃，恶寒稍减少，食欲稍增，但仍有夜间发热，进食后饱闷，舌质青乌较前减轻，苔白腻，脉沉细紧，辨证正确，初见疗效，拟方通脉四逆汤治之：附片 60g，干姜 15g，桂枝 20g，细辛 8g，砂仁 10g，陈皮 10g，法半夏 15g，茯苓 10g，甘草 10g，猪胆汁 10 滴，葱白 3 个。

再服 5 剂，患者病状明显改善，体温降至 37℃，恶寒明显减轻，食饮改善，舌质淡少许瘀斑，苔薄白，脉沉，患者阳气已渐回，继续温阴散寒，调理降逆，停反佐药，四逆二陈汤加砂仁、焦楂、公丁香善后。

按：本患者产后气血两虚，感受风寒外邪，长期治疗不当，使寒邪转入少阴，阴寒太盛，阴盛格阳，心肾不交，致外假热而内真寒之阴极似阳证，治疗应以温阳散寒、交通心肾。临证施治，辨证求因，运用温阳法治疗，方能药到病除（录自云南省中医医院风湿科病案）。

【文献选读】

《景岳全书·火证》说："阳虚者，亦能发热，此以元阳败竭，火不归原也。""五脏之阴非此不能滋，五脏之阳非此不能发。""水亏其源，则阴虚之病叠出；火衰其本，则阳虚之证叠生。"

《医法圆通》："凡阳虚之人，多属气衰血盛，无论发何疾病，多缘阴邪为殃，切不可再滋其阴，若更滋其阴，则阴愈盛而阳愈消，每每酿出真阳外越之候，不可不知"。

参 考 文 献

[1] 万学红，卢雪峰. 诊断学［M］.8 版. 北京：北京人民卫生出版社，2013：7.
[2] 张伯臾. 中医内科学［M］. 上海：上海科学技术出版社，1998：276-280.
[3] 彭江云，吴洋. 吴生元辨治阳虚发热经验探析［J］. 云南中医中药杂志，1999，20（1）：3-4.
[4] 吴咏昕，肖泓. 吴生元教授辨治阳虚发热经验［J］. 云南中医中药杂志，2003，24（6）：2-3.

（普勇斌　周唯践）

下篇　扶阳理论研究进展

第一章 理论研究进展

扶阳是指一切能够扶助阳气的措施或治法，通过扶阳理论为指导原则保护阳气。扶阳理论属于中医基础理论的范畴，是中医理论的重要组成部分，是辨证论治思想在临床中的具体运用，体现了人体生命以阳气为本的核心思想。扶阳法是指导中医治疗疾病的有效方法之一，受到众多医家的认可和推崇，逐渐形成了近代中医领域中一个新兴的学术流派——扶阳学派。扶阳学派积极致力于对扶阳理论的阐释和临证运用，其理论与中医理论保持在相同的知识范畴内，既是对中医理论的继承，也是对中医理论的拓展与完善，并在临床实践中积累了丰富的经验。本文就扶阳理论及对扶阳理论的研究进行探讨分析，作一概述。

一、阳气的概念及其对生命重要性的认识

中国古代哲学中"重阳思想"的观念，极大地启发了中医对阳气产生的理解，并影响了中医对阳气功能的认识。《易经》中的第一卦为乾卦，就以纯阳代表天象。《易·乾卦·象》云："大哉乾元，万物资始，乃统天。"汉代董仲舒《春秋繁露·阳尊阴卑》说："阳始出，物亦始出；阳方盛，物亦方盛；阳初衰，物亦初衰；物随阳而出入，数随阳而终始；三王之正，随阳而更起；以此见之，贵阳而贱阴也……阳，天之德，阴，天之刑也，阳气暖而阴气寒，阳气予而阴气夺，阳气仁而阴气戾，阳气宽而阴气急，阳气爱而阴气恶，阳气生而阴气杀。"《中藏经》云："阳气者生之本，阴者死之基，阴宜常损，阳宜常益，顺阳者生，逆阳者死。"《素问·生气通天论》曰："阳气者若天与日，失其所则折寿而不彰，故天运当以日光明。是故阳因而上，卫外者也。"明代张景岳"大宝论"指出："凡阳气不充，则生意不广，故阳唯畏其衰，阴唯畏其盛，非阴能自盛也，阳衰则阴盛矣。凡万物之生由乎阳，万物之死亦由乎阳，非阳能死物，阳来则生，阳去则死。"清代李中梓《内经知要》说："火者阳气也，天非此火不能发育万物，人非此火不能生养命根，是以物生必本于阳，但阳和之火则生物，亢烈之火则害物，故火太过则气反衰，火和平则气乃壮……阳气者，一身温暖之气。此气绝，则身冷而毙矣。"郑钦安在《医理真传》中说："有阳则生，无阳则死。夫人之所以奉生而不知死者，惟赖此先天一点真气耳。真气在一日人即活一日，真气立刻亡，人亦立刻亡。"《医法圆通》云："人活一口气，气即阳也，火也，人非此火不生……阳行一寸，阴即行一寸，阳停一刻，阴即停一刻……阳者阴之主也，阳气流通，阴气无滞，阳气不足，稍有阻滞，百病丛生。"以上从中国古代哲学到中医学的论述，反映了阳气的发生以及对事物发生、发展及转变的影响。

古代哲学先贤认为乾元为阳，统领万物，影响其来源归属；阳气温暖，滋养万物而抵御寒冷阴邪，使万物荣盛，利于人类生存繁衍，机体康寿。中医学者对阳气在人体中的重要作用做了明确阐释，阳气是生命的根本和动力，居于人体的上下内外，无处不在；阳气不能亢盛，也不可亏虚，以和平状态为正常；阳气亢盛则气津俱耗；阳气亏虚则生命力减弱，绝则身亡。现代中医基础理论认为，阳气属于一身之气中具有温热、兴奋特性的部分，是人体内具有温煦、推动、兴奋、发散、升腾等作用和趋向的极细微物质和能量；阳气具体表现在能增强脏腑组织器官的功能活动，促进机体新陈代谢，不断化生人体所必须的阴精物质，有制约体内阴寒之气，防御外邪侵袭以及祛邪外出等多种作用。

总之，阳气是机体生命之根本，如张仲景论阳气的盛衰，除了决定机体发病与否，阳气的存亡、恢复又是审定阳虚阴寒证预后转归的主要依据；故有"存得一分阳气，便有一分生机"、"有阳则生，无阳则死"的基本规律，是仲景以温扶阳气为法，运用四逆汤诸方治伤寒阳虚阴寒证思想的具体体现；明代周慎斋明确提出"人身以阳气为主，用药以扶阳为先"，对后世医家诊治疾病时重视顾护阳气具有普遍指导意义。

二、从阴火论、阴阳至理论，到阳主阴从论

扶阳学派的核心思想就是重视阳气，推崇阳气，力倡"阳主阴从"，以深入研究扶阳理论为宗旨。扶阳学派宗师郑钦安无论在理论上还是实践中，从生命观、疾病观、防病治病及养生保健等方面，都极其注重阳气的盛衰，特别强调阳气的作用和阳气的重要性，视阴盛阳衰为病势观。因而在诊断疾病时突出阴阳总纲地位，善辨阴火识假热，在临证立法上务求扶阳为准绳。在处方用药上擅用附子，广用附子，对姜、桂、附等温阳通阳方药运用别具一格，形成阳主阴从论，独树一帜。郑钦安先生认为，人身一团血肉之躯，阴也，全赖一团真气运于其中而立命（《医理真传》），万病总是在阴阳之中（《医法圆通·自序》）。郑氏推崇阴阳至理，认为明辨阴阳，乃理法方药之根据。阴阳至理论遵《伤寒论》之意，通晓张仲景六经立法之要，强调"一病有一病之阴阳"，明白阴阳至理可广泛用于内伤杂病的辨证治疗，亦不会出现原则性的错误。如《医理真传·卷一》指出："学者切切不可一味见病治病，务要将内外病形，阴阳实据，熟悉胸中，方不至误人性命也。"扶阳学派以《黄帝内经》为宗，在于"洞明阴阳之理"；用仲景之法，则是宗"功夫全在阴阳上打算耳"，其目的为以阴阳为纲统分万病，简明扼要，提纲挈领，不至于犯阴阳不明之原则性错误。至于辨别阴阳的重要性，正如清代陈修园所言："良医之救人，不过能辨认此阴阳而已；庸医杀人，不过错认阴阳而已。"黄元御《四圣心源》中所载诸证，绝大多数是因阳衰所致。《四圣心源》云："阴易盛而阳易衰，故湿气恒长而燥气恒消。阴盛则病，阳绝则死，理之至浅，未尝难知。后世庸愚，补阴助湿，泻火伐阳，病家无不夭枉于滋润，此古今之大祸也……以故医家之药，首在中气。中气在二土之交，土生于火而火死于水，火盛则土燥，水盛则土湿，泄水补火，扶阳抑阴，使中气轮转，清浊复位，却病延年之法，莫妙于此……夫纯阳则仙，纯阴则鬼。阳盛则壮，阴盛则病。病于阴虚者，千百之一，病于阳虚者，尽人皆是也。后世医术乖讹，乃开滋阴之门，率以阳虚之人，而投补阴之药，祸流今古，甚可恨也。"黄氏认为阳衰中败，土湿水寒是致病根本原因，故扶脾阳之"阳"，泄水湿邪气之"阴"。因此，其临证遣方用药，总以培土健中、崇阳补火、祛湿利水为治法，扶阳抑阴。其所拟方剂多为崇阳温补之剂，并且

最常用甘草、人参来培土健中，干姜、附子来温运脾肾，茯苓、泽泻来祛湿利水，处处体现着其扶阳抑阴，崇尚脾土的学术思想。卢崇汉先生治病亦强调"病在阴者，扶阳抑阴；病在阳者，用阳化阴"。扶阳学派首辨阴阳，注重阳气，但必辨证论治，审证求因，而对于阴阳之间谁为主导的认识，遵《黄帝内经》倡导"凡阴阳之要，阳密乃固"的观点。

三、阳气损耗、阳虚增多

民国时期沪上名医祝味菊先生的《伤寒质难》认为，"人以阳气为生，天以日光为明。宇宙万物，同兹日光；贤愚强弱，同兹气阳。向阳花木，繁荣早春；阴盛阳虚，未秋先衰……得阳者生，失阳者死……故医家当以保护阳气为本……吾非不用寒凉也，特以今人体质浇薄，宜温者多，可清者少。温其所当温，不足为病。浅薄之流，讥吾有偏，非知我者也"。祝氏引证《黄帝内经》所论，"秦汉体格，去古已远，今人禀赋更薄，斫伤更甚，虚多实少，彰彰然也。大凡壮实之人，能受清药；虚怯之体，只宜温养。余治医三十年，习见可温者十之八九，可清者百无一二"。阳气的存在及其功能的正常是人体健康的根本和关键。《黄帝内经》中说："阳气者，烦劳则张。"过劳会耗伤阳气。但是，阳气易耗，却难以恢复。因为人从出生起，就不停的进行新陈代谢活动，这些都是阳气气化的过程，这个过程伴随人的一生。正如明代李中梓《内经知要》云："天之运行惟日为本，天无此日则昼夜不分，四时失序，晦明幽暗，万物不彰矣。在于人者，亦惟此阳气为要，苟无阳气，孰分清浊？孰布三焦？孰为呼吸？孰为运行？血何由生？食何由化？"此外，劳神过度损伤阳气，耗散精气神，长此以往，阳气的恢复难以抵抗其过度亏损，产生疾病，即《黄帝内经》所讲："生病起于过用"。

自然界四季的变化，创造了阴阳交替消长的环境，周而复始，利于阳气的恢复和阴阳的平衡。现代科技的进步，虽然为人们提供了更好的生活空间，如夏季冷食冷饮、空调等以消暑，但是却失去了阴阳交替更生的机会，平衡失调，久而久之则形成恶性循环。"寒为阴邪，易伤阳气"导致人体正气不足，感邪生病。空调病在夏季极为常见，就是由于人入睡之后，人体阳气入藏于里，体表阳气微弱，无法抵御持久的空调寒气的袭击，久之感病伤寒；此外，机体阳气被空调冷气消耗，抵抗力降低，危害更甚。现代社会，温室效应日益加重，同时科技进步造就越来越多的寒冷美味，众人贪得一时爽快而过食凉品，寒邪直击人体，即中医所谓寒邪直中，对人体阳气损害更为直接。因此，临床治疗过程中，对于伤寒之病，除以温药和之，当建议患者停服冰冷食物，避免空调寒邪伤人，方能恢复阳气，达到《黄帝内经》所述"正气内存，邪不可干"。

人体处在阴阳生长消退的变化之中，随着年龄不断增长，阳气亏耗；各种原因造成的抵抗能力下降，多种疾病伴随而生，故阳虚体质在临床呈多见趋势，特别是在一些慢性的缠绵不愈之病症中更为常见。久病及肾，耗损肾阳，势必阴盛阳衰。诸如女性患者，经、带、胎、产过后，不能得到良好休养而罹患疾病，也是造成阳虚体质增多的重要原因，也是过劳的一种体现。另外随着疾病谱的变化，慢性病如高血压、糖尿病、心血管疾病、肿瘤等疾病的增多，中老年人正在成为这些慢性病的高危人群。这些疾病形成的原因，正如《黄帝内经·刺法论》所云"邪之所凑，其气必虚"，说明正气亏虚是慢病形成的关键所在，正气就是人体的抗病能力，即阳气。因此，在疾病的治疗中，只有扶助阳气，药物才能更好的发挥作用。

四、四季扶阳

天地造化万物，不离阴阳。《六韬·文韬·守国第八》中说："春道生，万物荣；夏道长，万物成；秋道敛，万物盈；冬道藏，万物静。"明代医家李中梓说："譬如春夏生而秋冬杀，向日之草木易荣，潜阴之花卉善萎也。故气血俱要，而以补气在补血之先；阴阳并需，而养阳在滋阴之上。是非昂火而抑水，不如是不得其平也。"他以四季之象和不同朝向的植物特点举例，说明阳气在阴阳生化及阴阳平衡中的重要性；阳气对于人体功能、气血互生、阴阳消长及阴阳平衡过程中，占主导地位。春季阳气始生，生机勃发；夏季阳气充盈，万物繁荣；秋季阳气收敛，内养沉降；冬季阳气潜藏，万物孤寂。因此，应当四季扶阳。《素问·藏气法时论》云"肝主春……肝苦急，急食甘以缓之。心主夏……心苦缓，急食酸以收之。脾主长夏……脾苦湿，急食苦以燥之。肺主秋……肺苦气上逆，急食苦以泄之。肾主冬……肾苦燥，急食辛以润之。"《素问·六节藏象论》云："天食人以五气，地食人以五味。五气入鼻，藏于心肺，上使五色修明，音声能彰；五味入口，藏于肠胃，味有所藏，以养五脏；气和而生，津液相成，神乃自生。"《素问·宝命全形论》云："天覆地载，万物悉备，莫贵于人。人以天地之气生，四时之法成。"人体以阳气的变化规律作为生命的兴衰，阳气变化的周期与自然界息息相应。人应顺应自然，五气五味相得益彰，阳气方能旺盛，机体得以健康。人体的阳气春夏旺盛于表、秋冬藏伏于内的特征同四季阴阳消长的特征一致。针对四季扶阳，吴氏在治疗上于春季予温肝达木，夏季予补火生土，秋季予温肺降肃，冬季予潜阳封髓，以此减轻患者症状，提高生存质量。

五、扶阳相关证候模型的建立及实验研究

人类疾病的产生十分复杂，探究相关的疾病发生机制，临床积累的经验受到时间和空间上的局限。而借助于动物模型间接研究扶阳理论，可以有意识地改变那些在自然条件下不可能或不易排除的因素，可以更准确地观察阳虚相关模型的实验结果，并与人类扶阳相关的疾病进行比较，有助于更方便，更有效地检验扶阳学说在临床上的应用。目前有肺阳虚、肾阳虚、阳虚证候等相关证候模型的报道，但数量较少，并且有必要进一步深入研究。如苏氏等采用烟熏（外邪犯肺）、常温及冰水游泳（形寒劳倦）、服用冰水（内饮生冷）三因素复合造成肺阳虚大鼠模型。刘氏用 SD 大鼠灌服薄荷油 1.25ml/kg（相当于生药量 28g/kg）后造成阳虚证候模型，于第 14 天和第 21 天后分别进行指标检测，进行模型评价。梁氏等利用丙基硫氧嘧啶 100mg/kg 配制成 5mg/ml 混悬液灌胃制造大鼠肾阳虚模型。

六、扶阳理论研究的现代意义

在中医学的历史上众多的学说是中医理论的重要组成部分，是继承发扬、传承创新中医学不可或缺的内容，对于中医学的发展起到了极为重要的作用，既是学术研究发展的动力，也是理论传播的最佳途径。因此，传承和发展扶阳学说，继承和创新扶阳学派理论具有极为重要的现实意义。

　　以郑钦安为宗师的扶阳学术流派在近代，乃至当代有诸多人在传承和实践，以姜、附为鲜明特色的用药风格活跃于医林，临床疗效颇佳，并产生了广泛的影响，由此可见扶阳学说的作用及价值。扶阳学派的学术主张是根据当时自然、社会环境以及疾病发生的具体情况，并总结自己临床经验的基础上提出来的。疾病的发生发展是不断变化的，阳虚阴盛是多数病症的病机。祝味菊先生说："余治医30余年，习见可温者十之八九，可清者百无一二……今人体质，纯阳者少，可温之证多，而可凉之证少。"吴佩衡先生也常说："阴虚热者百不一二，阳虚寒者十之八九。"（《扶阳论坛》）因此，研究、挖掘、整理扶阳学派，关键点着眼于它在现代自然、社会形势下的临床应用，并通过对其理论的研究、传承、创新，发扬扶阳学术思想，并进一步进行科学研究。

参 考 文 献

[1] 余天泰．论扶阳学派理论基础与核心思想［J］．中医药通报，2011，10（1）：23-25.

[2] 黄永生．中医内科教学与临床［M］．北京：人民卫生出版社，1999.

[3] （汉）董仲舒．春秋繁露［M］．北京：中华书局，2011，1.

[4] （明）李中梓．内经知要［M］．北京：人民卫生出版社，2007，7.

[5] 张国荣．郑钦安之阴阳观［J］．湖南中医杂志，2013，29（5）：109-110.

[6] 张存悌．功夫全在阴阳上打算耳［J］．辽宁中医杂志，2004，31（4）：326-327.

[7] 关新军，王娅玲．祝味菊《伤寒质难》学术思想之探讨［J］．江苏中医药，2007，39（11）：17-18.

[8] 梁国莉．扶阳法在现代临床上的应用［J］．中国医药指南，2013，19（11）：292.

[9] 高长玉，杜鹃，王秀珍，等．黄元御扶阳抑阴学术思想探析［J］．中医药信息，2011，28（3）：9-10.

[10] 林晓峰，王欣彬，陈延滨，等．黄元御与张景岳学术思想的比较研究［J］．中医药学报，2010，38（5）：71-73.

[11] 武鸿翔，姚伟，吴荣祖．吴荣祖主任医师四季扶阳护阳治疗特点经验介绍［J］．新中医，2011，43（11）：137-138.

[12] 苏洁，吕圭源，陈素红，等．3味辛温归肺经中药对肺阳虚大鼠血液流变学及血液学的影响［J］．中华中医药杂志（原中国医药学报），2012，27（6）：1675-1677.

[13] 刘秀兰，张冰，刘小青，等．薄荷主要成分（薄荷油）诱导阳虚模型的实验研究［J］．中华中医药杂志（原中国医药学报），2012，27（11）：2907-2909.

[14] 梁汝圣，徐宗佩．大鼠肾阴阳虚模型建立方法［J］．吉林中医药，2008，28（9）：685-687.

（李兆福）

第二章　临床研究进展

中医学认为人体健康的标准是阴阳平衡，《素问·生气通天论》"阴平阳秘，精神乃治，阴阳离决，精气乃绝"。任何疾病的产生都是人体阴阳平衡失调，脏腑功能衰退的表现。人体的功能衰退主要是由于正气虚损，气血不足所致，而阳气在其中起着决定性作用。只有阳气充沛，升降出入有节，机体才会生机旺盛，长生而久安。《扁鹊心书·须识扶阳》云："道家以消尽阴翳，炼就纯阳。方得转凡成圣，霞举飞升。故云：阳精若壮千年寿，阴气如强必毙伤。"又云："阴气未消终是死，阳精若在必长生。"《素问·生气通天论》云："阳气者，若天与日，失其所则折寿而不彰。"故为医者，要知扶阳气为本。

扶阳学派的鼻祖郑钦安先生，穷究经典三十余年，最终悟出经典之精髓皆在于重阳，故而提出"万病皆损于一元阳气"，"治病重在扶阳"的思想，并将其重阳思想发挥于《医理真传》、《医法圆通》、《伤寒恒论》三部著作中。其后世弟子卢铸之、卢永定更是在此基础上发扬了郑钦安的学术思想，提出"人身立命，重在以火立极；治病立法，重在以火消阴"的"阳主阴从"的学术见解。扶阳一派更是基于对"治未病"重阳思想的认识而于"治已病"理论基础上提出扶阳之学说，在治病立法上，以扶阳为核心，在处方用药上，善用姜桂附等扶阳之品。

近现代许多医家对疾病的认识仍以阳虚证居多。祝味菊先生说："余治医三十年，习见可温者十之八九，可清者百无一二。""吾非不用寒凉也，特以今人体质浇薄，宜温者多，可清者少。"还提出了人体"阳常不足，阴常有余"的观点；李可先生也认为"暴病多亡阳，久病多伤阳""阳气易伤难复，故阳常不足"。吴佩衡先生常说"阴虚热者百不一二，阳虚寒者十之八九"。周连三先生也认为："阳虚之证十之七八，阴虚之证十无二三。"卢崇汉教授说："临证上的大多数病人，九成以上的病人基本都是阳虚证"。由此可见，疾病的发生发展无论是外感还是内伤疾病仍以阳虚证为主。

扶阳理论在现代临床中的运用广泛，各学科都有所使用。现收集近50年有关扶阳理论临床运用的学术论文，总结如下。

一、慢性疾病

慢性疾病以起病隐匿，病因病机复杂，病程长且病情反复发作、迁延不愈为共同特点，可涉及各个系统的疾病。虽然慢性疾病可出现不同的临床表现，但其发病的病机特点都存在有阳气不足的共同特征。《类经·疾病类》云："必阳气闭密于外，无所妄耗，则邪不能害，而阴气完固于内"，说明阳气承担着抵抗外邪侵袭、卫外固密的功能。若因

504

阳气虚损，卫外不固，外邪内犯而出现脏腑气血功能的失调，或因病情迁延影响到正气虚损，最终都导致机体机能减退或衰弱，造成病情缠绵难愈。慢性疾病往往因实（邪实）致虚（本虚），因虚又生实，使得正气在与邪气斗争的过程中，气血阴阳逐渐被耗伤，其中又以阳气的功能受影响较大，而导致机体功能减退或衰弱，形成无力抗邪或病理产物难以清除而致病情缠绵。

国医大师颜德馨主张"久病从阳虚论治"。因素体虚寒，或因治疗损伤肝脾之阳，或病久阴损及阳等原因出现阳虚的症状，治疗当以温阳解凝为先。如治疗一例心律不齐反复发作的老年男性患者，考虑病机为心脉闭阻，胸阳不振，阴寒之邪上乘，阻滞气机，病延日久，耗气伤阳，因实致虚，应以温阳活血为法，处以桂枝加附子汤温阳活血、行气补气，之后胸痛心悸症状明显改善。另外治疗一例尿毒症患者，慢性肾炎史 10 年，颜面下肢浮肿，考虑患者为肾病日久，迁延不愈，致肾阳衰微，湿浊内停，予温脾汤、小半夏加茯苓汤、金匮肾气丸等温阳、化湿、调气等，服药 14 剂后，邪去正复，诸症悉退。

王忠香、许银姬、唐雪春认为慢性病应从"阳虚"论治，"阳虚"存在于慢性疾病过程中，重视从"阳虚"论治可取得较好临床疗效。如治疗慢性咳嗽患者，不按常规宣肺止咳，而认为此类患者病久正气素虚，外邪在表，阳气不足，以温阳固本，降气化痰为法治疗，收效颇佳。对于哮喘患者，认为起病之初多为痰伏于肺，遇寒邪引触，反复发作导致肺肾两虚，痰浊上扰则气道受阻，肺失宣肃则气逆而咳，肾阳失温则不纳气而喘作，故用扶阳之理治疗，病证明显好转。

重视阳气、固扶阳气是治疗慢性病的一个重要思路，特别是在常规的治疗方法难以起效时，可仔细辨清有无阳虚之征。确有阳虚病机存在，则可通过扶助阳气，提高机体的自我抗病能力而达到邪去正安的效果。

治疗慢性杂病，好比是一个"治理环境"的问题。根据扶阳理论，运用针灸治疗方法，益气活血，扶正固元，使身体内的能量充足，浊气能够及时有效地排出，即可达到治疗慢性疾病的目的。

二、老年病

从现代医学研究来看，阳气是人体维持生命精微物质和脏腑组织功能活动的动力。扶阳有补益气血津液、兴奋神经系统和促进、提高内脏功能活动的作用。人体生命在生长壮老过程中，由新生逐渐走向衰老，人体的衰老是以阳气的虚衰为主要表现。所以，人体到了老年以后，以阳虚为主的各种疾病都会产生。阳气虚衰影响着老年各种疾病的发生、发展、变化。因此许多老年人的疾病在治疗上都应重视扶助阳气。

三、艾滋病

陈国伟等学者将扶阳法用于治疗艾滋病。他们认为阳气虚损始终贯穿整个病程，是艾滋病（HIV）病毒感染后贯穿始终的病理现象，以扶阳法作为基本治疗法则，对艾滋病病毒感染者和患者有保护免疫、减轻症状、延长生命，提高生存质量的作用。以扶阳为主的四逆汤在临床上经过观察取得满意效果。将 90 例患者随机分为 2 组，每组 45 例，治疗组（中西医组）在高效抗逆转录病毒治疗（HAART）同时加用中药治疗，对照组（西医组）只给予抗病毒治疗。分别在治疗前、治疗 6 个月检测 T 淋巴细胞亚群，记录症状体征积分（积分1）和症状舌脉积分（积分2），观察体重和生存质量（卡洛夫斯基积分）。结果：两组T淋巴细胞亚群各项指标在治疗后均有所改善（$P<0.05$ 或 $P<0.01$），但各评价点两组相比较无显著性差异（$P<0.05$）。治疗组治疗后各评价点体征、症状积分均较对照组下降（$P<0.05$），卡洛夫斯基积分及体重较对照组增加（$P<0.05$ 或 $P<0.01$）。

李雁认为抓住"三阳"防微杜渐，守住"三阴"保住生命，是治疗艾滋病相关性腹泻的关键。运用扶阳法，以四逆汤为基础方加减运用治疗本病30例，结果治愈10例，占33.3%，好转20例占66.7%，CD$_4$处于相对稳定及持续增长状态，病毒载量处于稳定与降低状态，肝肾功能趋于正常。

四、各系统中的临床运用

（一）心肺疾病

张艳根据慢性心衰的发病规律，结合阳气的生理病理特点，认为慢性心衰的主要病机为心阳亏虚，血瘀水停。慢性心衰早期通补心肺阳气，中期健补脾胃阳气，晚期温补心肾阳气，使阳气充足、血脉通行，水湿得化、疾病痊愈。自拟强心通脉汤（黄芪、当归、人参、川芎、红花、丹参、三七、桂枝等）。方中以黄芪、人参大补元气，温补心阳，为补心气之要药，使气旺以促进血行；其中黄芪用量宜大，一般50g左右；用桂枝温通心阳，振奋上焦心肺之气以利血行；配以当归、川芎、红花助活血化瘀；丹参、三七活血散瘀；诸药合用使心气旺盛，血行通畅，瘀祛络通，在临床应用中疗效显著。

临证中所见慢性心衰患者由于病机多虚实夹杂，故治疗本病应以"扶阳气"为主，在"扶阳气"的基础上佐以祛邪之品，否则必导致正愈虚而邪愈实，给后期治疗造成困难，凡上述种种治疗皆以扶正不留邪，祛邪不伤正为宗旨。

孙崇恕、甄达夫对于充血性心力衰竭，运用真武汤扶阳，参以《医学衷中参西录》回阳升陷汤、理饮汤、来复汤等，既扶心肾之阳、升补阳气、固本防脱，又涤痰祛饮治标。

李世贵运用扶阳法治疗顽固性心力衰竭。选择2010年7月～2012年11月的70例顽固性心力衰竭患者，随机分为治疗组和对照组各35例。以院内常规西医治疗作为基础治疗，治疗组在此基础之上选用以扶阳为法的中药治疗，疗程为2周。观察心功能改善情况。结果治疗组有效率94.3%，对照组有效率71.4%，经统计学检验，2组疗效有统计学差异（$P<0.05$）。治疗组在左室舒张末期内径、左室收缩末期内径、左室EF等指标均优于对照组，差异有统计学意义（$P<0.05$）。结论：以扶阳法给予患者中药治疗，能提高患者心功能，值得临床借鉴。

赵锡武、金涛运用强心扶阳、宣痹利水的真武汤为主方，治疗肺心病、风心病所引起的心力衰竭，取其壮火制水温肾之意，合用麻杏石甘汤宣肺降气，止咳平喘；合用五苓散洁净府，化气行水；加红花、丹参、当归、甘草以活血化瘀，取得较好的疗效。

马玲等运用温肾潜阳法治疗老年性高血压，结果提示总有效率为100%，并指出中医温肾潜阳法治疗高血压病，不在于单纯降低血压，重点在于调整机体阴阳的平衡，以期从根本上解除高血压发病、发展的内在原因。江毅文运用温阳法治疗高血压病，临床观察中发现对于临床辨证为心脾肾阳虚的高血压患者，在服用降压西药基础上，加用温阳之方药，可以更好地控制血压，缓解伴随症状，提高病人的生存质量。邹志东等运用滋肾温阳法治疗高血压病，总有效率为71.0%。唐兴荣运用温补脾肾法治疗脾肾阳虚型高血压病，观察结果表明：治疗组中医证候改善情况和收缩压的降压效果优于对照组，治疗组在服药3个月后停药3天、7天、10天内发生血压反弹的例数少于对照组，超过15天后才发生血压反弹的发生例数多于对照组；治疗组1年后随访血压的控制率优于对照组。

余天泰教授运用扶阳法治疗心肾阳虚型高血压病临床研究，60例患者分为治疗组30例、对照组30例。对照组口服左旋氨氯地平片、氢氯噻嗪加美托洛尔，治疗组在对照组用药的基础上加温氏奔豚汤治疗，一个疗程为4周。结果显示：两组治疗后血压均降低；治疗后心、肾阳虚、气虚证素积分均有降低，但治疗组优于对照组。提示扶阳法在降低心肾阳虚型高血病患者血压方面有一定的优势，且能更好地改善心肾阳虚型高血病患者因心肾阳虚、气虚证素引起的症状。

陈琦辉运用扶阳法配合西医常规治疗肺胀病患者30例，对照组运用西医常规方法治疗肺胀患者30例。结果：治疗组总有效率90%，明显高于对照组的70%（$P<0.05$）。临床研究表明，配合使用扶阳法能明显改善心肺功能，治疗过程中未发现明显不良反应。结论：配合使用扶阳法治疗肺胀安全有效，疗效高于常规西医治疗。

（二）肝病

张鸿宇、谭丽、周建忠运用扶阳法以宣通阳气，温复阳气，益气通络法治疗硬皮病15例，结果：传统中医疗法比扶阳疗法疗效差，进程缓慢。

现代医家运用扶阳法治疗肝阳虚证，赵学印、蒋明芹认为慢性肝炎、肝硬化患者由于病程较长，加之患病早期应用苦寒药较多，均存在不同程度的肝气虚、肝阳虚；故治疗肝病优先顾护肝气、肝阳，研制出补肝气和温肝阳的具体方药。扶阳通络方（熟附子、干姜、黄芪、水蛭、泽兰、当归尾、檀香、白术、炙甘草、桂枝、茯苓组成）治疗乙肝肝硬化腹水，温阳化气、通络利水；组方肝糖平（由熟附子、人参、黄芪、炒白术、生龙骨、牡蛎、丹参、砂仁、丹参等组成）以温阳益气、健脾活血，治疗肝源性糖代谢紊乱，在临床均取得良好的疗效。上海市名医王灵台教授治疗慢性乙型肝炎，临床多用生黄芪、党参、白术、菟丝子、肉苁蓉等。黄芪、党参是为补肝升发之气，黄芪性升，可解肝气虚弱难以升发之苦，白术实脾健脾促肝气生长，菟丝子、肉苁蓉温肝散寒而补肝阳。张伯臾以益气温阳，补肝健脾为原则，药用人参、黄芪、附子、白术、茯苓、细辛、白芍、酸枣仁、乌梅、木瓜之类治疗肝阳虚证。刘渡舟在其与程昭寰合著的《肝病证治概要》中提出桂枝加味为温肝阳之首选方剂。

（三）脾胃病

《脾胃论》"脾胃不足之源，乃阳气不足"。脾阳为脾胃所生发之阳气，主温养脾胃，激发生机，保持脾胃正常功能，为胃腑的受纳与腐熟饮食提供能源。故脾胃病临床常以脾阳不运、虚寒内生见著。

安祯祥认为脾胃病以虚、寒、湿证为多见，脾贵健运，健运宜温，临证注重扶助脾阳，可起到离照当空，阴霾自散之效。从现代医学角度看扶阳法可能具有扩张胃肠毛细血管，改善其局部血液循环、肠道功能紊乱作用，有利于胃肠道生理功能的恢复。临床常用附子桂枝汤加味。

严石林教授治疗脾胃病时，发现脾胃虚寒临床较为多见，运用扶脾阳治疗该证。擅用砂半理中汤加味，常用药物包括：砂仁、法半夏、木香、党参、干姜（或炮姜）、香附、白术、陈皮、甘草。如兼有打嗝、胃脘胀满，可加厚朴、枳壳；如大便稀溏，可加收涩、升提，药如草豆蔻、肉豆蔻、升麻、葛根；如伴有胃烧灼感，加黄连，即砂半连理汤；如并发恶心呕吐，可加丁香、吴茱萸，即丁萸理中汤；如以脐周或小腹疼痛为主，食冷受凉易发，或腹泻，可加花椒、乌梅，即椒梅理中汤加减，或加小茴香，或再加良附丸、小建中汤。

周福生教授治疗脾胃病多从虚论治。"四季脾旺不受邪"，脾虚则百病丛生，本病以虚者居多，治疗多用温补，且不乏用附子、干姜等辛热之品；临证多选用太子参、五爪龙、白术、山药、茯苓等健脾补气，尤擅用五爪龙（又名南芪），其性补而不燥，益气而不助热，是治疗脾气虚之佳品，常用量为25～30g。

余天泰运用桂附理中汤加味治疗慢性萎缩性胃炎，在治疗过程中附子用量最多用至140g，疗效甚佳。赵谦教授擅用附子理中丸、小建中汤等随证加减以温中补气、扶阳健脾治疗脾胃虚寒证。

（四）肾病

中医学认为，肾结石多由下焦湿热浊邪蕴结，尿液为热所灼，熬聚而成，中药治疗多以清热利湿、排石通淋为主。而杨政锋从2009年起采用温肾扶阳法治疗肾结石患者，取得较好疗效。临床选取64例肾阳亏虚证肾结石患者，表现为腰腹隐痛或急痛，排尿无力，少腹坠胀，神倦乏力，甚则颜面虚浮，畏寒肢冷，脉沉细弱。予回阳饮为主，酌加补肾排石滑窍之品。具体方药人参、附片、肉桂、桂枝、干姜、茯苓、冬葵子、杜仲、石苇等。以上方药每天一剂，日服3次，每次200ml，15天为一程，间隔3天后进行第二个疗程，疗程结束后观察疗效。结果：治愈34例，有效24例，无效6例（其中中断治疗4例，失访2例，无效2例），总有效率为90.6%。

吴荣祖教授提出"祛邪兼护阳扶阳，善后重固阳秘阳"的学术思想，应用温阳法治疗肾病综合征，临床上辨证使用真武汤、四逆汤、潜阳封髓汤、麻辛附子汤、吴萸四逆汤、桂枝附子汤等方剂加味治疗该病。

李世贵认为治疗慢性肾衰竭，扶阳是第一要务。本病病位在脾、肾。肾为先天之本，脾为后天之本。脾胃阳气需依赖肾之阳气温煦，脾胃之阴依靠肾中元阴滋润；脾胃后天运化水谷精微，可助肾主水之功，相互滋助生发。只有肾阳旺盛，温煦气化有源，脾胃得其温暖，收纳旺盛，才能保证脏腑功能的正常运转。故治疗时以扶阳为本，标本兼顾，擅用实脾散、五苓散加金匮肾气加减，治疗效果颇佳。

叶俊玲、晏子友、王茂泓等认为慢性肾衰竭的病因病机是以脾肾阳虚为本，湿浊瘀毒为标。治疗应标本兼顾、攻补兼施，临床上强调以扶阳为基本治疗大法，联合运用或通过扶阳达降浊化湿、解毒祛瘀之目的。

五、急救中的运用

方统念、赵静运用扶阳法治疗呼吸衰竭。呼吸衰竭的发生、发展及转变过程中，阳虚既是发病的内在条件，又是疾病过程的一种病理表现，贯穿于病变始终，所谓"因虚致病，因病致虚"。根据"阴阳互根"的理论，运用扶阳法治疗呼吸衰竭对于稳定病情，改善症状，调节机体免疫力和控制病势的发展等，有着十分重要的作用。针对呼吸衰竭的病因病机，采用通阳化瘀、温化痰饮、温阳利水诸法，以扶阳固本、调整阴阳、补肺温肾、健脾益气。

在临床中抢救阳脱阴竭的危重病人，常用参附汤、生脉散，每每具有"逆流挽舟"之作用，起死回生之卓效。参附汤由大补元气之人参和回阳救逆之附子组成，共奏益气回阳，固脱生津之效，可使垂危病人阳回津生，转危为安。有文献报道，参附汤及其单味方药人参或附子均能显著刺激小鼠脾淋巴细胞分泌白介素-2，参与机体免疫反应调控。同时发现该方能提高失血性休克大鼠的糖皮质激素受体敏感度而不降低糖皮质激素的含量，意味着它具有增强体内糖皮质激素的作用；证明参附汤上调糖皮质激素受体的作用可能没有器官特异性，为该方治疗"厥证"在受体水平提供了部分依据。

六、其他疾病中的运用

（一）肿瘤

在癌症患者中运用扶阳理论，也能收到满意的疗效。肿瘤患者在接受放化疗时易损伤人体阳气，扶阳药物可增强机体的免疫功能，增强人体正气，通过扶阳益气补虚可达到消瘀散积之目的。临床实践和现代药理研究，扶阳之法对于肿瘤患者能改善恶病质、骨髓造血功能和内分泌、体液调节功能，提高机体物质代谢，调节细胞内环磷酸腺苷含量及调节其与环鸟苷酸之比值；抑制癌细胞浸润和转移，减轻放化疗毒副反应，提高近期和远期疗效的显著作用，达到延长癌症患者生存期限和提高生存质量的目的。

喻全渝用温化法治疗原发性支气管肺癌 50 例，有效率达到 62%。现代很多医家认为温补肾阳是治疗肿瘤的根本大法，主要用温阳散寒之法才能取得根本效果。高振华应用理中汤、四逆汤等加减治疗晚期肿瘤，取得了明显的疗效，证明温阳散寒法是肿瘤的重要的治法。

（二）风湿病

孙崇恕、甄达夫运用真武汤、附子理中汤治疗痿证，可改善四肢乏力，增加肌肉力量。因本病患者多为素体阳虚，感受风寒湿邪，血脉痹阻，肢体痿废，所以从阳虚寒凝立法，应用扶阳温通法治疗取得满意疗效。股骨头坏死者应用温阳通痹、补肝肾强筋骨、活血化瘀之法，自拟温阳通痹汤治疗，可缓解髋部疼痛，改善活动不利。

在痹证发病过程中，阳气起着主导作用，一旦阳气不足，则固护、温煦与推动作用均会失常，而首先反映这一变化的就是四肢，故谓四肢为诸阳之本。在风寒湿痹初得或发作时临床医家多用乌附桂以祛风散寒温阳，如《金匮要略》乌头汤、桂枝芍药知母汤等仍为临床习用。此外，不少医家在顽痹久痹中也常采用温阳法，认为阳虚气弱，血行不畅，瘀血即因此而生；或素体已有瘀血痰浊，则因阳虚气弱而凝聚。于关节枢转之处，气血愈趋缓弱，手足处四肢之末，阳气虚弱愈趋明显，故瘀血痰浊均易凝结于手足关节，聚而为肿，气血不通则疼痛；气血不能濡润筋脉，则晨僵；瘀痰久积不化，深入骨骸，则关节变形、僵直。卢崇汉治疗顽痹久痹，多采用附子、乌头为主药，收温阳祛寒止痛之功。风湿病学家焦树德教授在治痹心得篇中所说"痹证一般多为阴邪，除非已经传化为热痹以外，均应以桂枝附子为治疗要药，即使遇热痹亦不可把辛温之品全部去掉而改用一派寒凉。正如前人在治疗经验中有'治热戒过用寒'之戒"。

中医认为督脉和足太阳膀胱经的循行路线及其功能的发挥与脊柱有着非常密切的关系，督脉统领督导阳气的运行，命门阳气又通过足太阳膀胱气化而滋养五脏六腑、四肢百骸。因此，吴生元教授用附子桂枝汤治疗寒湿痹阻型大偻，临床疗效颇佳。

黄伟云运用扶阳法治疗阳虚型膝骨性关节炎，100 例患者按简单随机分为两组，分别采用口服扶阳中药及关节腔内注射联合口服双氯芬酸缓释片治疗。结果：两组的症状体征量表积分治疗后均有明显改善，组间比较差异有显著性意义（$P<0.05$）。治疗后两组一年内发作次数有统计学差异（$P<0.05$），治疗组的发作次数较少。治疗后两组关节液的白介素-1 含量较治疗前均有明显改善，差异有显著意义（$P<0.01$）；治疗后组间比较有统计学差异（$P<0.05$）；两组组内治疗半年后及一年后关节液白介素-1 含量没有统计学差异（$P>0.05$）。结论：扶阳法治疗阳虚型骨关节炎，临床症状体征、一年复发率及体内白介素-1 含量的改善均优于对照组，患者舒适度增加，生活质量大大提高，具有起效快、疗效持久、副作用小、患者易接受等优点，值得临床进一步推广应用。

罗启年、谢有权、陈沐洁应用扶阳法治疗阳虚型膝骨性关节炎，将 120 例膝骨性关节炎患者，随机分为治疗组和对照组，每组各 60 例。治疗组应用扶阳法中药治疗，对照组予布洛芬缓释胶囊口服，两组均给予玻璃酸钠关节腔灌注，观察治疗前后两组疗效，随访至第 12 周。结果治疗组总有效率 90.0%，对照组总有效率 83.3%，随访第 8 周和第 12 周综合评分比较，治疗组均优于对照组（$P<0.01$）。结论：扶阳法治疗阳虚型膝骨性关节炎的临床疗效满意。

（三）糖尿病

朱章志教授根据 2 型糖尿病的发病特点，指出阳虚致糖尿病者为数更多，辨证地采用温阳法来治疗糖尿病及其并发症，疗效显著。朱教授认为糖尿病是本虚标实之病，本虚是脾肾之阳气亏虚，标实是痰饮水湿瘀血之邪盛。若脾阳不振，枢机不利致津液输布障碍，津不上承，出现口渴；脾失运化，其气不升反降，津液趋下，渗于膀胱，故见多尿。若肾阳亏虚，命门火衰，不能蒸化阴液以荣养五脏，则五脏脆弱，则可表现为乏力、消瘦、腰膝酸软、阳痿等消渴本虚之征；若肾阳虚不能蒸精化气，肾气不足又不能化津液上润肺胃，则肺胃燥热，亦可出现口渴喜饮、多食善饥等消渴标急之象。治疗上，补脾阳者多选用四君子汤、理中丸之属，温肾阳者多选用肾气丸、四逆汤之辈。根据兼夹证的不同，采用温阳利水、温阳化瘀之法，常用方有加味茯苓四逆汤、加味真武汤、苓桂术甘汤等，祛邪不忘固本，立方处法不忘顾护阳气，治疗过程中始终以固护患者阳气为要。

（四）月经病

1. 月经先期　张静、战美玲据现代妇科所用黄体功能替代疗法的用药方法，拟方温肾调经汤（淫羊藿、巴戟天、桑寄生、杜仲、阿胶各 12g，川断、菟丝子各 15g，当归、白芍各 10g，甘草 6g），于每个月经周期的第 14～16 天或基础体温高温相 1～2 天开始服药，每日 1 剂，共服 6 剂，连续 3 个周期，一般月经周期基本可持续稳定 27～30 天。

韩鸿雁、陶艳玲、袁丽颖用归脾汤加减共治 34 例少女月经先期病例，疗效显著。若出血量多加茜草、血余炭、侧柏叶；冲任不固加紫石英、煅龙骨、煅牡蛎；阴虚加生地黄、知母、女贞子、墨旱莲；失眠心烦加夜交藤、山栀子；肾虚加杜仲、续断、紫河车、山茱萸；肝郁加木香、香附。34 例中治愈（月经周期恢复正常能维持 3 个月以上）22 例，好转（月经周期恢复正常，但不能维持 3 个月以上）10 例，未愈（月经周期未见变化）2 例，总有效率 94.1%。

庞宝珍自制的"神功经先散贴脐"治疗月经先期 126 例，方用生脉散人参、麦冬、五味子以益气生津；鹿茸补肾阳益精血；山茱萸补益肝肾，固经止血；麝香活血通经达络，有利于药物的吸收。痊愈 80 例，显效 33 例，有效 7 例，无效 6 例，总有效率 95.24%。

邓永全等以加味二仙汤治疗月经先期 63 例，药用：淫羊藿 20g，仙茅 20g，当归 10g，桂枝 15g，香附 10g，巴戟天 20g，山茱萸 20g，熟地 30g，老鹿角 30g，土鳖虫 10g，地骨皮 15g，楮实子 20g。经 2 个疗程治疗后月经恢复正常 27 例，3 个疗程后恢复正常 25 例，4～5 个疗程恢复正常 11 例，总有效率 100%。

2. 月经后期　尤昭玲等取自 2007 年 1 月至 2007 年 12 月期间，河北、湖南、河南、四川、陕西 5 个省市共 10 家医院和门诊的确诊为功能性子宫出血，表现为月经后期的患者，207 例月经后期证型分布状况示：月经后期患者共出现 501 证次，按证型出现的频数和构成比由大到小依次为：脾气虚 118 例、肾气虚 97 例、肝郁 69 例、肾阴虚 60 例、血热 59 例（实热 17 例、虚热 26 例、肝郁化热 16 例）、血瘀 46 例、血虚 37 例，属痰湿、血寒者较少。

樊瑾等自拟暖宫通经汤加艾灸治疗月经后期，药用当归、桂枝、赤芍等，服药方法：水煎分服，经前（患者自行测算以上一次月经为准）每 2 日 1 剂，每日 3 次，每次服汤液 100ml 左右；经后每 3 日 1 剂，每日 2 次，一直持续到下一次月经前（按上次月经时间推算）服药时间 3 个月至半年。并以艾条点燃后放入灸盒内置于关元穴（肚脐下 3 个横指处）施灸 30～40 分钟，热度以温暖渗透不烫为宜。结果：治愈 19 例，好转 10 例，无效 3 例，治愈率为 59.4%，有效率为 90.6%。

束兰娣运用中药右归四物汤治疗肾亏血虚型月经后期 36 例，每日 1 剂，3 个月为 1 个疗程，治疗期间不用任何激素类药物。结果：治愈 13 例（36.11%），显效 9 例（25.06%），有效 10 例（27.77%），无效 4 例（11.11%），总有效率为 88.88%。

雒挺托用温肾养血调经汤治疗肾虚血亏型月经后期，1 月为 1 疗程，治疗 3 个疗程评判疗效，结果：治愈 31 例，好转 14 例，无效 9 例，总有效率 83.33%。

3. 月经先后无定期　月经先后无定期，临床常见分型有肾虚、脾虚、肝郁，尤以肝郁为多见。治疗上以疏肝、温肾、健脾为主，疏肝之法属通阳之法，可令肝气舒畅，气机调达。

冯梦阳、任永忠、刘艾以疏肝理气，健脾补肾调经为法，针药并用治疗月经先后无定期 74 例，方用定经汤加减。药用当归、柴胡、郁金、白芍、白术、菟丝子、熟地。随症加减：胸胁、乳房及少腹胀痛者，加川楝子；腹胀纳差者，加砂仁、焦三仙；头晕耳鸣者，加杜仲、川断；心悸失眠者，加龙眼肉、远志；腰骶疼痛者，加桑寄生；四肢关节疼痛者，加秦艽、防己。于月经净后 3 天开始服用，每日 1 剂，水煎服。针灸配穴：气海、脾俞、三阴交、足三里。以平补平泻手法，留针 10～15 分钟，每日 1 次。连续治疗15 天为 1 个疗程。如服药期间月经来潮，则停用针药，月经净后第 3 天，再行下 1 个疗程。治疗结果：74 例经治后治愈 59 例，占 78.9%；有效 13 例，占 17.4%；无效 2 例，占 2.8%；总有效率为 97.2%。治疗最短 1 个疗程，最长 6 个疗程，平均 3 个疗程。方中当归、白芍柔肝养血调经，柴胡、香附、郁金疏肝解郁，白术健脾和中，菟丝子、熟地补肾而益精血。气海为任脉经穴，可疏肝健脾，脾气旺盛则血有所统；足三里、脾俞扶助中焦而资气血生化之源。针药结合，共奏疏肝健脾、补肾调经之功，临床用之效果显著。

4. 经期延长　对经期延长的治疗重在标本兼顾，以益气固经为要。扶阳者，多从培扶脾肾阳气入手，达到固摄气血的作用。重在益气固冲，健脾养肾，正是遵循《景岳全书·妇人规·经脉类》"调经之要，贵在补脾胃以资血之源，养肾气以安血之室，知斯二者则尽善矣"之意。

刘小虹、周嘉洲拟益气补肾汤治疗经期延长 45 例，药物组成：党参 30g，白术、熟地黄、续断、杜仲、菟丝子、荆芥炭、地榆炭、阿胶各 15g，茯苓、炙甘草各 10g。小腹疼痛拒按、经血有瘀块者加蒲黄 8g，三七粉 5g；口苦口干去阿胶，加牡丹皮 10g、墨旱莲 15g。每日 1 剂，分 2 次煎服。3 日为 1 个疗程，如未愈需续服 1 个疗程。病情较严重者待血止及其他症状改善后，用补中益气丸合六味地黄丸，早晚各服 1 丸，连服 20 日以巩固疗效。如 2 个疗程未愈者，改用它法治疗。治疗结果治愈 32 例，占 71.11%；好转11 例，占 24.45%；无效 2 例，占 4.44%。总有效率 95.56%。

马佩莲以胶艾汤治经期延长 45 例，治疗结果：治愈（经期 3～7 天）36 例，占 80%；好转（经期缩短，尚未正常）7 例，占 15.6%；无效 2 例，占 4.4%。总有效率达 95.6%。

李艳芬运用固冲止血汤治疗经期延长 82 例，治疗方法：基本方含党参、生黄芪、川断各 20g，白术、山药各 15g，阿胶 10g，加减：湿热加车前子、苦参，血瘀加炒蒲黄、五灵脂、益母草炭；肝郁加香附、柴胡；肾虚明显加枸杞子、山茱萸；虚热加生地、地骨皮、便秘者去山药，水煎服，每日 1 剂，治疗结果：本组病例 82 例，治愈 77 例，其余5 例合并其他病症，出血反复，治愈率 93%。

5. 经间期出血　张惠玲用单味淫羊藿治疗排卵期出血 12 例，温补肾阳，均取得了满意疗效。

李军认为经间期出血主要病理机制乃是因氤氲之时，肾阳初长，肾阳不足无以蒸腾肾阴，化生肾气，影响胞宫的固藏。以淫羊藿 20g，枸杞 10g 开水冲泡代茶饮，日 1 剂。于月经周期第 8 天开始服用，连续服 6 天，3 个月经周期为 1 个疗程。治疗本病 36 例，总有效率达 97.12%。

陈文英用二仙汤加减治疗排卵期出血 62 例疗效观察，治疗组以二仙汤加减：仙茅10g，淫羊藿 10g，巴戟天 10g，知母 9g，当归 10g，泽兰 10g，紫石英 15g，山茱萸 12g，鸡血藤 12g，每日 1 剂，分 2 次温服。对照组以炔雌醇 0.05mg，每日 1 次口服。以上 2

组均在月经周期第 10 天开始，连续 7 天，连续 3 个月经周期后观察疗效。治疗组治愈率为 38.7%，有效率为 88.7%，对照组分别为 21.0%、0.7%，且临床观察到中药治疗组患者排卵期腹痛症状明显减轻。

该病主要病理机制乃是因为氤氲之时，肾阳初长，肾阳不足，无以蒸腾肾精，化生肾气，影响胞宫的固藏，同时，胞脉血行瘀滞，新血不得归经所致，故扶阳之法常用于经间期出血。

对于月经量多、月经量少、崩漏、闭经、痛经、月经前后诸症、绝经前后诸证中也有医家大量使用扶阳法，在此不再一一列举。

（五）眼病

郝小波教授以自拟方，熟附子 20g（先煎），干姜 20g，肉桂 6g（后下），法半夏 15g，黄连 5g，苍术 15g，牛膝 15g，甘草 6g，白术 20g 治疗中心性浆液性脉络膜视网膜病变，疗效显著；对于眼部术后，认为阴火引起的血症，正气一衰，阴邪上逆，十居八九。故以扶阳温肾、益气固摄为法，大胆运用附子、干姜大辛、大热之品于血症患者，取得一定疗效。

（六）带状疱疹

谢有权、罗启年学运用扶阳法治疗老年顽固性带状疱疹后遗神经痛（PHN），治疗组 12 例用黄芪桂枝五物汤加大剂量附子并加用艾灸，对照组 12 例单用西药治疗。结果治疗组总有效率 91.6%，对照组总有效率 75.0%，两组比较有显著性差异（$P<0.05$）。结论：扶阳法治疗老年顽固性带状疱疹后遗神经痛疗效优于西药治疗。

（七）其他

吴生元教授擅用附子，辨证使用扶阳法治疗各种疑难病、杂病，如痹证、血管炎、咳嗽、失眠、狐惑病等，临床疗效较好。彭江云教授，师承吴生元教授，创新和发展了扶阳学术理论与实践，擅长在临床中应用附子、桂枝，对玉屏风桂枝汤的应用有独到之处，常用其治疗卫阳不固、卫气虚弱、营卫不和，外邪侵袭诸证，如感冒、支气管炎、鼻窦炎、鼻黏膜炎、风疹、隐疹、痹证等疾病，取得良好临床疗效。附子桂枝汤治疗肾虚寒凝之痹证，临床运用广泛，疗效颇佳。

余天泰运用扶阳理论治疗各种杂病。如运用桂枝甘草龙骨牡蛎汤加味治疗癫狂证，治以温阳补肾，摄纳浮阳，俾君相之火各司其职，各就其位。

何莉娜、华荣、孙景波学者运用扶阳法治疗反复发作性头痛，意在温化宣通，温补资助，调整阴阳，使髓海充盈而头痛自止，临床效果十分显著。吴佩衡曾治一例头暴痛如劈患者，辨证为寒客少阴，予麻黄附子细辛汤加味治之，其头痛霍然而愈。曹克强、陈英、杨晓颖用麻黄附子细辛汤加味治疗头痛 65 例，有效率达 93.84%。丘秀莲、谭抗美用桂枝加附子汤治头痛效果甚好。杨修策、吉朝阳用吴茱萸汤通过温化巅顶之肝寒而止痛。孔繁霞、范道长于吴茱萸汤治疗偏头痛 51 例，结果显示总有效率 88.20%。张雪以四神丸治巅顶头痛收效明显。此外，以桂枝汤类方亦应用于头痛的治疗，如：邓少清以桂枝白芍汤治疗血管神经性头痛 21 例，总有效率 95%。张启明以桂枝汤加葛根治疗头痛 54 例，总有效率 90%。陈浩以当归四逆汤辨证治疗血管神经性头痛 58 例，有效率达

96.5%。王波、陈祥红以黄芪桂枝五物汤温通气血治疗头痛效果满意。翟瑞庆、姜丽霞以阳和汤治疗阳虚型头痛总有效率94%。

唐农、葛金文、张海燕根据《素问·阴阳应象大论》"阳化气，阴成形"的理论，认为有形之邪的产生是由于阳气不足，五脏虚衰，即"阳虚生内寒"，导致气血津液不能正常温通运化，成形太过，形成有形之邪痰瘀为患。自拟五脏温阳化瘀汤治疗动脉粥样硬化血管性痴呆，其方剂组成为附子30g，干姜15g，巴戟天15g，桂枝15g，半夏15g，石菖蒲15g，田七15g，淫羊藿15g，生晒参15g，大黄6g。其中附子、淫羊藿辛温，主要是温肾阳。动物实验证实五脏温阳化瘀汤能够提高大鼠海马区GSH-PX、SOD、T-AOC的含量，降低LPO、MDA的含量，以保护大鼠海马区氧化应激的损伤。五脏温阳化瘀汤还能改善动脉粥样硬化血管性痴呆大鼠学习记忆能力，其作用机制可能与抑制动脉粥样硬化血管性痴呆大鼠的氧化应激反应，增强脑组织的抗氧化防御机制有关。

李增明、丁跃玲运用温扶阳气法防治运动性疲劳。曾仁宏、陈家旭学者运用温阳化气，利水泄浊的真武汤治疗气虚之癃闭。

扶阳理论在临床运用广泛，辨证属阳虚寒凝者均可用扶阳法，或是在各证中夹杂出现阳虚表现者，用药时加入扶阳、温阳之药物，均可取得良好效果。

参 考 文 献

[1] 吴佩衡，吴生元，吴元坤.吴佩衡医案［M］.北京：人民军医出版社，2009：44-89.

[2] 詹文涛，吴生元，杨成泽，王永炎.名中医真传［M］.昆明：云南科技出版社，2000：25-39.

[3] 吴生元，明怀英.吴佩衡中药十大主帅古今用［M］.昆明：云南科技出版社，1999：4-36.

[4] 詹文涛，吴生元.云南师承名老中医学术经验荟萃［M］.昆明：云南民族出版社，2004：71-87.

[5] 卢崇汉.扶阳讲记［M］.北京：中国中医药出版社，2006：127-142.

[6] 唐步祺.郑钦安医书阐释·郑钦安传［M］.成都：巴蜀书社，1996：227.

[7] 张存悌.中医火神派探讨［M］.北京：人民卫生出版社，2007：153.

[8] 陈国伟.扶阳法治疗艾滋病的临床观察［J］.中医临床研究，2011，3（6）：20-22.

[9] 安祯祥.扶阳法在脾胃病中的临床应用探析［J］.辽宁中医药大学学报，2008，10（11）：19-20.

[10] 李增明，丁跃玲.温扶阳气法防治运动性疲劳之探析［J］.时珍国医国药，2011，22（7）：1763-1764.

[11] 方统念，赵静.浅谈扶阳法在呼吸衰竭治疗中的应用［J］.中国中医急症，2007，16（8）：954-958.

[12] 李雁."扶阳法"治疗HIV/AIDS相关性腹泻30例临床疗效探析［J］.中国中医药资讯，2012，4（5）：157.

[13] 尤昭玲，等.207例月经后期患者证型分布的临床流行病学调查［J］.陕西中医学院学报，2009，32（3）：20-21.

[14] 武鸿翔，吴荣祖.吴荣祖主任运用温阳法治疗肾病综合征的经验［J］.云南中医中药杂志，2010，31（5）：6-8.

[15] 金涛.运用赵锡武治心衰经验临床举隅［J］.北京中医杂志，1993，4：3-4.

[16] 王小顺.赵谦治脾胃病的经验［J］.安徽中医临床杂志，2000，12（4）：300-301.

[17] 张鸿宇，谭丽，周建忠.中医"扶阳"法治疗硬皮病15例［J］.中国中医药咨讯，2011，3

（1）：64.

[18] 王忠香，许银姬，唐雪春．慢性病从"阳虚"论治刍议［J］．辽宁中医药大学学报，2013，15（7）：169-171.

[19] 蒋明芹．浅述扶阳治肝病［J］．中国中医药现代远程教育，2012，10（16）：117-118.

[20] 张馨，郝小波．"扶阳"理论在眼科疾病治疗中的应用探讨［J］．中国中医眼科杂志，2012，22（5）：378-380.

[21] 孙崇恕，甄达夫．扶阳法治疗疑难重症3例［J］．中医中药，2011，49（29）：80-81.

[22] 傅文录．火神派当代医家验案选［M］．北京：学苑出版社，2009，154-155.

（刘维超）

第三章　实验研究进展

扶阳，即扶助阳气，是指一切能够扶助阳气的措施或治法。根据张仲景以及后世医家对临床阳虚阴寒证的治疗经验，以温热性质的方药，扶助人体的阳气，能纠正各种原因导致阳气虚弱或阴寒内盛、甚至亡阳所致病证。现代医学研究发现，阳虚阴寒证主要与现代医学心血管系统、消化系统、内分泌系统、免疫系统等病变密切相关。扶阳方药的主要药理作用如下。

一、心血管系统

（一）强心作用

四逆汤出自我国汉代名医张仲景的《伤寒论》，是治疗少阴虚寒证的经典名方，方简效宏，具温中逐寒，回阳救逆之功，临床上用于治疗低血压、休克等症，口服液被列为中医院必备急救用药。研究表明，四逆汤含药血清能显著增强离体蛙心的心肌收缩力，其中末次给药后 90 分钟采血分离的血清对离体蛙心的作用最强。附子的回阳救逆主要表现在其对心阳虚证的强心作用，无论使用何种炮制方式的附子均具有明显强心作用，但是生附子的强心作用起效快，作用强，维持时间短，而炮制之后的附子作用慢，维持时间长，二者作用特点可能由于生附子中含有毒性成分双酯型生物碱，双酯型生物碱经炮制后热解成单酯型生物碱，其主要有效成分为去甲乌药碱，目前认为去甲乌药碱为 β 受体激动剂，可能通过兴奋 β 受体而介导强心作用。氯化甲基多巴胺也具有强心作用，氯化甲基多巴胺对 β 受体也具有体兴奋作用，而去甲乌药碱对 α 受体和 β 受体均有激动作用。

（二）抗心肌缺血

附子与白芍配伍，在改善心肌缺血大鼠心电图 T 波变化、降低血液黏度、抑制血小板聚集、促进血小板解聚、调节血浆环磷酸腺苷（cAMP）/环磷酸鸟苷（cGMP）比值等作用均明显增强。附子有效成分去甲乌药碱具有扩张冠状动脉和增加心肌营养性血流量的作用。大量实验研究表明，四逆汤能够增加心肌供血，清除氧自由基，从而改善缺血心肌的能量代谢，且效果较单味附子作用明显。对于急性心肌缺血，四逆汤则具有直接保护作用，可有效改善心电图 ST 段偏移。

（三）抗心律失常

附子对心律失常有显著的对抗作用，其有效成分去甲乌药碱，现代药理学研究认为该药主要作用于慢通道而发挥其抗心动过缓性心律失常的作用，同时可改善窦房结的自律性，改善窦房、房室的传导，明显缩短 A. H 间期，加快心率，可使窦房结校正恢复时间、窦房传导时间缩短、窦房结固有心率加速、窦性静止、窦房阻滞消失。

（四）抗动脉粥样硬化

四逆汤能够有效降低实验性高脂血症合并动脉粥样硬化兔血中低密度脂蛋白胆固醇（LDL）和载脂蛋白-B 的含量（Apo-B），使高密度脂蛋白胆固醇（HDL），载脂蛋白-A（Apo-A）含量升高。同时四逆汤药物干预也能有效降低内皮素（ET）的含量，并使动脉血中一氧化氮（NO）的含量升高。上述结果提示四逆汤通过调节脂代谢和血管内皮功能，减少动脉粥样硬化（As）的形成，预防其发生与发展。

二、消化系统

（一）促消化

干姜的芳香和辛辣成分能直接刺激口腔和胃黏膜引起局部血液循环改善，胃液分泌增加，胃蛋白酶活性和唾液淀粉酶活性增加，有助于提高食欲和促进消化吸收。高良姜、草豆蔻可增加胃酸排出量，提高胃蛋白酶活力。

（二）抗溃疡

附子理中汤对饮食失节与改良 Okabe 法所致的胃溃疡有明显的促进愈合作用，其作用机制可能是附子理中汤能提高胃黏膜超氧化物歧化酶（SOD）活性，降低过氧化脂质代谢产物丙二醛（MDA）含量，以增强胃黏膜防御能力，促进胃黏膜修复来实现的。温阳中药干姜、草豆蔻对实验性胃溃疡具有保护作用。

三、抗炎、镇痛作用

当归四逆汤对热刺激、机械刺激、化学刺激所诱发的动物疼痛均有抑制作用，并且呈现一定时效、量效关系。制附子可通过降低血清 NO、IL-1 水平，从而调控相关细胞因子的表达而起到抗炎和消除佐剂关节炎关节肿胀的作用，并可改善关节滑膜组织病理学变化。附子对实验性急性炎症模型有明显抑制作用，此作用与其兴奋下丘脑-垂体-肾上腺皮质系统有关。另有实验研究表明，摘除肾上腺后仍有抗炎作用，说明附子抗炎作用的机制是多途径的，目前认为乌头碱类生物碱为其抗炎作用有效成分。

四、肿瘤方面

恶性肿瘤是严重威胁人类健康的疾病之一，常以局部肿块、疼痛、面色晦暗、舌质青紫、脉象沉细涩等临床表现为特征，与"寒主收引""主凝滞""主痛"等中医理论相符，故而"阳虚寒凝"是恶性肿瘤发病的关键病机。中医认为癌毒多为阴邪之毒，因此攻毒祛邪多用辛温大热有毒之品，以达温阳拔毒、散结软坚之功效。现代医学对温阳药物的实验研究认为，温阳散寒药抗肿瘤的作用机制可能包括参与机体免疫调节，抑制肿瘤细胞增殖与微血管形成，诱导肿瘤细胞分化与凋亡以及逆转肿瘤细胞的生物学行为等多方面，为温阳法治疗肿瘤提供了科学依据。

实验研究表明，四逆汤可浓度依赖性地抑制肝癌细胞，且对免疫器官具有保护作用。四逆汤中附子、干姜配伍具有抑制 Lewis 肺癌小鼠肺表面转移瘤结节数，并可以降低血清中血管内皮生长因子（VEGF）的表达，从而具有抑制肿瘤血管生成的作用，而且附子、干姜的比例在（1.5～2）：1 之间效果最好，而且能降低癌细胞中 VEGF 的表达水平，提示附子、干姜配伍抗肿瘤生长是通过下调 VEGF 的水平来发挥作用的。该研究提示扶阳是扶正治癌的一种重要治法。阳和汤具有较强的抑瘤活性，能明显抑制瘤体的生长，对人瘤系瘤株反应敏感，能直接阻断肿瘤细胞的生长分化，对治疗肿瘤和防止转移扩散有着重大的意义。

五、对内分泌系统的影响

糖皮质激素诱导的大鼠阳虚证动物模型，下丘脑-垂体-肾上腺皮质轴受抑制，动物血浆皮质酮以及子宫中雌激素受体的含量均降低，运用温阳方药干预后，动物血浆皮质酮和雌二醇含量明显增高，说明温阳方药对下丘脑-垂体-肾上腺皮质轴受抑制模型大鼠的肾上腺皮质、性腺内分泌轴等异常变化具有良好的治疗效应。

四逆汤可使甲状腺功能低下脾肾阳虚证大鼠血清促甲状腺激素明显降低，有效调节负反馈，稳定下丘脑-垂体-甲状腺轴。真武汤能够显著促进 HCA 肾阳虚大鼠体重增加，使 HCA 肾阳虚大鼠物质代谢紊乱得到最大程度地纠正，促进肾上腺皮质醇分泌，提高血清三碘甲状腺原氨酸（T_3）、四碘甲状腺原氨酸（T_4）含量，能够使"第二信使"环磷酸腺苷（cAMP）、环磷酸鸟苷（cGMP）这对拮抗的物质恢复至正常水平。利用基因芯片技术探讨附子"温阳补火"温热效应产生机制的实验结果表明，附子可下调超氧阴离子生成催化酶基因水平，上调自由基清除相关基因表达水平，减少自由基生成，促进其清除，调控性激素代谢相关基因表达，促进性激素转化，减少灭活，发挥一定抗氧化、抗衰老作用，这可能是其温热效应机制之一。

六、对物质代谢的影响

附子理中汤降低脾阳虚证大鼠血清甲状腺球蛋白（TG），增加对葡萄糖的利用及加强其代谢，使血糖水平降低。附子理中汤"健脾"功效表现为促使糖和脂类代谢趋向正常，从而使血糖和血脂向恢复正常水平的方向转化。附子正丁醇和水提物能提高虚寒证大鼠的三磷酸腺苷（ATP）酶活性及能荷的比例，有利于虚寒证大鼠物质代谢的恢复，ATP 酶活性降低可能是造成虚寒模型的原因之一。

七、对肾功能的影响

真武汤是中医临床治疗脾肾阳虚型慢性肾衰竭的常用方剂。现代实验研究表明，真武汤给药组可明显降低肾病大鼠 24 小时尿蛋白含量、血浆胆固醇、甘油三酯，其机制与影响了肾组织局部内皮素、血栓素 B_2、血管紧张素 I、II 的水平有关。另有研究显示，真武汤具有抗肾间质纤维化的作用，其作用途径可能与抑制 I、III 型胶原纤维增生有关。在细胞水平上，真武汤含药血清明显降低人胎肾小球系膜细胞外基质（ECM）成分中层黏连蛋白和 IV 型胶原，表明真武汤对 ECM 的增殖具有明显的抑制作用。

八、抗前列腺增生作用

温阳通络法对大鼠前列腺增生有明显的治疗作用，能够明显下调大鼠前列腺组织 Bcl-2 基因表达，促进前列腺细胞凋亡，对前列腺增生 9 个相关基因谱均有明显改善。

综上所述，扶阳方药具有广泛的药理作用，主要包括强心、升压、改善循环、抗休克、抗心肌缺血等心血管系统作用；促消化、调节胃肠功能、抗溃疡等作用；增强肾上腺皮质功能，以及抗炎镇痛、免疫调节和抗肿瘤等。

参 考 文 献

[1] 倪建新，林跃虹，陈妙珠. 血清药理学方法研究四逆汤对离体蛙心心肌收缩力的影响 [J]. 中国医药科学，2012，2 (5)：40-41.

[2] 牛琳琳，琚保军. 附子在心血管疾病中的应用及配伍研究 [J]. 中国临床研究，2012，4 (9)：27-28.

[3] 孙敬昌. 附子白芍配伍的研讨及对心肌缺血动物作用的初步观察 [J]. 山东中医药大学学报，2000，24 (3)：209-214.

[4] 陈长勋，李廷利，王树荣，张大方，吴清和. 中药药理学. 第 1 版 [M]. 上海：上海科学技术出版社，2006：89-90.

[5] 贺金，方艳伟. 四逆汤对大鼠心肌缺血损伤的保护作用 [J]. 中华中医药杂志，2008，23 (7)：638-640.

[6] 武建功，王作顺. 四逆汤治疗冠心病的临床与实验研究进展 [J]. 云南中医中药杂志，2013，34 (2)：59-60.

[7] 徐暾海，赵洪峰，徐雅娟，等. 四川江油生附子强心成分的研究 [J]. 中草药，2004，35 (9)：964-966.

[8] 石晓理，郁保生，吕瑶，等. 四逆汤对实验性高脂血症合并动脉粥样硬化兔高、低密度脂蛋白及载脂蛋白 Apo-A，B 含量的影响 [J]. 中国实验方剂学杂志，2013，19 (1)：295-299.

[9] 杨舟，郁保生，吕瑶，等. 四逆汤对实验性高脂血症合并动脉粥样硬化兔血中内皮素与一氧化氮含量的影响 [J]. 中国实验方剂学杂志，2013：19 (3)：241-244.

[10] 刘敏，周亚滨，孙世林，等. 附子理中汤治疗脾胃虚寒型胃溃疡机制的研究 [J]. 中医药学报，2012，40 (4)：42-44.

[11] 阮叶萍，金铭. 当归四逆汤镇痛作用实验研究 [J]. 浙江中医药大学学，2012，36 (10)：1108-1111.

[12] 刘建磊，李宝丽. 制附子对类风湿关节炎抗炎作用的实验研究 [J]. 中国实验方剂学，2011，17 (17)：184-187.

[13] 孙慧茹，杨庆有. 温阳散结解毒汤的抗肿瘤作用及其对免疫功能影响的实验研究 [J]. 中医研究，2010，23 (4)：24-27.

[14] 陈嘉璐，李湷健. 四逆汤对 hepal-6 肝癌细胞的抑瘤作用和细胞周期影响的体内外实验研究 [J]. 中医药临床杂志，2012，24 (12)：1143-1146.

[15] 高静东，陈嘉璐，李湷健. 四逆汤组成药物不同配伍对 Lewis 肺癌小鼠血清血管内皮生长因子表达的影响 [J]. 北京中医药大学学报，2012，35 (7)：470-474.

[16] 王晓英，苗得雨，裴妙荣. 四逆汤对甲状腺功能低下脾肾阳虚证动物模型的影响 [J]. 山西中医学院学报，2013，14 (1)：1-4.

[17] 梁华龙，李姗姗，郭芳. 真武汤温阳机理的实验研究 [J]. 中国实验方剂学杂志，2000，6 (3)：44-46.

[18] 王世军，于华芸，季旭明，等. 附子对氧自由基及性激素代谢相关基因表达的影响 [J]. 中国老年学杂志，2012，32 (5)：961-963.

[19] 唐汉庆. 附子理中汤对脾阳虚证大鼠血糖、甘油三酯及总胆固醇的影响 [J]. 中国实验方剂学杂志，2012，18 (15)：230-233.

[20] 刘珊，滕佳林，韩冰，等．附子正丁水提取物对虚寒证模型大鼠 ATP 酶活性及能荷的影响［J］．重庆医学，2012，41（5）：417-419.

[21] 何岚，蔡宇，陈朝晖，等．真武汤对大鼠阿霉素肾病的治疗作用及其机理研究［J］．中国实验方剂学杂志，2006，12（2）：51-53.

[22] 邱模炎，姜岳，赵宗江，等．真武汤抗大鼠肾间质纤维化作用的研究［J］．中国实验方剂学杂志，2010，16（17）：177-180.

[23] 赵冬，黄正宇，林谋清．温阳通络法对前列腺增生症相关基因组的实验研究［J］．时珍国医国药，2012，23（7）：1846-1847.

（万春平）